E. Derrer-Merk, I. Strauch, S. Schwarz, M. Möckl, G. Vernbro

Prüfungswissen Altenpflege

AF783061

Elfriede Derrer-Merk, Ingrid Strauch,
Susanna Schwarz, Maria Möckl,
Gertrud Vernbro

Prüfungswissen Altenpflege

Vorbereitung kompakt –
alle prüfungsrelevanten Lernfelder

4. Auflage

ELSEVIER

Elsevier GmbH, Hackerbrücke 6, 80335 München, Deutschland
Wir freuen uns über Ihr Feedback und Ihre Anregungen an books.cs.muc@elsevier.com

ISBN 978-3-437-28601-8
eISBN 978-3-437-06146-2

Alle Rechte vorbehalten
4. Auflage 2020
© Elsevier GmbH, Deutschland

Wichtiger Hinweis für den Benutzer
Ärzte/Praktiker und Forscher müssen sich bei der Bewertung und Anwendung aller hier beschriebenen Informationen, Methoden, Wirkstoffe oder Experimente stets auf ihre eigenen Erfahrungen und Kenntnisse verlassen. Bedingt durch den schnellen Wissenszuwachs insbesondere in den medizinischen Wissenschaften sollte eine unabhängige Überprüfung von Diagnosen und Arzneimitteldosierungen erfolgen. Im größtmöglichen Umfang des Gesetzes wird von Elsevier, den Autoren, Redakteuren oder Beitragenden keinerlei Haftung in Bezug auf jegliche Verletzung und/oder Schäden an Personen oder Eigentum, im Rahmen von Produkthaftung, Fahrlässigkeit oder anderweitig, übernommen. Dies gilt gleichermaßen für jegliche Anwendung oder Bedienung der in diesem Werk aufgeführten Methoden, Produkte, Anweisungen oder Konzepte.
Obwohl alle Werbemittel mit ethischen (medizinischen) Standards übereinstimmen, stellt die Erwähnung in dieser Publikation keine Garantie oder Anerkennung der Qualität oder des Wertes dieses Produkts oder der Aussagen der Herstellerfirmen dar.

Für die Vollständigkeit und Auswahl der aufgeführten Medikamente übernimmt der Verlag keine Gewähr.
Geschützte Warennamen (Warenzeichen) werden in der Regel besonders kenntlich gemacht (®). Aus dem Fehlen eines solchen Hinweises kann jedoch nicht automatisch geschlossen werden, dass es sich um einen freien Warennamen handelt.

Bibliografische Information der Deutschen Nationalbibliothek
Die Deutsche Nationalbibliothek verzeichnet diese Publikation in der Deutschen Nationalbibliografie; detaillierte bibliografische Daten sind im Internet über https://www.dnb.de abrufbar.

20 21 22 23 24 5 4 3 2 1

Für Copyright in Bezug auf das verwendete Bildmaterial siehe Abbildungsnachweis.

Das Werk einschließlich aller seiner Teile ist urheberrechtlich geschützt. Jede Verwertung außerhalb der engen Grenzen des Urheberrechtsgesetzes ist ohne Zustimmung des Verlages unzulässig und strafbar. Das gilt insbesondere für Vervielfältigungen, Übersetzungen, Mikroverfilmungen und die Einspeicherung und Verarbeitung in elektronischen Systemen.

Um den Textfluss nicht zu stören, wurde bei Patienten und Berufsbezeichnungen die grammatikalisch maskuline Form gewählt. Selbstverständlich sind in diesen Fällen immer alle Geschlechter gemeint.

Planung: Regina Papadopoulos, München
Projektmanagement: Dagmar Wiederhold, München
Redaktion: le-tex publishing services GmbH, Leipzig
Rechteklärung: Magdalena Bartmann, München
Satz: Thomson Digital, Noida/Indien
Druck und Bindung: Drukarnia Dimograf Sp. z o. o., Bielsko-Biała/Polen
Umschlaggestaltung: SpieszDesign, Neu-Ulm
Titelfotografie: © Alexander Raths, fotolia.com

Aktuelle Informationen finden Sie im Internet unter **www.elsevier.de**

Vorwort

Das vorliegende Buch deckt mit über 1.300 Fragen alle prüfungsrelevanten Lernfelder und damit das gesamte Prüfungswissen für das Altenpflegeexamen ab. Die zweispaltige Gestaltung wurde bewusst gewählt, um Ihnen eine praktische Übungshilfe an die Hand zu geben: Fragen und Mustervorlagen stehen in einer Randspalte, sodass Sie die Lösungen zunächst abdecken und nach der eigenständigen Bearbeitung mit Ihren Ergebnissen abgleichen können.

In der aktuellen Auflage finden Sie exemplarische Fallbeispiele aus der Pflege mit den verschiedensten Lösungsansätzen. Die Fallbeispiele ermöglichen es Ihnen, bisher Erlerntes zu vertiefen und sich auf die Prüfung und darüber hinaus auf die Pflegepraxis vorzubereiten. Dieser enge Praxisbezug erleichtert das Verständnis der Inhalte und hilft zudem, das Gelernte im Sinne eines vernetzten Denkens besser im Gedächtnis zu verankern. Sie sind eingeladen, sich mit den Fallbeispielen aktiv auseinanderzusetzen und damit Ihre Handlungskompetenz in berufstypischen Pflegesituationen zu erweitern.

Kapitel 1 bezieht sich auf das Lernfeld 1.1 – „Theoretische Grundlagen in das altenpflegerische Handeln einbeziehen“. Die wichtigsten pflegewissenschaftlichen, gerontologischen und ethischen Grundlagen und Konzepte werden in diesem Kapitel anschaulich vorgestellt. Die Theorien und Modelle der Pflegewissenschaft stehen in enger Verbindung mit der Pflegepraxis. Dieses Verständnis von professioneller Pflege wird Ihnen schnell deutlich, wenn Sie die Fragen bearbeiten.

Gegenstand von Kapitel 2 ist das Lernfeld 1.2 – „Pflege alter Menschen planen, durchführen, dokumentieren und evaluieren“. Dieses Kapitel beschäftigt sich mit den Grundlagen des Pflegeprozesses. Von der Theorie des Pflegeprozesses über die Umsetzung der individuellen Bedarfsermittlung bis zur Evaluierung finden Sie konkrete Hinweise und Fallbeispiele zum Erlernen der Pflegeplanung. Die Darstellung der aktuellen Gesetzeslage des SGB XI erleichtert das Verständnis und die Umsetzung von gesetzlichen Anforderungen in die Pflegepraxis. Und die strukturierte Darstellung und Aufgabenstellung zum Erlernen des Schreibens einer individuellen Pflegeplanung hilft Ihnen, Pflegeplanungskonzepte für den zukünftigen Berufsalltag zu verinnerlichen.

In Kapitel 3 werden die Lernfelder 1.3 – „Alte Menschen personen- und situationsbezogen pflegen“ – und 1.5 – „Bei der medizinischen Diagnostik und Therapie mitwirken“ behandelt. Im Mittelpunkt stehen dabei die Unterstützung und Pflege alter Menschen im Kontext unterschiedlicher Krankheitsbilder und Therapieformen sowie in existenziellen Krisensituationen und Notfällen.

Kapitel 4 befasst sich mit dem Lernfeld 2.1 – „Lebenswelten und soziale Netzwerke alter Menschen beim altenpflegerischen Handeln berücksichtigen“. Biografische Ansätze und die Einbeziehung von Lebenszeit und Lebensraum der alten Menschen sollen in ihrer Bedeutung für die Pflegedynamik und Pflegequalität erfasst und als wesentliche Bestandteile der ganzheitlichen Pflegepraxis verstanden werden.

Kapitel 5 umfasst das Prüfungswissen zum Lernfeld 3.1 – „Institutionelle und rechtliche Rahmenbedingungen beim altenpflegerischen Handeln berücksichtigen“. Das Kapitel gibt einen Überblick über die sozialen Sicherungssysteme und die institutionellen und betriebswirtschaftlichen Aspekte der Altenpflege. Darüber hinaus werden die Rechte der alten Menschen einerseits sowie haftungs- und arbeitsrechtliche Fragestellungen andererseits erörtert, deren Zusammentreffen oftmals im Pflegealltag zu Zielkonflikten führen kann.

Kapitel 6 ist dem Lernfeld 4.1 – „Berufliches Selbstverständnis entwickeln“ gewidmet. Neben der Geschichte der Pflegeberufe, der Professionalisierung der Altenpflege und der Ausdifferenzierung in verschiedene Arbeitsfelder geht es hier auch um die Reflexion des eigenen beruflichen Handelns und das Rollenverständnis der Pflegekraft.

In Kapitel 7 wird das Lernfeld 4.3 – „Mit Krisen und schwierigen sozialen Situationen umgehen“ thematisiert. Berufstypische Konflikte, wie sie innerhalb des Pflegeteams wie auch in der Pflegebeziehung auftreten können, werden systematisch analysiert und adäquate Lösungsmöglichkeiten erarbeitet.

In Kapitel 8 finden Sie drei Beispielprüfungen, um einen realitätsnahen Prüfungsablauf zu simulieren. Die Beispielprüfungen sind gemäß der festgelegten Abfolge geordnet: erster Prüfungstag: „Grundlagen der Pflege“, zweiter Prüfungstag: „Alten- und Altenkrankenpflege – Theorie“, dritter Prüfungstag: „Lebensgestaltung“.

„Prüfungswissen Altenpflege“ ist damit eine wertvolle Handreichung für die umfassende Vorbereitung nicht nur auf das Altenpflegeexamen, sondern auch auf den Arbeitsalltag in einem spannenden und facettenreichen Beruf.

Die Autorinnen und der Verlag wünschen Ihnen viel Erfolg für Ihre Prüfungen und Ihren beruflichen Werdegang.

München, im Dezember 2019
Elfriede Derrer-Merk
Ingrid Strauch
Susanna Schwarz
Gertrud Vernbro
Maria Möckl

Die Autorinnen

Elfriede Derrer-Merk
Dipl. Pflegepädagogin, Dipl. Gerontologin,
PhD-Studentin an der Universität Liverpool, UK
Geprüfte Sachverständige für Pflege (BDSF) (FIB)
Pflegegutachterin (FIB)
Freie Dozentin
Merseyside, Großbritannien
Kap. 1, 2

Ingrid Strauch
Ärztin
Praxis für systemische Beratung und Mediation
München
Kap. 3, Kap. 8 (2. Prüfungstag, Alten- und Altenkrankenpflege [Theorie])

Dipl. Ing. (FH) Susanna Schwarz
Lehrerin für Pflegeberufe
Caritas Institut für Bildung und Entwicklung.
Berufsfachschule für Altenpflege und Altenpflegehilfe
München
Kap. 3, Kap. 8 (2. Prüfungstag, Alten- und Altenkrankenpflege [Theorie])

Maria Möckl
Krankenschwester, Lehrerin für Pflegeberufe, Pflegepädagogin BA, mehrjährige Erfahrung in der ambulanten Altenpflege, zehn Jahre pädagogische Tätigkeit an Altenpflegeschulen und in der Fort- und Weiterbildung
München
Kap. 4, Kap. 8 (1. Prüfungstag, Grundlagen der Pflege und 3. Prüfungstag, Lebensgestaltung)

Gertrud Vernbro
Volljuristin, Schulleiterin und Dozentin beim Institut für Bildung und Entwicklung des Caritasverband der Erzdiözese München und Freising e. V.
München
Kap. 5, 6, 7

Abkürzungen

ABEDL	Aktivitäten, Beziehungen und existenzielle Erfahrungen des Lebens
ACENDIO	Association for Common European Nursing Diagnosis, Interventions and Outcomes
AChE	Acetylcholinesterase
AEDL	Aktivitäten und existenzielle Erfahrungen des Lebens
AltPflAPrV	Ausbildungs- und Prüfungsverordnung für den Beruf der Altenpflegerin und des Altenpflegers
AltPflG	Altenpflegegesetz
ANA	American Nursing Association
AO	Anordnung
AOK	Allgemeine Ortskrankenkasse
ArbSchG	Arbeitsschutzgesetz
ASS	Acetylsalicylsäure
ATL	Aktivitäten des täglichen Lebens
AV-Knoten	Atrioventrikularknoten
AVPfleWoqG	Verordnung zur Ausführung des Pflege- und Wohnqualitätsgesetzes
AVR	Arbeitsvertragsrichtlinien (der Wohlfahrtsverbände)
AWO	Arbeiterwohlfahrt
AZ	Allgemeinzustand
BAGFW	Bundesarbeitsgemeinschaft der Freien Wohlfahrtspflege
BAR	Bundesarbeitsgemeinschaft für Rehabilitation
BayBGG	Bayerisches Behindertengleichstellungsgesetz
BESD	Beurteilung von Schmerzen bei Demenz
BGB	Bürgerliches Gesetzbuch
BGG	Behindertengleichstellungsgesetz
BiG	Beschäftigte im Gesundheitswesen (Untergewerkschaft der Vereinigten Dienstleistungsgewerkschaft ver.di)
BISAD	Beobachtungsinstrument für das Schmerzassessment bei alten Menschen mit Demenz
BMG	Bundesministerium für Gesundheit
BMI	Body-Mass-Index
BPA	Bundesverband privater Anbieter sozialer Dienste e. V.
BRD	Bundesrepublik Deutschland
BSHG	Bundessozialhilfegesetz
BtÄndG	Betreuungsrechtsänderungsgesetz
BtM	Betäubungsmittel
BtMVV	Betäubungsmittel-Verschreibungsverordnung
BZ	Blutzucker
C_2-Abusus	Alkoholabusus
CVI	chronische venöse Insuffizienz
DBfK	Deutscher Berufsverband für Pflegeberufe (ursprünglich Deutscher Berufsverband für Krankenpflege)
DBVA	Deutscher Berufsverband für Altenpflege
DCM	Dementia Care Mapping
DDR	Deutsche Demokratische Republik
DGP	Deutsche Gesellschaft für Pflegewissenschaft
DIP	Deutsches Institut für angewandte Pflegeforschung
DK	Dauerkatheter
DNQP	Deutsches Netzwerk für Qualitätsentwicklung in der Pflege
DPV	Deutscher Pflegeverband
DPWV	Deutscher Paritätischer Wohlfahrtsverband
DRG	Diagnosis Related Groups (diagnosebezogene Fallgruppen)
DRK	Deutsches Rotes Kreuz
DZA	Deutsches Zentrum für Altersfragen
EBN	Evidence-based Nursing
EDV	Elektronische Datenverarbeitung
EKG	Elektrokardiogramm
ENDA	European Nursing Diagnosis Association
ENP®	European Nursing Care Pathways
EPS	extrapyramidale Störungen
EPUAP	European Pressure Ulcer Advisory Panel
ESPEN	European Society for Clinical Nutrition and Metabolism
EU	Europäische Union
FeM	freiheitsentziehende Maßnahmen
FIM	Functional Independence Measure
GDS	Geriatrische Depressionsskala
GFR	glomeruläre Filtrationsrate
GG	Grundgesetz
GKV	gesetzliche Krankenversicherung
gtt	Tropfen
Hdz.	Handzeichen

HeimG	Heimgesetz
HeimMindBauV	Heimmindestbauverordnung
HeimMitwV	Heimmitwirkungsverordnung
HeimPersV	Heimpersonalverordnung
HOPE	Hospiz- und Palliativerhebung
i. V. m.	in Verbindung mit
ICD	International Statistical Classification of Diseases and Related Health Problems (Internationale statistische Klassifikation der Krankheiten und verwandter Gesundheitsprobleme)
ICF	International Classification of Functioning, Disability and Health (Internationale Klassifikation der Funktionsfähigkeit, Behinderung und Gesundheit)
ICIDH	International Classification of Impairments, Disabilities and Handicaps (Internationale Klassifikation der Schädigungen, Fähigkeitsstörungen und Beeinträchtigungen)
ICN	International Council of Nurses
IE	Insulineinheit, internationale Einheit
IfSG	Infektionsschutzgesetz
IGAP	Institut für Innovationen im Gesundheitswesen und angewandte Pflegeforschung e. V.
ILCOR	International Liaison Committee on Resuscitation
INR	International Normalized Ratio
K	Kalium
KDA	Kuratorium Deutsche Altenhilfe
KHK	koronare Herzkrankheit
KSchG	Kündigungsschutzgesetz
LA	Lebensaktivitäten
M.	Musculus
MAKS Aktivierungstherapie	Motorische, alltagspraktische, kognitive und spirituelle Aktivierungstherapie
MDK	Medizinischer Dienst der Krankenkassen
MDS	Medizinischer Dienst des Spitzenverbandes Bund der Krankenkassen e. V.
mg/dl	Milligramm pro Deziliter
mmHg	Millimeter Quecksilbersäule
MMSE	Mini Mental State Examination
MMST	Mini-Mental-Status-Test
MNA	Mini Nutritional Assessment
MPBetreibV	Medizinproduktebetreiberverordnung
MPG	Medizinproduktegesetz
MRSA	Methicillin-resistenter Staphylococcus aureus
MT(P)S	medizinischer Thromboseprophylaxestrumpf
NANDA	North American Nursing Diagnosis Association
NATO	North Atlantic Treaty Organization (Organisation des Nordatlantikvertrags)
NBA	Neues Begutachtungsassessment
NIC	Nursing Intervention Classification
NMDA-Antagonist	N-Methyl-D-Aspartat-Antagonist
NOC	Nursing Outcomes Classification
NPUAP	National Pressure Ulcer Advisory Panel (USA)
NRS	numerische Ratingskala
NSAR	nichtsteroidales Antirheumatikum
NYHA	New York Heart Association
PDL	Pflegedienstleitung
PEG	perkutane endoskopische Gastrostomie
PES	Pflegediagnosentitel, Einflussfaktoren, Symptome
PESR	Problem, Etiology, Symptom, Resources (Problem, Ätiologie/Ursache, Symptom, Ressourcen)
PflBRefG	Pflegeberufsreformgesetz
PflegePrüfV	Pflegeprüfverordnung
PflegeVG	Gesetz zur sozialen Absicherung des Risikos der Pflegebedürftigkeit (Pflegeversicherungsgesetz)
PfleWoqG	bayrisches Pflege- und Wohnqualitätsgesetz
PfWG	Pflegeweiterentwicklungsgesetz
PNG	Pflegeneuausrichtungsgesetz
PR	Pflegediagnosetitel, Risikofaktoren
PRIND	prolongiertes reversibles ischämisches neurologisches Defizit
PSG I, II, III	Pflegestärkungsgesetz I, II, III
PTT	Partial Thromboplastin Time (partielle Thromboplastinzeit)
RAF	Rote Armee Fraktion
ROT	Realitätsorientierungstraining
RR	Riva-Rocci (Blutdruck)
s. c.	subkutan
SES	Schmerzempfindungsskala
SGB	Sozialgesetzbuch
SIS	Strukturierte Informationssammlung
SMART	spezifisch, messbar, akzeptiert, realistisch, terminierbar
SOC	Sense of Coherence (Kohärenzgefühl)
Stasi	Staatssicherheitsdienst
StGB	Strafgesetzbuch

SVBG	Gesetz über die Sozialversicherung Behinderter
TENS	transkutane elektrische Nervenstimulation
TEP	Totalendoprothese
TIA	transitorische ischämische Attacke
TVöD	Tarifvertrag des öffentlichen Dienstes
UdSSR	Union der Sozialistischen Sowjetrepubliken (Sowjetunion)
UNO	United Nations Organization (Organisation der Vereinten Nationen)
USA	United States of America (Vereinigte Staaten von Amerika)
V. a.	Verdacht auf
VAS	verbale Analogskala
VATI	Varianten der atmungsunterstützenden Positionierung
VdK	Verband der Kriegsbeschädigten, Kriegshinterbliebenen und Sozialrentner Deutschlands
ver.di	Vereinigte Dienstleistungsgewerkschaft
VRS	verbale Ratingskala
WHO	World Health Organization (Weltgesundheitsorganisation)
WISE	Datenbank für wissenschaftliche Schriften in der Pflege
Z. n.	Zustand nach
ZNS	zentrales Nervensystem
ZWST	Zentralwohlfahrtsstelle der Juden in Deutschland

Abbildungsnachweis

Der Verweis auf die jeweilige Abbildungsquelle befindet sich bei allen Abbildungen im Werk am Ende des Legendentextes in eckigen Klammern.

E864	Nomos-Verlag, Baden-Baden, 1992
E865	BAR Wegweiser Rehabilitation behinderter Menschen. 14. Auflage 2011
E866	Waller H. Sozialmedizin. Grundlagen und Praxis. Stuttgart: Kohlhammer, 1997
F148	Pain 93 (2001) by D. L. Hicks et al., IASP
F436	Wright, MT; von Unger, H; Block, M (2010) Partizipation der Zielgruppe in der Gesundheitsförderung und Prävention. In: Wright, MT (2010) Partizipative Qualitätsentwicklung in der Gesundheitsförderung und Prävention. Bern: Hans-Huber: 35–52
L138	M. Kosthorst, Borken
L143	H. Hübner, Berlin
L157	S. Adler, Lübeck
L190	Gerda Raichle, Ulm
M297	M. Deschner, Berlin
M575	Elfriede Derrer-Merck, Dresden
M576	C. M. Brendebach, Erlangen
O638	Ingrid Strauch/Susanna Schwarz, München
S130–4	P. Deetjen, E.-J. Speckmann, J. Hescheler: Physiologie, 4. A. Elsevier GmbH, Urban & Fischer Verlag, München 2006
W193	Statistisches Bundesamt, Wiesbaden
W826–1	DIMDI, ICF 2005/Weltgesundheitsorganisation (WHO)

Inhaltsverzeichnis

KAPITEL

1 Theoretische Grundlagen in das altenpflegerische Handeln einbeziehen (Lernfeld 1.1)

1.1 Alter, Gesundheit, Krankheit, Behinderung und Pflegebedürftigkeit

1. Wenn Sie sich mit dem Alter und Altern beschäftigen, ist es erforderlich, die Begriffe „Alter", „Altern", „Alte Menschen" zu kennen und zu verstehen. Beschreiben Sie diese Begriffe.

Alter: Das Alter beschreibt eine soziale Kategorie, z. B. Eintritt in das Rentenalter. Es wird soziologisch im Zusammenhang mit dem Lebenslauf betrachtet und in die Abschnitte Kindheit, Jugend, Erwachsenenalter, mittleres Erwachsenenalter und Rentenalter eingeteilt. An Altersgrenzen orientieren sich bestimmte Gesetze, die z. B. Kinderarbeit untersagen oder die Schulpflicht bestimmen. Der Eintritt ins Erwerbsleben ist ebenso durch eine Altersgrenze (15 Jahre) definiert wie das Renteneintrittsalter (bis 2011 65 Jahre; seit 2012 stufenweise Anhebung des Rentenalters: für 1947 Geborene 65 Jahre plus 1 Monat, für die folgenden Jahrgänge jeweils plus 1 Monat bzw. 2 Monate, für ab 1964 Geborene 67 Jahre). Mit dem Renteneintrittsalter erwirbt der berufstätige Mensch das Recht auf staatliche Unterstützung in Form von Altersrente.

Altern: Das Altern beschreibt den Prozess des Altwerdens, einen kontinuierlichen Prozess im Lebenslauf. Das Altern ist ein natürlicher Prozess allmählicher Veränderungen. Diese Veränderungen beschränken sich dabei nicht allein auf Verluste, z. B. Abnahme der Informationsverarbeitungsgeschwindigkeit (Wahrnehmen, Verarbeiten, Handeln), sie schließen auch potenzielle Gewinne ein, z. B. Zuwachs an Wissen und Erfahrungen. Das Leben ist demnach immer im Fluss.

Alte Menschen: Ein alter Mensch ist nach der Definition der Weltgesundheitsorganisation WHO ein Mensch ab dem 60. Lebensjahr. Doch ob sich ein Mensch alt fühlt, ob er gesund oder krank ist, hängt von der persönlichen Biografie und der eigenen Einstellung zum Altsein ab.

2. Die Altersgrenzen lassen sich auch grafisch darstellen. Tragen Sie auf der Skala in ➤ Abb. 1.1 oben ein, wo Sie Kindheit, Jugend, Erwachsenenalter, mittleres Erwachsenenalter und Renteneintrittsalter verorten würden.

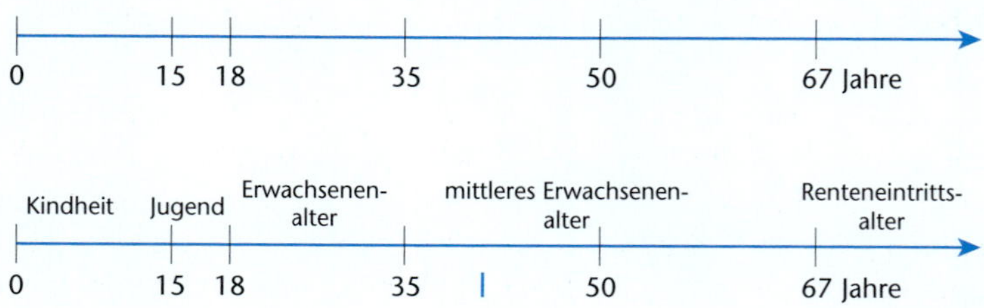

Abb. 1.1 Skala der Altersgrenzen

Tab. 1.1 Konsequenzen der Anhebung des Renteneintrittsalters

Persönliche Konsequenzen	Politische Konsequenzen	Wirtschaftliche Konsequenzen
Bei Berufstätigen verlängert sich die Lebensarbeitszeit um die entsprechenden Jahre, um Anspruch auf Rente zu erhalten. Für Menschen, die im bisherigen Leben körperlich harter Arbeit ausgesetzt waren (Bauarbeiter, Stahlarbeiter, Landwirte etc.), bedeutet dies weitere Belastungen, und ggf. erreichen sie das gesetzliche Renteneintrittsalter nicht in gesunder Verfassung, sondern müssen z. B. aufgrund chronischer Krankheiten schon Jahre vorher in Frührente gehen.	Jeder Arbeitnehmer zahlt Sozialversicherungsbeiträge, dies sichert das staatliche Sicherungssystem **(Generationenvertrag).** Durch längere Lebensarbeitszeit können bei sinkenden Bevölkerungszahlen die Beiträge bislang noch stabil gehalten werden. Dennoch muss berücksichtigt werden, dass nicht alle Arbeitnehmer bis zum gesetzlichen Renteneintrittsalter im Erwerbsleben stehen, sondern bei körperlicher oder psychischer Krankheit die Möglichkeit der Frührente in Anspruch nehmen. Die Frühverrentung bedeutet aber auch für jeden Einzelnen weniger Rente.	Ältere Arbeitnehmer verbleiben länger in ihren Positionen, z. B. als Führungskraft. Somit sind Know-how-Transfer und -Erhalt gewährleistet. Die lange Lebens- und Arbeitserfahrung kann ein Gewinn für das Unternehmen sein. Auf der anderen Seite kann dies aufgrund höherer Kosten eine Belastung für den Betrieb sein. Zudem wird es für die jüngeren Mitarbeiter schwerer, schon früh im Lebenslauf Karriere zu machen. Es dauert länger, bis sie in verantwortliche Positionen gelangen können, da diese von älteren Mitarbeitern belegt sind.

3. Welche persönlichen, politischen und wirtschaftlichen Konsequenzen ergeben sich aus der Anhebung des Renteneintrittsalters von 65 auf 67 Jahre (➤ Tab. 1.1)?

FALLBEISPIEL (FRAGEN 4–7)

Sie feiern in Ihrer Einrichtung das 5-jährige Bestehen, und Ihre Pflegedienstleitung hat Sie beauftragt, einen Vortrag zu halten. Da auch viele Menschen aus der Umgebung kommen werden, wurde das Thema „Altwerden in unserer Gesellschaft" gewählt.

4. Klären Sie, weshalb es für Ihre Altenpflegepraxis wichtig ist, sich mit den Begriffen Altern bzw. Altwerden zu beschäftigen.

Sie haben es in Zukunft mit einer Generation zu tun, die nicht einfach alt ist oder aus alten Menschen besteht. Die zukünftige Generation, die Ihre Unterstützung braucht, ist z. T. viel gesünder als bisherige Generationen und gleichzeitig älter. So bringt die steigende Lebenserwartung eine Vielzahl an chronischen Krankheiten mit sich. Das bedeutet, dass Pflege im Altenheim oder zu Hause das Ziel verfolgt, die Selbstständigkeit der Menschen zu unterstützen. Gleichzeitig steigen die fachlichen Anforderungen an die Pflegekräfte. So müssen sich Pflegekräfte in Zukunft mit der **Lebensqualität** in unterschiedlichen Lebensbereichen und mit den entsprechenden Anforderungen auseinandersetzen. Beispielsweise gibt es verschiedene Aspekte aus Kultur, Sozialisation, individueller Lebensgeschichte, die das Altern einer Gesellschaft und das individuelle Altwerden ausmachen. Eine differenzierte Betrachtung ist für die professionelle Pflege von hoher Bedeutung.

5. Warum ist der Generationenvertrag das Herzstück unserer Gesellschaft?

Der Generationenvertrag beinhaltet, dass die jüngere Generation (Arbeitende mit Sozialversicherungsabgaben) für die ältere Generation sorgt. Aus den Beitragszahlungen in die Sozialversicherung werden die Renten für die älteren Menschen gezahlt. Fallen diese Beträge niedrig aus, z.B. bei hoher Arbeitslosigkeit, ist die Sicherung der Rente nicht mehr finanzierbar. So sind also die jungen Menschen mitverantwortlich, dass Menschen im Rentenalter eine staatliche Unterstützung erhalten. Denn diese haben bis zum Renteneintrittsalter auch Beiträge gezahlt.

6. Welche Herausforderungen müssen die Pflegekräfte in ihrer täglichen Arbeit bewältigen, um eine Lebenszufriedenheit bei alten Menschen zu erreichen?

- Fortlaufende fachliche Qualifizierung in pflegerischen, medizinischen, psychologischen und sozialen Bereichen
- Bereitschaft, sich als Anwalt für alte Menschen einzusetzen (Advokat)
- Individuelle Betreuung ernst nehmen
- Die Familie des alten Menschen in den Pflegealltag einbeziehen
- Wohnraumgestaltung entsprechend der Menschenwürde und den individuellen Bedürfnissen
- Den Menschen in den Mittelpunkt der Pflege stellen

7. Wann beginnen Menschen zu altern?

Alterungsprozesse setzen ab dem 30. Lebensjahr ein. Die Leistungsfähigkeit der einzelnen Organsysteme nimmt ab, ebenso die körperliche und psychische Belastbarkeit und die Anpassungsfähigkeit an die Umwelt. Die dadurch entstehenden Einschränkungen machen sich allerdings erst zu einem späteren Zeitpunkt bemerkbar. Der Prozess des Alterns kann nicht vermieden oder aufgehalten werden. Sein Tempo kann jedoch durch einen gesunden und aktiven Lebensstil verlangsamt und das Erkrankungsrisiko möglichst gering gehalten werden.

8. Definieren Sie den Begriff Gesundheit.

Gesundheit ist ein Zustand vollkommenen körperlichen, geistigen und sozialen Wohlbefindens und nicht allein das Fehlen von Krankheit und Gebrechen. (WHO)

9. Was kann der Einzelne tun, um gesund und aktiv älter zu werden?

Je früher ein gesunder Lebensstil gelebt wird, desto höher ist die Wahrscheinlichkeit, ein hohes Lebensalter in Gesundheit zu erreichen. Auch eine Umstellung der Verhaltensweisen zugunsten eines gesundheitsförderlichen Lebensstils in höherem Alter kann zu guten Erfolgen führen.

Die Merkmale eines gesunden Lebensstils sind (www.in-form.de/wissen/meldungen/profiportal/bundeskonferenz-gesund-und-aktiv-aelter-werden):

- Gesunde Ernährung
- Vermeidung von Übergewicht
- Verzicht auf Tabak
- Nur geringe Mengen Alkohol
- Regelmäßige körperliche Aktivität (Bewegung und Sport)
- Regelmäßige geistige Aktivität
- Behandlung von Erkrankungen und Risikofaktoren
- Intakte familiäre und soziale Kontakte (Konfliktfähigkeit)
- Mitverantwortliches Leben führen (Engagement für Jüngere etc.)

10. Definieren Sie den Begriff Krankheit.

Krankheit ist eine Störung der Lebensvorgänge in Organen oder im gesamten Organismus mit der Folge von subjektiv empfundenen bzw. objektiv feststellbaren körperlichen, geistigen bzw. seelischen Veränderungen (www.pschyrembel.de/Krankheit/K0C8J; siehe auch ➤ Frage 119).

Ihre Entstehung ist abhängig von Disposition, Exposition und Konstitution. Krankheit ist die Gemeinsamkeit aufeinanderfolgender, abnorm gearteter Reaktionen eines Organismus oder seiner Teile auf einen krank machenden Reiz.

Krankheit im Sinne der gesetzlichen Krankenversicherung (GKV) ist ein „regelwidriger Körper- oder Geisteszustand, dessen Eintritt entweder die Notwendigkeit einer Heilbehandlung allein oder eine Arbeitsunfähigkeit zur Folge hat".

11. Worin unterscheiden sich die Begriffe Gesundheit und Krankheit?

Gesundheit beinhaltet das gesamte Wohlbefinden des Menschen. Fühlt sich ein Mensch sozial oder psychisch nicht wohl, gilt es, in diesen Bereichen nach Wohlbefinden zu streben. Das bedeutet z. B. für Menschen, die in ein Pflegeheim umziehen, dass sie u. a. neue Freunde und vertraute Menschen benötigen, um sich wohl und zu Hause zu fühlen. Ein hohes Maß an Gesundheit soll erreicht, Krankheit somit vermieden werden.

Der Krankheitsbegriff zielt dagegen nur auf körperliche oder geistige Abnormitäten ab, die der Behandlung bedürfen. Das Wohlbefinden wird dabei nicht berücksichtigt. Die vorgenannte Definition von Krankheit der GKV dient vor allem dazu, über die Gewährung oder Ablehnung von Leistungen der Krankenkasse zu entscheiden.

Deshalb ist es in der Praxis der Altenpflege notwendig, sich bewusst zu machen, dass es bei der Betreuung von alten Menschen nicht nur darum geht, Leistungen zu erfüllen, die über die Kassen abgerechnet werden können. Vielmehr besteht im Sinne der WHO-Definition eine Verpflichtung im Sinne der Fürsorgepflicht, den zu betreuenden Menschen zu Wohlbefinden zu verhelfen und damit die Lebensqualität zu steigern.

12. Welche Rolle spielt die Aktivität für die Gesundheit?

Die Aktivität hat für die Erhaltung der eigenen Fähigkeiten und Fertigkeiten und für das Wohlbefinden einen hohen Stellenwert. Wer die eigenen Fähigkeiten und Fertigkeiten einsetzt, kann sie erhalten. Durch regelmäßige körperliche Aktivität (Spaziergänge, Fitness, Krafttraining etc.) wird die Muskelkraft erhöht und damit die Reaktionsgeschwindigkeit gesteigert. Dies hat zur Folge, dass Selbstständigkeit, Beweglichkeit und damit auch die Gesundheit länger erhalten bleiben. Körperliche Aktivität senkt nicht nur das Risiko für viele Krankheiten, sondern trägt darüber hinaus auch zur Erhaltung der geistigen Fähigkeiten bei und fördert das psychosoziale Wohlbefinden. Gesundes Altern ist ein wichtiges Ziel für jeden einzelnen und für die alternde Gesellschaft.

FALLBEISPIEL (FRAGE 13)

Während des Vortrags werden Sie gefragt, was Sie in Ihrer Einrichtung tun, um die Lebensqualität der alten Menschen zu erhalten oder zu steigern.

1

13. Nennen Sie mindestens fünf Angebote, die Sie in Ihrer Einrichtung anbieten, um den Gedanken der Aktivität und Lebenszufriedenheit umzusetzen.

Angebote der Lebensgestaltung könnten sein:

- Gemeinsames Anlegen und Pflegen eines Gartens für alle Bewohner eines Pflegeheims
- Selbstbestimmung und Mitbestimmung im täglichen Ablauf
- Integrieren von Kompetenzen der alten Menschen (gegenseitiges Vorlesen, Besuchsdienste, Musik etc.)
- Regelmäßige Treffen und Gesprächskreise mit Angehörigen
- Impulsreferate zu verschiedenen Themen von Heimbewohnern für Heimbewohner
- Etablieren eines Fitnessbereichs
- Angebote von Interessengruppen wie (Walking, Tanzen, Wii-Sport etc.)
- Offene Kulturangebote (Konzert, Theater, Basar etc.)
- Verantwortungsbereiche für die Bewohner schaffen, falls möglich und erwünscht (Bibliothek, Festgestaltung, Alltagsbeschäftigung, Erinnerungsplätze und Veranstaltungen für demenzkranke Menschen gestalten etc.)

14. Die WHO hat Klassifikationen für die Rehabilitation entwickelt. Beschreiben Sie die Komponenten der ICF (ICF 2005).

Die ersten Begriffe der WHO zur Frage der Rehabilitation stammen von 1980: Schädigung (Impairment), Fähigkeitsstörung (Disability) und Beeinträchtigung (Handicap). Sie wurden überarbeitet, neu definiert und strukturiert.

Nach der Internationalen Klassifikation der Funktionsfähigkeit, Behinderung und Gesundheit (ICF, ➤ Tab. 1.2) wird jede Beeinträchtigung der Gesundheit einer Person als Behinderung betrachtet. Danach nimmt der Begriff der Gesundheit nicht nur das Gesundheitsproblem einer Person in den Blick, sondern ist das Ergebnis eines komplexen Geflechts von Bedingungen, die in der Person selbst liegen oder vom gesellschaftlichen Umfeld in unterschiedlichen Lebensbereichen und Lebenssituationen selbst geschaffen werden (➤ 1.6).

Tab. 1.2 Überblick über die ICF (ICF 2005, S. 17)

	Teil 1: Funktionsfähigkeit und Behinderung		Teil 2: Kontextfaktoren	
Komponenten	Körperfunktionen und -strukturen	Aktivitäten und Partizipation (Teilhabe)	Umweltfaktoren	personenbezogene Faktoren
Domänen	Körperfunktionen, Körperstrukturen	Lebensbereiche (Aufgaben, Handlungen)	äußere Einflüsse auf Funktionsfähigkeit und Behinderung	innere Einflüsse auf Funktionsfähigkeit und Behinderung
Konstrukte	Veränderung in Körperfunktionen (physiologisch) Veränderung in Körperstrukturen (anatomisch)	Leistungsfähigkeit (Durchführung von Aufgaben in einer standardisierten Umwelt) Leistung (Durchführung von Aufgaben in der gegenwärtigen, tatsächlichen Umwelt)	fördernde oder beeinträchtigende Einflüsse von Merkmalen der materiellen, sozialen und einstellungsbezogenen Welt	Einflüsse von Merkmalen der Person

Tab. 1.2 Überblick über die ICF (ICF 2005, S. 17) *(Forts.)*

	Teil 1: Funktionsfähigkeit und Behinderung	Teil 2: Kontextfaktoren	
Positiver Aspekt	funktionale und strukturelle Integrität Aktivitäten Partizipation (Teilhabe)	positiv wirkende Faktoren	nicht anwendbar
	Funktionsfähigkeit		
Negativer Aspekt	Schädigung Beeinträchtigung der Aktivität Beeinträchtigung der Partizipation (Teilhabe)	negativ wirkende Faktoren (Barrieren, Hindernisse)	nicht anwendbar
	Behinderung		

15. Wie können Altenpflegekräfte drohende Behinderungen vermeiden?

Die typischen Alterserkrankungen wie Arteriosklerose, Diabetes mellitus Typ 2 und Osteoporose sind überwiegend chronische Krankheiten. Das heißt, sie sind nicht heilbar, jedoch in gewissem Maße zu lindern. Die Folgen einer chronischen Krankheit zu reduzieren ist ein Teil der Aufgabe der Altenpflege. Das kann vor allem durch aktivierende und rehabilitative Pflege erfolgen. Ziel ist es, die funktionellen Einschränkungen auf ein Minimum zu reduzieren, Schmerzen zu lindern, Hilfe- und Pflegebedarf zu vermeiden und die Lebensqualität der chronisch kranken älteren Menschen zu erhöhen.

FALLBEISPIEL (FRAGE 16)

Frau Krause ist seit einem halben Jahr in einer Pflegeeinrichtung. Anfangs war sie ganz zufrieden. Hier muss sie nicht mehr selbst kochen, und geputzt wird auch. Doch inzwischen ist ihr oft langweilig. Sie trifft sich zwar mit anderen Damen, um Rommé zu spielen, aber sonst hat sie kaum mehr Bestätigung. Eine Pflegerin, Frau Hinze, die derzeit damit beschäftigt ist, die Lebenszufriedenheit im Rahmen der Qualitätssicherung zu ermitteln, spricht Frau Krause darauf an. Frau Krause erzählt ihr von dem eintönigen Tag und dass sie nicht weiß, worin der Sinn ihres Daseins noch besteht. In dem Gespräch erwähnt sie auch, dass Entscheidungen der Pflegedienstleitung (PDL) aus Angst vor Repressalien ohne Widerspruch hingenommen werden müssen. Frau Krause hat früher so gern selbst Musik gemacht und in einem Orchester sogar mal die erste Geige gespielt. Sie würde auch gern selbst ein Orchester aufbauen. Die Idee wurde aber von der PDL abgelehnt, die meinte, dass es dafür eine Sozialarbeiterin gebe, welche sich um die Beschäftigung kümmere. Frau Krause solle froh sein, sich ausruhen zu dürfen.

16. Welche Argumentation könnte Frau Hinze zur Diskussion mit der PDL heranziehen, um die Lebenszufriedenheit von Frau Krause zu verbessern?

Frau Hinze sieht die unglückliche Frau Krause und weiß aus der Ausbildung, dass Teilhabe, Selbstbestimmung, Mitbestimmung und eigenverantwortliches Handeln der Motor für die Lebenszufriedenheit sind. Im Qualitätszirkel stellt Frau Hinze ihre Ergebnisse vor und verweist dabei auf die Stufen der Partizipation nach Wright (➤ Abb. 1.2).

Arbeitsauftrag: Diskutieren Sie in der Gruppe, welche Möglichkeiten Frau Hinze noch hat, um die Lebenszufriedenheit der Bewohner zu steigern. Denken Sie dabei an eigene Erfahrungen aus der Praxis.

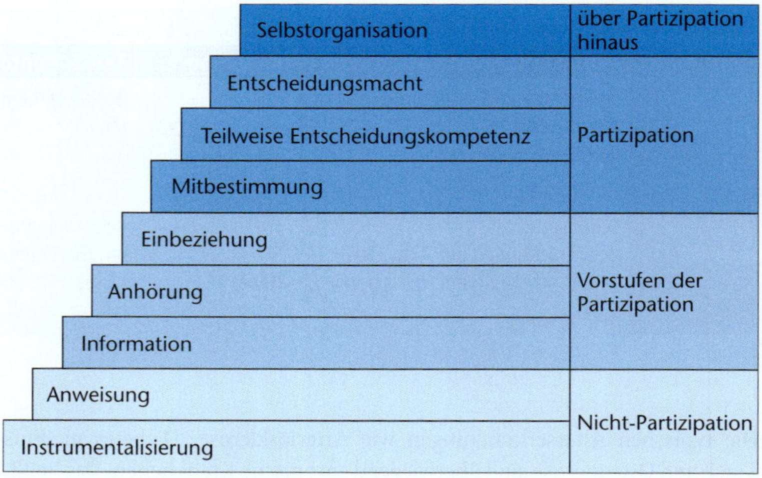

Abb. 1.2 Stufen der Partizipation nach Wright [F436]

17. Welche Ziele verfolgt die gesetzliche Pflegeversicherung?

Ziele der gesetzlichen Pflegeversicherung:

- Finanzielle Absicherung bei Pflegebedarf
- Steigerung der Pflegequalität und Förderung einer qualitativ hochwertigen wie quantitativ ausreichenden Pflegeinfrastruktur
- Vorrang der häuslichen vor der stationären Pflege durch Stützung und Förderung der Pflegebereitschaft von Angehörigen und Nachbarn
- Förderung von Prävention und Rehabilitation
- Beendigung der Sozialhilfeabhängigkeit bei Pflegebedürftigkeit
- Entlastung der Sozialhilfeträger als bisherige Kostenträger
- Sozialverträgliche Finanzierung der Leistungen durch Einrichtungen einer nahezu alle Bevölkerungsgruppen einbeziehenden Pflichtversicherung
- Kostenbegrenzung in der Pflegeversicherung und Begrenzung der Beitragslast für Arbeitgeber und Arbeitnehmer

18. Die Pflegeversicherung nach SGB XI ist nur eine „Teilkaskoversicherung" im sozialen Sicherungssystem. Was bedeutet das für die pflegebedürftigen Personen?

Es erhalten nur diejenigen Personen Leistungen aus der Pflegeversicherung, die vom Medizinischen Dienst der Krankenkassen (MDK) als pflegebedürftig eingestuft werden. Trifft dies nicht zu und benötigen diese Personen dennoch Hilfe bei Hauswirtschaft, Mobilität, Ernährung und Körperpflege, muss dies von den Betroffenen selbst finanziert werden. Somit hat jemand nur Anspruch auf Leistung, wenn er den gesetzlichen Anforderungen entspricht. Das ist der Unterschied zum tatsächlichen Pflegebedarf, welcher in der Leistungserbringung nicht vollkommen, sondern nur teilweise berücksichtigt wird. Dies trifft insbesondere Personen, die an Demenz erkrankt sind. Sie sind oftmals körperlich aktiv, benötigen aber Hilfe im Alltag.

Das **Pflegeneuausrichtungsgesetz** und das **Pflegestärkungsgesetz I, II + III** unterstützen den Gedanken der verloren gegangenen Selbstständigkeit. Es werden diesbezüglich Leistungen durch die Pflegeversicherung gewährt.

Das **Pflegeweiterentwicklungsgesetz** (PfWG) trat 2008 in Kraft.

Das **Pflegeneuausrichtungsgesetz** (PNG) trat 2013 in Kraft.

Das **Pflegestärkungsgesetz I** (PSG I) trat 2015 in Kraft. Der neue Pflegebedürftigkeitsbegriff wurde gesetzlich verankert.

Das **Pflegestärkungsgesetz II** (PSG II) trat 2016 in Kraft. Das darin enthaltene neue Begutachtungsinstrument mit den Pflegegraden und veränderter Leistungsbewilligung wurde 2017 wirksam, ebenso wie Teile des **Pflegestärkungsgesetzes III,** das Handlungsanweisungen und Zuständigkeiten des PSG II konkretisiert (z. B. Stärkung der Pflege vor Ort, Ausbau der Beratung).

19. Nennen Sie sechs wesentliche Aspekte der Verbesserung für Menschen mit Demenz im Pflegeweiterentwicklungsgesetz.

Das 2008 in Kraft getretene Pflegeweiterentwicklungsgesetz (PfWG) brachte einige Verbesserungen für Menschen mit Demenz und deren Angehörige:
- Stärkung der Selbstbestimmung
- Verbesserung der ambulanten Versorgung
- Einrichtung von Pflegestützpunkten
- Recht auf Pflegeberater
- Einbeziehung der Pflegeeinrichtungen in das Entlassungsmanagement der Krankenhäuser
- Stärkung von Prävention und Rehabilitation in der Pflege, Ausbau der Qualitätssicherung

20. Erläutern Sie die wichtigsten Ziele und Inhalte des Pflegeneuausrichtungsgesetzes (PNG).

Das Pflegeneuausrichtungsgesetz (PNG) wurde am 29. Juni 2012 verabschiedet (BMG 2012). Es verfolgt das Ziel, dass pflegebedürftige Menschen mehr Chancen auf ein selbstständiges und selbstbestimmtes Leben bekommen und so weit wie möglich am gesellschaftlichen Leben teilhaben können. In ihm sind wesentliche Verbesserungen für Menschen mit Demenz festgeschrieben.

21. Welche Verbesserungen finden sich im Pflegeneuausrichtungsgesetz (PNG)? Nennen Sie sieben wesentliche Aspekte.

- **Betreuungsleistungen** als Sachleistungen für die ambulante Pflege
- **Höhere Leistungen für Demenzkranke**
- **Flexibilisierung der Leistungsinanspruchnahme** (Zeitkontingent)
- **Stabilisierung und Stärkung der Situation der pflegenden Angehörigen**
- **Rentenversicherungsrechtliche Absicherung für Angehörige** ab einem Betreuungsaufwand von 14 Stunden pro Woche
- **Beratungstermin innerhalb von zwei Wochen**
- **Verbesserte medizinische Versorgung in Pflegeheimen**

22. Welche Leistungsverbesserungen kommen pflegebedürftigen Menschen und deren Angehörigen nach dem Pflegestärkungsgesetz (PSG I, II + III) zugute?

PSG I und II:
- Verbesserungen der Leistungen für die Pflege zu Hause und Ihre Angehörigen
- Anerkennung fehlender Selbstständigkeit als Hilfebedarf
- Reha vor Pflege
- Mehr/Ausreichend Personal für Pflegeheime
- Leistungen der Pflegeversicherung

Eine wichtige Neuerung ist die Forderung nach einem wissenschaftlich fundierten Personalbemessungssystem.

PSG III:

1

- Sicherstellung der Versorgung (im Falle des Konkurses eines Unternehmens)
- Verbesserte Beratung für Pflegebedürftige und Ihre Angehörigen durch Kommunen
- Angebote zur Unterstützung im Alltag durch Kommunen
- Umsetzung des neuen Pflegebedürftigkeitsbegriffs
- Vorrang der Pflege gegenüber der Eingliederungshilfe
- Maßnahmen zur Verhinderung des Abrechnungsbetrugs

23. Was bedeutet Pflegebedürftigkeit nach §§14–16 Pflegestärkungsgesetz (PSG) I + II?

Die bisherige Definition, welche sich auf die Defizite und Krankheit bezog, wurde umfassend bearbeitet. Nun stehen nicht mehr die Krankheiten im Vordergrund, sondern das Ausmaß der Selbstständigkeit oder der fehlenden Selbstständigkeit. Durch diese grundlegende Veränderung wird die Gleichbehandlung von körperlichen, kognitiven und psychischen Beeinträchtigungen bei der Begutachtung und Leistungsgewährung verwirklicht.

§14 SGB XI (1) Pflegebedürftig im Sinne dieses Gesetzes sind Personen, die gesundheitlich bedingte Beeinträchtigungen der Selbstständigkeit oder der Fähigkeiten aufweisen und deshalb der Hilfe durch andere bedürfen. Es muss sich um Personen handeln, die körperliche, kognitive oder psychische **Beeinträchtigungen** oder gesundheitlich bedingte Belastungen oder Anforderungen nicht selbstständig kompensieren oder bewältigen können. Die Pflegebedürftigkeit muss auf Dauer, voraussichtlich für mindestens sechs Monate, und mit mindestens der in § 15 festgelegten Schwere bestehen.

24. Neben den Pflegegraden wurde das Neue Begutachtungsassessment, NBA eingeführt (2017). Erläutern Sie die damit zu beurteilenden Bereiche (> Tab. 1.3).

Tab. 1.3 Neues Begutachtungsassessment: Bereiche nach § 15 PSG II, bei denen Hilfe erforderlich wird

Mobilität	Positionswechsel im Bett, Halten einer stabilen Sitzposition, Treppensteigen
Kognitive und kommunikative Fähigkeiten	Orientierung zur Person, örtliche Orientierung, zeitliche Orientierung, Erkennen von Risiken und Gefahren, Mitteilen von elementaren Bedürfnissen
Verhaltensweisen und psychische Problemlagen	motorische Verhaltensauffälligkeiten nächtliche Unruhe, selbstschädigendes und aggressives Verhalten Wahnvorstellungen, Antriebslosigkeit bei depressiver Stimmungslage
Selbstversorgung	Körperpflege, An- und Auskleiden mundgerechtes Zubereiten der Nahrung Toilettenbenutzung, Umgang mit Dauerkatheter und Stoma, Besonderheiten bei Sondenernährung,
Bewältigung von und selbstständiger Umgang mit krankheits- oder therapiebedingten Anforderungen und Belastungen	Medikation, Verbandwechsel und Wundversorgung, Arztbesuche, Einhalten einer Diät
Gestaltung des Alltagslebens und sozialer Kontakte	Gestaltung des Tagesablaufs Ruhen und Schlafen, sich beschäftigen, Zukunftsplanungen, Kontaktpflege zu Personen außerhalb des direkten Umfelds

Am 1.1.2016 trat das Pflegestärkungsgesetz I (PSG) in Kraft. Darin sind die neuen Pflegegrade definiert.
Das Neue Begutachtungsassessment und die Umstellung der Leistungsbeträge wurden am 1.1.2017 wirksam.

Alle sechs Bereiche aus ➤ Tab. 1.3 werden überprüft und mit einem Punktesystem von 0 bis 3 bewertet (➤ Tab. 1.4).

Die Einschätzung der Bereiche anhand der Punktzahl (➤ Tab. 1.4) und eine differenzierte Gewichtung des jeweiligen Bereichs ergibt den Pflegegrad (➤ Tab. 1.5).

25. Wie wird das Ausmaß der Selbstständigkeit unterschieden?

Tab. 1.4 Punktesystem zur Bewertung der Selbstständigkeit

Selbstständig	0 Punkte
Überwiegend selbstständig	1 Punkt
Überwiegend unselbstständig	2 Punkte
Unselbstständig	3 Punkte

26. Wie unterscheiden sich die Pflegegrade (➤ Tab. 1.5)?

Tab. 1.5 Pflegegrade

1	geringe Beeinträchtigungen der Selbstständigkeit (mindestens 12,5 Punkte von 100)
2	erhebliche Beeinträchtigungen der Selbstständigkeit (mindestens 27 Punkte von 100)
3	schwere Beeinträchtigungen der Selbstständigkeit (mindestens 47,5 Punkte von 100)
4	schwerste Beeinträchtigungen der Selbstständigkeit (mindestens 70 Punkte von 100)
5	schwerste Beeinträchtigungen der Selbstständigkeit mit besonderen Anforderungen an die pflegerische Versorgung (mindestens 90 Punkte von 100)

27. Schätzen Sie am Beispiel der Mobilität (➤ Tab. 1.6) ein, wie hoch der Unterstützungsbedarf einer Ihnen vertrauten Person ist.

Tab. 1.6 Modul 1: Einzelpunkte im Bereich der Mobilität

Ziffer	Kriterien	Selbstständig	Überwiegend selbstständig	Überwiegend unselbstständig	Unselbstständig
1.1	Positionswechsel im Bett	0	1	2	3
1.2	Halten einer stabilen Sitzposition	0	1	2	3
1.3	Umsetzen	0	1	2	3
1.4	Fortbewegen innerhalb des Wohnbereichs	0	1	2	3
1.5	Treppensteigen	0	1	2	3

1

28. Inwiefern stehen die Begriffe Altern, Gesundheit, Krankheit, Behinderung und Pflegebedürftigkeit miteinander in Beziehung?

Altern, als lebenslanger Prozess verstanden, beinhaltet auch körperliches, psychisches und soziales Wohlbefinden (Gesundheit). Im Laufe des Altwerdens kann es zu Krankheiten und eventuell zu körperlicher und seelischer Behinderung kommen. Dies kann eine Pflegebedürftigkeit forcieren und damit die Abhängigkeit, z. B. durch Behinderung, von der Gesellschaft deutlich werden lassen.

29. Was bedeutet nach SGB XI Vorrang der Rehabilitation vor Pflegebedürftigkeit?

Dies bedeutet, dass Personen, bei denen ein Pflegegrad ermittelt wurde, einen Anspruch auf Rehabilitation haben und nicht in ihrem Zustand der Pflegebedürftigkeit verharren müssen.

Somit ist Pflegebedürftigkeit keine festgeschriebene Größe, sondern wird im Gesetz als veränderlich angenommen. Durch Rehabilitation und aktivierende Pflege ist es möglich, Menschen aus der Pflegebedürftigkeit herauszuholen und damit die potenzielle Abhängigkeit zu reduzieren. Dadurch wird ein selbstständigeres Leben möglich und die Lebensqualität des Einzelnen erhöht.

LITERATUR

Bundesarbeitsgemeinschaft für Rehabilitation (Hrsg.): ICF-Praxisleitfaden. Trägerübergreifender Leitfaden für die praktische Anwendung der ICF (Internationale Klassifikation der Funktionsfähigkeit, Behinderung und Gesundheit) beim Zugang zur Rehabilitation. Frankfurt/M.: BAR, 2006.

Bundesministerium für Gesundheit (Hrsg.): Gesund altern. Prävention und Gesundheitsförderung im höheren Lebensalter. Berlin: BMG, 2006.

Bundesministerium für Gesundheit (Hrsg.): Das Pflege-Neuausrichtungs-Gesetz. Berlin: BMG, 2012.

Bundesministerium für Gesundheit (Hrsg.): Das Zweite Pflegestärkungsgesetz. Aus: www.bmg.bund.de/themen/pflege/pflegestaerkungsgesetze/pflegestaerkungsgesetz-ii.html (letzter Zugriff: 18. Oktober 2016).

Bundesministerium für Gesundheit (Hrsg.): Pflegestärkungsgsesetz II. Aus: www.bmg.bund.de/glossarbegriffe/p-q/pflegestaerkungsgesetz-ii.html (letzter Zugriff: 18. Oktober 2016).

Bundesministerium für Gesundheit (Hrsg.): Drittes Pflegestärkungsgsesetz im Kabinett beschlossen. Aus: www.bundesgesundheitsministerium.de/ministerium/meldungen/2016/psg-iii-kabinett.html (letzter Zugriff: 5. Februar 2017).

Deutsches Institut für Medizinische Dokumentation und Information (DIMDI), WHO-Kooperationszentrum Internationaler Klassifikationen World (Hrsg.): Internationale Klassifikation der Funktionsfähigkeit, Behinderung und Gesundheit (ICF). Köln: DIMDI, 2005

Ehmann M, Völkel I: Pflegediagnosen in der Altenpflege. München: Elsevier Urban & Fischer, 2016.

Medizinischer Dienst des Spitzenverbandes Bund der Krankenkassen e. V. (Hrsg.): Richtlinien der Spitzenverbände der Pflegekassen zur Begutachtung von Pflegebedürftigkeit nach dem XI. Buch des Sozialgesetzbuches. Essen: MDS, 2012.

Rennen-Allhoff B, Schaeffer, D: Handbuch Pflegewissenschaft. München: Juventa, 2003.

Wahl HW, Heyl V: Gerontologie – Einführung und Geschichte. Stuttgart: Kohlhammer, 2004.

World Health Organisation (Hrsg.): International classification of impairments, disabilities and handicaps. Genf: WHO, 1980.

World Health Organisation (Hrsg.): Ottawa Charta zur Gesundheitsförderung. Ottawa: WHO, 1997.

Wright MT, von Unger H, Block M: Partizipation der Zielgruppe in der Gesundheitsförderung und Prävention. In: Wright MT (Hrsg.): Partizipative Qualitätsentwicklung in der Gesundheitsförderung und Prävention. Bern: Hans Huber, 2010. S. 35 ff.
www.pflege-grad.org
www.aelter-werden-in-balance.de/fileadmin/user_upload/bundeskonferenz_6/2019_6_Bundeskonferenz_Abstract_Thaiss_Kruse.pdf.
www.pflegeversicherung-experten.de/pflegegrad-1-bis-5.html.

WEITERFÜHRENDE LITERATUR

GKV-Spitzenverband (Hrsg.): Das neue Begutachtungsinstrument zur Feststellung von Pflegebedürftigkeit. www.mds-ev.de/fileadmin/dokumente/Publikationen/SPV/Begutachtungsgrundlagen/19-05-20_NBI_Pflegebeduerftigkeit_Fach-Info.pdf
http://aok-bv.de/lexikon/k/index_00448.html
Kruse A, Rentsch T, Zimmermann H-P: Gutes Leben im hohen Alter. Das Altern in seinen Entwicklungsmöglichkeiten und Entwicklungsgrenzen verstehen. Heidelberg: AKA, 2012.

1.2 Konzepte, Modelle und Theorien der Pflege

Die Pflege braucht, um ernst genommen zu werden, eine wissenschaftliche Basis. Dazu ist es notwendig, sich selbst Gedanken über das eigene Verständnis von Pflege zu machen.

30. Nehmen Sie sich 10 Minuten Zeit und formulieren Sie schriftlich, welches Verständnis Sie persönlich von Pflege haben. Erläutern Sie Ihr Pflegeverständnis anhand der Begriffe Gesundheit, Person, Pflege und Umwelt.

Anmerkung: Worauf sich Ihr persönliches Pflegeverständnis gründet, hängt maßgeblich von Ihrer Biografie, Ihrem Menschenbild und den in der Ausbildung erlernten Inhalten ab. Ihr Pflegeverständnis spiegelt eine persönliche Haltung gegenüber der Pflege, der Umwelt, Gesundheit und Krankheit, gegenüber den zu betreuenden Personen einschließlich der Angehörigen und gegenüber dem Team wider.

31. Was bedeutet Pflegeverständnis?

Das Pflegeverständnis beschreibt, was eine Pflegekraft unter Pflege versteht und wie sie mit alten Menschen umgeht. Es ist individuell, weil es durch das persönliche Menschenbild geprägt wird. Zugleich spiegelt es ein bestimmtes Berufsverständnis wider und macht die Verantwortlichkeiten gegenüber dem alten Menschen deutlich. Es sollte auf einer Pflegetheorie gründen. Das Pflegeverständnis ist oft auch in der Werbeidee für einen Pflegeanbieter zu finden.

32. Nennen Sie drei Menschenbilder, die historisch die Pflege und unser Verständnis von Pflege geprägt haben. Erläutern Sie dies kurz.

Kartesianisches Menschenbild: René Descartes (1596–1650) prägte den Satz „Cogito ergo sum – ich denke, also bin ich". Für ihn hatte alles eine Ursache und eine Wirkung (Kausalitätsprinzip). Er trennte den Geist vom Körper (Dualismus). Für ihn sind das zwei unabhängig voneinander zu betrachtende Teile eines Menschen. Diese Sicht wurde in der Medizin und Pflege übernommen. So wird Krankheit in dieser Sicht zur Fehlfunktion von Organen oder Zellen. Ziel der Medizin ist es demnach, die Ursache für die Organstörungen zu finden und zu therapieren. So ist der Mensch wie eine Maschine zu sehen, die bei Störungen repariert werden kann. Der Mensch ist hier eine reine Ansammlung von Körperteilen. Nach neueren Erkenntnissen reicht diese reduktionistische Sicht vom Menschen nicht mehr aus, um erfolgreich zu therapieren.

Bedürfnisorientiertes Menschenbild: Für Abraham Maslow (1908–1970) kommt der Befriedigung der Bedürfnisse eine zentrale Rolle im Leben des Menschen zu. Die wichtigsten sind auf der untersten Stufe angesiedelt (physiologische Bedürfnisse, Nahrung, Kleidung). Danach kommen Sicherheit, Sozialbedürfnisse, Anerkennung und Wertschätzung sowie Selbstverwirklichung. Darauf bauen auch Pflegetheoretikerinnen wie Henderson, Orem, Roper, Logan und Tierney ihre Theorie auf.

Humanistisches Menschenbild: Das humanistische Menschenbild wurde maßgeblich von C. R. Rogers (1902–1987) geprägt. Darin wird jeder Mensch als einzigartig betrachtet und wertgeschätzt. Der Humanismus geht davon aus, dass jeder Mensch nach Selbstverwirklichung und Selbstaktualisierung strebt. Das bedeutet: Jeder Mensch möchte die eigenen Entwicklungsmöglichkeiten erhalten, entfalten und verwirklichen. Die wichtigsten Grundannahmen sind nach dem Humanistischen Verband Deutschlands:

- Der Mensch strebt nach Selbstverwirklichung (konstruktiv).
- Der Mensch strebt nach Autonomie.
- Die Menschen sind gleichwertig und gleichberechtigt.
- Der Mensch strebt nach Ganzheit (Körper-Seele-Geist).
- Der Mensch lebt zwischen Autonomie und Abhängigkeit.

Pflegetheoretikerinnen wie Paterson, Zderad und Watson haben diese Grundgedanken aufgenommen.

33. Welche Faktoren können das individuelle Pflegeverständnis beeinflussen?

Folgende Faktoren beeinflussen u. a. das individuelle Pflegeverständnis:

- Menschen- und Berufsbild
- Allgemeinbildung und pflegerische Fachkenntnisse
- Entwicklungsphase des Pflegeverständnisses
- Fachkenntnisse der jeweiligen Bezugswissenschaften
- Persönliche und berufliche Lebenserfahrungen
- Gesellschaftliche und institutionelle Rahmenbedingungen
- Struktur des Gesundheitswesens

34. Beschreiben Sie die Unterschiede im Pflegeverständnis von Laienpflegenden, vorberuflicher, beruflicher und professioneller Pflege (➤ Tab. 1.7).

Tab. 1.7 Entwicklungsphasen des Pflegeverständnisses (modifiziert nach Drerup 1993)

Bezeichnung	Pflegeverständnis	Ausbildung
Laienpflege	**naiv:** (familiäre) Erfahrungen sammeln und nach bestem Wissen und Gewissen anwenden	keine, aber seit Inkrafttreten des PflegeVG: Beratung (Pflicht), Hauspflegeseminare (freiwillig)
Vorberufliche Pflege	**normativ:** nach vorgegebenen Normen und Handlungsanweisungen tätig werden; (vorberufliche) Erfahrungen sammeln und nach bestem Wissen und Gewissen anwenden	Praxisanleitung, abhängig vom Strukturstandard der Einrichtung
Berufliche Pflege	**vorwissenschaftlich:** Erfahrungen und Theorieansätze reflektieren, aber noch häufig nach vorgegebenen Normen und Handlungsanweisungen tätig werden	gesetzlich geregelte theoretische und praktische Ausbildung
Professionelle Pflege	**wissenschaftlich:** Theorien, Konzepte, Erfahrungen, Normen und Handlungsanweisungen kritisch reflektieren; Bereitstellen von Entscheidungshilfen; eigenständiges Gestalten des pflegerischen Problemlösungsprozesses; Erforschen von Pflegesituationen	Hochschulstudium

35. Was versteht man unter einem Pflegeleitbild?

In einem Pflegeleitbild werden die Ziele und die wesentlichen Kriterien von Pflege, Betreuung und Versorgung des alten Menschen, die der professionellen Pflege zugrunde liegen, für eine Pflegeeinrichtung formuliert.

Das Pflegeleitbild beschreibt Leitsätze, die von allen Mitarbeitern mitgetragen werden sollen. Dabei handelt es sich um Werte, Haltungen und Einstellungen. Ein Pflegeleitbild soll trotz divergierender Pflegeverständnisse der einzelnen Mitarbeiter ein Leitbild für alle Mitarbeiter darstellen, nach dem die Pflege umgesetzt werden soll. Es bedeutet, sich auf ein Verständnis von Pflege zu einigen und miteinander die genannten Ziele und Werte umzusetzen. Die Basis des Pflegeleitbilds stellt eine Pflegetheorie dar, für die sich die Einrichtung und die Mitarbeiter entscheiden.

36. Welche Inhalte können in einem Pflegeleitbild beschrieben sein?

Inhalte in einem Pflegeleitbild:

- Menschenbild
- Pflegeparadigma: Verständnis von Mensch, Person, Umwelt, Gesundheit, Pflege
- Pflegetheorie und deren Umsetzung
- Pflegeprozess
- Ethische Überlegungen (➤ 1.8), z. B. Autonomie vs. Fürsorge
- Wirtschaftliche Aspekte
- Teamarbeit
- Fort- und Weiterbildung
- Zusammenarbeit mit Angehörigen
- Aspekte der Lebensqualität

1

FALLBEISPIEL (FRAGE 37)

Pflegeleitbild Haus Wiesengrund

Wohnen und Leben im Haus Wiesengrund soll für Sie der Traum im letzten Lebensabschnitt sein. Wir möchten Sie bei allen körperlichen Gebrechen unterstützen. Wir sehen Sie als Basis unserer Arbeit und freuen uns über Ihre Bedürfnisse. Sie haben die Möglichkeit, gemeinsam mit anderen alten Menschen Geselligkeit und Lebenslust zu erfahren. Unser Motto heißt: „Weg von der Theorie hin zu Herz und Verstand". Sie müssen sich bei uns um nichts kümmern, wir lesen Ihnen Ihre Wünsche von den Augen ab. Das Team arbeitet flexibel nach dem Grundsatz „wirtschaftlich und fachlich korrekt". Durch die interne Fortbildung gewähren wir allen Mitarbeitern in der Pflege eine ständige Reflexion der Arbeit. Sie als Angehörige können entspannt Ihren Bedürfnissen und täglichen Erfordernissen nachgehen, wir kümmern uns um die uns anvertrauten alten Menschen. Eine schöne Zeit bei uns. Ihr Haus Wiesengrund

37. In diesem Beispiel stimmt etwas nicht. Überprüfen Sie anhand der Kriterien für ein Pflegeleitbild und der Reflexion Ihres Menschenbilds dieses Beispiel.

- Die Einleitung mit dem Traum und dem letzten Lebensabschnitt ist wohl zu hoch gegriffen und weist auf die Endstation im Leben hin. Sehr undiplomatisch.
- Die Pflege unterstützt nur bei körperlichen Gebrechen, wie sieht es mit psychischen und sozialen Bedürfnissen aus? Wenn die Pflege ihre Grundlage in der Bearbeitung der Bedürfnisse sieht, ist die professionelle Pflege noch weit weg.
- Der Gedanke, nur mit alten Menschen Geselligkeit und Lebenslust zu erfahren, ist zu kurz gegriffen und schließt so ein altersübergreifendes Konzept aus.
- „Weg von der Theorie" bedeutet auch, dass diese keine Rolle spielt, hier wird unwissenschaftlich gearbeitet.
- Wenn jemand sich nicht um sich kümmern muss, wird er auch nicht nach seiner Meinung gefragt und autoritär versorgt.
- Die ausschließlich interne Fortbildung greift oft zu kurz für die Pflege. Externe Angebote bereichern die Pflegequalität und Persönlichkeitsentwicklung der Mitarbeiter.
- Es wird vermittelt, dass Angehörige hier nichts zu suchen haben. Das ist fatal für eine Pflegeeinrichtung.

38. Im Folgenden geht es um einige Begriffe, die für die Arbeit mit Pflegetheorien wichtig sind. Definieren Sie den Begriff Pflegeparadigma.

Ein Pflegeparadigma ist eine allgemein anerkannte Struktur oder ein Weltbild einer Disziplin (hier Pflege), die alle Fragen, Prozesse und Untersuchungsergebnisse einschließlich Theorien in ein System bringt.

In der Pflege sind folgende Aspekte enthalten: Gesundheit, Person, Umwelt, Pflege. Sie beschreiben strukturiert das Wesen und das Verständnis von Pflege. Pflegeparadigmen finden sich in vielen Theorien wieder, jedoch in unterschiedlicher Ausgestaltung.

39. Definieren Sie den Begriff Phänomen.

„Ein Phänomen ist ein Aspekt der Realität, der bewusst gefühlt oder sinnlich (gehört, gerochen, gefühlt) erfasst werden kann. Phänomen ist der Begriff, die Beschreibung oder Bezeichnung, die ein Ereignis, eine Situation, einen Prozess […] widergibt" (Meleis 1999).

Ein Phänomen könnte z. B. das Postfallsyndrom darstellen. Das bedeutet, dass Menschen, die schon einmal gestürzt sind und sich dadurch z. B. einen Bruch zugezogen haben, wesentlich vorsichtiger und unsicherer gehen. Damit erhöht sich das Risiko, erneut zu stürzen und sich zu verletzen. Denn allein die Angst zu stürzen mindert die Sicherheit beim Gehen.

40. Definieren Sie den Begriff Konzept.

Pflegekonzepte beschreiben und differenzieren das pflegerische Gesamtwissen. Ein Pflegekonzept wird als Überbegriff für ein Phänomen oder verschiedene ähnliche Phänomene verstanden, die sich in der täglichen Pflegearbeit zeigen. Diese Phänomene sind sehr komplex und bedürfen, sollen sie in die Pflegediagnostik eingehen, einer detaillierteren Betrachtung. Konzepte sind Bestandteil einer Pflegetheorie und Grundlage, um wirkungsvoll mit Pflegediagnosen arbeiten zu können. Ein Konzept könnte z. B. das „Verlusterleben" einer alten Frau aufgrund des Tods ihres Ehemanns sein.

41. Definieren Sie den Begriff Modell.

Ein Modell ist die symbolische Darstellung einer Erfahrung. Es ist die vereinfachte Darstellung eines Gegenstands oder Sachverhalts und dient der Anschauung und dem besseren Verständnis. Die symbolischen Formen eines Modells können aus Begriffen, mathematischen Formeln oder, wie bei einem Modellflugzeug, aus konkretem Material bestehen. Für das Verständnis von Modellen ist es wichtig, dass sie nicht identisch mit dem wirklichen Gegenstand sind. Sie stellen stattdessen einen Versuch dar, die Wirklichkeit, welche sie beschreiben, zu objektivieren und zu abstrahieren.

42. Nennen Sie die Merkmale eines Modells.

In einem theoretischen Modell kann die Wirklichkeit ausgedrückt werden u. a. mithilfe von

- Begriffen,
- Konzepten,
- Theorien,
- Diagrammen,
- grafischen Darstellungen und
- Symbolen.

Ein Modell soll die Realität reduzieren, bestimmte Perspektiven des sozialen Umfelds hervorheben und Übersichtlichkeit schaffen.

43. Definieren Sie den Begriff Theorie.

Eine Theorie ist eine modellhafte Abbildung der Wirklichkeit. Sie enthält Aussagen über die Wirklichkeit, die empirisch bestätigt oder widerlegt werden können. In einer Theorie werden miteinander in Beziehung stehende Feststellungen über bestimmte inhaltliche Bereiche einer Disziplin (Pflege) symbolisch dargestellt. Ziel ist es, eine **Erklärung, Beschreibung und Vorhersage** von Situationen, Handlungen und Ereignissen zu liefern. Theorien setzen sich aus Konzepten zusammen, welche die Phänomene einer Disziplin miteinander in Beziehung setzen.

Pflegetheorien beschreiben die Pflegewirklichkeit als Ganzes oder in Teilen. Pflegetheorien beschreiben den Sollzustand der Pflege.

1

44. Kennen Sie die wichtigsten Pflegetheorien? Benennen Sie diese chronologisch (➤ Tab. 1.8).

Tab. 1.8 Historische Entwicklung der Pflegetheorien

Jahr	Gegenstand	Autorinnen/Autoren
1859	Notes on Nursing	Florence Nightingale
1952	Therapeutische Beziehung	Hildegard Peplau
1955	Textbook of the principles and practice of nursing	Virginia Henderson
1958	Eine Pflegephilosophie	Dorothy Johnson
1959	Selbstpflegetheorie	Dorothea Orem
1960	Problemlösungsprozess	Faye Abdellah
1961	Interaktionsprozess/Pflegeprozess	Ida Orlando
1964	Alltagserfahrung und -theorien	Ernestine Wiedenbach
1966	Professionelle Beziehung	Joyce Travelbee
1967	Erhaltungsprinzipien	Myra Levine
1969	Verhaltenssystem	Dorothy Johnson
1970	Konzept des unitären Menschen, Energiefelder	Martha Rogers
1971	Theorie der Zielerreichung	Imogene King
1971	Modell der Aktivitäten des täglichen Lebens	Schwester Liliane
1972	Präventives Gesundheitshandeln	Betty Neumann
1976	Anpassung	Callista Roy
1978	Fürsorge in Abhängigkeit von Kultur	Madeleine M. Leininger
1979	Humanistische Pflege	Josephine G. Patterson/Loretta T. Zderad
1980	Modell der Lebensaktivitäten	Nancy Roper/Winifred Logan/Allison Tierney
1980	Theorie des menschlichen Werdens	Rosemarie Rizzo Parse
1983	Bewusstseinsentwicklung	Margaret Newman
1984	Modell der fördernden Prozesspflege	Monika Krohwinkel
1991	Modell der multidimensionalen Patientenorientierung	Karin Winttneben
1994	Stufen der Pflegekompetenz	Patricia Benner/Judith Wrubel
1996	Familien- und umweltbezogene Pflege	Marie-Luise Friedemann
1999	Psychobiografisches Pflegemodell	Erwin Böhm
2000	Personzentrierter Ansatz im Umgang mit verwirrten Menschen	Tom Kitwood

45. Benennen Sie das Klassifikationssystem der Pflegetheorien (nach Meleis) und ordnen Sie je eine Theorie dem Klassifikationssystem zu.

Klassifikationssystem von Pflegetheorien:

- **Bedürfnistheorien** (*needs*): Henderson, Orem
- **Interaktionstheorien** (*interaction*): Peplau, Orlando, Travelbee, King
- **Humanistische Theorien** (*humanistic*): Paterson und Zderad
- **Ergebnistheorien** (*outcome*): Wiedenbach, Johnson, Levine, Rogers, Neuman, Roy, Newman

46. Pflegetheorien sind häufig vom US-amerikanischen ins deutsche Gesundheitssystem übernommen worden. Worin sehen Sie Probleme bei der Übernahme insbesondere für die Altenpflege?

- Pflegetheorien entstanden oftmals als Doktorarbeiten an amerikanischen Universitäten.
- Die Verfasserinnen hatten ihren Ursprung zumeist in der Krankenpflege, promovierten aber mit dem jeweiligen Thema in Soziologie oder Psychologie.
- Das US-amerikanische Gesundheitssystem ist nicht mit dem deutschen vergleichbar. Hier sei insbesondere auf das jeweilige Menschenbild verwiesen, welches hinter einer Theorie steht.
- Auf die Altenpflege wurden die Theorien kritiklos übertragen, ohne deren Wirkung, Sinn und Ziel in der deutschen gerontologischen Langzeitpflege zu überprüfen.
- Die Übernahme US-amerikanischer Pflegetheorien ins deutsche Gesundheitswesen resultierte aus einem Bedarf an theoretischer Fundierung der Pflege.
- Eine den US-amerikanischen Pflegetheorien entsprechende Entwicklung von Pflegetheorien ist in Deutschland noch nicht vorhanden; das gilt vor allem für die gerontologische Pflege.
- Die US-amerikanischen Pflegetheorien sind nicht für die Praxis der Altenpflege entworfen, sondern vorwiegend für kranke Menschen in US-amerikanischen Akutkrankenhäusern.

47. Was bedeutet die Einteilung der Theorien nach ihrer Reichweite (nach Walker/Avant)?

Theorien werden nach ihrer Reichweite unterteilt in:

- **Metatheorien:** Sie beschäftigen sich mit generellen theoretischen Problemen, führen aber nicht zu einer speziellen Theorie. Themen für Metatheorien sind:
  - Analyse von Zweck und Art der Theorien, die in der Pflege benötigt werden
  - Darstellung und Kritik der Quellen und Methoden der Theoriebildung in der Pflege
  - Darstellung der Kriterien, die für die Beurteilung von Theorien in der Pflege am besten geeignet sind
- **Globale Theorien:** Globale Theorien sind abstrakt. Ihr Ziel ist es, die zu einer Pflegeperspektive gehörenden Schlüsselbegriffe und Prinzipien zu verstehen. Sie trugen einen wesentlichen Beitrag dazu bei, die Pflege begrifflich von der Medizin zu unterscheiden.
- **Theorien mittlerer Reichweite:** Sie enthalten nur eine begrenzte Anzahl von Variablen und sind hinsichtlich ihres Geltungsbereichs begrenzt. Sie sind jedoch überprüfbar und allgemein genug, um von wissenschaftlichem Interesse zu sein. Die untersuchten Phänomene oder Konzepte beinhalten Pflegesituationen wie Unsicherheit, Inkontinenz, soziale Unterstützung etc.
- **Praxisnahe Theorien:** Diese Theorien bieten bei einem gegebenen Pflegeziel klare Handlungsanweisungen und können sogar als empfohlene Pflegepraktiken verstanden werden.

Je nach Abstraktionsgrad kann eine Theorie auf verschiedene Pflegesituationen angewandt und erforscht werden. Je konkreter eine Theorie ist, desto geringer ist ihre Reichweite und Anwendbarkeit. Je abstrakter eine Theorie ist, desto mehr Aussagen befinden sich darin über Haltungen und Einstellungen zu bestimmten Phänomenen in der Pflege, sei es zu Beziehungen, zu

Kommunikation oder zu Religiosität. So sind bei der Auswahl einer Theorie für eine Pflegeeinrichtung der Grad der Abstraktion und die Frage der Anwendbarkeit zu bedenken. Eine zu abstrakte Theorie kann die Mitarbeiter verwirren und den Zweck einer Theorie unverständlich machen. Eine zu konkrete Theorie lässt möglicherweise die Hintergründe über das Menschenbild vermissen, sodass sie nur als Checkliste verwendet wird.

48. Beschreiben Sie kurz die Theorie „Stufen der Pflegekompetenz" von P. Benner.

Dreyfus & Dreyfus entwickelten 1980/1982 ein Modell des Kompetenzerwerbs. Danach durchläuft jeder Lernende beim Erwerb und Vertiefen einer Fähigkeit fünf verschiedene Leistungsstufen. Daran orientiert sich die Theorie von Benner (➤ Abb. 1.3).

Stufen des Kompetenzerwerbs (alle Zitate nach Benner 2012):

- **Neuling:** „Anfänger verfügen über keine Erfahrungen mit den Situationen, in denen sie aktiv werden sollen. […] Sie werden über die Situation belehrt, indem man ihnen Informationen über die objektiven Attribute, wie Gewicht, Flüssigkeitsaufnahme und -ausscheidung, Blutdruck, Puls und andere objektivierbare und messbare Anzeichen für den Zustand eines Patienten gibt. […] Anfängern werden auch kontextfreie Regeln beigebracht, nach denen sie ihr Handeln ausrichten sollen."
- **Fortgeschrittener Anfänger:** „Fortgeschrittene Anfänger genügen in ihren Leistungen schon gewissen Mindestanforderungen, sie haben bereits so viele Situationen bewältigt, dass sie sich der wiederkehrenden bedeutungsvollen situativen Bestandteile (Aspekte der Situation) […] bewusst werden konnten. Sie kennen nun diese Aspekte und hatten schon Erfahrung damit in realen Situationen."

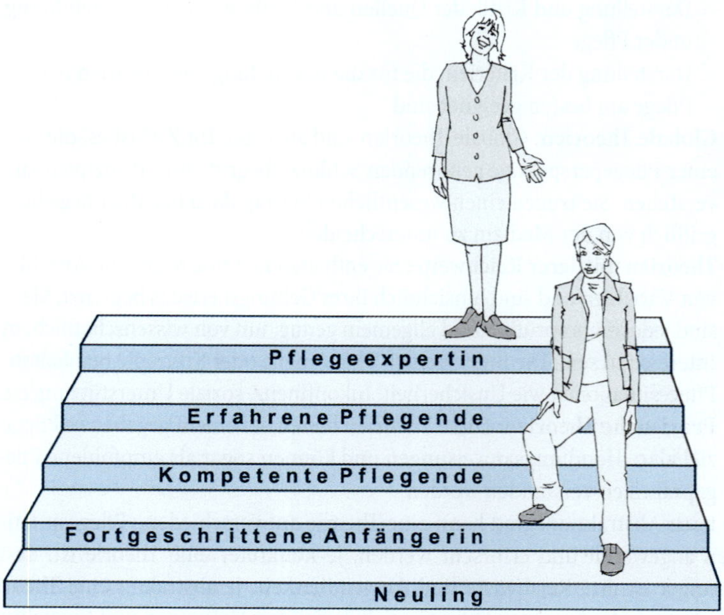

Abb. 1.3 Stufenmodell zur Pflegekompetenz nach Benner [M297]

- **Kompetent:** „Kompetenz, so wie sie bei Pflegenden anzutreffen ist, die etwa zwei bis drei Jahre im gleichen oder in einem ähnlichen Berufsfeld tätig sind, entwickelt sich, wenn sie anfangen, ihre Handlungen auf längerfristige Ziele oder Pläne auszurichten, über deren Bedeutung sie sich bewusst sind. Das bedeutet, dass sie nun in der Lage sind, in ihren pflegerischen Handlungen Prioritäten zu setzen."
- **Erfahren:** „Erfahrene Pflegende werden Situationen als Ganzes wahrnehmen. Sie fassen Situationen ganzheitlich auf, weil sie sie in Bezug auf längerfristige Ziele wahrnehmen."
- **Expertenstufe:** „Wer auf der Expertenstufe handelt, ist nicht mehr auf analytische Prinzipien (Regeln, Richtlinien, Maximen) angewiesen, um aus seinem Verständnis der Situation eine angemessene Handlung abzuleiten." Der Erfahrungsschatz der Pflegenden ist die zentrale Quelle ihres Handelns. Darauf aufbauend sind sie „in der Lage, jede Situation intuitiv zu erfassen und den Kern des Problems direkt zu erkennen".

Es ist zu beachten, dass nicht alle Pflegekräfte die höchste Kompetenzstufe erreichen können und müssen.

49. Welche Bedeutung könnte die Theorie von Benner für Ihren Berufseinstieg und für die weitere berufliche Entwicklung haben?

Vor dem Hintergrund dieser Theorie müssen Berufseinsteiger nicht die gleiche fachliche Kompetenz besitzen wie Kollegen mit langjähriger Berufserfahrung. Sie dürfen sich auf die erlernten Inhalte berufen und werden diese im Laufe ihrer Karriere und Erfahrung im Umgang mit kranken und alten Menschen modifizieren. Neulinge und fortgeschrittene Anfänger benötigen dazu Unterstützung im Team. Je nach Kompetenz können Pflegekräfte verschiedene Aufgaben übernehmen. Wird diese Unterscheidung in der Praxis umgesetzt, kann auch der Qualifizierungsbedarf darauf abgestimmt werden und somit eine kontinuierliche Weiterentwicklung der Fachlichkeit erzielt werden.

Es ist also nicht ratsam, fortgeschrittene Anfänger aufgrund eines Mangels an Fachpersonal in verantwortliche Führungspositionen zu bringen, auch wenn dies oft Praxis in der Altenpflege ist. Diese sind damit überfordert und konnten bisher noch nicht die nötige Erfahrung im Umgang mit und in der Pflege von alten Menschen sammeln.

50. Beschreiben Sie kurz die wichtigsten Merkmale der kulturbezogenen Theorie von Madeleine Leininger.

Die theoretischen Annahmen lauten (Osterbrink 1998):

- Fürsorge ist der Kern von menschlichem Wachstum, Entwicklung, Überleben und dem Umgang mit dem Tod.
- Fürsorge ist der Kern von Heilung und Gesundung; es gibt keine Heilung ohne Fürsorge, aber Fürsorge kann ohne Heilung erfolgen.
- Formen, Ausdrucksweisen, Strukturen und Prozesse der menschlichen Fürsorge variieren zwischen den Kulturen.
- Jede Kultur verfügt über laienhafte und über professionelle Fürsorgepraktiken.
- Kulturspezifische Fürsorgewerte, Überzeugungen und Praktiken sind in religiösen, verwandtschaftlichen, sozialen, politischen, kulturellen, ökonomischen und bildungsbezogenen Dimensionen der sozialen Strukturen sowie im sprachlichen und umweltbezogenen Kontext enthalten. Sie müssen in die Fürsorge für Menschen integriert werden.

- Pflege ist ein transkulturelles Phänomen. Jede Pflegesituation beinhaltet transkulturelle Elemente, da Pflegekräfte mit alten Menschen, Kollegen und anderen Gruppen interagieren.
- Therapeutische professionelle Pflege kann nur erfolgen, wenn die kulturellen Werte, Ausdrücke und Praktiken der Klienten bekannt sind und explizit zur Gewährleistung menschlicher Fürsorgeleistungen eingesetzt werden.
- Die Unterschiede zwischen den Erwartungen der Pflegenden und denen der Pflegeempfänger müssen verstanden werden, damit eine nützliche, zufriedenstellende und kongruente Pflege gewährleistet werden kann.
- Spezifische oder universelle kulturkongruente Pflegeformen sind wesentlich für Gesundheit und Wohlbefinden der Menschen und für ihren Umgang mit Behinderungen und Tod.
- Professionelle Pflege ist im Wesentlichen eine Profession und Disziplin der transkulturellen Fürsorge.

Das **Sunrise-Modell** (➤ Abb. 1.4) wurde als umfassender, holistischer und konzeptueller Leitfaden entwickelt, um Pflegenden und Pflegeforschern eine Vorstellung von der Komplexität transkultureller Pflege zu vermitteln. Es kann an jeder Stelle des Modells angesetzt werden, sinnvoll ist es aber, bei der Einzelbetrachtung der Person zu beginnen. Dennoch müssen alle Bereiche berücksichtigt werden, insbesondere das Weltverständnis, die sozialen Strukturfaktoren, die Ethnogeschichte, der Sprachgebrauch und der jeweilige Umweltkontext. Es ist dabei besonders wichtig, die Pflegeentscheidungen und -handlungen von diesen Erkenntnissen abzuleiten. Diese sollen in einem gemeinsam von Pflegekraft und Patient festgelegten Plan das Wohlbefinden der zu betreuenden Menschen fördern.

51. Welche Erfahrungen haben Sie mit kulturspezifischen Unterschieden in der Pflege gemacht?

Denken Sie hierbei an religiöse Unterschiede, z. B. Muslime (essen kein Schweinefleisch) oder Juden (essen koscher), aber auch Buddhisten und Hinduisten (essen überwiegend vegetarisch).

Was müssen Sie bei der Körperpflege beachten? Welche Einstellungen haben diese Menschen zu Altern, Multimorbidität oder Schmerz? Ist es in dieser Kultur erlaubt, professionelle Hilfe anzunehmen, oder eher verpönt? Wie geht diese Kultur mit Schmerzen und Trauer um? Dürfen diese gezeigt werden oder werden sie hinter einem Lächeln verborgen? Welche Festtage spielen für die Ausübung der Religion eine Rolle? Welche Rolle und welchen Stellenwert hat die Frau in der Gesellschaft? Werden Sie als Pflegekraft akzeptiert? Akzeptieren Sie Ihre türkische, polnische oder russische Kollegin?

Diese und andere Fragen sind wichtig für die transkulturelle Pflege. Denken Sie auch weiterhin bei der Betreuung von ausländischen alten Menschen darüber nach!

52. Nennen Sie sieben Faktoren, welche die Notwendigkeit transkultureller Pflege beeinflussen.

Beeinflusst wird die Notwendigkeit einer transkulturellen Pflege durch:

- Zunahme globaler Migration mit unterschiedlichen pflegerischen Bedürfnissen
- Zunahme von ausländischen Pflegekräften in der Altenpflege
- Steigender Pflegebedarf bei Angehörigen unterrepräsentierter Kulturen

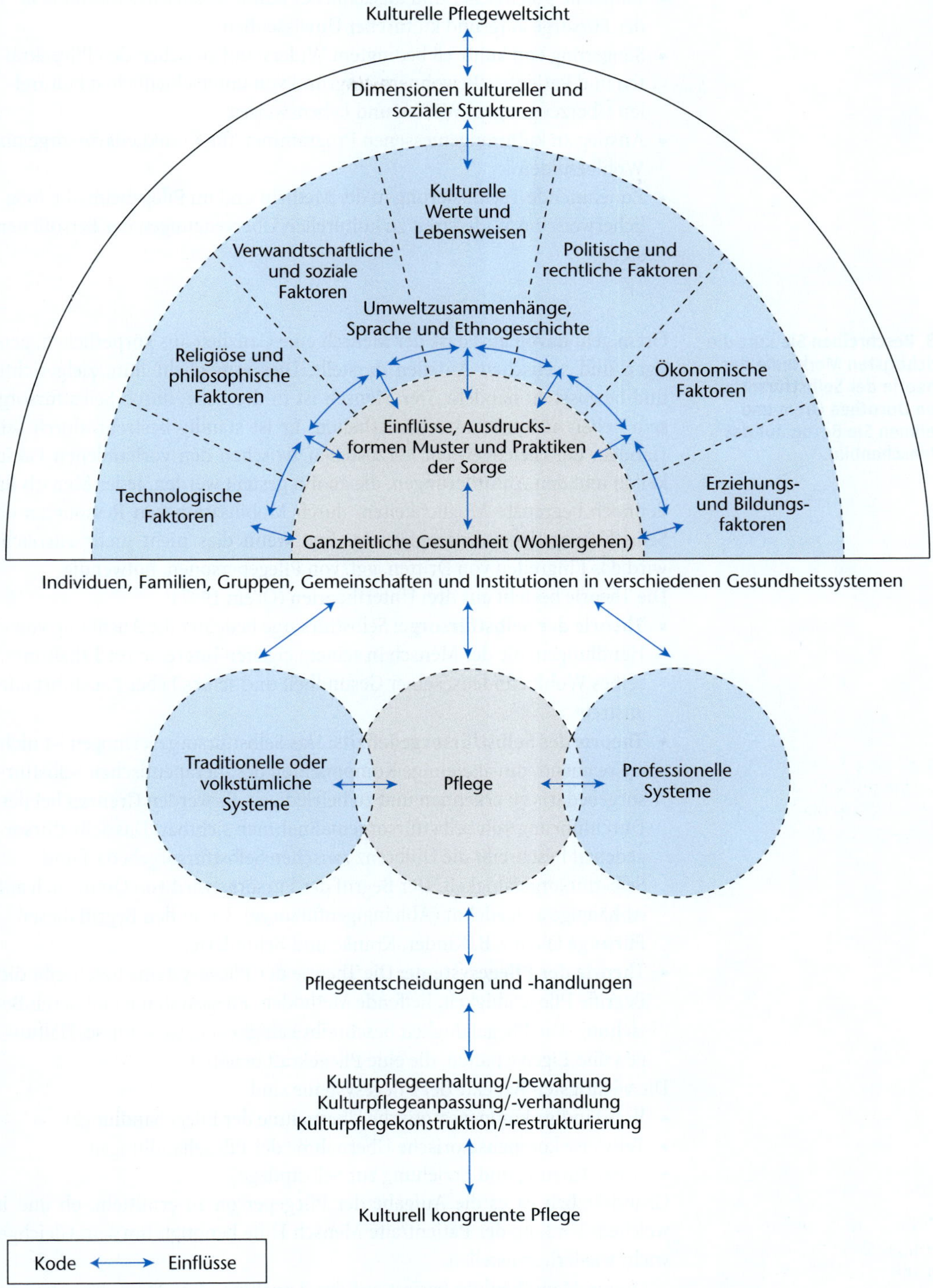

Abb. 1.4 Sunrise-Modell zur Darstellung der Theorie der kulturspezifischen Fürsorgediversität und -universalität (modifiziert nach Leininger [1991]) [L143]

- Zunahme potenzieller und tatsächlicher kulturspezifischer Konflikte in der Fürsorge aufgrund kultureller Unwissenheit
- Steigerung von kulturell bedingtem Widerstand zwischen den Pflegekräften und Patienten/Bewohnern aufgrund von unterschiedlichen kulturellen Überzeugungen, Werten und Lebensweisen
- Anstieg an kulturangemessenen Programmen für Krankheitsvorsorge und Wohlbefinden
- Zunehmende Technisierung in der Medizin und im Pflegeheim, die möglicherweise im Widerstreit zu kulturellen Überzeugungen der Betroffenen steht

53. Beschreiben Sie kurz die wichtigsten Merkmale der Theorie der Selbstfürsorge von Dorothea Orem und nehmen Sie Bezug auf das Menschenbild.

Orem geht davon aus, dass der Mensch eine Ganzheit aus körperlichen, geistigen und seelischen Anteilen darstellt. Dies ermöglicht ihm, zielgerichtet und bewusst zu handeln. Der Mensch ist in der Lage, durch Selbstfürsorge sein Leben adäquat aufrechtzuerhalten. Er ist ständig bestrebt, durch sein Handeln ein Gleichgewicht herzustellen zwischen den vorhandenen Fähigkeiten und den Anforderungen, die an ihn gestellt werden. Jeder Mensch hat dennoch begrenzte Möglichkeiten, durch Mobilisation von Ressourcen ein Selbstfürsorgedefizit auszugleichen. Erst wenn dies nicht mehr ausreicht, wird das Eingreifen von Dritten, ggf. von Pflegepersonen, notwendig.
Die Theorie besteht aus drei Untertheorien (Orem 1997):

- **Theorie der Selbstfürsorge:** Selbstfürsorge bedeutet die Ausübung von Handlungen, die der Mensch in seinem eigenen Interesse zur Erhaltung seines Wohlbefindens, seiner Gesundheit und seines Lebens ausführt oder anstrebt.
- **Theorie des Selbstfürsorgedefizits:** Das Selbstfürsorgevermögen ist nicht ausreichend, um alle/einige Komponenten des therapeutischen Selbstfürsorgebedarfs zu erkennen und zu befriedigen. Es werden Grenzen bei der Durchführung von Selbstfürsorgemaßnahmen sichtbar. Das Selbstfürsorgedefizit beschreibt die Differenz zwischen Selbstfürsorgebedarf und Selbstfürsorgefähigkeit. Der Begriff der Fürsorge wird von Orem auch auf Abhängige ausgedehnt (Abhängigenfürsorge). Unter den Begriff dieser Fürsorge fallen z. B. Kinder, Kranke und Behinderte.
- **Theorie der Pflegesysteme:** Die Theorie der Pflegesysteme beschreibt die Begriffe Pflegefähigkeit, helfende Methoden, Pflegesysteme und deren Beziehung. Die Pflegefähigkeit beschreibt Fähigkeiten, Kenntnisse, Haltungen und Eigenschaften, die eine Pflegekraft benötigt.

Die wichtigsten Aspekte der Pflegesysteme sind:

- Vollständige kompensatorische Übernahme der Pflegehandlungen
- Teilweise kompensatorische Übernahme der Pflegehandlungen
- Unterstützung und Erziehung zur Selbstpflege

Grundsätzlich ist es die Aufgabe der Pflegeperson zu ermitteln, ob und in welchem Umfang der Patient/alte Mensch Hilfe benötigt, um sein Gleichgewicht wiederherzustellen.

Orems Menschenbild basiert auf der Annahme, dass Menschen eher aus freier, innerer Entscheidung handeln. Die Handlungen sind auf Ziele ausgerichtet, dabei spielt das Wohlergehen von gesellschaftlichen Gruppen eine große Rolle. Menschen können nicht unabhängig voneinander leben, sie sind aufeinander angewiesen, um ihre täglichen Aktivitäten bewältigen zu können. Orem versteht den Menschen als bewusst handelndes Subjekt.

54. Beschreiben Sie kurz die wichtigsten Merkmale der Theorie der Lebensaktivitäten von Roper, Logan und Tierney und nehmen Sie Bezug auf das Menschenbild.

Roper, Logan und Tierney bezeichnen ihre Theorie als umfassendes Modell des Lebens mit Schwerpunkt auf den Lebensaktivitäten, die aus den Grundbedürfnissen hervorgehen.
Das Modell setzt sich aus fünf Teilbereichen zusammen:

1. **Lebensaktivitäten**
   Die zwölf Aktivitäten des täglichen Lebens (ATL) , auf denen die Theorie beruht, charakterisieren das menschliche Verhalten. Menschen unterscheiden sich darin, inwieweit sie in der Lage sind, sich bei den einzelnen Aktivitäten einzubringen, oder in der Art und Weise, wie sie sich dabei ausdrücken. Jede einzelne Lebensaktivität muss im Zusammenhang mit den anderen betrachtet werden, da Einschränkungen in einem Bereich mit Problemen in einem anderen Bereich einhergehen können.

Die zwölf Aktivitäten sind:
- Atmen
- Essen und trinken
- Ausscheiden
- Kontrolle der Körpertemperatur
- Schlafen
- Sich bewegen
- Sterben
- Sich eine sichere Umgebung schaffen und erhalten
- Kommunizieren
- Persönliches und individuelles Waschen und Anziehen
- Arbeiten und spielen
- Sexualität ausdrücken und ausüben

2. **Lebensspanne**
   Sie entspricht der Entwicklung des Lebens, von der Empfängnis bis zum Tod. In jedem Teil der Lebensspanne treten spezifische Probleme auf, die es zu kennen und zu berücksichtigen gilt.
3. **Abhängigkeits-/Unabhängigkeitskontinuum**
   Die Aktivitäten werden immer in einem Bereich zwischen Abhängigkeit und Unabhängigkeit ausgeführt. Wenn ein Mensch krank wird, so kann er sich z. B. in einer Lebensaktivität in vollständiger Abhängigkeit befinden, andere Aktivitäten hingegen vollständig unabhängig erledigen.
4. **Einflussfaktoren**
   Körperliche, psychologische, soziokulturelle, umgebungsabhängige und politisch-ökonomische Faktoren nehmen Einfluss auf die Ausgestaltung der Lebensaktivitäten.
5. **Individualität**
   Die einzelnen Lebensaktivitäten werden durch die Art und Weise der persönlichen Ausgestaltung geprägt (z. B. Zeitpunkt und Häufigkeit bestimmter Verrichtungen).

Alle fünf Komponenten stehen in ständiger Wechselwirkung miteinander.

1

55. Beschreiben Sie die wesentlichen Inhalte der Theorien von D. Orem und N. Roper bei der Umsetzung in die Praxis der Altenpflege (➢ Tab. 1.9).

Ropers Menschenbild basiert auf einem ganzheitlichen, personenbezogenen Theorieansatz. Dabei wird der Menschen als selbstständiges, aktives, ganzheitliches Individuum gesehen. Das Individuum steht in ständiger Verbindung zur Umwelt. Der Mensch wird erlebt, während er die Aktivitäten des Lebens ausführt und bestrebt ist, möglichst große Unabhängigkeit zu erlangen (Roper 1997).

Tab. 1.9 Gegenüberstellung der Theorien von Orem und Roper

D. Orem – Theorie der Selbstfürsorge	N. Roper – Theorie der Lebensaktivitäten
Selbstpflege fördern; durch verschiedene Einflüsse kann es zu Selbstpflegedefiziten kommen	Weiterentwicklung der Aktivitäten des täglichen Lebens nach V. Henderson
Der Mensch ist bestrebt, durch sein Handeln sein Gleichgewicht herzustellen	Zwölf Lebensaktivitäten berücksichtigen
Jeder Mensch hat begrenzte Möglichkeiten, durch Mobilisation von Ressourcen ein Selbstfürsorgedefizit auszugleichen. Beispiele dafür sind Alter, chronische Krankheiten, Biografie	Das umfassende Modell des Lebens beinhaltet fünf Bereiche: Lebensaktivitäten, Einflussfaktoren, Abhängigkeits-/Unabhängigkeitskontinuum, Individualität, Lebensspanne
Sollte professionelle Pflege notwendig werden, gibt es drei Intensitätsformen: • Vollständige Übernahme • Teilweise Übernahme • Unterstützung bei der Selbstpflege	
Über Hilfe- und Unterstützungsbedarf entscheidet die Pflegekraft. Dennoch ist die Kommunikation mit dem Patienten und seinen Bezugspersonen in jeder Phase des Pflegeprozesses von besonderer Bedeutung	Menschen zeigen folgende Verhaltensmuster: • Vorbeugendes Verhalten • Das Leben erleichterndes Verhalten • Ein Ziel anstrebendes Verhalten
Rationales Menschenbild, mit der Grundannahme, dass Menschen aus freier, innerer Entscheidung handeln. Der Mensch als bewusstes Subjekt seines Handelns	Ganzheitliches, personenbezogenes Menschenbild; selbstständiges, aktives, ganzheitliches Individuum, welches stets in Verbindung mit der Umwelt steht. Streben des Individuums nach Unabhängigkeit

56. Beschreiben Sie kurz die Entstehung des Modells der fördernden Prozesspflege (➢ Abb. 1.5) (nach M. Krohwinkel).

Die theoretischen Erkenntnisse und praktischen Verfahren wurden hauptsächlich zwischen 1983 und 1997 im Zusammenhang mit Forschungsprojekten im klinischen und häuslichen Bereich entwickelt. Im Zentrum stehen Personen mit längerem Pflegebedarf und deren persönliche Bezugspersonen.

Krohwinkel wurde beeinflusst durch Carl Rogers (humanistische Psychologie) und Abraham Maslow. Weitere Beeinflussung auf pflegetheoretischer Seite fand durch Martha Rogers (Synergie), Hildegard Peplau und Joyce Travelbee (interpersonale Beziehung) sowie durch Virginia Henderson statt. Krohwinkel erhielt zudem weitere Anregungen von Orem und Roper et al.

Krohwinkel fand 1984 in einer Untersuchung heraus, dass durch eine ausschließliche Anwendung der Lebensaktivitäten (LA) die existenziellen Erfahrungen und die willentlich-emotionale Dimension von Unabhängigkeit und Wohlbefinden im Pflegeprozess vernachlässigt werden. Die Forschungsmethodologie basiert auf der von Glaser & Strauß entwickelten qualitativen Methode der Grounded Theory (➤ Frage 77).

57. Das Modell der fördernden Prozesspflege als System (M. Krohwinkel) setzt sich aus fünf Teilaspekten zusammen. Nennen Sie diese (➤ Abb. 1.5).

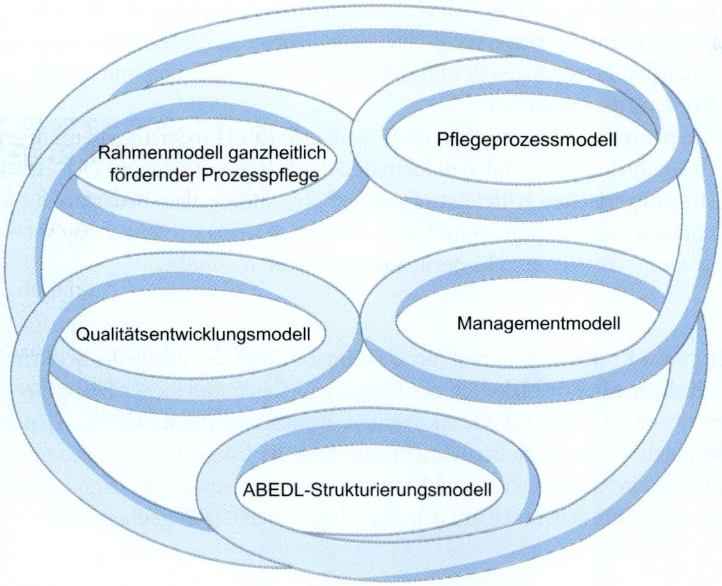

Abb. 1.5 Fördernde Prozesspflege als System

58. Wie lauten die 13 Aspekte des ABEDL-Strukturierungsmodells?

Das veröffentlichte Strukturierungsmodell mit den 13 „**A**ktivitäten und existenziellen **E**rfahrungen **d**es **L**ebens" (**AEDL**) wurde als Instrument zur Erfassung und Zuordnung von Daten vor allem für die Pflegeprozessdokumentation konzipiert. Krohwinkel integrierte 1999 den Aspekt der Beziehung zusätzlich, um deutlich zu machen, wie wichtig dieser Punkt ist. Das Modell wird nun als „**A**ktivitäten, **B**eziehungen und existenzielle **E**rfahrungen **d**es **L**ebens" (**ABEDL**) bezeichnet.

1. Kommunizieren können
2. Sich bewegen können
3. Vitale Funktionen des Lebens aufrechterhalten können
4. Sich pflegen können
5. Essen und trinken können
6. Ausscheiden können
7. Sich kleiden können
8. Ruhen, schlafen, entspannen können
9. Sich beschäftigen, lernen, sich entwickeln können
10. Die eigene Sexualität leben können
11. Für eine sichere/fördernde Umgebung sorgen können
12. Soziale Kontakte, Beziehungen und Bereiche sichern und gestalten können
13. Mit existenziellen Erfahrungen des Lebens umgehen können

Die ABEDL sind eine Strukturierungshilfe für die Erhebung und Dokumentation des Pflegebedarfs im Rahmen des Pflegeprozesses. Die Wünsche und Bedürfnisse der Bewohner/Patienten finden dabei Berücksichtigung.

59. Welche Bedeutung kommt dem Rahmenmodell der ganzheitlich fördernden Prozesspflege (> Abb. 1.6) in der Praxis der Altenpflege zu?

- Das Modell der ganzheitlich fördernden Prozesspflege hat das **primär pflegerische Interesse,** die Bedürfnisse, Probleme, Fähigkeiten und existenziellen Erfahrungen des Pflegebedürftigen zu erkennen und in den Vordergrund zu stellen.
- Die **primären pflegerischen Ziele** sind: **erhalten, fördern** und **befähigen** zu Unabhängigkeit und Wohlbefinden des Pflegebedürftigen.
- Die **pflegerischen Hilfeleistungen** sind abgestuft je nach Bedarf in: für jemanden handeln, führen und leiten, für eine fördernde Umgebung sorgen, unterstützen und fördern, anleiten, beraten, schulen.

60. Welche Bedeutung kommt im Rahmenmodell der ganzheitlich fördernden Prozesspflege (> Abb. 1.6) dem primär pflegerischen Interesse zu?

Hier weist Krohwinkel darauf hin, dass im Zentrum der Pflege die Bedürfnisse, Probleme und Fähigkeiten des Pflegebedürftigen und seiner Bezugspersonen stehen. Dies gilt für alle Aktivitäten, Beziehungen und existenziellen Erfahrungen. Dabei ist zu berücksichtigen, dass die Umgebung und Lebensverhältnisse, die Gesundheits- und Krankheitsprozesse sowie die Diagnostik und Therapie Einfluss nehmen auf den Pflegebedürftigen. **(Pflegediagnose)**

61. Welche Bedeutung kommt im Rahmenmodell der ganzheitlich fördernden Prozesspflege (> Abb. 1.6) den primär pflegerischen Zielen zu?

Die primär pflegerischen Ziele Erhalten, Fördern und Befähigen sowie Wiedererlangen von Wohlbefinden und Unabhängigkeit der Pflegebedürftigen tragen maßgeblich zur Verbesserung der Lebensqualität bei. Die individuelle Zielsetzung gilt es für jeden Menschen individuell herauszuarbeiten. Nur

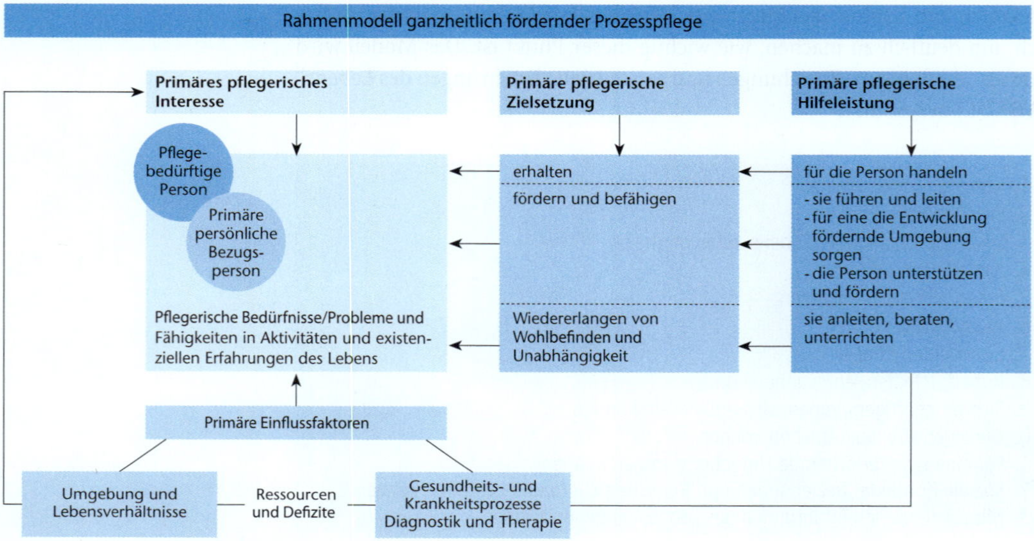

Abb. 1.6 Rahmenmodell der ganzheitlich fördernden Prozesspflege

durch individuelle Planung kann die Pflege zur Verbesserung der Lebensqualität beitragen. **(Zielformulierung)**

62. Welche Bedeutung kommt im Rahmenmodell der ganzheitlich fördernden Prozesspflege der primär pflegerischen Hilfestellung zu?

Die Hilfestellung passt sich an die Bedürfnisse der pflegebedürftigen Person an. Je nach Verlust der Selbstständigkeit übernimmt die Pflegekraft die Aufgaben:

- Für die Person handeln
- Die Person führen, leiten
- Für eine sichere Umgebung sorgen
- Die Person unterstützen
- Die Bezugsperson anleiten etc.

63. Welches Modell wendet Krohwinkel im Pflegeprozess an?

Krohwinkel hat das Vier-Phasen-Modell der WHO (➤ 2.2) übernommen. Dieses gliedert sich in Assessment, Intervention, Planung und Evaluation.

LITERATUR

Benner P: Stufen zur Pflegekompetenz. From Novice to Expert. Bern: Hans Huber, 2000 (Neuaufl. 2012).

Drerup E: Modelle der Krankenpflege. 2. A. Freiburg: Lambertus, 1993.

Kuratorium Deutsche Altershilfe (KDA) (Hrsg.): Selbstbestimmt älter werden in der Einwanderungsgesellschaft. Pro Alter. 2016; 2.

Krohwinkel M: Rehabilitierende Prozesspflege am Beispiel von Apoplexiekranken. Bern: Hans Huber, 2008.

Krohwinkel M: Fördernde Prozesspflege mit integrierten ABEDLs. Forschung Theorie und Praxis. Bern: Hans Huber, 2013.

Leininger MM: Culture Care, Diversity and Universality: A Theory of Nursing. New York: National Leaque for Nursing Press, 1991.

Meleis AI: Pflegetheorien: Gegenstand Entwicklung und Perspektiven des theoretischen Denkens in der Pflege. Bern: Hans Huber, 1999.

Orem DE: Strukturkonzepte der Pflegepraxis. Berlin Wiesbaden: Ullstein Mosby, 1997.

Osterbrink J (Hrsg.): Erster internationaler Pflegetheoriekongress Nürnberg. Bern: Hans Huber, 1998.

Roper N: Pflegeprinzipien im Pflegeprozeß. Bern: Hans Huber, 1997.

Visser M, de Jong A, Emmrich D: Kultursensitiv pflegen. Jena: Urban & Fischer, 2002.

WEITERFÜHRENDE LITERATUR

Paillon M: Kultursensible Altenpflege: Ideensammlung mit Fokus Demenz. München: Reinhard, 2010.

Zielke-Nadkarni A, Beckwermert C, Lewcowicz T, Meier R: Kultursensibel pflegen. In: Grundlagen der Pflege. Heft 30: Grundlagen der Pflege für die Aus-/Fort- und Weiterbildung. Brake: Prodos, 2011.

https://kultursensiblepflege.de/interkulturelle_kompetenz.html.

www.pflegewiki.de/wiki/Strukturmodell_zur_Modifizierung_des_Pflegeprozesses_und_der_Pflegedokumentation.

1

1.3 Handlungsrelevanz von Konzepten und Modellen der Pflege

FALLBEISPIEL (FRAGEN 64–67)

Ihre Pflegeeinrichtung führt derzeit Qualitätssicherungsmaßnahmen durch. In zwei Jahren soll die Einrichtung zertifiziert werden. Dabei stellt sich auch die Frage, welche Bedeutung Pflegewissenschaft und Pflegetheorie haben. Sie sollen sich in einem Arbeitskreis für eine Pflegetheorie entscheiden und den Kollegen die Entscheidung und Umsetzung begründen und erläutern.

64. Nach welchen Kriterien wählen Sie eine Pflegetheorie aus?

Nach Art der Einrichtung, der zu betreuenden Menschen, dem Pflegeverständnis im Team und dem Ziel der pflegerischen Versorgung (➤ Frage 47).

65. Wie sieht die Umsetzung der Pflegetheorie (hier Theorie der Lebensaktivitäten von N. Roper) am Beispiel des vierphasigen Pflegeprozesses aus (➤ Tab. 1.10)?

Tab. 1.10 Das Modell von Nancy Roper im Pflegeprozess

Schritt 1: Pflegediagnostik	Die Informationssammlung ist ein kontinuierlicher Vorgang, bei dem eine ständig neue Einschätzung der Patientenbedürfnisse erfolgt. Die Pflegediagnostik ist demnach stets zu aktualisieren. Die Pflegekraft ermittelt in Zusammenarbeit mit dem alten Menschen Einschränkungen in der eigenständigen Erfüllung der Lebensaktivitäten (LA) unter Einbeziehung von Gewohnheiten und bereits bestehenden individuellen Krankheitsbewältigungsstrategien. Die Pflegekraft kann erst dann einen Bereich unberücksichtigt lassen, wenn sie sich davon überzeugt hat, dass in diesem Bereich keine Probleme bestehen oder Ressourcen genutzt werden können. Erfasst werden die aktuellen und potenziellen Probleme. Darüber hinaus werden die Ressourcen des alten Menschen herausgearbeitet. Gemeinsam mit dem alten Menschen werden die Prioritäten in der Pflegediagnostik festgelegt. (➤ 2.2)
Schritt 2: Pflegeplanung	Ziel der Pflege ist es, die **maximale Unabhängigkeit** des alten Menschen und seine Fähigkeiten zur Ausübung möglichst aller Lebensaktivitäten zu erreichen. Die Festlegung der Pflegeziele erfolgt in Absprache mit dem alten Menschen und unter Einbeziehung seiner Ressourcen und Wünsche. Als Ziel soll ein Verhalten beschrieben werden, das bis zum Zeitpunkt der Zielkontrolle auch erreicht werden kann. Die Pflegemaßnahmen werden auf die Ziele und die Pflegediagnostik abgestimmt. Sie orientieren sich an den Lebensaktivitäten. (➤ 2.4)
Schritt 3: Maßnahmen	Die Maßnahmen der Pflege sollen sich an den Gewohnheiten des Patienten orientieren, um eine individuelle Pflege sicherstellen zu können. Der Pflegekraft stehen verschiedene Handlungsalternativen zur Verfügung: • Vorbeugendes Verhalten: körperliches Training • Erleichterndes Verhalten: Hilfsmittelanpassung • Unterstützendes Verhalten: Motivation zur Selbstständigkeit (➤ 2.4)
Schritt 4: Evaluation	Das veränderte Verhalten des alten Menschen gilt als Kriterium zur Überprüfung, ob die geplanten Maßnahmen das Ziel erreicht haben. Subjektive Aussagen des Patienten sind ebenfalls einzubeziehen. Es wird jede Lebensaktivität vor und zum Zeitpunkt der Zielerreichung mit dem vorherigen Verhalten verglichen. Dem folgen die Aktualisierung der Pflegediagnostik, Zielanpassung und Ausrichtung der Pflegemaßnahmen auf die Ziele. (➤ 2.4)

66. Welche Kenntnisse benötigen Ihre Mitarbeiter in Bezug auf das Menschenbild, welches mit der Theorie eng verwoben ist?

Das Menschenbild verdeutlicht eine Haltung, Einstellung oder Wertvorstellung von alten und kranken Menschen, von Gesundheit, Person und Umwelt und nicht zuletzt von der Pflege selbst. Orem geht z. B. davon aus, dass jeder Mensch ein Bestreben hat, im Gleichgewicht zu sein. Diese Haltungen und Wertvorstellungen sollten bei der Einführung einer Pflegetheorie in einer Einrichtung den Mitarbeitern nicht nur bewusst sein, sie sollten sich auch täglich damit beschäftigen, was diese Haltung für sie selbst, für den alten Menschen und für das Team bedeutet. Darüber sollten sich die Mitarbeiter untereinander austauschen. Auch in Gesprächen mit den zu betreuenden Menschen und deren Angehörigen sollten diese Haltung und die damit verbundenen Werte deutlich werden.

67. Welche Konsequenzen ergeben sich aus der Einführung einer Pflegetheorie …

a. … für die Haltung gegenüber den Bewohnern/Patienten?
b. … bezüglich des Schulungsbedarfs der Mitarbeiter?
c. … in Bezug auf die Pflegedokumentation?
d. … in Bezug auf die pflegerischen Handlungen?
e. … in Bezug auf den Umgang mit Angehörigen?
f. … inBezug auf die Arbeitsprozesse? (➤ Tab. 1.11)

Tab. 1.11 Konsequenzen der Einführung einer Pflegetheorie

a) Haltung	Die Haltung verdeutlicht sich im Menschenbild der Theorie, im Pflegeverständnis und im Pflegeleitbild, die bzw. das alle Mitarbeiter verinnerlichen sollten.
b) Schulungsbedarf	Der Schulungsbedarf ergibt sich aus den Wünschen der Mitarbeiter und aus den aktuellen Problemen in der Pflegepraxis (➤ Frage 92). Dies kann mittels Qualitätszirkel oder Befragung der pflegebedürftigen Personen und der Mitarbeiter stattfinden.
c) Pflegedokumentation	Die Pflegedokumentation erfordert eventuell eine Neustrukturierung, z. B. anhand der LA/ABEDL oder anhand der Pflegediagnosen. Die Bedeutung der Dokumentation mit ihrem prozesshaften Charakter sollte allen Mitarbeitern bewusst werden. Sie ist die Basis für eine individuell geplante und überprüfbare Pflege.
d) Pflegehandlungen	Die bisherigen Pflegehandlungen sollten sowohl in Bezug auf die Theorie und das Menschenbild als auch auf die aktuellen Erkenntnisse aus der Pflegewissenschaft überprüft und aktualisiert werden.
e) Umgang mit Angehörigen	In diesem Zusammenhang stellen sich folgende Fragen: Ist es sinnvoll, die Angehörigen stärker in die Pflegeprozesse und das Wohlbefinden der zu betreuenden Personen einzubeziehen? Welche Beratung oder Unterstützung benötigen diese? Ist es eventuell hilfreich, Informationsveranstaltungen anzubieten? Welche Kritik, die konstruktiv in die individuelle Pflege einfließen kann, wird von den Angehörigen angebracht (Evaluation)?
f) Arbeitsprozesse	Die Frage der Arbeitsprozesse und der Struktur des Tagesablaufs im Heim kann bei der Umsetzung einer Pflegetheorie erhebliche Veränderungen bringen. Das kann z. B. das Einrichten eines Nachtcafés oder eines Frühstücksbuffets sein. Vielleicht ist es auch sinnvoll, die Gewohnheiten in der Körperpflege genauer zu erfragen, um damit ein größtmögliches Maß an Selbstständigkeit zu fördern.

Diese und andere Fragen sind notwendig, damit eine Theorie nicht nur auf dem Papier existiert, sondern als gelebte Orientierung in der Pflege dient. Damit verändert sich nicht nur die Haltung der Mitarbeiter in Bezug auf das Menschenbild, sondern es werden auch Veränderungen tiefgreifender Art damit verbunden sein. Angefangen von der Wohnraumgestaltung bis hin zur Öffnung der Tagesstrukturen und der Entwicklung von Konzepten zur Verbesserung der Lebensqualität.

Psychobiografisches Pflegemodell (E. Böhm) und personzentrierter Ansatz (T. Kitwood)

Für die Altenpflege sind zwei weitere Theoretiker sehr wichtig. Ihre Erkenntnisse zählen nicht zu den klassischen Pflegetheorien, sind aber aus dem Alltag speziell für demenzkranke Menschen nicht mehr wegzudenken.

- **Das psychobiografische Pflegemodell nach Erwin Böhm (geb. 1940)**
  Erwin Böhm sieht den Menschen als Partner in einer Beziehung: „Wir betreuen Menschen und nicht die Betten." Beziehungspflege, verstehende und bemühende Pflege sind Kernelemente seines Modells. (Inhalte zu diesem Modell mit freundlicher Genehmigung des ENPP-Instituts, ENPP-Böhm GmbH 2012)
- **Der personzentrierte Ansatz im Umgang mit verwirrten Menschen nach Tom Kitwood (1937–1998)**
  Für Tom Kitwood ist es wichtig, dass das Wohlbefinden vor allem bei Menschen mit Demenz im Zentrum der pflegerischen Arbeit steht. Das individuelle Erleben und eine gelungene Beziehung stehen für ihn im Vordergrund der Pflege dementer alter Menschen.

68. Nennen Sie die Ziele des psychobiografischen Pflegemodells nach E. Böhm.

- Psychische Wiederbelebung („Reaktivierung") des alten Menschen, die maximale Förderung seiner noch vorhandenen Ressourcen und Anerkennung seiner psychobiografisch gewachsenen Identität
- Konsequente Einbeziehung der Bewohner oder Klienten in die Pflege
- Linderung der Symptome ohne Psychopharmaka
- Steigerung des Selbstwertgefühls des alten Menschen
- Verbesserung der Lebensqualität
- Steigerung der Pflegequalität durch Beziehungspflege
- Arbeitszufriedenheit ↑
- Krankenstand ↓

69. Was versteht das psychobiografische Pflegemodell unter Normalitätsprinzip und thymopsychischer Biografie?

„Auffällige Verhaltensweisen lassen sich laut Böhm nur im Lichte der individuellen (thymopsychischen) Biografie und der daraus ableitbaren ‚Prägung' verstehen. Es ist also wichtig, die psychobiografische Normalität der Menschen zu kennen und wiederherzustellen. Eine Person, die sich ihr Leben lang nur einmal in der Woche gewaschen hat, versteht nicht, warum die Schwester will, dass sie nun täglich duscht. Wichtig ist es deshalb, sich nach der psychobiografisch gewachsenen Normalität und Identität der Bewohner zu richten und nicht etwa das Hygienebedürfnis des Pflegepersonals zu befriedigen" (ENPP-Böhm GmbH 2012). Der individuelle Lebenslauf und die damit verbundenen Erfahrungen haben für jeden Menschen eine besondere Bedeutung, diese gilt es, in der Pflege zu berücksichtigen.

- **Sozialisation:** ein lebenslanges Lernen, sich der Kultur, der Normen und der Gesellschaft anzupassen (Kindheit, Familie, Kindergarten, Schule Ausbildung, eigen Familie, Arbeitsleben …)
- **Mutterwitz/Humor:** Mit Spaß und Humor erreichen Sie Menschen mit demenzieller Erkrankung leichter als über den Verstand.
- **Seelische und soziale Grundbedürfnisse:** Erreichen Sie den Menschen nicht mit dem Verstand, sind die individuellen Bedürfnisse eine wichtige Grundlage für die Beziehungsaufnahme.
- **Prägungen:** Das sind erlernte, sich wiederholende Verhaltensnormen. Es sind Rituale, die uns Sicherheit geben.
- **Triebe/Antrieb:** Allgemeiner Trieb, körperlicher Trieb (Nahrung, Sexualität), seelischer Trieb (Macht, Demut, Schönheit …).
- **Intuition:** Die Intuition bleibt trotz kognitiver Einbußen oftmals erhalten. Sie befähigt Menschen, sich einer Situation entsprechend zu verhalten.
- **Urkommunikation:** Kommunikation findet auch nonverbal über bewusstes Berühren statt.

70. Um die besondere Bedeutung der individuellen Erfahrungen des alten Menschen zu erkennen, spricht Böhm von Zugangswegen. Nennen Sie die sieben Erreichbarkeitsstufen und erläutern Sie diese kurz.

- **Zugangswege:** Berichte, die Menschen mit Verwirrtheit in einer frühen Phase eventuell notiert haben, Zuhören bei Äußerungen innerhalb der Gruppe, im Alltag, Beobachten von Handeln und Verhalten, Einsatz poetischer Vorstellungskraft, Befragung anderer Menschen mit ähnlichen Symptomen, Rollenspiel im Team
- **Bedürfnisse alter Menschen:** Trost erhalten, Bindung an Bezugsperson, Liebesbedürftigkeit, sinnvolle Beschäftigung im Alltag, Identität erhalten, Partner sein im Pflegeprozess
- **Aspekte der positiven Arbeit an der Person:** Person als einzigartig anerkennen, Verhandeln über Bedürfnisse, zusammenarbeiten, spielen, sensorische, sinnbezogene Interaktion (basale Stimulation)

71. Kitwood spricht in seinem Konzept des personzentrierten Ansatzes von Zugangswegen, Bedürfnissen der alten Menschen und Aspekten der positiven Arbeit an der Person. Erläutern Sie diese drei Herangehensweisen näher.

Kitwood entwickelte mit seinem Team eine Evaluationsmethode für die Pflegequalität (Kitwood 2000). Empathie und Beobachtung ermöglichen mit dieser Methode, die Sicht des dementen Menschen besser zu verstehen und seine individuelle Lebenszufriedenheit zu ermitteln. Dies ist vor allem dann von Bedeutung, wenn Worte ihren Sinn verlieren oder durch Worte kein Zugang zu den Menschen mehr möglich ist.

72. Was ist Dementia Care Mapping?

FALLBEISPIEL (FRAGE 73)

Herr Sonnenstrahl lebt zu Hause mit seiner Frau. Er leidet schon seit Jahren unter den Folgen einer Alzheimer-Demenz. Sein räumliches Orientierungsvermögen ist stark beeinträchtigt. Dies gilt auch für seine zeitliche Orientierung. Seine Frau hat bisher die Versorgung und Betreuung allein bewältigt. Vor Kurzem stürzte sie jedoch und sieht sich nun nicht mehr in der Lage, zu kochen, den Haushalt zu führen und ihrem Mann in seiner Orientierungslosigkeit Halt und Unterstützung zu geben. Herr Sonnenstrahl kann sich allein anziehen, wenn die Kleidung bereitliegt. Er kann selbstständig essen und ist sehr mobil, kann sich aber oft nicht in der eigenen Wohnung orientieren, selbst kein Essen zubereiten oder gar einkaufen. Die Tagesgestaltung

1

wurde bisher von seiner Frau vorgegeben. Er nahm sie dankbar an. An Gesprächen teilzunehmen ist ihm kaum mehr möglich, denn er findet die passenden Wörter nicht mehr. Er ist sehr freundlich und versteht auch Spaß. Herr Sonnenstrahl vermag sich gut auf Hilfestellungen anderer einzulassen. Vor zwei Jahren hatte er eine Darmoperation, was Verdauungsbeschwerden (häufiger Toilettengang, den er eigenständig bewältigt) und eine Ernährungsumstellung zur Folge hatte. Herr Sonnenstrahl nimmt seine Medikamente nach Aufforderung und benötigt bei fast allen Lebensaktivitäten Beaufsichtigung und Anleitung.

73. Planen Sie die Pflege von Herrn Sonnenstrahl anhand von zwei ABEDL nach dem Rahmenmodell der ganzheitlich fördernden Prozesspflege nach Krohwinkel. Benutzen Sie die PESR-Strategie zur Pflegediagnostik (➢ Tab. 1.12).

Tab. 1.12 Pflegeplanung nach der ganzheitlich fördernden Prozesspflege

Problem/Ressource	Ziel	Maßnahme
P: eingeschränkte Sprachfähigkeit aufgrund **E:** Alzheimer-Demenz; (**S:** Wortfindung oft nicht adäquat) **R:** freut sich über Ansprache und Einbeziehen in Gespräche	Teilhabe am sozialen Leben und Kommunikation fördern und aufrechterhalten	Validation; in die täglichen Entscheidungen wie Essen, Anziehen, Tagesgestaltung einbeziehen; zur Teilnahme an Veranstaltungen und Gesprächen motivieren; emphatischer Umgang
P: Selbstversorgungsdefizit in der Einnahme der Medikamente aufgrund der **E:** Alzheimer Demenz; **S:** vergisst die Medikamente einzunehmen oder weiß es nicht mehr **R:** nimmt nach Aufforderung die Medikamente	regelmäßige Medikamenteneinnahme sicherstellen	Medikamente nach dem Essen reichen und zur Einnahme motivieren

Bei der Pflegeplanung nach Krohwinkel werden in diesem Beispiel als wesentliches pflegerisches Interesse aus den ABEDL die beiden Bereiche **Kommunikation** und **für sichere Umgebung sorgen** herausgearbeitet. Der diagnostische Prozess ergibt sich aus der Anamnese. Die pflegerischen Ziele sind Fähigkeiten aufrechterhalten, fördern und damit das Wohlbefinden von Herrn Sonnenstrahl erhalten. Die pflegerischen Maßnahmen erstrecken sich von für eine entsprechende Umgebung sorgen (Teilnahme an Veranstaltungen und Gesprächen) bis zur Anleitung zur Einnahme der Medikamente.

LITERATUR

Benner P: Stufen zur Pflegekompetenz. From Novice to Expert. 2. A. Bern: Hans Huber, 2012.

Chinn PL, Kramer MK: Pflegetheorie. Konzepte – Kontext – Kritik. Berlin Wiesbaden: Ullstein Mosby, 1996.

ENPP-Böhm GmbH: Grundsätze der Psychobiografischen Pflegetheorie. Aus: www.enpp-boehm.com/erwin_boehm.htm (letzter Zugriff: 12. Dezember 2016).

Käppeli S (Hrsg.): Pflegekonzepte. Phänomene im Erleben von Krankheit und Umfeld. Bd. 1. Bern: Hans Huber, 1998.

Kitwood T: Demenz. Der person-zentrierte Ansatz im Umgang mit verwirrten Menschen. Bern: Hans Huber, 2008.

Krohwinkel M: Rehabilitierende Prozesspflege am Beispiel von Apoplexiekranken. Bern: Hans Huber, 2008.

Meleis AI: Pflegetheorien: Gegenstand Entwicklung und Perspektiven des theoretischen Denkens in der Pflege. Bern: Hans Huber, 1999.
Menker K, Waterboer C (Hrsg.): Pflegetheorie und -praxis. München: Elsevier Urban & Fischer, 2006.
Netzwerk Pflegeschulen (Hrsg.): Grundlagen und Modelle beruflichen Pflegens. Ideensammlung für ein Lehrerhandbuch. Bielefeld: Netzwerk Pflegeschulen, 2004.
Osterbrink J (Hrsg.): Erster internationaler Pflegetheoriekongress Nürnberg. Bern: Hans Huber, 1998.
Rennen-Allhoff B, Schaeffer D: Handbuch Pflegewissenschaft. München: Juventa, 2003.
Walker L, Olszewski A, Kay C: Theoriebildung in der Pflege. Berlin Wiesbaden: Ullstein Mosby, 1998.

1.4 Pflegeforschung und Umsetzung von Forschungsergebnissen

74. Weshalb ist es Ihrer Meinung nach wichtig, in der Pflege zu forschen?

Die Pflege von alten und kranken Menschen ist historisch gesehen ein Beruf des Dienens. Die dazu notwendigen Erkenntnisse wurden durch Ärzte vermittelt und Maßnahmen entsprechend an Hilfspersonen angeordnet. Hinzu sind im Laufe eines Jahrhunderts die Erkenntnisse aus der individuellen Pflegepraxis gekommen. Die Wirksamkeit pflegerischer Maßnahmen ist derzeit nur teilweise wissenschaftlich erforscht. Um diese Wirksamkeit der pflegerischen Maßnahmen zu belegen und damit auch die pflegerische Qualität zu bestimmen und ein Mindestmaß an Qualität umzusetzen, bedarf es weiterer Untersuchungen.

Die Pflegeforschung befindet sich historisch gesehen erst am Anfang. Das gilt sowohl für die Theorieentwicklung, insbesondere für die Pflege alter Menschen und deren Komplikationen, als auch für die nutzbaren Erkenntnisse in der Pflegepraxis. Nur durch die wissenschaftliche Fundierung der Pflegepraxis kann der Beruf der Altenpflege als eigenständige Disziplin anerkannt werden.

75. Was unterscheidet Alltagswissen von wissenschaftlichem Wissen?

Die im Alltag gesammelten Erfahrungen sind individuell gebündeltes Wissen, welches zunächst wenig zusammenhängend entsteht. Es ist methodisch wenig geordnet und nicht verallgemeinerbar. In der Altenpflege existiert sehr viel **Alltagswissen.** Das gilt in Bezug auf den Umgang mit verwirrten Menschen, auf Maßnahmen aus der Behandlungspflege oder aber dem praktischen Nutzen von bestimmten Tagesabläufen. Diese Erkenntnisse und Erfahrungen bleiben oftmals aber bei jedem einzelnen Mitarbeiter oder werden eventuell vom Team mitgetragen. Selten werden diese Erfahrungen mit ihren Vor- und Nachteilen aufgeschrieben. Ebenso selten wird von außen überprüft, ob diese Erkenntnisse der Pflegepraxis wirklich nutzen oder sogar manche Entwicklungen verhindern. Pflege erfolgt häufig in Verbindung mit Intuition, die sehr wichtig ist. Doch wenn die Pflegepraxis nicht systematisch auf ihre Arbeitsweise, Ziele oder Möglichkeiten überprüft wird, bleiben die individuellen Erkenntnisse oftmals verborgen.

Wissenschaftliches Wissen sind Erkenntnisse, welche strukturiert erfasst und der Öffentlichkeit zugänglich gemacht wurden. Dieses Wissen muss überprüft werden, um dann als wichtige Erkenntnis in die Pflegepraxis einfließen zu können. Nur durch den Prozess des strukturierten Wissenserwerbs und strukturierten Überprüfens des Wissens in der Pflegepraxis wird es den Pflegkräften in Zukunft gelingen, aus dem Bild „Pflegen kann doch jeder" herauszutreten und als professionelle eigenständige Disziplin anerkannt zu werden. Dieses Wissen kann als Rechtsgrundlage (z. B. Standard Dekubitusprophylaxe) zur Verfügung stehen oder der weiteren Theoriebildung (z. B. Erkenntnis, dass körperliches und geistiges Training auch im höheren Alter noch sinnvoll sind) nützen. Das wissenschaftliche Wissen wird anhand des sogenannten Forschungsprozesses erhoben.

76. Welche Quellen zur Generierung von Wissen kennen Sie (> Tab. 1.13)?

Tab. 1.13 Quellen des Wissenserwerbs

Unstrukturiertes Wissen	Strukturiertes Wissen
Intuition	Induktion (Ableitung vom Einzelnen auf das Allgemeine)
Versuch und Irrtum	Deduktion (Ableitung vom Allgemeinen auf das Einzelne)
Tradition	Pflegeprozess
Autorität	Forschung

77. Was ist die Besonderheit der Grounded Theory?

Die Grounded Theory wird als bedeutendste Forschungsrichtung der Pflegewissenschaft angesehen. Sie beschreibt den Prozess der Induktion über ein soziales Phänomen (z. B. Erfahrungen von Schlaganfallpatienten) und wird durch systematische Datenerhebung und Datenanalyse entdeckt, entwickelt und verifiziert (bestätigt). Das bedeutet, dass aus vielen Einzelfällen auf ein Gesetz geschlossen werden kann. Möglichst unbeeinflusst von vorhandenen Hypothesen werden Erhebungseinheiten bestimmt, Daten erhoben, konzeptualisiert und zur Theoriebildung analysiert.

Im Gegensatz zur Deduktion werden beim induktiven Vorgehen die Erfahrungen verschiedener Personen zu einem bestimmten sozialen Phänomen, z. B. Umzug in ein Pflegeheim, notiert. Dies kann durch Interviews erfolgen. Anschließend werden die Erfahrungen systematisch durch Codierung ausgewertet und dann in einer Theorie formuliert. So können Phänomene wie Hoffnungslosigkeit, Einsamkeit, Überwindung von Hürden etc. erkannt und theoretisch fundiert werden. Der Prozess der Induktion kann der qualitativen Forschung zugeordnet werden.

78. Welches Ziel verfolgt die quantitative Forschung?

Bei der quantitativen Forschung werden größere Datenmengen erhoben und die Inhalte statistisch aufbereitet. Hierbei ist die Repräsentativität der Erhebung relevant. Diese Daten liefern Erkenntnisse in Bezug auf die Hypothese oder Fragestellung. Eine Frage könnte z. B. sein: Nützt körperliches und geistiges Training bei alten Menschen, um deren Selbstständigkeit und Lebensqualität zu verbessern?

91. Welche Aspekte sollten in einem wissenschaftlichen Forschungsartikel enthalten sein?

Inhaltliche Gliederung eines wissenschaftlichen Forschungsartikels:
- **Titel** der Studie
- **Abstract:** Am Anfang steht eine kurze Zusammenfassung der Studie, sodass der Leser innerhalb weniger Minuten herausfinden kann, ob der Artikel für ihn interessant ist oder nicht.
- **Einleitung:** Hier werden die Motivation, der Gegenstand der Forschung, das Ziel, bestehende Literatur, theoretischer Bezugsrahmen, Auftraggeber und die praktische Bedeutung der Studie näher erläutert.
- **Methodik:** Es wird beschrieben, wie, wo, mit wem etc. die Studie durchgeführt wurde.
- **Ergebnisse:** Schließlich folgt die Zusammenfassung der Ergebnisse und Erkenntnisse der Studie.
- **Diskussion:** Abschließend werden die Erkenntnisse kritisch analysiert, interpretiert sowie Grenzen und weitere Forschungsfragen formuliert.
- **Literaturverweise und Autoren:** In jeder Studie muss ein Literaturverzeichnis enthalten sein, sinnvoll kann auch die Benennung der Qualifikation der Autoren sein.

92. Beschreiben Sie ein strukturiertes Vorgehen bei der Umsetzung von Forschungsergebnissen nach LoBiondo-Wood und Haber.

- **Vorbereitungsphase:** In dieser Phase stellt das Team oder eine Pflegekraft einen Bedarf für Veränderungen in der Einrichtung fest; sie sucht und findet eine Studie, die behilflich sein kann, diese Veränderungen herbeizuführen.
- **Bewertungsphase:** In dieser Phase wird überprüft, ob die Studie in sich schlüssig ist und nach wissenschaftlichen Kriterien angelegt wurde; eine Zusammenfassung der Studie wird am Ende dieser Phase erstellt.
- **Vergleichsphase:** In dieser Phase vergleicht die Pflegekraft die Studie mit den tatsächlichen Bedingungen in ihrer Einrichtung, dazu gehören:
  - Setting (Umgebung)
  - Durchführbarkeit (Material, Personal, Finanzierung)
  - Pflegeleitbild (abweichend oder ähnlich)
  - Bestätigung dieser Studie durch andere wissenschaftlichen Publikationen (falls vorhanden)
- **Entscheidungsphase:** Zu diesem Zeitpunkt müssen Pflegekraft und Team entscheiden, ob die Studie für den Veränderungsprozess herangezogen werden kann.
- **Anwendungsphase:** Wird die Studie als Grundlage für den Veränderungsprozess herangezogen, ist nun die genaue Planung notwendig; dazu gehören auch Fragen des Fortbildungsbedarfs, Veränderungen eines Pflegestandards, Veränderungen von Tagesabläufen, Überzeugen der Kollegen im ganzen Haus oder, falls es sich um ein Pilotprojekt handelt, nur auf den beteiligten Stationen und zuletzt die Anwendung der Erkenntnisse aus der Studie.
- **Auswertungsphase:** Diese Phase der Evaluierung ist die Basis für den messbaren Veränderungserfolg in der Praxis. Die Sinnhaftigkeit der Veränderung wird durch Befragung der Mitarbeiter, der Bewohner, der Angehörigen oder durch Pflegedokumentenanalyse etc. ermittelt.

93. Erklären Sie Evidence-based Nursing (EBN).

Evidence-based Nursing ist die Integration der derzeit besten wissenschaftlichen Belege in die tägliche Pflegepraxis unter Einbezug theoretischen Wissens und der Erfahrungen der Pflegenden, der Vorstellungen des Patienten/alten Menschen und der vorhandenen Ressourcen.

94. Beschreiben Sie kurz die Schritte der EBN-Methode.

Mithilfe eines standardisierten Vorgehens werden wissenschaftliche Erkenntnisse umgesetzt (➤ Abb. 1.8).
Die EBN(Evidence based nursing)-Methode basiert auf sechs Schritten:

- **Klärung der Zuständigkeit für die Aufgabenstellung** (z. B. Dekubitus bei schwer pflegebedürftigen Menschen)
- **Präzisieren der Fragestellung** (Verhindert die zweistündige Umpositionierung die Entstehung eines Dekubitus besser als die vierstündige?)
- **Literaturrecherche zum Thema** (Zeitschriften, Standards, Internet)
- **Kritische Beurteilung der Literaturrecherche** (Sind die Studien für das Problem hilfreich?)
- **Umsetzung der gewonnenen Erkenntnisse** (Schulung der Mitarbeiter, Entwicklung eines Standards)
- **Evaluation** (Ist der gewünschte Effekt eingetreten?)

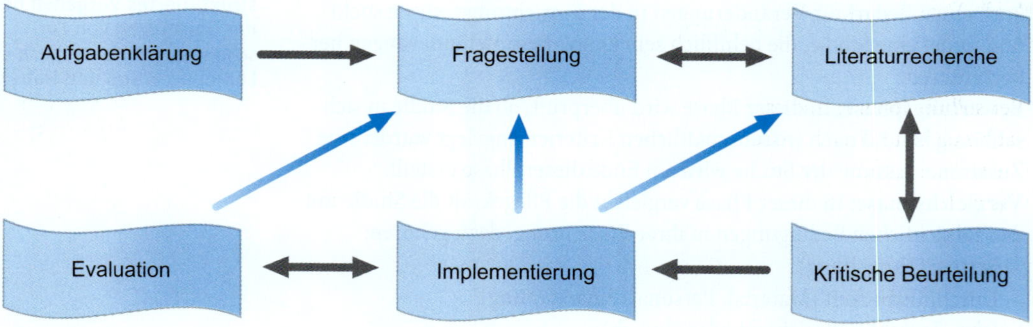

Abb. 1.8 Schritte der Evidence-based-Nursing-Methode

95. Welche zentralen Forschungsergebnisse wurden in der Pflegepraxis konkret umgesetzt?

Konkret in die Pflegepraxis umgesetzte Forschungsergebnisse sind u. a.:

- Dekubitusprophylaxe und Nationaler Expertenstandard Dekubitus
- AOK-Studie zur Sturzgefahr von älteren Menschen, Nationaler Standard zur Sturzprophylaxe
- Pflege bei Schlaganfallpatienten nach Krohwinkel
- Nationaler Expertenstandard Harnkontinenz
- Leitlinie zur Ernährung bei Demenz (ESPEN Guidelines on Nutrition in Dementia)

96. Beschreiben Sie die wichtigsten Erkenntnisse aus einer dieser Studien.

Studie zur Dekubitusprophylaxe (Bienstein et al. 1997):
Hier wurde deutlich, dass die Jahrzehnte lang angewandte Methode des „Eisens und Föhnens“ die Wundheilung verschlechtert; sie wurde daher für schädlich befunden. Für die Pflegepraxis war das eine sehr wichtige Erkennt-

nis, denn diese Methode gilt seitdem als veraltet und wird nicht mehr verwendet. An ihre Stelle sind nun Druckentlastung und feuchte Wundverbände getreten.

97. Welche Bedeutung haben pflegerelevante Studienergebnisse für die Pflegepraxis? Diskutieren Sie die Vor- und Nachteile am Beispiel Dekubitusprophylaxe (> Tab. 1.15).

Tab. 1.15 Vor- und Nachteile der standardisierten Dekubitusprophylaxe

Vorteile	Nachteile
Verbindlicher Standard	Standard ist verpflichtend für alle Pflegekräfte, daraus können Haftungsansprüche entstehen
Wissenschaftlich belegte Erkenntnisse	Langjährige Erfahrungen werden infrage gestellt und müssen z. T. verworfen werden
Individuelle Anamnese ermöglicht frühzeitiges Erkennen eines Dekubitus	Erhöhter Bedarf an zeitlichen und personellen Ressourcen
Verbesserte Lebensqualität für die alten Menschen	Die Aktualisierung der individuellen Wissensbasis für die Pflegekräfte ist aufwendig

FALLBEISPIEL (FRAGEN 98–99)

Ihr Pflegeheim wurde durch das Engagement der Heimleitung in die Studie „Sturzprophylaxe im Pflegeheim" aufgenommen. In den nächsten Tagen sollen Sie gemeinsam mit Vertretern der Wissenschaft, der Krankenkassen und Kollegen aus dem Team an einem Tisch über die geplante Studie diskutieren.

98. Welche Fragen können Sie in dieses Gespräch mitbringen?

- Wer soll die Grundgesamtheit darstellen?
- Nach welchen Kriterien wird diese ermittelt?
- Wie soll die Aufklärung der Heimbewohner stattfinden?
- Was ist Inhalt der Schulung für die Mitarbeiter?
- Sind zeitliche, inhaltliche und personelle Ressourcen überlegt und eingeplant worden?
- Welche Aufgabe haben Sie als Verantwortlicher vor Ort?
- Welches Forschungsdesign wird angewandt?
- Welchen zeitlichen Rahmen nimmt die Studie ein?
- Welche Fragestellung beinhaltet die Studie?
- Finden Experimente statt? In welchem zeitlichen, personellen Rahmen?
- Liegen Interessenskonflikte vor (Finanzierung vs. Qualität)?
- Welche Qualifikation besitzen die Wissenschaftler?
- Wie werden die Pflegekräfte vor Ort in die Studie einbezogen?
- Wie lange wird die Studie dauern (zeitlicher Rahmen)?
- Wurde die Studie schon auf ethische Kriterien hin überprüft?
- Gibt es schon ein Abstract dazu?
- Welchen Nutzen hat diese Studie für die Bewohner?

99. Ihre Fragen wurden zur Zufriedenheit beantwortet. Nun soll die Untersuchung beginnen. Welchen Part könnten Sie und Ihr Team übernehmen?

Eine Studie kann durch folgende Maßnahmen unterstützt werden:

- Bewohner und Angehörige aufklären und um ihr Einverständnis bitten
- Mithilfe bei der Datenerhebung und Dokumentation
- Schulung der Mitarbeiter
- Mithilfe z. B. bei Experimenten (Physiotherapie)

- Probleme mit den Forschern diskutieren
- Dokumentationsmappen zur Verfügung stellen
- Den Empfehlungen der Forscher folgen und sie in die Praxis umsetzen und dokumentieren
- Dienstplangestaltung entsprechend verändern, um genügend Personal zur Verfügung zu haben
- Gewonnene Erkenntnisse in die Pflegepraxis umsetzen
- Besprechung der Ergebnisse im Rahmen von Fallbesprechungen unter Einbeziehung der Wissenschaftler

100. Weshalb ist es in der Pflegeforschung wichtig, sich über ethische Fragen Gedanken zu machen?

Ethisches Handeln ist wichtig, da es in der Pflegeforschung vorwiegend um das Wohl des Menschen geht. Da jeder Mensch das Recht hat, sich für oder gegen eine Mitwirkung zu entscheiden, ist das Einverständnis der Betroffenen unabdingbar (➤ 6.8). Folgende Prinzipien sind dabei zu berücksichtigen:

Prinzipien der Verantwortung in Bezug auf Pflegeforschung

- **Achtung vor dem Wert des Lebens:** Die teilnehmenden Personen müssen ausführlich über das Forschungsprojekt informiert werden (Informed Consent). Das bedeutet, dass die alten Menschen über Ziele, Inhalte, Methoden und Ausstiegsmöglichkeiten (die jederzeit gegeben sein müssen) aufgeklärt werden müssen. Bei Interviews aller Art muss die Befragung im Dienst der Lebensqualität stehen. Auch Pflegenden oder Angehörigen als Probanden ist die Achtung vor dem Wert des Lebens entgegenzubringen.
- **Das Gute und das Richtige:** Wird mit dem Studienprojekt immer das Gute und das Richtige für die Probanden getan? Sind die Belastungen für die Studienteilnehmer im Vergleich zum Nutzen der Studie zu hoch? Die Studie soll den Probanden nutzen, nicht dem Studienprojekt!
- **Gerechtigkeit und Fairness:** In der Forschung wird z. B. bei Interventionsstudien die Frage deutlich, ob die involvierten Patienten besser behandelt, mit mehr Zeit und neueren Behandlungsmethoden versorgt werden dürfen als andere. Ist das gerecht? Vielleicht ist solch eine Ungerechtigkeit vorübergehend notwendig, um die Wirkung einer pflegerischen Maßnahme deutlich hervorzuheben. Dennoch sollte die Kontrollgruppe deswegen nicht benachteiligt werden, sobald sich deutliche Erfolge verzeichnen lassen.
- **Wahrheit und Ehrlichkeit:** Hier sei besonders die Ehrlichkeit der Forscher angesprochen. Sie sollten sich vor allem bei der Auswertung der Daten immer bewusst sein, dass es nicht darum geht, die Ergebnisse möglichst gut im Hinblick auf die Fragestellung zu beantworten, sondern Wahrheit und Fehlurteile darzustellen. Nur durch diese Ehrlichkeit kann Vertrauen in die Profession Pflege und deren Ergebnisse gesetzt werden. Es dürfen keine Daten unterschlagen werden, z. B. weil der Bericht fertig werden muss.
- **Individuelle Freiheit und Selbstbestimmung:** Dieser Aspekt spricht alle Mitwirkenden einer Studie an. Jeder Proband hat die freie Entscheidung, an einem Projekt mitzuwirken oder es abzulehnen. Das gilt auch, wenn die Studie schon läuft und ggf. die Fragen zu anstrengend oder zu

schmerzlich werden. Einen Grund müssen die Mitwirkenden nicht angeben. Es darf auch niemand unter moralischen Druck gesetzt werden, an dieser Studie weiter teilzunehmen. Die Entscheidung muss von den Forschern respektiert werden.

- **Anonymität und Vertraulichkeit:** Forschung in der Pflege bedeutet in fast allen Fällen, dass das Recht auf Privatsphäre durchbrochen wird. Dies darf nur mit dem Einverständnis der Probanden geschehen. Zudem müssen die Anonymität der Person und die vertrauliche Behandlung der erhobenen Daten gewahrt werden.

101. Welche Bedeutung hat eine Ethikkommission?

Ethikkommissionen existieren zumeist nur in Krankenhäusern, an Universitäten und bei den Landesärztekammern, zukünftig können sie auch bei den Pflegekammern angesiedelt werden. Sie prüfen die eingereichten Forschungsanträge (Pläne) nach ethischen Überlegungen. Bei Bedarf geben sie den Forschern Hinweise und Unterstützung, damit die Studie den ethischen Ansprüchen gerecht wird. Ist eine Studie jedoch so konzipiert, dass sie diesen Kriterien nicht standhält, wird sie als unethisch beurteilt und findet deshalb vor der Kommission keine Genehmigung. Die Studie darf dann in der konzipierten Form nicht durchgeführt werden.

Die Frage des ethischen Handelns tritt immer weiter in den Vordergrund, wenn es darum geht, Menschen mit Demenz in Ihrer Selbstbestimmung zu unterstützen. Um diese und andere Fragen zu klären, kann die Ethikkommission als Unterstützung herangezogen werden.

LITERATUR

Arndt M: Ethik denken – Maßstäbe zum Handeln in der Pflege. Stuttgart: Thieme, 1996 (Nachaufl. 2007).

Bartholomeyczik S, Müller E: Pflegeforschung verstehen. München: Urban und Schwarzenberg 1997.

Bienstein C, Schröder G, Braun M, Neander KD: Dekubitus. Herausforderung für die Pflege. 2. A. Stuttgart: Thieme, 2000.

Borgers A, Borgers C, Bremer-Roth F: In guten Händen. Altenpflege 1. Berlin: Cornelsen, 2006.

Haller D: Grounded Theory in der Pflegeforschung. Professionelles Handeln unter der Lupe. Bern: Hans Huber, 2000.

Kuratorium Deutsche Altershilfe (Hrsg.): Selbstbestimmt dement – Ethische Herausforderungen in einer alternden Gesellschaft. Pro Alter 5. Köln, 2015.

Krohwinkel M: Rehabilitierende Prozesspflege am Beispiel von Apoplexiekranken. Bern: Hans Huber, 2008.

Mayer H: Pflegeforschung kennenlernen. Elemente und Basiswissen für die Grundausbildung. 6. A. Wien: Facultas, 2014.

Lauber A: Grundlagen beruflicher Pflege. 3. A. Stuttgart: Thieme, 2012.

LoBiondo-Wood G, Haber J: Pflegeforschung – kritische Einschätzung und Anwendung. Berlin Wiesbaden: Ullstein Mosby, 1996.

Polit DF, Beck CT, Hungler BP: Lehrbuch Pflegeforschung: Methodik, Beurteilung und Anwendungen. Bern: Hans Huber, 2004.

Rennen-Allhoff B, Schaeffer DD: Handbuch Pflegewissenschaft. München: Juventa, 2003.

WEITERFÜHRENDE LITERATUR

Deutsches Institut für angewandte Pflegeforschung: www.dip.de
Landespflegekammer Rheinland-Pfalz: www.100prozent-pflegekammer.de
LoBiondo-Wood G, Haber J: Pflegeforschung: Methoden – Bewertung – Anwendung. München: Elsevier Urban & Fischer, 2005.
Mayer H: Pflegeforschung anwenden: Elemente und Basiswissen für Studium und Weiterbildung. 4. A. Wien: Facultas, 2015.
Netzwerk Alternsforschung: www.nar.uni-heidelberg.de/index.html
www.technik-zum-menschen-bringen.de/projekte/i-care
Schaeffer D, Wingenfeld K: Handbuch Pflegewissenschaft. Studienausgabe. Weinheim, Basel: Beltz Juventa, 2014.
www.dzne.de/forschung/studien/projekte-der-versorgungsforschung/vifa/.
www.dbfk.de/de/themen/Pflegekammer.php.

1.5 Gesundheitsförderung und Prävention

102. Definieren Sie den Begriff Gesundheitsförderung nach der Ottawa-Charta.

Die erste internationale Konferenz zur Gesundheitsförderung fand 1986 in Ottawa (Kanada) statt. Sie war die Antwort auf die Bewegungen zur Gesundheit auf der ganzen Welt.

„Gesundheitsförderung zielt auf den Prozess, allen Menschen ein höheres Maß an Selbstbestimmung über ihre Gesundheit zu ermöglichen und sie damit zur Stärkung ihrer Gesundheit zu befähigen. Um ein umfassendes körperliches, seelisches und soziales Wohlbefinden zu erlangen, ist es notwendig, dass sowohl einzelne als auch Gruppen ihre Bedürfnisse befriedigen, ihre Wünsche und Hoffnungen wahrnehmen und verwirklichen sowie ihre Umwelt meistern bzw. sie verändern können. In diesem Sinne ist die Gesundheit als ein wesentlicher Bestandteil des alltäglichen Lebens zu verstehen und nicht als vorrangiges Lebensziel. Gesundheit steht für ein positives Konzept, das die Bedeutung sozialer und individueller Ressourcen für die Gesundheit ebenso betont wie die körperlichen Fähigkeiten. Die Verantwortung für Gesundheitsförderung liegt deshalb nicht nur bei dem Gesundheitssektor, sondern bei allen Politikbereichen und zielt über die Entwicklung gesunder Lebensweisen hinaus auf die Förderung von umfassendem Wohlbefinden“ (WHO 1997).

103. Welche Voraussetzungen müssen nach der WHO-Definition für Gesundheit gegeben sein?

Voraussetzungen für Gesundheit (nach der WHO-Definition):

- Frieden
- Angemessene Wohnbedingungen
- Bildung
- Ernährung
- Gesichertes Einkommen
- Stabiles Ökosystem
- Sorgfältige Verwendung vorhandener Naturressourcen
- Soziale Gerechtigkeit und Chancengleichheit

Jede Verbesserung des Gesundheitszustands ist fest an diese Grundvoraussetzungen gebunden.

Gesundheitsförderung ist auf Chancengleichheit im Bereich Gesundheit ausgerichtet. Gesundheitsförderndes Handeln soll bestehende soziale Unterschiede des Gesundheitszustands verringern sowie gleiche Möglichkeiten und Voraussetzungen schaffen, damit alle Menschen befähigt werden, ihr größtmögliches Gesundheitspotenzial zu verwirklichen. Dazu gehören Geborgenheit und Verwurzelung in einer unterstützenden sozialen Umwelt, der Zugang zu allen wesentlichen Informationen, die Entfaltung von praktischen Fertigkeiten und die Möglichkeit, selber Entscheidungen in Bezug auf die persönliche Gesundheit treffen zu können.

104. Was bedeutet in diesem Zusammenhang „befähigen und ermöglichen"?

Maßnahmen, die aktives Handeln erfordern:
- Entwicklung einer gesundheitsfördernden Gesamtpolitik
- Schaffung einer gesundheitsförderlichen Lebenswelt
- Unterstützung von gesundheitsbezogenen Gemeinschaftsaktionen
- Entwicklung persönlicher Kompetenzen
- Neuorganisation der Gesundheitsdienste

105. Welche Maßnahmen erfordert nach der WHO aktives gesundheitliches Handeln?

Projektempfehlungen durch die WHO zur Gesundheitsförderung:
- Gesunde-Städte-Projekt
- Gesundheitsfördernde Schule
- Gesundheitsförderndes Krankenhaus
- Gesundheitsfördernder Betrieb

106. Welche Projekte empfiehlt die WHO zur Gesundheitsförderung?

„Prävention umfasst alle entsprechenden Maßnahmen sowie Strategien zur Vorbeugung gesundheitlicher Schädigungen im Sinne einer Verhinderung, Verzögerung oder Verringerung der Eintrittswahrscheinlichkeit biologisch feststellbarer Gesundheitsschädigung" (Kolain und Zapp 2006).

107. Was bedeutet Prävention?

Gesundheitsförderung und Prävention sind gleichwertige Arbeitsweisen, die sich ergänzen. Ihre Zielsetzungen sind eng miteinander verbunden, doch die Ausrichtungen basieren auf unterschiedlichen Denk- und Arbeitsweisen.
- **Prävention** setzt bei der Vermeidung von Krankheiten an. Sie ist auf ein bestimmtes Krankheitsbild oder eine bestimmte Diagnose ausgerichtet.
- **Gesundheitsförderung** setzt direkt bei positiv fördernden Bedingungen für die Gesundheit an. Sie fördert und unterstützt die Stärken des Individuums, um die täglichen Herausforderungen des Alltags gewinnbringend meistern zu können.

108. Wodurch unterscheiden sich Gesundheitsförderung und Prävention?

Verhaltensprävention: Darunter werden Maßnahmen verstanden, durch die individuelles gesundheitsgefährdendes Handeln wie Rauchen, Alkohol, Fehl- und Mangelernährung verringert werden soll.

109. Hinter dem Gedanken der Gesundheitsförderung stecken die Begriffe der Verhaltens- und Verhältnisprävention. Erläutern Sie diese beiden Begriffe.

Verhältnisprävention: Darunter werden Maßnahmen verstanden, die Verhältnisse verändern sollen, wie hygienische Kontrollen, Arbeitsvorschriften zum Schutz des Arbeitnehmers (Arbeitszeit, Pausen, Arbeitskleidung etc.).

110. Was bedeutet medizinische Prävention?

Die medizinische Prävention zielt darauf ab, Gesundheitsprogramme für ganze Bevölkerungsgruppen zu entwickeln. Dazu gehören u. a. Schutzimpfungen und die Verbesserung der Lebensqualität durch veränderte Wohnverhältnisse und gesunde Ernährung.

111. Weshalb ist es leichter, Veränderungen bei den Verhältnissen zur Gesundheitsförderung zu erreichen als bei den Verhaltensweisen eines jeden Einzelnen?

Bei der **Verhältnisprävention** handelt es sich meist um gesetzliche Vorgaben oder um politische Entscheidungen, die objektiv und sachlich geändert werden können. Dazu tragen oftmals auch Unfallversicherungen bei, die bestimmte Arbeitsbedingungen einfordern und überprüfen. Verhältnisprävention setzt bei den Verhältnissen an. Das kann die Arbeitskleidung, die Beleuchtung oder die Pausenregelung betreffen. Diese Aspekte sind leichter umzusetzen als Verhaltensänderungen, denn es sind **Bedingungen,** die verändert werden sollen.

Bei der **Verhaltensprävention** geht es darum, dass jeder einzelne Mensch selbst für seine Gesundheit verantwortlich ist. Trotz der bekannten Risiken, wie z. B. Lungenkarzinom bei Rauchern oder Diabetes mellitus II bei Fettleibigkeit, fällt es den Betroffenen schwer, auf bestimmte Handlungen zu verzichten. Dies würde eine **Verhaltensänderung** erfordern. Oftmals wissen diese Menschen um die Gefahren und nehmen sie nicht in ausreichendem Maße ernst. „Mir geschieht schon nichts!“ Oder: „Mein Vater/Großvater hat auch Jahrzehnte lang geraucht und bekam keinen Krebs!“ Solche und ähnliche Überzeugungen verhindern die Verhaltensprävention. Das liegt natürlich an lieb gewonnenen Gewohnheiten, die niemand gerne aufgibt, oder gar an Abhängigkeiten im Sinne von Sucht (Rauchen, Essen, Computer etc.). Die Verhaltensprävention ist mitverantwortlich für ein langes und gesundes Leben.

112. Welche Maßnahmen zur Verhaltensprävention sind für ein gesundes und langes Leben wichtig?

Maßnahmen für ein gesundes und langes Leben:

- Gesunde Ernährung (mehr frisches Obst und Gemüse, weniger Fertigprodukte)
- Reduzieren der Risikofaktoren wie Alkoholkonsum und Rauchen
- Soziale Integration
- Intaktes Familienleben
- Regelmäßige Bewegung (Sport)
- Regelmäßige geistige Aktivität (Rätsel, Spiele)
- Ausreichend Schlaf
- Behandlung von Erkrankungen und Wahrnehmen von Vorsorgeuntersuchungen

113. Ist Gesundheitsförderung im höheren Alter noch sinnvoll?

Ja, wer sich im mittleren oder höheren Erwachsenenalter um einen gesunden Lebensstil bemüht, kann viel für seine Gesundheit tun:

- Alterungsprozesse können bei körperlich gut trainierten und geistig aktiven Menschen zeitlich ins höhere Lebensalter verschoben werden, wobei ab dem 80. Lebensjahr die Einbußen dennoch verstärkt zu spüren sind.
- Eine Verbesserung der geistigen und körperlichen Leistungsfähigkeit kann durch gezieltes Training auch bei sehr alten Menschen (80+) erreicht werden.
- Ein gesunder Lebensstil kann Risikofaktoren wie Bluthochdruck, erhöhtem Blutzucker und Übergewicht entgegenwirken und die Therapie chronischer Erkrankungen unterstützen (20 Minuten täglich spazieren gehen reduziert das Arthroserisiko).
- Ein gesunder Lebensstil fördert das Wohlbefinden und die Lebensqualität des Menschen.

114. Nennen Sie die vier Formen der Prävention.

Die vier Formen der Prävention werden nach ihrem Zeitpunkt folgendermaßen eingeteilt:

- **Primärprävention:** Sie hat zum Ziel, das Auftreten von Neuerkrankungen durch die Reduktion von Risikofaktoren zu verhindern, die an der Entstehung von Erkrankungen beteiligt sind. Die Maßnahmen beziehen sich auf die Ätiologie und setzen vor Beginn der Erkrankung ein.
- **Sekundärprävention:** Sie umfasst die Entdeckung und frühzeitige Behandlung von Erkrankungen im symptomlosen Frühstadium. Dabei handelt es sich um die Früherkennung von Krankheiten mit dem Ziel einer besseren Behandelbarkeit. Bei Erkrankungen, deren Risikofaktoren bekannt sind, zählt dazu auch die therapeutische Beeinflussung mit dem Ziel, die Folgekrankheit zu verhindern.
- **Tertiärprävention:** Sie beginnt nach Ausbruch der Erkrankung, mildert oder verhindert weitere erkrankungsbedingte Funktionseinbußen und verhindert oder verzögert eine Verschlimmerung des Krankheitsbilds.
- **Quartärprävention** bedeutet die Vermeidung von Übermedikalisierung und unnützer Medizin. Ihr Ziel ist es, Patienten zu erkennen, die gefährdet sind, einem Zuviel an medizinischen Maßnahmen ausgesetzt zu sein, die ihnen möglicherweise mehr schaden als nützen, und ihnen akzeptable Alternativen anzubieten. Insbesondere ältere Menschen sind infolge von Multimedikation oder z. B. unnötigerweise durchgeführten Operationen betroffen (Jamoulle 1986).

FALLBEISPIEL (FRAGE 115)

Sie sind Pflegedienstleitung und stellen fest, dass mehr als die Hälfte der Mitarbeiter raucht. Nachdem Sie sich die Krankenstatistik des letzten Jahres näher angesehen haben, wissen Sie, dass genau diese Mitarbeiter einen höheren Krankenstand aufwiesen als die nicht rauchenden Mitarbeiter. Ihre letzte Fortbildung hat Sie dafür sensibilisiert, das gesundheitsfördernde und das gesundheitsschädigende Verhalten ihrer Mitarbeiter genauer zu betrachten. Ihre Überlegungen, dass sich der Krankenstand reduzieren lässt und damit Kosten vermieden werden und sich – hoffentlich – die Gesundheit der Mitarbeiter verbessert, besprechen Sie mit Ihrer Vorgesetzten. Diese ist zuerst skeptisch, denn es geht um die Finanzierung und den zeitlichen Aufwand eines etwaigen Projekts.

1

115. Sie haben es geschafft, Ihre Vorgesetzte zu überzeugen: Sie dürfen das Projekt „Gesunder Arbeitsplatz" in Ihrer Einrichtung starten. Nach welchen Schritten gehen Sie vor?

- Information für alle Mitarbeiter zu diesem Projekt
- Arbeitsgruppe für interessierte bzw. ausgewählte Mitarbeiter bilden
- Konzept (Abstract) für die Vorgehensweise und Ziele schreiben (➤ Frage 91)
- Gleichzeitig Krankenkassen oder andere Sponsoren für das Konzept gewinnen
- Inhaltliche Auseinandersetzung mit den Konzepten für Gesundheitsförderung der WHO
- Kriterienkatalog für einen „gesunden Arbeitsplatz" erstellen (Wie stellen wir uns einen gesundheitsfördernden Arbeitsplatz vor?)
- Analyse im Ist-Soll-Vergleich
- Diskrepanz mit Kollegen und Vorgesetzten diskutieren
- Gemeinsame Lösungsvorschläge erarbeiten
- Lösungen umsetzen (genaue Regelungen für Pausen in einem separaten Raum, Supervision, Raucherentwöhnungsprogramm, Schulung zu gesunder Ernährung, Sportangebote …)
- Evaluierung nach ca. 6 Monaten
- Klären, inwieweit eine Fortsetzung und eine Vertiefung sinnvoll und Erfolg versprechend sind
- Weitere Überprüfung nach 1 Jahr (persönliches Befinden, Arbeitszufriedenheit und Krankenstand evaluieren)
- Abschlussbericht verfassen, diesen auch an die Finanziers senden

116. Krankheiten entstehen aus unterschiedlichen Gründen. Seller erläuterte 1978 den Zusammenhang von äußeren und inneren Stressoren und deren Ein- und Auswirkung auf die Gesundheit (Waller 2013). Die Erkenntnisse des Stressmodells der Psychosomatik fanden Eingang in die Sozialmedizin und Medizin. Beschreiben Sie kurz dieses Modell.

Der Körper reagiert auf belastende Einwirkungen (Stressoren) immer gleich. Die Stressreaktion wird in drei Stadien eingeteilt:

- Alarmstadium
- Abwehrreaktion
- Erschöpfungsstadium

Aus psychosozialen Stressoren können durch eine erhöhte Ausschüttung von Adrenalin und Noradrenalin Herz-Kreislauf-Erkrankungen entstehen. Des Weiteren wird durch eine erhöhte Kortikoid-Ausschüttung das Abwehrsystem gehemmt, sodass das Immunsystem unter Stress eine verminderte Aktivität aufweist. Das bedeutet, dass der Organismus anfälliger gegenüber Krankheit wird.

Dieses Modell erklärt Krankheit dadurch, dass Belastungsfaktoren außerhalb des Körpers messbar mit Reaktionsabläufen innerhalb des Körpers verknüpft sind.

117. Die Suche nach der Krankheitsentstehung führte zum Stress-Coping-Krankheitsmodell nach L. und C. Ferber (Waller 2013). Beschreiben Sie dieses kurz.

In diesem Modell (➤ Abb. 1.9) wird nicht nur den Stressoren, sondern auch den individuellen und kollektiven Bewältigungsmöglichkeiten Aufmerksamkeit geschenkt. Die Intensität oder Pathogenität von Stressoren ist abhängig von den Möglichkeiten des Individuums, mit Belastungen umzugehen. Bewältigungsmöglichkeiten können sowohl persönlicher (individueller) als auch kollektiver Art sein:

Persönliche (individuelle) Bewältigung bedeutet, Herr der Lage zu sein.

Kollektive Bewältigung setzt positive soziale Beziehungen voraus. Eine Gemeinschaft von Menschen in einer bestimmten Situation schafft es, ein gemeinsames Problem zu lösen (Krieg). Diese sozialen Bindungen wirken im Sinne der Gesunderhaltung bzw. Krankheitsbewältigung durch Schutz vor weiteren Belastungen und Hilfe von Mitmenschen bei der Bewältigung (von Ferber und von Ferber 1978).

In diesem Modell wird von der Sozialstruktur ausgegangen, auf welche die sogenannten *Life Events* (Lebensereignisse) einwirken und auf die das Individuum mit seinen Möglichkeiten und körperlichen Reaktionen reagiert. Diese Verbindung stellt einen Zusammenhang her zwischen einer Ausgangssituation, in der bestimmte Lebensereignisse vom Individuum als Stressoren empfunden werden, und den individuellen und kollektiven Möglichkeiten, diese zu bewältigen, bevor es zu Krankheitssymptomen kommt. Übersteigt der einwirkende Stressor die persönlichen oder kollektiven Bewältigungsmöglichkeiten, kann es langfristig zu Schäden des Organismus kommen. Man spricht auch von den *Daily Hassles,* welche auf der einen Seite notwendig sind, um an den täglichen Problemen zu wachsen. Kommt auf der anderen Seite jedoch zu den *Daily Hassles* noch ein traumatisches Erlebnis, z. B. der Tod des Partners, hinzu, kann das Individuum mit der Bewältigung überfordert sein und die Summe der Stressoren kann unterschiedliche Krankheitssymptome auslösen.

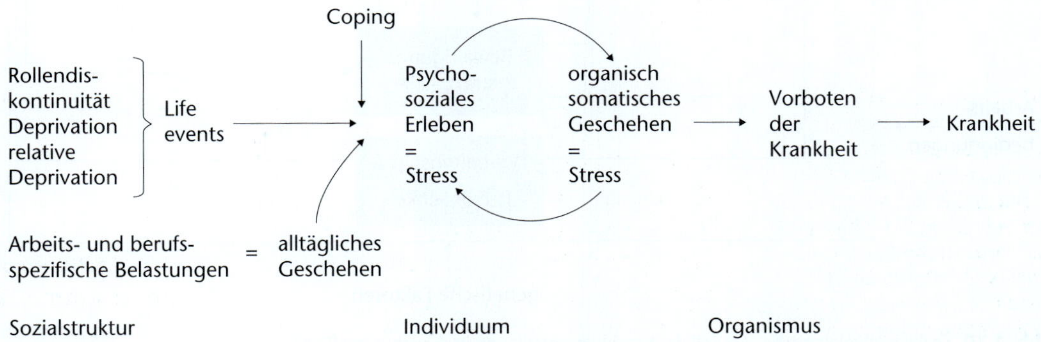

Abb. 1.9 Stress-Coping-Modell von Krankheit [E866]

In ➤ Abb. 1.10 wird deutlich, wie komplex die Entstehung von Krankheit sein kann. Hier geht es nicht nur um Reaktionen im Körper oder die Bewältigungsmöglichkeiten des Individuums, sondern um ein komplexes Geschehen und die verschiedenen Wechselwirkungen der einzelnen Komponenten, die Einfluss auf ein Krankheitsgeschehen haben (u. a. Wohnbedingungen, soziale Schichtung und Arbeitsbedingungen). Hinzu kommen Werte und genetische Faktoren.

118. Ein komplexes Modell zur Entstehung von Krankheit beschreibt Badura 1983 (in Waller 2013). Beschreiben Sie das sozioepidemiologische Modell der Krankheitsentstehung und -verhütung nach Badura.

Badura unterscheidet vier Stufen der sozialen Integration in seinem Konzept:

1. Keine informellen Beziehungen (Isolation)
2. Eher oberflächliche Bekanntschaften
3. Enge Beziehungen
4. Confidentbeziehungen (engste Vertraute)

Für eine optimale soziale Integration ist es wichtig, dass oberflächliche Beziehungen genauso wie engste Vertraute vorhanden sind.

Ein intaktes soziales Netzwerk ist ausschlaggebend zur Unterstützung des täglichen Lebens und für die persönlichen Bewältigungsstile in Krisensituationen. All diese Faktoren befinden sich in einer wechselseitigen Beziehung zueinander und beeinflussen die Entstehung bzw. die Verhütung von Krankheit.

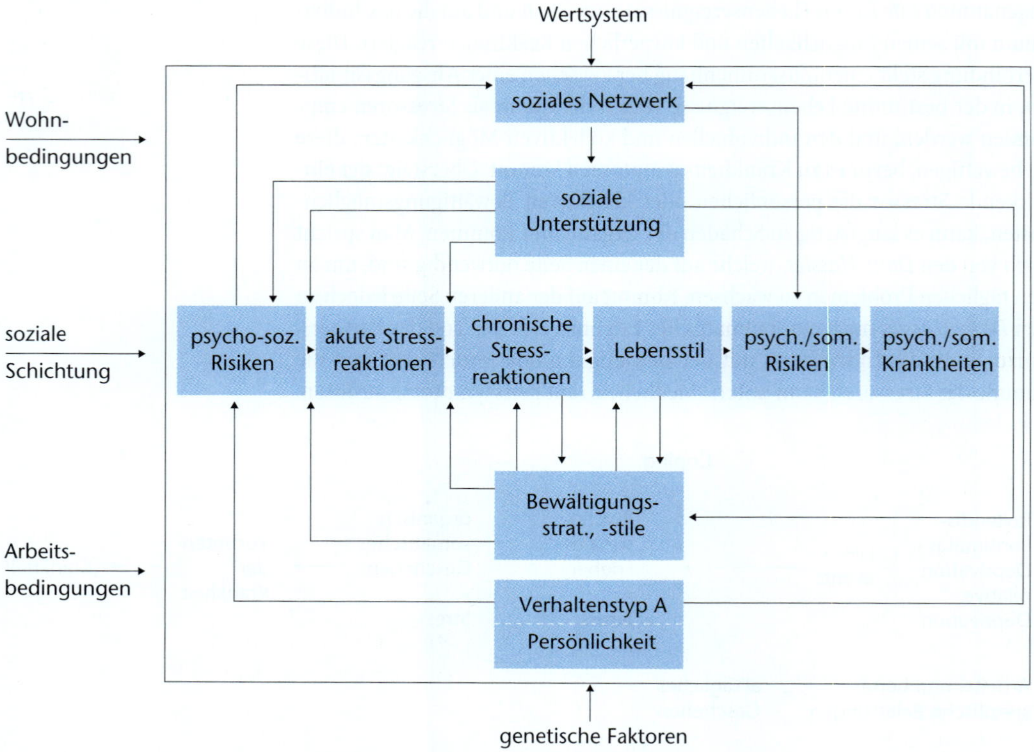

Abb. 1.10 Sozialepidemiologisches Modell der Krankheitsentstehung und -verhütung [E866]

Vor allem für die Praxis der Altenpflege bedeutet das, sich der Stressoren für die alten Menschen bewusst zu werden – ob das der Umzug in ein Pflegeheim ist, der Verlust des Partners oder eine zusätzliche körperliche Einschränkung, welche die Selbstständigkeit maßgeblich beeinflusst. Denn das bedeutet jeweils Unsicherheit, vielleicht verbunden mit Kontrollverlust und dem Verlust vorhandener sozialer Beziehungen. Damit reduzieren sich die Ressourcen für die Bewältigung der Stressoren, die auf die alten Menschen zukommen. Die Pflegekräfte können jedoch mit diesem Wissen versuchen, die zu betreuenden Menschen mit ihren Problemsituationen ernst zu nehmen und individuelle Unterstützung anzubieten (neue soziale Kontakte zur Unterstützung). Das kann u. a. Zeit für Gespräche, organisatorische Hilfe (Arztbesuche, Seelsorger informieren, Hilfsmittel, Essen auf Rädern …) oder Motivierung zu sozialen Aktivitäten beinhalten. Die Unterstützung richtet sich nach den Bedürfnissen der Betroffenen. So können Pflegekräfte durch Stärkung der Ressourcen aktiv an der Gesundheitsförderung mitwirken. Das setzt Gespräche mit den alten Menschen voraus, um dann eventuell in Form einer Pflegeplanung schriftlich fixiert und für alle Mitarbeiter bewusst und bindend umgesetzt zu werden.

119. Ein in der Gesundheitsförderung sehr wichtiges Konzept wird von Aaron Antonovsky (1923–1994) beschrieben: „Salutogenese. Zur Entmystifizierung der Gesundheit". Beschreiben Sie die wichtigsten Aspekte.

Lange Zeit haben Wissenschaftler sich mit der Frage beschäftigt, wie Krankheit entsteht. Das Erforschen der Ursachen einer bestimmten Krankheit bezeichnet Antonovsky als pathologische Orientierung. Die Frage, warum Menschen trotz schwerer Krankheit oder trotz schwieriger Kriegserlebnisse gesund bleiben, beschreibt die salutogenetische Orientierung Antonovskys.

Antonovsky spricht von einem **Gesundheits-Krankheits-Kontinuum,** auf dem wir uns stets bewegen (➤ Abb. 1.11).

Abb. 1.11 Gesundheits-Krankheits-Kontinuum (nach Antonovsky)

Ein Kontinuum lässt die Möglichkeit offen, sich zwischen den Polen zu bewegen. Das bedeutet, ein Mensch ist nicht nur krank oder nur gesund, sondern befindet sich in einem Stadium dazwischen, welches sich aber verändern kann. Ein Individuum kann zwischen den Polen Gesundheit und Krankheit wechseln. Die Dichotomie (entweder/oder), in der wir als Menschen entweder als gesund oder als krank eingestuft werden, muss nach Antonovsky (1977) aufgegeben werden.

Mit der Frage „Warum befinden sich Menschen auf der positiven Seite des Gesundheits-Krankheits-Kontinuums, oder warum bewegen sie sich auf den positiven Pol zu, unabhängig von ihrer aktuellen Position?" leitete Antonovsky einen Wandel im Denken und Verstehen von Gesundheit und Krankheit ein. In der Erforschung von Krankheit und Gesundheit soll es nicht nur darum gehen, Krankheitsursachen zu erforschen, sondern es soll auch herausgefunden werden, was die Menschen gesund hält **(Paradigmenwechsel).** Die salutogenetische Orientierung verhindert, dass man sich ausschließlich auf die Ätiologie einer bestimmten Krankheit konzentriert, statt die gesamte Geschichte eines Menschen zu betrachten einschließlich seiner Krankheit. Anstatt nach dem Auslöser einer Krankheit zu fragen, ist es wichtig, dass der Mensch seine Position auf dem Kontinuum beibehält oder sich auf den gesunden Pol zubewegt.

Stressoren werden nicht als etwas Belastendes gesehen, das ständig reduziert werden muss, sondern als allgegenwärtige Faktoren, mit denen sich die Menschen auseinandersetzten müssen. Die Konsequenzen von Stressoren werden als nicht notwendigerweise pathologisch angesehen, sondern als möglicherweise gesundheitsfördernd. Sie sind deshalb auch notwendig, um zu reifen. Stressoren definiert Antonovsky als eine von innen oder außen kommende Anforderung an den Organismus, die sein Gleichgewicht stört und die zur Wiederherstellung des Gleichgewichts eine nicht automatische und nicht unmittelbar verfügbare, Energie verbrauchende Handlung erfordert.

In seinen Ergebnissen fand Antonovsky heraus, dass Menschen, die sich auf den positiven Pol von Gesundheit zubewegen, gegenüber Stressoren (Krankheit, Kriegserlebnisse) eine bestimmte Einstellung oder Verständnis für die Situation haben: das sogenannte **Kohärenzgefühl** (*Sense of Coherence* = SOC).

120. Nennen Sie die wichtigsten Aspekte des Konzepts des Kohärenzgefühls.

Das Kohärenzgefühl ist eine globale Orientierung, die das Ausmaß ausdrückt, in dem jemand ein durchdringendes, überdauerndes und dennoch dynamisches Gefühl des Vertrauens hat,

- dass erstens die Anforderungen aus der internalen oder externalen Umwelt im Verlauf des Lebens strukturiert, vorhersagbar und erklärbar sind **(Verstehbarkeit),**
- dass zweitens die Ressourcen verfügbar sind, die nötig sind, um den Anforderungen gerecht zu werden **(Handhabbarkeit),**
- dass es sich drittens lohnt, darauf Energie zu verwenden **(Bedeutsamkeit).**

121. Welche Bedeutung hat das Konzept der Salutogenese für die Praxis der Altenpflege?

Das Konzept der Salutogenese vermittelt den Pflegekräften eine neue Sicht auf den Menschen.

Nach dem Konzept der Salutogenese werden die alten Menschen nicht mehr als kranke, alte Menschen betrachtet, sondern als Menschen mit ihrer Geschichte, die sich auf dem Kontinuum von Gesundheit und Krankheit bewegen und denen bestimmte Lebensbereiche wichtig und bedeutsam sind. Die alten Menschen werden als Individuen betrachtet, die ihr Leben trotz vieler Anforderungen bewältigt haben und bei relativer Gesundheit geblieben sind. Im Leben dieser Menschen gibt es Bereiche, die eine hohe Bedeutsamkeit für sie haben und die sie möglichst selbstbestimmt handhaben und verstehen möchten. Die Aufgabe besteht für Pflegekräfte darin, die Menschen zu unterstützen, diese **bedeutsamen** Lebensbereiche für sie **verständlich zu machen** und vorhandene Ressourcen zu aktivieren, um eine **kontrollierte Handhabbarkeit** für die pflegebedürftigen alten Menschen zu erreichen.

122. Das Zentrum für Salutogenese entwickelte Kriterien, an denen sich Gesundheitsförderung orientieren kann. Nutzen Sie diese Erkenntnisse für Altenpflege.

Gesundheitsförderung ist dann salutogenetisch, wenn sie

- an Stimmigkeit, Kohärenz, Verbundenheit, aufbauender Kommunikation orientiert ist,
- auf Gesundheit […] ausgerichtet ist. Das beinhaltet positive Ziele wie […] Wohlbefinden, Sicherheit, Lust, Lebensqualität, Freude, Fitness, Sinnerfüllung, Weisheit und Ähnliches,
- ressourcenorientiert ist (Fähigkeiten, Motivation etc.),
- das Subjekt wertschätzt,
- den Lebensprozess als dynamisch und lösungs- und prozessorientiert betrachtet,
- Selbstregulation und Selbstheilungskräfte (Neugier) beachtet,
- Krankheit und Gesundheit als Lebensprozess sieht.

Das Augenmerk in der Pflege richtet sich auf das Individuum, die Gesundheit und die Ressourcen des alten Menschen; jede Person wird als einzigartig geschätzt. Der Lebensprozess kann Gesundheit und Krankheit gleichzeitig beinhalten, jeder Mensch trägt Selbstheilungskräfte in sich, welche entdeckt und unterstüzt werden können. Es gilt, sich vom Problem oder der Krankheit

Das **SGB IX** von **2001** beinhaltet einen weiteren zentralen Aspekt: „**Selbstbestimmung und gleichberechtigte Teilhabe am Leben in der Gesellschaft**" (§ 1 SGB IX). Dieses Gesetz verlangt einen neuen Blick auf die Leistungsberechtigten. Sie sind die Anspruchs- und Leistungsberechtigten und sollen im Mittelpunkt der Eingliederungsleistungen stehen, sie sollen mitentscheiden und mitwirken (§ 9 SGB IX). Weitere Verbesserungen erfolgten durch das **UN-Übereinkommen von 2008:** „Zentrale Grundsätze der UN Behindertenrechtskonvention sind **Inklusion, Selbstbestimmung** und **Teilhabe**." (Maßnahmen der Rehabiliationsträger zur Umsetzung der UN-Konvention 2012).

126. Beschreiben Sie die Entwicklung des SGB IX zur Teilhabe behinderter Menschen.

Da bis in die 1970er-Jahre die Menschen je nach Ursache einer Behinderung Leistungsanspruch erhielten (Kriegsopfer wurden bevorzugt behandelt), dieser aber eine soziale Benachteiligung beinhaltete, wurde 1974/75 das Rehabilitationsrecht verändert. Das Gesetz zur Sicherung der Eingliederung Schwerbehinderter in Arbeit, Beruf und Gesellschaft löste die besonderen Hilfen von der Ursache der Kriegsbeschädigung ab und schaffte eine Gleichbehandlung behinderter Menschen (Reha-Angleichungsgesetz).

Im Jahr 1975 entstand das Gesetz über die Sozialversicherung behinderter Menschen (SVBG). Dieses beinhaltete gemeinsame Regeln für alle Rehabilitationsträger, insbesondere zu Auskunft und Beratung, Antragsannahme, Wunsch und Wahlrecht und Vorleistungspflicht.

Die neue Herausforderung des sozialen Sicherungssystems, die Pflegebedürftigkeit, wurde 1994 im Pflegeversicherungsgesetz (SGB XI) festgeschrieben. Die Pflegeversicherung ist aber kein Rehabilitationsträger!

Da es stets Fragen und Diskussionen um die zuständigen Leistungsansprüche gab und eine Reform auch vonseiten der Menschen mit Behinderung gefordert wurde, entstand 2001 das Gesetz über Rehabilitation und Teilhabe behinderter Menschen (SGB IX). Dieses Gesetz beschreibt erstmals gemeinsame Grundbegriffe von Behinderung und Teilhabe.

127. Seit 2001 gibt es das Sozialgesetzbuch SGB IX „Rehabilitation und Teilhabe behinderter Menschen". Erläutern Sie die zentralen Aspekte.

Mit dem SGB IX wurde die Basis für ein bürgernahes Rehabilitations- und Teilhaberecht geschaffen. Dieses Gesetz steht für mehr Chancengleichheit, die Eröffnung beruflicher Perspektiven für behinderte Menschen und verbesserte soziale Integration.

Teilhabe (§ 1 SGB IX)

Selbstbestimmung und Teilhabe am Leben in der Gesellschaft: Behinderte oder von Behinderung bedrohte Menschen erhalten Leistungen nach diesem Buch und den für die Rehabilitationsträger geltenden Leistungsgesetzen, um ihre Selbstbestimmung und gleichberechtigte Teilhabe am Leben in der Gesellschaft zu fördern, Benachteiligungen zu vermeiden oder ihnen entgegenzuwirken. Dabei wird den besonderen Bedürfnissen behinderter und von Behinderung bedrohter Frauen und Kinder Rechnung getragen.

1

Behinderung (§ 2 SGB IX)

(1) Menschen sind behindert, wenn ihre körperliche Funktion, geistige Fähigkeit oder seelische Gesundheit mit hoher Wahrscheinlichkeit länger als sechs Monate von dem für das Lebensalter typischen Zustand abweichen und daher ihre Teilhabe am Leben in der Gesellschaft beeinträchtigt ist. Sie sind von Behinderung bedroht, wenn die Beeinträchtigung zu erwarten ist.

(2) Menschen sind im Sinne von Teil 2 (Schwerbehindertenrecht) schwerbehindert, wenn bei ihnen ein Grad der Behinderung von wenigstens 50 vorliegt und sie ihren Wohnsitz, ihren gewöhnlichen Aufenthalt oder ihre Beschäftigung an einem Arbeitsplatz im Sinne des § 73 rechtmäßig im Geltungsbereich dieses Gesetzbuchs haben.

(3) Schwerbehinderten Menschen gleichgestellt werden sollen behinderte Menschen mit einem Grad der Behinderung von weniger als 50, aber wenigstens 30, bei denen die übrigen Voraussetzungen des Absatzes 2 vorliegen, wenn sie infolge ihrer Behinderung ohne die Gleichstellung einen geeigneten Arbeitsplatz im Sinne des § 73 nicht erlangen oder nicht behalten können (gleichgestellte behinderte Menschen).

Behinderung nach der Internationalen Klassifikation der Funktionsfähigkeit, Behinderung und Gesundheit (ICF) der WHO (➢ Frage 14):

Während die ICF die **Funktionsfähigkeit** als Oberbegriff verwendet, der alle Körperfunktionen und Aktivitäten sowie die Partizipation (Teilhabe) umfasst, dient dementsprechend **Behinderung** als Oberbegriff für Schädigungen, Beeinträchtigungen der Aktivität und Beeinträchtigungen der Partizipation (Teilhabe). Zudem listet die ICF Umweltfaktoren auf, die mit den genannten Konstrukten in Wechselwirkung stehen (ICF 2005).
Die Funktionsfähigkeit und Behinderung eines Menschen wird als dynamische Interaktion zwischen dem Gesundheitsproblem (Krankheiten, Gesundheitsstörungen, Verletzungen, Traumen usw.) und den Kontextfaktoren aufgefasst (ICF 2005).

128. Was bedeutet die Internationale Klassifikation der Funktionsfähigkeit, Behinderung und Gesundheit (ICF) der WHO?

Die **ICF** ermöglicht eine systematische Beschreibung der gesundheitlich bedingten Aus- und Wechselwirkungen auf den Ebenen der Körperfunktion und -struktur, der Aktivitäten und der Teilhabe an Lebensbereichen (z. B. Erwerbsleben, Erziehung, Selbstversorgung) einer Person.

Die ICF ist eine Weiterentwicklung der International Classification of Impairments, Disabilities and Handicaps (ICIDH), welche auf dem biomedizinischen Ansatz basiert und nun durch Komponenten des biopsychosozialen Ansatzes erweitert wurde. Diese Klassifikation dient u. a. der internationalen gemeinsamen Sprache, Forschung, Überwachung und Berichterstattung für Ärzte und am Rehabilitationsgeschehen beteiligten Personen.

Die Funktionsfähigkeit und Behinderung eines Menschen wird als dynamische Interaktion zwischen dem Gesundheitsproblem, Gesundheitsstörungen, Verletzungen, Traumen usw. und den Kontextfaktoren aufgefasst (ICF 2005). Die personenbezogenen Faktoren sind jedoch wegen der mit Ihnen einhergehenden großen soziokulturellen Unterschiedlichkeit nicht in der ICF klassifiziert (ICF 2005).

So kann eine Einschränkung der Funktionsfähigkeit/funktionalen Gesundheit neue Gesundheitsprobleme nach sich ziehen, z. B. kann eine längere Bettlägerigkeit einer Person (Aktivitätseinschränkungen) eine Muskelatrophie (Strukturschaden mit Funktionseinschränkung) bedingen. Diese sogenannten Sekundärprozesse sind vor allem in der Altenpflege immer zu erwarten, und es gilt, sie zu vermeiden.

Funktionale Probleme sind insofern nicht nur Eigenschaften einer Person, sondern können auch als negatives Ergebnis einer Wechselwirkung von verschiedenen Komponenten betrachtet werden.

Begriffsdefinitionen, wie sie in der ICF (2005) verwendet werden:

Körperfunktionen sind die physiologischen Funktionen von Körpersystemen (einschließlich psychologischer Funktionen).
Körperstrukturen sind anatomische Teile des Körpers, wie Organe, Gliedmaßen und deren Bestandteile.
Schädigungen sind Beeinträchtigungen einer Körperfunktion oder -struktur, wie z. B. wesentliche Abweichungen oder ein Verlust.
Eine **Aktivität** bezeichnet die Durchführung einer Aufgabe oder eine Handlung (Aktion) durch einen Menschen.
Partizipation (Teilhabe) ist das Einbezogensein in eine Lebenssituation.
Beeinträchtigung der Aktivität sind Schwierigkeiten, die ein Mensch bei der Durchführung einer Aktivität haben kann.
Beeinträchtigung der Partizipation (Teilhabe) sind Probleme, die ein Mensch beim Einbezogensein in einer Lebenssituation erlebt.
Umweltfaktoren bilden die materielle, soziale und einstellungsbezogene Umwelt ab, in der Menschen leben und ihr Dasein entfalten.

129. Wie definiert die UN-Behindertenrechtskonvention den Begriff Behinderung?

„Zu den Menschen mit Behinderungen zählen Menschen, die langfristige körperliche, seelische, geistige oder Sinnesbeeinträchtigungen haben, welche sie in Wechselwirkung mit verschiedenen Barrieren an der vollen, wirksamen und gleichberechtigten Teilhabe an der Gesellschaft hindern können" (UN-Behindertenrechtskonvention, Menschen mit Behinderungen).

129a. Welchen Zweck verfolgt die UN-Behindertenrechtskonvention?

„Zweck dieses Übereinkommens ist es, den vollen und gleichberechtigten Genuss aller Menschenrechte und Grundfreiheiten durch alle Menschen mit Behinderungen zu fördern, zu schützen und zu gewährleisten und die Achtung der ihnen innewohnenden Würde zu fördern" (UN-Behindertenrechtskonvention, Der Zweck der UN-Behindertenrechtskonvention).

130. Nennen Sie mindestens drei wesentliche Aspekte der UN-Behindertenrechtskonvention.

- Achtung der Privatsphäre
- Recht auf Arbeit
- Barrierefreiheit
- Recht auf Bildung
- Gesundheitsvorsorge
- Gleichberechtigung und Nichtdiskriminierung

1

131. Welche vier Leistungsgruppen zur Teilhabe gibt es nach § 5 SGB IX (> Tab. 1.16)?

Tab. 1.16 Leistungen zur Teilhabe behinderter Menschen nach BAR (BAR Wegweiser 2013)

Leistungen zur Teilhabe am Arbeitsleben	zum Beispiel • Hilfen zur Erhaltung oder Erlangung eines Arbeitsplatzes, inkl. Leistungen zur Aktivierung und beruflichen Eingliederung • berufliche Ausbildung • medizinische, psychologische und pädagogische Hilfen • Arbeitsassistenz • Ausbildungszuschüsse zur betrieblichen Ausführung von Bildungsleistungen • Zuschüsse für Arbeitshilfen im Betrieb
Leistungen zur Teilhabe am Leben in der Gemeinschaft	zum Beispiel • Hilfsmittel und Hilfen, die nicht in §§ 31, 33 SGB IX genannt sind • heilpädagogische Leistungen • Hilfen zum Erwerb praktischer Kenntnisse und Fähigkeiten • Hilfen zur Verständigung mit der Umwelt • Hilfen zum selbstbestimmten Leben in betreuten Wohnmöglichkeiten • weitere Leistungen der Eingliederungshilfe
Unterhaltssichernde und andere ergänzende Leistungen zur Teilhabe	zum Beispiel • Krankengeld, Übergangsgeld, Verletztengeld, Versorgungskrankengeld • Beiträge und Beitragszuschüsse zur gesetzlichen Kranken-, Pflege- und Rentenversicherung sowie an die Bundesagentur für Arbeit • ärztlich verordneter Rehabilitationssport • ärztlich verordnetes Funktionstraining in Gruppen • Betriebs- oder Haushaltshilfe, Kinderbetreuungskosten • nachgehende Leistungen zur Sicherung des Erfolgs der Leistungen zur Rehabilitation und Teilhabe • Fahr- und andere Reisekosten • Haushaltshilfe, Kinderbetreuungskosten
Leistungen zur medizinischen Rehabilitation	zum Beispiel • Behandlung durch Ärzte, Zahnärzte und Angehörige anderer Heilberufe • Arznei- und Verbandmittel • Heilmittel einschließlich physikalischer, Sprach- und Beschäftigungstherapie • Psychotherapie • Hilfsmittel • medizinische, psychologische und pädagogische Hilfen zur Sicherung des Rehabilitationsziels

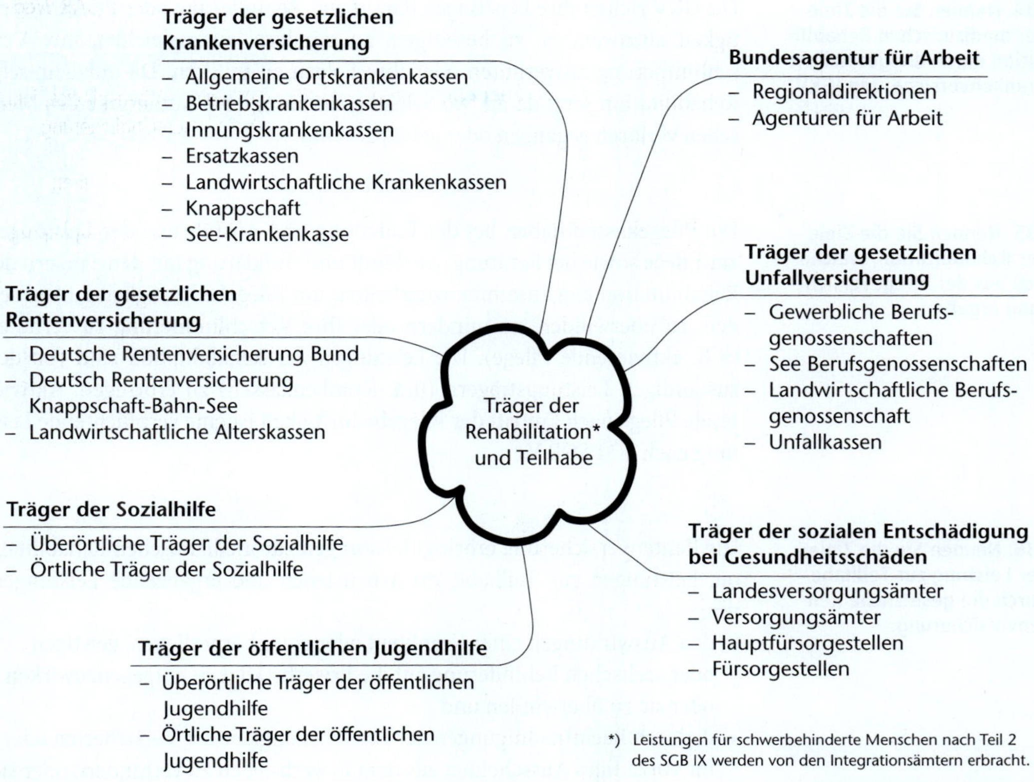

Abb. 1.12 Träger der Rehabilitation (modifiziert nach [E865])

132. Benennen Sie die Träger der Rehabilitation (➤ Abb. 1.12).

Betroffene benötigen Anlaufstellen, bei denen sie verlässlich beraten werden. Dies übernehmen die gemeinsamen Servicestellen. Es besteht dazu eine Auskunfts- und Beratungsverpflichtung nach §§ 14, 15 SGB I. Die Servicestellen für Rehabilitation sollen die Beratung unverzüglich, anbieterneutral und zugleich verbindlich gewährleisten. Sie beraten und klären auf über:

- Leistungsvoraussetzungen, Leistungen der Rehabilitationsträger
- Rehabilitationsbedarf
- Zuständigkeit des Rehabilitationsträgers
- Information des Rehabilitationsträgers bei ggf. erforderlicher Gutachtenerstellung
- Entscheidung über Rehabilitationsantrag
- Unterstützende Begleitung des Menschen bis zur Rehabilitation
- Zeitnahe Entscheidung bei den Rehabilitationsträgern
- Koordination und Vermittlung zwischen mehreren Rehabilitationsträgern und Klärung des Hilfebedarfs

133. Welche Aufgaben haben die gemeinsamen Servicestellen der Leistungsträger?

134. Nennen Sie die Ziele der medizinischen Rehabilitation durch die gesetzliche Krankenversicherung (GKV).

Die GKV richtet ihre Leistungen darauf aus, Behinderung oder Pflegebedürftigkeit abzuwenden, zu beseitigen, zu mindern, auszugleichen, ihre Verschlimmerung zu verhüten oder ihre Folgen zu mildern. Die medizinische Rehabilitation setzt da an, wo Selbstbestimmung und Autonomie des Menschen verloren gegangen oder gefährdet sind.

135. Nennen Sie die Ziele der Rehabilitation, welche sich aus der Pflegeversicherung ergeben.

Die Pflegekassen haben bei der Einleitung und Ausführung der Leistungen zur Pflege sowie bei Beratung, Auskunft und Aufklärung mit den Trägern der Rehabilitation eng zusammenzuarbeiten, um Pflegebedürftigkeit zu vermeiden, zu überwinden, zu mindern oder ihre Verschlimmerung zu verhüten (z. B. aktivierende Pflege). Die Leistungen zur Rehabilitation sind von den zuständigen Leistungsträgern (u. a. Krankenkassen) zu erbringen. Aktivierende Pflege nach Eintritt der Pflegebedürftigkeit ist eine verpflichtende Leistung nach § 11 SGB V.

136. Nennen Sie die Ziele der Leistung zur Teilhabe durch die gesetzliche Rentenversicherung.

Die Rentenversicherung erbringt Leistungen zur medizinischen Rehabilitation, Leistungen zur Teilhabe am Arbeitsleben und ergänzende Leistungen, um:

- den Auswirkungen einer Krankheit oder einer körperlichen, geistigen oder seelischen Behinderung auf die Erwerbstätigkeit entgegenzuwirken oder sie zu überwinden und
- dadurch Beeinträchtigungen der Erwerbsfähigkeit der Versicherten oder ihr vorzeitiges Ausscheiden aus dem Erwerbsleben zu verhindern oder sie möglichst dauerhaft in das Erwerbsleben wieder einzugliedern (§ 9 SGB VI).

137. Nennen Sie die Ziele der Leistung zur Teilhabe durch die gesetzliche Unfallversicherung.

Nach einem Versicherungsfall (Arbeitsunfall, Berufskrankheit) haben die Versicherten Anspruch auf Heilbehandlung. Die Unfallversicherungsträger haben u. a. die Aufgabe, **mit allen geeigneten Mitteln möglichst frühzeitig**

- den durch den Versicherungsfall verursachten Gesundheitsschaden zu beseitigen oder zu bessern, seine Verschlimmerung zu verhüten und seine Folgen zu mildern,
- den Versicherten einen ihren Neigungen und Fähigkeiten entsprechenden Platz im Arbeitsleben zu sichern,
- Hilfen zur Bewältigung der Anforderungen des täglichen Lebens und zur Teilhabe am Leben in der Gemeinschaft (§ 55 SGB IX) sowie zur Führung eines möglichst selbstständigen Lebens unter Berücksichtigung von Art und Schwere des Gesundheitsschadens bereitzustellen,
- ergänzende Leistungen zur Heilbehandlung und zu Leistungen zur Teilhabe am Arbeitsleben und am Leben in der Gemeinschaft zu erbringen,
- Leistungen bei Pflegebedürftigkeit zu erbringen.

138. Nennen Sie die Ziele der Leistung zur Teilhabe am Arbeitsleben.

Die Leistungen zur Teilhabe am Arbeitsleben sind darauf ausgerichtet, die Erwerbsfähigkeit der von Behinderung bedrohten Menschen entsprechend ihren Neigungen und ihrer Leistungsfähigkeit zu erhalten, zu verbessern oder wiederherzustellen und ihre Teilhabe am Erwerbsleben dauerhaft zu sichern.

139. Nennen Sie die Ziele der Rehabilitation und Teilhabe bei älteren Menschen aus der geriatrischen Arbeitshilfe 2008.

Da immer mehr ältere Menschen von chronischen Krankheiten betroffen sind, verändert sich auch die kurative Medizin hin zur rehabilitativen Medizin, d. h. von der Krankheit zur „Krankheit plus Krankheitsauswirkungen". Der ältere Mensch erhält Leistungen, um die Krankheitsauswirkungen zu vermindern oder zu beheben. Somit soll ihm möglichst unabhängig von Pflege und Hilfe durch Dritte ein eigenverantwortliches, seiner bisherigen Lebensform und Vorstellung angeglichenes, selbstständiges Leben ermöglicht werden, und er soll auf Wunsch in der gewohnten Umgebung bleiben können. Dabei gilt der Grundsatz **ambulant vor stationär** und **Rehabilitation vor Pflege.**

Die Ziele der oben benannten Leistungsträger müssen sich den veränderten Herausforderungen stellen. Die demografischen Veränderungen und damit auch die individuellen biologischen Veränderungen durch längere Lebenszeit und geriatrische Multimorbidität erfordern, sich in der Rehabilitation mit den **Auswirkungen einer Erkrankung** zu beschäftigen. So soll die geriatrische Rehabilitation Symptome lindern, **Krankheitsauswirkungen reduzieren** und dem Menschen helfen zu lernen, mit den Einschränkungen zu leben. Hier heißt es auch, die Umweltfaktoren zu berücksichtigen. Der funktionelle Gewinn von Rehabilitationsmaßnahmen bei alten Menschen setzt zumeist zögernd ein und schreitet langsamer voran als bei jüngeren Menschen. Es ist zu bedenken, dass z. B. die Informationsverarbeitungsgeschwindigkeit verlangsamt sein kann. Fehlende Motivation zur Genesung und fehlende Akzeptanz, mit den körperlichen oder kognitiven Einbußen zu leben, sowie geistiger Abbau (Demenz) des Rehabilitanden können den Rehabilitationserfolg behindern oder auch verhindern.

Eine vollständige Rehabilitation ist aufgrund der geriatrischen Multimorbidität schwieriger zu erreichen als bei jüngeren Menschen. Eine so verstandene Rehabilitation bei älteren Menschen orientiert sich hauptsächlich an der Frage: Wie kann der ältere Mensch – unter Berücksichtigung seiner Behinderung – die größtmögliche Selbstständigkeit, subjektives Wohlbefinden sowie eine Verbesserung der Lebensqualität und der Hilfs- und Pflegesituation für sich erreichen? Das soll verwirklicht werden durch:

- Verbesserung der Mobilität
- Verbesserung der sozialen Integration
- Vermeidung/Verminderung der Abhängigkeit von Pflegepersonen

1

140. Die Grundlage für die geriatrische Rehabilitation bietet das biopsychosoziale Modell des ICF. Nutzen Sie dieses Modell, um in der Gruppe die Wechselwirkungen zwischen den Komponenten zu diskutieren (➢ Abb. 1.13). Denken Sie dabei an die älteren Menschen und mögliche Einflussfaktoren, die den Genesungsprozess fördern können.

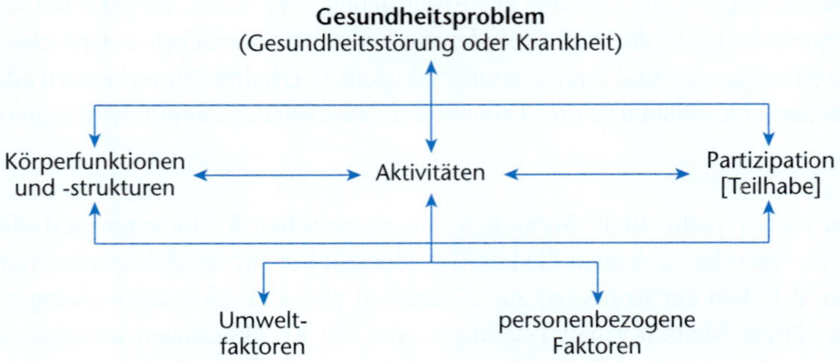

Abb. 1.13 Wechselwirkung zwischen den Komponenten des ICF [W826–1]

141. Was ist ein geriatrischer Rehabilitant?

Im Sinne der Begutachtungrichtlinie des MDS 2012 wird von einem geriatrischen Rehabilitanten gesprochen, wenn nachfolgend beide Kriterien erfüllt sind:

Ein Patient ist **multimorbide,** wenn er multiple strukturelle oder funktionelle Schädigungen bei mindestens zwei behandlungsbedürftigen Krankheiten aufweist. Die geriatrietypische Multimorbidität muss **zwei Aspekte** beinhalten:

1. Geriatrietypische Mutlimorbidität ist das Vorhandensein von
   a. **Schädigungen der Körperfunktionen und -strukturen** sowie **alltagsrelevante Beeinträchtigungen** von Aktivitäten (z. B. Immobilität, Sehstörungen in Verbindung mit Mehrfachmedikation etc.),
   b. **Einschränkungen der Selbstständigkeit** im Alltag bis hin zur Pflegebedürftigkeit und
   c. ggf. **Krankheitskomplikationen** (Begutachtungsrichtlinie 2012)
2. Höheres Lebensalter, in der Regel 70 Jahre und älter (Ausnahmen mit spezieller Begründung)

142. Welche Kriterien müssen erfüllt sein, um Maßnahmen zur medizinischen Rehabilitation zu erhalten (nach: Richtlinie des Gemeinsamen Bundesausschusses über Leistungen zur medizinischen Rehabilitation [Rehabilitations-Richtlinie 2015])?

- **§ 7 Voraussetzung:** Um Leistungen der medizinischen Rehabilitation verordnen zu können, ist das Vorliegen einer medizinischen Indikation notwendig. Dazu bedarf es eines Assessments.
- **§ 8 Rehabilitationsbedürftigkeit:**
  - Sie besteht, wenn aufgrund einer körperlichen, geistigen oder seelischen Schädigung voraussichtlich nicht nur vorübergehende alltagsrelevante Beeinträchtigungen der Aktivität vorliegen, durch die in absehbarer Zeit eine Beeinträchtigung der Teilhabe droht oder
  - Beeinträchtigungen der Teilhabe bereits bestehen und
  - über die kurative Versorgung hinaus der mehrdimensionale und interdisziplinäre Ansatz der medizinischen Rehabilitation erforderlich ist.
  - Zur Beeinträchtigung der Teilhabe gehört auch die Pflegebedürftigkeit.
- **§ 9 Rehabilitationsfähigkeit:** Rehabilitationsfähig sind Versicherte, wenn sie aufgrund ihrer somatischen und psychischen Verfassung die für die Durchführung und Mitwirkung bei der Leistung zur medizinischen Rehabilitation notwendige Belastbarkeit und Motivation oder Motivierbarkeit besitzen.
- **§ 10 Rehabilitationsprognose:** Die Rehabilitationsprognose ist eine medizinisch begründete Wahrscheinlichkeitsaussage für den Erfolg der Leistung

zur medizinischen Rehabilitation. Die Rehabilitationsprognose wird auf der Basis der Erkrankung oder Behinderung, des bisherigen Verlaufs und des Kompensationspotenzials oder der Rückbildungsfähigkeit unter Beachtung und Förderung individueller positiver Kontextfaktoren gestellt. Das geschieht

- über die Erreichbarkeit eines festgelegten Rehabilitationsziels,
- durch eine geeignete Leistung zur medizinischen Rehabilitation,
- in einem notwendigen Zeitraum.

143. Welche Bedeutung kommt der rehabilitativen Pflege zu?

Bei der rehabilitativen Pflege ist der Grundgedanke die Hilfe zur Selbsthilfe. Die aktivierende Pflege steht dabei im Vordergrund. Sie hat therapeutischen Charakter und ist auf interdisziplinäre Zusammenarbeit angewiesen. Das Ziel, eine größtmögliche Unabhängigkeit in verschiedenen Lebensbereichen zu erreichen, ist vorrangig (siehe auch D. Orem 1997, ➤ Frage 53).

Kruse (2002) beschreibt ein integratives Konzept der präventiven und rehabilitativen Pflege. Die wichtigsten Aspekte dazu sind:

- Edukative Techniken
- Beratungstechniken
- Aktivierende Techniken
- Rehabilitative Techniken
- Kommunikative Techniken
- Psychosoziale Techniken

Werden diese Techniken bewusst wahrgenommen, können sie im pflegerischen Alltag umgesetzt und damit ein verantwortliches Handeln zum Wohle der alten Menschen erreicht werden. Das bedeutet für die Pflegefachkräfte in der Altenpflege, sich in geriatrischer Rehabilitation zu schulen (z. B. Bobath und Basale Stimulation, MAKS Aktivierungstherapie, Tagesstrukturierung; siehe auch weiterführende Literatur). Durch diese Schulungen kann auch das Bewusstsein der Altenpflegepraxis von der reinen Versorgung hin zur therapeutischen Pflege verändert werden.

Aufgaben der geriatrisch-rehabilitativen Pflege sind u. a. (BAR 2008):

- Unterstützung diagnostischer und therapeutischer Maßnahmen
- Aktivierung des älteren Menschen (Hilfe zur Selbsthilfe)
- Schutz vor Überforderung
- Adäquater pflegerischer Umgang (Lagerung, Zugang zum Bett)
- Einbeziehen der Angehörigen

144. Welche Rolle haben Angehörige von geriatrischen Rehabilitanten, und wie können Sie diese darin unterstützen (nach BAR 2008)?

Die Angehörigen von älteren Menschen in der Rehabilitation sind eine wichtige Unterstützung, denn sie ermöglichen oftmals erst eine Rehabilitation. Sie sind in vielen Fällen Beistand, Helfer, Co-Therapeuten und Pfleger bei körperlichen und seelischen Problemen.

Damit diese Zusammenarbeit zwischen dem therapeutischen Team, dem älteren Menschen und den Angehörigen erfolgreich ist, sind Altenpflegefachkräfte gefordert, diese zu unterstützen. Dazu gehören (➤ Frage 143):

- Aufrichtigkeit innerhalb der Familie fördern
- Mitarbeit durch Angehörige ermöglichen und diese dazu motivieren
- Nach dem Grundsatz Hilfe zur Selbsthilfe beraten

- Gegebenenfalls auf Überbehütung hinweisen (verhindert Rehabilitationserfolge)
- Geduld, Achtung und Verständnis entgegenbringen und dazu ermutigen
- Enttäuschungen akzeptieren und Hilfestellung durch Gespräche anbieten, weitere Perspektiven und bisherige Erfolge aufzeigen
- Eigenverantwortung stärken (Verantwortung der Rehabilitation liegt nicht bei den Angehörigen, sondern bei den älteren Menschen)
- Unabhängigkeit oder Freiräume für Angehörige verdeutlichen; auch sie haben ein eigenes Leben
- Hilfe und Entlastung bei Überlastung anregen, z. B. Freunde, Nachbarn oder Kurzzeit- und Verhinderungspflege

LITERATUR

Bundesarbeitsgemeinschaft für Rehabilitation (BAR): ICF-Praxisleitfaden. Trägerübergreifender Leitfaden für die praktische Anwendung der ICF beim Zugang zur Rehabilitation. Frankfurt/M.: BAR, 2006.

Bundesarbeitsgemeinschaft für Rehabilitation (BAR): Arbeitshilfe zur geriatrischen Rehabilitation. Heft 6. Schriftenreihe der Bundesarbeitsgemeinschaft für Rehabilitation. Frankfurt/M.: BAR, 2008. Aus: www.bar-frankfurt.de/fileadmin/dateiliste/publikationen/arbeitshilfen/downloads/Arbeitshilfe_Geriatrie.pdf (letzter Zugriff: 13. Dezember 2016).

Bundesarbeitsgemeinschaft für Rehabilitation (BAR): Wegweiser. Rehabilitation und Teilhabe behinderter Menschen. 15. A. Frankfurt/M.: BAR, 2013. Aus: www.bar-frankfurt.de/fileadmin/dateiliste/publikationen/wegweiser/downloads/BAR.Wegweiser2013.web.pdf (letzter Zugriff: 13. Dezember 2016).

Deutsche Rentenversicherung. Einführung. Aus: www.deutsche-sozialversicherung.de/de/wegweiser/einfuehrung.html (letzter Zugriff: 5. Dezember 2016).

ICF – Internationale Klassifikation der Funktionsfähigkeit, Behinderung und Gesundheit. Herausgegeben vom Deutschen Institut für Medizinische Dokumentation und Information (DIMDI), WHO-Kooperationszentrum für die Familie Internationaler Klassifikationen World Health Organization Genf. Genf: WHO, 2005. Aus: www.dimdi.de/dynamic/de/klassifikationen/icf/; https://www.g-ba.de/downloads/83-691-355/RL-Reha_2014-04-17_Anl1.pdf (letzter Zugriff: 13. Dezember 2016).

Kruse A: Gesund altern. Stand der Prävention und Entwicklung ergänzender Präventionsstrategien. Bd. 146. Schriftenreihe des Bundesministeriums für Gesundheit. Baden-Baden: Nomos, 2002.

Lauber A, Schmalstieg P: Prävention und Rehabilitation. Stuttgart: Thieme, 2007.

Medizinischer Dienst des Spitzenverbandes Bund der Krankenkassen e. V. (Hrsg.): Begutachtungsrichtline. Vorsorge und Rehabilitation. Essen: MDS, 2012.

Orem DE: Strukturkonzepte der Pflegepraxis. Berlin Wiesbaden: Ullstein Mosby, 1997.

Richtlinie des Gemeinsamen Bundesausschusses über Leistungen zur medizinischen Rehabilitation (Rehabilitations-Richtlinie). Stand: 15. Oktober 2015. Aus: www.g-ba.de/downloads/62-492-1630/RL-Reha_2018-05-17_iK-2018-08-04.pdf (letzter Zugriff: 13. Dezember 2016).

UN-Behindertenrechtskonvention: Menschen mit Behinderungen. Aus: www.behindertenrechtskonvention.info/menschen-mit-behinderungen-3755/ (letzter Zugriff: 21. Oktober 2016).

UN-Behindertenrechtskonvention: Der Zweck der UN-Behindertenrechtskonvention. www.behindertenrechtskonvention.info/der-zweck-der-un-behindertenrechtskonvention-3754 (letzter Zugriff: 21. Oktober 2016).

Welti F: Das SGB IX in der Entwicklung des Sozialrechts. Die Rehabilitation 2002; 41: 268–273.

www.bar-frankfurt.de/rehabilitation-und-teilhabe/leistungen-zu-reha-und-teilhabe (letzter Zugriff: 21. Oktober 2016).

WEITERFÜHRENDE LITERATUR

Becker U et al.: Altenpflege Heute. 2. A. München: Elsevier, Urban & Fischer, 2014.

Menche N et al. (Hrsg.): Pflege Heute. 6. A. München: Elsevier, Urban & Fischer, 2014.

1.7 Biografiearbeit

145. Nehmen Sie sich 10 Minuten Zeit und malen Sie Ihre Biografie in Form eines Baums (➢ Abb. 1.14) oder Flusses auf.

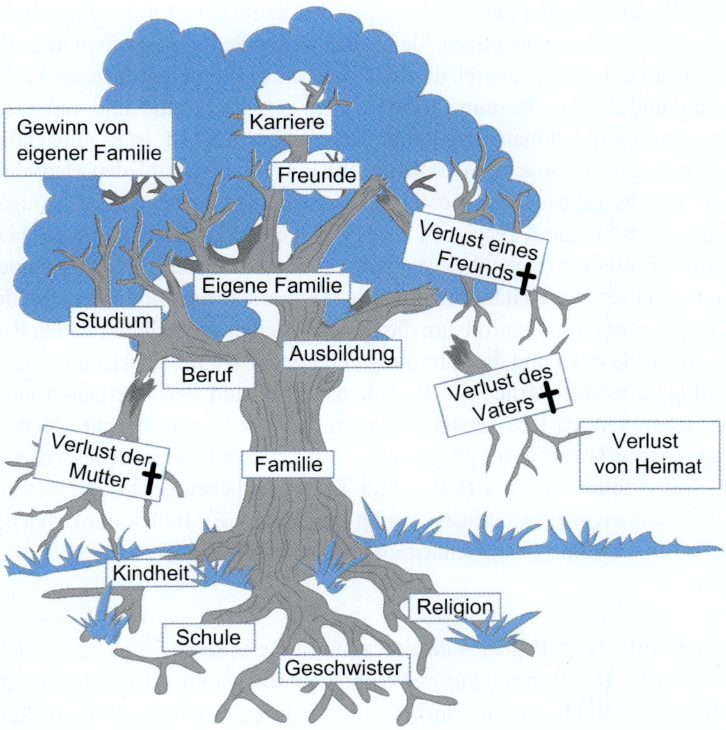

Abb. 1.14 Lebensbaum [L143]

Anmerkung: Sie haben sicher festgestellt, dass vor dem Aufzeichnen das Nachdenken kommt. Sie erinnern sich an Ihre Kindheit, an Ihre Jugend, an Ihr jetziges Erwachsenenalter. Worüber haben Sie sich gefreut, was hat Sie verletzt? Welche Menschen sind Ihnen wichtig? Welche Bedeutung haben für Sie Beruf, Familie, Religion oder gesellschaftliche Werte wie Treue, Liebe, Zuverlässigkeit, Ordnung? Worüber möchten Sie nur im Vertrauen reden? Welche Fragen sind Ihnen unangenehm? Was gibt Ihrem Leben Sinn und Halt?

Mit der Aufzeichnung leisten Sie biografische Arbeit. Sie halten Rückschau, ziehen Bilanz, und wenn Sie sich z. B. durch Zeichnen ausdrücken, verarbeiten Sie auch in einem gewissen Maß Ihre Vergangenheit.

Sie merken, biografisches Arbeiten ist sehr persönlich, es kann Wunden aufreißen, aber auch Freude hervorbringen. Sobald Sie sich mit der Biografie alter Menschen beschäftigen, setzen Sie sich immer mit dem Leben des Menschen, mit seinen Wünschen und Besonderheiten auseinander. Sie dringen womöglich in die intimsten Bereiche einer Person ein. Seien Sie behutsam im Gespräch!

146. Weshalb ist biografisches Arbeiten in der Altenpflege notwendig?

Als Pflegekraft lernen Sie die Menschen erst kennen, wenn diese professionelle Unterstützung benötigen. Sie kennen weder die Vergangenheit noch die Person an sich. Das bedeutet, dass das „Ich" eines alten Menschen der Erläuterung und der Anerkennung bedarf. Da wir einander fremd sind und unser Leben durch Individualisierung und Isolierung geprägt ist, ist es notwendig, sich zu erklären, also eine Art **Selbstdefinition** zu geben. Für jeden Menschen ist es in jeder Lebensphase wichtig zu wissen, dass er mit seinen Erfahrungen und seinem Schicksal gebraucht wird. Wir können einander nur verstehen, wenn wir uns dem Gegenüber geöffnet und mitgeteilt haben. Das bringt auch das Gefühl der **Wertschätzung** mit sich. Das **Verständnis** füreinander in der Altenpflegepraxis ist zentral, um die Besonderheiten der zu betreuenden Personen zu erkennen und die Betreuung und Pflege darauf auszurichten. Durch die Biografiearbeit lernen Sie Verhaltensweisen und Besonderheiten eines Menschen kennen und verstehen diesen dadurch besser. Der alte Mensch hört auf, nur Objekt Ihrer pflegerischen Tätigkeit zu sein. Sie sehen vor sich ein **Individuum,** welches Höhen und Tiefen im Leben erlebt hat, welches durch Schmerzen und Verluste geprägt sein kann – ein Individuum, welches genauso anerkannt, wertgeschätzt und geliebt werden möchte wie Sie!

147. Worin unterscheiden sich die Begriffe Lebenslauf und Biografie?

Lebenslauf: Dieser Begriff beinhaltet zumeist die äußeren Daten eines gelebten Lebens. Das beginnt mit der frühen Kindheit und setzt sich fort mit Schulzeit, Ausbildung, dem Eintritt ins Berufsleben, Familiengründung, Renteneintritt etc.
Biografie: Dieser Begriff beschreibt das Innenleben eines Menschen, die Aspekte des Lebens, welche die Lebensgeschichte des Erzählenden ausmachen, und die Ereignisse, die ihm im Leben wichtig und bedeutsam waren.

148. Was verstehen Sie unter Lebensrückschau (nach Butler)?

Lebensrückschau *(Life Review)* wird von Butler 1963 „als ein natürlicherweise auftretender und universeller geistiger Prozess, der durch wachsende Rückbesinnung auf vergangene Erfahrungen und besonders durch das Wiederaufleben ungelöster Konflikte gekennzeichnet ist" (zit. n. Weingandt 2001) beschrieben. Die Motivation für die Lebensrückschau geht laut Butler darauf zurück, dass der Mensch sich mit zunehmendem Alter des nahenden Todes bewusst wird. Butler geht davon aus, dass die Lebensrückschau Probleme aufwirft, die in einem biografischen Gespräch thematisiert und vielleicht aufgearbeitet werden können. Er versteht die Lebensrückschau im Sinne einer therapeutischen Arbeit mit alten Menschen. Dies kann individuell oder in Gruppenform geschehen. Butler geht davon aus, dass die alten Menschen durch diese Lebensrückschau u. a. leichter mit ihren Schuldgefühlen umgehen können. Des Weiteren wird erhofft, dass dadurch eine versöhnliche Belebung der Beziehung zu Familienmitgliedern geschaffen werden kann.

149. Was ist das AGE-EXCHANGE-Zentrum in London?

Seit 1983 fungiert das AGE-EXCHANGE-Zentrum als Begegnungsstätte für Jung und Alt. In diesem Zentrum kann ein Austausch mit anderen Generationen über ausgestellte Gegenstände stattfinden, aber auch anhand eines ausleihbaren Erinnerungskoffers ein Austausch in Pflegeheimen angeboten werden. Einen weiteren Schwerpunkt stellt das Erinnerungstheater dar. Es werden Theaterstücke in öffentlichen Einrichtungen aufgeführt, die zum Gespräch anregen sollen. Die Schauspieler stehen für die Besucher als Gesprächspartner zur Verfügung. Ein Café lädt für Besucher zum Verweilen ein. Mithilfe von Kunst und Theater wird Menschen auch mit Demenz eine Möglichkeit des kreativen Erinnerns *(Reminiscence Arts)* ermöglicht.

Im Vordergrund von AGE EXCHANGE steht die positive Erinnerungsarbeit. Es soll die Lust am Erinnern gefördert werden. Die Teilnehmer an der biografischen Gruppenarbeit sollen sich geachtet und wertgeschätzt fühlen, um aus den Gesprächen Kraft und Lebensfreude zu schöpfen.

150. Welche Wirkung kann biografische Arbeit haben?

Biografisches Arbeiten ist immer Erinnerungsarbeit mit dem Blick in die Zukunft. Das bedeutet: Wenn Sie sich in ein biografisches Gespräch begeben, regen Sie immer die Erinnerungen der Vergangenheit an im Hinblick auf das, was man damit in Zukunft beeinflussen oder verändern kann. Diese Erinnerungen können schmerzlich sein, weil sie auch die Mühen der Vergangenheit beinhalten. Die Erinnerung an die Vergangenheit kann aber auch wohltuend und freundlich sein, weil sie das Schwere mit dem Gelungenen in Verbindung bringt.

151. Nennen Sie acht Ziele, welche mit der gesprächsorientierten Biografiearbeit in der Altenpflege verfolgt werden.

Ziele der gesprächsorientierten Biografiearbeit (➤ Frage 68):

- Verbesserung der Kommunikationsfähigkeit
- Bewältigung einer eventuell vorhandenen Einsamkeit
- Stärkung des Selbstwertgefühls
- Aktivierung der geistigen Fähigkeiten und des Wohlbefindens
- Stärkung des Gemeinschaftsgefühls und des gegenseitigen Verständnisses
- Verarbeitung von Lebenserfahrung
- Beziehungsarbeit mit den zu betreuenden Menschen
- Menschliche Begegnungen

152. Welche Aspekte sind in einem Gespräch für die sinnvolle Biografiearbeit (nach Ruhe) zu berücksichtigen?

Die Biografiearbeit fordert die Auseinandersetzung mit folgenden Aspekten (Ruhe 2012):

- **Sinn des Lebens:** Indem das Vergangene wahrgenommen wird, werden Begründungen möglich, warum die Zukunft lohnenswert ist (➤ Frage 119).

- **Kontinuität von Gegenwart, Zukunft und Vergangenheit:** Rückblickend wird versucht, mit Blick auf die Zukunft die Lebenserfahrungen zu ordnen und ihnen eine Bedeutung zuzuschreiben.
- **Realität des Erlebten:** Dies ist Anerkennung der von der Person dargestellten Realität; dabei werden bestimmte Aspekte des Lebens ausgeblendet, Unschönes bereinigt.
- **Konstruieren der Wirklichkeit:** Hier wird das Erleben der Wirklichkeit, also das, was in der Erinnerung als wichtig betrachtet wird, wiedergegeben. Dies ist also keine Reproduktion der Vergangenheit, sondern die Schaffung der für einen Menschen erträglichen Wirklichkeit.
- **Veränderungsprozesse:** Diese ermöglichen es, sich seiner selbst zu vergewissern und damit auch einen Perspektivenwechsel einzuleiten. Besonders deutlich sind körperliche Veränderungsprozesse vor allem dann, wenn der Alterungsprozess die Selbstständigkeit zunehmend beeinträchtigt. Dabei ist aber nicht zu vergessen, dass Menschen auch in hohem Alter noch wachsen können. Man spricht hier von der kristallinen und fluiden Intelligenz.
- **Hierarchiefreie Kommunikation:** Denken Sie daran, dass Sie sich in der Biografiearbeit als Menschen begegnen. Sie näheren sich dem alten Menschen mit Fragen, die ein Interesse an seiner Lebenswirklichkeit ausdrücken. Hören Sie zu, ohne das Erzählte zu bewerten. Sie benötigen eine Neugierhaltung, mit der Sie versuchen, vorsichtig in die unterschiedlichen Lebensfelder und Erfahrungsgeschichten des Menschen einzutauchen. Ein biografisches Gespräch ist demnach die Begegnung zweier Menschen.
- **Fragmente des Lebens:** Biografisches Arbeiten besteht aus Erzählungen des Menschen, welche für ihn Bedeutung hatten. Es geht nicht um Vollständigkeit oder Wahrheit, sondern um bedeutsame Ereignisse im Leben eines Menschen, die diesen geprägt haben. Die Erzählungen bleiben fragmentarisch. Beim Erzählen spürt der Mensch vielleicht Scham oder erlebt sein eigenes Versagen, er entscheidet, was er Ihnen als Zuhörender mitteilt oder verschweigt.
- **Dimensionen des Individuums, der Gesellschaft und der Tiefenpsychologie:** Wichtig ist zu verstehen, dass das Individuum mit seinen individuellen Lebensdaten eingebettet ist in eine Gesellschaft, die ihre eigene Geschichte hat. Die tiefenpsychologische Dimension beschreibt, welche Verletzungen oder Heilungen ein Mensch erfahren hat.
- **Kollektives Gedächtnis der Gesellschaft:** Beschreibung der Ereignisse einer Zeit, die alle Menschen dieser Gesellschaft erlebt haben. Es bereichert dadurch die Geschichte eines Landes und lässt die individuelle Geschichte besser verstehen.

153. Welche Botschaften und Hinweise können Sie in einem biografischen Gespräch (nach Ruhe) erfahren?

- **Penetranzgeschichten:** Geschichten, die immer wieder erzählt werden und aufdringlich wirken.
- **Standardäußerungen:** Hier sprechen Menschen in sich wiederholenden Kommunikationsmustern. Es wird über Oberflächlichkeiten wie das Wetter gesprochen, das Gespräch wirkt inhaltsleer.
- **Sprudelnde Erzählung:** Dies verdeutlicht eine Überfülle des Lebens, es kann aber an Chronologie oder sachlicher Logik fehlen.

- **Gedankensprünge:** Sie können Hinweise darauf geben, dass bestimmte Ereignisse eines Lebens nicht erzählt werden möchten. Sie sind als Schutz zu verstehen.
- **Verschlüsselungen:** Können Wünsche oder Verletzungen darstellen, denn die dahinterliegende Botschaft soll nicht erwähnt werden.
- **Materielle Signale:** Das können Bilder, Möbel, Schmuck etc. sein. Dinge, die dem alten Menschen etwas bedeuten.
- **Zwangshandlungen:** Sie sind meist Ausdruck von Verlust-, Versagens- oder vermissten Erfolgserlebnissen.
- **Schweigen:** In einem Gespräch kann der alte Mensch sich zu bestimmten Fragen in Schweigen hüllen und die Frage nicht beantworten. Die Hintergründe dafür können vielfältiger Natur sein. In einem biografischen Gespräch gilt es, dieses Schweigen zu respektieren und damit die Person ernst zu nehmen und wertzuschätzen.

Die nachfolgende Übersicht (➤ Tab. 1.17) zeigt die wichtigsten historischen Ereignisse der letzten 110 Jahre. Die Bedeutung, die jeder alte Mensch aus diesen Ereignissen zieht, kann sehr unterschiedlich sein. Dies sollte bei einem biografischen Gespräch berücksichtigt werden.

154. Nennen Sie die wesentlichsten historischen Epochen, die für das kollektive Gedächtnis und die biografische Arbeit relevant sind.

Tab. 1.17 Historisch relevante Epochen für Biografiearbeit (nach Kolain und Zapp 2006, S. 112, leicht verändert von Elfriede Derrer-Merk)

Zeitepoche	Geschichtsperioden	Sozialgeschichte	Mentalitätsgeschichte	Ereignisse, die bei der Biografiearbeit besondere Bedeutung haben
1900–1914	Wilhelminisches Kaiserreich	Beginn der Sozialversicherung unter Bismarck	Untertanengeist, Obrigkeitsdenken	Arbeiterbewegung, Gewerkschaft
1914–1918	1. Weltkrieg		Erbfeind Frankreich	Angst vor Franzosen, Hunger
1918–1933	Weimarer Republik	Republik, Inflation, Weltwirtschaftskrise, Arbeitslosigkeit	Dolchstoßlegende, Diktat von Versailles, Erniedrigung Deutschlands durch die Alliierten	Inflation, Hunger, Armut, Arbeiterbewegung
1933–1939	Beginn des NS-Systems	Volksgemeinschaft „Kraft durch Freude"	Nationalsozialismus, Juden/Arier	Judenverfolgung, Angst um Angehörige
1939–1945	2. Weltkrieg	Kriegswirtschaft	Antisemitismus, „totaler Krieg"	Krieg, Verfolgung, Bespitzelung und Todesängste
1945–1949	Nachkriegszeit, Kalter Krieg, UNO	Restaurierung des staatlichen Systems unter Aufsicht der Alliierten	Entnazifizierung, Verdrängung, Trümmerfrauen, Integration von Flüchtlingen	Verlust einer gesamtdeutschen Identität, Kriegsverbrechen, Kriegsgefangenschaft, verlorener Krieg
1949–1961	Bildung des Warschauer Pakts (Ost), der NATO (West), Gründung der DDR	Grundgesetz, soziale Marktwirtschaft	Kalter Krieg und Atomkriegsdrohung, Aufrüstung	Einübung in Demokratie, Adenauer, Antikommunismus, Solidargemeinschaft
1961–1968	Wiederaufbau, Mauerbau, BRD–DDR, Vietnamkrieg, Studentenbewegung	Konsum- und Wohlstandsgesellschaft, Sozialstaat	Gastarbeiter, bildungspolitische Initiative, Wohlstand, Diktatur, Stasi, Beschränkung der Meinungsfreiheit	Flucht aus der DDR, Trennung von Familien, Gastarbeiter

Tab. 1.17 Historisch relevante Epochen für Biografiearbeit (nach Kolain und Zapp 2006, S. 112, leicht verändert von Elfriede Derrer-Merk) *(Forts.)*

Zeitepoche	Geschichtsperioden	Sozialgeschichte	Mentalitätsgeschichte	Ereignisse, die bei der Biografiearbeit besondere Bedeutung haben
1968–1981	Studentenbewegung, sozialliberale Koalition, „Mehr Demokratie wagen"	Zivilgesellschaft, Chancengleichheit	Beginn des Aussöhnungsprozesses mit der DDR, Polen, UdSSR, Terrorismus	Studentenunruhen, Willy Brandt, Terrorismus, RAF, Mangelverwaltung im Osten, Wirtschaftswunder im Westen
1981–1989	Regierung unter Kohl, Zementierung des DDR-Systems (Honecker)	neoliberale Sozialpolitik, Privatisierungen	neokonservative Wende, Gegenkultur zu den 68ern, Unterdrückung von Freiheitsdenkern in der DDR	neokonservative Wende, Gegenkultur zu den 68ern, freie Meinungsäußerung wird in der DDR als gefährlich erlebt
1989–1991	Mauerfall, Wiedervereinigung, Auflösung des Warschauer Pakts	Eingliederung der DDR in die BRD	Ende der Nachkriegsperiode, Friedensvertrag, Deutschland wird stark in Europa	Entwertung der DDR und seiner Geschichte, Identitätsverlust im Osten Deutschlands
1991–2000	Hegemonialpolitik der USA	Europäisierung des Sozialstaats, Abbau der sozialen Leistungen	Neoliberalismus	Erwartung von hoher Mobilität und Flexibilität von der arbeitenden Bevölkerung, dadurch Lockerung familiärer Bindungen
2000–heute	Erstarken der EU, Hegemonie der USA, Infragestellung der EU, Krieg (z. B. in Syrien)	Hartz IV, Agenda 2010, Flüchtlings- und Einwanderungszunahme	Gürtel enger schnallen, Sparen um jeden Preis, Kürzungen bei den sozialen Leistungen, Angst um die Zukunft durch steigende Flüchtlingszahlen	Generationenbeziehungen verändern sich, ältere Menschen bleiben länger gesund, Zunahme chronisch Kranker

Unabhängig davon, was die Menschen Ihnen erzählen oder nicht – es ist immer eine freie Entscheidung, über sein Leben zu berichten. Halten Sie sich mit Interpretationen, Mutmaßungen oder Nachbohren zurück, denn auch Sie möchten nicht ohne Ihr Einverständnis von fremden Menschen analysiert und interpretiert werden.

155. Welche Regeln der Kommunikation wenden Sie beim biografischen Arbeiten an?

Biografisches Arbeiten setzt den sorgsamen Umgang miteinander voraus sowie Vertrauen und Sicherheit, dass das Erzählte nicht verräterisch oder ausbeuterisch verwendet wird. Als Gesprächspartner stehen die Patienten, Angehörige, Ärzte, Sozialstation, Pflegeheim u. a. zur Verfügung. Falls der alte Mensch aus Krankheitsgründen (z. B. Demenz) nichts von sich selbst erzählen kann, bitten Sie z. B. die Angehörigen um ein biografisches Gespräch. Seien Sie sich dessen bewusst, dass Erzählungen Dritter immer mit der Wahrnehmung des Erzählenden zu tun hat, nicht unbedingt mit der des alten Menschen.

Kommunikationsregeln bei der Biografiearbeit

- Schaffen Sie eine ruhige Atmosphäre (Raum, Zeit).
- Ihre Intention ist es, ein Gespräch zu führen und den Dialog zu suchen.
- Beide Partner des Gesprächs sind gleichberechtigt.
- Besprechen Sie mit den Gesprächspartnern Ziel und Sinn des Gesprächs.
- Respektieren Sie, wenn der Gesprächspartner sich nicht äußern möchte.

- Bitten Sie um Erlaubnis, die Daten für die Pflege verwerten zu dürfen (Pflegeplanung). Achtung bei bewusstseinsveränderten Menschen: Was ist ethisch vertretbar? (Rücksprache mit Angehörigen).
- Ihre Aufgabe besteht in der Hauptsache darin, aktiv zuzuhören.
- Bewerten Sie die Aussagen nicht.
- Achten Sie die Grenzen der Erzählenden.
- Seien Sie neugierig auf die Erzählungen aus dem Leben.
- Schätzen Sie den Menschen mit seiner Vergangenheit, Gegenwart und Zukunft als einen wertvollen Menschen.
- Respektieren Sie Ihre eigenen Grenzen, überfordern Sie sich nicht.
- Falls nötig, strukturieren Sie das Gespräch.

156. Welche Möglichkeiten und Methoden der Biografiearbeit (➤ Tab. 1.18) in der Gruppe bzw. mit einem einzelnen Menschen kennen Sie?

Tab. 1.18 Methoden der Biografiearbeit

Biografiearbeit in der Gruppe (nach Butler oder AGE EXCHANGE)	Biografiearbeit mit einer Einzelperson
• Texte vorlesen • Singen und Tanzen • Rollenspiel und Theater • Malen • Ausflüge anbieten • Biografisches Arbeiten anhand von **Jahreszeiten:** Formulieren Sie die Fragen im Gespräch in Verbindung mit bestimmten Jahreszeiten (Frühjahr, Sommer, Herbst, Winter; kirchliche Jahreszeiten, Ostern, Pfingsten, Erntedank, Weihnachten). • **Fühlen, Riechen, Schmecken:** Welche Erinnerungen sind angenehm, was verbinden Sie damit? Hinweise auf Lieblingsspeisen? • **Erzählcafé:** Diese Art des biografischen Arbeitens ist in einer Gruppe möglich. Sie können z. B. Bilder aus einem bestimmten Jahr zum Einstieg nutzen und die Teilnehmer bitten, ihre Erlebnisse dazu zu berichten. So erhält das Erzählen einen offenen Charakter. Jede Person ist frei zu erzählen, was sie in dieser Lebensphase erlebt hat. Vielleicht gelingt es durch das gemeinsame Erzählen auch, schöne und lustige Erlebnisse, welche die Menschen ihre Lebendigkeit spüren lässt, zu erleben.	• persönliches und vertrauliches Gespräch • Gespräche anhand von Familienfotos o. Ä. • Erinnerungsstücke: „Welche Gegenstände oder lieb gewordene Dinge helfen Ihnen bei der Genesung? Welche Erinnerung verbinden Sie damit?"

157. Wie können Sie biografisch arbeiten, wenn Sie in einem Pflegeheim einen neuen Bewohner aufnehmen?

In einem Erstgespräch vor dem Einzug können Sie die für den Betreffenden wichtigen Aspekte besprechen. Beispiele:

- **Besprechen der Wohnraumgestaltung:** Welche Möbel sind wichtig, damit der Betreffende sich wohlfühlt? Welche Bilder sollen im Zimmer einen Platz finden?
- **Besprechung der Essgewohnheiten:** Welche Speisen bevorzugt der Betreffende? Zu welcher Tageszeit ist er es gewohnt zu essen? Was mag er überhaupt nicht? Kann er im Zimmer essen oder möchte er in Gesellschaft mit anderen essen?
- **Besprechung der Tagesstruktur:** Wie möchte der Betreffende seinen Tag strukturieren? Oder ist die Struktur des Hauses vorgegeben? Was ist ihm besonders wichtig, z. B. Mittagsruhe, Gottesdienste, Aktivitäten?

- **Besprechung der Wünsche:** Auf welche Dinge kann der Betreffende unter keinen Umständen verzichten? Gibt es ein privates Telefon oder ist die Benutzung eines Handys erlaubt? Wo sind Räume für Rückzugsmöglichkeiten? Wie wird die Privatsphäre der Person respektiert?
- **Knüpfung sozialer Kontakte:** Für das Wohlbefinden des Betreffenden ist es zudem wichtig, dass er sich angenommen und willkommen fühlt. Das geschieht vor allem durch gemeinschaftliches Erleben und Wertschätzung innerhalb einer Gruppe von Menschen.

Diese und andere Fragen können beim ersten Kennenlernen ausschlaggebend sein für das Wohlbefinden des alten Menschen. Nehmen Sie sich bewusst dafür Zeit.

158. Welchen Nutzen hat die Biografiearbeit für die Pflegeplanung?

Durch die Biografiearbeit wird es möglich, den alten Menschen besser zu verstehen und seine Wünsche, Bedürfnisse und Ressourcen kennenzulernen. Sie ermöglicht auch im Sinne einer Beziehungsarbeit, dem Menschen Wertschätzung und Aufmerksamkeit zu vermitteln. Für die Pflegeplanung können die Informationen von sehr großem Wert sein. Sie als Pflegekraft erfahren durch das biografische Arbeiten die Probleme und Einschränkungen des alten Menschen, aber auch seine Ressourcen und Ziele. Nach Rücksprache mit den Betreffenden ist es möglich, dieses Wissen im Sinne einer Anamnese für die Pflegeplanung zu verwenden. Aus den Erkenntnissen können Pflegediagnosen abgeleitet werden. Wenn die zu betreuenden Menschen für sich Ziele für die Zukunft formulieren können, können auch diese in die Pflegeplanung aufgenommen werden.

159. Nennen Sie die Identitätssäulen nach Petzold (1985), nach denen ein biografisches Gespräch strukturiert sein kann.

Identitätssäulen zur Strukturierung eines biografischen Gesprächs (Blimlinger, Ertl und Koch 1996):

- Leiblichkeit (körperliche Gesundheit oder Einschränkungen)
- Soziales Netz (Verwandte, Freunde, Bekannte)
- Arbeit und Leistung (Stellenwert von Arbeit und Berufstätigkeit)
- Werte und Sinnhaftigkeit (Was gibt dem Leben Sinn?)
- Materielle Sicherheit (Reicht das Geld zum Leben oder gibt es Probleme, die durch das soziale Sicherungssystem ausgeglichen werden können?)

FALLBEISPIEL (FRAGEN 160–165)

Frau Rother lebte bis zu ihrem Sturz, bei dem sie sich einen Oberschenkelhalsbruch zuzog, zu Hause. Sie erledigte bis zu diesem Zeitpunkt den Haushalt weitgehend selbst. Zur Unterstützung hatte sie eine Haushaltshilfe, welche sich um die Sauberkeit von Haus und Wäsche kümmerte. Bei der Apfelernte in ihrem Garten stürzte Frau Rother und wurde ins Krankenhaus eingeliefert. Nach der erforderlichen Hüftoperation lernte sie wieder laufen, erreichte jedoch nicht wieder die Fähigkeiten, die sie vor dem Sturz hatte. Ein Umzug in ein Pflegeheim erschien Frau Rother und ihren Angehörigen daher notwendig. Frau Rother benötigt derzeit Hilfe bei der Körperpflege und beim Anziehen.

In ihrem bisherigen Leben erfreute sich Frau Rother an kulturellen Veranstaltungen wie Konzerten und Museumsbesuchen und an ihrer Lieblingsbeschäftigung, dem Lösen von komplexen Rätseln. Als erste Frau in ihrer Familie studierte sie 1940 an der

Universität Zahnmedizin und übte diesen Beruf bis zur Rente in ihrer eigenen Zahnarztpraxis aus. Dank der Unterstützung ihres Mannes konnte Frau Rother auch, als ihre Kinder klein waren, in der Praxis arbeiten. Das gab ihr Selbstvertrauen, was sie bis heute stolz betont. Ihre beiden Kinder kümmern sich liebevoll um Frau Rother. Sie sind ihr beim Umzug ins Pflegeheim behilflich und übernehmen viele organisatorische Aufgaben. Frau Rother macht immer wieder deutlich, dass alle Entscheidungen von ihr selbst getroffen werden. Sie hat ihren Lebensunterhalt durch ihre berufliche Tätigkeit gesichert und sich dadurch eine gute Basis fürs Alter geschaffen. Nun erhält sie eine Witwenrente und Rente aus einer privaten Absicherung.

160. Welche Aspekte der Leiblichkeit entnehmen Sie dem Beispiel von Frau Rother?

Sie ist geistig aktiv und zeigt keine kognitiven Einbußen. Körperlich hat sie Probleme beim Gehen und bei der Körperpflege. Der Sturz hat sie nachhaltig in ihrer Selbstständigkeit beeinträchtigt, sodass sie Hilfe bei der Körperpflege und beim Anziehen benötigt.

161. Beschreiben Sie das soziale Netz von Frau Rother.

Frau Rother hat zwei Kinder, die sich liebevoll um sie kümmern. Die Beziehung ist von gegenseitigem Respekt geprägt. Sie erfreut sich an kulturellen Veranstaltungen und hält sich durch Rätseln geistig fit.

162. Welche Bedeutung haben für Frau Rother Arbeit und Leistung?

Sie ist sehr stolz darauf, dass sie als erste Frau in ihrer Familie an der Universität Zahnmedizin studieren konnte. Ihre berufliche Karriere und die Kindererziehung konnte sie gut miteinander vereinbaren. Sie genoss ihre Selbstständigkeit und Unabhängigkeit durch den Beruf. Dieser gab ihr Selbstvertrauen und sie fand dadurch ein stabiles Selbstwertgefühl.

163. Welche Werte und Sinnhaftigkeit erlebte Frau Rother?

Die liebevolle Beziehung zu ihren Kindern ist ihr sehr wichtig. Sie unterstützen sie bei vielen Entscheidungen.

164. Wie beschreiben Sie die materielle Sicherheit von Frau Rother?

Frau Rother erhält Witwenrente und eine private Rente. Sie hat ausreichend Kapital, um sich trotz Pflegebedürftigkeit gut versorgen zu lassen.

165. Welche Erkenntnisse aus dem Beispiel können für Sie als Pflegekraft für die Pflegeplanung relevant werden?

Relevant für die Pflegeplanung sind die Aspekte der Leiblichkeit, woraus sich ein Selbstversorgungsdefizit bei der Körperpflege ableiten lässt, welches jedoch noch genauer eruiert werden muss. Eventuell benötigt Frau Rother auch Unterstützung beim Gehen oder bei außerhäuslichen Aktivitäten bezüglich ihrer Mobilität, auch das muss noch näher erfragt werden.

Frau Rother erfreut sich an kulturellen Aktivitäten, dies sollte in die Planung einbezogen werden. Denn sie benötigt sicher einen Veranstaltungskalender und eventuell auch Hilfe bei der Organisation, Veranstaltungen besuchen zu können. Darüber hinaus ist dies auch als Ressource zu sehen, durch die Frau Rother Kraft und Lebensfreude schöpfen kann.

Die gute Beziehung zu den Kindern ist ebenfalls als Ressource für soziale Unterstützung zu betrachten.

LITERATUR

Age Exchange: What is Reminiscence Arts? Aus: www.age-exchange.org.uk/who-we-are/what-is-reminiscence-arts/ (letzter Zugriff: 21. Oktober 2016).

Blimlinger E, Ertl A, Koch-Straube U: Lebensgeschichten. Hannover: Vincentz, 1996.

Kolain G, Zapp J (Hrsg.): Altenpflege. Aufgaben und Konzepte der Altenpflege. Lernfelder 1.1; 1.2; 1.4. Troisdorf: Bildungsverlag EINS, 2006.

Osborn C, Schweitzer P, Trilling A: Erinnern: Eine Anleitung zur Biographiearbeit mit älteren Menschen. Freiburg: Lambertus, 2012.

Ruhe HG: Methoden der Biografiearbeit. 5. A. Weinheim: Beltz-Juventa, 2012.

Ruhe HG: Praxishandbuch Biografiearbeit: Methoden, Themen und Felder. Edition sozial. Weinheim: Beltz, 2014.

Specht-Thoman M: Biografiearbeit in der Gesundheits-, Kranken- und Altenpflege. Berlin: Springer, 2012.

Weingandt B: Biografische Methoden in der Geragogik – qualitative und inhaltsanalytische Zugänge. Köln: KDA, 2001.

1.8 Pflegerelevante Grundlagen der Ethik

166. Was verstehen Sie unter Ethik?

Ethik ist die Wissenschaft vom moralischen Verhalten als praktisch philosophische Disziplin. Die Ethik beschäftigt sich mit philosophischen Fragestellungen des sittlichen Wollens und des richtigen Handelns. Der Ethik liegen Menschenbild, moralische Wertvorstellungen und Sitten zugrunde.

Immanuel Kant stellte sich die Grundsatzfrage aller ethischer Überlegungen: Was soll ich tun? Dazu gehört auch, dass der Mensch in der Lage sein sollte, sein Handeln zu begründen. Wofür muss ich Verantwortung übernehmen? Dabei geht es auch darum, über sich selbst nachzudenken: Wer bin ich, wer möchte ich sein (Selbstbild)?

Ethik als Anregung zum Nachdenken über das richtige Handeln beschäftigt sich mit den menschlichen Werten, Normen und der Moral einer Gesellschaft.

167. Was verstehen Sie unter Pflegeethik?

Die Frage der Ethik kann eine Person für sich stellen oder auch in Bezug auf eine Gruppe, z. B. die Pflege. Pflegeethik ist demnach das Nachdenken über das eigene verantwortliche Handeln in der Pflege.

Die Aufgabe der Pflegeethik besteht darin, Handlungsregeln zu begründen und zu beurteilen, welche die Pflegehandlung steuern sowie eine konkrete Pflegehandlung ethisch einschätzbar machen. Pflegeethik sucht nach einem ethisch sinnvollen grundlegenden Selbstverständnis (berufliche Identität) und begründet die Zielsetzungen des Berufsfelds für die gesellschaftliche Öffentlichkeit, die Pflege delegiert.

168. Was verstehen Sie unter Moral?

Moral *(lat. mos, mores: Sitte, Sitten)* ist der Inbegriff der Normen und Werte, die durch gemeinsame Anerkennung in einer Gesellschaft als verbindlich gesetzt worden sind und als Gebote oder Verbote auftreten. Jede Moral ist geschichtlich bedingt und kontextuell an eine bestimmte Gruppe (Gesellschaft, Berufsgruppe etc.) gebunden. Eine Moral hat unmittelbare Gültigkeit nur für die betroffenen Gruppen, deren Lebensformen mit ihren Wert- und Sinnvorstellungen durch sie repräsentiert werden (Staat, Pflege). Sie geht über die bestehenden Gesetze einer Gesellschaft hinaus, z. B. mit den Zehn Geboten im christlichen Glauben. Moralisches Fehlverhalten wird in der Regel missbilligt oder ggf. sanktioniert, z. B. durch Ausschluss aus einer Berufsgruppe.

169. Was verstehen Sie unter Pflegemoral?

Die Pflegemoral besteht aus den von den Pflegenden akzeptierten und verinnerlichten moralischen Anschauungen, Werten, Idealen, Prinzipien und Normen, die das berufsbezogene Denken, Fühlen und Handeln prägen. Sie sind formuliert in den beruflichen Handlungsanleitungen und finden ihren (normativen, bewussten) Niederschlag in den Unterrichtsmaterialien zum Ethikunterricht. Für Pflegende gilt der Ethikkodex des International Council of Nurses (ICN) oder des Deutschen Berufsverbands für Pflegeberufe (DBfK). Dennoch gibt es keine verbindlichen Richtlinien zum Umgang mit moralischen Problemen. Rechtliches Fehlverhalten wird bestraft über das Haftungs- oder Strafrecht.

170. Was bedeutet der Begriff Freiheit in Bezug auf ethisches Handeln?

Freiheit ist Bedingung und Grundlage moralischen Handelns. Eine moralische Entscheidung ist ein freier Willensakt zugunsten eines Sinnanspruchs, nämlich des Guten für einen anderen Menschen oder für sich selbst.

Freiheit stellt Ziel und Grenze der Ethik dar. Sie ist nur als Freiheit aller zu verwirklichen, kann aber auch ignoriert werden durch Selbstverschuldung oder Unmündigkeit und schließt stets die Möglichkeit der Entscheidung zum Bösen (unmoralischen Verhalten) ein.

171. Was bedeutet der Begriff Tugend?

Tugend kommt von Tauglichkeit, Tüchtigkeit. Jemand ist auf einem bestimmten Gebiet tauglich. Jemand besitzt eine wertvolle Eigenschaft, z. B. etwas Gutes zu tun.

Die Tugend ist ideal geeignet zur Selbsterziehung einer vortrefflichen Persönlichkeit und zwar – anders als bei der Pflicht – ohne Unterdrückung der Neigungen. Tugend kann durch stetige Übung der erworbenen Lebenshaltung, die sich im Denken, Fühlen und Handeln ausformt, erlernt werden, sodass weder Zufall noch bloße Routine oder sozialer Zwang handlungsleitend wirken. Die Tugend ereignet sich im zwischenmenschlichen Bereich.

- Kardinaltugenden nach Platon: Gerechtigkeit, Weisheit, Tapferkeit, Besonnenheit, Mäßigung
- Christliche Tugenden: Glaube, Liebe, Hoffnung
- Pflegerische Tugenden: Empathie, Fürsorge, Autonomie

172. Was verstehen Sie unter moralischer Kompetenz?

Moralische Kompetenz ist ein moderner Begriff von Tugend. Es ist die Einübung einer kritisch-praktischen Urteilskraft als fortwährender Lernprozess mit dem Ziel der Mündigkeit eines Menschen, die sich zunehmend zur Grundhaltung festigt. Sie erschöpft sich nicht in der Fähigkeit, ethisch zu argumentieren, sondern zielt darauf ab, tatsächlich gut zu handeln. Sie nähert sich damit dem Begriff der Verantwortung.

173. Was verstehen Sie unter Norm?

Eine Norm gilt als allgemein anerkannter Maßstab zur Beurteilung menschlichen Handelns. Aus Normen lassen sich Gesetze und Regeln ableiten. Sie dienen in einer Gesellschaft der Orientierung im täglichen Leben und sind veränderbar. Sie müssen überprüfbar sein, um verbindlich zu gelten und die Anerkennung in der Gesellschaft zu erhalten.

174. Was verstehen Sie unter Pflicht?

Nach Kant ist die Pflicht ein wesentlicher Aspekt der Ethik. Pflicht ist, die Notwendigkeit einer Handlung aus Achtung vor dem Gesetz. Dort heißt es weiter, dass die Pflichterfüllung die größte moralische Vollkommenheit darstellt und Triebfeder der Handlung sein sollte.

175. Was verstehen Sie unter dem Begriff Werte?

Werte sind grundlegende Maßstäbe, die von der überwiegenden Mehrheit einer Bevölkerung akzeptiert sind. Sie bestimmen das Handeln und ermöglichen die Entscheidung, welche Handlungen als gut und welche als verwerflich angesehen werden. Werte können u. a. sein: Gesundheit, Autonomie, Toleranz.

176. Was verstehen Sie unter dem Begriff Prinzip?

Ein Prinzip ist eine Bedingung, unter der eine Norm als moralisch gut angesehen werden kann. Jedes Ethikmodell beruht auf einem oder mehreren Prinzipien als Ausgangspunkt für die Beurteilung von Handlungen oder Verhalten, z. B. Freiheit, Gleichheit, Geschwisterlichkeit, Nützlichkeit, Gerechtigkeit, Sorge, Dialog, Verallgemeinerung, Verhältnismäßigkeit.

177. Was verstehen Sie unter dem Begriff Sitte?

Unter Sitte und Sittlichkeit werden allgemein die üblichen Bräuche in einer Gesellschaft verstanden.

178. Beschreiben Sie die zentralen Aspekte einer Ethik als Reflexionstheorie (➢ Tab. 1.19).

Tab. 1.19 Ethik als Reflexionstheorie

Kategorien	Leitende Fragen	Zentrale Begriffe
Moral (Handeln)	Was soll ich tun? Was schulden wir uns wechselseitig?	Normen, Prinzipien
Ethos/Sitte	Was gilt bei uns? Woran orientiert man sich gewöhnlich bei uns?	Sitten, Gebräuche
Ethik	Wie soll/en ich/wir leben?	Güter (Gesundheit, um seiner selbst willen), Werte (Was wird als Wert geschätzt?), Tugend (Wie muss ich sein, um das Ziel zu erreichen?), Schlüsselqualifikation

179. Was verstehen Sie unter Verantwortung?

Die Verantwortung umfasst den Prozess der freien, bewussten Entscheidung der Vertretung und Rechtfertigung einer Wahl vor einer anderen, das entsprechende Handeln und schließlich dessen Auswertung und das Ziehen von Schlussfolgerungen. Moralische Kompetenz und Verantwortung gehören untrennbar zusammen, sie sind die beiden Seiten moralischer Freiheit.

180. Nennen Sie zwei Aufgaben der Ethik.

Aufgaben der Ethik:
- Deskription und damit Aufdeckung von ethischen Fragestellungen
- Normierung moralischen Handelns, kritische Auseinandersetzung mit moralischem Handeln zur Verbesserung des Handelns

181. Welche Bedeutung hat das Menschenbild in ethischen Fragestellungen?

Bilder, die wir uns vom Menschen machen, sind eng verbunden mit der Vorstellung von Gesundheit und Krankheit. Sie bringen Werthaltungen zum Ausdruck, was als gut oder schlecht betrachtet wird. Menschenbilder können sich im Lauf des Lebens und der Erfahrungen verändern. Die Gelehrten der Philosophie, der Theologie und der Biologie beschreiben seit Jahrhunderten unterschiedliche Sichtweisen, was das Wesen des Menschen ausmacht. Diese haben bis heute gravierende Auswirkungen auf die pflegerische Praxis.

Beispiele, die das Menschenbild bis heute in der Pflege beeinflussen, sind Platons Ideenlehre, Descartes' Maschinenmodell vom Menschen, Kants Lehre der Vernunft, Darwins biologische Erklärungsmuster zur Entstehung des Menschen (Produkt eines Evolutionsprozesses) oder Plessners Ansatz der phänomenologischen Anthropologie (Aussagen über Menschen stützen sich auf Beobachtungen, die in der Lebenswirklichkeit und auf der Basis von Erfahrungen gemacht werden). Als neuester Ansatz im Verständnis des Menschen spielt die Gentechnologie eine wichtige Rolle.

Für die Pflege bedeutet das, dass jeder Mensch und jede Profession historisch betrachtet andere Menschenbilder seinem/ihrem Handeln zugrunde legt. In der Altenpflegepraxis muss man sich des eigenen Bilds, das des Teams und das des zu betreuenden Menschen bewusst werden. Denn darauf bauen nicht nur die Handlungen und Einstellungen auf, sondern auch die angewandten Pflegetheorien und die damit verbundenen Pflegeleitbilder (➤ 1.2).

182. Was ist ein ethisches Problem nach Arndt (1996)?

Ein ethisches Problem ist eine häufig auf kontroversen Erfahrungen beruhende Beschreibung eines inneren Konflikts, der ethisch betrachtet werden kann und dabei eine Unsicherheit im Handeln entstehen lässt.
Charakteristische Elemente eines ethischen Problems (nach Arndt) u. a.:
- Man hat das Gefühl, etwas falsch gemacht zu haben.
- Dieses Gefühl lässt sich beschreiben und ist für Außenstehende nachvollziehbar.
- Es geht um die Frage von Gut und Böse und die Folgefrage: Was soll ich tun?
- Das wahrgenommene Problem wird in der Pflegepraxis im Gesamtzusammenhang des Lebens gesehen. Die Werte wie Freiheit, Würde, Gerechtigkeit oder Fürsorge stehen zur Diskussion.

1

- Das ethische Problem ruft zu einer bewussten Entscheidung und zu reflektiertem Handeln auf.

183. Worin unterscheiden sich Konflikte, Probleme und Dilemma?

Das Unterscheidungskriterium dieser Begriffe liegt im Schwierigkeitsgrad einer zu treffenden Entscheidung.

Konflikte sind relativ leicht zu lösen, da sich keine zwei gleichwertigen Werte, wie z. B. Autonomie und Fürsorge, gegenüberstehen. Es entsteht kein unangenehmes Gefühl, etwas falsch gemacht zu haben.

Ein **Problem** entsteht, wenn z. B. die Patientenautonomie aus organisatorischen Gründen nicht respektiert wird. Das kann eintreten, wenn z. B. eine Pflegekraft aus Zeitnot oder falsch verstandener Hilfe eine zu betreuende Person am Morgen wäscht, obwohl diese das selbst könnte. Die Patientenautonomie steht einer übertriebenen Fürsorge gegenüber. Es ist daher notwendig, das Problem in einer ethischen Reflexion zu benennen und zu lösen.

Eine Situation wird zu einem pflegerischen **Dilemma,** wenn sich z. B. die Prinzipien der Autonomie und der Fürsorge gleichrangig gegenüberstehen. Wenn z. B. ein schwerstpflegebedürftiger Bewohner alle 2 Stunden der Positionierung bedarf, um das Dekubitusrisiko zu reduzieren, diese pflegerische Maßnahme aufgrund unerträglicher Schmerzen aber verweigert, entsteht ein Dilemma. Die Pflegekraft muss nun entscheiden, welchem Prinzip der Vorzug zu geben ist. Unabhängig davon, welche Entscheidung getroffen wird, wäre die entgegengesetzte Entscheidung genauso richtig gewesen. Das Gefühl, etwas falsch gemacht zu haben, wird bei einem ethischen Dilemma immer präsent sein.

184. Beschreiben Sie die nebenstehenden Elemente der Ethik kurz.

- Reflexion
- Selbstsorge
- Toleranz
- Solidarität
- Mitleid
- Grenzen der Ethik

Elemente der Ethik (Sperl 2002):

- **Reflexion:** Ethisches Handeln muss sich rechtfertigen, dazu ist es notwendig, in einen (ethischen) Diskurs einzutreten und das Handeln mit Vernunft kritisch zu betrachten (reflektieren). Die Vernunft ist somit die Basis allen ethischen Denkens. Situationen und die daraus resultierenden Konsequenzen müssen bedacht werden. Der Reflexionsprozess wird zu einem bestimmten Zeitpunkt gestoppt und durch eine Handlung ersetzt. Reflexion ist die Voraussetzung jeglicher Ethik.
- **Selbstsorge:** Am Anfang jeder ethischen Reflexion steht die Sorge um sich selbst. Diese geht davon aus, dass sittliches Handeln nur dann möglich ist, wenn ein gewisses Maß an Selbstsicherheit und wirtschaftlicher Sicherheit vorhanden ist.
- **Toleranz** lässt die Vielfalt des Menschen zu, die durch Kultur und Religion geprägt ist. So existieren verschiedene Ethiken in einer pluralistischen

Gesellschaft. Toleranz bedeutet, offen zu sein für andere Ideen, Kulturen oder Verhaltensweisen. Sie macht die Unvollkommenheit der eigenen Person deutlich.
- **Solidarität:** Der Mensch kann nicht für sich allein leben, wir sind aufeinander angewiesen. Um Mensch zu werden, braucht der Mensch andere Menschen, er ist also auf Mitmenschlichkeit angewiesen. Dieser Gedanke begründet den Aspekt der Solidarität zwischen den Menschen.
- **Mitleid:** Erleben von Leid, Schmerz und Not anderer als eigenes Erleiden bzw. Miterleiden. Wird Mitleiden zur ethischen Pflicht, so wird es nicht als Affekt, sondern als Haltung verstanden. Es geht um tätiges Mitleid, nicht um ein Mit-Leiden. Das beinhaltet auch eine Distanz dem anderen Menschen gegenüber, um sich nicht selbst aufzulösen. Die kritische Reflexion des solidarischen Mitleidens bewahrt vor dem viel beschriebenen „Helfersyndrom".
- **Grenzen der Ethik:** Die Grenzen der Ethik werden dann deutlich, wenn eine existenzielle Bedrohung vorhanden ist. Als Beispiel soll die Rettungsbootsituation dienen: Muss man Schiffbrüchigen erlauben, in ein Rettungsboot zu klettern, das bereits voll ist, auch wenn dieses dadurch untergeht, oder ist es nicht vielmehr angebracht, Hilfesuchende notfalls mit Gewalt fernzuhalten, um wenigstens die zu retten, die bereits im Boot sind? Oder wenn das Boot bereits voll ist und dadurch zu kentern droht: Wer wird über Bord geworfen?

185. Was ist der Berufskodex für Pflegekräfte nach ICN? Beschreiben Sie diesen in den wichtigsten Punkten.

Erstmals wurde ein internationaler Ethikkodex für Pflegende 1953 vom Weltbund der Krankenschwestern und Krankenpfleger **(International Council of Nurses, ICN)** angenommen. Dieser Kodex wurde seither mehrmals überprüft und bestätigt. Nachfolgend die überarbeitete Fassung aus dem Jahr 2012.

Der ICN ist ein Zusammenschluss von 122 nationalen Berufsverbänden der Pflege und vertritt weltweit Millionen von Pflegenden. Der internationale Verband der Pflege macht sich zum Ziel, Pflege von hoher Qualität für alle sicherzustellen und sich für eine vernünftige Gesundheitspolitik weltweit einzusetzen. Der Deutsche Berufsverband für Pflegeberufe (DBfK) e. V. vertritt Deutschland im ICN.

Pflegende sind Personen, welche die Profession Pflege ausüben: Gesundheits- und Krankenpfleger/-innen, Gesundheits- und Kinderkrankenpfleger/innen, Altenpfleger/innen.

Der ICN-Ethikkodex

Präambel

Pflegende haben vier grundlegende Aufgaben:
- Gesundheit zu fördern
- Krankheit zu verhüten
- Gesundheit wiederherzustellen
- Leiden zu lindern

Untrennbar mit der Pflege verbunden ist die Achtung der Menschenrechte, einschließlich Recht auf Leben, Würde und respektvolle Behandlung. Sie wird mit Respekt und ohne Wertung des Alters, der Hautfarbe, des Glaubens, der Kultur, einer Behinderung oder Krankheit, des Geschlechts, der sexuellen Orientierung, der Nationalität, der politischen Einstellung, der ethinischen Zugehörigkeit oder des sozialen Status ausgeübt.
Pflegende üben ihre berufliche Tätigkeit zum Wohle des Einzelnen, der Familie und der sozialen Gemeinschaft aus; sie koordinieren ihre Dienstleistungen mit denen anderer beteiligter Gruppen.

Der Kodex

Der ICN-Ethikkodex für Pflegende besitzt vier Grundelemente, die den Standard ethischer Verhaltensweise bestimmen.

1. Pflegende und ihre Mitmenschen

- Die grundlegende berufliche Verantwortung der Pflegenden gilt dem pflegebedürftigen Menschen. Bei ihrer beruflichen Tätigkeit fördern die Pflegenden ein Umfeld, in dem die Menschenrechte, die Wertvorstellungen, die Sitten und Gewohnheiten sowie der Glaube des Einzelnen, der Familie und der sozialen Gemeinschaft respektiert werden.
- Die Pflegenden gewährleisten, dass der Pflegebedürftige ausreichende Informationen erhält, auf die er seine Zustimmung zu seiner pflegerischen Versorgung und Behandlung gründen kann.
- Die Pflegenden behandeln jede persönliche Information vertraulich und gehen verantwortungsvoll mit der Informationsweitergabe um.
- Die Pflegenden teilen mit der Gesellschaft die Verantwortung, Maßnahmen zugunsten der gesundheitlichen und sozialen Bedürfnisse der Bevölkerung, besonders der von benachteiligten Gruppen, zu veranlassen und zu unterstützen.
- Die Pflegenden zeigen in ihrem Verhalten professionelle Werte wie Respekt, Aufmerksamkeit und Eingehen auf Ansprüche und Bedürfnisse sowie Mitgefühl, Vertrauenswürdigkeit und Integrität

2. Pflegende und die Berufsausübung

- Die Pflegenden sind persönlich verantwortlich und rechenschaftspflichtig für die Ausübung der Pflege sowie für die Wahrung ihrer fachlichen Kompetenz durch kontinuierliche Fortbildung.
- Die Pflegenden achten auf ihre eigene Gesundheit, um ihre Fähigkeit zur Berufsausübung nicht zu beeinträchtigen.
- Die Pflegenden beurteilen die Fachkompetenzen der Mitarbeitenden, wenn sie Verantwortung delegieren.
- Die Pflegenden achten in ihrem beruflichen Handeln jederzeit darauf, ein positives Bild des Pflegeberufs zu vermitteln und das Ansehen sowie das Vertrauen der Bevölkerung in den Pflegeberuf zu stärken.
- Die Pflegenden gewährleisten bei der Ausübung ihrer beruflichen Tätigkeit, dass der Einsatz von Technologie und die Anwendung neuer wissenschaftlicher Erkenntnisse vereinbar sind mit der Sicherheit, der Würde und den Rechten der Menschen.
- Die Pflegenden streben danach, in der beruflichen Praxis eine Kultur ethischen Verhaltens und offenen Dialogs zu fördern und zu bewahren.

3. Pflegende und die Profession

- Die Pflegenden übernehmen die Hauptrolle bei der Festlegung und Umsetzung von Standards für die Pflegepraxis, das Pflegemanagement, die Pflegeforschung und Pflegebildung.
- Die Pflegenden beteiligen sich an der Entwicklung forschungsbasierter beruflicher Kenntnisse, die eine evidenzbasierte Berufsausübung unterstützen.
- Die Pflegenden beteiligen sich an der Entwicklung und Aufrechterhaltung von zentralen professionellen Werten.

- Über ihren Berufsverband setzen sich die Pflegenden für die Schaffung einer positiven Arbeitsumgebung und für den Erhalt von sicheren, sozial gerechten und wirtschaftlichen Arbeitsbedingungen in der Pflege ein. Die Pflegenden handeln zur Bewahrung und zum Schutz der natürlichen Umwelt und sind sich deren Bedeutung für die Gesundheit bewusst.
- Die Pflegenden tragen zu einem ethisch verantwortlichen Arbeitsumfeld bei und engagieren sich gegen unethisches Handeln und unethische Rahmenbedingungen.

4. Pflegende und ihre Kollegen

- Die Pflegenden sorgen für eine gute und respektvolle Zusammenarbeit mit ihren Kollegen und mit den Mitarbeitenden anderer Bereiche.
- Die Pflegenden greifen zum Schutz des Einzelnen, der Familie und der sozialen Gemeinschaft ein, wenn deren Wohl durch einen Pflegenden oder eine andere Person gefährdet ist.
- Die Pflegenden ergreifen geeignete Schritte, um Mitarbeitende bei der Förderung ethischen Verhaltens zu unterstützen und zu leiten.

186. Beschreiben Sie das Prinzip Verantwortung.

Das Prinzip Verantwortung wurde vom Philosophen Hans Jonas (1903–1993) beschrieben. Dieses Prinzip ist allen Menschen aufgetragen im Hinblick auf die Gefährdung unserer Welt und unserer eigenen Verletzbarkeit.
Die Prinzipien einer Ethik der Verantwortung sind (Arndt 1996):

1. Wert des Lebens/Achtung vor dem Leben:

Die Achtung vor dem Leben ist eines der ältesten Gebote und wurde in der Vergangenheit oft auch von Pflegekräften (2. Weltkrieg, Euthanasie) missachtet.
Beispiel: Eine verantwortungsvolle Pflegekraft sollte sich stets Gedanken machen, wie sie die Würde einer verwirrten und von Demenz betroffenen Person wahren kann. Das heißt aber auch, die Endlichkeit des Menschen ernst zu nehmen. So sollen Menschen Achtung vor dem Leben haben, aber auch den Tod annehmen.

2. Das Gute/das Richtige:

Dabei geht es vor allem darum, das Gute und das Richtige zu sehen, zu verstehen und motiviert zu sein es zu tun. Was nun das Gute ist, kann für jeden Menschen unterschiedlich sein. Dennoch existieren Güter, die vielen Menschen wichtig sind, z. B. das Leben selbst, Bewusstsein, Freude, Glück, Wahrheit, Schönheit, Liebe, Freundschaft, Selbstverwirklichung, Freiheit etc. Diese Güter zu fördern und andere daran teilhaben zu lassen, ist der wichtigste Gedanke. Das gilt vor allem für Pflegekräfte, die Menschen betreuen, die für sich nicht mehr entscheiden können, was gut und richtig ist (z. B. Menschen im Wachkoma, Menschen mit Demenz).

3. Gerechtigkeit/Fairness:

Dieses Prinzip kommt dann zum Tragen, wenn es um die Verteilung von Ressourcen geht. Das bedeutet, dass jede pflegebedürftige Person grundsätzlich die gleiche Möglichkeit zu Pflege und Therapie erhalten muss. Hier sei die Zuwendung angesprochen, die alle alten Menschen benötigen, unabhängig von Sympathie und Antipathie.

4. Wahrheit/Ehrlichkeit:

Das Prinzip der Wahrheit und Ehrlichkeit ist die Grundlage jeder sinnvollen Kommunikation. Das heißt, wir benötigen die Sicherheit in einem Gespräch,

dass der Gesprächspartner ehrlich zu uns ist, sonst wird jede Kommunikation sinnlos.
Dieses Prinzip ist im Umgang mit alten Menschen sehr wichtig, vor allem wenn es in Gesprächen um chronische Krankheiten und den nahenden Tod geht. Die Pflegekräfte sollten sich nicht scheuen, ehrlich zu sein.

5. Individuelle Freiheit/persönliche Selbstbestimmung/Prinzip der Autonomie:
Individuelle Freiheit bedeutet, dass jeder Mensch die Freiheit für persönliche Entscheidungen hat und diese auch verantworten muss.
Die individuelle Autonomie hat ihre Grenze dort, wo die Autonomie des anderen anfängt.

Die Frage, die sich Pflegekräfte in der Altenpflege stellen müssen, lautet: Welches Maß an Autonomie gestehen wir dem anderen zu? Darf ein verwirrter Mensch das Essen verweigern? Darf ein Mensch gezwungen werden, seine Medikamente zu nehmen? Juristisch gesehen haben Menschen, die unter Betreuung stehen, einen Fürsprecher, welcher die Entscheidung dieser Person übernimmt. Die Frage der Autonomie ist dennoch ethisch nicht beantwortet und sollte gemeinsam mit dem Team, dem Betreuer und anderen an der Pflege Beteiligten diskutiert werden.

Voraussetzung für Autonomie:

- **Wissen und Information:** Nur worüber ich Bescheid weiß, kann ich auch entscheiden, z. B. ist eine Unterschrift nur dann gültig, wenn jemand umfassend aufgeklärt wurde. Weiß ich jeweils genug, um autonom entscheiden zu können?
- **Intellektuelle Kapazität:** Ist die Person, die informiert wird, überhaupt in der Lage, die Information aufzunehmen und zu verarbeiten, oder existieren kognitive Leistungsgrenzen?

Gibt es überhaupt eine vollständige Information? Und sind wir wirklich immer autonom oder beeinflusst unsere freie Entscheidung nicht auch die Familie, die Umwelt, die eigene Wertvorstellung oder das Bild vom Alter?

Das heißt, nur wer alle relevanten Informationen zur Verfügung hat, hat auch die freie Entscheidungsmöglichkeit. Ein Nichtwissen um Krankheit, soziale Gegebenheiten, Konsequenzen einer Entscheidung u. Ä. schränkt die Autonomie ein. Die Autonomie steht in der Pflege oft der Verantwortung und dem Fürsorgeprinzip entgegen. Da sie gleichwertig sind, muss die Pflegekraft mit dem alten Menschen entscheiden, was davon Priorität hat.

187. Beschreiben Sie das Prinzip Fürsorge.

Dem Prinzip Fürsorge liegen die Aspekte der Verpflichtung (gegenüber sich selbst und gegenüber dem alten Menschen) und des Vertrauens zugrunde. Das Wohl des Patienten und die Sorge für ihn stehen in der Pflege im Vordergrund. Die menschliche Verletzlichkeit durch Krankheit und Behinderung bringt die Notwendigkeit der Fürsorge und Pflege für alte Menschen mit sich. Diese so verstandene Fürsorge entspringt dem Wert des Lebens und der Achtung vor dem Leben. Die Fürsorge geht davon aus, dass es einen Stärkeren und einen Schwächeren in einer Beziehung gibt. Der Stärkere spendet Zuwendung und Hilfe und der Schwächere nimmt diese an. Damit existieren eine Machtkonstellation und die Verantwortung für die eigenen Person und die des zu betreuenden Menschen.

Probleme bei der Fürsorge:
- Missbrauch des Ungleichverhältnisses; die Pflegekraft ist in Gefahr, nur die eigenen Überzeugungen als Wohl für den alten Menschen gelten zu lassen und ihm eine Meinung, Verhalten aufzuzwingen, welches er nicht mittragen kann.
- Schaffung von Abhängigkeit des Schwächeren vom Stärkeren (alter Mensch von Pflegekraft).
- Das fürsorgliche Handeln hat nicht das Gute zum Ziel, sondern es werden nur die eigenen Interessen vertreten.
- Unterschiedliche Wertvorstellungen des alten Menschen und der Pflegekraft über das Gute.

Voraussetzungen, um Fehlverhalten zu vermeiden:
- Selbsterkenntnis der Pflegekraft
- Einfühlungsvermögen
- Realistische Einschätzung der eigenen und der anderen Wertvorstellung
- Bereitschaft, dem alten Menschen zur eigenen Entscheidung zu verhelfen

Anmerkung: In den vergangenen Jahren fand ein Perspektivenwechsel in der Pflege und im Gedanken der Fürsorge statt. Der Wille des alten Menschen steht nun im Mittelpunkt der Pflege. Dabei werden die Entscheidungsfreiheit und der Schutz vor paternalistisch-fürsorgendem Personal betont. Der Wille und das Wohl des alten Menschen dürfen nicht von der Pflegekraft allein bestimmt werden. Sie ist dazu aufgefordert, dies mit dem zu betreuenden Menschen gemeinsam herauszufinden. Dazu gehört z. B., den Menschen über die pflegerischen Tätigkeiten zu informieren und sein Einverständnis zu erbitten.

Dieses Abwägen zwischen Fürsorge und dem Willen des alten Menschen spielt vor allem auch in der Betreuung von dementen Menschen eine zentrale Rolle. Dabei ist zu berücksichtigen, dass überzogene Ideale der Fürsorge das Recht auf eigene Entscheidungen eines alten Menschen negieren und Konflikte vorprogrammiert sind. Das kann sich in Widerstand und Verweigerung vonseiten des alten Menschen und in Frustration und Aggression vonseiten der Pflegekräfte widerspiegeln. Dies gilt es in einer Einrichtung zu verhindern. Im Rahmen von Schulungen und ggf. durch Supervision können solche ethischen Fragestellungen im Team besprochen und gelöst werden.

188. Was bedeutet Utilitarismus?

Der Utilitarismus sieht im Nützlichen die Grundlage des sittlichen Verhaltens. Ideale Werte werden nur anerkannt, sofern sie dem Einzelnen in der Gemeinschaft nützen.

189. Beschreiben Sie die Theorie der moralischen Entwicklung (nach Kohlberg).

Kohlberg untersuchte mithilfe eines standardisierten Testprogramms Jungen im Schulalter über mehrere Jahrzehnte. Für ihn war der Aspekt der Gerechtigkeit in seinen Untersuchungen zentral. Er benutzte das sogenannte Heinz-Dilemma, um eine moralische Entwicklung der Kinder zu identifizieren.

In seinen Untersuchungen konnte er drei Ebenen identifizieren, nach denen sich die moralische Entwicklung vollzieht. Diese drei Ebenen erhielten von ihm nochmals je zwei Unterteilungen, sodass die moralische Entwicklung in sechs Stufen verläuft (➤ Tab. 1.20). Diese Stufen werden schrittweise erlangt und können nicht übersprungen oder zurückgegangen werden.

Tab. 1.20 Kohlbergs Modell der moralischen Entwicklung. Das Modell ist heute in seiner Bedeutung und universellen Richtigkeit umstritten

Ebenen moralischer Entwicklung	Stufen moralischer Entwicklung
Vorkonventionelle Ebene	Stufe 1: Bestimmung moralischer Entscheidungen entsprechend dem eigenen Wohlbefinden
	Stufe 2: Gehorsam ist orientiert an Lustgewinn und an der Vermeidung von Strafe
Konventionelle Ebene	Stufe 3: Anpassung an konventionelle Normen
	Stufe 4: Bemühen um Zustimmung anderer, wenn es um das eigene moralische Verhalten geht
Nachkonventionelle oder autonome Ebene	Stufe 5: Treffen moralischer Entscheidungen auf den Grundlagen von abstrakten Werten
	Stufe 6: Entwicklung allgemeingültiger und moralischer Prinzipien

Nach Kohlbergs Untersuchungen (Kohlberg 1995) erreichen die meisten Menschen höchstens die Stufe vier.

Arbeitsauftrag: Besprechen Sie mit Ihren Kollegen, auf welcher Ebene/ Stufe Sie sich befinden.

FALLBEISPIEL (FRAGEN 190–191)

Frau Maschke ist 83 Jahre alt und lebt mit ihrer blinden Tochter in der eigenen Wohnung. Sie leidet an Demenz und benötigt Hilfe in allen Bereichen des Lebens. Ihre Tochter versucht trotz ihrer Blindheit, sich um die Mutter zu kümmern. Mit dem Fortschreiten der Demenz wird es aber immer schwerer für die Tochter, dies auch zu leisten. Frau Maschke weigert sich seit einigen Tagen, Nahrung zu sich zu nehmen. Sie trinkt nur wenig, obwohl die Tochter alles versucht. Es besteht die Gefahr, dass Frau Maschke aufgrund ihrer Demenz und der damit verbunden Nahrungsverweigerung verhungert. Ihre Verwirrtheit hat mittlerweile so gravierende Ausmaße angenommen, dass sie ihre Tochter nicht mehr erkennt, kaum noch zusammenhängende Sätze sprechen kann und beim Gehen nur noch mithilfe eines Rollators vorankommt. Frau Maschke ist zeitlich, örtlich und persönlich nicht mehr orientiert.

Inzwischen wurde der behandelnde Arzt gerufen, um zu entscheiden, ob Frau Maschke eine Magensonde gelegt bekommen soll oder nicht. Sie als Pflegefachkraft sind zu dem Gespräch mit der Tochter von Frau Maschke gebeten worden. Da die Tochter das Leben ihrer Mutter nicht unnötig verlängern oder durch einen operativen Eingriff gefährden will und dennoch deren Lebensqualität verbessern möchte, benötigt sie Ihre Unterstützung.

Tab. 1.21 Methoden der ethischen Urteilsfindung

A: Pflegeprozess als Strategie zur moralischen Entscheidungsfindung (nach Arndt 1996)	B: Nimwegener Methode der ethischen Fallbesprechung
1. Informationssammlung • Lebenspraktisch, konkret • Ethisch, theoretisch **2. Planung** • Ethisches Pflegewissen • Leitfrage **3. Durchführung** • Abschließen der Debatte und des Abwägens • Identifikation der Entscheidungsträger • Entscheidung • Handeln gemäß der Entscheidung **4. Bewertung/Evaluation**	Es handelt sich um ein Instrument für ein multidisziplinäres Team mit folgender Vorgehensweise: • **Problembestimmung** (Anlass der Besprechung klären und ethisches Problem identifizieren) • **Inventarisieren und Verstehen der Situation** (medizinische, pflegerische, lebensanschauliche und organisatorische Überlegungen werden ermittelt) • **Ethische Bewertung** (Wohl und Wille des alten Menschen und Verantwortung des Arztes und des Pflegepersonals werden gegenübergestellt) • **Beschlussfassung** (Ist die Ausgangsfrage die gleiche? Entscheidung formulieren und sich die Argumente erneut vergegenwärtigen)

190. Nennen Sie zwei Möglichkeiten für eine ethische Urteilsfindung und beschreiben Sie diese kurz (➤ Tab. 1.21)!

Diese Frage soll als Übung für ethische Fragestellungen verstanden und bearbeitet werden.

191. Diskutieren Sie das Fallbeispiel in allen Dimensionen und wählen Sie eine Methode aus.

LITERATUR

Arndt M: Ethik denken – Maßstäbe zum Handeln in der Pflege. Stuttgart: Thieme, 1996.

Dallmann H-U, Schiff A: Ethische Orientierung in der Pflege. Frankfurt/M.: Mabuse, 2016.

Großklaus-Seidel M: Ethik im Pflegealltag. Wie Pflegende ihr Handeln reflektieren und begründen können. Stuttgart: Kohlhammer, 2002.

International Council of Nurses (ICN): ICN-Ethikkodex für Pflegende. Fassung von 2012. Aus: www.dbfk.de/media/docs/download/Allgemein/ICN-Ethikkodex-2012-deutsch.pdf (letzter Zugriff: 21. Oktober 2016).

Kohlberg L: Die Psychologie der Moralentwicklung. Frankfurt/M.: Suhrkamp, 1995.

Kolain G, Zapp J (Hrsg.): Altenpflege. Aufgaben und Konzepte der Altenpflege. Lernfelder 1.1; 1.2; 1.4. Troisdorf: Bildungsverlag EINS, 2006.

Ley R: Ethik in der Pflege: Ein Lehrbuch für die Aus-, Fort- und Weiterbildung. 2. A. Hannover: Schlütersche, 2012

Monteverde S: Handbuch Pflegeethik – Ethisch denken und handeln in den Praxisfeldern der Pflege. Stuttgart: Kohlhammer, 2012.

Sperl D: Ethik in der Pflege. Verantwortetes Denken und Handeln in der Pflegepraxis. Stuttgart: Kohlhammer, 2002.

Tham R: Ethische Grundlagen für pflegerisches Handeln. Köln: Bildungsverlag EINS, 2014.

KAPITEL

2 Pflege alter Menschen planen, durchführen, dokumentieren und evaluieren (Lernfeld 1.2)

2.1 Wahrnehmung und Beobachtung

192. Definieren Sie den Begriff Wahrnehmung.

Wahrnehmung ist die Aufnahme von Reizen aus der Umwelt mithilfe der Sinnesorgane. Sie ist der erste Schritt des Informationsverarbeitungsprozesses.

193. Erläutern Sie den biologischen Wahrnehmungsprozess.

An der Wahrnehmung sind viele Instanzen beteiligt (➤ Abb. 2.1). Nicht alle Reize werden verarbeitet, damit wäre der Mensch überfordert. Damit ein Mensch in der Lage ist, nur die für ihn relevanten Informationen zu verarbeiten, wird er durch den Hypothalamus unterstützt. Dieser filtert alle Reize und bewahrt so vor einer Reizüberflutung.

Jeder Mensch begreift seine Umwelt jedoch anders, denn die Wahrnehmung ist immer eine subjektive Interpretation von Reizen (➤ Tab. 2.2, ➤ Abb. 2.4). Sie wird beeinflusst durch die Funktion der Sinnesorgane, durch die individuelle Verarbeitungsmöglichkeit, aber auch durch innere Einstellungen, Erfahrungen, Vorurteile und das individuelle Selbstwertgefühl.

Übertragen auf die Pflege alter Menschen bedeutet dies, dass Pflegekräfte in der Wahrnehmung des alten Menschen immer Übereinstimmungen, aber auch unterschiedliche Erkenntnisse gewinnen werden. Wichtig ist deshalb, dass im Team darüber ein Austausch stattfindet und ein Konsens gefunden wird. Je objektiver die Wahrnehmungen beschrieben werden, desto leichter wird es, diese zu vergleichen und auf ihre Richtigkeit zu überprüfen.

Reizaufnahme, -verarbeitung und Reaktion

1. Die Aufnahme eines Reizes erfolgt über die Sinneszellen.
2. Nach der Aufnahme werden die Reize über die Nervenbahnen zum sensorischen Rindenfeld der Großhirnrinde weitergeleitet.
3. In den entsprechenden Regionen im Gehirn werden die Reize verarbeitet und möglichst schon bekannten Reizen zugeordnet.
4. Die Reize können auch weitergeleitet und mit Erinnerungen und Erfahrungen verbunden werden. Diese können als angenehm, unangenehm, gefährlich etc. eingestuft werden.
5. Dem folgen Reaktionen in Form von Empfindungen wie Angst, Freude, Aktivierung des Fluchtreflexes etc. Die Reaktionen dienen der Anpassung an die Umwelt.

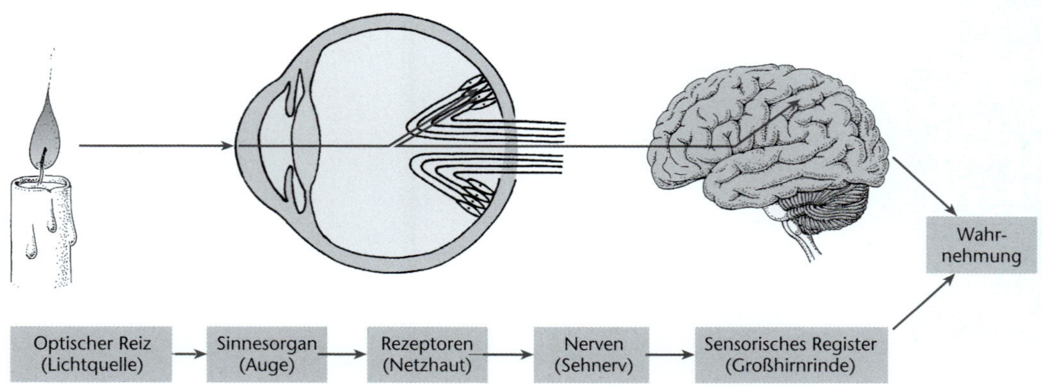

Abb. 2.1 Wahrnehmungsprozess am Beispiel des Sehens [L190]

Tab. 2.1 Wahrnehmungsmöglichkeiten (Lauber und Schmalstieg 2018, S. 8)

Wahrnehmungsmöglichkeit	Organ und Rezeptor	Funktion und Wirkung
1. Sehsinn: visuelles System	Auge: Fotorezeptoren	• Raumorientierung und Sicherheit • Mitwirkung am Bewegungssinn • positive und negative visuelle Erlebnisse
2. Hörsinn: auditives System	Ohr: akustische Sensoren in Form von Haarzellen	• Raum- und Richtungsorientierung • Gefahrerkennung • positive und negative Hörerlebnisse
3. Gleichgewichtssinn: vestibuläres System	Gleichgewichtsorgan: vestibuläre Sensoren in Form von Haarzellen	• Raum- und Richtungsorientierung • Mitwirkung an der Bewegungswahrnehmung
4. Geruchssinn: olfaktorisches System	Riechschleimhaut der Nase: olfaktorische Sensoren in Form von Zilien (fadenförmige Ausläufer)	• Kontrolle der Einatemluft • Schutz und Orientierung • positive und negative Geruchsempfindungen
5. Geschmackssinn: gustatorisches System	Zunge: Chemorezeptoren der Geschmacksknospen auf der Zunge	• Kontrolle der Nahrung • Schutz und Orientierung • positive und negative Geschmacksempfindungen
6. Berührungssinn: haptisch-taktiles System	Haut:	
	Mechanorezeptoren	Druck und Vibration: Orientierung und Körperwahrnehmung
	Nozirezeptoren	Schmerzregistrierung: Schutz, Vorbereitung zur Flucht
	Thermorezeptoren	Temperaturwahrnehmung Wärme und Kälte: Schutz, Orientierung, positive und negative Empfindungen
7. Muskel- und Gelenksinn: kinästhetisches System	Muskeln, Sehnen und Gelenke:	
	Propriozeptoren	Körperwahrnehmung, Beteiligung am Gleichgewichts- und Bewegungssinn, Tonusregulation
	Nozizeptoren	Schmerzwahrnehmung: Schutz, Flucht
8. Bewegungssinn: kinästhetisches System	Gleichgewichtsorgan, Muskeln, Sehnen, Gelenke und Augen sowie deren Rezeptoren (siehe oben)	• Wahrnehmung von Beschleunigung • Orientierung und Abschätzungsmöglichkeiten bei Bewegung • Tonusausgleich • positive und negative Empfindungen durch Beschleunigung
9. Innerer Organsinn: viszerales System	Organe des Brust- und Bauchraums: Viszerozeptoren, Nozizeptoren	vegetative Regulation der Organfunktionen

194. Nennen Sie die verschiedenen Wahrnehmungsmöglichkeiten (➢ Tab. 2.1).

2

195. Wie hoch ist der Anteil der Informationen, der über Augen und Ohren das Gehirn erreicht?

Die Augen sind das wichtigste Wahrnehmungsorgan. Hierüber werden 70 % aller Informationen aufgenommen. Die Ohren stehen mit 20 % an zweiter Stelle. Auf die anderen Organe entfallen die restlichen 10 %.

Es reicht aber nicht aus, sich nur auf diese Informationen zu verlassen, wenn es darum geht, den Menschen als Ganzes und in seinem Erleben wahrzunehmen. Es bedarf darüber hinaus u. a. auch des Geruchssinns und des Tastsinns.

196. Beschreiben Sie den Prozess der optischen Täuschung, dem Menschen in der Wahrnehmung unterliegen können.

Das Auge hat sechs Augenmuskeln, die dem Augapfel ermöglichen, den Raum in drei Achsen wahrzunehmen. Lähmungen der Augenmuskeln führen zur Einschränkung der Blickwinkeleinstellungen und damit zu einer veränderten visuellen Wahrnehmung. Krankheiten wie die diabetische Retinopathie können dazu führen, dass Impulse nicht adäquat an den Sehnerv weitergegeben werden können, sodass es zu einer veränderten visuellen Wahrnehmung kommt.

Dem Gehirn reichen für die Wahrnehmung einer Person wenige Konturen, auch Schlüsselkonturen genannt. Den Rest fügt das Gehirn aus der Erfahrung und der Fantasie hinzu. Das Gehirn ist auch in der Lage, isoliert angebotene Schlüsselkonturen zu ergänzen. Es konstruiert die fehlende Struktur. Auch auf diese Art entstehen optische Täuschungen. Ein Beispiel hierzu zeigt ➤ Abb. 2.2: Sind die beiden Pfeile gleich lang?

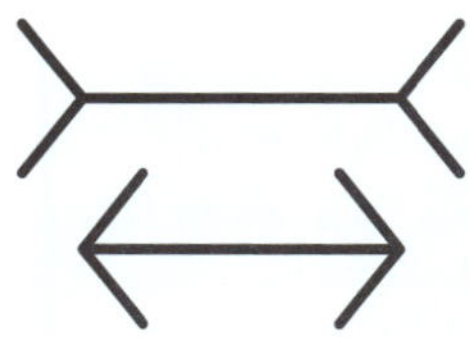

Abb. 2.2 Müller-Lyer-Illusion [S130–4]

Wie wir die Dinge wahrnehmen, hängt von der Fähigkeit unseres Gehirns ab, wie die vom Auge erfassten Informationen verarbeitet werden können. Dazu benötigen wir Erfahrung. Unser Gehirn merkt sich ähnliche Objekte und ordnet diese einer bestimmten Vorstellung zu. Es versucht, Verbindungen herzustellen und daraus ein neues räumliches Bild zu konstruieren. Sind Linse, Netzhaut oder Gehirn jedoch nicht mehr in der Lage, die Information weiterzuleiten oder zu verarbeiten, können für z. B. alte Menschen gravierende Wahrnehmungsprobleme entstehen. Die Ursachen für visuelle Täuschungen sind vielfältig und sollten möglichst genau untersucht und ggf. medizinisch behoben werden. Denn mit der Störung der optischen Wahrnehmung kann auch eine Gleichgewichtsstörung einhergehen. Eine weitere mögliche Folge ist die Störung des räumlichen Orientierungsvermögens, das eine wesentliche Grundlage für die selbstständige Lebensführung ist.

197. Erläutern Sie die Mechanismen der psychologischen Wahrnehmung.

Psychologische Wahrnehmung:

- **Selektion:** Aufgrund eines ständigen Überangebots an sensorischen Informationen können nicht alle Informationen, die auf den Menschen einströmen, bewusst wahrgenommen werden. Es ist eine existenzielle Notwendigkeit für den Menschen, unwichtige Informationen auszublenden, um andere, wichtige Informationen bewusst wahrnehmen zu können. Das bedeutet, dass Menschen nur das wahrnehmen, was in der jeweiligen Situation notwendig und wichtig für sie ist. Diese Selektion kann durch sensorische Einschränkungen behindert werden, was die Wahrnehmung des Notwendigen und Wichtigen erschweren kann. Das Ausblenden unwichtiger Informationen ist dann nicht möglich.

- **Ergänzung:** Der wahrnehmende Mensch fügt seiner sensorischen Wahrnehmung neue Informationen hinzu. Das wird notwendig, wenn ihm wesentliche Details an Informationen fehlen. Dies kommt einer Konstruktion der Wahrnehmung gleich. Der Mensch sucht nach vertrauten Bildern und Informationen, um die Reize zu verarbeiten.
- **Organisation und Strukturierung:** Die Informationen werden im Gehirn organisiert und strukturiert, damit sie ein zusammenhängendes Bild ergeben. Dazu bedarf es der Verknüpfung beider Hemisphären.
- **Interpretation:** Die strukturierten Informationen werden an verschiedene Regionen im Gehirn weitergeleitet und dort erkannt. Das Erkennen beruht auf Erfahrungen und der damit verbundenen Bedeutung. Hier spielt der Einfluss des limbischen Systems eine wichtige Rolle, das u. a. Trieb- und Instinkthandlungen auslöst und beeinflusst.

➢ Abb. 2.3 zeigt, wie groß der Einfluss der Kontrastierung auf die Wahrnehmung ist. Versuchen Sie, beide Figuren zu erkennen.

- **Aktuelle Bedürfnisse:** Sie dominieren den Fokus der Wahrnehmung (z. B. hungrig einkaufen).
- **Aktueller emotionaler Zustand:** Emotionen wie Wut, Freude oder Trauer beeinflussen die Art, wie die Welt und Personen wahrgenommen werden.
- **Motivation:** Dies ist die Summe der Beweggründe, die eine Handlung hinsichtlich Inhalt, Intensität und Richtung beeinflusst.
- **Interesse:** Die eigenen Interessen bestimmen den Umgang mit dem alten Menschen (z. B. Menschenwürde achten, Gesundheitsbewusstsein durch Sport).
- **Biografie und Lebenserfahrung:** Die eigenen Erfahrungen und Erlebnisse im Beruf und im Privatleben bestimmen auch die Wahrnehmung im Umgang mit alten Menschen (z. B. Erfahrungen mit Großeltern, Erfahrungen mit Menschen, die an Alkohol- oder Medikamentenabusus leiden).

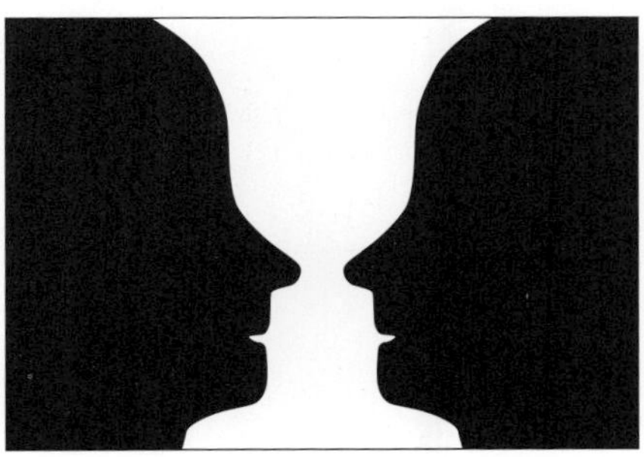

Abb. 2.3 Zweideutige Figuren: Vase und Gesichter [S130–4]

- **Persönliche Charaktereigenschaften:** Die eigenen Charaktereigenschaften werden bei anderen Menschen verstärkt wahrgenommen.
- **Einstellungen und Wertvorstellungen:** Werte und Normen prägen unsere Wahrnehmung und die Art, wie wir damit umgehen.
- **Reizentzug:** Durch Reizentzug oder Deprivation (sensorische Reizdeprivation) können im Lauf der Zeit Trugwahrnehmungen und Halluzinationen (akustisch, optisch etc.) entstehen; diese Reaktionen stellen eine Art Selbstreizung des Gehirns dar. Bei alten Menschen ist daher auf eine anregende Raumgestaltung zu achten.

198. Nennen Sie sechs physiologische Einflussfaktoren auf die Wahrnehmung (➤ Tab. 2.2).

Tab. 2.2 Physiologische Einflussfaktoren auf die Wahrnehmung

Gewöhnungseffekt	Beim Gewöhnungseffekt wird deutlich, dass die Sinnesorgane sich der jeweiligen Situation anpassen. Das bedeutet, dass z. B. Gerüche nach einiger Zeit in einem Raum nicht mehr wahrgenommen oder Geräusche nicht mehr als störend empfunden werden.
Entfaltung der Sinne	Durch Schulung und Training von bestimmten Sinnen können diese ihre Fähigkeit weiterentwickeln. Die Ohren können z. B. Aufgaben übernehmen, die der räumlichen Orientierung dienen und die bislang die Augen erfüllten. Dies ist mit zunehmendem Alter ein schwieriger und langsamer Prozess, aber grundsätzlich möglich.
Wahrnehmungsschwelle	Die Sinnesorgane haben in ihrer Leistungskapazität Grenzen. Die Augen können z. B. nur eine bestimmte Lichtwellenlänge wahrnehmen. Im Alter sinken diese Grenzen durch den normalen oder pathologischen Alterungsprozess. Die Ohren sind im höheren Alter z. B. störanfällig hinsichtlich der Wahrnehmung höherer Frequenzen. Das gilt ebenso für die anderen Sinnesorgane des Menschen.
Verschmelzung	Bei der Verschmelzung werden einzelne Reize nicht mehr wahrgenommen, sondern viele Reize werden zu einem Ganzen zusammengefasst. Somit ist eine Differenzierung erschwert, die es ermöglicht, z. B. einem Gespräch zu folgen.
Kontrastierung	Hierbei werden Reize stark voneinander unterschieden, z. B. hell und dunkel (➤ Abb. 2.3).
Pathologische Einflussfaktoren	Hierunter fallen psychische Krankheiten wie Schizophrenie, Depressionen, aber auch spezielle Erkrankungen wie Exsikkose, Stoffwechselentgleisungen oder fieberhafte Infekte. Der Einfluss von Medikamenten, Drogen oder Alkohol hinterlässt bei langjährigem Missbrauch Spuren im Gehirn, die nicht reparabel sind und die Wahrnehmung des Menschen dauerhaft beeinträchtigen.

199. Nennen Sie acht psychologische Einflussfaktoren auf die Wahrnehmung (➢ Abb. 2.4).

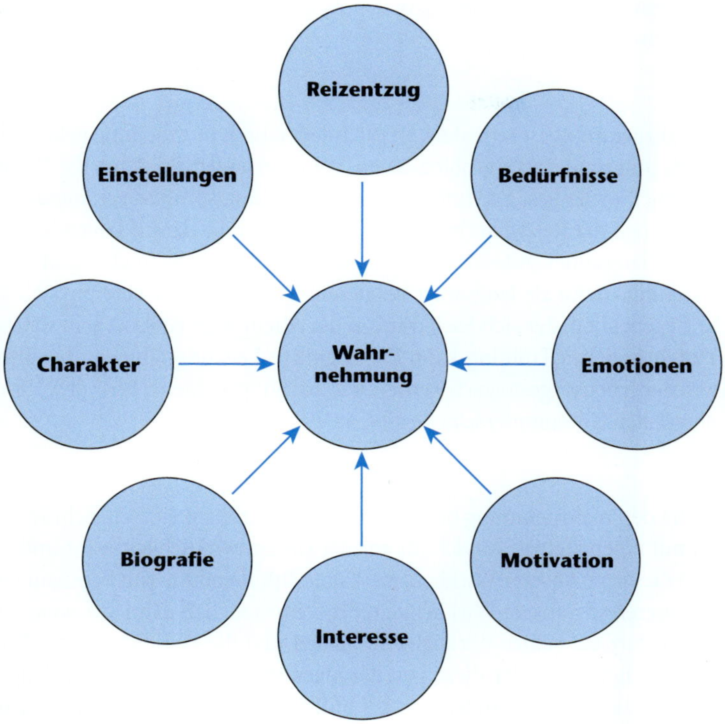

Abb. 2.4 Psychologische Einflussfaktoren auf die Wahrnehmung [M575]

200. Wie stehen Wahrnehmung und Kommunikation in Verbindung miteinander?

Wahrnehmung und Kommunikation sind eng miteinander verbunden, denn wenn der Mensch keine Reize und Informationen (von außen oder aus dem Körper selbst) wahrnehmen kann, ist er nicht in der Lage, mit sich oder anderen zu kommunizieren. Der Mensch benötigt als soziales Wesen Reize von außen und die Auseinandersetzung mit anderen Menschen, um seine Reize auch identifizieren zu können. Die Kommunikation darüber ermöglicht es dem Menschen, sich seiner selbst und des anderen bewusst zu werden.

201. Welche Bedeutung hat die kognitive Kompetenz für die Wahrnehmung?

Die kognitive Kompetenz ist eine wichtige Voraussetzung im Wahrnehmungsprozess. Störungen der kognitiven Kompetenz, wie sie z. B. bei Menschen mit Alzheimer-Demenz auftreten, verzerren die Wahrnehmung des Individuums. Daraus resultieren Störungen in der Kommunikation und in der Wahrnehmung der eigenen Person und der Umwelt.

Viele alte Menschen leiden unter Einbußen der kognitiven Kompetenz, sei es durch Alterungsprozesse oder psychische Krankheiten, die ebenfalls die kognitiven Strukturen verändern können (Schizophrenie, Depression, Alzheimer-Demenz etc.). Die kognitive Kompetenz hat also große Auswirkungen auf die Wahrnehmung. Für die Praxis der Altenpflege bedeutet dies, dass ältere Menschen in ihrer Wahrnehmung ernst genommen werden müssen, auch wenn diese Wahrnehmung in den Augen der Pflegekräfte verzerrt oder unrealistisch ist.

202. Welche Bedeutung hat der Alterungsprozess für die Wahrnehmung?

Die Wahrnehmung ist sehr stark an die Informationsverarbeitung gekoppelt. Da sich aufgrund der physiologischen Veränderungen im Alter die Wahrnehmung und der gesamte Informationsverarbeitungsprozess verlangsamen, werden auch die Reizweiterleitung ins Gehirn und die darauf folgenden Reaktionen langsamer. Alte Menschen sind somit nicht unbedingt kognitiv beeinträchtigt, wenn sie langsamer reagieren. Es ist vielmehr eine physiologische Gegebenheit, der sich Fachkräfte in der Altenpflege bewusst sein sollten.

Durch gezieltes Training kann die kognitive Leistungsfähigkeit bei alten Menschen ebenso gesteigert werden wie bei jungen Menschen, obwohl es nachweislich Niveauunterschiede gibt.

203. Wie stehen Wahrnehmung und Wirklichkeit miteinander in Verbindung?

Mithilfe der Wahrnehmung bildet sich unsere Wirklichkeit. Wir nehmen jedoch nur einen kleinen Ausschnitt aus der Gesamtwirklichkeit wahr und erklären diesen zu unserer Wirklichkeit. Unter Zuhilfenahme von Ergänzungen konstruieren wir unsere Wirklichkeit. Probleme tauchen dann auf, wenn ein Mensch starr auf seiner Wirklichkeit beharrt und die Wirklichkeit der Mitmenschen ignoriert oder diese von der eigenen Wahrnehmung überzeugen will. Im sozialen Miteinander müssen individuelle Wahrnehmungen ausgetauscht und die des anderen respektiert werden.

Das ist vor allem bei Menschen mit Alzheimer-Demenz wichtig. Der Mensch, der an Alzheimer-Demenz leidet, lebt in seiner Wirklichkeit, ihm fehlen oft die kognitiven Ressourcen, um die Wirklichkeit anderer Menschen (Pflegekräfte, Angehörige) wahrzunehmen und zu respektieren. Die Pflegekraft ist hier in besonderem Maße gefordert, den alten Menschen nicht von ihrer eigenen Wirklichkeit zu überzeugen. Sie sollte dem betroffenen Menschen einfühlsam und mit Verständnis für seine Wirklichkeit begegnen.

204. Was verstehen Sie unter sozialer Wahrnehmung?

Mit sozialer Wahrnehmung ist die Beobachtung von Personen aus der Umgebung gemeint. Sie ist abhängig von der **Selbstwahrnehmung** („So bin ich"), von sozialen **Vergleichsprozessen** („Ich bin gesünder als du") und Faktoren aus der **Umgebung** (Werte und Normen in der Gesellschaft). Die soziale Wahrnehmung ist Grundlage und Resultat unseres **Sozialisationsprozesses.** Die soziale Wahrnehmung beschäftigt sich mit folgenden Fragen:

- Wie entstehen Eindrücke von anderen Menschen?
- Wie verlässlich sind diese Eindrücke?
- Welche Faktoren beeinflussen unsere Eindrücke?
- Welche Konsequenzen haben diese Einflüsse?

Tab. 2.3 Fehler in der sozialen Wahrnehmung

Haloeffekt	Bei diesem Effekt wird eine Beurteilung durch bestimmte Vorkenntnisse beeinflusst. Personen werden z. B. auf der Basis weniger markanter Eigenschaften bewertet. Den Ausschlag für die positive oder negative Beurteilung geben die markanten und herausragenden Eigenschaften, die von der eigenen Person als positiv oder negativ beurteilt werden (z. B. Pünktlichkeit, ordentlich sein, Kopftuch tragen, Hautfarbe etc.)
Logische Fehler	Es wird vom Beurteilenden angenommen, dass bestimmte Eigenschaften immer gemeinsam auftreten (z. B. gebildete Menschen scheuen körperliche Arbeit, unordentliche Menschen sind faul und schlampig)
Kontrastfehler	Mehrere Personen werden miteinander verglichen und beurteilt. Die Personen werden z. B. in der Altenpflege im Hinblick auf Ängstlichkeit, Anpassung, Verwirrtheit, Aktivität etc. miteinander verglichen und beurteilt, ohne dass es objektive Beurteilungskriterien gibt
Soziale Urteile	Sie dienen dazu, das Überangebot an Informationen zu ordnen und zu vereinfachen, damit jeder Mensch mit diesem Angebot auch umgehen kann. Sie sind eine soziale Notwendigkeit, um sich in Gruppen einzufügen, akzeptiert zu werden und das eigene Verhalten dadurch zu legitimieren. Das soziale Urteil ist dann problematisch, wenn der Mensch nicht bereit ist, sein Urteil zu überprüfen. Daraus entstehen Stereotype und Vorurteile, die zu Intoleranz und Feindseligkeit gegenüber anderen Menschen führen.

205. Nennen und beschreiben Sie kurz vier Fehler in der sozialen Wahrnehmung (➢ Tab. 2.3).

206. Was sind Stereotype?

Stereotype *(griech.: starres Muster)* sind feste vorgefasste Meinungen und Einstellungen von Eigenschaften oder Verhaltensweisen, die einer bestimmten Gruppe zugeschrieben werden. Zum Beispiel: Alte Menschen im Pflegeheim sind hilfebedürftig; alte Menschen sind krank.

Stereotype sind wichtig und helfen, die komplexen Wahrnehmungen und Informationen im Alltag zu reduzieren. Werden sie jedoch nicht kontinuierlich überdacht und revidiert, können sie zu Vorurteilen werden. Stereotype können positiv oder negativ sein.

207. Was sind Vorurteile?

Vorurteile sind negative, herabsetzende Einstellungen gegenüber Merkmalen einzelner Menschen oder Gruppen (Beispiel: Eine alte pflegebedürftige Frau möchte sich nicht von einer männlichen Pflegekraft waschen lassen, denn „die Männer wollen ja immer nur das eine").

208. Worin unterscheiden sich Wahrnehmung und Beobachtung?

Wahrnehmung findet zufällig statt und hängt von der individuellen Stimmung, Biografie und anderen Faktoren ab. Sie ist nicht strukturiert oder zielgerichtet.

Die **Beobachtung** ist im Gegensatz zur Wahrnehmung ein bewusster und zielgerichteter Vorgang. Der Prozess des Beobachtens ist eine Form der Wahrnehmung und findet systematisch und planmäßig statt. Das Ziel des Beobachtens ist es, neue, strukturiert erworbene Erkenntnisse zu gewinnen und daraus resultierende neue Entscheidungen zu treffen. Die Aufmerksamkeit ist auf bestimmte Phänomene gerichtet. Die Beobachtung pflegebedürftiger alter Menschen ist ein wichtiger Bestandteil der Altenpflegepraxis. Sie dient der Informationssammlung und ist damit die Grundlage des Pflegeprozesses.

209. Beschreiben Sie den Beobachtungsprozess.

Der Beobachtungsprozess:
- Selektion und Fokussierung der Wahrnehmungsreize
- Suche nach vergleichbaren Merkmalen
- Fragestellung und Interpretationen
- Überprüfung, z. B. durch Messen oder Erfragen
- Bewertung
- Pflegerisches Handeln und Überprüfung der Wirkung

210. Benennen Sie drei Hilfsmittel für die Beobachtung.

Hilfsmittel für die Beobachtung:
- **Die eigenen Sinnesorgane** und der Informationsaustausch mit dem Pflegebedürftigen
- **Messinstrumente,** z. B. Uhr, Waage, Fieberthermometer, Blutdruckgerät
- **Assessmentinstrumente,** z. B. MMST, Tinetti-Test, Sturzprotokoll, Dekubitus- und Schmerzskalen etc.

211. Benennen Sie drei Möglichkeiten der systematischen Beobachtung für Pflegekräfte.

Möglichkeiten der systematischen Beobachtung:
- Körperliche Untersuchung von Kopf bis Fuß
- Pflegetheorien (z. B. Roper, Logan, Tierney)
- Klassifikation nach Pflegediagnosen (Gordon, NANDA, ABEDL)

212. Nennen Sie drei Faktoren, welche die Beobachtung beeinflussen.

Folgende Faktoren können die Beobachtung beeinflussen:
- Eigene körperliche und psychische Befindlichkeit
- Sympathie oder Antipathie zwischen den Pflegepartnern
- Fokussierung bestimmter Beobachtungsmerkmale/-bereiche

213. Nennen Sie vier Ziele der Beobachtung.

Ziele der Beobachtung:
- Ermitteln der individuellen Bedürfnisse des alten Menschen
- Beobachtung als Grundlage des Pflegeprozesses durch Eruieren von Ressourcen und Problemen
- Prävention durch rechtzeitiges Erfassen von gefährdenden Situationen und Komplikationen
- Aufbau einer vertrauensvollen Beziehung

FALLBEISPIEL (FRAGEN 214–217)

Frau Lindner wurde direkt vom Krankenhaus auf die Pflegestation verlegt. Sie erlitt einen Schlaganfall und kann deshalb nicht mehr nach Hause zurück. Auf Ansprache reagiert sie zeitversetzt, ihre Sprache ist verwaschen. Sie sind Schüler auf dieser Station und haben in der Anamnese gelesen, dass Frau Lindner zu Hause auf ein Hörgerät angewiesen war. Zufällig bekommen Sie ein Gespräch zwischen zwei Pflegehelferinnen mit. Diese schimpfen im Beisein von Frau Lindner darüber, dass sie total verblödet sei und auf Aufforderung, z. B. beim Positionieren, sich wehre und nur dummes Zeug daherrede. Man müsse sie anschreien, damit sie überhaupt etwas kapiert. Im Gespräch mit der Stationsleitung schildern Sie ihr das zufällig mitgehörte Gespräch. Die Stationsleitung ist zutiefst erschrocken und bittet Sie, sich fachlich für ein klärendes Gespräch mit den Kolleginnen vorzubereiten.

214. Welche Fakten sind den Pflegehelferinnen unklar und sollten im Gespräch thematisiert werden? Welche Konsequenzen ergeben sich daraus?

- Die Pflegekräfte haben keine Kenntnis über das Krankheitsbild Apoplex und die damit verbundenen Komplikationen. In einem Gespräch können Sie zunächst einmal nur Verständnis für die Situation erwirken.
- Die Pflegekräfte sollten darüber hinaus über ihr Menschenbild und die Würde des Menschen nachdenken.
- Es müsste ausführlich geklärt werden, dass es zur täglichen Arbeit gehört, mit alten Menschen mit einer Hörbeeinträchtigung und dem Bedarf an entsprechenden Hilfsmitteln adäquat umzugehen.
- Das Hörgerät müsste täglich eingesetzt und die Lautstärke entsprechend eingestellt werden.
- Die Helferinnen sollten zu einer Schulung zum Thema Kommunikation in der Pflege verpflichtet werden.

215. Wie beurteilen Sie die Wahrnehmung der Pflegehelferinnen?

Diskutieren Sie dieses Beispiel in einer Gruppe: Tauschen Sie sich anhand der psychologischen Einflussfaktoren und der Liste der Fehler in der sozialen Wahrnehmung über das Verhalten der Pflegehelferinnen aus. Zu welchem Ergebnis kommen Sie?

216. Welche Stereotype und Vorurteile werden bei den Pflegehelferinnen deutlich?

- Alte Menschen sind nichts wert.
- Sie verstehen sowieso nichts.
- Alte Menschen sind stur und wehren sich, obwohl man ihnen helfen will.

217. Welche Maßnahmen sollten durch die Stationsleitung nach diesem Vorfall ergriffen werden?

- Einführen von Fallbesprechungen unter Einbeziehung der Hilfskräfte
- Schulungen zu verschiedenen Krankheitsbildern, vor allem für Hilfskräfte
- Schulungen im Umgang mit Kommunikationshilfen (z. B. Hörgerät)
- Schulungen zu altersspezifischen Veränderungen
- Verpflichtende Weiterbildung zum Thema Menschenbild und dem damit verbundenen Pflegeleitbild
- Supervision/Balintgruppen für das Team
- Hinweis auf rechtliche Schritte gegen die Pflegekräfte, falls dieses Verhalten nicht unterlassen wird (Abmahnung)
- Schulung zum Pflegestandard Kommunikation mit alten Menschen (sofern im Haus vorhanden; falls dies nicht der Fall ist, muss dieser dringend erarbeitet werden)

LITERATUR

Deetjen P, Speckmann EJ: Physiologie. 4. A. München: Elsevier Urban & Fischer, 2004.

Derrer-Merk E: Lernkarten Altenpflege zur Prüfungsvorbereitung. München: Elsevier Urban & Fischer, 2016.

Lauber A, Schmalstieg P: Wahrnehmen und Beobachten. Verstehen & Pflegen Bd. 2. 4. A. Stuttgart: Thieme, 2018.

Menker K, Waterboer C (Hrsg.): Pflegetheorie und -praxis. 2. A. München: Elsevier Urban & Fischer, 2013.

Petzold M: Wahrnehmung im Alter und des Alters. 2014. Aus: www.seniorweb.ch (letzter Zugriff: 22. Oktober 2016).

Universität Zürich: Dynamik gesunden Alterns. Aus: www.dynage.uzh.ch/de.html (letzter Zugriff: 22. Oktober 2016).

WEITERFÜHRENDE LITERATUR

www.helles-koepfchen.de/optische-taeuschungen.html
www.ikud-seminare.de/veroeffentlichungen

2.2 Pflegeprozess

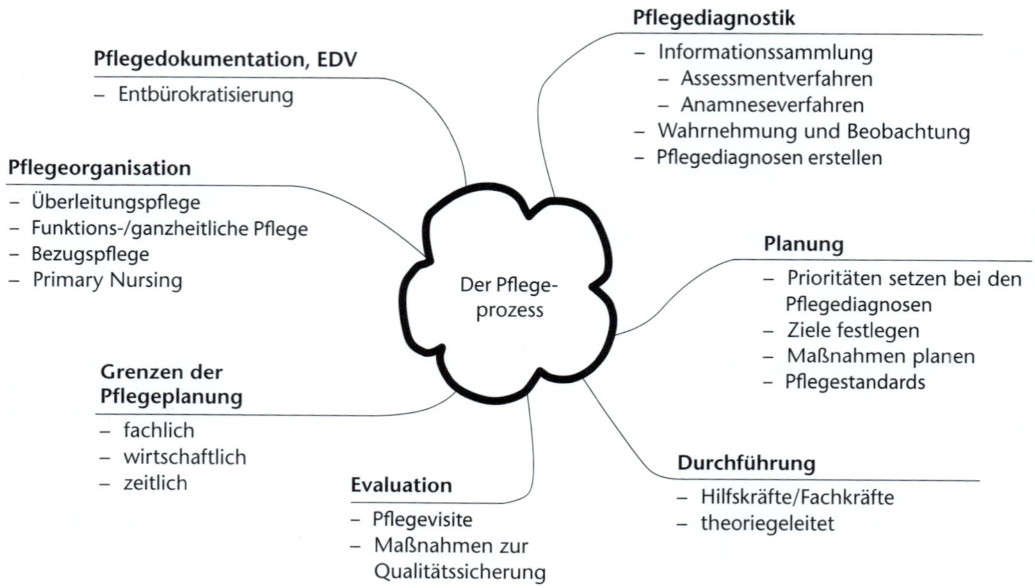

Abb. 2.5 Mindmap zum Pflegeprozess [M575]

218. Beschreiben Sie die Entstehung und Bedeutung des Pflegeprozesses.

Der Pflegeprozess wurde in den USA entwickelt und in den 1980er-Jahren nach Deutschland weitergetragen. Er entstand als Hilfsmittel und Methode zur Arbeitsstrukturierung und Problemlösung (➤ Abb. 2.5). Die Pflege sollte systematisiert und individualisiert werden und sich weg von der Funktionspflege hin zu einer patientenorientierten Pflege entwickeln. Mithilfe des Pflegeprozesses soll Pflege geplant, strukturiert und zielorientiert umgesetzt werden. Pflege wird nachweisbar und prozessorientiert und erhält eine einheitliche Sprache, dadurch wird sie transparenter und effektiver. Die Dokumentation wird einfacher, nachvollziehbar und ein Genesungsverlauf des Patienten ersichtlich.

Anhand eines standardisierten Problemlösungsverfahrens (Pflegeprozess) wird es möglich, Pflege zu erforschen (z. B. Pflegediagnosen). Das verleiht der Pflege eine wissenschaftliche Basis, stärkt somit die Profession und das Verständnis für eine wissenschaftliche Praxisdisziplin.

219. Wozu dient der Pflegeprozess?

„Der Pflegeprozess ist eine Erfassung und Analyse von Informationen über einen pflegebedürftigen Menschen und dient zur Grundlage für die geplante und zielorientierte Pflege, die sich regelmäßig an die aktuelle Pflegesituation anpasst" (Menker und Waterboer 2006). Dieses Instrument unterscheidet die professionelle Pflege von der Laienpflege durch ihr strukturiertes Vorgehen.

Der Pflegeprozess ist die Basis für professionelles Handeln in der Pflege. Er beginnt immer mit der Informationssammlung über den zu betreuenden Menschen. Die Sammlung der Informationen wird jedoch während der gesamten Betreuungszeit fortgesetzt und dokumentiert, sodass Veränderungen in die geplante und zielgerichtete Pflege aufgenommen und aktualisiert werden können.

Der Pflegeprozess dient dazu,

- **aktuelle Probleme,** die eine Pflegekraft bei alten Menschen behandeln kann, zu erkennen,
- **potenzielle Probleme,** die bei alten Menschen verhütet werden können, zu erkennen,
- einen **Plan** zu entwickeln, der die aktuellen und potenziellen Probleme des alten Menschen lösen hilft,
- die **Qualität der Pflege** zu formulieren, zu messen und transparent zu machen,
- die **Lebensqualität** der Bewohner/alten Menschen zu erhalten und zu verbessern,
- die **Transparenz** der Pflegepraxis im Rahmen der Qualitätssicherung herzustellen,
- die **Nachweisbarkeit** der Pflegepraxis zu gewährleisten.

Der Pflegeprozess besteht als dynamischer und flexibler Prozess aus folgenden sechs Schritten, welche sich oft überschneiden und ineinander übergehen (➤ Abb. 2.6):

220. Nennen und beschreiben Sie die Schritte des sechsphasigen Pflegeprozesses.

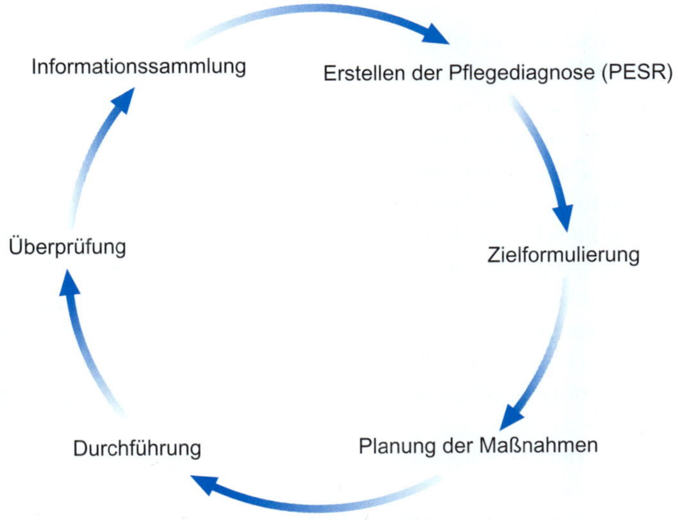

Abb. 2.6 Sechsphasiger Pflegeprozess nach Fiechter und Mayer

- Informationssammlung
- Erkennen von Problemen und Ressourcen des alten Menschen
- Festlegung der Ziele
- Planung der Pflegemaßnahmen
- Durchführung der Pflege
- Beurteilung der Wirkung der Pflege auf den alten Menschen.

Unabhängig von der Anzahl der Schritte ist die Vorgehensweise immer dieselbe, sie ist ggf. nur anders strukturiert.

221. Beschreiben Sie den ersten Schritt des Pflegeprozesses.

Der **erste Schritt** wird als **Pflegediagnostik, Assessment, Basis-Assessment** oder Anamnese, Ersteinschätzung oder **Informationssammlung** bezeichnet.

Das Basis-Assessment am Anfang der therapeutisch-pflegerischen Beziehung ist eine erste Einschätzung und wird deshalb auch Einschätzungsphase genannt. Hier werden alle wichtigen Informationen über den alten Menschen und sein soziales Umfeld in Bezug auf seine Probleme, Ressourcen, Reaktionen und Bedürfnisse gesammelt. Diese Datensammlung erfordert im persönlichen Erstgespräch viel Einfühlungsvermögen. Weitere Daten werden durch ein Biografiegespräch, die Krankenbeobachtung, die körperliche Untersuchung, Laborergebnisse etc. oder/und durch Gespräche mit Angehörigen und Bezugspersonen ermittelt.

Diese Daten werden in der ersten Phase der Informationssammlung noch nicht interpretiert, sondern nur als objektive oder subjektive Daten schriftlich dokumentiert. Sie sind für alle Teammitglieder nach Rücksprache mit dem alten Menschen zugänglich.

Diese Ersteinschätzung ist eine Sammlung von sämtlichen relevanten Informationen über den alten Menschen, seine Familie und sein Umfeld, um seine Bedürfnisse, Probleme, Sorgen und menschlichen Reaktionen auf diese Probleme sowie seine Ressourcen zu identifizieren.

222. Beschreiben Sie den zweiten Schritt des Pflegeprozesses.

Im **zweiten Schritt** des Pflegeprozesses wird anhand der im ersten Schritt gewonnenen Daten eine **Pflegediagnose** (➤ Frage 257) erstellt, es werden Probleme und Ressourcen formuliert. Dazu muss die Reaktion des alten Menschen auf vorhandene Gesundheitsprobleme oder Lebensprozesse beurteilt werden. Dazu können verschiedene Klassifikationssysteme genutzt werden, z. B. Gordon, North American Nursing Diagnosis Association (NANDA), ABEDL etc. Entscheiden Sie sich für ein System in Ihrer Einrichtung, das erleichtert das Verständnis und macht Ihre Arbeit nachvollziehbar. Anschließend ist es notwendig, Prioritäten bei den Pflegediagnosen festzulegen:

- **Oberste Priorität:** bei unmittelbar lebensbedrohlichen Problemen oder Sicherheitsrisiken für den alten Menschen
- **Mittlere Priorität:** Diagnosen, die nicht lebensbedrohende Situationen enthalten
- **Niedrige Priorität:** Pflegediagnosen, die sich nicht direkt auf die o. g. Diagnosen beziehen

Pflege ist eine multidimensionale Arbeit, sodass die Behandlung von verschiedenen Pflegediagnosen gleichzeitig erfolgen kann und oft auch muss.

Eine Pflegediagnose ist keine medizinische Diagnose und sie darf keine medizinischen Diagnosen enthalten (➤ Frage 260).

Voraussetzung für eine erfolgreiche Pflegediagnostik ist die offene Kommunikation mit dem alten Menschen.

223. Beschreiben Sie den dritten Schritt des Pflegeprozesses.

Der **dritte Schritt** beinhaltet die **Zielfestlegung.** Sie sollte mit dem alten Menschen zusammen erfolgen, denn dadurch wird dessen Motivation zur Mitarbeit erhöht und seine Zufriedenheit sichergestellt. Das gesamte Team, bestehend u. a. aus Pflegekräften, hauswirtschaftlichen Mitarbeitern, Ärzten und Ergotherapeuten, sollte in die Planung mit einbezogen werden. Die Ziele müssen messbar und bewohnerbezogen sein und sich von der Pflegediagnose ableiten. Sie dienen als Basis zur Evaluation der Pflegehandlungen. Sie sollten klar, präzise und realistisch formuliert sein.
Die Ziele geben an,

- was der Patient erreichen soll,
- in welchem Zeitraum dies geplant ist und
- wie das zu erreichende Ziel zu messen ist.

224. Beschreiben Sie den vierten Schritt des Pflegeprozesses.

Im **vierten Schritt** erfolgt die **Planung** der Pflegemaßnahmen. Hier ist die Erstellung eines Aktionsplans, der die Pflege des alten Menschen auf das gewünschte Ziel hin ausrichtet, vorrangig. Der **Pflegeplan** soll gemeinsam mit den Teammitgliedern und dem alten Menschen erstellt werden. Er ist ein Entwurf von Strategien, um Probleme des alten Menschen zu vermeiden, zu korrigieren oder zu reduzieren und die Bedürfnisse des alten Menschen zu erfüllen. Die Planung kann in zwei Schritte unterteilt werden:

1. Auswahl der Pflegemaßnahmen	2. Dokumentation des Pflegeplans
Die Auswahl der Pflegemaßnahmen ist gemeinsam mit dem alten Menschen zu gestalten. Dies bedeutet auch, ihn ernst zu nehmen, ihn in seiner Würde zu respektieren und die Pflege zum Wohlergehen des Menschen und seinem Willen entsprechend auszurichten (➤ 1.8). Dabei sind folgende Aspekte zu berücksichtigen: • Momentaner Gesundheitszustand • Ressourcen des Bewohners und der Einrichtung • Realistisch vorhandene Zeit • Formulierung in Übereinstimmung mit den Zielen	Die Pflegemaßnahmen, mit deren Hilfe die aufgestellten Ziele erreicht werden sollen, werden schriftlich dokumentiert. Sie sind ebenfalls klar und deutlich zu formulieren und sollten nach Möglichkeit auf den in der Einrichtung gültigen **Pflegestandards** beruhen. Der Pflegeplan enthält Angaben darüber, **wer wann und wie oft welche Tätigkeit** ausführt. Dabei muss präzise beschrieben werden, inwieweit der alte Mensch mitarbeiten kann, z. B.: Kann er **selbstständig, unter Anleitung** oder **mit Hilfestellung** seine Selbstpflege ausführen oder muss dies von der Pflegekraft **vollständig übernommen** werden? Die Pflegemaßnahme soll realistisch und zeitlich durchführbar (Ressourcen der Einrichtung und des Bewohners beachten) beschrieben werden.

Für Schüler/Studenten kann bei der Planung auch eine Spalte für Begründungen eingefügt werden. Dies erhöht die Transparenz der Tätigkeit und sichert somit auch das wissenschaftliche und professionelle Arbeiten. Die Planung muss schriftlich erfolgen, sie kann im Pflegeplanungsblatt oder per EDV dokumentiert werden. Die verantwortliche Pflegefachkraft zeichnet die Pflegeplanung handschriftlich ab.

225. Beschreiben Sie den fünften Schritt des Pflegeprozesses.

Der **fünfte Schritt,** die **Durchführung** der Pflegemaßnahmen, erfolgt nach den derzeit gültigen Standards der Einrichtung, bzw. angelehnt an die nationalen Expertenstandards. Dabei sollte die Effektivität und Angemessenheit der Pflegemaßnahmen schon bei der Durchführung kontinuierlich überprüft und evaluiert werden. Die Durchführung der Pflegemaßnahmen bedarf der fachlichen Qualifikation bzw. der Überwachung und Kontrolle, falls pflegerische Maßnahmen von Hilfskräften durchgeführt wurden. Die Pflegemaßnahmen werden nach Erledigung im jeweiligen Dokumentationssystem mit Datum und Handzeichen bestätigt. Dies erhöht die Transparenz und ist gleichzeitig ein Nachweis gegenüber den Pflegekassen über die geleistete Arbeit.

Um verantwortlich im Sinne des Pflegeprozesses handeln zu können, werden qualifizierte Mitarbeiter benötigt (➤ Frage 48). Dabei ist zu berücksichtigen, dass die verantwortliche Pflegefachkraft die Durchführungsverantwortung trägt, auch wenn diese die Tätigkeit nicht selbst durchführt. Es muss aus den Unterlagen aber klar ersichtlich sein, wer die Maßnahme durchgeführt hat.

Aus pflegewissenschaftlicher und juristischer Sicht ist es unverantwortlich, Maßnahmen, die im Sinne der Behandlungspflege verstanden werden, von Hilfskräften ausführen zu lassen – das wäre gefährliche Pflege. Denken Sie hier an die Durchführungsverantwortung.

226. Beschreiben Sie den sechsten Schritt des Pflegeprozesses.

Die **Evaluation** der Pflegemaßnahmen ist der **sechste Schritt** des Pflegeprozesses. Sie ist notwendig, um die Erreichung der Ziele zu überprüfen. Wird durch die Pflegemaßnahme das geplante Ziel nicht erreicht, ändert sich der Gesundheitszustand des alten Menschen oder hat dieser andere Wünsche, erfolgt eine sofortige Änderung des Ziels und der damit verbundenen Pflegemaßnahmen.

Die Evaluation der Pflegemaßnahmen auf ihre Wirkung und Effektivität erfolgt mithilfe der Pflegevisite zu dem in den Pflegezielen festgelegten Zeitpunkt (z. B. einmal im Monat). Anhand der dort angeführten Evaluationskriterien wird überprüft,

- ob der alte Mensch die Ziele erreicht/teilweise erreicht/nicht erreicht hat,
- weshalb die Ziele z. B. nur teilweise erreicht wurden, um dann eine mögliche Modifikation in der Pflegeplanung schriftlich festzulegen.

Die Dokumentation aller für den alten Menschen wichtigen Ereignisse inkl. des Pflegeplans muss schriftlich erfolgen. Dies ist im Pflegeversicherungsgesetz SGB XI gesetzlich festgeschrieben (➤ Frage 294).

Nur wenn die Pflegemaßnahmen, die Pflegeplanung, die Evaluierung und der Genesungsverlauf schriftlich festgehalten sind, wird die Pflege des Patienten transparent, nachweisbar, rechtlich abgesichert und für alle Teammitglieder effektiv und dem Wohl und Willen des alten Menschen gerecht.

227. Im Pflegestärkungsgesetz I und II und in der neuen Empfehlung zur Begutachtung der Pflegebedürftigkeit wird auf den vierphasigen Pflegeprozess verwiesen. Erläutern Sie diesen.

Der vierphasige Pflegeprozess (➤ Abb. 2.7) gliedert sich in die Phasen:

- **Assessment:** Sammlung aller pflegerelevanter Informationen – Pflegebedarf einschätzen; Stellung einer Pflegediagnose (PESR; ➤ 2.3) oder Feststellung der Pflegeprobleme und Ressourcen
- **Planung:** Pflegeplan erstellen – Festlegung der Pflegeziele und Planung der Pflegemaßnahmen (Pflegestandards, Tagespläne etc. benennen)
- **Intervention:** Pflegeplan ausführen – praktische Durchführung der Pflege und Dokumentation
- **Evaluation:** Wirkung und Qualität der Pflege beurteilen – Überprüfung der Zielerreichung und der Pflegequalität

Die im sechsschrittigen Pflegeprozess erläuterten Aspekte (➤ Frage 220–226) finden im vierschrittigen Pflegeprozess ebenso statt. Die veränderte Darstellung in Theorie und Abbildungen soll nicht die gedankliche Auseinandersetzung mit dem Pflegeprozess schmälern. Das sechsstufige Pflegeprozessmodell wurde zurückgestuft auf das Modell der WHO von 1987. Es ist immer zu überlegen, welches Modell für das Team und die alten Menschen am besten geeignet ist.

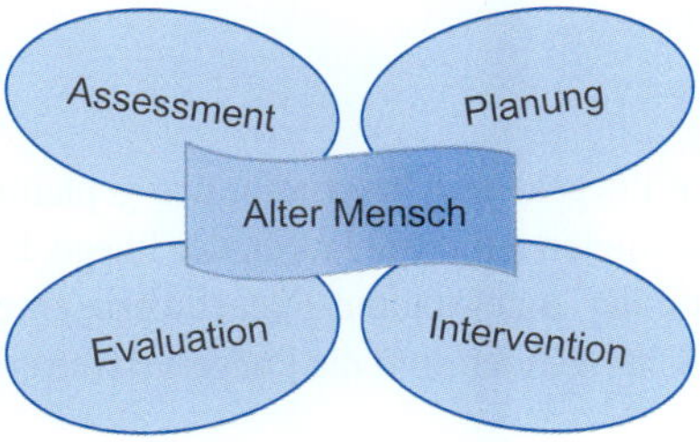

Abb. 2.7 Vierphasiger Pflegeprozess nach WHO (bearbeitet von Derrer-Merk)

228. Erläutern Sie in Verbindung mit dem Pflegeprozess die SMART-Regel.

Die **SMART-Regel** wird angewendet, um Pflege zu evaluieren und patientenorientiert zu planen. Sie gilt z. B. bei der **Zielformulierung** der Pflegeplanung. Dabei müssen bestimmte Fragen an die Pflegeplanung gestellt werden:

S = Spezifisch: Ist die geplante Maßnahme auf den Patienten zugeschnitten und individuell an ihn angepasst?

M = Messbar: Können Erfolge anhand von Standards nachgewiesen und gemessen werden (Bilanzierungen, Gewichtsreduktion, etc.)?

A = Akzeptiert: Wird die Pflegemaßnahme vom Patienten toleriert und ist er damit einverstanden?

R = Realistisch: Sind die geplanten Maßnahmen umsetzbar? Ist das Ziel für den Patienten erreichbar oder zu hoch gesteckt?

T = Terminierbar: Kann das geplante Ziel bis zum Tag X erreicht werden?

229. Nennen Sie Methoden zur Gestaltung des Pflegeprozesses.

Methoden zur Gestaltung des Pflegeprozesses:
- Überleitungspflege
- Ganzheitliche Pflege
- Einzelpflege
- Bezugspflege
- Primary Nursing

230. Was bedeutet Überleitungspflege für die Altenpflege?

Die Überleitungspflege ist im Pflegeprozess sehr eng mit dem ersten Schritt der Informationssammlung verbunden. Wird der alte Mensch aus dem Krankenhaus oder aus einer Rehabilitationsklinik entlassen, stellt sich die Frage, inwieweit er in der Lage ist, seine bisherige Lebensführung fortzusetzen (www.dnqp.de/fileadmin/HSOS/Homepages/DNQP/Dateien/Expertenstandards/Entlassungsmanagement_in_der_Pflege/Entlassung_2Akt_Auszug.pdf). Benötigt er Hilfe und Unterstützung in Form von ambulanten Diensten oder wird gar ein Heimaufenthalt erwogen? Diese Frage stellen sich Pflegepersonal, Angehörige, die zu betreuenden Menschen, Sozialdienst und zukünftige Pflegeanbieter. Durch die Überleitungspflege werden in einem ersten Gespräch Wünsche, Probleme und Lösungsmöglichkeiten mit der jeweiligen Person besprochen. Sofern eine Unterstützung zu Hause oder im Pflegeheim notwendig wird, ist es sinnvoll, dass die Pflegedienstleitung oder zuständige Pflegekraft ein Erstgespräch mit der zu betreuenden Person und/oder den Angehörigen führt. Dieses Vorgehen schafft Vertrauen und trägt gleichzeitig dazu bei, das Wohlbefinden des alten Menschen zu sicherzustellen.

231. Wie definieren Sie den Begriff Pflegesystem?

Ein Pflegesystem beschreibt den geplanten, systematischen und methodisch gestalteten Arbeitsablauf in der Pflege. Dies hängt eng mit dem Pflegeleitbild und der angewandten Pflegetheorie einer Pflegeeinrichtung zusammen. Im Nachfolgenden sind die Pflegesysteme erläutert.

232. Was verstehen Sie unter Funktionspflege?

Die Funktionspflege ist auf die mechanistische Verrichtung der Pflegemaßnahmen ausgerichtet und betrachtet den alten Menschen als Bündel von Problemen, welche behoben werden müssen. Dabei werden spezielle Aufgaben (Blutdruck messen, Betten machen, Essen reichen etc.) an bestimmte Pflegekräfte vergeben, die diese bei allen Bewohnern durchführen. Diese Form des Pflegesystems ist nicht geeignet für prozessorientiertes Arbeiten in der gerontologischen Langzeitpflege.

233. Was verstehen Sie unter ganzheitlicher Pflege?

Bei der ganzheitlichen Pflege wird versucht, den Menschen als Ganzes (Körper, Seele, Geist, soziales Umfeld, Ressourcen etc.) zu sehen. Es wird eine professionelle Beziehung zu ihm aufgebaut, damit er nicht nur während einer pflegerischen Tätigkeit wahrgenommen werden kann, sondern als Individuum in einer Pflegeeinrichtung oder zu Hause in seinem persönlichen Umfeld.

Die ganzheitlich orientierte Pflege durchläuft alle Schritte des Pflegeprozesses: Während der Pflege und Betreuung des alten Menschen werden Informationen gesammelt, der Pflegebedarf festgestellt und eine Pflegediagnostik durchgeführt, die Ziele gemeinsam mit dem alten Menschen formuliert, die Pflegemaßnahmen verantwortlich durchgeführt und auf ihre Wirksamkeit hin überprüft.

234. Was verstehen Sie unter Einzelpflege?

Die Einzelpflege lässt sich am ehesten in der ambulanten Pflege verwirklichen. Dort steht vorwiegend eine Pflegekraft für eine zu betreuende Person zur Verfügung. Diese Pflegekraft ist verantwortlich für alle Bedürfnisse, Wünsche und Probleme bei der Pflege. Sie nimmt die Aufgabe der Anamnese, der Pflegeplanung, der Durchführung und der Evaluation wahr. In Zusammenarbeit mit dem alten Menschen und seinen Angehörigen und in Absprache mit dem Team sind die individuelle Pflege und die Umsetzung des Pflegeprozesses in allen Teilen möglich.

235. Was verstehen Sie unter Bezugspflege?

Die Bezugspflege ist im Grunde ähnlich organisiert wie die Einzelpflege, nur dass z. B. in einem Pflegeheim die entsprechende Pflegekraft nicht rund um die Uhr anwesend ist. Dennoch gibt es eine hauptverantwortliche Pflegefachkraft, welche für die Betreuung des alten Menschen und die Umsetzung des Pflegeprozesses verantwortlich ist. Sie wird aber vom Team und während ihrer Abwesenheit von Kollegen unterstützt.

236. Was verstehen Sie unter Primary Nursing?

Primary Nursing basiert auf einer von Manthey 1980 beschriebenen Methode der Pflegeorganisation (Ersser und Tutton 2000). Die Anonymität des Krankenhauses und die Entpersonalisierung des Patienten führten in den 1960er-Jahren dazu, dass Pflegekräfte sich über umfassende und patientenorientierte Pflege Gedanken machten. Die Patientenorientierung bedeutet, dass bei der Pflege der Mensch mit all seinen Problemen und Sorgen im Mittelpunkt steht. Er ist das Maß und Ziel für jede Pflegemaßnahme. Es geht um das Wohlbefinden des einzelnen Menschen. Die Pflege wird anhand der individuellen Pflegeplanung auf jeden Menschen individuell abgestimmt. Das Konzept des Primary Nursing beinhaltet folgende Aspekte:

- Verantwortung, Autorität, Autonomie und Rechenschaftspflicht
- Kontinuität der Pflege
- Pflegeplanender ist zugleich Pflegedurchführender
- Direkte Kommunikation

Das Konzept geht davon aus, dass sich diese Bereiche je nach Grad der Umsetzung auf einem Kontinuum befinden.

Primary Nursing ist hervorragend geeignet, um den Pflegeprozess umzusetzen, denn die Hauptverantwortung für die Pflege, Pflegeplanung und Evaluation liegt bei einer dafür verantwortlichen Pflegefachkraft.

2

FALLBEISPIEL (FRAGEN 237–238)

Jochen ist neuer Praktikant auf Ihrer Station und sehr an der Pflege interessiert. In verschiedenen Gesprächen und in der Teambesprechung hat er schon einige wichtige Inhalte zum Pflegeprozess mitbekommen. Jochen betreut die Bewohner, indem er ihnen das Essen bringt, sie eventuell zur Toilette begleitet oder mal mit jemandem spazieren geht. Heute kommt er auf Sie (Pflegefachkraft) zu und erzählt, dass Frau Hufe sich ihm anvertraut hat. Sie mache sich solche Sorgen um ihre Enkeltochter. Diese lebe in Scheidung und habe nun auch noch ihre Arbeit als Schneiderin verloren. Jochen hat Frau Hufe aufmerksam zugehört. Das Schicksal der Enkeltochter und die Sorge von Frau Hufe beschäftigen ihn immer noch. Jochen fragt Sie, wie er das Gespräch einordnen soll.

237. Erläutern Sie Jochen die Wichtigkeit des Beziehungsprozesses im Pflegeprozess.

Die Pflege besteht nicht nur im Sammeln von Fakten und Daten, sondern hat als eine elementare Grundlage die **Beziehung** zum anderen Menschen. Denn nur wenn wir **offen für die Bedürfnisse** oder Sorgen des anderen sind, sind wir auch in der Lage, ihn individuell zu betreuen. So ist die **Aktivierung von Ressourcen** (z. B. Angehörige, oder Selbsthilfegruppen) möglich. Das „offene Ohr", wie Jochen es gezeigt hat, ermöglicht auch für die Pflegekräfte eine **Reflexion der eigenen Haltung** oder der eigenen Lebensweise. Es ermöglicht in der gegenseitigen Begegnung ein Werden. Im offenen Dialog wird es möglich, Identität zu finden und zu erleben (Buber 2011). So sind gegenseitige Wertschätzung und ehrliche Begegnung mit dem anderen Menschen eine Basis für ein gemeinsames Miteinander. Damit eine professionelle Beziehung gelingen kann, sollte sich Jochen auch mit dem Thema Rollendistanz beschäftigen.

238. Mit welcher Form der Pflegeorganisation wären ein solches Gespräch und die Beziehungsaufnahme unmöglich? Begründen Sie Ihre Antwort.

Die Funktionspflege würde eine solche Gesprächssituation nicht zulassen, weder zeitlich noch inhaltlich wäre für eine Beziehungsaufnahme Platz. Die Funktionspflege ist darauf ausgerichtet, die körperlichen Funktionen zu prüfen und ggf. Störungen zu behandeln. Da es dabei aber vorrangig um Organfunktionen und medikamentöse Therapien geht, bleibt die Person dabei unberücksichtigt. Eine Beziehungspflege braucht aber Zeit, Kontinuität, offene Ohren und Wertschätzung des Menschen in seinem ganzen Wesen. Deshalb sind Bezugspflege, Einzelpflege oder Primary Nursing die geeigneten Organisationstrukturen, die einen Beziehungsprozess ermöglichen und erwünschen.

LITERATUR

Benner P: Stufen zur Pflegekompetenz. From Novice to Expert. Bern: Hans Huber, 2000.

Ersser S, Tutton E: Primary Nursing. Grundlagen und Anwendung eines patientenorientierten Pflegesystems. Bern: Hans Huber, 2000.

Brobst R et al.: Der Pflegeprozeß in der Praxis. Bern: Hans Huber, 1997.

Buber M: Ich und Du. Stuttgart: Reclam, 2011.

Ehmann M, Völkel I: Pflegediagnosen in der Altenpflege. München: Elsevier Urban & Fischer, 2004.

Expertenstandard Überleitungspflege 2. Auflage 2019 www.dnqp.de/fileadmin/HSOS/Homepages/DNQP/Dateien/Expertenstandards/Entlassungsmanagement_in_der_Pflege/Entlassung_2Akt_Auszug.pdf.

Georg J (Hrsg.): NANDA-Pflegediagnosen. Definition und Klassifikation 2005–2006. 3. A. Bern: Hans Huber, 2008.

Gurk S: Checklisten Krankheiten im Alter. Für Pflege- und medizinische Fachberufe. 3. A. München: Elsevier Urban & Fischer, 2018.

Heering C: Das Pflegevisiten-Buch. 3. A. Bern: Hans Huber, 2012.
Menker K, Waterboer C (Hrsg.): Pflegetheorie und -praxis. München: Elsevier Urban & Fischer, 2006.
Tewes R: Führungskompetenz ist lernbar: Praxiswissen für Führungskräfte in Gesundheitsfachberufen. Berlin: Springer, 2015.

WEITERFÜHRENDE LITERATUR

Dobrin Schippers A: funktions- oder patientenorientierung Möglichkeiten der Messung der pflegerischen Organisation mit dem Instrument zur Erfassung von Pflegesystemen izep©. Österreichische Pflegezeitschrift. 2009; 3. Aus: www.pflegeportal.ch/pflegeportal/pub/Dobrin_Funktions_oder_Patientenorientierung_1614_1.pdf (letzter Zugriff: 22. Oktober 2016).
Georg J, Fischer J, Wilkinson JM, Hinrichs S: Das Pflegeprozess-Lehrbuch. Bern: Hans Huber, 2011.
Mischo-Kelling M, Manthey M, Kelling G: Primary Nursing: Ein personenbezogenes Pflegesystem. Bern: Hans Huber, 2011.
Schaepe C: Der Einfluss des Pflegesystems auf die Qualität der Pflege(dokumentation). Printernet 2006; 7–8. Aus: www.pflegeportal.ch/pflegeportal/pub/Schaepe_Einfluss_des_Pflegesystems_auf_die_Qualitaet_1615_1.pdf (letzter Zugriff: 22. Oktober 2016).
Strukturmodell zur Modifizierung des Pflegeprozesses und der Pflegedokumentation. Aus: www.pflegewiki.de/wiki/Strukturmodell_zur_Modifizierung_des_Pflegeprozesses_und_der_Pflegedokumentation (letzter Zugriff: 13. Dezember 2016).
Widmer R, Trackenberg P, Georg J, Johnson M: PFLEGE – Diagnosen, Interventionen, Ergebnisse: Verknüpfungen von NANDA, NIC und NOC. Bern: Hans Huber, 2007.

2.3 Pflegediagnostik

239. Was verstehen Sie unter Pflegediagnostik?

Darunter wird der gesamte Prozess zur Beurteilung der Pflegesituation des alten Menschen verstanden. Er umfasst die ersten beiden Schritte des Pflegeprozesses, die Informationssammlung und das Festlegen der Pflegediagnose.

240. Welche Quellen und Assessmentinstrumente nutzen Sie zur Informationssammlung und zum Erstellen der Pflegediagnose?

Die Informationssammlung ist der wichtigste Schritt für eine angemessene und individuelle patientenorientierte Pflege. Der **alte Mensch** ist der wichtigste Informationsträger. Er wird als Experte seines individuellen Erlebens betrachtet. Informationen aus der Biografie des alten Menschen können als Basis zur Pflegediagnostik herangezogen werden (➤ 1.7). Der zu betreuende Mensch ist darüber hinaus Mitglied im therapeutisch-pflegerischen Team.

Andere **Mitglieder im therapeutisch-pflegerischen Team** sind u. a. Krankengymnasten, Ergotherapeuten, **Angehörige,** vor allem wenn die zu betreuenden Menschen aufgrund von Demenz oder Bewusstseinsstörungen selbst keine Auskunft geben können, und **Ärzte** (bezüglich der medizinischen Vorgeschichte und ärztlichen Diagnosen).

2

Als **Assessmentinstrumente** können z. B. angewandt werden:

- Norton- oder Bradenskala zur Einschätzung des Dekubitusrisikos
- Timed up and go, Tinetti-Test oder Tandemstand zur Einschätzung des Sturzrisikos
- Functional Independence Measure (FIM) oder Barthel-Index zur Einschätzung des Pflegebedarfs
- Nutritives Assessment zur Einschätzung des Ernährungsverhaltens
- Mini-Mental-Status-Test (MMST, auch Mini Mental State Examination, MMSE) zur Einschätzung des kognitiven Status
- Schmerzassessment: Beurteilung von Schmerzen bei Demenz (BESD), Beobachtungsinstrument für das Schmerzassessment bei alten Menschen mit Demenz (BISAD), HOPE (Hospiz- und Palliativerhebung), SES (Schmerzempfindungsskala), Deutscher Schmerzfragebogen

Die Anwendung der Assessmentinstrumente bedarf jeweils der gezielten Schulung der Pflegekräfte. Verantwortliches pflegerisches Handeln stellt sich in der korrekten Anwendung und Auswertung der Assessmentinstrumente dar.

241. Beschreiben Sie kurz die Nortonskala.

Anhand von neun Faktoren werden 1–4 Punkte vergeben und addiert. Erreicht die pflegebedürftige Person 25 Punkte und weniger, ist sie dekubitusgefährdet (➤ Tab. 2.4).

Tab. 2.4 Erweiterte Nortonskala

	4 Punkte	3 Punkte	2 Punkte	1 Punkt	Individuelle Punktzahl
Körperlicher Zustand	gut	leidlich	schlecht	sehr schlecht	
Bewusstseinslage	klar	apathisch, teilnahmslos	verwirrt	stuporös, stumpfsinnig	
Inkontinenz	keine	manchmal	meistens Urin	Urin und Stuhl	
Aktivität	geht ohne Hilfe	geht mit Hilfe	rollstuhlbedürftig	bettlägerig	
Beweglichkeit	voll	kaum eingeschränkt	sehr eingeschränkt	voll eingeschränkt	
Kooperation, Motivation	voll	wenig	teilweise	keine	
Alter	< 10	< 30	< 60	> 60	
Hautzustand	normal	schuppig-trocken	feucht	Allergie, Risse	
Zusatzerkrankungen	keine	Fieber, Diabetes mellitus, Anämie	multiple Sklerose, Krebs, Kachexie, Adipositas	Koma, Lähmung	

242. Beschreiben Sie kurz das Instrument Timed up and go.

Bei Timed up and go führt der Patient folgende Handlungsanweisung aus: auf einem Stuhl mit Seitenlehnen sitzen – aufstehen – 3 m gehen – drehen – zurückgehen – sich hinsetzen. Dabei wird die Zeit gestoppt.
Auswertung:

- < 20 s = normal
- 20–30 s = grenzwertig (Mobilitätsstörung liegt vor)
- 30 s = pathologisch

243. Beschreiben Sie das Instrument Tinetti-Test.

Der Tinetti-Test dient der Abklärung einer Gang- oder Gleichgewichtsstörung im Rahmen der (ärztlichen) Anamnese. Das Ziel ist es, ein bestehendes Sturzrisiko zu ermitteln und präventiv tätig zu werden. Dadurch können Sturzrisiko und Rehabilitationspotenzial eingeschätzt werden.
Dauer: ca. 2–5 Minuten; bewertet werden:

- Stand
- Balance
- Aufstehen
- Drehen auf der Stelle
- Hinsetzen

244. Beschreiben Sie das Instrument Tandemstand.

Diese Übung dient der Überprüfung des Gleichgewichts und der Balance.

Beim Tandemstand steht die Person mit beiden Füßen so, dass die Fußspitze des einen Fußes die Ferse des anderen Fußes berührt (Achtung: sehr schwere Übung!). Es wird gemessen, wie lange die Person in dieser Position stehen bleiben kann.

Falls dies nicht möglich ist, kann der **Semitandemstand** zum Einsatz kommen. Beim Semitandemstand wird der Fuß des einen Fußes leicht nach hinten zum anderen Fuß versetzt. Kann eine dieser Positionen nicht länger als 10 Sekunden gehalten werden, geht man von einer Balancestörung aus.

245. Welche Bereiche werden mit dem Barthel-Index eingeschätzt?

Der Barthel-Index (➤ Tab. 2.5) dient der Bewertung und Einschätzung der Fähigkeiten in den Bereichen Selbstversorgung und Mobilität. Die Gliederung erfolgt in elementare menschliche Fähigkeiten (Kontinenz, Essen) und etwas höhere Funktionen (Körperpflege, Kleiden, Mobilität).

Die Fragen sollten möglichst von einem dem alten Menschen nahestehenden Angehörigen oder durch die Pflegekraft erhoben werden.

Mit dem Barthel-Index kann ein Rehabilitationsverlauf oder die Selbstständigkeit alter Menschen gemessen werden. Er sollte aber nur angewandt werden, wenn Sie als Pflegekraft sowohl in der Anwendung als auch in der Auswertung geschult wurden. Der Barthel-Index zeigt die Fortschritte in der aktivierenden und rehabilitativen Pflege.

Diese Einschätzung dient nicht zur Feststellung eines Pflegegrads.

Tab. 2.5 Barthel-Index (Mahoney und Barthel 1965)

Aktivitäten des täglichen Lebens	Barthel-Index	
Essen	10	unabhängig, benutzt Geschirr und Besteck
	5	braucht Hilfe, z. B. beim Schneiden
	0	total hilfsbedürftig
Baden	5	badet oder duscht ohne Hilfe
	0	badet oder duscht mit Hilfe
Waschen	5	wäscht Gesicht, kämmt sich, putzt Zähne etc.
	0	braucht Hilfe
Ankleiden	10	unabhängig, inkl. Schuhe anziehen
	5	hilfsbedürftig – kleidet sich mindestens zur Hälfte selbst an
	0	total hilfsbedürftig
Stuhlkontrolle	10	kontinent
	5	teilweise inkontinent (z. B. nachts)
	0	inkontinent
Urinkontrolle	10	kontinent
	5	teilweise inkontinent (z. B. nachts)
	0	inkontinent
Toilette	10	unabhängig bei Benutzung von Toilette/Nachtstuhl
	5	braucht Hilfe, z. B. Kleidung aus- oder anziehen
	0	kann nicht auf Toilette/Nachtstuhl
Bett-/Stuhl-Transfer	15	unabhängig (gilt auch für Rollstuhlfahrer)
	10	minimale Hilfe notwendig
	5	kann sitzen, braucht aber für den Transfer Hilfe
	0	bettlägerig
Bewegung	15	mindestens 50 m unabhängiges Gehen (auch mit Gehhilfe)
	10	mindestens 50 m Gehen, jedoch mit Unterstützung
	5	für Rollstuhlfahrer: unabhängig für mindestens 50 m
	0	kann sich nicht mindestens 50 m fortbewegen
Treppensteigen	10	unabhängig (auch mit Gehhilfe)
	5	braucht Hilfe
	0	kann nicht Treppensteigen
Gesamtpunktzahl		

246. Wozu dient das Mini Nutritional Assessment?

Das Mini Nutritional Assessment (MNA, ➤ Abb. 2.8) dient zur Erfassung des Ernährungsstatus, um Über-, Untergewicht und Mangelernährung vorzubeugen. Dazu gehört eine ausführliche Ernährungsanamnese (Appetit, Essgewohnheiten, Schluckprobleme, Magen-Darm-Erkrankungen, Alkohol, Medikamenteneinnahme). Des Weiteren sollen u. a. Körpergewicht, Körpergröße und der Body-Mass-Index gemessen werden. Bei Bedarf kann ein Ernährungsprotokoll erstellt werden, dort sollen auch die Getränke unter Angabe der Menge protokolliert werden.

Mini Nutritional Assessment

MNA®

Nestlé NutritionInstitute

Name: Vorname:

Geschlecht: Alter (Jahre): Gewicht (kg): Größe (cm): Datum:

Füllen Sie den Bogen aus, indem Sie die zutreffenden Zahlen in die Kästchen eintragen. Addieren Sie die Zahlen, um das Ergebnis des Screenings zu erhalten.

Screening

A Hat der Patient während der letzten 3 Monate wegen Appetitverlust, Verdauungsproblemen, Schwierigkeiten beim Kauen oder Schlucken weniger gegessen?
0 = starke Abnahme der Nahrungsaufnahme
1 = leichte Abnahme der Nahrungsaufnahme
2 = keine Abnahme der Nahrungsaufnahme

B Gewichtsverlust in den letzten 3 Monaten
0 = Gewichtsverlust > 3 kg
1 = nicht bekannt
2 = Gewichtsverlust zwischen 1 und 3 kg
3 = kein Gewichtsverlust

C Mobilität
0 = bettlägerig oder in einem Stuhl mobilisiert
1 = in der Lage, sich in der Wohnung zu bewegen
2 = verlässt die Wohnung

D Akute Krankheit oder psychischer Stress während der letzten 3 Monate?
0 = ja 2 = nein

E Neuropsychologische Probleme
0 = schwere Demenz oder Depression
1 = leichte Demenz
2 = keine psychologischen Probleme

F1 Body Mass Index (BMI): Körpergewicht in kg / (Körpergröße in m)²
0 = BMI < 19
1 = 19 ≤ BMI < 21
2 = 21 ≤ BMI < 23
3 = BMI ≥ 23

WENN KEIN BMI-WERT VORLIEGT, BITTE FRAGE F1 MIT FRAGE F2 ERSETZEN.
WENN FRAGE F1 BEREITS BEANTWORTET WURDE, FRAGE F2 BITTE ÜBERSPRINGEN.

F2 Wadenumfang (WU in cm)
0 = WU < 31
3 = WU ≥ 31

Ergebnis des Screenings
(max. 14 Punkte)

12-14 Punkte: Normaler Ernährungszustand
8-11 Punkte: Risiko für Mangelernährung
0-7 Punkte: Mangelernährung

Für ein tiefergehendes Assessment (≤ 11 Punkte), bitte die vollständige Version des MNA® ausfüllen, die unter www.mna-elderly.com zu finden ist.
Wurde das Screening mit Beantwortung der Frage F2 (Wadenumfang) durchgeführt, ist die MNA® - Long Form für ein tiefer gehendes Assessment nicht geeignet, bei Bedarf ein anderes Assessment (z.B. PEMU) durchführen.

Ref. Vellas B, Villars H, Abellan G, et al. *Overview of the MNA® - Its History and Challenges.* J Nutr Health Aging 2006;10:456-465.
Rubenstein LZ, Harker JO, Salva A, Guigoz Y, Vellas B. *Screening for Undernutrition in Geriatric Practice: Developing the Short-Form Mini Nutritional Assessment (MNA-SF).* J. Geront 2001;56A: M366-377.
Guigoz Y. *The Mini-Nutritional Assessment (MNA®) Review of the Literature - What does it tell us?* J Nutr Health Aging 2006; 10:466-487.
Kaiser MJ, Bauer JM, Ramsch C, et al. *Validation of the Mini Nutritional Assessment Short-Form (MNA®-SF): A practical tool for identification of nutritional status.* J Nutr Health Aging 2009; 13:782-788.
® Société des Produits Nestlé, S.A., Vevey, Switzerland, Trademark Owners
© Nestlé, 1994, Revision 2009. N67200 12/99 10M
Mehr Informationen unter: www.mna-elderly.com

Abb. 2.8 Fragebogen des Mini Nutitional Assessments (MNA)

247. Wie berechnen Sie den Body-Mass-Index?

Der Body-Mass-Index (BMI) gibt Anhaltspunkte dafür, ob eine Person Normalgewicht hat.
Die Berechnung erfolgt folgendermaßen:
Körpergewicht (in kg) geteilt durch Größe (in m) zum Quadrat.
Zum Beispiel: Körpergewicht 75 kg, Größe 1,80 m
Rechnung:
1,80 × 1,80 = 3,24
75 : 3,24 = 23,148
Abgerundet beträgt der BMI 23, was laut BMI-Klassifizierung der WHO Normalgewicht entspricht (➤ Abb. 2.9).

Das verrät der Body-Mass-Index

BMI	ohne Berücksichtigung des Alters
unter 18,5	Untergewicht
18,5–24,9	Normalgewicht
25–29,9	Übergewicht
30–34,9	Adipositas Grad 1
35–39,9	Adipositas Grad 2
über 40	Adipositas Grad 3

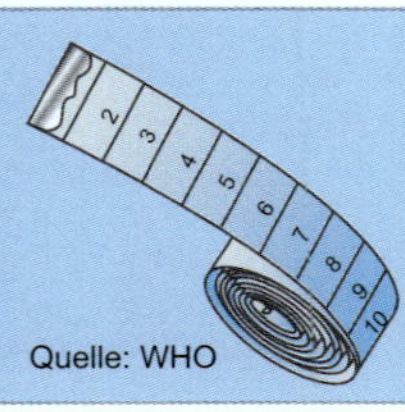

Quelle: WHO

Wünschenswerter BMI nach Alter

ALTER	BMI
19–24	19–24
25–34	20–25
35–44	21–26
45–54	22–27
55–64	23–28
über 65	24–29

So berechnen Sie Ihren BMI

$$\frac{\text{Körpergewicht (kg)}}{\text{Körpergröße (m)}^2}$$

Quelle: National Research Council, USA

Abb. 2.9 Body-Mass-Index-Klassifizierung der WHO

248. Beschreiben Sie das Instrument Mini-Mental-Status-Test (MMST).

Kognitive Störungen bei älteren Menschen manifestieren sich durch funktionelle Einbußen im Alltag. Gewohnte und für die betroffenen Personen notwendige Tätigkeiten können nicht mehr wie früher ausgeführt werden. Diese Einbußen werden beim kognitiven Assessment nicht nur durch psychologische und neurologische Tests, sondern mittels Fremdbeurteilung in verschiedenen Alltagsbereichen erfasst.

Der MMST nach Folstein (Folstein, Folstein und McHugh 1975) besteht aus 30 Fragepunkten (Items).

Untersuchte kognitive Funktionen sind:
- Zeitliche Orientierung
- Räumliche Orientierung
- Merkfähigkeit und Kurzzeitgedächtnis (→ Amnesie)
- Kopfrechnen (→ Akalkulie)
- Sprach- und Textverständnis (→ Aphasie)
- Benennung/Wortfindung (→ Anomie)
- Schreibvermögen (→ Agraphie)
- Integrierte Bewegungsabläufe (→ Apraxie)

Praktisches Vorgehen:
Dauer: ca. 5–10 Minuten; Material: Bleistift, drei Blätter Papier, groß gedruckter Text zu Item 28 und 30. Die Fragepunkte müssen in der vorgegebenen Reihenfolge beantwortet werden.

Der MMST sollte von Ihnen als Altenpflegekraft nur angewandt werden, wenn Sie in der Anwendung und Auswertung geschult wurden. Ist das nicht der Fall, bitten Sie einen Arzt oder Psychologen, den Test durchzuführen.

249. Beschreiben Sie kurz die BESD (Beurteilung von Schmerzen bei Demenz)

Bei der BESD handelt es sich um eine Fremdbeobachtung bei Menschen, welche an Demenz erkrankt sind. Die Einschätzung erfolgt durch eine Pflegekraft. Diese muss den zu beurteilenden Menschen nicht kennen.
Es werden folgende Aspekte mit max. 2 Punkten bewertet (außer Trost):
- Atmung
- Negative Lautäußerung
- Gesichtsausdruck
- Körpersprache
- Trost

Die Interpretation der Ergebnisse ist bei Menschen mit Demenz äußerst schwierig, denn in Studien konnte nicht eindeutig belegt werden, dass 0 Punkte gleichzusetzen sind mit Schmerzlosigkeit. Deshalb wird folgende Einschätzung empfohlen:

0 Punkte	kein Schmerzverhalten erkennbar, Schmerz jedoch nicht ausgeschlossen
1 Punkt	erhöhte Aufmerksamkeit für mögliche Schmerzursachen und weitere Schmerzzeichen
ab 2 Punkte	Schmerzen wahrscheinlich

Schmerzen sind außerdem wahrscheinlich, wenn
- bei einer Aktivität mehr Punkte erzielt wurden als in einer Ruhesituation,
- eine Schmerzbehandlung zu einer Reduktion der Punktzahl nach BESD führt (Behandlungsversuch).

2

250. Erläutern Sie kurz die Geschichte der Entwicklung der Pflegediagnosen.

1970er-Jahre:	Seit den 1970er-Jahren beschäftigen sich in den USA viele Pflegewissenschaftlerinnen mit der Entwicklung der Pflegediagnosen mit dem Ziel, eine einheitliche Sprache für die Pflege zu identifizieren und damit die Probleme, die sich aus der Pflege eines Menschen ergeben, besser und eindeutiger einzuschätzen und zu beurteilen und darauf individueller eingehen zu können.
1987:	Um Pflegediagnosen einordnen zu können, entwickelte M. Gordon für die 1982 gegründete North American Nursing Diagnosis Association (NANDA) ein Klassifizierungssystem mit dem Titel „menschliche Reaktionsmuster". Die Pflegediagnosen entwickelten sich im Laufe der Zeit immer weiter und wurden durch Forschung immer differenzierter, sodass es nach NANDA derzeit ca. 200 Pflegediagnosen gibt.
1995:	Mit der Gründung der Association for Common European Nursing Diagnosis, Interventions and Outcomes (ACENDIO) begann auch in Europa die Pflegewissenschaft, sich mit Pflegediagnosen zu beschäftigen. Die Klassifikationssysteme sind in die deutsche Sprache übersetzt worden. Sie sollten in der Anwendung auf das deutsche System überprüft werden. Sie erleichtern bei allen kulturellen und individuellen Unterschieden die Pflegeplanung und die Transparenz der Pflegepraxis.
1999/2000:	Seit der Jahrtausendwende arbeitet die NANDA eng mit dem International Council of Nursing (ICN) an einem Projekt zur „Entwicklung einer internationalen Klassifikation für die Pflege".

251. Was ist nach NANDA eine Pflegediagnose?

Eine Pflegediagnose ist die klinische Beurteilung der Reaktionen von Einzelpersonen, Familien oder sozialen Gemeinschaften auf aktuelle oder potenzielle Probleme der Gesundheit oder im Lebensprozess. Pflegediagnosen liefern die Grundlagen zur Wahl von Pflegehandlungen und zum Erreichen erwarteter Pflegeziele, für welche die Pflegeperson die Verantwortung übernimmt. Pflegediagnosen sind wissenschaftlich überprüft, für alle Mitarbeiter in der Pflege einheitlich definiert und bieten somit die Basis für qualitätsgesichertes Arbeiten.

252. Welchen Nutzen haben Pflegediagnosen in der Praxis der Altenpflege?

„Pflegediagnosen sind im Grunde nichts anderes als eine ganz bestimmte Art und Weise, die Pflegeprobleme eines zu betreuenden Menschen zu formulieren. Je genauer ein gegebenes Pflegeproblem beschrieben und formuliert wird, umso klarer wird auch die Art und das Ausmaß der benötigten pflegerischen Unterstützung" (Heering 2006, S. 32 f.).

„Pflegediagnosen […] tragen zur einheitlichen Fachsprache der Pflege bei und bilden die Basis zur Dokumentation des Pflegeprozesses. […] Erst durch das genaue Beschreiben und transparente Darstellen von Pflege können die pflegebedürftigen Menschen und deren Angehörige sowie die Verantwortlichen in Öffentlichkeit und Politik Inhalte und Umfang der Pflege und den damit verbundenen personellen und zeitlichen Aufwand realistisch einschätzen" (Ehmann und Völkel 2012, S. 1).

Somit ist die Anwendung der Pflegediagnosen ein wichtiger Schritt zur Professionalisierung der Altenpflege. Aus gesetzlicher Sicht ist seit dem Inkrafttreten des neuen Altenpflegegesetzes (2003) die Anwendung der Pflegediagnostik vorgeschrieben.

253. Welche Klassifikationssysteme werden in Deutschland als Basis für Pflegediagnosen angewandt?

- ABEDL nach M. Krohwinkel
- ATL
- NANDA Taxonomie 1 R „Menschliche Reaktionsmuster"
- NANDA Taxonomie 2 „Health Pattern"
- ENP® (European Nursing Care Pathways)

254. Benennen Sie internationale Organisationen, die sich mit Pflegediagnosen befassen (> Tab. 2.6).

Tab. 2.6 Internationale Pflegeorganisationen, die sich mit Pflegediagnosen befassen (Menker und Waterboer 2006)

Abkürzung	Name	Aufgabe
ANA	American Nursing Association	Amerikanischer Pflegeverband
NANDA	North American Nursing Diagnosis Association	Nordamerikanische Pflegediagnosenvereinigung Die NANDA ist von der ANA autorisiert, Pflegediagnosen • zu entwickeln, • zu prüfen, • zu klassifizieren und • zu verbreiten. Ziel der NANDA ist es, eine verbindliche internationale Taxonometrie (Klassifikation) zu schaffen
ICN	International Council of Nurses	Internationale Pflegevereinigung. Innerhalb des ICN gibt es das Programm zur Klassifikation der Pflegepraxis
ACENDIO	Association for Common European Nursing Diagnosis, Interventions and Outcome	Europäische Vereinigung für Pflegediagnosen mit dem Ziel, eine Klassifikation der europäischen Pflegediagnosen zu erarbeiten

255. Welche Bedeutung haben die Pflegediagnosen in Bezug auf die Qualitätssicherung?

Die in den Grundsätzen und Maßstäben zu Qualität und Qualitätssicherung im SGB XI festgelegten Vorschriften beinhalten die schriftliche Planung der Pflege. Nur aufgrund einer systematischen Informationssammlung und Erstellung von Pflegediagnosen wird die Planung der Pflege des alten Menschen sinnvoll und überprüfbar. Das bedeutet, wenn die Probleme und Ressourcen des alten Menschen bekannt sind, können diesbezüglich Ziele vereinbart und Pflegemaßnahmen festgelegt werden. Ob diese Pflegemaßnahmen hinsichtlich der Ziele wirksam sind, muss stets überprüft werden. Somit ist die sorgfältige und stets aktuelle Informationssammlung und Aktualisierung der Pflegediagnosen und Pflegeplanung ein wesentlicher Garant für die Qualität in der Pflege.

Die Dokumentation der Pflegepraxis dient zum einen der Transparenz innerhalb des Teams und zum anderen als Nachweis bei Pflegefehlern. Die Qualität der Pflege lässt sich somit u. a. an den schriftlichen Überlegungen der verantwortlichen Pflegekräfte messen. Da die Umsetzung des Pflegeprozesses ein komplexes Geschehen ist und die Erstellung der Pflegediagnosen umfangreiche Kenntnisse und Fähigkeiten in der Benutzung der Assessmentinstrumente erfordert, sollte die Planung der Pflege nur von Fachkräften in Zusammenarbeit mit dem Team vorgenommen werden. Somit ist auch an dieser Stelle die Qualität der Pflege und der Pflegepraxis gewährleistet.

256. Nennen Sie fünf Arten von Pflegediagnosen.

- **Aktuelle Pflegediagnosen:** Sie sind jetzt in diesem Moment feststellbar. Die Anzeichen und Ursachen sind vorhanden, dies wird vom alten Menschen bestätigt.
- **Risikodiagnosen:** Es sind noch keine Anzeichen feststellbar. Die Ursachen sind aber als Risikofaktoren vorhanden und feststellbar (z. B. Risikofaktoren für Dekubitus nach Norton).
- **Syndromdiagnosen:** Diese finden sich dann, wenn es eine charakteristische Ansammlung bestimmter Pflegediagnosen gibt (z. B. verändertes Körperbild, eingeschränkte Beweglichkeit im Arm etc.), eine medizinische Validierung aber noch aussteht.
- **Verdachtsdiagnosen:** Es liegen Hinweise für bestimmte Diagnosen vor, das Bild ist aber noch nicht eindeutig.
- **Wellnessdiagnosen:** Sie drücken einen Zustand aus, der nicht als Defizit empfunden wird und noch Entwicklungspotenzial bietet.

257. Nennen Sie die Schritte, die nach Georg (2005) zu einer Pflegediagnose führen.

1. Lernen Sie den alten Menschen kennen, bauen Sie eine professionelle Beziehung zum alten Menschen auf.
2. Sammeln Sie direkt Informationen vom alten Menschen durch Befragen, Beobachten und Untersuchen. Sammeln Sie auch Informationen von Angehörigen und anderen Teammitgliedern.
3. Fassen Sie Informationen zusammen und ordnen Sie diese Ihrer Anamnesestruktur zu (z. B. ABEDL, NANDA).
4. Suchen Sie in der Liste nach möglichen (vermuteten) Pflegediagnosen. Identifizieren Sie allgemeine Probleme, fassen Sie Informationen nochmals zusammen und formulieren Sie vorläufige Diagnosen.
5. Wählen Sie die dazu passende Pflegediagnosen aus und überprüfen Sie, ob die Daten mit der Definition und den Merkmalen oder Risikofaktoren der Pflegediagnose übereinstimmen. Klären Sie offene Fragen mit den alten Menschen, beobachten Sie gezielt und nutzen Sie auch aktuell wissenschaftlich anerkannte Assessmentinstrumente. Formulieren Sie eine Pflegediagnose und ordnen Sie diese nach Wichtigkeit.
6. Im Falle einer **Pflegediagnose** formulieren Sie nach **PES-Format.** Das bedeutet:
   - P = Pflegediagnosentitel beeinflusst durch
   - E = Einflussfaktoren/Ursachen,
   - S = Symptome und Zeichen.

Diese Struktur ist für die Formulierung einer Pflegediagnose notwendig, denn so kann eruiert werden, was dem alten Menschen fehlt, warum dieses Pflegeproblem auftritt und wie es erkennbar ist.

Beispiel:
- P = Gewebeschädigung
- E= mangelnde Eigenbewegung
- S= Rötungen in der Steißregion, Ferse

7. Im Falle einer **Risikopflegediagnose** formulieren Sie nach dem **PR-Format.** Das bedeutet:
   - Pflegediagnosetitel beeinflusst durch
   - Risikofaktoren. Welches Problem könnte der alten Mensch entwickeln (z. B. Sturzgefahr) und warum könnte es auftreten (Gangunsicherheit und Balancestörungen)?
8. Formulieren Sie eine **Verdachtsdiagnose,** wenn Sie noch nicht genügend Informationen gewonnen haben. Dann lautet die Diagnose: Verdacht auf [Pflegediagnosetitel].
9. Überprüfen Sie laufend, ob Ihre Pflegediagnosen noch aktuell sind, und verändern, ergänzen und streichen Sie sie entsprechend.

258. Nennen Sie sechs Pflegediagnosetitel für die Praxis der Altenpflege.

- **Unterernährung:** Die tägliche Nährstoffaufnahme entspricht nicht dem Energiebedarf des Körpers, es kommt zu Gewichtsabnahme.
- **Sturzgefahr:** Gefahr von körperlichen Verletzungen durch Sturz.
- **Selbstversorgungsdefizit beim An- und Auskleiden:** Beeinträchtigte Fähigkeit, sich zu kleiden und die Kleidung zu pflegen.
- **Hautschädigung:** Zustand, bei dem es zur Schädigung der Hautoberfläche und des darunterliegenden Gewebes gekommen ist.
- **Harninkontinenz:** Unkontrollierter Urinabgang; je nach Ursache verschiedene Formen: Stress-, Drang-, Reflex- und Überlaufinkontinenz sowie Harninkontinenz aufgrund psychosozialer Faktoren.
- **Eingeschränkte Sprachfähigkeit:** Eingeschränkte Fähigkeit zur Sprachbildung mit der Unfähigkeit, die Sprache situationsgerecht einzusetzen. Häufig gekoppelt mit eingeschränktem Sprachverständnis; beeinträchtige Teilnahme am gesellschaftlichen Leben, Beeinträchtigung der Sicherheit und der Selbstversorgung.

259. Beschreiben Sie den Aufbau einer Pflegediagnose.

Eine Pflegediagnose beinhaltet:
- **Diagnosetitel:** Art der Beeinträchtigung.
- **Ursachen:** Wenn pflegerelevante medizinische Diagnosen infrage kommen, werden diese vermerkt.
- **Zeichen, Symptome, Ausmaß:** Statt der einseitigen Benennung von Defiziten, Problemen oder Störungen werden das Ausmaß dieser Probleme und Ressourcen genannt, die vorhanden sind, um Einschränkungen weitestgehend zu mindern. Sofern es eine Risikodiagnose ist, sind noch keine Zeichen vorhanden, jedoch Risikofaktoren, die Sie benennen sollten.

Pflegediagnosen werden in der Literatur je nach Klassifikation so beschrieben, dass die Titel der Pflegediagnosen alphabetisch, nach ABEDL oder anderen Kriterien geordnet sind. Dem Titel folgen je eine kurze Definition, Symptome, mögliche Ursachen, bestimmende Merkmale oder Kennzeichen und beeinflussende Faktoren. Die Strukturierung hängt von den Autoren ab. Es stehen inzwischen Literatur und PC-Programme zur Verfügung, in welchen die Pflegediagnosen mit den dazugehörigen Zielen und entsprechenden Maßnahmen vorformuliert sind. Diese müssen dann für die jeweilige Situation nur noch ausgesucht und in die Pflegeplanung übernommen werden.

Es ist aber wichtig, dass Sie die Person, für die Sie die Pflegediagnostik und Planung vornehmen, nicht übergehen, sondern die gesamte Planung auf diese Person abstimmen.

Diagnose, Ziele und Maßnahmen sorgfältig prüfen! Zu Beginn des Pflegeprozesses steht deshalb immer eine ausführliche Informationssammlung.

260. Worin unterscheiden sich medizinische Diagnosen von Pflegediagnosen?

Medizinische Diagnosen …	Pflegediagnosen …
… sind Bezeichnungen für Krankheiten oder Organstörungen.	… sind im Gegensatz dazu Bezeichnungen für menschliche Reaktionen auf aktuelle und potenzielle Gesundheitsprobleme oder Lebensprozesse.
… beschreiben gewöhnlich die Krankheit eines Menschen, ohne die Familie mit einzubeziehen.	… können darüber hinaus auch die Familie als wichtige Funktionseinheit beschreiben, z. B. gestörte Familienbeziehung.
… bleiben gleich, bis die Krankheit geheilt ist.	… können sich täglich, monatlich etc. verändern, sobald sich die Reaktionsmuster des alten Menschen verändern.
… beziehen sich auf pathophysiologische Veränderungen im Körper.	… beziehen sich auf das Verhalten und die physiologischen Reaktionen auf Gesundheitsprobleme oder Lebensprozesse.

261. Welche Aspekte müssen Sie berücksichtigen, damit Sie beim Schreiben einer Pflegediagnose Fehler vermeiden?

- Beschreiben Sie Probleme, die durch pflegerisches Handeln verändert werden können.
- Beschreiben Sie die Reaktion des alten Menschen auf ein Gesundheitsproblem oder den Lebensprozess.
- Konzentrieren Sie sich auf emotionale Reaktionen, die Einfluss auf die Bewältigungsform haben.
- Daten, die sich aus subjektiven Daten ableiten, sollten vom alten Menschen bestätigt werden.
- Achten Sie bei der Formulierung auf juristische Unbedenklichkeit (z. B. verzögerte Wundheilung aufgrund des reduzierten Allgemeinbefindens).
- Beschreiben Sie keine medizinische Diagnose, sie dient ggf. als Grundlage für die pflegerischen Probleme, die sich daraus ergeben.

LITERATUR

Brobst R et al.: Der Pflegeprozeß in der Praxis. Bern: Hans Huber, 1997.

Daubner A, Herold-Majumdar A, Offenbächer M, Rieß, Sauer S: Kontrakturprävention in der Langzeitpflege Älterer. Stand der Forschung und Bedeutung für die Praxis. München: Institut für Qualitätssicherung in der Pflege (IQP), 2011. Aus: www.iqp-ev.de/clients/IQP/IQP_Content.nsf/res/Kontrakturpr%C3%A4vention%20in%20der%20Langzeitpflege%20%C3%84lterer.pdf/$FILE/Kontrakturpr%C3%A4vention%20in%20der%20Langzeitpflege%

20%C3%84lterer.pdf Kontrakturpr%C3%A4vention%20in%20der%20Langzeitpflege%20%C3%84lterer.pdf (letzter Zugriff: 22. Oktober 2016)
Deutsche Schmerzgesellschaft e. V.: www.dgss.org/die-gesellschaft/arbeitskreise/schmerz-und-alter/downloads/ (letzter Zugriff: 22. Oktober 2016).
Ehmann M, Völkel I: Spezielle Pflegeplanung in der Altenpflege. München: Elsevier Urban & Fischer, 2010.
Ehmann M, Völkel I: Pflegediagnosen in der Altenpflege. 4. A. München: Elsevier Urban & Fischer, 2012.
Folstein MF, Folstein SE, McHugh PR: Mini-Mental State (a practical method for grading the state of patients for the clinician). Journal of Psychiatric Research 1975; 12: 189–198.
Georg J (Hrsg.): NANDA-Pflegediagnosen. Definition und Klassifikation 2005–2006. Bern: Hans Huber, 2005.
Heering C: Das Pflegevisiten-Buch. 3. A. Bern: Hans Huber, 2012.
Mahoney FI, Barthel DW: Functional evaluation: the Barthel Index. Maryland State Med J 1965; 14: 61–65.
Menker K, Waterboer C (Hrsg.): Pflegetheorie und -praxis. 2. A. München: Elsevier Urban & Fischer, 2006.
NANDA International (Hrsg.): Pflegediagnosen 2009–2011. Kassel: RECOM, 2010.
Schwermann H, Münch M: Professionelles Schmerzassessment bei Menschen mit Demenz. Stuttgart: Kohlhammer, 2015.
Thomm Monika: Schmerzmanagement in der Pflege. Heidelberg, Springer, 2016.
Wettstein A, Conzelmann M, Heiß HW: Checkliste Geriatrie. Stuttgart: Thieme, 2001.
Wieteck P: ENP-Pflegediagnosen für die Altenpflege. Formulierungshilfen für Ausbildung und Praxis. Stuttgart: Recom, 2014.
www.researchgate.net/publication/277396164_Beurteilung_von_Schmerz_bei_Demenz_BESD

WEITERFÜHRENDE LITERATUR

Arbeitskreis Schmerz und Alter der Deutschen Schmerzgesellschaft e. V.: Hinweise zur Verwendung von BESD (Beurteilung von Schmerzen bei Demenz). Stand: Juni 2013. Aus: www.dgss.org/fileadmin/pdf/BESD_Kurzanleitung_130626.pdf
Bartholomeyczik S, Halek M: Assessmentinstrumente in der Pflege: Möglichkeiten und Grenzen. Hannover: Schlütersche, 2004.
GKV-Spitzenverband (Hrsg.): Das neue Begutachtungsinstrument zur Feststellung von Pflegebedürftigkeit. Schriftenreihe Modellprogramm zur Weiterentwicklung der Pflegeversicherung, Bd. 2. Berlin: 2011. Aus: www.gkv-spitzenverband.de/media/dokumente/presse/publikationen/schriftenreihe/GKV-Schriftenreihe_Pflege_Band_2_18962.pdf
Gordon M: Assess Notes: Nursing assessment and diagnostic reasoning. Philadelphia: F. A. Davis Company, 2008.
Hellmann S: Formulierungshilfen für die Pflegeplanung nach den AEDL und den Pflegediagnosen: Checklisten für die tägliche Praxis. 8. A. Hannover: Schlütersche, 2014.
Nestlé Nutrition Institute (Hrsg.): Ernährungsscreening so einfach wie MNA. Anleitung zum Ausfüllen des Mini Nutritional Assessment – Short Form (MNA®-SF). Aus: http://www.mna-elderly.com/forms/mna_guide_german_sf.pdf
Nestlé Nutrition Institute (Hrsg.): Mini Nutritional Assessment (MNA®). Aus: www.mna-elderly.com/forms/mini/mna_mini_german.pdf
Panfil E-M: Fokus: Klinische Pflegeforschung: Beispiele quantitativer Studien. Hannover: Schlütersche, 2004.
Pflegewiki: Pflegeassessment. Aus: http://de.wikipedia.org/wiki/Pflegeassessment
Schuler, M: BESD. BEurteilung von Schmerzen bei Demenz. 2007. Aus: www.dgss.org/fileadmin/pdf/BESD_Fassung_Dezember_2008.pdf
Stefan H, Allmer F, Eberl J, Hansmann R: POP – PraxisOrientierte Pflegediagnostik – Pflegediagnosen – Ziele – Maßnahmen. 2. A. Berlin: Springer, 2013.

Wieteck P: Praxisleitlinien Altenpflege: Planen, Formulieren, Dokumentieren mit ENP-Pflegediagnosen (inkl. Lernsoftware für die Pflegeplanung auf CD-ROM). Bad Estal: RECOM, 2012.
Wieteck P: ENP – Pflegediagnosen für die Altenpflege. Formulierungshilfen für Ausbildung und Praxis. Kassel: RECOM 2014.
www.acendio.net

2.4 Planung, Durchführung und Evaluation der Pflege

262. Welche Bedeutung haben Wahrnehmen, Beobachten und die Pflegediagnostik für die Planung der Pflege und in welchem Zusammenhang steht dies mit dem Pflegeprozess?

Die Planung der Pflege ist ein zielgerichteter Prozess. Um eine pflegerische Maßnahme überhaupt planen zu können, ist es notwendig, systematisch vorzugehen. Die Systematik ergibt sich

- aus dem gezielten und bewussten Beobachten der pflegebedürftigen Menschen und
- aus der sorgfältig erstellten Pflegediagnostik.

Denn nur wenn Sie als Pflegekraft einen Menschen gezielt nach bestimmten Kriterien beobachten, die daraus entstandenen Informationen sammeln und in die Pflegediagnostik einfließen lassen, wird es möglich, mit dem alten Menschen Ziele zu formulieren und entsprechende Maßnahmen festzulegen.

Wahrnehmen, Beobachten, Diagnostik und Pflegeplanung stellen die ersten Schritte des Pflegeprozesses dar.

263. Welche Voraussetzungen sind erforderlich, um Pflege planen zu können?

Um eine individuelle Pflege planen zu können, muss zuerst eine **Einschätzung** des alten Menschen erfolgen, dann eine **Pflegediagnose** erstellt werden. Nur wenn Sie diese Schritte des Pflegeprozesses sorgfältig vorgenommen haben, ist es sinnvoll, eine **Planung** vorzunehmen.

Dabei darf der Pflegeprozess nicht umgedreht werden! Die Maßnahmen und Ziele der Pflegeplanung bauen auf der Informationssammlung und der Herausarbeitung von Ressourcen und Problemen, also der Diagnostik, auf.

264. Welche Aufgaben erfüllen die Pflegeziele für die Praxis der Altenpflege?

Obwohl in den Empfehlungen zur Entbürokratisierung der Pflegedokumentation die Zielformulierung nicht explizit aufgenommen wird, ist es für jede Pflegekraft unabdingbar, sich über die Pflegeziele Gedanken zu machen.
Aufgabe der Pflegeziele in der Altenpflege:

- Sie beschreiben die Erfolge, die durch die Pflege und Betreuung alter Menschen angestrebt werden,
- vereinheitlichen die Absicht der Pflege und machen sie für alle am Pflegeprozess Beteiligten transparent,
- geben die Richtung der pflegerischen Aktivität auf der Basis individueller Bedürfnisse des alten Menschen an,
- schließen die Selbstpflegefähigkeiten des alten Menschen in Form von Ressourcen und Gewohnheiten ein,

- werden auf der Basis einer umfassenden Informationssammlung und zusammenfassenden Pflegediagnostik entwickelt,
- werden mit dem betroffenen alten Menschen, seinen Angehörigen und Bezugspersonen festgelegt,
- bieten die Möglichkeit, im Rahmen der Pflegeevaluation festzustellen, ob die angestrebten Maßnahmen ihren Zweck erfüllt haben.

265. Worin unterscheiden sich die Ziele der Pflegeplanung für die Altenpflege von denen der Akutpflege?

Die **Akutpflege** geht davon aus, den Menschen zu heilen und danach wieder aus dem Krankenhaus zu entlassen. Die alten Menschen können oftmals nicht mehr von ihren Leiden befreit werden, die Symptomlinderung ist hier nach der Akutversorgung wichtig (z. B. OP bei Fraktur und Schmerzmittelgabe, Anbahnen von Rehabilitationsmaßnahmen).

Die Ziele der **Altenpflege** sollten vielmehr darauf ausgerichtet sein, Selbstbestimmung, Unabhängigkeit, Wohlbefinden und Lebensqualität der alten Menschen zu fördern und zu erhalten. Die Ziele der Pflegeplanung in der Altenpflege sind demnach darauf ausgerichtet, dass der alte Mensch sich trotz seiner Einbußen wohlfühlt und seine Lebensqualität und seine Unabhängigkeit weitestgehend beibehalten kann.

266. Welche Kriterien sollten bei der Zielformulierung erfüllt werden?

Die Zielformulierung sollte
- konkret und nachvollziehbar,
- realistisch,
- überprüfbar/messbar,
- bewohner-/patientenbezogen sein,
- sich von den Pflegediagnosen ableiten,
- als Basis für die Evaluation der Pflegehandlungen dienen.

Es ist daher sinnvoll, die Ziele für die alten Menschen so zeitnah und realistisch wie möglich zu setzen. Diese sollten je nach individuellem Bedarf stets auf ihre Aktualität überprüft und verändert werden. Es geht um das Wohlbefinden und um die anzustrebende Lebensqualität des alten Menschen. Hier sind vor allem dessen Ziele ausschlaggebend, nicht die der Pflegekraft. Das „Wohl des alten Menschen“ muss individuell geklärt und gemeinsam mit dem Bewohner festgelegt werden. Die SMART-Regel (➤ Frage 228) ist hier eine hilfreiche Unterstützung.

267. Welche drei Aspekte sollten in Pflegezielen formuliert werden?

Inhaltliche Aspekte der Pflegeziele:
- **Kriterien,** anhand derer das Verhalten gemessen werden kann (wie viel, wie lange, wie weit genau?)
- **Bedingungen,** unter denen das Verhalten eintreten soll
- **Zeitpunkt,** Datum, wann das Verhalten eintreten soll

Formulieren Sie genau und verwenden Sie konkrete Begriffe, wie: „Bewohner geht 20 m ohne Hilfe, kann nach 4 Wochen mit dem Gehstock vom Stuhl alleine aufstehen, hält sein Gewicht von 70 kg bis zum [Datum].“

268. Worauf müssen Sie bei der Zielformulierung achten?

- **Formulieren Sie die Ziele des alten Menschen:** Das Pflegeziel soll keine Handlung beschreiben, sondern den gewünschten Effekt des Verhaltens, wie „Bewohner ist in der Lage, dreimal täglich 20 min mit Unterstützung zu gehen."
- **Formulieren Sie die Ziele mit dem alten Menschen:** Das ermöglicht eine individuelle Planung und nimmt den alten Menschen mit seinen Bedürfnissen ernst. Es motiviert ihn auch, seine Selbstpflegeaktivitäten weitestgehend selbst durchzuführen und/oder andere Bedürfnisse deutlich zu machen.
- **Berücksichtigen Sie die medizinischen Verordnungen:** Die Ziele sollten die medizinischen Anordnungen integrieren.
- **Verändern Sie die Ziele,** sobald diese nicht erreicht werden können. Warten Sie nicht, bis das Überprüfungsdatum es einfordert! Es ist eine zwingende Notwendigkeit, die Ziele den Umständen und den Bedürfnissen des alten Menschen stets neu anzupassen und entsprechend zu verändern. Sobald Sie die Zielformulierung als nicht passend für den alten Menschen erachten, ist es im Sinne des Pflegeprozesses notwendig, die Zielformulierung zu aktualisieren.

269. Wozu dient der Pflegeplan in der Altenpflege?

Der Pflegeplan dient als schriftliche Dokumentation der Pflegediagnose, der Pflegeziele, der Pflegehandlungen und der Auswertung der Daten.

Er ist die wichtigste Informationsquelle für das gesamte Pflegeteam bezüglich der Probleme, Ressourcen, Bedürfnisse und Ziele des alten Menschen. Der Pflegeplan gibt allen Teammitgliedern Hilfestellung durch die Benennung der Pflegeziele und die Anleitung, wie diese erreicht werden können. Er vermindert das Risiko von Missverständnissen innerhalb des Teams und schützt vor unfachlichem Handeln durch Hilfskräfte oder unerfahrene Pflegekräfte (Benner 2012). Des Weiteren kann durch eine schriftlich geplante Pflege die Effektivität der Pflegemaßnahmen festgelegt werden. Sie ist somit die Basis für Evaluation und professionelles Arbeiten.

Bei allen Mühen der Pflegeplanung ist immer zu berücksichtigen, dass die schriftlich geplante Pflege ein Qualitätsmerkmal darstellt, dass nicht nur im SGB XI festgeschrieben ist, sondern auch die pflegerische Qualität nach außen transparent werden lässt. Das zeigt sich bei näherer Untersuchung durch die Heimaufsicht und vor allem bei Überlegungen zur Zertifizierung.

Nur was schriftlich geplant wurde, gilt in Streitfällen auch als überlegt und umgesetzt. Fehlen wesentliche Aspekte in der Planung, kann einer Pflegekraft mangelnde Fachlichkeit beschieden werden. Die schriftliche Darstellung der Pflegeplanung ist somit das Aushängeschild für professionelle Pflege!

270. Welche Aspekte sind bei der Planung der Pflegemaßnahmen relevant?

- **Die Ursachen (ätiologische Faktoren)** einer menschlichen Reaktion müssen in die Pflegediagnose mit einbezogen werden (z. B. Hyperthermie aufgrund von Dehydratation). In die Planung fließen dann Maßnahmen zur Behebung der Dehydratation ein, z. B. Bereitstellen von Lieblingsgetränken, Hilfe beim Trinken oder die Überwachung einer Infusion.
- **Die Maßnahmen werden gemäß den Bedürfnissen des alten Menschen ausgerichtet:** Berücksichtigt werden Wünsche, Wertvorstellungen, Um-

gebung, Alter und individuelle Gewohnheiten des alten Menschen bei der Planung der Pflegemaßnahmen.

- **Sicherheit des alten Menschen berücksichtigen:** Es dürfen keine Pflegehandlungen formuliert werden, welche die Sicherheit des alten Menschen gefährden, z. B. Sturzgefahr bei Gehübungen oder selbstständige Medikamenteneinnahme durch einen Demenzkranken.
- **Alle Möglichkeiten ausschöpfen:** Die Planung der Pflegemaßnahmen bezieht die Zusammenarbeit mit Krankengymnasten, Ergotherapeuten oder anderen Berufsgruppen (z. B. für Gedächtnistraining) mit ein. Für alte Menschen können der Kontakt zu anderen und die damit verbundenen sozialen Aktivitäten die Lebensqualität maßgeblich beeinflussen.

271. Was ist ein Pflegestandard?

Ein Pflegestandard ist ein Instrument zur Festlegung eines einheitlichen pflegerischen Qualitätsniveaus auf nationaler (nationaler Expertenstandard) oder auf betrieblicher Ebene in einer Pflegeeinrichtung.

272. Welche Rolle spielt ein Pflegestandard bei der Planung der Pflegemaßnahmen?

Pflegemaßnahmen können entweder detailliert in der Pflegeplanung, oder in Form eines Pflegestandards beschrieben werden. Statt des aufwendigen Schreibens einzelner Pflegemaßnahmen zu den jeweiligen Zielen und Pflegediagnosen ist es sinnvoller und erleichtert die Pflegeplanung, wenn diese Maßnahmen standardisiert für alle Mitarbeiter in der Pflege zur Verfügung gestellt werden. Ein Pflegestandard beschreibt eine pflegerische Maßnahme, sie ist für die Mitarbeiter verbindlich und soll nach diesem Standard umgesetzt werden. Der Pflegestandard sollte inhaltlich auf den pflegewissenschaftlich neuesten Erkenntnissen basieren. Er ermöglicht allen Mitarbeitern in der Pflege ein einheitliches Vorgehen bei den Pflegemaßnahmen. Zudem ist ein Standard nach Einführung in der Einrichtung für alle Mitarbeiter auch rechtlich verbindlich. Wird in der Durchführung der Pflegemaßnahme vom Standard abgewichen, muss dies schriftlich begründet werden. Die Pflegestandards sollten immer an die Einrichtung angepasst werden und den alten Menschen in besonderer Weise berücksichtigen.

Mit der Anwendung der Pflegestandards ist es möglich, eine pflegerische Kontinuität herzustellen und die pflegerische Qualität nach festgelegten Kriterien zu überprüfen.

FALLBEISPIEL (FRAGE 273)

Frau Meier kam gestern auf die Station einer Hospizstation, auf der Sie arbeiten. Sie schreiben nun eine Pflegeplanung für Frau Meier. Frau Meier wurde mit dem Krankenwagen aus dem Krankenhaus gebracht. Alle bekannten Unterlagen kamen von dort mit. Ihre Angehörigen werden aber erst morgen oder übermorgen kommen. Der Dokumentation können Sie folgende Daten entnehmen: Karzinom im Bauchraum, keine Therapie mehr möglich. Starkes Erbrechen und Übelkeit nach Belastung und Aufregung. Essen noch teilweise selbstständig möglich. Ausscheidung nicht mehr kontrollierbar. Sie trinkt wenig, derzeit aus einem Schnabelbecher. Sie ist ansprechbar und orientiert. Sie sagt selbst, dass sie sich sehr schwach fühlt. Aufstehen allein nicht möglich. Sitzen am Bettrand möglich, aber anstrengend. Ihre vier Kinder und zehn Enkelkinder liebt sie sehr. Die Kinder und der früher mit ihrem bereits verstorbenen

Mann geführte Hof waren ihr ganzer Lebensinhalt. Der wichtigste Halt in ihrem Leben war der Glaube an Gott. Für Frau Meier ist nun wichtig, in Ruhe und ohne Schmerzen sterben zu können.

273. In der folgenden Pflegeplanung (> Tab. 2.7) haben sich Fehler eingeschlichen. Finden und korrigieren Sie diese im Team. Denken Sie dabei an die Pflegediagnosen und die Kriterien für die Ziel- und Maßnahmenformulierung. Wie kann sich ganzheitliche Pflege auch in der Pflegeplanung darstellen?

Problem/ Ressource/ Pflegediagnose	Ziele	Maßnahmen	Begründung/ Verweis auf Standard

Muster

Tab. 2.7 Pflegeplanung für Frau Meier

Problem/Ressource/ Pflegediagnose	Ziele	Maßnahmen	Begründung/ Verweis auf Standard
Karzinom im Bauchraum	sauber fühlen	täglich waschen	
Ausscheidung auf der Toilette möglich	Kontinenz erhalten	4× tgl. zur Toilette führen	
Erbrechen aufgrund des Tumors	Wohlbefinden	Medikamente lt. AO	
Schmerzen aufgrund des Tumors	Schmerzen lindern	Medikamente n. AO verabreichen	
Frau Meier ist sehr traurig und wäre gern noch länger unter den Lebenden	Lebensqualität steigern oder halten	Besuche von Angehörigen ermöglichen, diese in die Pflege integrieren, falls möglich	

274. Nennen Sie drei Arten von Standards (nach Donabedian) und erläutern Sie diese kurz.

- **Strukturstandard:** Benennt die Voraussetzungen, die zur Durchführung einer qualitativ hochwertigen Pflege notwendig sind, z. B. Qualifikation des Personals, Häufigkeit und Zeitpunkt der Übergabe, Handhabung des Dokumentationssystems.
- **Prozessstandard:** Beschreibt die eigentliche pflegerische Handlung, die durchgeführt werden soll, um die festgelegten Ziele zu erreichen. Prozessstandards dienen als Handlungsrichtlinien für die Ausbildung und Praxis. Diese Pflegestandards können formuliert sein in Bezug auf Pflegediagnosen, Beschreibung einzelner Maßnahmen (z. B. medizinischer Anordnungen) oder Verhaltensdefinitionen gegenüber besonderen Personengruppen (Menschen mit Demenz, apallischem Syndrom, Sterbende etc.).

- **Ergebnisstandard:** Beschreibt die angestrebten Veränderungen im Verhalten und im Gesundheitszustand des alten Menschen mit Konzentration auf das Ergebnis der durchgeführten Pflegemaßnahmen. Die alten Menschen fühlen sich verstanden, erhalten Hilfe zur Selbsthilfe oder fühlen sich wohl und zufrieden.

275. Nennen Sie die Ziele bei der Anwendung von Pflegestandards.

Ziele der Pflegestandards sind:
- Einheitliche Durchführung von Pflegemaßnahmen
- Evaluation nach einheitlichen Kriterien
- Orientierung für alle Mitarbeiter durch die einheitliche Herangehensweise an die jeweiligen Pflegehandlungen
- Systematische Einarbeitung neuer Mitarbeiter

276. Welche Aspekte sollten in einem Prozessstandard enthalten sein?

Je nach Autor und Pflegeeinrichtung gibt es unterschiedliche Aspekte in einem Prozessstandard. Grundsätzlich sollten aber folgende Aspekte enthalten sein:
- **Titel des Standards:** Hier kann auch die Pflegediagnose und deren Definition stehen.
- **Zweck und Ziel des Standards:** Ziele der Pflegemaßnahme.
- **Indikation zur Ausführung des Standards:** Genaue Beschreibung, wann und von wem der Pflegestandard angewandt werden darf und muss.
- **Symptome und Kennzeichen:** Orientieren sich an der Pflegediagnose und beschreiben, welche Merkmale vorliegen müssen, damit dieser Standard zur Planung der pflegerischen Maßnahme herangezogen werden kann.
- **Pflegeziele:** Nähere Erläuterung der Ziele, die mit der Pflegediagnose in Verbindung stehen.
- **Maßnahmenbeschreibung:** Konkrete Beschreibung einer Maßnahme mit Problemen und Zielen, z. B. Erläuterung der Vorbereitung, des dazugehörigen Materials und der konkreten Anwendung (z. B. Handhabung von sterilem Material), Durchführung und Nachbereitung.
- **Evaluation:** Hier wird ein Überprüfungsdatum des Standards selbst genannt. Zu diesem angegebenen Zeitpunkt sollten die Handhabung, der aktuelle Stand der Pflegewissenschaft und Erfahrungen aus der Pflegepraxis in die Überarbeitung des Standards einfließen.
- **Erstgenehmigung des Standards:** Jeder Standard muss von der Leitung genehmigt und mit Handzeichen und Datum versehen werden. Erst dann ist der Standard für diese Pflegeeinrichtung rechtsgültig.
- **Autoren:** Die Autoren des Pflegestandards sollten bei der Evaluierung benannt werden, damit die Rechte der Verfasser gewahrt bleiben.
- **(Weiterführende) Literatur:** Die Benennung der zugrunde liegenden und weiterführenden Literatur ermöglicht allen Interessierten, bei Fragen konkret nachzulesen, und belegt mit der Angabe der verwendeten Quellen auch die wissenschaftliche Fundierung der Pflegehandlung und des Pflegestandards.

277. Nennen Sie die in Deutschland bisher erschienenen Expertenstandards.

- Dekubitusprophylaxe in der Pflege – 2. Aktualisierung (Juni 2019)
- Entlassungsmanagement in der Pflege – 1. Aktualisierung (Juli 2009)
- Schmerzmanagement in der Pflege bei akuten Schmerzen – 1. Aktualisierung (Dezember 2011)
- Schmerzmanagement in der Pflege bei chronischen Schmerzen (Mai 2015)
- Sturzprophylaxe in der Pflege, Entwicklung – Konsentierung – Implementierung – 1. Aktualisierung (März 2013)
- Förderung der Harnkontinenz in der Pflege, Entwicklung – Konsentierung – Implementierung – 1. Aktualisierung (März 2014)
- Expertenstandard Erhaltung und Förderung der Mobilität (Juni 2014)
- Pflege von Menschen mit chronischen Wunden, Entwicklung – Konsentierung – Implementierung – 1. Aktualisierung (September 2015)
- Expertenstandard Ernährungsmanagement zur Sicherstellung und Förderung der oralen Ernährung in der Pflege – 1. Aktualisierung (voraussichtlich 2017)
- Pflege von Menschen mit Demenz (März 2018)

278. Welche Bedeutung haben in Deutschland die nationalen Expertenstandards?

Das Deutsche Netzwerk für Qualitätsentwicklung in der Pflege (DNQP) wurde 1992 an der Fachhochschule in Osnabrück aufgebaut. Die dort entwickelten Expertenstandards haben das Ziel, bisherige Überzeugungen zu hinterfragen, neue Erkenntnisse aus der Pflegewissenschaft für alle Pflegekräfte transparent und verbindlich darzustellen und den Pflegekräften in der Pflegepraxis eine Orientierung zu geben.

Die Expertenstandards beschreiben ein allgemeines Problem und nennen Möglichkeiten der Problemlösung. Sie sind zum einen Empfehlungen, zum anderen zeigen sie die Verantwortlichkeiten im Sinne von Vorbehaltsaufgaben für Pflegekräfte auf und sollten in die Pflegestandards in jeder Einrichtung eingearbeitet werden. Sie haben juristisch gesehen einen hohen Verbindlichkeitscharakter, denn sie dienen nicht nur der Entwicklung von Qualitätsmaßstäben im Sinne der Qualitätssicherung, sondern auch als Grundlage für Sachverständigengutachten. Die Expertenstandards sind für alle in der Pflege tätigen Mitarbeiter konzipiert. Jede Pflegeeinrichtung ist gefordert, die Erkenntnisse in die eigene pflegerische Tätigkeit zu integrieren.

279. Nennen Sie die zentralen Funktionen der Expertenstandards.

Expertenstandards

- sollen berufliche Tätigkeiten und Verantwortung definieren,
- ein einheitliches Niveau der Pflegepraxis und Professionalität fördern und
- sind Voraussetzung für einen konstruktiven interdisziplinären Dialog zu Qualitätsfragen in der Pflege.

280. Welche Aufgaben hat das Deutsche Netzwerk für Qualitätsentwicklung in der Pflege (DNQP)?

Aufgaben des Deutschen Netzwerks für Qualitätsentwicklung in der Pflege (DNQP):

- Durchführung von Netzwerk-Workshops, um einen kontinuierlichen Austausch über richtungsweisende Qualitätsprojekte und -themen aus dem In- und Ausland zu gewährleisten

- Regelmäßige Erstellung und Verbreitung eines Netzwerkkatalogs über den aktuellen Stand der Qualitätsaktivitäten in den Mitgliedseinrichtungen
- Einrichtung und Begleitung von Expertenarbeitsgruppen zur Entwicklung von Expertenstandards, um die Standardentwicklung auf betrieblicher Ebene (Praxisstandard) zu ergänzen und deren Entwicklung fachlich zu unterstützen
- Durchführung von Konsenskonferenzen auf nationaler Ebene

FALLBEISPIEL (FRAGE 281–282)

Hermann Kramer, Jahrgang 1947, lebte bis zu seinem Sturz mit seiner Frau in einem kleinen Ort in einer ländlichen Gegend. Beim Schneeräumen auf seinem Grundstück rutschte er aus und verletzte sich dabei so schwer, dass er mit dem Krankenwagen ins nahe gelegene Krankenhaus gebracht werden musste. Dort wurde eine schwere Schädel-Hirn-Verletzung diagnostiziert und therapiert. Seit ein paar Tagen lebt Herr Kramer nun im Pflegeheim der nahen Kreisstadt, wo bereits eine Stukturierte Informationssammlung (SIS) erhoben und darauf beruhend eine tagesstrukturierende Maßnahmenplanung erstellt wurde.
Seine Frau, mit der er eine gute Ehe führt und die nun sehr traurig und hilflos angesichts der Situation ihres Mannes ist, erzählte bei dessen Aufnahme: „Mein Mann war stets ausgeglichen und sehr freundlich. Er war der Sonnenschein der Familie. Ich wäre jetzt so gern rund um die Uhr bei ihm, um ihm zu helfen. Aber das schaffe ich nicht. Ich kann ihn auch nicht waschen und in den Rollstuhl setzen. Aber ich helfe gern jeden Tag beim Mittagessen, er kann ja jetzt schon wieder schlucken. Ich habe mit meiner Tochter abgemacht, dass wir ihn täglich abwechselnd besuchen. Sie geht ja arbeiten und kann deshalb meist nur abends kommen." Als sie sich später von ihrem Mann verabschiedete, weinten beide.
Herr Kramer, der vor dem Sturz körperlich sehr aktiv war, kann sich weder selbstständig bewegen noch allein essen. Pürierte Nahrung muss ihm angereicht werden, da er nicht in der Lage ist, einen Löffel zu halten und zum Mund zu führen. Auch seine Medikamente kann Herr Kramer nicht allein einnehmen. Die begonnene Physio- und Ergotherapie sowie die Übungen mit einer Logopädin zeigen aber bereits kleine Erfolge und ermutigen Herrn Kramer, unterstützt von seiner Frau, selbst kleine gezielte Bewegungen zu versuchen. Im Krankenhaus wurde ihm ein Blasenverweilkatheter gelegt. Frau Kramer meinte: „Mein Mann war immer gepflegt, er legte sehr großen Wert auf sein Äußeres. Er hat sich täglich rasiert und einmal in der Woche gebadet." Sie bat darum, ihm seine gewohnte Kleidung auch hier anzuziehen, und wird sich darum kümmern, dass er bequeme Kleidung im Schrank hat.
Sobald er seine Frau oder seine Tochter sieht, strahlt Herr Kramer. Seine Frau ist überzeugt, dass ihr Mann fast alles versteht, auch wenn er nicht sprechen kann. Er kommuniziert mit Bildtafeln und mittels Ja-/Nein-Fragen.
Herr Kramer war 45 Jahre als Werkstattmeister in einem Transportunternehmen tätig, was ihn, stets pflichtbewusst und ordentlich, mit großem Stolz erfüllte. Und auch im Rentenalter war Herrn Kramers Alltag gut strukturiert: Seine Frau erzählte, dass regelmäßig wiederkehrende Abläufe zur gleichen Zeit für ihren Mann sehr wichtig gewesen seien. Jeden Sonntag gingen sie zur Kirche, nachmittags bekamen sie Besuch von ihrer Tochter. Mittwochs spielte Herr Kramer mit Freunden Karten, und Frau Kramer fände es schön, wenn sich die Kartenspielrunde zukünftig bei ihm im Pflegeheim treffen könnte. Am Samstagabend sah Herr Kramer immer die Sportschau und schaute auch sonst gern tagsüber Sportübertragungen an oder holte auch mal ein Video von den zahlreichen Urlaubsreisen der Familie aus dem Schrank. Und täglich machte es sich Herr Kramer in seinem Liegesessel zum Mittagsschlaf gemütlich. Den Liegesessel wird die Tochter am nächsten Wochenende ins Pflegeheim mitbringen, ebenso einen Fernseher. Im Sommer arbeitete Herr Kramer gern im Garten, im Winter werkelte er im Haus, und als er noch jünger war, bastelte er leidenschaftlich an alten Autos.

281. Erstellen Sie eine Strukturierte Informationssammlung (SIS) anhand der Informationen, die Sie über Herrn Kramer haben (➤ Tab. 2.8).

Was bewegt Sie im Augenblick? Was brauchen Sie? Was können wir für Sie tun?
Themenfeld 1: Kognitive und kommunikative Fähigkeiten
Themenfeld 2: Mobilität und Beweglichkeit
Themenfeld 3: Krankheitsbezogene Anforderungen und Belastungen
Themenfeld 4: Selbstversorgung
Themenfeld 5: Leben in sozialen Beziehungen
Themenfeld 6: Haushaltsführung

Muster

Tab. 2.8 Beispiel Strukturiere Informationssammlung (SIS®) für Herrn Kramer

Was bewegt Sie im Augenblick? Was brauchen Sie? Was können wir für Sie tun?
Bewohner kann sich nicht verbal äußern, daher Gespräch mit Ehefrau. „Ich wäre so gerne rund um die Uhr bei ihm, um ihm zu helfen. Aber das schaffe ich nicht. Ich kann ihn nicht waschen und in den Rollstuhl setzen. Aber ich helfe gerne jeden Tag beim Mittagessen, er kann ja nun schon wieder schlucken. Ich habe mit meiner Tochter abgemacht, dass wir ihn täglich abwechselnd besuchen. Sie geht ja arbeiten und kann daher oft nur abends kommen."
Themenfeld 1: Kognitive und kommunikative Fähigkeiten
Herr Kramer versteht laut seiner Frau fast alles. Er ist jedoch durch die Schädel-Hirn-Verletzung nicht in der Lage, sich verbal mitzuteilen. Im Krankenhaus zeigten Bildtafeln und Ja-/Nein-Fragen anfängliche Erfolge. Herr Kramer erkennt vertraute Personen wie Ehefrau und Tochter. Eine intensivere Kommunikation ist über seine Ehefrau oder Tochter möglich.
Themenfeld 2: Mobilität und Beweglichkeit
Herr Kramer ist durch den Sturz nicht in der Lage, sich selbstständig zu bewegen. Er benötigt beim Positionswechsel und beim Transfer aus dem Bett Unterstützung. Herr Kramer war bis zu seinem Sturz körperlich sehr aktiv. Kraft und Beweglichkeit sind vorhanden und sollten durch aktivierende Pflege und Physiotherapie unterstützt werden.
Themenfeld 3: Krankheitsbezogene Anforderungen und Belastungen
Herr Kramer kann Medikamente nicht allein einnehmen. Die schon begonnenen Therapien von Physiotherapie, Logopädie und Ergotherapie konnten Herrn Kramer dazu ermutigen, selbst kleinere gezielte Bewegungen zu versuchen. Das hat ihn und seine Frau motiviert, auch in der gemeinsamen Zeit zu üben. Diese Therapien sollten unbedingt fortgesetzt werden. Herr Kramer benötigt in allen Bereichen vollständige Unterstützung und aktivierende Pflege.
Themenfeld 4: Selbstversorgung
Herr Kramer kann sich nicht selbst versorgen. Er benötigt in allen Aspekten der Körperpflege, Ernährung und Hygiene vollständige Unterstützung. Er erhielt im Krankenhaus einen Blasenverweilkatheter. Pürierte Nahrung musste verabreicht werden, da er nicht in der Lage ist, einen Löffel zu halten und zum Mund zu führen. Frau Kramer: „Er war immer gepflegt, er legte sehr großen Wert auf sein Äußeres. Er hat sich jeden Tag rasiert und einmal die Woche gebadet." Sie hat darum gebeten, ihm seine gewohnte Kleidung auch hier anzuziehen. Sie wird sich darum kümmern, dass er bequeme Kleidung im Schrank hat.
Themenfeld 5: Leben in sozialen Beziehungen
Herr Kramer hatte zu Hause einen gut strukturierten Alltag. Er war sehr pflichtbewusst und ordentlich. Laut Frau Kramer waren regelmäßig wiederkehrende Abläufe zur gleichen Zeit auch zu Hause für ihn wichtig. Sie gingen jeden Sonntag zur Kirche und bekamen Besuch von der Tochter. Mittwochs ging er mit Freunden zum Kartenspielen. Frau Kramer hat darum gebeten, dass die Kartenspielrunde bei ihrem Mann im Pflegeheim stattfinden kann. Er sah samstagabends die Sportschau und hielt täglich einen Mittagsschlaf im Liegesessel; diesen bringen die Angehörigen für ihn mit, ebenso einen Fernseher. Untertags sah er gerne Sportübertragungen oder selbst aufgenommene Urlaubsvideos. Im Sommer arbeitete er gerne im Garten, im Winter im Haus. Früher reparierte er gerne alte Autos.
Themenfeld 6: Haushaltsführung
Herr Kramer ist im Moment nicht in der Lage, sich im Haushalt zu betätigen. Das erledigt derzeit seine Frau. Er benötigt in allen Aspekten der Haushaltsführung vollständige Unterstützung.

Tab. 2.9 Tagesstrukturierende Maßnahmenplanung: Frühdienst 7:00–14:00 Uhr

Name	Geburtsdatum	Erstellungsdatum	Pflegekraft Hdz.	Evaluierung
Hermann Kramer	23.2.1947	24.1.17	FA	24.2.2017

Herr Kramer legt Wert auf einen regelmäßig wiederkehrenden Tagesablauf. Er stand vor dem Unfall um 7:00 Uhr auf und erledigte seine Morgentoilette. Er benötigt nun Hilfe bei der Körperpflege, Ernährung, Mobilität und Tagesgestaltung. Herr Kramer möchte in Absprache mit der Ehefrau gern in Gemeinschaft frühstücken. Das Essen muss püriert gereicht werden, da er noch Schluckprobleme hat. Er kann sich über Bilder und mittels Ja-/Nein-Fragen äußern.

Zeit	Maßnahmenbeschreibung	Hilfsmittel	Standards
07:00–08:00	Wecken durch eigenen Wecker Ganzkörper- und Intimpflege durchführen, Urinbeutel leeren, ankleiden und Transfer in den Rollstuhl	zwei Personen für Körperpflege und Transfer frische Wäsche, Urinbeutel, Flüssigkeitsbilanzbogen, aktivierende Pflege, Bilder für Kommunikation, Rollstuhl	Körperpflege bei bettlägerigen Bewohnern, Pflege bei Inkontinenz (Blasenverweilkatheter)
08:00	Medikamente verabreichen **(Pflegefachkraft)** gemeinschaftliches Frühstück Frühstück verabreichen: kleine weiche Brotstücke mit Aufstrich, Trinken in kleinen Schlucken mit Hilfe möglich	Schluckvorgang beim Essen und Trinken beobachten Flüssigkeitsbilanzbogen	Ernährung bei Schluckstörungen
09:00–10:00	zum Ausruhen im eigenen Liegesessel positionieren Getränke alle 30 Minuten anbieten und dokumentieren auf Wunsch Sportsendung oder Nachrichtenprogramm einschalten	zwei Personen für Transfer Flüssigkeitsbilanzbogen, Bilder für Kommunikation	Aktivierung bei Bettlägerigen
10:00–11:00	Physiotherapie Mo, Fr 10:00 Logotherapie Do 10:00 Ergotherapie Fr 10:30 Ehefrau unterstützt dabei	Fachkräfte aus anderen Disziplinen	Aktivierung bei Bettlägerigen
11:00	Ehefrau geht mit ihrem Mann in den Garten oder bietet ihm andere Beschäftigung an		
12:30–13:15	Medikamente verabreichen **(Pflegefachkraft)** Mittagessen im gemeinschaftlichen Speisebereich. Ehefrau reicht Essen und Getränke an	Beobachtung des Schluckvorgangs Flüssigkeitsbilanzbogen	Medikamentenverabreichung bei Schluckstörungen
13:00–13:30	Intimpflege, Urinbeutel leeren in den Liegesessel zur Mittagsruhe positionieren (in Absprache mit der Ehefrau)	Flüssigkeitsbilanzbogen, Ausscheidung beobachten	

282. Wie sieht im Fall von Herrn Kramer die tagesstrukturierende Maßnahmenplanung für den Vormittag aus (➢ Tab. 2.9)?

Name	Geburtsdatum	Erstellungsdatum	Pflegekraft Hdz.	Evaluierung

Zeit	Maßnahmenbeschreibung	Hilfsmittel	Standards
07:00–08:00			
08:00			
09:00–10:00			
10:00–11:00			
11:00			
12:30–13:15			
13:00–13:30			

Muster

283. Welche Anforderungen werden an die Durchführung von Pflegemaßnahmen gestellt?

Die Durchführung von Pflegemaßnahmen ist der fünfte Schritt (bzw. dritte Schritt) im Pflegeprozess (Brobst 1997). Hier werden die geplanten Maßnahmen in die Praxis umgesetzt. Dabei gilt es nicht nur, eine Tätigkeit nach Katalog abzuarbeiten, sondern sie sollte professionell mit der entsprechenden inneren Haltung (z. B. bei der basalen Stimulation) verknüpft sein. Die Durchführung der Pflegemaßnahme überschneidet sich mit allen anderen Phasen des Pflegeprozesses, denn bei der Durchführung einer Maßnahme wird auch immer die Reaktion des alten Menschen darauf beobachtet, die Maßnahme ggf. korrigiert und eventuell der Pflegeplan daraufhin angepasst.
Die Durchführung der Pflegemaßnahmen

- basiert auf dem Pflegeleitbild oder der angewandten Pflegetheorie,
- erfolgt verbindlich anhand der Pflegestandards,
- erfolgt nach dem aktuellen Pflegeplan,
- muss mit größter Sorgfalt erfolgen und darf z. B. bei der Behandlungspflege nur von Pflegefachkräften umgesetzt werden (Durchführungsverantwortung),
- muss zeitnah von der jeweiligen Pflegekraft dokumentiert werden.

284. Nennen Sie fünf Probleme, die sich bei Durchführung der Pflegemaßnahme ergeben können.

Probleme bei der Durchführung einer Pflegemaßnahme:

- **Maßnahme wird nicht verstanden:** Die Begründung der Pflegemaßnahme muss verstanden worden sein, denn das erleichtert es, Zusammenhänge zu begreifen und sich für die Pflegemaßnahme verantwortlich zu fühlen, und sie kann Routinemaßnahmen interessant machen.
- **Nebenwirkungen von Pflegemaßnahmen:** Diese sollten bekannt sein und bei der Durchführung bewusst berücksichtigt werden. Das erspart unangenehme Überraschungen und führt zu einem professionellen Umgang mit den Menschen.
- **Angehörige sind nicht beteiligt:** Sofern es möglich ist, werden (vor allem in der ambulanten Pflege) die Angehörigen in die Pflegemaßnahmen mit einbezogen. Sie sind die wichtigsten Partner. Auch im Pflegeheim kann das Einbeziehen der Angehörigen, sofern diese es wünschen, ein von gegenseitigem Verständnis geprägtes Klima herstellen und fördern.
- **Keine regelmäßige Überprüfung der Pflegemaßnahmen:** Feststellen, ob die Pflegemaßnahmen zur Erreichung des Pflegeziels noch adäquat und angemessen sind (Teil der Evaluation). Wird die Pflegepraxis nicht regelmäßig evaluiert und Ziele und Maßnahmen nicht an die Bedürfnisse des alten Menschen angepasst, führt dies unweigerlich zu Pflegefehlern.
- **Unsicherheit in der Fachkompetenz:** Die Überprüfung der eigenen Kompetenz ist im Sinne der professionellen Pflege und Qualitätssicherung unerlässlich! Falls es zu bestimmten Pflegephänomenen Fragen oder Unsicherheiten gibt, sollten Kollegen hinzugezogen und ggf. entsprechende Fortbildungen geplant werden.

285. Beschreiben Sie die 6-W-Regel (nach Heering), welche für die Formulierung von Pflegemaßnahmen relevant ist.

6-W-REGEL

W = Was ist zu tun?
W = Wie ist es durchzuführen?
W = Wie viel, wie oft ist es zu tun?
W = Wann ist es zu tun?
W = Womit ist es zu tun?
W = Wer soll es ausführen?
(Heering 2012)

286. Wozu dient die Evaluation der Pflege?

Die Evaluation gibt Auskunft darüber, ob die durchgeführte Pflege die erwünschte oder eine andere Wirkung erzielt hat. Die letzte Stufe des Pflegeprozesses greift wieder auf die Informationssammlung, die Diagnostik und die Planung der Pflege zurück. Anhand der erneuten Informationssammlung und einer Überprüfung der aktuellen Pflegediagnosen wird überprüft, ob die Ziele und die Pflegemaßnahmen noch den Erfordernissen des alten Menschen entsprechen. Es soll somit weder eine Über- noch eine Unterversorgung des alten Menschen herbeigeführt werden.

Die Pflegekräfte sollen darüber hinaus lernen, sich und ihr Handeln zu reflektieren. Dabei sind z. B. folgende Fragen relevant: Entspricht mein Verhalten den Bedürfnissen des alten Menschen? Welche Auswirkungen hat mein Verhalten auf die alten Menschen? Erreiche ich die Ziele mit meinem Verhalten und dem Verhalten des Teams?

Bei der Betreuung von Menschen mit Demenz sind Pflegekräfte besonders gefordert, die Zielerreichung im Sinne von Wohlbefinden zu überprüfen. Sie müssen sich eventuell auf Mimik, Gestik und Stimmungen der alten Menschen konzentrieren, um die Ziele überprüfen zu können.

287. Nennen Sie sieben Fragen, die für die Evaluierung der Pflege in der Altenpflege wichtig sind.

Fragen für die Evaluierung der Pflege:

- Wurden alle Informationen ermittelt oder müssen noch neue Informationen erhoben werden (➤ Abb. 2.7, ➤ Tab. 2.8)?
- Hat sich die Situation des alten Menschen verändert?
- Wurden in der Zwischenzeit Änderungen in der Pflege und Betreuung vorgenommen?
- Gab es Veränderungen im sozialen Netzwerk des alten Menschen?
- Sind die Pflegediagnosen noch richtig oder bedarf es einer Aktualisierung?
- Sind die Ziele zu erreichen oder wurden sie zu hoch gesteckt?
- Entsprechen die durchgeführten Pflegemaßnahmen/-standards dem aktuellen pflegewissenschaftlichen Stand (State of the Art)?

2

288. Erläutern Sie die verschiedenen Funktionen der Pflegevisite.

Die Pflegevisite ist als ein Instrument zur Evaluierung der Pflege, der Qualifikation der Mitarbeiter und des Wohlbefindens des alten Menschen zu verstehen. Sie hat verschiedene Funktionen, welche die Übergabegespräche effizienter machen sollen, dient als Führungsinstrument, als Instrument zur Qualitätssicherung und als Instrument zur Einbeziehung der zu betreuenden Menschen.

289. Welche Formen der Pflegevisite gibt es und welche Funktionen haben diese?

Tab. 2.10 Formen und Funktionen der Pflegevisite

Form der Pflegevisite	Funktion der Pflegevisite
Dienstübergabe mit dem Patienten	Sie soll die Übergabegespräche im Stationszimmer durch eine Übergabe im Patientenzimmer ersetzen. Dadurch soll die Pflege effizienter und Verantwortlichkeiten deutlicher werden. Im Anschluss daran findet eine Teambesprechung statt. Dabei sollen die Ziele des Patienten eruiert, weitere Maßnahmen gemeinsam besprochen, die Patienten über den Verlauf der Therapie informiert und somit die Partizipation am Pflegeprozess erhöht werden.
Führungsinstrument	Die Pflegevisite dient der Interaktion von Sachverständigen aus der Pflege, initiiert durch die Pflegedienstleitung, durchgeführt mit dem Patienten analog zum Pflegeprozess.
Qualitätssicherungsinstrument	„Die Pflegevisite ist ein Instrument zur Feststellung und Förderung der Bewohnerzufriedenheit und der Effektivität und Sinnhaftigkeit der pflegerischen Maßnahmen" (Heering 2006). Pflegevisiten, die zur Kontrolle der Pflegequalität und der Bewohnerzufriedenheit dienen, sind seit 1996 gesetzlich gefordert. Dies wird auch vom Medizinischen Dienst der Krankenversicherung (MDK) bei Überprüfungen gefordert. Wie diese zu gestalten sind, bleibt jeder Pflegeeinrichtung selbst überlassen.
Instrument zum Miteinbezug des alten Menschen	Die Pflegevisite soll als Besuch bei den alten Menschen in regelmäßigen Abständen verstanden werden. Es soll ein Gespräch über den Pflegeprozess und dessen Umsetzung sein. Dieses Gespräch dient der gemeinsamen Suche nach Problemen und Ressourcen (Pflegediagnose), der Zielformulierung und der gemeinsamen Planung von Pflegemaßnahmen sowie der Überprüfung der Wirksamkeit der Pflege. Ziel ist es, den alten Menschen an der Planung der Pflege zu beteiligen. Der Pflegeprozess dient dazu als Orientierungshilfe.

290. Beschreiben Sie das Prozessschema der Pflegevisite nach Heering.

Vorbereitung der Pflegevisite:
Bevor Sie eine Pflegevisite druchführen, sollte mit dem Bewohner/alten Menschen Folgendes geklärt werden:

- Einverständnis des Bewohners/alten Menschen zur Pflegevisite (Beobachtung und Einsichtnahme in die Dokumente durch Vorgesetzte oder externe Pflegeprofis)
- Dokumente vorbereiten und vorab lesen
- Termin vereinbaren

Das **Prozessschema zur Pflegevisite** besteht aus fünf Schritten:

1. Schritt: Informationssammlung
Anamnese, Aufnahmestatus, Verlaufsstatus

2. Schritt: Gemeinsame Benennung der Probleme und Ressourcen
als frei formuliertes Pflegeproblem oder als Pflegediagnose unter jeweiliger Benennung
- der störenden Auswirkungen,
- des Ausmaßes der Beeinträchtigung/des Grads der Abhängigkeit,
- der möglichen Ursachen und Zusammenhänge,
- mitgeteilter bzw. beobachteter Anzeichen,
- der vorhandenen Fähigkeiten und Möglichkeiten (Ressourcen).

3. Schritt: Vereinbarung von Pflegezielen und Maßnahmen
Klienten und Pflegende vereinbaren miteinander, inwieweit
- die Ursachen beseitigt oder vermindert werden sollen,
- ein höherer Grad der Unabhängigkeit erreicht werden soll,
- die störenden Auswirkungen beseitigt oder vermindert werden sollen,
- Bewältigungsstrategien entwickelt werden sollen und
- wann diese Ziele erreicht werden sollen.

Klienten und Pflegende vereinbaren ferner miteinander, welche Interventionen ergriffen werden sollen und legen fest, was wann, wie, durch wen, womit und wie viel/wie oft gemacht werden soll.

4. Schritt: Durchführung der Pflege
unter bestmöglicher Nutzung der vorhandenen Ressourcen.

5. Schritt: Überprüfung
Klienten und Pflegende überprüfen gemeinsam:
- Inwieweit wurden die Ziele erreicht (3. Schritt?)
- Waren die Pflegeleistungen angemessen und wirksam (3. Schritt?)
- Inwieweit muss die bestehende Pflegeplanung (Ziele und Maßnahmen) angepasst werden? (Weiter mit Verlaufsstatus, 1. Schritt)

(Heering 2006)

LITERATUR

Benner P: Stufen zur Pflegekompetenz. From Novice to Expert. 2. A. Bern: Hans Huber, 2012.
Brobst R et al.: Der Pflegeprozeß in der Praxis. Bern: Hans Huber, 1997.
Heering C: Das Pflegevisiten-Buch. 4. unveränderte A. Bern: Hans Huber, 2018.
Menker K, Waterboer C (Hrsg.): Pflegetheorie und -praxis. 2. A. München: Elsevier Urban & Fischer, 2006.
www.ein-step.de.

WEITERFÜHRENDE LITERATUR

Bundesverband privater Anbieter sozialer Dienste e. V. (BPA): Strukturierte Informationssammlung (SIS). Fallbeispiel 1 – Stationäre Pflegeeinrichtung. Einzug eines pflegebedürftigen Menschen mit körperlichen Einschränkungen. Aus: www.bpa.de/fileadmin/user_upload/MAIN-bilder/BUND/Entbuerokratisierung/END_bpa_IMPS_stationaeres_Fallbeispiel_Anneliese_Weber.pdf.
Hellmann S, Rößlein R: Pflegevisite in Theorie und Praxis für die ambulante und stationäre Pflege. Mit Transparenzkriterien, Risikobereichen und Checklisten. Hannover: Schlütersche, 2011.
Heuwinkel-Otter A. et al.: Menschen pflegen. Pflegediagnosen für die Kitteltasche. Berlin: Springer, 2011.
Kußmaul J: Die modulare Pflegevisite. Ein Instrument zur Qualitätssicherung von Pflege- und Betreuungsleistungen mit statistischer Auswertung für den Pflegeprozess. 2. A. Stuttgart: Kohlhammer, 2018.
www.vdk.de/deutschland/downloadmime/3590/VdK-Selbsteinschaetzungsbogen_Pflegegrad.pdf
www.mds-ev.de/fileadmin/dokumente/Publikationen/SPV/Begutachtungsgrundlagen/17-07-17_BRi_Pflege.pdf.

2

2.5 Grenzen der Pflegeplanung

291. Nennen Sie drei Argumente gegen eine Pflegeplanung.

- **Personalmangel:** Durch den wirtschaftlichen Druck auf die Pflegeeinrichtungen wird der Aspekt der Wirtschaftlichkeit immer mehr betont. Das bedeutet, dass trotz der Heimpersonalverordnung nicht in allen Einrichtungen die Fachkräftequote von 50 % erreicht wird. So kommt es oft zu Personalengpässen, vor allem in Bezug auf die Pflegefachkräfte. Da diese aber als einzige im Pflegeteam die nötige Kompetenz zu einer prozessorientierten Pflegeplanung besitzen, wird die Planung der Pflege fragwürdig, wenn nicht genügend Fachkräfte und andere Mitarbeiter in der Pflege vorhanden sind.
- **Zeitdruck:** Mit Personalmangel geht Zeitdruck einher. Notwendig sind geeignete Organisationsstrukturen, denn es reicht nicht aus, nur über Zeitdruck zu klagen, sondern es ist Aufgabe der Pflegedienstleitung und Stationsleitung, Zeit für die Pflegeplanung zu gewähren (z. B. durch Veränderung der Dienstplangestaltung), damit die Pflegeplanung in Ruhe durchgeführt werden kann.
- **Hoher Schreibaufwand:** Der angeblich hohe Schreibaufwand liegt vor allem im mangelhaften Wissen, wie, was und warum geplant werden soll. Pflegekräfte sind es laut Untersuchungen des MDK häufig nicht gewohnt, ihre Überlegungen schriftlich zu fixieren. Oftmals erschweren sich die Pflegekräfte die Schreibarbeit durch doppelte und unkoordinierte Berichterstattung und defizitäre Dokumentationssysteme. Es ist nirgends gesetzlich festgeschrieben, dass alle Leistungen einzeln abgezeichnet werden müssen, wobei eine tägliche Dokumentation erforderlich ist. Es würde oftmals ausreichen, Tages- (➤ Tab. 2.9) und Nachtpläne zu standardisieren und diese abzuzeichnen bzw. Abweichungen davon zu dokumentieren.

292. Wo sehen Sie die Grenzen der Pflegeplanung (nach Kolain und Zapp)?

- **Wirtschaftlichkeit:** Eine unkoordinierte Einführung und Umsetzung der Pflegeplanung kostet viel Geld. Wird jedoch von Beginn an genau überlegt, wie die Planung und Dokumentation in einer Einrichtung aussehen soll, kann damit viel Geld und Zeit gespart werden.
- **Unrealistische Planungen** hinsichtlich der Personalkapazität und der Erreichbarkeit der Ziele: Die individuelle Pflegeplanung sollte immer im Hinblick auf die Ressourcen der Pflegeeinrichtung und in Bezug auf die Erreichbarkeit der Ziele formuliert werden. Leider stehen den hehren Zielen zum Wohl des alten Menschen oft organisatorische Probleme, z. B. der Personalkapazität, im Weg. Hier sollten unbedingt Alternativen, z. B. Besuchsdienste etc., in die Planung einbezogen werden.
- **Mangelnde Fachlichkeit und Verständnis:** Es sollten alle an der Pflege beteiligten Pflegekräfte in der Pflegeplanung geschult werden. Denn nur wenn Sinn und Ziel der Pflegeplanung von allen Mitarbeitern mitgetragen werden, kann auch die Pflegeplanung erfolgreich sein. Das gilt ebenso für die Dokumentation und das Schreiben der Verlaufsberichte.

- **Resignation:** Pflegeplanung muss geübt werden. Dazu gehört auch der Umgang mit neuen Medien. Das braucht Zeit und oftmals externe Unterstützung. Diese muss von der Pflegeeinrichtung gewährt werden, um eine Pflegeplanung erfolgreich einzuführen. Pflegekräfte sind weder nach der Ausbildung noch nach langen Berufsjahren zwingend Experten (➤ Frage 48, ➤ Abb. 1.3). Die neuen Herausforderungen durch gesetzliche Regelungen und pflegewissenschaftliche Erkenntnisse müssen auch den Pflegekräften durch Fort- und Weiterbildung professionell vermittelt werden.
- **Planen braucht Zeit:** Individuelle Pflegeplanung braucht Zeit, nehmen Sie sich ca. 2 Stunden pro Bewohner, um eine Planung zu erstellen, und planen Sie diese Zeit in die Arbeitsabläufe ein.
- **Veraltetes Pflegesystem:** Beruht in Ihrer Pflegeeinrichtung die Pflege z. B. nicht auf Bezugspflege, sondern auf Funktionspflege, wird die Pflegeplanung scheitern, denn der alte Mensch kann dann nicht prozessorientiert betreut werden. Überlegen Sie in der Einrichtung, ob Sie sich mit der SIS und den Empfehlungen zur Entbürokratisierung (BMG 2016) beschäftigen.
- **Mangelnde Vorbereitung:** Die Pflegeplanung beginnt immer mit der Informationssammlung und Diagnostik. Diese sind wesentlich, um eine sinnvolle und individuelle Planung sicherzustellen. Wird dies nur oberflächlich durchgeführt, ist auch die Planung lückenhaft und oftmals sinnlos.

293. Wo sehen Sie die Grenzen der Pflegeplanung bei der Betreuung von Menschen mit Demenz?

- **Informationssammlung und Diagnostik:** Da Menschen mit demenziellen Erkrankungen darunter leiden, sich nicht an Ort, Person, Situation und Zeit erinnern zu können, ist die gemeinsame Pflegeplanung mit dem alten Menschen erheblich erschwert. Die für die Pflege relevanten Daten müssen durch eigene Beobachtung, durch Auskünfte von Angehörigen und durch z. B. ärztliche Dokumente eruiert werden. Die Würde des alten Menschen sollte trotz der Fremdbeurteilung immer gewahrt werden. Wägen Sie in Konfliktsituationen immer mit dem Team ab, inwieweit die Autonomie und die Fürsorge für das Wohl des Bewohners sorgen (➤ 1.8).
- **Zielformulierung:** Relevant sind die Ziele für den alten Menschen in Bezug auf die Pflegediagnose, persönliche Ziele der Pflegekraft sind dabei nachrangig zu berücksichtigen.
- **Planen und Durchführen der Pflegemaßnahme:** Die Pflegemaßnahmen müssen vor allem durchführbar sein. Menschen mit demenziellen Erkrankungen verstehen oft die Handlungsanweisungen oder Handlungen von Pflegekräften nicht. Wenn sie sich dagegen wehren, ist es notwendig, eine Lösung im Team zu finden, bei der die Würde des Menschen gewahrt bleibt und zugleich die pflegerische Fürsorgepflicht berücksichtigt wird.
- **Evaluierung:** Ob die Ziele erreicht wurden, die richtigen Maßnahmen gewählt wurden und ob es Veränderungen gibt, ist nur durch gezieltes Beobachten des alten Menschen, durch genaues Hinhören und Hinschauen möglich. Die Menschen mit demenziellen Erkrankungen zeigen oftmals z. B. aggressives Verhalten, Unruhe, Nahrungsverweigerung etc. Die Pfle-

2

gekräfte sind hier im Besonderen gefordert, ihr Einfühlungsvermögen und ihre Fachkompetenz einzusetzen. Sie benötigen dazu kommunikative und reflexive Kompetenzen. Über diese Kompetenzen verfügen jedoch nur Pflegeexperten im Sinne von Benner (➤ Frage 48, ➤ Abb. 1.3). Neulinge und fortgeschrittene Anfänger sind mit diesen Problemen oftmals überfordert.

LITERATUR

Benner P: Stufen zur Pflegekompetenz. From Novice to Expert. 2. A. Bern: Hans Huber, 2012.

Bundesministerium für Gesundheit (BMG). Entbürokratisierung in der Pflege. 2016. Aus: www.bmg.bund.de/themen/pflege/entbuerokratisierung-in-der-pflege.html (letzter Zugriff: 30. Oktober 2016).

Der Beauftragte der Bundesregierung für die Belange der Patientinnen und Patienten sowie Bevollmächtigter für Pflege. EinSTEP. Einführung des Strukturmodells zur Entbürokratisierung der Pflegedokumentation. 2015. Aus: www.ein-step.de (letzter Zugriff: 30. Oktober 2019).

Kolain G, Zapp J (Hrsg.): Altenpflege. Aufgaben und Konzepte der Altenpflege. Lernfelder 1.1; 1.2; 1.4. Troisdorf: Bildungsverlag EINS, 2006.

2.6 Pflegedokumentation

294. Nennen Sie die rechtlichen Grundlagen für eine Pflegedokumentation in der Altenpflege.

Sowohl ambulante als auch stationäre Pflegeeinrichtungen sind dazu verpflichtet, eine Pflegedokumentation zu führen.

- Diese Verpflichtung ist in den Maßstäben und Grundsätzen zur Sicherung und Weiterentwicklung der Pflegequalität in § 112 ff. SGB XI und in den Rahmenvereinbarungen nach § 75 SGB XI ausdrücklich festgeschrieben.
- Des Weiteren resultiert die Verpflichtung zur Dokumentation aus § 113 Abs. 1 SGB XI und fand sich im Heimgesetz (§ 11 Nr. 7 i. V. m. § 13 (1) HeimG).
- Weitere gesetzliche Grundlagen sind das Gesetz über die Berufe in der Altenpflege (Altenpflegegesetz, AltPflG) und die Ausbildungs- und Prüfungsverordnung für den Beruf der Altenpflegerin und des Altenpflegers (AltPflAPrV) 2003 sowie
- das (zukünftige) Pflegeberufsgesetz und die dazugehörige Ausbildungs- und Prüfungsverordnung (www.bundesgesundheitsministerium.de/presse/pressemitteilungen/2017/3-quartal/gesetze-und-verordnungen.html#c11291).
- Nach §§ 104, 105 SGB XI sind Leistungserbringer (Pflegedienste, Pflegeheime) im Bereich der Pflegeversicherung verpflichtet, die Angaben über Versicherungsleistungen und zu deren Abrechnung transparent aufzuzeichnen.

295. Nennen Sie die Anforderungen an eine Pflegedokumentation aus juristischer Sicht.

Anforderungen an die Pflegedokumentation:

- Die verantwortliche Pflegekraft hat eine fachgerechte Pflegedokumentation zu führen.
- Die verantwortliche Pflegekraft muss dies sachgerecht und kontinuierlich durchführen.
- Aus der Dokumentation müssen das Leistungsgeschehen und der Pflegeprozess abzuleiten sein.
- Die Pflegedokumentation ist mindestens fünf Jahre nach Ablauf des Kalenderjahres der Leistungserbringung aufzubewahren.

Anforderungen nach SGB XI und HeimG:

(1) Die Pflegeeinrichtung hat auf der Grundlage der Qualitätsvereinbarung nach § 112 ff. SGB XI ein geeignetes Pflegedokumentationssystem vorzuhalten. Die Pflegedokumentation ist sachgerecht und kontinuierlich zu führen und beinhaltet u. a.

- die Pflegeanamnese,
- die Pflegeplanung,
- den Pflegebericht,
- Angaben über den Einsatz von Pflegehilfsmitteln,
- Angaben über durchgeführte Pflegeleistungen (Leistungsnachweis).

(2) Aus den Unterlagen der Pflegedokumentation müssen jederzeit der lückenlose Verlauf und der Stand des Pflegeprozesses ablesbar sein. Danach sind die Einrichtungen insbesondere verpflichtet:

- Stammdaten über Bewohner schriftlich zu erheben (§ 13 (1) Nr. 4 HeimG),
- die Verabreichung von Arzneimitteln aufzuzeichnen (§ 13 (1) Nr. 5 HeimG),
- die Pflegeplanungen und die Pflegeverläufe für pflegebedürftige Bewohner festzuhalten (§ 13 (1) Nr. 6 HeimG),
- alle freiheitsbeschränkenden und freiheitsentziehenden Maßnahmen bei Bewohnern sowie die Angabe des für die Anordnung der Maßnahme Verantwortlichen (§ 13 (1) Nr. 9 HeimG) zu dokumentieren.

296. Woran orientiert sich die inhaltliche Ausgestaltung der Pflegedokumentation?

Die Gesetzgebung lässt den Pflegeeinrichtungen einen gewissen Spielraum und verweist bei der Pflegedokumentation auf die Erfüllung der rahmenvertraglichen Vorgaben sowie das Kriterium der „Geeignetheit“. Darüber hinaus hat die Pflegedokumentation sachgerecht und kontinuierlich zu erfolgen. Es sollen dabei die Ziele der gemeinsamen Grundsätze zur Qualität und Qualitätssicherung berücksichtigt werden.

297. Nennen Sie die vom Medizinischen Dienst der Spitzenverbände (MDS) formulierten Ziele der Dokumentation.

Ziele der Dokumentation (gemäß MDS 2005):

- Nachweis der professionellen, systematischen, aktualisierten und auf den Pflegebedürftigen bezogenen individuellen Pflege
- Sicherung der Kontinuität und Organisation der Pflege durch übersichtliche, konkrete und vollständige Verlaufsdarstellung
- Praktikabilität und Reduzierung von überflüssigem Schreibaufwand
- Einsatz als intra- und interprofessionelles Kommunikationsmittel auch im Schnittstellenmanagement

- Bereitstellen von Informationen für das interne Qualitätsmanagement
- Darstellen des Leistungsgeschehens intern und extern
- Bereitstellen von Informationen für das Personalcontrolling
- Rechtssicherer Nachweis der pflegerischen Leistung

Weitere Ziele sind darüber hinaus:

- Informationsaustausch mit anderen an der Betreuung, Versorgung, Pflege und Behandlung des Pflegebedürftigen Beteiligten
- Sicherstellung des Informationsrechts des pflegebedürftigen alten Menschen
- Abrechnung gegenüber den Kostenträgern
- Rechtliche Absicherung (ein haftungsrechtlicher Zweck der Pflegedokumentation wird weder im SGB XI noch im SGB V ausdrücklich beschrieben, dennoch wird sie im Streitfall dazu dienen)
- Entbürokratisierung der Pflegedokumentation

Die Dokumentation ist nicht nur notwendig, weil es gesetzliche Vorgaben dazu gibt. Viel mehr stellt die Pflegedokumentation die Qualität der Pflege und die Umsetzung des Pflegeprozesses dar. Fehlen in der Pflegedokumentation wesentliche Informationen, z. B. Feststellungen über erhebliche konkrete Gefahren wie Dekubitus oder Sturzrisiko, so gilt dies als ein Beweis dafür, dass die ernste Gefahr einer Entstehung nicht erkannt und auf die Durchführung vorbeugender Maßnahmen nicht in ausreichendem Maße geachtet worden ist (Unterlassung). Es wird also unterstellt, dass Risikoeinschätzungen und Maßnahmen, die nicht von der Pflegekraft dokumentiert wurden, auch nicht überlegt und umgesetzt wurden. Dies wird als gefährliche Pflege verstanden, was nicht zuletzt die Lebensqualität der alten Menschen beeinflusst.

298. Beschreiben Sie allgemeine Regeln zur Pflegedokumentation.

Die Pflegedokumentation muss so gestaltet sein, dass alle an der Pflege beteiligten Personen (Pflegekräfte, Ärzte etc.) klare Erkenntnisse über die bisherigen Maßnahmen, ihre Wirkungen (Effektivität), die noch vorzunehmenden Pflegemaßnahmen und die zu Pflege- und Behandlungszwecken benötigten Materialien erhalten kann.

Vermerkt werden sollen zum einen Fakten, die messbar sind, wie Blutdruck oder Körpertemperatur, aber auch Beobachtungen wie Rötungen an bestimmten Körperstellen oder Gangunsicherheit. Schwieriger ist es, psychosoziales Verhalten zu dokumentierten, wenn es darum geht, dies **in beschreibender und nicht wertender Form** umzusetzen. Wichtig ist stets, dass der Pflegebericht und die anderen Dokumente die Bemühungen um die bestmögliche Fürsorge und Pflege des alten Menschen deutlich werden lassen.

Die schriftlich festgehaltenen Gedanken, Überlegungen, Planungen und Pflegemaßnahmen müssen logisch, transparent und kontinuierlich dokumentiert werden.

Weitere Formulare müssen bei Bedarf den Dokumentationsunterlagen beigefügt werden:

- Kontrollen zu Vitalzeichen
- Ernährung- und Trinkprotokolle, ggf. Bilanzierung
- Assessmentinstrumente wie Skalen zur Risikoeinschätzung von Dekubitus, Sturz etc.

- Bewegungsplan
- Wunddokumentation und -verlauf
- Überleitungsbogen
- Betreuungsangebote

Strukturmodell Pflegedokumentation – stationäre Pflege

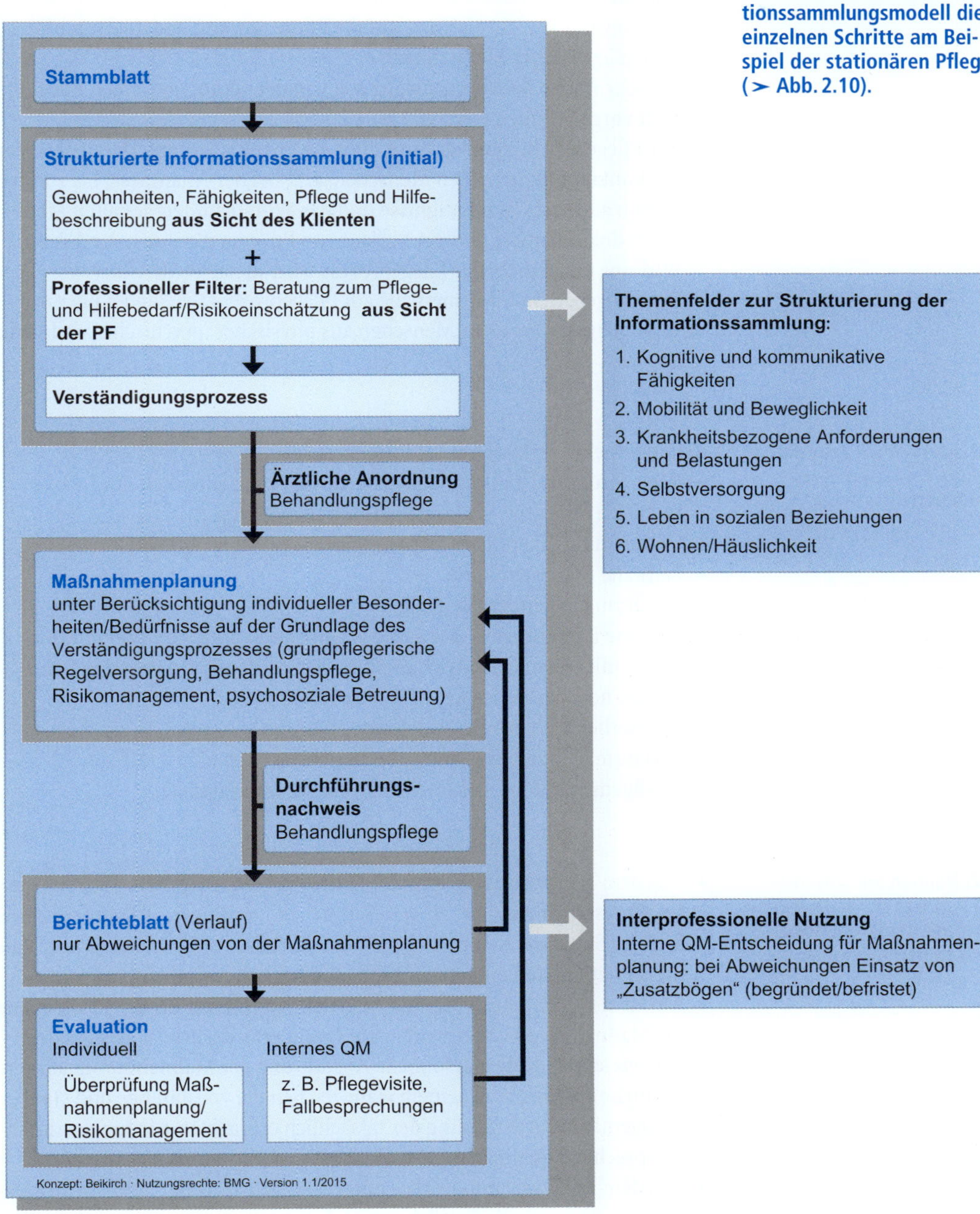

Abb. 2.10 Strukturmodell zur stationären Pflegesituation

299. Beschreiben Sie nach dem Strukturierten Informationssammlungsmodell die einzelnen Schritte am Beispiel der stationären Pflege (> Abb. 2.10).

300. Nennen Sie die Anforderungen an den Pflegebericht als wesentlichen Bestandteil der Pflegedokumentation.

Anforderungen an den Pflegebericht:

- Der Pflegeverlauf soll lückenlos und chronologisch erfasst werden.
- Der Pflegebericht soll korrekte Aussagen darüber machen, wer, wann, wie oft, was, wie, beim wem getan hat.
- Der Pflegebericht gibt Auskunft über den aktuellen pflegerischen Bedarf des alten Menschen und dessen Wünsche, Probleme und Ressourcen.
- Der Pflegebericht dient der Dokumentation und Evaluation der geleisteten Pflege, er bezieht sich u. a. auf die Pflegeplanung und die Durchführung pflegerischer Maßnahmen.
- Die schriftliche Berichterstattung soll von der verantwortlichen Pflegekraft vorgenommen werden.
- Der Pflegebericht gibt Auskunft über die Prozessplanung. Damit sind vom Erstkontakt mit dem alten Menschen, z. B. bei der Anamnese, bis zur Evaluation alle wichtigen Ereignisse und das Wohlbefinden des alten Menschen dokumentiert und ein Verlauf von Pflegemaßnahmen und deren Wirkung ersichtlich; der Pflegeprozess wird so nachvollziehbar.
- Der Pflegebericht informiert alle am Pflegeprozess Beteiligten über das Wohlbefinden des alten Menschen aus physischer, psychischer und sozialer Sicht.

301. Nennen Sie Kriterien für das Verfassen eines Pflegeberichts.

Kriterien beim Verfassen eines Pflegeberichts:

- Klare Struktur, Übersichtlichkeit und Nachvollziehbarkeit des Inhalts
- Sachliche, objektive und wertneutrale Darstellung
- Vermeidung inhaltlicher Dopplungen
- Zeitnahe Dokumentation
- Beachtung folgender Formalien:
  - Keine Radierungen oder anderes Unkenntlichmachen (Verworfenes ggf. mit einem Querstrich durchstreichen, damit der ursprüngliche Text noch lesbar ist, kein Tipp-Ex verwenden)
  - Leserliche fehlerfreie Gestaltung
  - Datum, Uhrzeit und Name des Berichterstatters
  - Allgemeingültige Abkürzungen (mit Abkürzungsliste)

302. Nennen Sie wesentliche Aspekte der Entbürokratisierung der Pflegedokumentation (nach Kamm).

- Aus dem Nachweis muss sich der **Leistungsinhalt** ergeben, dabei ist die Leistungserbringung bei allen wesentlichen Leistungen zu standardisieren und der Standard zu hinterlegen. Die Mitarbeiter sind arbeitsrechtlich auf die Arbeit mit den entsprechenden Standards zu verpflichten.
- Aus dem Gesamtnachweis muss sich der **Mitarbeiter** ermitteln lassen, der die Maßnahme zu verantworten hat (nicht erforderlich ist es, dass der Unterzeichnende die persönliche Ausführung der Maßnahme signalisiert, vielmehr erklärt er mit seinem Handzeichen die vollständige und standardgemäße Durchführung der tatsächlich erbrachten Leistungen durch entsprechend qualifizierte Mitarbeiter).
- Aus dem Nachweis muss sich – unter Hinzuziehung der ärztlichen Dokumentation – auch die **ärztliche Anordnung** aller behandlungspflegerischen Leistungen ergeben. Für das Zusammenspiel mit dem Arzt emp-

fiehlt sich die verbindliche Regelung aller relevanten Aspekte – einschließlich der Modalitäten der Dokumentation – in Form einer eigenen schriftlichen Vereinbarung.
- Bei der **verantwortlich abzeichnenden Pflegekraft** muss es sich um eine Fachkraft handeln. Gem. § 5 HeimPersV dürfen betreuende Tätigkeiten nur durch Fachkräfte oder unter angemessener Beteiligung von Fachkräften wahrgenommen werden. Parallel dazu schreiben die Gemeinsamen Grundsätze zur Qualität und Qualitätssicherung in vollstationären Einrichtungen in § 5 HeimPersV Abschn. 3.1.3 („Geeignete Kräfte") zwingend vor: „Hilfskräfte und angelernte Kräfte werden nur unter der fachlichen Anleitung einer Fachkraft tätig."
- Aus dem Nachweis muss sich der **Leistungszeitpunkt** ergeben.
- Für den Bereich der Erbringung **ambulanter Pflegeleistungen** sind **Einzelleistungsnachweise** erforderlich.

Einzelleistungsnachweise sind in der stationären Langzeitpflege nicht unbedingt erforderlich, wenn
- es für die jeweiligen Leistung eine Beschreibung (Standard) gibt,
- es ein funktionierendes Qualitätsmanagement gibt,
- die strukturierte Informationssammlung (SIS) sorgfältig durchgeführt wird und es eine individuelle Pflege- und Maßnahmenplanung gibt,
- die fachlichen Anforderungen auch von qualifizierten Pflegekräften durchgeführt werden bzw. unter deren Aufsicht.

303. Nennen Sie die Chancen und Risiken der EDV-gestützten Pflegedokumentation.

Chancen:
- Umfang und Vollständigkeit der Dokumentation können erhöht werden.
- Die Lesbarkeit wird verbessert.
- Dokumentationsvielfalt und Dopplungen werden reduziert.
- Die Transparenz pflegerischer Leistungen kann verbessert werden.
- Daten für das Pflegemanagement werden gewonnen.
- Die Pflegedokumentation als Teil des Pflegeprozesses wird für alle Mitarbeiter deutlich.
- Professionalität der Pflege wird durch mehr Transparenz gesteigert.
- Effizienzsteigerung durch vorbereitetes Programm (SIS, ➤ Tab. 2.8)

Risiken:
- Verwendung ungeeigneter Programme
- Pauschale Anwendung von Pflegestandards, ohne deren Inhalte genau zu kennen
- Bei Verwendung vordefinierter Pflegepläne Gefahr einer zu unreflektierten Übernahme ohne Berücksichtigung der individuellen Fähigkeiten und Bedürfnisse des alten Menschen
- Höherer Zeitaufwand, insbesondere zu Beginn, vor allem durch die Umstellung auf ein neues Dokumentationssystem
- Störungen der gewohnten Dokumentationsabläufe
- Nicht unerhebliche Kosten für Einführung und Betrieb, ausgelöst durch die Anschaffung von Computern und Zusatzmaterialien (Drucker etc.) und die Schulung aller Mitarbeiter
- Erschwerung der Pflegedokumentation durch eventuelle Systemabstürze

Die Einführung EDV-gestützter Dokumentation bedarf einer sorgfältigen Planung, um die genannten Risiken zu vermeiden. Erfahrungen aus verschiedenen Studien zeigen, dass die Einführung EDV-gestützter Datenverarbeitungssysteme die Probleme der Pflegepraxis und Pflegeplanung nicht allein lösen kann. Es bedarf vielmehr des Verständnisses und der Akzeptanz der Pflegedokumentation als wichtiges Werkzeug der Pflege. Die EDV ist somit nur ein Hilfsmittel, dessen sich die Pflege bedient, um die Pflegeplanung sorgfältiger und effektiver zu gestalten. Es können damit z. B. Absprachen und Verfahrensanleitungen zur Pflegedokumentation oder deren Aktualisierung erleichtert werden.

Ein Computerprogramm ist immer nur so gut wie das Verständnis der Benutzer!

LITERATUR

Arbeitsgruppe „Geriatrisches Assessment" (AGAST): Geriatrisches Assessment nach AGAST (1995). Aus: www.geriatrie-drg.de/dkger/main/agast.html (letzter Zugriff: 13. Dezember 2019).

Bundesministerium für Familie, Senioren, Frauen und Jugend: Die Pflege-Charta. Aus: www.pflege-charta.de (letzter Zugriff: 30. Oktober 2016).

Bundesministerium für Gesundheit: Entbürokratisierung in der Pflegedokumentation. Aus: www.bundesgesundheitsministerium.de/service/begriffe-von-a-z/e/entbuerokratisierung-der-pflegedokumentation.html#c4825 (letzter Zugriff: 13. Dezember 2016).

Bundesministerium für Gesundheit (Hrsg.): Handlungsanleitung zur praktischen Anwendung des Strukturmodells (ambukant/stationär) der integrierten Strukturierten Informationssammlung (SIS) mit der Matrix zur Risikoeinschätzung, der Maßnahmenplanung und der Evaluation sowie mit Hinweisen zum Handlungsbedarf auf der betrieblichen Ebene. Version 1.1. Berlin: 2. März 2015. Aus: www.ein-step.de/schulungsunterlagen/schulungsunterlagen (letzter Zugriff: 13. Dezember 2016).

de.wikipedia.org/wiki/Pflegeinformatik (letzter Zugriff: 13. Dezember 2019).

Der Beauftragte der Bundesregierung für die Belange der Patientinnen und Patienten sowie Bevollmächtigter für Pflege. EinSTEP. Einführung des Strukturmodells zur Entbürokratisierung der Pflegedokumentation. 2015. Aus: www.ein-step.de (letzter Zugriff: 30. Oktober 2019).

Juristische Expertengruppe zur Entbürokratisierung der Pflegedokumentation: Zweite Kasseler Erklärung der juristischen Expertengruppe zur Bedeutung der Einzelleistungsnachweise für Maßnahmen der Grundpflege in der teilstationären Versorgung. 2015. Aus:www.ein-step.de/fileadmin/content/documents/Kasseler_Erklaerung_2_Nov_2015_fin.pdf (letzter Zugriff: 30. Oktober 2016).

Kasseler Erklärung. Januar 2014. Aus: www.bibliomedmanager.de/zeitschriften/pflegekrankenhausrecht/heftarchiv/ausgabe/artikel/pk-1-2014/19996-kasseler-erklaerung (letzter Zugriff: 13. Dezember 2016).

Medizinischer Dienst des Spitzenverbandes Bund der Krankenkassen e. V. (MDS) (Hrsg.): Grundsatzstellungnahme Pflegeprozess und Pflegedokumentation. Essen: MDS, 2005.

Medizinischer Dienst des Spitzenverbandes Bund der Krankenkassen e. V. (MDS): Weniger Bürokratie durch mehr Effizienz. Aus: www.mds-ev.de/themen/pflegequalitaet/entbuerokratisierung.html (letzter Zugriff: 30. Oktober 2016).

Menker K, Waterboer C (Hrsg.): Pflegetheorie und -praxis. 2. A. München: Elsevier Urban & Fischer, 2006.

Prochaska E: IT im Gesundheitswesen. Mit Fokus Pflege. Wien: Facultas Verlag, 2019

Verein zur Förderung der Pflegeinformatik in Deutschland gegründet. Krankenhaus-IT-Journal. 2008; 6: 24. Aus: www.medizin-edv.de/ARCHIV/Verein_zur_Foerderung_der_Pflegeinformatik....pdf (letzter Zugriff: 13. Dezember 2016).

www.gesetze-im-internet.de/bundesrecht/heimpersv/gesamt.pdf (letzter Zugriff: 13. Dezember 2016).
www.kcgeriatrie.de/assessment_2.htm (letzter Zugriff: 13. Dezember 2016).
www.kcgeriatrie.de/downloads/instrumente/tinetti.htm (letzter Zugriff: 13. Dezember 2016).

WEITERFÜHRENDE LITERATUR

Breuer R et al.: Altenpflege konkret Pflegetheorie und Praxis. München: Elsevier Urban & Fischer, 2016.
Klie T.: Rechtskunde. Das Recht der Pflege alter Menschen. Vincentz Network, 2017.
MDK/MDS: Ergänzende Erläuterungen für Qualitätsprüfungen in Pflegeeinrichtungen nach den Qualitätsprüfungs-Richtlinien – QPR bei Umsetzung des Strukturmodells zur Effizienzsteigerung der Pflegedokumentation. Version 3. Stand 16.9.2015. Aus: www.ein-step.de/fileadmin/content/documents/150916_Ergaenzende_Erlaeuterungen_Effizienzsteigerung_Pflegedokumentation_V3.pdf
www.ein-step.de/downloads
www.mds-ev.de/richtlinien-publikationen/bestellbare-broschueren.html

KAPITEL

3 Alte Menschen personen- und situationsbezogen pflegen – bei der medizinischen Diagnostik und Therapie mitwirken (Lernfelder 1.3 und 1.5)

3.1 Unterstützung alter Menschen bei der Selbstpflege

3.1.1 Unterstützung bei der Körperpflege

FALLBEISPIEL (FRAGEN 304–308)

Frau Katharina Brunnhofer, 93 Jahre alt, lebt seit einer Woche bei Ihnen im Wohnbereich. Frau Brunnhofer wuchs im Bayerischen Wald auf einem kleinen Bauernhof auf. Sie hatte zwei Geschwister, die beide älter waren und in den letzten Jahren verstorben sind. Der Vater fiel im Krieg und die Mutter musste schwer arbeiten, um die Kinder zu ernähren. Die beiden älteren Geschwister verließen sehr früh den Hof, und Frau Brunnhofer musste der Mutter viel auf dem Hof helfen. Deshalb konnte sie auch keinen Beruf erlernen. Während der Sommersaison arbeitete sie als Bedienung. Auch nach ihrer Hochzeit wohnte sie mit ihrem Ehemann weiter auf dem elterlichen Hof. Aus dieser Ehe ging Sohn Max hervor, zu dem sie aber in den letzten Jahren keinen Kontakt mehr hatte. Die Ehe zerbrach, da ihr Ehemann sie „schlecht behandelte". Sie heiratete nach zwei Jahren wieder und bekam Sohn Albert. Als ihre Mutter gebrechlich wurde, pflegte Frau Brunnhofer diese bis zu ihrem Tod. Sie hatte eine sehr enge Beziehung zu ihrer Mutter. Als die Mutter starb, wurde der Hof verkauft und das Erbe unter den Geschwistern aufgeteilt. Frau Brunnhofer zog nach München, was ihr sehr schwer fiel, und sie arbeitete bis zur Rente als Bedienung.

Vor 10 Jahren verstarb ihr zweiter Mann und ihr Sohn Albert kümmerte sich um seine Mutter, da diese zunehmend unter Demenz litt. Frau Brunnhofer lehnte jedoch ihre Schwiegertochter ab, verbot ihr sogar das Haus. Dies führte zu immer größeren Spannungen in der Ehe des Sohnes, da seine Mutter immer mehr Hilfe benötigte.

In den letzten 2 Jahren kam regelmäßig ein Pflegedienst morgens und abends zu Frau Brunnhofer und half ihr bei der Grundpflege, mittags bekam sie Essen auf Rädern. In den letzten Wochen musste jedoch der Sohn ständig bei seiner Mutter sein und konnte sie nur selten alleine lassen, da sie viel „Unsinn" trieb, z. B. die schmutzige Wäsche in die Toilette stopfte, mit dem Essen spielte, die Wohnung umräumte etc. Die Ehe des Sohnes drohte zu zerbrechen, und so entschloss er sich, seine Mutter ins Altenheim zu bringen.

Frau Brunnhofer ist nun seit 7 Tagen auf Ihrer Pflegestation. Sie hat keine körperlichen Einschränkungen und ist altersgemäß mobil, tagsüber sogar überaktiv. Sie ist desorientiert und fragt jeden Morgen, was denn los sei. Sie geht selbstständig auf die Toilette, vergisst aber manchmal den Toilettengang, sodass sie in die Inkontinenzeinlage einnässt, die sie sowohl tagsüber als auch nachts trägt.

Jeden Morgen äußert sie vor dem Aufstehen, dass sie lieber im Bett bleiben wolle, da ihr die „Knochen wehtun", und außerdem mache sie sich das Frühstück nachher selber. Oft fragt sie nach ihrer Mutter und erklärt, dass sie sie gleich versorgen müsse. Möchte man ihr bei der Körperpflege helfen, lehnt sie dies ab, da sie sich „eh jeden Tag wäscht und darüber hinaus ist das Wasser zu nass". Gibt man ihr einen Waschlappen in die Hand, so fragt sie, was sie damit machen solle. Duschen möchte sie nicht, da sie dann den ganzen Tag nicht außer Haus gehen könne. Obwohl ihre Haut trocken ist, möchte sie nicht eingecremt werden, da sie keine Einsicht in die Notwendigkeit hat und immer wieder versucht, die Creme „abzutrocknen". Während der ganzen Situation der Körperpflege und des Anziehens ist sie leicht ungehalten. Erst wenn sie im Wohnzimmer beim Frühstück sitzt, ist sie freundlich, und man hat den Eindruck, dass sie sich wohlfühlt.

3

304. Um den angemessenen Hilfebedarf und die individuelle Form der Körperpflege für Frau Brunnhofer ermitteln zu können, müssen einige Überlegungen und Spekulationen anhand der Biografie der Bewohnerin vorangestellt werden, da Frau Brunnhofer nicht mehr in der Lage ist, detaillierte Auskunft zu geben. Wie könnte die Körperpflege von Frau Brunnhofer früher als Kind und später als erwachsene Frau ausgesehen haben? Begründen Sie Ihre Überlegungen.

- Frau Brunnhofer wuchs auf einem Bauernhof auf. Um das Jahr 1920 herum gab es in den wenigsten Bauernhäusern fließendes Wasser. Auf den meisten Höfen befand sich ein Brunnen in der Nähe des Wohnhauses, von dem das Wasser für den täglichen Bedarf im Haushalt und für die Tränken der Nutztiere geholt wurde. Das Wasserholen war keine leichte Tätigkeit und Wasser war kostbar. Gab es fließendes Wasser im Haus, so war dies immer kalt. Warmes Wasser gab es meistens vom Kochherd, in dem sich ein „Grandl" befand. Dies ist eine kleine Wasserwanne im Ofen, in der das Wasser durch die Hitze beim Kochen miterwärmt wird. Diese Öfen wurden meist mit Holz beheizt.
- Badezimmer waren unüblich. Für die Verrichtung der Ausscheidungen stand ein „Klohäusl" außerhalb des Wohnhauses zur Verfügung und für die Nacht ein Nachttopf. Als Toilettenpapier wurden Zeitungen in kleine Vierecke geschnitten und auf einem Nagel im „Häusl" gesteckt. Für die Durchführung der Körperpflege wurde meist ein Wasserkrug mit Schüssel benutzt, der sich in der Schlafkammer befand. Ebenso standen ggf. ein Brunnen und ein Bach für Waschungen zur Verfügung. Zudem gab es meist einen Zuber für ein Vollbad; hier musste das Wasser erwärmt und per Hand mithilfe eines Eimers eingefüllt werden.
- Üblich war, nach vollbrachter Wochenarbeit, zu festlichen Anlässen oder samstags vor dem großen Kirchgang ein Bad zu nehmen oder sich ausgiebiger der Körperpflege zu widmen. Da warmes Wasser kostbar war, benutzten oft mehrere Personen ein und dasselbe Badewasser, insbesondere die Kinder. Die gesamte Körperpflege fiel nach heutigem Ermessen spärlich aus. Morgens wusch man sich das Gesicht und den Hals mit kaltem Wasser zum Wachwerden und abends zusätzlich Hände und Füße (da viele barfuß gingen).
- Nicht immer und überall war der Gebrauch von Waschlappen üblich. Frauen wuschen sich während der Menstruation im Genitalbereich weniger und sollten nicht baden, was sinnvoll war, da es zu diesem Zeitpunkt noch keine Tetanusimpfung gab. Haare wurden ebenfalls wesentlich seltener gewaschen als heute, und man achtete sehr darauf, sich nicht durch nasse Haare eine Erkältung zu holen.
- Hautpflegemittel, wie wir sie heute kennen, standen in diesem Maße noch nicht zur Verfügung. Gerne benutzte man Schweineschmalz für die rauen Hände, Rahm, Honig, selbst gefertigte Cremes mit Naturpflanzen und Sand zum Abreiben von hartnäckigem Schmutz an den Händen. Kernseife wurde nicht nur für die Körperpflege verwendet, sondern diente auch als Waschmittel für die Wäsche.
- Zur Mundpflege sammelte man die in der Holzasche befindlichen Holzkohlestückchen, zerrieb sie, rieb mit dem Finger die Zähne ein und spülte mit Wasser den Mund aus.
- Frau Brunnhofer arbeitete viele Jahre als Bedienung. Da dies ein körperlich sehr anstrengender Beruf ist, der besonders in den Sommermonaten sehr schweißtreibend ist, wird sie vermutlich ihre ausgiebigere Körperpflege überwiegend abends nach getaner Arbeit verrichtet haben.

305. Welche Ziele verfolgen Sie bei der Planung der Körperpflege für Frau Brunnhofer?

Eine individuelle Gestaltung der Körperpflege orientiert sich an der Biografie zur Identitätsförderung und zur Erhaltung und Wiederbelebung verinnerlichter Mechanismen.

Zu den Zielen der Körperpflegeplanung für Frau Brunnhofer gehören:

- Erhaltung der Aktivität, Mobilität und Förderung der Alltagskompetenz
- Gesunderhaltung der Haut bzw. Wiederherstellung einer intakten Hautflora
- Vermeidung von Infektionskrankheiten und Gesunderhaltung der Mundflora

In der Biografie wird erwähnt, dass Frau Brunnhofers erster Ehemann „sie schlecht behandelte". Es könnte sein, dass Frau Brunnhofer Gewalterfahrungen in der Ehe gemacht hat. Deshalb ist die Schaffung von Vertrauen, der Respekt vor Verweigerung körperlicher Nähe und ein ausgewogenes Verhältnis von Nähe und Distanz besonders wichtig. Die notwendige Unterstützung der Körperpflege bei Frau Brunnhofer sollte deshalb sinnvollerweise von einer weiblichen Pflegekraft erbracht werden.

306. Wie aus dem Fallbeispiel zu ersehen ist, lehnt Frau Brunnhofer oft Hilfe bei der Körperpflege ab. Was könnten Sie Frau Brunnhofer anbieten, wie die Pflegesituation orientiert an ihrer Biografie gestalten, um sie zur Körperpflege zu motivieren?

- Für die Morgentoilette stellen Sie an einen geeigneten Platz, am besten auf das Nachtkästchen, in erreichbarer und sichtbarer Nähe eine Waschschüssel mit kühlerem (nicht kaltem) Wasser. Legen Sie Handtuch, Seife und Zahnpflegemittel daneben, ebenso eine geöffnete Creme für die Hände. Beobachten Sie die Reaktion von Frau Brunnhofer genau und planen Sie eine validierende Gesprächsführung. Erklären Sie Frau Brunnhofer, dass Sie ihr frisches Wasser für die morgendliche Körperpflege gebracht haben. Bieten Sie ihr Ihre Unterstützung für Körperbereiche an, die ihr Schwierigkeiten bereiten.
- Für Frau Brunnhofer ist ein geschützter Rahmen wichtig. Halten Sie sich im Hintergrund und warten Sie ab, wie Frau Brunnhofer reagiert. Sie könnten auch das Zimmer verlassen und nach einiger Zeit schauen, was die Bewohnerin bis dahin getan hat.
- Für den Abend bieten Sie Frau Brunnhofer eine ausgiebigere Körperpflege an, mit wärmerem Wasser zur Entspannung und zur Beruhigung. Hier wäre es angebracht, die Füße und Beine mit zu waschen und z. B. Ausstreichungen der Venen zur Prophylaxe der venösen Thromboembolie einzubauen. Das Baden der Füße in einer Fußwanne bietet sich an.
- Ein wöchentliches Reinigungs- und Wohlfühlbad gegen die Gliederschmerzen („schmerzende Knochen") könnte mit ihr für jeden Samstag vereinbart werden, immer mit dem Hinweis auf die vergangenen Tage und den kommenden Sonntag. Diese Hinweise dienen ihr zur Orientierung innerhalb der Woche und können ggf. Erinnerungen an früher wecken.
- Für die trockene Haut sollte eine stark rückfettende Waschlotion ins Badewasser gegeben werden, da Frau Brunner nicht eingecremt werden möchte. Bieten Sie Handcreme an.
- Bei allen Maßnahmen muss immer wieder evaluiert werden, ob diese für Frau Brunnhofer richtig ausgewählt wurden und zielführend sind!

307. In der vom Sohn mitgebrachten Kulturtasche finden Sie neben einer Teilprothese für den Unterkiefer nur eine alte Zahnbürste. Im Mund von Frau Brunnhofer befinden sich jedoch für die Halterung der Unterkieferprothese keine Unterkieferzähne mehr, sondern nur zwei obere Frontzähne. Wie könnte die Mundpflege von Frau Brunnhofer aussehen?

- Bieten Sie Frau Brunnhofer morgens ein Glas frisches Wasser zum Mundspülen an und zeigen Sie ihr, wie sie die Frontzähne mit den Fingern selbst abreiben kann.
- Achten Sie darauf, dass Frau Brunnhofer tagsüber viel Tee trinkt, wenn sie dies möchte, und auch Getränke, die den Speichelfluss anregen, z. B. Fruchtsäfte. Sparsam sollte mit dem Süßen der Getränke mit Zucker umgegangen werden. Naturjoghurt, der Milchsäurebakterien enthält, fördert die Mundflora.
- Viele ältere Menschen können trotz fehlender Zähne noch gut kauen, und so sollten die Speisen noch einen gewissen Biss zum Festigen des Zahnfleischs haben.

3

308. Finden Sie eine logische Erklärung dafür, dass Frau Brunnhofer gerne ihre Wäsche in die Toilette stopft?

Früher hatte man die Wäsche immer in einem Wassertrog eingeweicht und später gewaschen. Frau Brunnhofer erinnert sich daran und hält die Toilette, in der sich immer etwas Wasser befindet, für einen „Waschtrog", den sie entsprechend ihrer Erinnerung benutzt.

Lassen Sie Ihre Fantasie spielen und stellen Sie sich vor, wie wohl die Körperpflege einer jungen Frau ausgesehen hat, die in den Zwanzigerjahren in Berlin unter preußischer Erziehung aufwuchs!

3.1.2 Unterstützung beim Essen und Trinken

FALLBEISPIEL (FRAGEN 309–314)

Bevor Frau Pichler vor zwei Jahren in das ans Altenheim „Am Heidepark" angeschlossene betreute Wohnen einzog, war sie alles andere als eine Kostverächterin. Verblichene Bilder zeigen Frau Pichler in geselliger Runde bei Kaffee und Kuchen mit Verwandten, ihren Freundinnen oder bei festlichen Anlässen am üppig gedeckten Tisch. „Ich liebte die barocken Formen meiner Frau", hört man öfters Herrn Pichler mit Verzweiflung in der Stimme sagen, wenn er sich aufmacht, um für seine Frau neue Kleidung zu besorgen, da die alten Kleider schon wieder zu weit sind und am abgemagerten Körper seiner Frau förmlich hängen. Seit 60 Jahren sind die Eheleute verheiratet und noch heute einander zugetan wie am ersten Tag ihrer Ehe.
„Ich habe keinen Appetit", ist die einzige Aussage von Frau Pichler auf die Frage, ob es ihr denn nicht geschmeckt habe, wenn ihr Mann wieder das kaum angerührte Essen auf dem Tablett abräumt.
Bis zum Umzug ins betreute Wohnen lebten die beiden damals 80-jährigen Eheleute in einem kleinen, selbst gebauten Einfamilienhaus auf dem Land mit großem Garten, den Frau Pichler mit viel Liebe hegte und pflegte. Das Haus, dessen Bau beide sehr zusammengeschweißt hatte, und der Garten waren ihr ganzer Stolz. Beide waren gut in die Dorfgemeinschaft eingebunden, Herr Pichler als ehemaliger, langjähriger Feuerwehrkommandant, jetzt Ehrenmitglied, und Frau Pichler als Vorsitzende im katholischen Frauenbund. Doch eine fortschreitende Arthrose erschwerte es Frau Pichler von Tag zu Tag immer mehr, den Garten und den Haushalt zu versorgen, und zuletzt kam sie nur noch mit großen Beschwerden und der Unterstützung ihres Mannes in den ersten Stock des Hauses, wo sich das Schlafzimmer befand. Sie zogen Bilanz und entschlossen sich, da sie keine Kinder haben, das Haus zu verkaufen und sich mit dem Erlös aus dem Verkauf einen schönen Lebensabend zu machen. Leider gab es in der näheren Umgebung kein betreutes Wohnen, und als sie ein Prospekt des Altenheims „Am Heidepark" sahen, das in einer Kleinstadt 100 km von ihrem Heimatort

entfernt lag, waren sie von dem Betreuungsangebot sehr angetan. Sie entschlossen sich, einen Neuanfang zu wagen, und mieteten sich im betreuten Wohnen „Am Heidepark" in eine Zweizimmerwohnung ohne Balkon ein. Um sich den Alltag zu erleichtern, nahmen sie hauswirtschaftliche Leistungen und Hilfe bei der Körperpflege für Frau Pichler von der hauseigenen Sozialstation an. Das Mittag- und Abendessen lassen sie sich von einem Catering-Service liefern, das Frühstück bereiten sie sich selbst zu.

Aber so schön, wie sie sich ihren Lebensabend vorgestellt haben, gestaltet er sich nicht. Frau Pichler wird zunehmend schwächer, zieht sich immer mehr in sich zurück und isst kaum noch etwas. Mittlerweile wiegt sie noch 55 kg bei einer Größe von 1,70 m. Sie also in den letzten zwei Jahren 20 kg. Herr Pichler ist mit den Nerven am Ende und bittet Frau Doktor Rosenstolz um einen Termin zur medizinischen Abklärung des Gewichtsverlusts seiner Frau. Nach eingehender medizinischer Diagnostik kann eine körperliche Ursache für ihren Gewichtsverlust ausgeschlossen werden. Frau Doktor Rosenstolz empfiehlt dem Ehepaar Pichler, Kontakt mit Frau Schätzlein von der Sozialstation des betreuten Wohnens „Am Heidepark" aufzunehmen, da diese sehr kompetent im Bereich der Ernährungsberatung ist.

Der Umzug des Ehepaars Pichler von ihrem Dorf und aus ihrem selbst gebauten Einfamilienhaus in ein betreutes Wohnen in einer anonymen Kleinstadt dürfte besonders für Frau Pichler eine schwere Lebensumstellung bedeutet haben. Lieb gewonnene Dinge, die identitätsprägend und erfüllend waren, mussten zurückgelassen und aufgegeben werden.

Auch wenn Frau Pichler den Garten selbst nicht mehr ausreichend versorgen konnte, hätte sie sich doch weiter daran erfreut. Ein Haus zu verlassen, das man eigenhändig erbaut hat, auf das man stolz ist und mit dem schöne wie auch schwierige Erfahrungen verbunden sind, schmerzt sicherlich. Im betreuten Wohnen hat Frau Pichler nicht einmal einen Balkon, um gemütlich an der frischen Luft zu sitzen, geschweige denn im Sommer Blumenkästen zu pflegen, was sie trotz ihrer Arthrose immer noch geschafft hätte. Frische Luft fördert den Appetit und eine ausgeglichene Psyche fördert das Wohlbefinden.

Die sozialen Kontakte des Ehepaars dürften sich stark reduziert haben, denn der Heimatort liegt 100 km weit entfernt, sodass spontane Treffen kaum möglich sind und sich Besuche von Freunden und Verwandten im Lauf der Zeit wahrscheinlich immer mehr reduziert haben.

Wie aus der Biografie zu ersehen ist, war Essen in Gesellschaft ein wichtiger Punkt im Leben von Frau Pichler. Jetzt muss sie sich zusammen mit ihrem Mann mit „Essen auf Rädern" begnügen. Verlust von Heimat, Freunden, ritualisierten Alltagsaktivitäten und die Einstellung auf eine neue Lebenssituation führen oft zu einer psychischen Krise, die individuell und abhängig vom Alter mehr oder weniger ausgeprägt ist. Zeichen einer solchen Krise kann u. a. auch die verringerte Nahrungsaufnahme sein.

Das Sprichwort „Einen alten Baum verpflanzt man nicht" zeigt, dass das Einwachsen in neue Lebensumstände im Alter schwieriger ist und „der Baum" u. U. Schwierigkeiten hat, sich im neuen Boden zu verankern und Nährstoffe aus ihm zu ziehen.

309. Sie sind im dritten Jahr ihrer Ausbildung zur Altenpflegefachkraft und absolvieren gerade Ihren Einsatz in dieser Sozialstation. Leider ist Frau Schätzlein aufgrund eines Beinbruchs längerfristig krankgeschrieben, als Herr Pichler ohne seine Frau zur Beratung kommt. Herr Pichler meint, Sie könnten ihn bestimmt genauso gut beraten, und die Leitung des Pflegedienstes stimmt einer Beratung durch Sie zu, wird diese aber supervidieren. Lassen Sie sich zuerst von Herrn Pichler die Situation beschreiben und überlegen Sie, welche psychischen und sozialen Gründe zu dem Verhalten von Frau Pichler geführt haben könnten.

3

310. Das deutsche Netzwerk für Qualitätsentwicklung (DNQP) teilt im Expertenstandard Ernährungsmanagement die Risiken für Mangelernährung in allgemeine Risiken und spezielle Risiken für Mangelernährung im Krankenhaus, in der ambulanten Pflege und in der stationären Langzeitpflege ein. Geben Sie zu jeder Risikogruppe mehrere Beispiele.

Allgemeine Risiken für Mangelernährung

- Krankheits-, therapie- und altersbedingte Einschränkungen
  - Nebenwirkungen von Medikamenteneinnahmen
  - Akute und chronische Krankheiten und deren Auswirkungen wie z. B. Schmerzen, Erbrechen
  - Kognitive und körperliche Beeinträchtigungen wie Demenz und Bewegungseinschränkungen
  - Erhöhter Energie- und Flüssigkeitsbedarf z. B. Fieber, Unruhe, Parkinson
- Psychosoziale Einschränkungen
  - Depressionen
  - Vereinsamung, Isolation
  - Ungünstiges Ernährungsverhalten durch Armut, Unwissenheit, Suchtverhalten
  - Schlankheitswahn
- Umgebungsbedingte Einschränkungen
  - Unflexible Essenszeiten
  - Unangepasste Hilfsmittel oder Unterstützung während der Mahlzeiten bzw. nicht geäußerter Hilfebedarf
  - Störungen während der Mahlzeiten

Spezielle Risiken im Krankenhaus

- Ernährungsbeeinträchtigende Krankheiten, z. B. intestinale Operationen, Koma, Nahrungskarenz
- Angst vor Diagnose und Behandlung
- Ungewohnte Umgebung
- Abneigung der Krankenhauskost
- Unterbrechung der Mahlzeiten, z. B. durch Visiten

Spezielle Risiken in der ambulanten Pflege

- Eingeschränkte Versorgung mit Lebensmitteln, z. B. durch mangelnde Einkaufsmöglichkeit, finanzielle Einschränkungen
- Einschränkungen bei der selbstständigen Lebensführung, z. B. in der Zubereitung der Mahlzeiten
- Einschränkungen beim selbstständigen Essen und Trinken
- Soziale Isolation

Spezielle Risiken in der stationären Langzeitpflege

- Störende Umgebungsfaktoren oder Mitbewohner
- Scham oder Unvermögen, Hilfe einzufordern, ungeäußerte Wünsche
- Ablehnung des Speisenangebots

311. Frau Pichler behauptet, sie habe keinen Appetit. Erklären Sie den Unterschied zwischen Hunger und Appetit.

Hunger ist ein physiologisches Signal des Körpers nach Nahrung, um seinen Energie- und Nährstoffbedarf zu sichern. Sinkt z. B. der Blutzuckerspiegel ab, entsteht ein Hungergefühl.

Die Lust zu Essen wird als **Appetit** bezeichnet. Appetit kann unabhängig vom Hungergefühl auftreten und wird durch Sinnesreize, Gerüche, die psychische Befindlichkeit und Vorlieben angeregt.

312. Unabhängig von den in Frage 310 genannten Risiken gibt es noch mehrere Faktoren, die besonders im Alter auftreten und das Hungergefühl und den Appetit beeinträchtigen. Erklären Sie mehrere Veränderungen.

Zu den Veränderungen von Hungergefühl und Appetit im Alter gehören folgende Faktoren:

- Im Alter ist der Stoffwechsel insgesamt verlangsamt, und durch geringere Bewegung und verminderte Muskelmasse sinkt der Energiebedarf des Körpers bei gleichbleibendem Bedarf an Vitaminen und Mineralstoffen.
- Nachlassende Sinneswahrnehmungen spielen ebenfalls eine wichtige Rolle; hier ist besonders dem Geruchssinn Aufmerksamkeit zu schenken, der bei über 50 % der Menschen über 65 Jahren beeinträchtigt ist. Das Geschmacksempfinden wird über diesen Sinn mit gesteuert.
- Nachlassender Speichelfluss und daraus resultierende Mundtrockenheit beeinträchtigen ebenfalls das Schmecken der Speisen; mangelnde Mundhygiene verstärkt diesen Zustand.
- Die Konsistenz der Nahrung spielt insofern eine Rolle, als dass flüssige Speisen intensiver geschmeckt werden als feste und trockene Nahrung.
- Viele ältere Menschen lieben süße Speisen, da der Geschmack für die Süße am längsten erhalten bleibt und salzige, bittere und saure Nahrungsmittel nicht mehr so wahrgenommen werden.
- Im Alter kommt es meist zu einer veränderten Hunger- und Sättigungsregulation und einem verminderten Durstgefühl.
- Kau- und Schluckstörungen treten im Alter häufiger auf, bedingt durch schlecht sitzende Prothesen oder anatomische Veränderungen des Kau- und Schluckapparats.
- Die Muskelkraft sinkt und der Schluckreflex ist verlangsamt.
- Alte Menschen sind meist anfälliger für Krankheiten und nehmen deshalb mehr Medikamente ein als jüngere. Dies wirkt sich auf die Verarbeitung der Nahrung im Körper aus und beeinflusst die Essgewohnheiten; das Geschmacksempfinden kann noch weiter reduziert werden, der Appetit kann verloren gehen und der Vitamin- und Mineralstoffbedarf des Körpers kann sich erhöhen.
- Nachlassende Verdauung, einhergehend mit Völlegefühl, beeinträchtigt das Gefühl für die Nahrungsaufnahme.

313. Um sich ein genaueres Bild über den Ernährungsstatus von Frau Pichler machen zu können, benötigen Sie noch einige Daten, die Sie mit Frau Pichler gemeinsam erheben möchten. Welche Daten gehören dazu?

Zur Einschätzung des Ernährungsstatus sind folgende Faktoren wichtig:

- **Hautstatus:** Ist die Haut gesund, trocken oder unelastisch, bestehen Einrisse oder Verletzungen bzw. Ödeme?
- **Darmfunktion:** Bestimmung von Häufigkeit der Defäkation, normalem oder verändertem Stuhlgang, Übelkeit, Erbrechen, Durchfällen, Völlegefühl und Flatulenz.
- **Unterstützung beim Essen:** Isst Frau Pichler selbstständig, benötigt sie Hilfe bei der Zubereitung (Fleisch schneiden, Brot schmieren etc.), hat sie Schwierigkeiten beim Kauen und Schlucken, kann sie feste Nahrung zu sich nehmen?
- **Gewichtseinschätzung:** War der Gewichtsverlust kontinuierlich über die vergangenen 2 Jahre verteilt oder erfolgte er rapide in der letzten Zeit, z. B. in den letzten 3 Monaten?
- **Trinkverhalten:** Was, wie viel und wann trinkt Frau Pichler?

3

- **Vorlieben für Nahrungsmittel:** Welche Speisen werden gerne gegessen, welche abgelehnt?
- **Essverhalten:** Wann, was, wie oft und welche Portionen werden gegessen?

314. Nachdem Sie mit Herrn Pichler ausgiebig alle Fragen diskutiert und gemeinsam Überlegungen zur psychischen Situation seiner Frau angestellt haben, geben Sie ihm ein paar Ratschläge mit auf den Weg.

- Werben Sie um Verständnis für die psychische Situation seiner Frau und motivieren Sie ihn, sich mit seiner Frau über die veränderten Lebensumstände auseinanderzusetzen. Bitten Sie ihn, das Essverhalten seiner Frau als Ausdruck ihrer Befindlichkeit ernst zu nehmen und nicht als sture Verweigerungshaltung zu deuten.
- Besteht die Möglichkeit, manche Mahlzeit außerhalb der Wohnung einzunehmen, z. B. im angeschlossenen Altenheim, oder gibt es gesellige Kaffeenachmittage im örtlichen Kirchenzentrum?
- Um die Geschmacksnerven anzuregen, sollten die Speisen üppiger mit Kräutern gewürzt werden.
- Vor dem Essen sollte auf Trinken verzichtet werden, damit der Magen nicht schon belastet ist und ein Völlegefühl signalisiert.
- Häufiger sollten kleinere Mahlzeiten angeboten werden.
- Die Nahrung sollte ausgewogen an Vitaminen und Mineralstoffen sein und leicht verdaulich.
- Lieblingsspeisen, z. B. Kuchen und Torten, verstärkt anbieten.
- Saures Obst (z. B. Äpfel) regt den Appetit an, ebenso Pepsinwein.
- Ein vollgefüllter Teller verstärkt oft die Ablehnung der Nahrung.
- Die Speisen sollten liebevoll angerichtet und der Tisch für eine genüssliche Mahlzeit schön gedeckt sein: Das Auge isst mit!
- Um genießen zu können, sollte Zeit für die Mahlzeiten eingeplant und kein Druck, essen zu müssen, erzeugt werden.
- Der Abstand zwischen der letzten Abendmahlzeit und dem Frühstück sollte nicht mehr als 12 Stunden betragen.
- Bitten Sie Herrn Pichler, sich zum Essverhalten Notizen zu machen: Was hat seine Frau unter welchen Umständen gerne und viel gegessen, was hat sie abgelehnt und in welcher Situation etc.
- Schlagen Sie ihm vor, nach 2 Wochen gemeinsam die Maßnahmen, Erfolge oder Misserfolge zu besprechen und weitere oder andere Möglichkeiten zu finden. Es wäre schön, wenn Frau Pichler dann ihren Mann begleiten würde.

FALLBEISPIEL (FRAGEN 315–339)

Dr. Mayer spricht mit dem Sohn von Frau Ostwehr: „Schön, dass Sie sich Zeit genommen haben, Herr Ostwehr, ich möchte mich gerne mit Ihnen über Ihre Mutter unterhalten, die nun schon einen Monat bei uns lebt. In diesem Monat hat sie recht gute Fortschritte gemacht. Sie war ja nach dem Schlaganfall komplett bettlägerig. Jetzt sitzt sie schon stundenweise im Pflegestuhl und kann am Tagesgeschehen des Pflegebereichs teilnehmen. Man merkt richtig, wie sie wieder aufblüht, und sie scheint sich wohlzufühlen. Den transurethralen Dauerkatheter haben wir auch entfernt. Es gab dafür aus ärztlicher Sicht keinen Grund mehr.
Eins macht uns aber langsam Sorge, und das ist die Ernährung Ihrer Mutter. Sie besuchen Ihre Mutter ja täglich und erleben, wie sich die Pflegekräfte mit besonderen

Techniken bemühen, Ihrer Mutter Essen und Getränke anzubieten und einzugeben. Aber die paar Löffelchen Kartoffelbrei und die zwei Becher Flüssigkeit, die so über den Tag verteilt zusammenkommen, reichen bei Weitem nicht aus, Ihre Mutter mit all den Nährstoffen zu versorgen, die sie benötigt. Sie hat in diesem Monat schon 2 kg abgenommen. Das macht mir nicht so viel Sorgen, denn ein bisschen Reserve hat Ihre Mutter noch, aber die Flüssigkeitszufuhr ist ein größeres Problem.
Damit, dass wir jeden Tag eine subkutane Infusion anhängen, kommen wir auf Dauer nicht weiter, und unangenehm ist es für Ihre Mutter außerdem. Sie wissen bestimmt, was passiert, wenn man zu wenig Wasser zu sich nimmt, und gerade bei Ihrer Mutter, die den Schlaganfall aufgrund eines embolischen Geschehens bekam, ist ein guter Flüssigkeitshaushalt von eminenter Bedeutung.
Ich möchte Ihnen jetzt einen Vorschlag machen: Wir legen Ihrer Mutter eine Ernährungssonde durch die Bauchdecke, eine PEG. Dies ist ein kleiner Eingriff, dazu weise ich Ihre Mutter für einen Tag ins Krankenhaus ein und am nächsten Tag ist sie wieder bei uns. Über diese PEG können wir Ihre Mutter ausreichend mit Nährstoffen und Flüssigkeit versorgen. Die Pflegekräfte werden sich weiterhin bemühen, die Schluckprobleme Ihrer Mutter zu therapieren.
Eine Logopädin werde ich zur Behandlung ebenfalls einschalten. Und wenn sich im Lauf der Zeit die Schluckproblematik verbessert, lassen wir nur noch Flüssigkeit über die Sonde laufen. Sollte es uns gelingen, Ihre Mutter irgendwann ganz oral ernähren zu können, wird die Sonde wieder entfernt.
Denken Sie über den Vorschlag nach, Herr Ostwehr, denn als Betreuer Ihrer Mutter müssen Sie die Entscheidung für Ihre Mutter treffen, vorausgesetzt, sie hat im Vorfeld nichts anderes verfügt. Lassen Sie sich Zeit, und am besten ist es, wenn Sie sich die Fragen, die Ihnen bestimmt zu Hause kommen werden, aufschreiben. Die Bezugspflegefachkraft Ihrer Mutter wird Ihnen dann auf alle Fragen und Bedenken antworten."

315. Sie sind die Bezugspflegefachkraft von Frau Ostwehr und beantworten nun die Fragen ihres Sohnes: „Was hat der Arzt eigentlich gemeint, als er den Begriff PEG genannt hat? Was bedeutet die Abkürzung?"

PEG: perkutane endoskopische Gastrostomie
- Perkutan: durch die Haut
- Endoskopisch: mittels eines Gastroskops
- Gastrostomie: chirurgische Herstellung einer künstlichen Öffnung des Magens durch die Bauchdecke (wörtliche Übersetzung: „Magenmund")

316. „Bekommt meine Mutter im Krankenhaus eine Vollnarkose zum Legen der Ernährungssonde?"

In der Regel erfolgt das Legen **nicht** in Vollnarkose, dies hängt jedoch von der Konstitution und der Situation ab. Unruhige Patienten bekommen ein beruhigendes oder sedierendes Mittel injiziert, die Bauchdecke wird örtlich betäubt. Auch der Rachen wird wie bei jeder Magenspiegelung betäubt.

317. „Was geschieht beim Legen einer PEG?"

Folgende Maßnahmen werden beim Legen einer PEG durchgeführt:
- Die PEG-Anlage erfolgt in der Regel mithilfe der sogenannten Fadendurchzugsmethode.
- Mittels eines Gastroskops, das über Mund und Speiseröhre zum Magen vorgeschoben wird, wird der Magen durch Einblasen von Luft entfaltet.
- Am Gastroskop befindet sich eine Lichtquelle, mit deren Hilfe von außen eine günstige Stelle für die Lage der Sonde ermittelt wird.
- An dieser Stelle erfolgt ein wenige Millimeter langer Schnitt in die Bauchhaut.

- Durch diesen Schnitt wird eine Stahlkanüle bis in den Magen eingeführt.
- Über diese Stahlkanüle wird ein Plastikröhrchen gestreift, welches als Verbindungsteil zum Magen beim Zurückziehen der Kanüle verbleibt.
- Jetzt wird von außen ein Faden eingeführt, der innen mittels einer Zange gefasst und durch den Schnitt wieder herausgezogen wird.
- Dort wird die Sonde angebracht und durch Zug von außen auf demselben Weg zurückgezogen, bis sie aus der Bauchdecke herausragt.
- Innen an der Sonde ist eine Plastikplatte befestigt, die verhindert, dass die Sonde nach außen rutscht.
- Von außen wird die Sonde durch eine Gegenplatte fixiert.
- Diese Halteplatte wird beim Legen fest angezogen, damit die durchstochenen Schichten der Bauchwand und des Magens zusammenwachsen und ein dichter Kanal entsteht.

318. „Wäre es für meine Mutter nicht leichter, wenn sie eine einfache Magensonde durch die Nase bekäme?"

- Eine Magensonde, in der Fachsprache nasogastrale Sonde genannt, wird in der Regel nur kurzfristig eingesetzt. Je nach Material der Sonde kann diese bis zu vier Wochen (bzw. gemäß den Herstellerangaben) liegen bleiben. Bei Frau Ostwehr ist aber mit einer längeren Liegedauer der Sonde zu rechnen.
- Das Legen der Sonde ist für den Betroffenen meist nicht sehr angenehm.
- Die Sonde muss regelmäßig gewechselt werden, wohingegen eine PEG über viele Monate und (bei guter Pflege) sogar Jahre komplikationslos benutzt werden kann.
- Die Magensonde wird von den Betroffenen meist als unangenehm und störend wahrgenommen.
- Zudem kann es passieren, dass sich die Magensonde an dem im Magen liegenden Ende aufrollt und über die Speiseröhre wieder hochgewürgt wird. Hier besteht die Gefahr der Aspiration von Flüssigkeit, falls gerade über die Sonde Nahrung oder Flüssigkeit einläuft.
- Außerdem besteht das große Risiko, dass sich entlang der Sonde – vom Mund bis in den Magen – kleine Druckgeschwüre bilden.

319. „Angenommen, meine Mutter bekommt eine PEG, wann darf sie Nahrung über diese Sonde erhalten?"

In den ersten 12 Stunden nach der Anlage der PEG darf die Sonde nicht belastet werden. Danach wird mit dem Kostaufbau begonnen.

Viele Hersteller geben zwar an, dass man schon am ersten Tag nach der Anlage mit der Sondennahrung beginnen kann, aber es ist in diesem Fall besser, mit Tee anzufangen und ab dem zweiten Tag Sondennahrung zu verabreichen.

320. Sie haben mit Ihrer Argumentation Herrn Ostwehr überzeugt, und er fühlt sich gut aufgeklärt. Er entschließt sich, einer PEG-Anlage bei seiner Mutter zuzustimmen. Frau Ostwehr kommt aus dem Krankenhaus zurück, nachdem am Vortag die PEG gelegt wurde. Welche Richtlinien gelten für die Verbandwechsel in den ersten 10 Tagen nach der Anlage?

Folgende Richtlinien sind für den Verbandwechsel in den ersten 10 Tagen zu berücksichtigen:

- Der Verband wird täglich gewechselt.
- Der Verbandwechsel findet unter sterilen Kautelen statt.
- Die Halteplatte wird bei der Neuanlage fest angezogen; spätestens am 3. Tag muss die Halteplatte etwas gelockert werden, damit diese nicht in die Magenwand einwächst.
- Die Sonde wird (wie bei jedem späteren Verbandwechsel auch) gedreht und um ca. 1 cm in Richtung Magen bewegt, um ein Anwachsen zu verhindern.
- Die Halteplatte wird in den ersten 10 Tagen leicht an die Bauchdecke angezogen, damit Magenwand und Bauchdecke verwachsen können.
- Der Heilungsverlauf muss genau beobachtet und dokumentiert werden.

321. Schildern Sie den genauen Ablauf eines Verbandwechsels im Altenheim bei Frau Ostwehr ab dem 11. Tag nach Anlage der PEG.

Ablauf des Verbandwechsels einer PEG ab dem 11. Tag:

- Nach Abheilung der Wunde den Verband zwei- bis dreimal in der Woche bzw. bei Bedarf wechseln
- Alten Verband vorsichtig mit unsterilen Handschuhen entfernen
- Handschuhe abstreifen, Händedesinfektion
- Halteplatte öffnen und lösen
- Einstichstelle, Sonde und Halteblatte mit Desinfektionsspray einsprühen
- Händedesinfektion
- Einstichstelle von innen nach außen mit einer Kompresse reinigen (Non-Touch-Methode)
- Halteplatte und Sonde reinigen
- Sonde vorsichtig drehen und ca. 1 cm in Richtung Magen bewegen
- Sonde so weit wieder zurückziehen, bis von der inneren Halteplatte Widerstand zu spüren ist
- Sterile Schlitzkompresse zwischen Haut und Halteplatte legen
- Halteplatte wieder zurückschieben, bis zwischen Bauchdecke und Platte ein etwa fingerbreiter Spalt besteht
- Halteplatte mit dem Verschluss fixieren
- Halteplatte mit einer Kompresse abdecken
- Mit großem Stretchpflaster fixieren, Schlauch tunneln
- Sonde nicht abgeknickt fixieren
- Bauchnabel frei lassen (Frau Ostwehr schwitzt, Nabel kann sich entzünden)

322. Frau Ostwehr soll am 1. Tag nach der Anlage 1.000 ml Tee über eine Sondenpumpe erhalten. Was müssen Sie bei der Verabreichung beachten?

Besonderheiten bei der Verabreichung von Flüssigkeit über die PEG:

- Die Sonde wird vor dem Anhängen des Tees mit 50 ml Wasser oder Kräutertee gespült.
- Das Wasser sollte abgekocht sein; Kräutertee nicht mit Zucker süßen, da die Sonde sonst möglicherweise verklebt.
- Die Flüssigkeit sollte Zimmertemperatur haben.
- Bei der Verabreichung der Flüssigkeit sollte Frau Ostwehr mit erhöhtem Oberkörper (mindestens 30 Grad) im Bett liegen.

- Die 1.000 ml Tee sollten über ca. 12,5 Stunden verteilt werden, d. h. 80 ml pro Stunde.
- Es muss beobachtet werden, ob Frau Ostwehr die Flüssigkeit über die Sonde gut verträgt (Übelkeit, Durchfall etc.).
- Die Beobachtungen und die Gabe der Flüssigkeitsmenge werden dokumentiert.

323. Frau Ostwehr hat die Teegabe über die PEG gut vertragen, und jetzt kann mit dem Kostaufbau begonnen werden. Frau Ostwehr hat einen BMI von 23 und soll deshalb ihr Gewicht von 60 kg beibehalten. Der Arzt legt die Nährstoff-, Energie- und Flüssigkeitsmenge abhängig von der Grunderkrankung fest. Wie würden Sie den täglichen Energie- und Flüssigkeitsbedarf von Frau Ostwehr errechnen?

Energiebedarf allgemein

- Mobile Menschen: 30–35 kcal/kg Körpergewicht
- Bettlägerige Menschen: 25 kcal/kg Körpergewicht

Energiebedarf von Frau Ostwehr

Frau Ostwehr befindet sich in der Rehabilitation und ist nicht mehr überwiegend bettlägerig. Deshalb könnten als Beispiel 30 kcal/kg Körpergewicht angenommen werden. 30 kcal × 60 = 1.800 kcal würde Frau Ostwehr demnach benötigen.

Flüssigkeitsbedarf

Es gibt laut der Deutschen Gesellschaft für Ernährung verschiedene Arten, den Flüssigkeitsbedarf zu errechnen:

- 30 ml/kg Körpergewicht = 1.800 ml
- 1 ml je zugeführter Kalorie = 1.800 ml
- 100 ml/kg Körpergewicht für die ersten 10 kg, 50 ml/kg Körpergewicht für die zweiten 10 kg Körpergewicht und 15 ml für jedes weitere kg Körpergewicht = 2.100 ml

324. Ausgehend von der Annahme, dass sich in einer Flasche Standardkost ohne Ballaststoffe 500 kcal pro 500 ml befinden: Wie viele Flaschen Sondenkost und wie viel Tee müsste Frau Ostwehr erhalten, damit ihr Flüssigkeits- und Nährstoffbedarf gedeckt ist?

Annahme: Nährstoffbedarf 1.800 kcal und 1.800 ml Flüssigkeit

In einer Flasche Standardkost befinden sich in der Regel ca. 420 ml freies Wasser und 80 ml feste Bestandteile (Packungsbeilage beachten!).

Um den Kalorienbedarf zu decken, benötigt Frau Ostwehr 1.800 ml Sondenkost. Darin sind folglich 1.512 ml freie Flüssigkeit enthalten. Frau Ostwehr muss deshalb noch zusätzlich 288 ml Wasser erhalten.

325. Die PEG-Sonde muss gespült werden. Womit und wann wird die Sonde gespült?

Folgende Spülflüssigkeiten können verwendet werden:

Die Sonde wird mithilfe einer 20-Milliliter-Spritze mit Wasser oder Tee (kein Früchtetee!) gespült. Ist die Sonde verstopft, erfolgt die Spülung mit kohlensäurehaltigem Mineralwasser. Bringt dies keinen Erfolg, kann versucht werden, mit etwas Cola zu spülen. Nicht verwendet werden sollen Früchtetees und Obstsäfte!

Häufigkeit und Zeitpunkt der Spülung:

- Einmal täglich bei stillgelegter Sonde
- Vor dem ersten Anhängen der Nahrung am Morgen
- Nach jeder Nahrungsapplikation
- Abends, nachdem die gesamte Flüssigkeit eingelaufen ist, auch wenn als Letztes Tee lief (Eiweiß, das sich an den Rändern abgesetzt haben kann, wird nur durch den größeren Druck der Spritze entfernt)

- Vor und nach jeder Medikamentengabe
- Bei Unterbrechung der Sondenernährung

Das Überleitungssystem muss alle 24 Stunden gewechselt werden, da sonst Infektionsgefahr besteht.

326. Wie oft muss das Überleitungssystem gewechselt werden und warum?

327. Bei der enteralen Ernährung über eine PEG-Sonde kann es zu Komplikationen kommen. Erstellen Sie eine Tabelle mit möglichen Ursachen und Maßnahmen (➤ Tab. 3.1).

Komplikationen	**Ursachen**	**Maßnahmen**
Magen-Darm-Störungen wie Erbrechen, Durchfall, Bauchschmerzen, Blähungen		
Sonde ist nicht durchgängig		
Durchfall, Fieber, Erbrechen		
Bewohner hat Sondenkost oder Flüssigkeit aspiriert		

Muster

Tab. 3.1 Komplikationen der enteralen Ernährung über eine PEG-Sonde

Komplikationen	Ursachen	Maßnahmen
Magen-Darm-Störungen wie Erbrechen, Durchfall, Bauchschmerzen, Blähungen	• Unverträglichkeit der Sondenkost, bei Übelkeit immer an Gastritis denken • ggf. falsche Sondenlage	• Umstellung der Ernährung • Laufzeit der Nahrung verändern • Arzt/Ernährungsberater hinzuziehen • bei PEG-Sondenträgern sollte immer die Möglichkeit einer Gastritis in Erwägung gezogen werden, deshalb mit dem Arzt einen effektiven medikamentösen Magenschutz abklären
Sonde ist nicht durchgängig	• nicht ausreichendes Spülen der Sonde • Flüssigkeit, die Eiweiß ausflocken lässt, wurde gegeben (z. B. Saft) • Lage der Sonde hat sich verändert, z. B. wurde sie beim Verbandwechsel geknickt • Manipulation durch den alten Menschen	• Sonde nach den bestehenden Richtlinien spülen • Sonde vom Anfang bis zum Ende kneten und massieren • korrekter Verbandwechsel
Durchfall, Fieber, Erbrechen	• bakterielle Verunreinigung durch Hygienefehler • Sondenkost wurde zu schnell oder zu kalt verabreicht	• Hygienerichtlinien beachten • Sondenkost bei Zimmertemperatur verabreichen • Laufgeschwindigkeit der Kost reduzieren • angebrochene Flaschen innerhalb von 24 Stunden verbrauchen, zwischenzeitlich kühl lagern • Arzt informieren
Bewohner hat Sondenkost oder Flüssigkeit aspiriert	• falsche Positionierung des Betroffenen • Flüssigkeit wurde zu schnell oder zu viel verabreicht	• Oberkörper erhöht positionieren • Menge und Geschwindigkeit der Flüssigkeitszufuhr regulieren oder reduzieren • engmaschige Beobachtung des Betroffenen, ggf. Arzt informieren

328. Frau Ostwehr erhält seit Jahren folgende Medikamente:
- **Aspirin protect**
- **Enalapril 10**
- **Beloc Zoc**
- **ACC-200-Brausetabletten**
- **Ibuprofen 800 retard**
- **Omeprazol 10 mg.**
- **Sind diese für die Sondengabe geeignet und dürfen sie ggf. gemörsert werden? Erstellen Sie eine Tabelle (➤ Tab. 3.2)**

Medikamente	Mörsern	Sondenverabreichung möglich? Wenn ja, wie? Alternativen notwendig?
Aspirin protect		
Enalapril 10		
Beloc Zok		
ACC-200-Brausetabletten		
Ibuprofen 800 retard		
Omeprazol		

Muster

Tab. 3.2 Medikamentengabe über die PEG-Sonde

Medikamente	Mörsern	Sondenverabreichung möglich? Wenn ja, wie? Alternativen notwendig?
Aspirin protect	nein	Alternativpräparat
Enalapril 10	ja	nach dem Mörsern in einer Spritze mit Wasser aufziehen und gut vermischen
Beloc Zok	nein	in Wasser auflösen, dann aufziehen
ACC-200-Brausetabletten	nein	in ca. 100 ml Wasser auflösen
Ibuprofen 800 retard	nein	Alternativpräparat
Omeprazol	nein	Alternativpräparat

329. Welche grundsätzlichen Regeln für das Mörsern von festen Arzneiformen (Tabletten, Retardtabletten, magensaftresistenten Tabletten, Dragees, Hartgelantinekapseln, Weichgelantinekapseln) gibt es?

Grundsätzliche Regeln für das Mörsern von festen Arzneiformen:
- Die Arzneimittelapplikation über eine Sonde ist eine rechtlich nicht bestimmungsgemäße Applikationsform.
- Jeder, der Arzneimittel über eine Sonde verabreicht, muss sich der damit verbundenen Risiken bewusst sein.
- Arzneimittel müssen nacheinander gemörsert und jedes Medikament einzeln verabreicht werden.
- Nach jedem Mörsern ist der Tablettenmörser auszuwischen.
- Nach dem Mörsern aller Medikamente für einen Bewohner muss der Tablettenmörser gründlich von allen Medikamentenresten gereinigt werden.
- Nie alle Medikamente zusammen mörsern.

Für die einzelnen Arzneiformen ist Folgendes zu beachten (➤ Tab. 3.3):

Tab. 3.3 Besonderheiten der einzelnen Arzneiformen

Arzneiform	Besonderheiten
Tabletten	Tabletten können meist unbedenklich gemörsert werden. Gabe der gemörserten Tablette erfolgt in Wasser verteilt ca. 1 Stunde vor dem Essen. Die Sonde wird vor und nach der Gabe mit ca. 20 bis 50 ml Wasser gespült.
Retardtabletten	Retardtabletten (Zusatz: retard, long) dürfen in der Regel nicht gemörsert werden. Beim Zerkleinern geht die Retardwirkung verloren. Es besteht die Gefahr der Überdosierung bzw. von schweren Nebenwirkungen.
Magensaftresistente Tabletten	Magensaftresistente Tabletten dürfen nicht zermörsert werden.
Dragees	Dragees haben oft einen Überzug und werden als pharmazeutische Applikationsform in der Medikamentenherstellung oft als Retardform eingesetzt. In diesem Fall darf ein Dragee nicht gemörsert werden. Eine zweite Anwendungsform für Dragees ist das Verdecken von stark irritierenden Wirkstoffen. So befindet sich unter dem oft süßen Überzug des Dragees eine u. U. ätzende oder irritierende Substanz, die nicht mit der Schleimhaut des Mundes oder der Speiseröhre in Berührung kommen sollte (Beispiel Lithium). Es ist wichtig, auf Herstellerangaben zu achten und ggf. beim Hersteller nachzufragen!
Hartgelantinekapseln (Steckkapseln)	Das Öffnen der Hartgelantinekapseln ist grundsätzlich möglich. Vorsicht ist bei Kapseln geboten, die einen magensaftresistenten Überzug besitzen oder den Wirkstoff modifiziert freisetzen. Auch bei Kapseln gilt: Kapseln mit stark irritierenden Wirkstoffen nicht öffnen. Im Zweifelsfall immer den Hersteller befragen!
Weichgelantinekapseln	Der Inhalt von Weichgelantinekapseln ist im Normalfall ungeeignet für die Sondengabe. Der Inhalt von Weichgelantinekapseln ist meist von öliger Konsistenz. Häufig verändert sich der Kapselinhalt durch Lichteinfall oder Kontakt mit Sauerstoff. Durch die ölige Konsistenz bleibt der Wirkstoff in der Spritze oder Sonde haften. Es ist keine Dosiergenauigkeit gegeben.

330. Beschreiben Sie, worauf grundsätzlich bei der Gabe von Medikamenten über eine Sonde geachtet werden muss.

Bei der Medikamentenverabreichung über eine Sonde muss Folgendes berücksichtigt werden:

- Gibt es alternative Applikationsformen?
- Darf das Medikament gemörsert werden?
- Bevor ein Medikament zerkleinert wird, sollte abgeklärt werden, ob die Wirksamkeit dadurch nicht beeinträchtigt wird. Manche Medikamente lösen sich in Wasser schnell auf und müssen nicht im Mörser zerkleinert werden, z. B. Aspirin und andere einfache Presslinge
- Medikamente nicht mit der Sondennahrung vermischen
- Medikamente einzeln verabreichen
- Medikamente einzeln in Wasser auflösen und verabreichen
- Sonde spülen, danach das nächste Medikament verabreichen
- Flüssige Darreichungsformen bevorzugen, z. B. Tropfen, Säfte, parenterale Formen, aufgelöste Granulate/Brausetabletten

- Auf andere Zubereitungsformen (Galenika) ausweichen, z. B. Zäpfchen, Pflaster
- Aluminiumhaltige Antazida nicht zusammen mit Sondennahrung verabreichen (z. B. Gastropulgit, Gelofalk, Gelusil-Lac, Maaloxan, Talcid, Solugastril)

331. Der Arzt sprach von der besonderen Bedeutung des Flüssigkeitshaushalts bei Frau Ostwehr. Erklären Sie, warum besonders bei einem Schlaganfall eine ausreichende Flüssigkeitszufuhr wichtig ist.

3

Im Rahmen der Virchow-Trias (➤ Frage 449) ist eine gute Fließfähigkeit des Bluts von eminenter Bedeutung.

Da eine der häufigsten Ursachen für einen Schlaganfall der arteriosklerotische Verschluss einer Gehirnarterie ist, zielt die Vorbeugung darauf ab, das Blut fließfähig zu halten.

Zu „dickflüssiges" Blut kann eine Belastung des Herzens darstellen, die Durchblutung der einzelnen Arteriengebiete kann darunter leiden. „Dickflüssiges" Blut weist in den kleineren Arterien schlechte Fließeigenschaften auf und hat eine erhöhte Aggregationsneigung. In der Folge bedeutet dies ein erhöhtes Schlaganfallrisiko!

Eine ebenso einfache wie therapeutisch wichtige Maßnahme besteht darin, für einen ausgewogenen Flüssigkeitshaushalt zu sorgen. Dabei ist darauf zu achten, dass die zugeführte Flüssigkeit keine anderen Substanzen enthält, die u. U. im Blut bereits erhöht sind, z. B. Zucker, der die Zusammensetzung des Bluts negativ beeinflussen kann.

332. Frau Ostwehr leidet unter Schluckstörungen. Nennen Sie möglichst viele Symptome, die auf eine Dysphagie hinweisen.

Schluckstörungen (Dysphagie) weisen folgende Symptome auf:

- Während oder nach dem Essen kommt es zum Verschlucken, Husten, Niesen, Erbrechen, manchmal auch zu Atemnot
- Schwierigkeiten beim Schlucken fester, besonders von flüssiger Nahrung
- Feucht, verschleimt oder gurgelnd klingende Stimme
- Artikulationsschwierigkeiten
- Schmerzen beim Schlucken
- Angst vor dem Verschlucken
- Lange Essenszeiten, insbesondere lange Kauzeiten
- Häufiges Nachtrinken
- Nahrung bleibt im Hals stecken
- Taubes Gefühl im Mundbereich
- Schwierigkeiten beim Abbeißen und Kauen
- Unabsichtliches Beißen in Wange und Zunge
- Rückfluss von Speichel oder Nahrung aus dem Mund
- Bildung von Speichelseen
- Kein vollständiger Lippenschluss
- Ein Mundwinkel hängt herunter
- Zunge transportiert den Speisebrei nach außen
- Ansammlung von Speiseresten im Mund oder den Backentaschen

Tab. 3.4 Phasen des Schluckvorgangs

1. Prä-orale Phase	2. Orale Phase
Die Speise wird sensorisch wahrgenommen, ggf. bei leckeren und sauren Speisen der Speichelfluss angeregt und dadurch das Schlucken angebahnt. Die Nahrung wird vorbereitet und zum Mund geführt.	Speise wird zerkleinert und zum „Speisebolus" geformt. Danach befördert die Zunge diesen Bolus in einer Aufwärts-rückwärts-Bewegung in Richtung Rachen. Der eigentliche Schluckreflex wird dadurch ausgelöst. Die Lippen werden geschlossen.
3. Pharyngeale Phase	**4. Ösophageale Phase**
Während des Bolustransports durch den Rachen wird die Trachea durch die Epiglottis verschlossen. Der Bolus wird durch Bewegungen der Pharynxwände, die Zungenschubkraft und die Schwerkrafteinwirkung zum oberen Schließmuskel der Speiseröhre befördert. Diese Phase dauert ca. 1 Sekunde, damit die Atmung nicht zu lange angehalten werden muss.	Der Schließmuskel der Speiseröhre öffnet sich für die Aufnahme des Speisebolus. Der Bolus wird durch peristaltische Bewegungen des Ösophagus in den Magen transportiert.

333. Der normale Schluckvorgang läuft in vier Phasen ab. Beschreiben Sie kurz in einer Tabelle die wichtigsten Punkte der einzelnen Phasen (➤ Tab. 3.4).

1. Prä-orale Phase	2. Orale Phase
3. Pharyngeale Phase	4. Ösophageale Phase

Muster

334. Bei Frau Ostwehr hängt aufgrund des apoplektischen Insults der rechte Mundwinkel herunter und sie hat Schwierigkeiten, beim Schlucken die Lippen zu schließen. Beschreiben Sie einige Maßnahmen und Übungen (aktive und passive), die Sie in die Pflege von Frau Ostwehr aufnehmen können mit dem Ziel, den Lippenschluss zu fördern.

Zu den passiven Maßnahmen gehören:

- Leichtes Beklopfen der beiden Gesichtshälften mit den Fingerkuppen, am Kinn beginnend nach oben
- Massage der Wangen mit beiden Händen gleichzeitig, wobei die Wangen gegenläufig mit der ganzen Hand ausgestrichen werden; auf der betroffenen Seite von unten nach oben, auf der anderen Seite von oben nach unten massieren
- Einsatz einer elektrischen Zahnbürste zur Tonusregulierung; die Wangen des Betroffenen mit der Rückseite der elektrischen Zahnbürste massieren, dabei mit der freien Hand die Lippen schließen
- Mit der elektrischen Zahnbürste die Lippen in Vibration versetzen; am äußeren Mundwinkel beginnen, bis zur Mitte fortfahren, anhalten und erneut von außen beginnen
- Mit einem feuchten Finger die Umrisse des Munds nachfahren

Frau Ostwehr kann zu folgenden aktiven Bewegungsübungen ermuntert werden:

- Mundwinkel zu einem lachenden Mund hochziehen; wenn nötig mithilfe der Pflegekraft auf der gelähmten (paretischen) Seite
- Lippen mit den Fingern breit ziehen (ggf. mit Unterstützung), Spannung einen Moment halten, dann die Lippen entspannen
- Lippen spitzen: Die Pflegekraft drückt die Lippen von Frau Ostwehr mit Daumen und Zeigefinger zusammen und hält diese Stellung einen Moment; Frau Ostwehr versucht, die Lippen wieder in die Ausgangsstellung zu bringen

3

- Die Oberlippe über die Unterlippe legen und versuchen, langsam die Oberlippe wieder in die Normalstellung zu ziehen
- Die Lippen zum Blasen oder Pfeifen spitzen und über längere Zeit blasen
- Eine Wange einziehen oder einsaugen, dabei muss möglicherweise mit einem Finger nachgeholfen werden
- Beide Wangen gleichzeitig einziehen
- Beide Wangen bei geschlossenen Lippen aufblasen
- Abwechselnd die rechte und die linke Wange bei geschlossenen Lippen aufblasen
- Mit der Zunge über die Lippen lecken
- Mit dem Mund Gegenstände ansaugen oder festhalten lassen und wieder lösen

3

335. Wie überprüfen Sie den Schluck- und Hustenreflex bei Frau Ostwehr?

Zur Überprüfung des **Schluckreflexes** legt die Pflegekraft Zeige- und Ringfinger sanft auf den Kehlkopf von Frau Ostwehr. Frau Ostwehr wird nun aufgefordert zu schlucken. Die Kehlkopfbewegungen können nun erspürt und gesehen werden.

Zur Überprüfen des **Hustenreflexes** wird Frau Ostwehr zum Husten aufgefordert. Die Unfähigkeit zu husten kann ein Hinweis auf eine vollständige oder teilweise Lähmung des Kehlkopfdeckels sein.

336. Welche grundsätzlichen Vorbereitungen müssen Sie treffen, bevor Sie Frau Ostwehr Essen anbieten?

Vorbereitungen vor dem Essenreichen:

- Hände waschen (gilt für die Pflegekraft wie für Frau Ostwehr)
- Für ruhige Umgebung sorgen, da das Essen in diesem Fall von beiden Beteiligten Konzentration erfordert
- Gute Mundpflege bei Frau Ostwehr
- Überprüfung von Schluck- und Hustenreflex bei Frau Ostwehr (nur wenn beide Reflexe vorhanden sind, darf Essen gegeben werden)
- Frau Ostwehr in normale Essposition bringen, das heißt aufrecht und gerade hinsetzen, eventuell mit Hilfsmitteln unterstützen, Kopf ist beim Schlucken leicht nach vorne gebeugt, da die Aspirationsgefahr bei überstrecktem Kopf höher ist
- Flüssigkeit eindicken, da Nahrung mit festerer Konsistenz besser geschluckt wird als Flüssigkeit
- Überprüfung der Speisetemperatur, da aufgrund der Sensibilitätsstörung zu heißes Essen nicht wahrgenommen wird

337. Welche grundsätzlichen Regeln gelten beim Esstraining?

Folgende grundsätzlichen Regeln gelten beim Esstraining:

- Zeit zum Essen nehmen
- Sitzposition des Betroffenen immer wieder kontrollieren
- Während des Essens nicht mit dem Betroffenen reden
- Fragen erst stellen, wenn der Betroffene geschluckt hat und der Mund leer ist
- Zu Beginn des Essens Speichel schlucken lassen, ebenfalls bei Beendigung nachschlucken lassen; während des Essens wird zum Nachschlucken auf-

gefordert, wenn sich nach dem Schlucken im Mund noch Speisereste befinden
- Zu Beginn nur kleine Mengen pro Löffel anbieten
- Die Speise wird auf die Mitte des vorderen Teils der Zunge gelegt und beim Einführen das vordere Zungendrittel leicht heruntergedrückt
- Mund beim Schlucken schließen, eventuell Unterstützung mit dem Finger durch die Pflegekraft
- Nach dem Essen Mundpflege durchführen
- Betroffenen nach der Mahlzeit mindestens noch 20 Minuten in aufrechter Position verweilen lassen; bei Neigung zum Reflux Position 1 Stunde lang beibehalten lassen
- Dokumentation der Essmenge und Besonderheiten

338. Wann können Sie mit einem Trinktraining beginnen? Schildern Sie die wichtigsten Regeln dafür.

In der Regel wird erst dann mit dem Trinktraining begonnen, wenn der Betroffene dickflüssige Speisen schlucken kann.
Folgende Regeln sind beim Trinktraining relevant:
- Zuerst werden dickflüssige Getränke angeboten; erst wenn der Betroffene diese problemlos schlucken kann, wird mit dünnflüssigen Getränken begonnen.
- Am Anfang wird die Flüssigkeit teelöffelweise angeboten.
- Die Menge wird langsam gesteigert, bis der Betroffene aus einem Becher trinken kann.
- Der Becher wird nur zur Hälfte gefüllt.
- Das Trinkgefäß wird so an den Mund des Betroffenen gehalten, dass die Flüssigkeit an die Oberlippe reicht.
- Der Becher darf die Zähne nicht berühren, um keinen Beißreflex auszulösen.
- Der Betroffene saugt die Flüssigkeit an.
- Die Flüssigkeit soll mit geschlossenem Mund geschluckt werden.
- Die Pflegekraft sollte immer nur einen Schluck anbieten und Zeit zum Nachschlucken lassen.
- Trinkmenge und Besonderheiten werden dokumentiert.

339. Nennen Sie die drei häufigsten Komplikationen beim Ess- und Trinktraining und beschreiben Sie eine Maßnahme zu jeder Komplikation (➤ Tab. 3.5).

Tab. 3.5 Komplikationen beim Ess- und Trinktraining

Komplikation	Maßnahme
Verschlucken	zur Unterstützung des Hustenreflexes Betroffenen nach vorne beugen und auf das Brustbein klopfen
Ständiges Husten während des Essens	Nahrungszufuhr abbrechen
Aspiration	auf den Rücken klopfen; Mundhöhle inspizieren. Reichen diese Maßnahmen nicht: absaugen oder Heimlich-Handgriff (**cave:** Gefahr innerer Verletzungen)

Komplikation	Maßnahme

Muster

3.1.3 Unterstützung beim Ausscheiden

FALLBEISPIEL (FRAGEN 340–346)

„Ich weigere mich, weiterhin Nachtdienst zu machen, wenn ihr euch nicht endlich mit Frau Pfanner etwas einfallen lasst. Seit Frau Pfanner im Wohnbereich ist, muss ich jede Nacht mindestens zweimal das Bett komplett frisch beziehen. Schon beim ersten Rundgang um 22 Uhr ‚schwimmt' mir Frau Pfanner davon. Schöne Grüße an den Spätdienst, er soll die Bewohnerin anständig versorgen!", schimpft die examinierte Altenpflegerin Andrea, Dauernachtwache im Wohnbereich 7 in der Seniorenresidenz „Martha Maria".

Als verantwortliche Pflegefachkraft nehmen Sie sich des Problems an. Da Sie gerade erst aus dem Urlaub gekommen sind und die Bewohnerin noch nicht kennen, informieren Sie sich über Frau Pfanner.

Die 78-jährige Frau Pfanner wohnt seit 4 Tagen im Wohnbereich. Sie wurde nach einem Schlaganfall direkt vom Krankenhaus ohne anschließende Rehabilitation zu Ihnen überwiesen. Im Pflegeüberleitungsbericht des Krankenhauses lesen Sie, dass Frau Pfanner aufgrund einer Hemiparese links Hilfe bei der Körperpflege benötigt, harninkontinent ist, sich selbst noch im Bett dreht und nicht umpositioniert werden möchte. Während des Krankenhausaufenthalts hatte sie einen transurethralen Dauerkatheter, der am Tag ihrer Überweisung ins Altenheim entfernt wurde. Sie kann ihre Bedürfnisse noch äußern, wenn es auch etwas länger dauert, bis sie etwas ausgedrückt hat, denn eine Dysarthrie beeinträchtigt den Sprachfluss. Es ist nicht ganz klar, ob Frau Pfanner immer zeitlich, örtlich und situativ voll orientiert ist. Obwohl sie in die Bedienung der Rufanlage eingewiesen wurde und diese sich auch in erreichbarer Nähe befindet, hat Frau Pfanner sie bis jetzt noch nicht einmal bedient. Frau Pfanner kann mit Hilfe stehen. Wenn sie sich an einem Handlauf festhalten kann, steht sie sicher, bedarf jedoch der Beaufsichtigung, da sie schnell ermüdet. Wird sie von zwei Pflegekräften geführt, gelingt ihr sogar eine Wegstrecke von ca. 5 m, die sie in kleinen Schritten zurücklegt. Täglich zur Mittagszeit kommt die älteste Tochter von Frau Pfanner und hilft ihrer Mutter beim Essen. Frau Pfanner hat noch zwei weitere Töchter und drei Söhne, die aber bis jetzt noch keine Zeit hatten, ihre Mutter zu besuchen. Sie benötigt viel Zeit zum Essen und Trinken, kaut gut und ausgiebig und verschluckt sich selten.

340. Welche Aspekte der Inkontinenzversorgung und welche möglichen Fehlerquellen, die das Material zur Inkontinenzversorgung betreffen, sind bei Frau Pfanner zu überprüfen? Begründen Sie Ihre Überlegungen.

Material zur Inkontinenzversorgung:
Eine Vorlage mit zu geringem Fassungsvermögen kann die Aufnahmekapazität der Einlage überfordern, wenn Frau Pfanner z. B. nicht tröpfchenweise, sondern im Schwall Wasser lässt. Die Saugleistung der Inkontinenzhilfsmittel muss also an den Schweregrad der Inkontinenz angepasst sein.

Schweregradeinteilung der Inkontinenz (lt. International Continence Society):

- Grad 1: leichte Inkontinenz bei einem Urinverlust von bis zu 100 ml in 4 Stunden
- Grad 2: mittlere Inkontinenz bei 100–200 ml in 4 Stunden
- Grad 3: schwere Inkontinenz bei 200–300 ml in 4 Stunden
- Grad 4: schwerste Inkontinenz bei über 300 ml in 4 Stunden

Überlegungen zur Situation von Frau Pfanner:

- Da Frau Pfanner sich selbst noch im Bett dreht, also noch recht mobil ist, muss geprüft werden, ob in dieser Situation ein einteiliges Inkontinenzversorgungssystem besser ist als ein zweiteiliges.
- Verrutscht die Vorlage bei Bewegung?
- Womit wird die Vorlage gehalten?
- Wurde die Größe der Netzhose richtig gewählt oder die Vorlage nur in eine Baumwollunterhose eingelegt?

341. Welche weiteren Überlegungen sind nach Prüfung der Inkontinenzhilfsmittel im Zusammenhang mit der Tatsache anzustellen, dass Frau Pfanner jede Nacht „davonschwimmt"?

- Wurden die Inkontinenzvorlagen oder das geschlossene (einteilige) System richtig angelegt?
- Wurde beachtet, dass beim Anlegen „ein Schiffchen" gemacht werden sollte, das Saugpolster richtig platziert wurde, die Auslaufsperren, Innen- und Außenbündchen richtig anliegen?
- Falsche oder fehlerhafte Anlegetechnik führt auch bei angepasster Saugleistung des Inkontinenzhilfsmittels oft dazu, dass der Urin „danebenläuft".

Weitere Überlegungen zum nächtlichen Einnässen:

- Wurde Frau Pfanner tagsüber auf die Toilette gebracht, insbesondere noch einmal vor dem Zubettgehen?
- Wann fand der letzte Toilettengang statt?
- Falls Frau Pfanner nach dem Nachmittagskaffee schon sehr müde war und um 16 Uhr ins Bett gebracht wurde: Fand danach noch einmal eine Inkontinenzversorgung statt?
- Wurde Frau Pfanner ausreichend Zeit auf der Toilette gelassen?
- Wurde Frau Pfanners Intimsphäre auf der Toilette gewahrt? Möglicherweise schämt sie sich und kann nicht ausreichend Wasser lassen, wenn jemand danebensteht.
- Wie viel trinkt Frau Elisabeth Pfanner eigentlich und wann trinkt sie?
- Was trinkt sie abends? Auf besonders harntreibende Getränke sollte abends verzichtet werden.
- Die Trinkmenge darf keinesfalls reduziert werden (es sei denn, es handelt sich um eine übermäßige Trinkaufnahme – dann müssen die Gründe dafür abgeklärt werden). Gerade inkontinente Menschen sollen, z. B. zur Zystitisprophylaxe, ausreichend trinken.
- Welche Medikamente nimmt Frau Pfanner und wann (z. B. Diuretika)?

342. Welche physiologischen/pathophysiologischen Gründe könnten eine Nykturie forcieren?

Bei einer bestehenden Herzinsuffizienz kommt es durch die lang andauernde Flach- bzw. Hochpositionierung der Beine nachts im Bett zu einer Entstauung peripherer Ödeme mit Rückfluss der interstitiellen Flüssigkeit in den Intravasalraum. Das damit erhöhte Blutvolumen regt die Nieren zu erhöhter Tätigkeit an. Zur Aufrechterhaltung der Homöostase scheiden die Nieren die überschüssige Flüssigkeit wieder aus.

Bei Blutzuckerwerten oberhalb der Nierenschwelle wird Zucker über die Nieren ausgeschieden. Dadurch wird dem Blut Wasser entzogen.

343. Im Stammblatt der Bewohnerin finden Sie unter der Rubrik „Diagnosen" keinen Eintrag zum Thema Inkontinenz. Welche möglichen Ursachen könnten zur Harninkontinenz von Frau Pfanner geführt haben?

- Frau Pfanner ist Mutter von sechs Kindern. Durch häufige Geburten kann es grundsätzlich zu einer Beckenbodenschwäche mit Beckenbodensenkung kommen.
- Auch das Alter der Bewohnerin spielt eine Rolle, denn jenseits der Menopause mit vorliegendem Östrogenmangel kann es zu einer Atrophie des Urogenitaltrakts kommen.
- Als Frau Pfanner im Krankenhaus war, hatte sie während des gesamten Aufenthalts einen transurethralen Dauerkatheter. Durch den liegenden Dauerkatheter geht meist das Gefühl für die Blasenfüllung und den Harndrang vorübergehend verloren, und der Blasenschließmuskel ist während der Liegedauer immer leicht aufgedehnt. Deshalb haben Patienten oft nach Entfernung eines Dauerkatheters Schwierigkeiten, den Urin zu halten. Auch jüngere Patienten leiden danach öfters unter einer vorübergehenden relativen Harninkontinenz.
- Der Schlaganfall, der damit verbundene Stress sowie die gesamte Lebensumstellung, die mit dem Einzug ins Altenheim einherging, können ebenfalls eine Harninkontinenz fördern.

344. Nachdem Sie eine differenzierte Einschätzung der Kontinenzsituation von Frau Pfanner vorgenommen haben, beschreiben Sie kurz das individuelle Kontinenzprofil (lt. DNQP-Expertenstandard Förderung der Harnkontinenz) der Bewohnerin.

Frau Pfanner verliert unwillkürlich Harn. Aufgrund ihres Schlaganfalls ist sie nicht in der Lage, sich z. B. selbst mit Einlagen zu versorgen oder Hilfe anzufordern. Sie ist auf die Versorgung durch das Pflegepersonal angewiesen. Damit handelt es sich um eine **abhängig kompensierte Inkontinenz.**

345. Welche Schritte leiten Sie zur Förderung der Harnkontinenz bei Frau Pfanner ein? Überlegen Sie sich geeignete Maßnahmen zur Kontinenzförderung. Begründen Sie Ihre Überlegungen.

In Absprache mit der Bewohnerin wird ein urologisches Konsil zur diagnostischen Abklärung und ggf. eine entsprechende medizinische Therapie veranlasst. Darüber hinaus sollte mit dem Arzt abgeklärt werden, ob die Einbeziehung eines Physiotherapeuten zur Beckenbodengymnastik sinnvoll ist.

Je nachdem, um welche Form der Inkontinenz es sich handelt, werden unterschiedliche therapeutische und pflegerische Schwerpunkte gesetzt. Grundsätzlich könnten die nächsten Schritte folgendermaßen aussehen:

- Frau Pfanner und mit deren Erlaubnis auch die Tochter werden über die nachfolgend geplanten Maßnahmen zur Kontinenzförderung aufgeklärt und beraten.
- Gemeinsam mit den Beteiligten wird entschieden, welches Kontinenzprofil angestrebt werden soll, z. B. wäre bei Frau Pfanner eine **abhängig erreichte Kontinenz** möglich.
- Ein Kontinenztraining wird begonnen. **Ziele** hierbei sind:
  - Bestimmen des geeigneten Zeitpunkts für die Blasenentleerung
  - Schärfung der Körperwahrnehmung bzw. das Wiederfinden des Gefühls einer gefüllten Blase
  - Erreichen des angestrebten Kontinenzprofils

Miktionstraining, Blasentraining und Verhaltenstraining sind die drei Hauptpfeiler des Kontinenztrainings.

Ausreichende Trinkmenge gewährleisten
Die Bewohnerin sollte, wenn keine medizinischen Diagnosen (z. B. Herzinsuffizienz) dagegensprechen, viel trinken. Eine Trinkmenge von 2–3 l wäre ratsam.

Die hohe Trinkmenge bewirkt eine gute Spülung des Urogenitaltrakts, fördert die Blasenfüllung (und damit das Gefühl für Harndrang) und wirkt einer Dehydrierung entgegen.

Miktionsprotokoll
Um einen Überblick über die tatsächliche Trinkmenge sowie über die Ausscheidungsfrequenz zu erhalten, legen Sie ein Miktionsprotokoll an. Dieses Protokoll sollte neben der Uhrzeit, der Trinkmenge, Zeit und Frequenz von unkontrolliertem Urinabgang und kontrolliertem Wasserlassen eine Rubrik für Bemerkungen enthalten. In dieser Spalte notieren Sie Besonderheiten, z. B. ob sich Frau Pfanner zum Toilettengang gemeldet hat, die Vorlage sehr nass war, Schwierigkeiten beim Wasserlassen auftraten, die benötigte Zeit auf der Toilette etc. Beachten Sie das Verhältnis zwischen Trinkmenge und Harndrang.

Toilettengang
Unterstützen Sie Frau Pfanner bei einem regelmäßigen Toilettengang. Zu Anfang sollte Frau Pfanner ca. alle 2 Stunden auf die Toilette begleitet werden, egal ob sie Harndrang verspürt oder nicht. Es wäre sinnvoll, wenn Frau Pfanner eine halbe Stunde vor diesen Toilettengängen ausreichend viel trinkt. Verspürt Frau Pfanner einen Harndrang, sollte sie sofort zur Toilette gebracht werden. Achten Sie darauf, dass die Bewohnerin durch eine Rufglocke jederzeit jemanden zur Unterstützung anfordern kann. Damit wieder ein Gefühl für die Blasenfüllung entsteht, sollten die Intervalle für die Blasenentleerung nicht zu eng gesetzt werden.

Die Zeitabstände werden allmählich verlängert. Durch die Überprüfung des Miktionsprotokolls wird sich sicher bald herausstellen, dass Frau Pfanner individuelle, aber regelmäßige Miktionsintervalle hat. Nachts sollte sie jedoch nicht alle 2 Stunden zur Toilette gebracht werden, hier wäre es angebracht, zweimal pro Nacht zu festgesetzten Zeiten zum Toilettengang aufzufordern.

Anregen der Harnblasenentleerung
Hat Frau Pfanner anfangs Schwierigkeiten, auf der Toilette Wasser zu lassen, weil sie sich z. B. nicht entspannen kann, regt fließendes Wasser die Harnblasenentleerung an. Der Wasserhahn sollte dabei nicht zu stark aufgedreht werden, sondern nur so weit, dass der Wasserstrahl ungefähr der Stärke des natürlichen Urinstrahls entspricht.

Koordination und Evaluation der Behandlung
Koordinieren Sie die Behandlung, indem Sie mit dem Arzt, Physiotherapeuten und den Angehörigen Kontakt halten, die Behandlungsmaßnahmen aufeinander abstimmen, Rückmeldung an die Beteiligten erstatten und auf die Umsetzung der geplanten Maßnahmen achten.

In regelmäßigen Abständen wird der Maßnahmenplan gemessen am Ergebnis evaluiert und gemeinsam mit den beteiligten Berufsgruppen, der Bewohnerin und deren Tochter neu festgelegt.

346. Die Tochter von Frau Pfanner möchte ihre Mutter nachmittags öfter zu Unternehmungen mitnehmen und bittet Sie, ihr den richtigen Umgang mit der Inkontinenzvorlage zu zeigen, da die Ausflüge meist länger dauern. Erklären Sie der Tochter schrittweise die Anlegetechnik im Stehen.

Anlegetechnik einer Inkontinenzvorlage im Stehen:

- Die Fixierhose wird in den Schritt gezogen und nach unten geklappt, sodass eine Plattform zwischen den Oberschenkeln entsteht.
- Die Vorlage wird in Längsrichtung („Schiffchenbildung") mit der Folie nach außen gefaltet. Damit die Vorlage Zeit hat, den Urin aufzunehmen, muss zwischen Genitalbereich und Inkontinenzprodukt ein kleiner Hohlraum bleiben.
- Die Vorlagen sollten nicht aufgeschüttelt werden, da sonst die Saugkörper zerstört werden könnten.
- Um eine Keimverschleppung zu vermeiden, wird die Vorlage von vorne nach hinten angelegt.
- Das größere Saugkissen wird am Gesäß angelegt und aufgefaltet.
- Jetzt wird die Fixierhose hinten hochgezogen; damit die Vorlage richtig sitzt, muss darauf geachtet werden, dass das Saugkissen gut im Übergang vom Oberschenkel zum Gesäß platziert wird.
- Anschließend wird das vordere Saugkissen aufgefaltet, die Fixierhose hochgezogen und im Schritt überprüft, ob die Vorlage gut sitzt.
- Die meisten Vorlagen besitzen einen Nässeindikator, der sich verfärbt, wenn in das Produkt eingenässt wurde; so ist von außen erkennbar, ob die Vorlage gewechselt werden muss.

3.2 Unterstützung alter Menschen bei präventiven Maßnahmen

3.2.1 Prophylaxen: Dekubitus, Thrombo-Embolie, Pneumonie und Kontraktur

FALLBEISPIEL (FRAGEN 347–364)

Frau Rosa Weber, 87 Jahre alt, wohnt seit 3 Jahren im „Altenheim am Wiesengrund". Bis zu ihrem Heimeinzug lebte sie zu Hause bei ihrer Tochter. Sie wurde daheim zunehmend vergesslicher, aber auch aggressiver, und da sie keine körperlichen Einschränkungen hatte, brachte sie sich oft in gefährliche Situationen. So vergaß sie z. B., nach dem Kochen die Herdplatte auszuschalten, oder sie ging einkaufen und fand nicht mehr nach Hause. Der Hausarzt diagnostizierte eine Alzheimererkrankung. Da die Tochter noch berufstätig ist, war sie bald mit der Situation überfordert und brachte ihre Mutter ins Altenheim.

Frau Weber isst gern und – obwohl sie Diabetikerin ist – besonders gern Süßigkeiten. Ihr fehlt die Einsicht in eine notwendige Diät. An den Füßen sind schon leichte Sensibilitätsstörungen aufgetreten; eine kleine Verletzung durch die Fußpflegerin heilte schlecht ab. Bei einer Größe von 1,70 m wiegt Frau Weber 82 kg. Sie trinkt relativ wenig und war bis vor 5 Jahren Raucherin. Sie leidet häufiger an Infektionen der oberen Atemwege. Im Moment hat sie keine Beschwerden.

Bisher war Frau Weber den ganzen Tag in Bewegung. Vor 5 Tagen jedoch stürzte sie über einen am Boden liegenden Schuh und prellte sich die rechte Schulter. Seitdem hat sie bei jeder Bewegung Schmerzen im Brust- und Schulterbereich und weigert sich, das Bett zu verlassen. Sie liegt meist im Bett und steht nur auf, wenn sie auf die Toilette muss, manchmal nässt sie aber auch ein.

Der **Fingertest** zeigt, ob Gewebe noch durchblutet wird oder schon geschädigt ist. Bei einem Dekubitus im Stadium I lässt sich die Rötung nicht wegdrücken.

Wird die Hautstelle beim Fingerdruck weiß, handelt es sich eher nicht um einen Dekubitus. Allerdings entbindet ein einmaliger Test die Pflegekraft nicht von der Dokumentation des Befunds und der notwendigen Nachbeobachtung von Veränderungen der auffälligen Stelle.

347. Sie motivieren Frau Weber zur Körperpflege am Waschbecken und dabei stellen Sie fest, dass sie am Gesäß eine handflächengroße Rötung hat. Erklären Sie, wie Sie erkennen, ob es sich dabei bereits um einen Dekubitus handelt.

Abhängig von der Ausdehnung der Schädigung der Haut in die Tiefe und des angrenzenden Gewebes unterscheidet man beim Dekubitus mehrere Kategorien (EPUAP/NPUAP, ➤ Tab. 3.6).

348. Beschreiben Sie die Kategorien eines Dekubitus.

Kategorie I	
Kategorie II	
Kategorie III	
Kategorie IV	
Keiner Kategorie zuordenbar, Tiefe unbekannt	
Keiner Kategorie zuordenbar, vermutete tiefe Gewebsschädigung	

Muster

Tab. 3.6 Dekubitus-Kategorien

	Symptome
Kategorie I	Ein scharf umgrenzter roter Fleck ist zu erkennen, die gerötete Stelle lässt sich nicht wegdrücken (Fingertest); eine Schädigung der Epidermis liegt nicht vor
Kategorie II	Teilzerstörung der Haut; flaches offenes Ulkus mit rot bis rosafarbenen Wundbett ohne Beläge. Teilweise intakte oder offene, serumgefüllte Blase. Kein nekrotisches Gewebe oder Hämatom
Kategorie III	Zerstörung aller Hautschichten. Subkutanes Fettgewebe kann sichtbar sein, nicht jedoch Knochen, Muskeln und Sehnen. Tunnel oder Unterminierungen können vorliegen, ebenso ein Belag, der aber die Tiefe der Gewebsschädigung nicht verschleiert
Kategorie IV	Totaler Gewebeverlust mit freiliegenden Knochen, Sehnen oder Muskeln. Knochen und Sehnen sind tastbar und sichtbar. Tunnel und Unterminierung liegen häufig vor
Keiner Kategorie zuordenbar, Tiefe unbekannt	Wunde mit vollständigem Gewebsverlust, bei der die Tiefe erstmal nicht zu erkennen ist, da die Basis mit ausreichend Belägen und/oder Schorf im Wundbett bedeckt ist
Keiner Kategorie zuordenbar, vermutete tiefe Gewebsschädigung, Tiefe unbekannt	Wird oft nicht als tiefe Wunde erkannt, da die Haut oberflächlich intakt scheint (eventuell blutgefüllte Blase) mit darunter liegender Schädigung weiterer Gewebsschichten

Relevante Aspekte zur individuellen und differenzierten Dekubitusrisikoeinschätzung bei Frau Weber:

- Übergewicht (BMI 28) → erhöhter Druck im Liegen oder Sitzen auf die betroffenen Hautbereiche
- Eingeschränkte Mobilität: wechselt aufgrund der Schmerzen nur wenig die Körperposition, verlässt nur selten das Bett
- Sensibilitätsstörungen → Frau Weber spürt Schmerzen nicht, dadurch reagiert sie auch nicht, wenn sie zu lange auf einer Stelle liegt oder sitzt
- Frau Weber ist nicht kooperativ, kann Anweisungen nicht umsetzen
- Schmerzen nach dem Sturz → verringerte „Lust“ an Bewegung

349. Nach dem Sturz fand ein erneutes Screening statt, dieses zeigte, dass ein Dekubitusrisiko vorliegt. Welche im Fallbeispiel genannten Daten ziehen Sie zur individuellen und differenzierten Dekubitusrisikoeinschätzung heran? Begründen Sie Ihre Antworten.

- Feuchtigkeit durch Einnässen → die betroffene Haut ist anfälliger
- Diabetes → schlechte Durchblutung der kleinen Gefäße
- Alter → verändertes Bindegewebe
- Dehydratation → verminderte Elastizität der Haut
- Genaue Inspektion der Haut und Befragung von Frau Weber

350. Eine Kollegin schlägt vor, für Frau Weber eine Wechseldruckmatratze zu besorgen, solange sie bettlägerig ist. Nennen Sie mindestens drei Gründe, weshalb Sie diese Maßnahme für ungeeignet halten, und erklären Sie warum.

Begründung, warum die Wechseldruckmatratze zur Dekubitusprophylaxe ungeeignet ist:

- Sie verringert die Eigenbewegung.
- Durch die „bequeme" Lage und den verringerten Auflagedruck gibt es keinen körperlichen Grund (z. B. Schmerz), die Lage zu verändern. Außerdem ist es wesentlich schwieriger, sich auf einer Wechseldruckmatratze neu zu positionieren als auf einer harten Matratze. Somit reduziert sich automatisch die Mobilität, die aber für die Erhaltung der Beweglichkeit und zur Kontrakturenprophylaxe äußerst wichtig ist.
- Die Wechseldruckmatratze verändert das Körpergefühl.
- Durch den ständig wechselnden Auflagedruck werden immer wieder andere Bereiche des Körpers belastet und entlastet, und es bildet sich für den Betroffenen ein fragmentiertes Körperbild heraus; der Mensch kann sich nicht in seiner gesamten Körperlichkeit wahrnehmen.
- Die Wechseldruckmatratze wird als therapeutisches System betrachtet und ist deshalb nicht zur Prophylaxe geeignet.
- Erst bei Vorhandensein eines Dekubitus mindestens Kategorie I genehmigt die Krankenkasse in der Regel eine Wechseldruckmatratze.

351. Für welche Maßnahmen zur Dekubituspropyhlaxe entscheiden Sie sich bei Frau Weber? Begründen Sie Ihre Entscheidung.

Maßnahmen und Begründung der Dekubitusprophylaxe bei Frau Weber:

- Förderung der Aktivität und Mobilisation: erste Maßnahme zur Reduzierung der Aufenthaltsdauer im Bett
- Arztvisite zur möglichen Schmerztherapie: die Schmerzen als Sturzfolgen und Ursache der Immobilität wurden bisher nicht behandelt
- Druckverteilung durch Weichpositionierungskissen oder Matratzen
- Druckentlastung durch Mikropositionierungen: Sie entlasten und werden von den Betroffenen meist gut toleriert
- Nachts schiefe Ebene: sichert ungestörten Schlaf
- Zwischendurch immer wieder Kontrolle, ob die Maßnahmen ausreichen

352. Seit gestern steht Frau Weber gar nicht mehr auf. Beim morgendlichen Wecken bemerken Sie, dass das gesamte linke Bein angeschwollen ist. Erklären Sie den möglichen Zusammenhang zwischen dem aktuellen Gesundheitszustand von Frau Weber und ihrem geschwollenen linken Bein. Berücksichtigen Sie hierbei die Aspekte der Virchowschen Trias (➤ Frage 449).

Bei Frau Weber gibt es anamnestisch bereits einige Risikofaktoren, die die Entstehung einer Phlebothrombose begünstigen können. So ist bei ihr z. B. die **Blutzusammensetzung verändert,** da sie Diabetikerin ist. Die **Fließfähigkeit** des Bluts ist durch ihre ungenügende Trinkmenge **verringert.** Durch ihre Bettlägerigkeit sind ihre Herz-Kreislauf-Situation und die daraus resultierende **Durchblutung** (hier vor allem der Haut) **verschlechtert.**

All diese Faktoren zusammen erhöhen bei Frau Weber deutlich das Risiko der Entstehung einer tiefen Beinvenenthrombose. Aus anatomischen Gründen ist besonders das linke Bein hiervon betroffen.

353. Beurteilen Sie den aktuellen Gesundheitszustand von Frau Weber im Hinblick auf mögliche Komplikationen.

Der Gesundheitszustand von Frau Weber ist in der aktuellen Situation als kritisch zu bewerten. Sturzbedingt ist sie bettlägerig geworden. Das geschwollene linke Bein könnte auf eine tiefe Beinvenenthrombose hinweisen.

Deshalb muss schnellstmöglich eine Diagnose durch den Arzt gestellt werden. Falls sich die Diagnose erhärten sollte, besteht bei Frau Weber die Gefahr einer Lungenembolie oder eines akuten Rechtsherzversagen, die es zu verhindern gilt.

354. Welche weiteren Schritte veranlassen Sie als Fachkraft?

Weitere Maßnahmen in der Betreuung von Frau Weber:
- Notarzt verständigen
- Frau Weber im Bett belassen
- Vitalwerte kontrollieren
- Bein ruhigstellen bis der Arzt kommt
- Keine weiteren Manipulationen am Bein
- Frau Weber nicht alleine lassen

355. Der Notarzt weist Frau Weber ins Krankenhaus ein. Dort hat sie strengste Bettruhe und bekommt eine hoch dosierte Heparinbehandlung. Gegen ihre noch immer andauernden Schmerzen in der Schulter erhält sie ein nichtsteroidales Antirheumatikum (NSAR) und Benzodiazepin zum Schlafen. Eine Schülerin fragt Sie als Fachkraft, welche Zeichen bei Frau Weber auf eine Lungenembolie hinweisen könnten.

Mögliche Zeichen einer Lungenembolie bei Frau Weber:
- Tachykardie
- Zunehmende Dyspnoe oder beschleunigte Atmung
- Leichte Temperaturerhöhung
- Husten

356. Mit welchen pflegerischen Maßnahmen können Sie als Fachkraft sinnvollerweise das Risiko einer Lungenembolie minimieren?

Das Risiko einer Lungenembolie lässt sich minimieren durch:
- Mobilisation von Frau Weber nur nach genauer Arztanordnung
- Vermeiden von Manipulationen am betroffenen Bein (z. B. keine aktive oder passive Gymnastik zur Kontrakturenprophylaxe am betroffenen Bein)
- Obstipationsprophylaxe zur Verhinderung des Aufbaus eines erhöhten intraabdominellen Drucks bei der Defäkation
- Medizinischer Thromboseprophylaxestrumpf (MTS, MTPS) am **nicht** betroffenen Bein
- Betroffenes Bein erhöht positionieren und Kompressionsverband nach Arztanordnung
- Regelmäßige Hautinspektion (Farbe, Temperatur, Sensibilität)
- Kontrolle des Beinumfangs
- Ausreichende Flüssigkeitszufuhr
- **Keine** i. m. Injektionen

357. Erklären Sie den Unterschied zwischen medizinischen Thromboseprophylaxestrümpfen und Kompressionsstrümpfen.

Medizinische Thromboseprophylaxestrümpfe (MTS, MTPS) werden zur Prophylaxe eingesetzt. Sie komprimieren die Venen oberflächlich und bieten nur im Liegen einen ausreichenden Kompressionsdruck. Läuft der Betroffene umher, ist der Druck der Wadenmuskulatur auf die Venen höher als die Druckwirkung der Strümpfe. Die Medizinische Thromboseprophylaxestrümpfe können kontinuierlich getragen werden, sowohl tagsüber als auch nachts.

Kompressionsstrümpfe üben einen höheren Druck aus. Sie dienen zur sekundären Prophylaxe und Therapie. Kompressionsstrümpfe werden nicht nachts getragen, da sie einen zu hohen Ruhedruck besitzen. Sie werden immer vor dem Aufstehen angezogen und eignen sich nur für mobile Menschen.

358. Nach 10 Tagen wird Frau Weber aus dem Krankenhaus zurückverlegt. Ihre Entlassungsmedikamente: niedrig dosiertes ASS (1× tgl. 100 mg) und bei Bedarf Benzodiazepin zum Einschlafen. Im Pflegeverlegungsbericht finden Sie eine Mitteilung über einen Dekubitus Kategorie 2 in der Steißregion. Beschreiben Sie, was einen Dekubitus Kategorie 2 charakterisiert. Welche Informationen benötigen Sie für eine aussagekräftige Wunddokumentation?

Kennzeichen des Dekubitus Kategorie 2:

- Bleibende Rötung
- Einlagerung von Flüssigkeit
- Blasenbildung
- Schädigung der Epidermis

Informationen für die Wunddokumentation:

Erfassung der möglichen Störfaktoren der Wundheilung wie Ernährungs- und Flüssigkeitszustand, Medikamente, allgemeiner Gesundheitszustand …

Entstehungsursache: Wo entstanden, wie vorbehandelt?

Beurteilung der Wunde:

• Beurteilung der Wundränder • Wundumgebung beschreiben • Ausdehnung, bzw. Ausmaß der Wunde • Geruch, Entzündungszeichen • Wundbelag	• Wundexsudat • genaue Wundlokalisation • Phase der Wundheilung • Gegebenenfalls Fotodokumentation • Wundverlauf

359. Begründen Sie, warum eine gute Wunddokumentation wichtig ist.

Begründung einer Wunddokumentation:

- Der Heilungsverlauf kann genau nachvollzogen werden.
- Die Wunddokumentation ist unabhängig vom Beobachter und erlaubt somit eine objektive Begutachtung.
- Die Evaluation der Therapiemaßnahmen ist dadurch möglich.
- Notwendige Änderungen der Therapiemaßnahmen im Heilungsverlauf können zeitnah durchgeführt werden.

Tab. 3.7 Atemskala nach Bienstein (leicht modifiziert)

Kriterium	Punkte	Bewertung	
Bereitschaft zur Mitarbeit		**0** Kontinuierliche Mitarbeit **1** Mitarbeit nach Aufforderung	**2** Nur nach Aufforderung **3** Keine
Vorliegende Atemwegserkrankungen		**0** Keine **1** Leichter Infekt im Nasen-/Rachenraum	**2** Bronchialinfekt **3** Lungenerkrankung
Frühere Lungenerkrankungen		**0** Keine **1** Leichte, z. B. bronchopulmonale grippale Infekte **2** Schwere Verläufe **3** Schwere Lungenerkrankung mit bleibender Atemfunktionseinschränkung	
Immunschwäche		**0** Keine **1** Leicht (z. B. lokale Infektion)	**2** Erhöht **3** Völlig
Raucher/Passivraucher		**0** Nichtraucher, geringfügiges Passivrauchen **1** Pro Tag 6 Zigaretten mit niedrigem Teer-/Kondensatgehalt < 10 mg oder regelmäßiges Passivrauchen **2** Pro Tag 6 Zigaretten mit 10–13 mg Teer-/Kondensatgehalt oder regelmäßiges Passivrauchen (z. B. bei Rauchen des Partners) **3** Intensives Rauchen, mehr als 6 Zigaretten mit > 15 mg Teer-/Kondensatgehalt, ständiger passiver Rauchkonsum	
Schmerzen		**0** Keine **1** Leichte Schmerzen, Dauerschmerzen **2** Mäßige atmungsbeeinflussende Schmerzen **3** Starke atmungsbeeinflussende Schmerzen	
Schluckstörungen		**0** Keine **1** Bei flüssiger Nahrung	**2** Bei breiiger Nahrung **3** Komplette Schluckstörungen, auch beim Schlucken von Speichel
Manipulative orotracheale Maßnahmen		**0** Keine **1** Pflegemaßnahmen, z. B. Nasen- und Mundpflege **2** Zusätzlich orale oder nasale Absaugung **3** Zusätzlich endotracheale Absaugung ohne oder mit liegendem Tubus	
Mobilitätseinschränkung		**0** Keine **1** Eingeschränkte Mobilität, durch Gehhilfen kompensierbar	**2** Hauptsächlich Bettruhe **3** Völlige Einschränkung
Arbeit in lungengefährdendem Beruf		**0** Keine **1** Für 1–2 Jahre	**2** Für 2–10 Jahre **3** > 10 Jahre
Intubationsnarkose, Beatmung		**0** In den letzten 3 Wochen keine **1** Kurze Intubationsnarkose (bis 2 Stunden) **2** Lang dauernde Intubationsnarkose (> 2 Stunden) **3** Mehrere Intubationsnarkosen oder > 12 Stunden Beatmung	

360. Durch die veränderte Pflegesituation müssen Sie die Pflegeplanung von Frau Weber neu erstellen. Für die aktuelle Pflegeplanung überprüfen Sie anhand der modifizierten Atemskala nach Bienstein (➢ Tab. 3.7) die momentane Pneumoniegefährdung von Frau Weber. Auf welche Punktzahl kommen Sie (➢ Tab. 3.8)? Bewerten Sie das Ergebnis.

Kriterium	Punkte
Bereitschaft zur Mitarbeit	
Vorliegende Atemwegserkrankungen	
Frühere Lungenerkrankungen	
Immunschwäche	
Raucher/Passivraucher	
Schluckstörungen	
Manipulative orotracheale Maßnahmen	
Mobilitätseinschränkung	
Arbeit in lungengefährdendem Beruf	
Intubationsnarkose, Beatmung	
Bewusstseinslage	
Atemanstrengung	
Atemfrequenz	
Atemdepressive Arzneimittel	
Summe	

Muster

Tab. 3.7 Atemskala nach Bienstein (leicht modifiziert) *(Forts.)*

Kriterium	Punkte	Bewertung
Bewusstseinslage		**0** Keine Einschränkung **1** Leichte Einschränkung (reagiert auf Ansprache folgerichtig) **2** Reagiert auf Ansprache nicht folgerichtig **3** Keine Reaktion
Atemanstrengung		**0** Zwerchfell- und Thoraxatmung ohne Anstrengung **1** Zwerchfell- oder Thoraxatmung mit Anstrengung **2** Zwerchfell- oder Thoraxatmung mit großer Hilfestellung **3** Keine Zwerchfell- oder Thoraxatmung möglich
Atemfrequenz		**0** 14–20 Atemzüge/Min. **1** Unregelmäßige Atmung **2** Regelmäßige bradypnoische oder tachypnoische Atmung **3** Regelmäßige, sehr tiefe oder auch oberflächliche Atemzüge oder zwischen tachypnoisch und bradypnoisch wechselnde Atmung
Atemdepressive Arzneimittel		**0** Keine **1** Unregelmäßige Einnahme, geringe Atemdepression **2** Regelmäßige Einnahme, mäßige Atemdepression **3** Regelmäßige Einnahme spezifisch atemdepressiver Arzneimittel (z. B. Opiate, Barbiturate)
Summe		Bewertung: 0–6 Punkte = nicht gefährdet 7–15 Punkte = gefährdet 16–45 Punkte = hochgradig gefährdet, manifeste Atemstörung

Tab. 3.8 Einschätzung der Pneumoniegefährdung von Frau Weber anhand der Atemskala

Auswertung	Punkte
Bereitschaft zur Mitarbeit	1
Vorliegende Atemwegserkrankungen	0
Frühere Lungenerkrankungen	1
Immunschwäche	1
Raucher/Passivraucher	0
Schmerzen	1
Schluckstörungen	0
Manipulative orotracheale Maßnahmen	0
Mobilitätseinschränkung	1,5
Arbeit in lungengefährdendem Beruf	0
Intubationsnarkose, Beatmung	0
Bewusstseinslage	0
Atemanstrengung	0
Atemfrequenz	0
Atemdepressive Arzneimittel	1
Summe	**6,5**
Punktzahl 6,5 → eine Gefährdung liegt vor	

Die Erfassung einer Gefährdung mittels einer Skala ist immer nur eine selektive Momentaufnahme. Trotzdem weist Frau Weber kritische instabile Bereiche auf, die sich jederzeit ändern und zu einer Erhöhung der individuellen Gefährdung einer Pneumonieentwicklung führen könnten.

Verdeutlicht wird dies an der wechselhaften Kooperationsbereitschaft von Frau Weber (sie möchte z. B. nicht aufstehen und liegt mehrere Tage im Bett, trinkt wenig etc.). Deshalb ist es in jedem Fall sinnvoll, prophylaktische Maßnahmen anzusetzen.

361. Würden Sie aufgrund des Ergebnisses eine Pneumonieprophylaxe planen und durchführen? Begründen Sie Ihre Antwort.

Geeignete Maßnahmen zur Vorbeugung einer Infektion:

- Ausreichende Frischluftzufuhr, gute Raumluft
- Geeignete Kleidung
- Vitaminreiche Ernährung, gute Mundhygiene
- Bewegung
- Ausreichende Flüssigkeitszufuhr
- Grippeschutzimpfung
- Atemgymnastik zur besseren Belüftung der Lunge
- Bei längeren Liegephasen im Bett atemunterstützende Positionierungen anbieten (VATI-Positionierungen)

362. Welche Maßnahmen zur Pneumonieprophylaxe würden Sie als sinnvoll erachten?

An der Ausbildung einer Kontraktur sind beteiligt:

- Gelenkkapsel
- Sehnen
- Bänder
- Muskeln

363. In der Pflegeplanung müssen Sie berücksichtigen, dass Frau Weber seit ihrem Sturz Probleme mit der Schulterbeweglichkeit hat und ständig eine deutlich sichtbare Schonhaltung einnimmt. Dr. Schröder stellt folgende Diagnose: „Z. n. sturzbedingter Kontusion der rechten Schulter, beginnende Kapselschrumpfung im rechten Schultergelenk mit deutlicher Bewegungseinschränkung im Bereich der Abduktion und der Retro- und Anteversion. Eine Abduktion über 90° ist gar nicht, die Extension im Ellenbogengelenk bis maximal 130° möglich. Hand- und Fingerbeweglichkeit nicht eingeschränkt." Verordnung: Krankengymnastik. Welche anatomischen Strukturen sind an der Ausbildung einer Kontraktur beteiligt?

3

364. Die Tochter von Frau Weber liest nach dem Arztbesuch den Arztbericht und bittet Sie, ihr zu erklären, was die Befunde im Einzelnen bedeuten.

- **Z. n. sturzbedingter Kontusion:** Zustand nach Sturz mit Prellung der rechten Schulter
- **Kapselschrumpfung:** Bewegungseinschränkung eines Gelenks durch Zusammenziehen der Bindegewebsstrukturen, die das Gelenk umgeben
- **Abduktion:** Seitliche Bewegung einer Extremität vom Körper weg
- **Retroversion:** Bewegung einer Extremität nach hinten von der Körpermitte aus gesehen
- **Anteversion:** Bewegung einer Extremität nach vorne von der Körpermitte aus gesehen
- **Extension:** Streckung einer Extremität in einem Gelenk

3

3.2.2 Prophylaxen: Dehydratation, Obstipation, Zystitis

FALLBEISPIEL (FRAGEN 365–370)

Über Frau Herta Kopfman finden sich wenige biografische Hinweise in ihrer Bewohnerakte des Altenheims „St. Marien", in dem sie seit 5 Jahren lebt. Sie war schon immer eine Einzelgängerin, wie sie selbst sagt, war nie verheiratet und hatte keine Kinder. Außer der amtlichen Betreuerin, die sie vierteljährlich besucht, hat sie noch nie Besuch erhalten. Es ist nur bekannt, dass sie in Berlin geboren wurde, eine Lehre als Buchhalterin abschloss und bis zu ihrer Berentung bei Siemens in der Buchhaltungsabteilung arbeitete. „Fräulein Kopfman, bitte schön!", so erklärt sie jedem, wie sie gerne angesprochen werden möchte. Die 88-Jährige hat noch immer eine ausgeprägte Willenskraft und lehnt überwiegend Hilfe ab, obwohl sie sich schon bei vielen Verrichtungen des täglichen Lebens sehr schwertut. Mit Rollator findet sie den Weg alleine in das Wohnzimmer, wo sie den ganzen Tag sitzt und Zeitung liest oder diese zerreißt. Sie kann noch selbstständig essen und trinken, wobei sie gerne das Essen vermischt, auf dem Tisch verteilt, oder in verschiedene Trinkbecher umfüllt. Sie isst gerne Mehlspeisen und liebt süße Säfte. Bei ihrem Einzug ins Heim ist ein Diabetes mellitus Typ II festgestellt worden. Die Einnahme von Medikamenten lehnt Fräulein Kopfman vehement ab, und so wurden ihr vom Hausarzt keine verordnet. Sehr oft hat sie keine Einsicht in die Notwendigkeit mancher Unterstützung, z. B. wenn die Kapazität der Inkontinenzeinlage erschöpft ist und sie mit dem Hinweis „Ich bin eine saubere Frau, lassen Sie mich in Ruhe" den Wechsel der Einlage ablehnt. Fräulein Kopfmans Compliance hat sich in letzter Zeit zunehmend verschlechtert. Die ihr eigenen Ess- und Trinkgewohnheiten haben sich verstärkt, und sie fragt oft nach dem Weg zum Wohnzimmer. Das Gehen fällt ihr schwerer, und sie nässt teilweise ein.

365. Welche Punkte aus der geschilderten Situation ziehen Sie zur Einschätzung des Dehydratationsrisikos von Fräulein Kopfman heran? Begründen Sie Ihre Auswahl.

Relevante Faktoren zur Einschätzung des Dehydratationsrisikos:

- **Compliance:** Durch die eingeschränkte Compliance ist die Zuverlässigkeit einer Zufuhr der nötigen Trinkmenge nicht gewährleistet, Fräulein Kopfman lässt sich kaum motivieren.
- **Geistiger Zustand:** Durch die Verwirrtheit von Fräulein Kopfman kommt es häufig vor, dass Getränke als solche nicht erkannt und somit nicht getrunken werden.
- **Diabetes mellitus:** Fräulein Kopfman nimmt keine Medikamente gegen hohen Blutzucker und isst gern Süßes; es kann somit oft zu unbemerkten Blutzuckerspitzen kommen mit der damit verbundenen erhöhten Urinausscheidung.

- **Alter:** Herta Kopfmann ist 88 Jahre alt; mit zunehmendem Alter lässt das Durstempfinden nach, und oft treten Dehydratationszeichen vor dem Durstgefühl auf.

366. Welche im Fallbeispiel genannten Punkte könnten Anzeichen einer bereits vorhandenen Dehydratation sein? Auf welche Dehydratationszeichen müssen Sie noch achten? Begründen Sie Ihre Überlegungen.

Die **zunehmende Verwirrtheit** sowie die **körperliche Schwäche** könnten Symptome einer schon vorhandenen Dehydratation sein. Durch den Flüssigkeitsmangel kommt es zu einem Mangel an Wasser in den Zellen, auf den besonders die Gehirnzellen empfindlich reagieren, insbesondere mit Verwirrtheit.

Weitere Zeichen, die auf eine Dehydratation hinweisen, sind der veränderte **Hautturgor** (abgehobene Hautfalten bleiben länger als 10 Sekunden stehen), die **trockenen Schleimhäute** im Mund, eine **trockene, borkige Zunge** und **verminderte Urinproduktion.** Bei einer Überprüfung des Blutdrucks und des Pulses sind eine **Hypotonie** verbunden mit einer **Tachykardie** Hinweise auf eine Exsikkose.

367. Mit welchen Komplikationen müssen Sie bei Fräulein Kopfman rechnen, wenn die Exsikkose länger besteht?

Mögliche Komplikationen einer länger bestehenden Exsikkose:
- Weitere Zunahme der schon bestehenden Symptome wie Verwirrtheit und Schwäche mit den daraus resultierenden Gefährdungen bezüglich Sturz und Bettlägerigkeit
- Chronische Obstipation
- Schwere Organkomplikationen wie Nierenversagen, Thrombosen, Lungenentzündungen, Apoplexien
- Schlimmstenfalls Schock mit Kreislaufversagen und Todesfolge

368. Für welche Maßnahmen bezüglich der Dehydratation entscheiden Sie sich in der aktuellen Situation?

Maßnahmen in Verbindung mit der Dehydratation:
- Eine Arztvisite als wichtige Maßnahme anberaumen, in der u. a. geklärt wird, ob eine parenterale Flüssigkeitssubstitution nötig ist
- Vorübergehende Einfuhrbilanz, um die tatsächliche Trinkmenge zu ermitteln
- Ausfuhrkontrolle über Wiegen der Inkontinenzeinlagen
- Fräulein Kopfman süße, aber zuckerfreie Säfte oder Tees anbieten (gemäß ihren Vorlieben)
- Trinkgefäß nur zu zwei Drittel mit dem Getränk füllen und Fräulein Kopfman die Getränke zu bestimmten Zeiten regelmäßig anbieten, sie so weit wie möglich zum Trinken motivieren
- Auch noch spät abends und wenn möglich nachts Getränke anbieten oder griffbereit ans Bett stellen
- Da Fräulein Kopfman gerne süße Sachen isst, zusätzlich eingedickte Flüssigkeit anbieten, die sie wie ein Fruchtdessert essen kann

369. Durch die Exsikkose und den Bewegungsmangel ist bei Fräulein Kopfman eine temporäre Obstipation aufgetreten. Erarbeiten Sie einen Maßnahmenplan für Fräulein Kopfman, damit sich daraus keine chronische Verstopfung entwickelt.

Maßnahmen zur Obstipationsprophylaxe bei Fräulein Kopfman:

- Abführmaßnahmen zur Lösung der aktuellen Obstipation einleiten, z. B. Klistier nach ärztlicher Anordnung
- Fräulein Kopfman täglich zu festgesetzten Zeiten auf die Toilette bringen und ihr ausreichend Zeit lassen, den Tageszeitpunkt biografisch erfragen
- Zur Anregung der Darmperistaltik vor diesem Toilettengang eine Kolonmassage durchführen, da grundsätzlich körperliche Bewegung die Peristaltik fördert, Fräulein Kopfman aber aufgrund ihres Alters und somatischen Zustands nicht mehr zu ausreichender Bewegung in der Lage ist, Bewegungsmangel durch die Kolonmassage ausgleichen
- Eingeweichtes, klein geschnittenes Trockenobst täglich in die Nachspeise geben; vorsichtig mit der Menge umgehen und langsam an die Menge herantasten, die Fräulein Kopfman gut verträgt, ohne Durchfall zu beommen
- Trotz ihres Diabetes mellitus Fräulein Kopfman alternativ regelmäßig Laktulose anbieten; hierzu vorsichtig mit 10 ml am Tag beginnen und beobachten, wie Fräulein Kopfman reagiert; je nach Reaktion die Intervalle verlängern oder verkürzen

370. Seit 5 Tagen hat Fräulein Kopfman abends leicht erhöhte Temperatur, und seit gestern finden sich vereinzelt Blutkoagel in der Einlage. Der Arzt diagnostiziert eine Zystitis. Wodurch könnte diese entstanden sein?

Eine Zystitis ist eine Harnblaseninfektion durch eine aufsteigende bakterielle Infektion.

Allein die Harninkontinenz von Fräulein Kopfman ist ein Risikofaktor für die Entstehung einer Zystitis. Häufig kommt es trotz des unfreiwillig abgehenden Urins zu einer Restharnbildung, was einen guten Nährboden für bakterielle Besiedelung darstellt.

Dass Fräulein Kopfman in der letzten Zeit zu wenig trinkt, begünstigt die Entstehung einer Zystitis. Blase und Harnröhre werden nicht ausreichend gespült und Bakterien somit nicht beseitigt.

Die Tatsache, dass Fräulein Kopfman oft den Einlagenwechsel und die damit verbundene Intimpflege verweigert, wirkt begünstigend auf die Entwicklung einer Zystitis, besonders wenn sich Stuhlgang in der Einlage befindet. Durch die Nähe von Harnröhre und Darmausgang und der kurzen Harnröhre sind Frauen viel häufiger als Männer von Blasenentzündungen betroffen.

3.2.3 Verwirrtheit

FALLBEISPIEL (FRAGEN 371–376)

Das war eine Nacht! Bei der morgendlichen Übergabe sitzt die Nachtpflegekraft – mit den Nerven am Ende – im Stationszimmer und erzählt ihren Kollegen von der Nacht: ein Herzinfarkt, ein epileptischer Anfall und mittendrin Adelheid Schmidtbauer! Frau Schmidtbauer, eine gepflegte 87-jährige Dame, lebt seit 3 Jahren auf Station 1 im Altenheim. Bei ihrem Einzug ging es ihr noch recht gut. Sie war rüstig und konnte sich lediglich nicht gut selbst waschen und anziehen, da sie durch einen Unfall eine Schulterverletzung erlitten hatte, in deren Folge die linke Schulter versteifte. Gerade im letzten Jahr wurde sie zunehmend auffälliger. Dies fing an, nachdem sie vor 4 Monaten nachts aus dem Bett gefallen war und sich einige starke Prellungen und einen Oberschenkelhalsbruch zugezogen hatte. Frau Schmidtbauer kam daraufhin ins Krankenhaus und wurde operiert und mit einer Totalendoprothese (TEP) versorgt. Seit dem Krankenhausaufenthalt ist sie zeitweise etwas desorientiert. Es passiert immer häufiger, dass sie die Pflegekräfte fragt, wo sie sich befinde oder wo ihr Zimmer sei. Es gab deswegen schon Ärger mit einer Mitbewohnerin. Frau Schmidtbauer ging ohne Zögern in ein falsches Bewohnerzimmer und legte sich dort zum Schlafen in das Bett von Frau Huber, die darüber sehr empört war. Frau Schmidtbauer wirkte in dieser Situation sehr erregt und ängstlich und brauchte einige Zeit, bis sie sich wieder zurechtfand. Vor allem nachts geht es ihr nicht gut. Mehrmals steht sie auf, um auf die Toilette zu gehen, und häufig verlässt sie ihr Zimmer, immer lauthals auf der Suche nach ihrem Sohn Xaver.

Gerade heute Nacht ließ sich Frau Schmidtbauer kaum beruhigen. Die notfallbedingte Hektik übertrug sich auch auf Frau Schmidtbauer. Zu allem Überfluss versuchte Adelheid Schmidtbauer, der Situation zu entfliehen, indem sie ihre Station verließ. Die Pflegekraft des Nachtdienstes fand sie nach einiger Zeit im Treppenhaus zusammengekauert in einer Ecke sitzen. „Ich wollte doch nur nach Hause gehen und die Kinder versorgen", waren die Worte von Frau Schmidtbauer, als die Pflegekraft sie ansprach und zurück in ihr Zimmer führte. Als die Pflegekraft Frau Schmidtbauer ins Bett legen wollte, bemerkte sie, dass diese eingenässt hatte. Sie wusste von ihrer Kollegin, dass dies Frau Schmidtbauer schon zweimal nachts passiert war. Die Pflegekraft versorgte Frau Schmidtbauer. Da diese nicht zur Ruhe kam, rief sie nachts den Bereitschaftsdienst. Der Bereitschaftsarzt gab Frau Schmidtbauer gegen 4 Uhr morgens ein Beruhigungsmittel (Diazepam), worauf sie dann schnell einschlief.

371. Sie rufen am Vormittag den Hausarzt an und erzählen ihm von dem nächtlichen Vorfall und von der zunehmenden nächtlichen Unruhe von Frau Schmidbauer. Der Hausarzt bittet Sie, mit Frau Schmidtbauer zur medizinischen Abklärung in seine Praxis zu kommen. Hier diagnostiziert er eine Multiinfarkt-Demenz. Der Blutdruck von Frau Schmidtbauer liegt seit Tagen bei 160/90 mmHg. Der Cholesterinwert ist deutlich erhöht, der Blutzucker im Normbereich. Der Hausarzt ordnet eine Änderung der Medikamenteneinnahme an. Welche Veränderungen erwarten Sie aufgrund der Medikamentenwirkung bei Frau Schmidtbauer?

Medikation von Frau Schmidtbauer:	
ASS 100	1–0–0
Piracetam 1200 mg	1–1–1
Melperon 25 mg	0–0–1
Simvastatin	0–1–0

Muster

Mit den Medikamenten **(ASS 100 und Simvastatin)** wird der Gefahr der Progression eines atherosklerotischen Geschehens entgegengewirkt. **Piracetam** ist ein Nootropikum und verbessert den Gehirnstoffwechsel. Mit dieser Medikation könnte sich die Verwirrtheit von Frau Schmidtbauer verbessern bzw. nicht weiter verschlechtern. Entsprechende Ergebnisse sind nicht sofort sichtbar, sondern stellen sich erst im Lauf der Zeit unter der Medikation ein. Frau Schmidtbauer sollte daher im Hinblick auf die Wirkungen und auch Nebenwirkungen aufmerksam beobachtet werden.

Melperon wirkt als niedrigpotentes Neuroleptikum sedierend und dementiv. Insofern kann u. U. die Wirkung von Piracetam aufgehoben bzw. abgeschwächt werden. Melperon erhöht wegen seiner sedierenden Wirkung die Sturzgefährdung für Frau Schmidtbauer.

3

372. Frau Schmidtbauer, die normalerweise um 7 Uhr morgens aufsteht, schläft heute noch tief und fest, als Sie um diese Zeit zu ihr kommen. Sie lassen sie noch etwas schlafen und wecken sie erst um 8 Uhr. Schlaftrunken wankt Frau Schmidtbauer ins Bad und beim Versuch, sich auf die Toilette zu setzen, verfehlt sie diese und landet auf dem Boden. Sie hat sich glücklicherweise nicht verletzt. Womit könnte diese Müdigkeit und Unsicherheit zu tun haben? Erklären Sie Ihre Annahme.

Müdigkeit und Unsicherheit von Frau Schmidtbauer können verschiedene Gründe haben. Zum einen hat sie nur wenig geschlafen (ca. 4 Stunden). Zum anderen hat sie erst um 4 Uhr morgens eine Diazepam-Tablette erhalten. Die sedierende und muskelrelaxierende Wirkung von Diazepam ist noch nicht verschwunden. Insofern hat Frau Schmidtbauer noch eindeutig unter den Nachwirkungen der Valium-Medikation zu leiden. Auch wirkt sie möglicherweise noch benommen, da Valium zusätzlich eine dementive Wirkung hat. In der Folge könnte sie Probleme mit der Orientierung zeigen.

Frau Schmidtbauer ist vor diesem Hintergrund um 8 Uhr morgens sicherlich einem erhöhten Sturzrisiko ausgesetzt. Man könnte sie für verwirrt halten, obwohl ihre Unsicherheit eine Nachwirkung des Medikaments sein könnte.

373. Das Risiko, dass Frau Schmidtbauer stürzt, ist relativ hoch. Formulieren Sie anhand der Angaben aus dem Fallbeispiel die kritischen Punkte, die das Risiko eines Sturzes erhöhen. Verwenden Sie dazu eine Liste der ABEDLs als Raster (➤ Tab. 3.9).

Kommunizieren können	
Sich bewegen können	
Vitale Funktionen	
Essen und trinken	
Ausscheiden	
Sich pflegen können	
Sich kleiden	
Ruhen, schlafen und sich entspannen können	
Sich beschäftigen	
Sich als Frau fühlen und verhalten	
Für eine sichere und fördernde Umgebung sorgen	
Soziale Bereiche sichern und gestalten können	

Muster

Tab. 3.9 Einschätzung des Sturzrisikos nach ABEDL

Kriterium nach ABEDL	Aktuelle Situation
Kommunizieren können	Frau Schmidtbauer meldet sich nicht, wenn sie nachts zur Toilette muss oder aus anderen Gründen aufsteht.
Sich bewegen können	Frau Schmidtbauer ist zwar mobil, aber durch den Oberschenkelhalsbruch mit der TEP-Versorgung mit Sicherheit in der Beweglichkeit etwas eingeschränkt. Sie wurde im Treppenhaus gefunden, möglicherweise erkennt sie die Gefährlichkeit von Treppen nicht und würde beim nächsten Mal wieder so handeln. Dies erhöht das Risiko eines Sturzes sprunghaft.
Vitale Funktionen	Die Medikamente, die Frau Schmidtbauer bekommt, beeinträchtigen die Vigilanz negativ, z. B haben die Gabe von Valium und der daraus folgende Überhang bereits einen Sturz verursacht.
Essen und trinken	Frau Schmidtbauer sollte ausreichend trinken, da eine zu geringe Flüssigkeitszufuhr Auslöser für Verwirrtheitszustände sein kann. Falls sie abends zu viel oder diuresefördernde Getränke trinkt, muss sie nachts öfter zur Toilette gehen.
Ausscheiden	Nächtliche Toilettengänge, besonders im schlaftrunkenen Zustand, erhöhen das Sturzrisiko.
Sich pflegen können	Kleinere Pflegeverrichtungen wird Frau Schmidtbauer bestimmt selbst im Bad verrichten. Verspritztes Wasser auf dem Boden erhöht ihr Sturzrisiko.
Sich kleiden	Trägt Frau Schmidtbauer angemessene Kleidung, besonders im Hinblick auf ihr Schuhwerk? Was trägt sie nachts, ist sie gar mit Bettsocken unterwegs?
Ruhen, schlafen und sich entspannen können	Frau Schmidtbauer kommt nachts oft zu keinem entspannten Schlaf, da sie sehr unruhig und in Sorge ist. Möglicherweise ist sie dann auch tagsüber etwas schläfrig, was die Aufmerksamkeit und die Mobilität schwächt.

Tab. 3.9 Einschätzung des Sturzrisikos nach ABEDL *(Forts.)*

Kriterium nach ABEDL	Aktuelle Situation
Sich beschäftigen	Frau Schmidtbauer gelangt öfters in Zeitphasen zurück, als sie noch ihre Kinder versorgen musste. Dies veranlasst sie dann, „sich auf die Reise zu machen" und möglicherweise gefährliche Strecken zurückzulegen. Hat Adelheid Schmidbauer im Altenheim eine sinnvolle Beschäftigung gefunden, die diese in ihrem Leben immer aktive Frau ausfüllt?
Sich als Frau fühlen und verhalten	Frau Schmidtbauer fühlt sich als Mutter; sie empfindet noch eine Sorgfaltspflicht für ihre Kinder, die sie nachts „umtreibt". Sie war immer eine „Macherin", lehnt Hilfe überwiegend ab.
Für eine sichere und fördernde Umgebung sorgen	Während ihrer Verwirrtheitszustände kann Frau Schmidtbauer Gefahren nicht abschätzen. Brennt nachts ein Licht, das den Weg ins Bad weist und indirekt das Zimmer ausleuchtet? Befinden sich Stolperfallen im Zimmer? Wie oft sieht die Pflegekraft nachts nach Frau Schmidtbauer und führt sie zur Toilette?
Soziale Bereiche sichern und gestalten können	Scheinbar vermisst Frau Schmidtbauer ihre Kinder. Regelmäßige Besuche der Kinder können das Bedürfnis nach „Versorgung" möglicherweise stillen und die „Ausflüge" reduzieren.

Tab. 3.10 Intrinsiche und extrinsische Risikofaktoren am Beispiel der Fallgeschichte

Intrinsische Risikofaktoren	Extrinsische Risikofaktoren
• Beeinträchtigung der Kognition und Stimmung: Verwirrtheit • Ausscheidungsverhalten: Einnässen, Probleme beim Toilettengang • Sturzvorgeschichte: stürzte vor 4 Monaten • Funktionsbeeinträchtigungen: durch TEP Versorgung	• Medikamente: Sedativa • Fehlende Beleuchtung bei nächtlichen Ausflügen • Mögliche Stolperfallen

374. Die von Ihnen erhobenen Daten lassen sich in „intrinsische und extrinsische Risikofaktoren" für einen Sturz einteilen. Geben Sie für jede Risikogruppe kurze Beispiele aus der Fallgeschichte (➤ Tab. 3.10).

Informationen, die in einem Sturzprotokoll enthalten sein müssen

- Angaben zur Person des Gestürzten
- Name der Person, die den Gestürzten gefunden hat
- Datum und Uhrzeit des Sturzes
- Ort des Sturzes
- Lage des Gestürzten
- Beim Sturz betroffene Körperteile
- Bewusstseinslage
- Beschwerden des Bewohners über Schmerzen oder sonstige Symptome
- Sichtbare Verletzungen
- Vitalwerte

Weitere Angaben

- Welche Maßnahmen wurden wann eingeleitet?
- Wann wurde welcher Arzt verständigt?

375. Jeder Sturz eines Bewohners sollte in einem Sturzprotokoll ordentlich dokumentiert werden. Ziel und Zweck dieser Protokolle ist nicht nur der Nachweis der eingehaltenen Sorgfaltspflicht und der eingeleiteten Maßnahmen, sondern sie dienen auch als Grundlage möglicher Regressansprüche. Ebenso ermöglichen diese Protokolle eine Übersicht über die Sturzhäufigkeit und die Art der Stürze. Welche Daten müssen unbedingt in diesen Protokollen erscheinen?

- Wie kam es zu diesem Sturz?
- Welche Zeugen gibt es für den Sturz?
- Wurde das Sturzrisiko im Vorfeld ermittelt und gibt es eine aktuelle Pflegeplanung?
- Wurden verbesserungswürdige Sicherheitsmaßnahmen für die Zukunft eingeleitet?

376. Um Frau Schmidtbauers Orientierung und ihr Wohlbefinden auf der Station zu verbessern, geben Sie Ihrer Schülerin den Auftrag, einige Vorschläge auszuarbeiten. Welche Maßnahmen zur Verbesserung der Orientierung und des Wohlbefindens ließen sich durchführen? Beschreiben und begründen Sie diese.

Eine Möglichkeit zur Verbesserung der Gedächtnisleistung und der Orientierungsfähigkeit von Frau Schmidtbauer wäre das Realitätsorientierungstraining (ROT) (➤ Frage 402).

Voraussetzung für ein erfolgreiches Training ist hierbei die Gestaltung der Umgebung unter Verwendung von Orientierungshilfen im Alltag nach Maßgabe und Grundsätzen der Milieutherapie.

Ziel ist eine Verbesserung der zeitlichen, räumlichen und situativen Orientierung in der Heimumgebung und der Orientierung zur eigenen Person. Das Training findet in Kleingruppen statt. Zusätzlich könnte das Zimmer von Frau Schmidtbauer so gekennzeichnet werden, dass sie es wiederfindet. Je nach Ausmaß ihrer Verwirrtheit eignen sich hierfür z. B. der Name oder ein Bild. Auf Station sollten gut sichtbare Orientierungshilfen, z. B. Uhrzeit, Datum, Jahreszeit, Gemeinschaftsräume, Bad etc., gegeben werden.

Auch während der täglichen Gespräche mit Frau Schmidtbauer sollten unauffällig Orientierungshilfen gegeben werden, ohne examinierend zu wirken. Zum Beispiel: „Guten Morgen, Frau Schmidtbauer. Heute Morgen war es noch ganz schön kalt, als ich zur Arbeit fuhr. Na ja, wir haben ja jetzt auch die Eisheiligen, und da wird es im Mai schon noch recht kalt …“ Hier bietet sich die Möglichkeit eines Gesprächs über die Eisheiligen, den Mai etc. an, was Orientierung in der Jahreszeitstruktur gibt. Gerade für diese Generation war das Jahr nach kirchlichen Festen, Saat- und Erntezeitpunkten und Mondphasen eingeteilt. Viele Sprüche und Bauernweisheiten gaben Orientierung im Jahr.

Eine weitere wichtige Maßnahme wäre eine intensive Biografiearbeit (➤ 1.7), die das Verhalten und die Emotionen von Frau Schmidtbauer im Licht ihrer persönlichen Lebenserfahrung spiegelt. Dadurch können bestimmte Situationen besser verstanden und neue Gestaltungsmöglichkeiten und individuelle Handlungsoptionen gefunden werden.

Gerade aufgrund der früheren beruflichen Situation von Frau Schmidtbauer wäre ein Wahrnehmungstraining unter Zuhilfenahme einer sensorischen Therapie von Vorteil. Gerade in einer Bäckerei spielen die haptischen und olfaktorischen Sinneseindrücke eine große Rolle. Durch konsequente Therapie könnten damit Erinnerungen an positive Erfahrungen von Frau Schmidtbauer aktiviert und ihr Wohlbefinden erhöht werden. Ähnliche Ziele verfolgt die 10-Minuten-Aktivierung.

3.3 Unterstützung alter Menschen bei rehabilitativen Maßnahmen: Apoplex

FALLBEISPIEL (FRAGEN 377–386)

Unerträglich heiß war es heute! Gerdi Schmöller, 72 Jahre, litt enorm unter der Hitze. Seit dem Aufstehen fühlte sie sich gar nicht gut. Wie schon so oft in den letzten Tagen war ihr auch heute Morgen wieder schwindelig. Immer nur für einen kurzen Moment, aber die Abstände wurden seit einer Stunde immer kürzer. Gerade wollte sie die Tasse Kaffee wieder abstellen, da fiel sie ihr einfach aus der Hand. Was war los? Die Kraft in ihrem rechten Arm war weg! Sie wollte gerade schimpfen, als sie merkte, dass auch mit ihrem Mund und ihrer Zunge etwas nicht stimmte. Der Schluck Kaffee, den sie gerade aus ihrer Tasee genommen hatte, lief ihr jetzt aus dem Mundwinkel heraus. Sie bekam Angst. Schnell wollte sie aufstehen, um zum Telefon zu gehen, da knickte sie auch schon weg. Das rechte Bein trug sie nicht mehr. Frau Schmöller stürzte zu Boden. Ihr war wieder schwindelig, alles drehte sich vor ihren Augen. Wie lange sie dort gelegen hatte, wusste sie nicht mehr, als sie später im Krankenhaus wach wurde. Ihr Sohn hatte sie einige Zeit nach dem Schlaganfall auf dem Boden liegend gefunden und sofort den Krankenwagen alarmiert.

377. Das Krankenhaus besitzt eine sogenannte Stroke Unit für die Versorgung von Schlaganfallpatienten. Was ist eine Stroke Unit? Beschreiben Sie die Besonderheiten einer solchen Einheit.

Unter einer Stroke Unit versteht man eine Spezialstation in einem Krankenhaus, die auf die Erstversorgung von Schlaganfallpatienten spezialisiert ist. Ziel einer Stroke Unit ist die rasche gezielte diagnostische Abklärung der Schlaganfallursache und die Einleitung der optimalen Therapie für den Betroffenen, ggf. kann hier eine Lysetherapie eingeleitet werden.

In einer Stroke Unit können Schlaganfallpatienten kontinuierlich überwacht werden. Hierzu stehen die notwendigen technischen Hilfsmittel (z. B. ausreichende Anzahl an Monitoren) zur Verfügung. Blutdruck, Puls, Temperatur und Atmung werden kontinuierlich kontrolliert. Gerade Veränderungen der Atmung oder der Kreislaufsituation des Betroffenen müssen schnell und adäquat behandelt werden, um weitergehende Schädigungen der Gehirnfunktion und eine Zunahme des neurologischen Defizits zu vermeiden. Gegebenenfalls ist die Verlegung auf eine der Stroke Unit angegliederte Intensivstation erforderlich.

Durch die enge Zusammenarbeit der verschiedenen medizinischen Fachbereiche (z. B. Neurologen, Internisten, Neurochirurgen und Radiologen) mit anderen Fachgruppen wie Krankengymnasten, Ergotherapeuten, Logopäden und nicht zuletzt mit dem besonders in der Pflege von Apoplexpatienten geschulten Pflegepersonal, kann bereits im Rahmen der Behandlung eine Frührehabilitation des Patienten begonnen werden. Hat sich der Zustand des Erkrankten stabilisiert, kann die notwendige Rehabilitation in einer dafür vorgesehenen Rehabilitationseinrichtung eingeleitet werden.

378. Frau Schmöller hat bereits im Vorfeld ihres Schlaganfalls einige Vorboten für das Auftreten eines apoplektischen Insults gehabt. Beschreiben Sie, was man grundsätzlich unter den Vorboten TIA und PRIND versteht.

3

Häufig (bei etwa der Hälfte aller Hirninfarkte) kündigt sich ein Schlaganfall durch folgende zwei Vorzeichen an:

TIA: transitorische ischämische Attacke

Bei diesem typischen Vorboten eines Schlaganfalls handelt es sich um eine vorübergehende starke Durchblutungsstörung des Gehirns. Beim Auftreten einer TIA kommt es plötzlich zu neurologischen Ausfallerscheinungen wie

- Schwäche,
- Schwindel,
- Gefühlsstörungen oder kurzzeitigen Lähmungen in einem Körperteil oder einer Körperhälfte,
- Störungen, die eine Gesichtshälfte betreffen, z. B. einem schiefen Mund,
- Sprachstörungen, Wortfindungsstörungen,
- Sehstörungen bis hin zur vorübergehenden einseitigen Blindheit (Amaurosis fugax).

Die genannten Symptome können Sekunden oder mehrere Stunden andauern. Allerdings sollten sie sich nach spätestens 24 Stunden vollständig zurückgebildet haben.

PRIND: prolongiertes reversibles ischämisches neurologisches Defizit

Persistieren die Symptome länger als 24 Stunden, dann spricht man von einem PRIND, sofern sich die Symptome vollständig innerhalb von 3 Wochen wieder zurückbilden.

Hauptursache von TIA und PRIND sind vorübergehende (passagere) Durchblutungsstörungen des Gehirns. Weil die Symptome oft sehr schnell wieder verschwinden und keine Beschwerden hinterlassen, werden vorübergehende Durchblutungsstörungen des Gehirns von den Betroffenen häufig nicht ernst genommen. Weil aber ein Teil der Menschen, bei denen eine TIA und/oder ein PRIND auftritt, in den folgenden Tagen oder Monaten einen Schlaganfall erleidet, sollten die oben beschriebenen Symptome immer sofort ärztlich abgeklärt werden.

379. Welche Vorboten für den Schlaganfall erkennen Sie im Fallbeispiel von Frau Schmöller?

Bei Frau Schmöller handelte es sich im Vorfeld um mehrere TIAs, die sie erlitten hat. Diese TIAs waren von sehr kurzer Dauer und äußerten sich in der Hauptsache durch kurzzeitigen Schwindel.

Tab. 3.11 Symptome infolge eines Schlaganfalls

Symptom	Erläuterung
Hemiplegie	halbseitige, unterschiedlich stark ausgeprägte Lähmungen der Extremitäten
Fazialisparese	Gesicht kann halbseitig gelähmt sein (z. B. hängender Mundwinkel, fehlender Lidschluss)
Sensibilitätsstörung	Gefühl für Wärme, Kälte, Druck und Lage der betroffenen Körperhälfte geht verloren (oft vorübergehend); es treten Missempfindungen oder Taubheitsgefühle in der betroffenen Körperseite auf
Neglect-Syndrom	• Wahrnehmungsstörung einer Körperhälfte und der Umwelt auf der betroffenen Seite, die der Betroffene als nicht vorhanden erlebt. Da er nicht merkt, dass seine Wahrnehmung gestört ist, kann er auch eine eventuell gleichzeitig auftretende Hemiparese nicht erkennen • Sehen, Hören, Fühlen und die Motorik können betroffen sein
Hemianopsie	Sehstörungen, bei der auf beiden Augen die eine Hälfte des Gesichtsfelds nicht mehr wahrgenommen wird
Globale Aphasie	Schwerste Form der Aphasie, Sprachproduktion und Sprachverständnis sind stark gestört, oft nur Sprachautomatismen, wenn die sprachdominante Hirnhälfte (meist links) betroffen ist

380. Nachdem im Krankenhaus bei Frau Schmöller ein Schlaganfall diagnostiziert wurde, sind bei ihr die folgenden Symptome aufgetreten. Beschreiben Sie kurz, was man jeweils darunter versteht (> Tab. 3.11).

Hemiplegie	
Fazialisparese	
Sensibilitätsstörung	
Neglect-Syndrom	
Hemianopsie	
Globale Aphasie	

Muster

Im Rahmen der Rehabilitation eines Schlaganfalls soll der Betroffene verlorene Fähigkeiten wiedererlernen mit dem Ziel, dass er sein Leben wieder alleine gestalten und meistern kann. Die Funktionen der durch den Schlaganfall ausgefallenen Gehirnareale sollen von anderen Regionen des Gehirns übernommen werden. Um diese Aufgabe bewältigen zu können, ist die Rehabilitation ein Gebiet, in dem verschiedene Fachgruppen eng zusammenarbeiten müssen. Dazu gehören folgende Fachgruppen:

- Pflege
- Physiotherapie
- Ergotherapie
- Logopädie
- Diätassistenten
- Neuropsychologie
- Medizin

Ziel dieser interdisziplinären Zusammenarbeit ist, dass der Betroffene die Alltagskompetenzen wiedererlangt, die ihm ein selbstständiges Leben ermöglichen, das seinen Fähigkeiten und Ressourcen entspricht. Ein weiterer wichtiger Aspekt der Rehabilitationsmaßnahmen ist für den Patienten die

381. Der behandelnde Arzt überweist Frau Schmöller in eine stationäre Rehabilitationsklinik. Beschreiben Sie, was mit einer Rehabilitationsmaßnahme bei Schlaganfallpatienten erreicht werden soll und welche Fachgruppen daran beteiligt sind.

3

Auseinandersetzung mit seiner Erkrankung und die Chance, die Erkrankung mit ihren verbleibenden Symptomen anzunehmen.

382. Begründen Sie, warum es notwendig ist, dass Diätassistenten im therapeutischen Team vertreten sind.

Beim Schlaganfall ist häufig der Schluckvorgang beeinträchtigt, die Betroffenen leiden unter Schluckstörungen. Im Rahmen der Rehabilitation ist es wichtig, dass der Patient, die Diätassistenten und die Ergotherapeuten gemeinsam eine sinnvolle, auch „schluckbare", ausgewogene und abwechslungsreiche Ernährung zusammenstellen, die mögliche Probleme therapeutisch angeht, z. B. ein u. U. vorhandenes Übergewicht senkt oder das Risiko der Unterernährung und Exsikkose bei vorhandenen Schluckstörungen reduziert. Da ein Ziel der Rehabilitation im Erhalt oder Zurückgewinnen der Lebensqualität für den Betroffenen besteht, ist die Ernährung in diesem Zusammenhang als wichtiger Faktor anzusehen. Die Nahrungsaufnahme stellt bei vorliegender Spastizität ein Problem dar. Sie kann in bestimmten Trainings- und Rehabilitationsphasen durch eine geeignete Ernährung positiv unterstützt werden, damit der Betroffene auch Übungserfolge aufweisen kann.

Beispiel: Lieblingsspeisen des Betroffenen werden von der Küche so zubereitet, dass sie trotz eingeschränkter Motorik gegessen werden können, ohne an Appetitlichkeit zu verlieren, z. B. Fingerfood. Die Anreicherung von Nahrungsmitteln mit Nährstoffen, z. B. in der Suppe, wird mit der Diätassistentin abgeklärt.

383. In der Reha wird Frau Schmöller erklärt, dass man hier nach dem Bobath-Konzept arbeitet. Erklären Sie, was die Ziele des Bobath-Konzepts sind.

Ziele des Bobath-Konzepts:
- Wiedererlangen der verloren gegangenen Wahrnehmung
- Normalisierung der Wahrnehmung des eigenen Körpers und der Umwelt
- Normalisierung des Haltungstonus
- Vermeidung bzw. Hemmung von Spastik und Wiederherstellung eines angepassten Muskeltonus
- Vermeidung von Fremd- und Eigentraumatisierung
- Wiedererlernen normaler, beidseitiger Bewegung, Vermeidung eines kompensatorischen Fehleinsatzes der weniger betroffenen Seite
- Anbahnung normaler Gesichts-, Mund-, Zungen- und Kehlkopfmotorik
- Selbstständigkeit in den Aktivitäten des täglichen Lebens
- Ein wichtiger Aspekt des Bobath-Konzepts ist das 24-Stunden-Management: Das Konzept soll über 24 Stunden durch alle an der Rehabilitation beteiligten Personen kontinuierlich angewendet werden

384. Um die genannten Ziele erreichen zu können, bietet das Bobath-Konzept verschiedene Möglichkeiten. Erklären Sie ausführlich die Prinzipien des Bobath-Konzepts für die Bereiche Positionierung, Mobilisation, Transfer und Erlangung der Alltagskompetenzen.

Prinzipien des Bobath-Konzepts in verschiedenen Bereichen:

Positionierung zur Unterstützung eines funktionellen Muskeltonus
- Die Positionierung stellt wegen der regelmäßigen Wiederholung gerade in der Akutphase eine besonders wichtige Maßnahme für den Patienten dar. Durch konsequent und fachgerecht durchgeführte Positionierungen kann eine Muskeltonuserhöhung günstig beeinflusst werden.
- Durch das Anbieten von ausreichenden Unterstützungsflächen kann bei einer Spastizität der Muskeltonus verringert werden.

- Liegt ein hypotoner Muskeltonus vor, kann der Aufbau eines funktionellen Muskeltonus begünstigt werden, indem weniger Unterstützungsflächen angeboten werden Deshalb ist bei einem schlaffen Muskeltonus das überwiegende Liegen im Bett kontraproduktiv.

Positionierung zur Unterstützung der Körpereigenwahrnehmung

- Liegen bei einem Patienten Störungen der Körpereigenwahrnehmung vor, bietet die Positionierung gute Ansatzpunkte zur verstärkten Wahrnehmung des Körpers. Hierfür wird der Betroffene eher härter positioniert, wodurch die Körperwahrnehmung besonders über die Tiefensensibilität (Propriozeption) der aufliegenden Körperteile durch den höheren Auflagedruck verbessert wird.
- Werden gleichzeitig noch zusätzliche Positionierungsmaterialien zur seitlichen Begrenzung eingesetzt, werden die möglichen Wahrnehmungszonen der eigenen Körperoberfläche immer größer, der Betroffene erhält durch die Vergrößerung der Kontaktflächen beim Positionieren intensivere Information über seinen Körper.
- Wichtig ist hierbei die Beachtung des individuellen Dekubitusrisikos des Patienten. Grundsätzlich muss zwischen Risiko und Nutzen der eher härteren Bobath-Positionierung zur Verbesserung der Körperwahrnehmung und der damit verbundenen potenziellen Erhöhung des Dekubitusrisikos abgewogen werden.
- Oft reicht die regelmäßige Umpositionierung in kürzeren Intervallen als Dekubitusprophylaxe aus.

Mobilisation und Transfer zur Unterstützung des Einübens funktioneller Bewegungsabläufe

- Wird der Patient mobilisiert, bewegt oder transferiert wie z. B. beim Betten, Umpositionieren, Aufstehen und Umsetzen in den Rollstuhl, setzt der jeweilige Therapeut bestimmte Techniken ein. Ausgefallene Bewegungsfunktionen an den stärker betroffenen Körperteilen werden dann vom Pflegetherapeuten übernommen, es wird darauf geachtet, dass der mehrbetroffene Arm immer geschützt ist vor Fremd- oder Eigentraumatisierung.
- Im Gegenzug arbeitet der Patient durch den Einsatz seiner Fähigkeiten der weniger betroffenen Körperanteile aktiv mit. Der Patient wird dadurch wieder in physiologische Bewegungsmuster und -abläufe hineingeführt. Dadurch werden normale, beide Körperhälften betreffende Bewegungen angebahnt und wieder erlernt. Falsche Bewegungsmuster und Bewegungsabläufe durch kompensatorischen Einsatz der weniger betroffenen Körperseite werden vermieden.

Alltagstraining – Hilfe zur Selbsthilfe

- Ein wichtiges Ziel der Rehabilitationsmaßnahmen ist die Wiedererlangung von Alltagskompetenzen. Hier macht sich das Alltagstraining die Erkenntnisse der Positionierungen und der Propriozeption zunutze. Für den Patienten bekannte Alltagssituationen wie z. B. das Essen werden hinsichtlich Umgebung und Ausgangssituation so gestaltet, dass der Patient in der für ihn optimalen Ausgangsstellung ist.
- Konkret heißt das, er muss so sitzen oder so positioniert werden, dass sein Muskeltonus dem physiologischen Zustand für die anstehende Tätigkeit am nächsten kommt. So kann er versuchen, ihm vertraute und bekannte Bewegungsabläufe wieder zu erlernen, einzuüben und zu trainieren.

385. Erklären Sie den Ansatz der kombinierten Anwendung des Bobath-Konzepts und der Basalen Stimulation® zur therapeutischen Körpereigenwahrnehmung.

Die Stimulation (➤ 3.4.2) der Körpereigenwahrnehmung bietet ein großes Feld von Therapieoptionen und Herangehensweisen. So können zur therapeutischen Stimulierung der Körpereigenwahrnehmung über die Tiefensensibilität (Propriozeption) außer durch Positionierungstechniken im Rahmen des Bobath-Konzepts auch Elemente der Basalen Stimulation z. B. bei der Körperpflege eingesetzt werden. Waschungen können mit unterschiedlichen Stimuli (haptisch, sensorisch, olfaktorisch etc.) durchaus hilfreiche ergänzende Maßnahmen bei der Körpereigenwahrnehmung darstellen und diese fördern. Besonders hervorzuheben ist hier das Waschen über die Körpermitte zur Förderung der Wahrnehmung auf der stärker betroffenen Seite. Dabei wird von der weniger zur stärker betroffenen Seite gewaschen, um die Sensibilität auf die stärker betroffene Seite „zu verschieben".

386. Das Bobath-Konzept fordert das 24-Stunden-Management. Was versteht man darunter?

Um die Ziele des Bobath-Konzepts (Regulation des Muskeltonus und Anbahnung physiologischer Bewegungen) für den Patienten am besten erreichen zu können, müssen die dazu notwendigen Therapiemaßnahmen und die dazugehörenden Prinzipien der Durchführung so oft wie möglich eingeübt werden.

Da diese Maßnahmen dazu dienen, die Alltagskompetenz des Patienten wiederzuerlangen, reicht es nicht aus, die Maßnahmen, die zugrunde liegenden Prinzipien und deren Einübung nur zu bestimmten und begrenzten Therapiezeiten durchzuführen. Der normale Tag mit seinen Anforderungen stellt im Rahmen der Rehabilitation eines Schlaganfallpatienten den therapeutischen Trainingsalltag dar, in dem jede Handlung nach therapeutischen Prinzipien eingeübt werden muss.

In der Konsequenz heißt dies, dass all diejenigen, die an der Rehabilitation des Schlaganfallpatienten beteiligt sind, nach identischen Vorgaben die entsprechenden Therapiemaßnahmen durchführen sollen. Das Gehirn des Patienten kann sich so am schnellsten an die neue Situation anpassen, und die Gefahr des Einübens falscher Bewegungsabläufe oder -muster wird minimiert. Dieses Vorgehen gilt demnach für alle Fachgruppen in der Rehabilitationseinrichtung, die für den Patienten über 24 Stunden an einem berufsübergreifenden Therapiekonzept arbeiten, um die **einheitlich** festgelegten Therapieziele zu erreichen.

Therapieziele und Maßnahmen werden vom therapeutischen Team gemeinsam festgelegt, die Ergebnisse gemeinsam evaluiert. Entscheidend ist, dass jede Fachgruppe von der anderen lernt und dabei das Ziel der Rehabilitation des Patienten vor Augen hat.

3.4 Mitwirkung bei geriatrischen und gerontopsychiatrischen Rehabilitationskonzepten

3.4.1 Biografie und Validation®

FALLBEISPIEL (FRAGEN 387–389)

Gespräch zwischen Pflegefachkraft Erika Huber und Herrn Meier, dem Enkel eines Bewohners.

Pflegefachkraft Erika: „Schön dass ich Sie noch antreffe, Herr Meier, haben Sie noch ein bisschen Zeit, denn ich hätte noch ein paar Fragen zur Biografie Ihres Großvaters? Die letzten 3 Nächte war Ihr Opa immer sehr unruhig, stand aus dem Bett auf, war nicht zu beruhigen und rief immer nach seinem kleinen Kind. Die Kollegin im Nachtdienst konnte ihn gar nicht beruhigen. Immer wieder rief er verzweifelt nach dem Kind und sagte, dass er jetzt unbedingt ins Krankenhaus müsse. Beim Aufnahmegespräch erzählte uns Ihr Großvater, dass er sehr stolz auf seinen einzigen Sohn sei, dass er nie mit ihm Probleme gehabt hätte und dass sich das Kind prächtig entwickelt habe. Wissen Sie etwas über ein sehr belastendes Erlebnis zwischen Ihrem Vater und Ihrem Großvater?" **Herr Meier:** *„Wissen Sie, wenn ich ehrlich sein darf, schätze ich Ihr Bemühen um meinen Großvater sehr, aber es ist mir nicht sehr verständlich, ja es befremdet mich sogar etwas, wenn Sie so persönliche und intime Fragen zum Lebenslauf meines Opas stellen."*

Pflegefachkraft Erika: „Sehen Sie Herr Meier, Ihr Großvater wohnt nun seit 2 Wochen bei uns und nach meinem Gefühl hat er schon etwas Vertrauen zu uns gewonnen und findet sich langsam in die für ihn neue und ungewohnte Situation ein. Er ist, wie Sie es ja die letzten 2 Jahre hautnah erlebt haben, etwas vergesslich geworden und zeitweise zeitlich und situativ desorientiert. Dies war ja auch, so viel ich weiß, ein Hauptgrund für Sie, warum Sie sich entschlossen haben, Ihren Großvater ins Pflegeheim zu bringen. Die Biografie hilft uns, Ihren Großvater in schwierigen Situationen zu verstehen, ihm individuell Unterstützung anzubieten zu können, wenn er unsere Hilfe benötigt. Dies ist ein Schatz, den wir bewahren und ihm zur Identitätsfindung wieder zur Verfügung stellen können, wenn Ihr Großvater weiter in den Bereich des Vergessens eindringen sollte. Sein Verhalten hat uns einfach erstaunt und die Kollegin im Nachtdienst war sehr hilflos, als Ihr Großvater die letzten Nächte so verzweifelt war, noch dazu, da er tagsüber immer sehr freundlich und ausgeglichen wirkte. Wir respektieren es selbstverständlich, wenn Ihr Großvater über gewisse Dinge nicht reden möchte oder auch wenn Sie es nicht möchten."

Herr Meier: *„Ich gebe Ihnen gerne Auskunft, so weit ich es kann, wenn es meinem Großvater hilft und auch für die Pflege von Bedeutung ist. Es war mir nur bis jetzt noch nicht klar, wie wichtig diese Biografie ist. Wissen Sie, es gibt da eine Geschichte im Leben meiner Großeltern, über die nie viel geredet wurde, nur andeutungsweise fielen manchmal Bemerkungen. Mein Vater war nicht der einzige Sohn. Als meine Großeltern frisch verheiratet waren, sie heirateten 1940, bekam meine Großmutter ein Kind. Dieser Junge, von dem ich nicht mal den Namen weiß, starb mit 3 Monaten. Nur manchmal hörte ich Oma sagen, wie schwer es für eine Mutter ist, ein Kind zu verlieren."*

Pflegefachkraft Erika: „Ich danke Ihnen, Herr Meier, für diese Auskunft, die das nächtliche Erleben Ihres Großvaters in ein verständlicheres Licht rückt, und besonders für Ihr Vertrauen. Seien Sie gewiss, dass wir unabhängig von Schweigepflicht und Datenschutz sorgsam, vertrauensvoll und wertschätzend mit dem uns anvertrauten biografischen Wissen umgehen werden."

Herr Meier: *„Eigentlich finde ich Ihren geschilderten Ansatz für mich persönlich recht spannend, denn es eröffnet mir neue Perspektiven, meine eigene Familiengeschichte anzusehen. Wenn mir noch mehr einfällt, was mir wichtig erscheint, wende ich mich wieder an Sie. Jetzt muss ich mich aber sputen! Auf Wiedersehen!"*

Pflegefachkraft Erika: „Auf Wiedersehen, Herr Meier, bis zum nächsten Mal!"

387. Finden Sie möglichst viele Fragen, die bei der Aufnahme einem Bewohner, oder falls dieser keine Auskunft mehr geben kann, auch den Angehörigen gestellt werden können, die detailliert die individuelle Biografie des Bewohners abbilden. Bedienen Sie sich bei der Entwicklung der Fragen ➢ Tab. 3.12.

Soziales Umfeld
• zum Beispiel: Was machte Ihr Vater beruflich? • •
Kindheit
• zum Beispiel: Wurden bei Ihnen zu Hause Jungen und Mädchen unterschiedlich erzogen? • • •
Schulzeit/Jugend
• zum Beispiel: Sind Sie gerne in die Schule gegangen? • •
Krieg, Verfolgung und andere prägende Erlebnisse
• zum Beispiel: Haben Sie unter dem Naziregime gelitten? • •
Beruflicher Werdegang, Erfahrungen
• zum Beispiel: Durften Sie Ihren Beruf frei wählen? • •
Ehe/Partnerschaft
• zum Beispiel: Haben Sie geheiratet? • •
Weiteres, besondere Interessen
• zum Beispiel: Haben Sie sich für Politik interessiert, waren Sie politisch aktiv? • •

Muster

Tab. 3.12 Fragen zur Biografie

Themenfelder
Soziales Umfeld
• Was machte Ihr Vater beruflich? • Gab es Eigenschaften, die Sie an Ihrem Vater/Ihrer Mutter sehr mochten, und welche mochten Sie nicht? • Hatte Ihre Mutter einen Beruf und war sie darin tätig? • Wer führte den Haushalt? • Haben Sie Geschwister, sind sie jünger, älter? • Wie haben Sie sich mit Ihren Geschwistern verstanden, wie verstehen Sie sich heute mit Ihren Geschwistern? • Kannten Sie Ihre Großeltern, hatten Sie viel Kontakt zu ihnen? • Lebten Sie auf dem Land, in der Stadt, im eigenen Haus, zur Miete? • Wurde in Ihrem Elternhaus Dialekt gesprochen? • Hatten Sie Haustiere? • Hatten Sie bestimmte Aufgaben als Kind? • Gab es Traditionen, die in Ihrer Familie gepflegt wurden, wie verbrachten Sie die Abende ohne Fernsehen?
Kindheit
• Wurden bei Ihnen zu Hause Jungen und Mädchen unterschiedlich erzogen? • Hatten Sie eine strenge oder eher liberale Erziehung? • Lebten Sie mit Ihren Geschwistern in einem Zimmer? • Wie wurden Sie als Kind beschrieben? Waghalsig, schüchtern, Naturkind …? • Spielten Sie viel draußen oder lieber im Haus? • Wie wurden Sie als Kind gerufen, hatten Sie einen Spitznamen? • Hatten Sie ein Lieblingsspielzeug, welche Spiele spielten Sie als Kind? • Gab es besondere Sprichwörter in Ihrer Familie, erinnern Sie sich an Anekdoten und Familiengeschichten? • Wie wurden Sie als Kind bestraft/belohnt? • Wie wurden in Ihrer Familie die Festtage zelebriert, welche Lieder wurden gesungen? • Wie verbrachten Sie Ferien und Freizeiten?
Schulzeit/Jugend
• Sind Sie gerne in die Schule gegangen? • Waren Ihre Lehrer streng? • Waren Sie ein guter Schüler? Welches Fach mochten Sie besonders gerne? • Wurden Sie gefördert? • Hatten Sie Vorbilder? • Wann verließen Sie Ihr Elternhaus? • Erinnern Sie sich noch an Ihre Pubertät?
Krieg, Verfolgung und andere prägende Erlebnisse
• Haben Sie unter dem Naziregime gelitten? • Erinnern Sie sich noch an den Krieg und den Bombenterror? • Wurden Sie zum Kriegsdienst eingezogen, war Ihr Vater im Krieg? • Wurde Ihre Familie im Krieg vertrieben? Erinnern Sie sich noch an Ihren Geburtsort? • Litt Ihre Familie Not während des Kriegs? • Verloren Sie im Krieg Angehörige, starben Ihnen nahestehende Menschen unter tragischen Umständen? • Hatten Sie oder Ihre Angehörigen gefährliche Krankheiten oder tragische Unfälle? • Wie erlebten Sie das Kriegsende und die Besatzerzeit? Waren Angehörige von Ihnen in Gefangenschaft?

Tab. 3.12 Fragen zur Biografie *(Forts.)*

Themenfelder
Beruflicher Werdegang, Erfahrungen
• Durften Sie Ihren Beruf frei wählen? • Wie erlebten Sie Ihre Ausbildungszeit/Studium? • Waren Sie freiberuflich oder angestellt tätig? • Mochten Sie Ihren Beruf, identifizierten Sie sich mit Ihrer Firma? • Hatten Sie leitende Funktionen, strenge Vorgesetzte? • Wechselten Sie Ihr Tätigkeitsfeld häufiger, mussten Sie deshalb öfters umziehen? • Was war das Schwierige/Schöne an Ihrem Beruf? • Wie viele Jahre waren Sie berufstätig? Bedauern Sie den Abschied aus dem Berufsleben?
Ehe/Partnerschaft
• Haben Sie geheiratet? • Wie lernten Sie Ihren späteren Ehepartner kennen? War es Ihre große Liebe? • Wie waren die Lebensumstände, als Sie heirateten? • Hatten Sie eigene Namen füreinander? • Wünschten Sie sich Kinder? Haben Sie Kinder? Welche Werte waren Ihnen bei der Erziehung der Kinder wichtig? • Erlebten Sie schwierige Phasen in der Ehe, in der Erziehung? • Wie erlebten Sie die Ablösung der Kinder? Wie stehen Sie heute zu Ihren Kindern und Enkelkindern? • Veränderte sich im Laufe der Jahre die Beziehung zum Ehepartner? • Wurden Sie geschieden? Starb Ihr Ehepartner? Heirateten Sie wieder?
Weiteres, besondere Interessen
• Haben Sie sich für Politik interessiert, waren Sie politisch aktiv? • Haben Sie gerne Sport getrieben, waren Sie in Vereinen engagiert? • Was haben Sie für Ihre Gesundheit getan? • Sind Sie gerne gereist, haben Sie andere Länder besucht? • Welche Musik, Literatur, Malerei etc. interessiert Sie besonders? • Worauf sind Sie in Ihrem Leben besonders stolz?

388. Erklären Sie anhand des Beispiels von Herrn Meier senior und seiner nächtlichen Unruhe das Grundprinzip der Validation® (Naomi Feil).

Validation® ist eine Kommunikationsmethode, bei der versucht wird, die Motive und Gefühlswelt eines verwirrten Menschen zu verstehen, zu akzeptieren (engl. to value = wertschätzen) und eine Vertrauensbasis herzustellen. Validieren heißt, den Verwirrten in annehmender Weise zu bestätigen und nicht verändern zu wollen.

Ein Leben lang unterdrückte Gefühle oder unaufgearbeitete Krisen/Traumata liegen laut Naomi Feil den „Verwirrtheitszuständen" oft zugrunde. Feil sieht als letzte Pflicht im Leben die Aufarbeitung dieser Probleme. Die Pflegekraft nimmt die aktuellen Gefühle des Bewohners wahr, spiegelt ihm diese und kreist dann mit „W"-Fragen das zentrale Thema ein.

Validation® anhand des Beispiels von Herrn Meier

Nachts kehrt Herr Meier in die Vergangenheit zurück. Dies geschieht oft bei Menschen, bei denen noch unbewältigte Lebensaufgaben oder Lebensbeziehungen aufzuarbeiten sind. Herr Meier ruft nach seinem kleinen Kind, das „jetzt" in der „Wirklichkeit" nicht existiert. Herr Meier hat im Moment kein kleines Kind, welches er ins Krankenhaus bringen muss. Ihm zu sagen, dass alles in Ordnung und kein Kind da sei, das er ins Krankenhaus bringen müsse, wird ihn bestimmt nicht beruhigen, denn „seine Wirklichkeit" sieht im Moment anders aus.

„Seine Wirklichkeit" bedeutet, dass er Angst hat, sich Sorgen macht, verwirrt ist, sich hilflos fühlt etc. Aber „seine Wirklichkeit" ist gar nicht falsch. Herr Meier ist wirklich ängstlich, verwirrt und hilflos! Diese Gefühle ernst zu nehmen, zu erkennen, dass sie wirklich sind, bedeutet in unserem Beispiel für die Pflegekraft im Nachtdienst, sich in die Realität des verwirrten Herrn Meier einzufühlen. Einfache Fragen stellen, Gesagtes wiederholend zusammenfassen, berühren, Gefühle spiegeln, mitgehen in der Bewegung, und zwar in der Welt, in der sich Herr Meier gerade befindet – dies alles sind Reaktionen, die Herrn Meier beruhigen können. Sie könnten z. B. fragen „Sie haben Angst um Ihr Kind?" und dabei das Gefühl spiegeln: die Haltung und Sprachfärbung von Herrn Meier annehmen. Oder „Was macht Ihr Kind, wo ist es?", womit Sie um das zentrale Thema kreisen. Laut Naomi Feil verlieren Gefühle ihre Intensität, wenn sie validiert werden. Tief in seinem Innern weiß Herr Meier auch nachts, dass sein Kind tot ist. Aber während seiner Reisen in eine Zeit, die sehr schwer war für ihn war, jetzt noch einen Begleiter zu finden, der versucht, ihn zu verstehen, und an seiner Seite steht in dieser Not, das ist Validation®!

389. Nicole Richard, eine Schülerin von Naomi Feil, hat die Integrative Validation® entwickelt, die von einem hirnorganischen Geschehen ausgeht und nicht von unbewältigten Lebensaufgaben. Zeigen Sie die Unterschiede zu der Validation® von Naomi Feil auf, gehen Sie dabei auch auf die Situation mit Herrn Meier ein.

Nicole Richard geht davon aus, dass jeder Mensch „Antriebe" hat, die sich z. T. schon sehr früh entwickeln. Hierbei handelt es sich um Werte, Verhaltensmuster etc., die den Menschen in seinem Leben leiten. Können diese Antriebe nicht gelebt werden oder wird der Betroffene daran gehindert, sie auszuleben, äußert sich dies in negativen, teilweise auch aggressiven Gefühlen und Handlungen.

Die Pflegekraft nimmt das Gefühl des Betroffenen wahr, spiegelt es wider und versucht den Antrieb, der dahintersteht, zu erkennen. Sie benennt nicht mehr das Objekt, gibt aber ein individuelles Feedback und führt mit einer allgemeinen Redewendung vom Thema weg. Sie führt also vom speziellen Thema des Betroffenen weg ins Allgemeine, wohingegen Feil vom allgemeinen in das ureigene Thema des Betroffenen hineinführt.

Am Beispiel Herrn Meiers hieße dies:

- Wahrnehmen des Gefühls und spiegeln: „Sie haben sehr viel Angst!"
- Erkennen des Antriebs: Fürsorge
- Individuelles Feedback: „Sie haben sich immer sehr um Ihre Familie gesorgt."
- Allgemeines Feedback: „Ja, ja, Vater bleibt man ein ganzes Leben" oder „Vater werden ist nicht schwer, Vater sein dagegen sehr" etc.
- Erarbeitung des Lebensthemas aus der Biografie

3.4.2 Basale Stimulation®

FALLBEISPIEL (FRAGEN 390–397)

Stellenangebot:
Sinnerfülltes Leben – Leben mit allen Sinnen!
Wir suchen eine kreative, mutige und fachkompetente examinierte Altenpflegerin, die uns dabei unterstützt, unseren Wohnbereich für alte und pflegebedürftige Menschen mit 32 Pflegeplätzen neu zu organisieren. Basale Stimulation® soll als wesentlicher Bestandteil pflegerischen Handelns in das hauseigene Pflegekonzept implementiert werden.
Nähere Informationen bei Frau Zuleger, Pflegedienstleitung des Hauses „Sankt Emmerich".
Als frisch examinierte Altenpflegerin mit Fortbildungen in Basaler Stimulation® sind Sie davon überzeugt, dass es sinnvoll ist, Elemente der Basalen Stimulation® in die Lebensbegleitung alter Menschen einzubringen. Sie bewerben sich bei Frau Zuleger. Im Vorstellungsgespräch macht Sie Frau Zuleger in Kurzform mit der Geschichte des Hauses, das Anfang des 20. Jahrhunderts als Siechenhaus gegründet wurde und während des Zweiten Weltkriegs Zufluchtsort für manchen Juden wurde, bekannt. „Sankt Emmerich" ist ein traditionsreiches Haus, welches über viele Jahrzehnte hinweg von katholischen Ordensschwestern geleitet wurde. 1988 konnte der jetzt bestehende Neubau eingeweiht werden und die Bewohner zogen aus dem Altbau, der heute noch als Verwaltungsgebäude benutzt wird, in Wohnbereiche ein, die hauptsächlich mit Zweibettzimmern inkl. Nasszelle bestückt sind. Jeder Wohnbereich des Winkelbaus verfügt über ein zentrales Reinigungsbad, ein größeres und ein kleineres Speisezimmer, breite Flure, die stumpf enden, und natürlich über die allgemein üblichen Funktionsräume wie z. B. Schwesternzimmer, Fäkalienraum etc.
Natürlich werden die Bewohner im Altenheim „Sankt Emmerich", nach modernen Pflegekonzepten betreut und begleitet. Die Förderung der Alltagskompetenzen, fördernde Prozesspflege nach dem Modell von Krohwinkel sowie Lebensweltorientierung sind Grundpfeiler der Pflege im Hause.
Aus dem Wohnbereich 6 des Hauses ist nun die langjährige Wohnbereichsleitung, Ordensschwester Anna Maria, in den wohlverdienten Ruhestand getreten, die liebevoll und aufopfernd, aber mit strenger Hand den Wohnbereich regiert hat. Die neue, hoch motivierte und engagierte Wohnbereichsleitung schlug vor, Basale Stimulation® als weiteres förderndes Element in die Pflege mit aufzunehmen. Auf Führungsebene wurde nun beschlossen, im Wohnbereich 6 ein Modellprojekt, „Basale Stimulation im Lebensalltag" zu starten. Sie würden als Vollzeitkraft eingestellt werden, wobei Sie vorübergehend mit einer halben Planstelle im Wohnbereich als Pflegefachkraft arbeiten würden und im Rahmen der anderen halben Stelle mit der Projektleitung und Projektumsetzung betraut wären.

390. „Inwieweit sind eigentlich die Informationen über unser Haus und seiner Entwicklung wichtig für Sie und Ihre mögliche spätere Tätigkeit in der Projektleitung?", fragt Sie Frau Zuleger. Was antworten Sie?

Wenn wir alte, uns anvertraute Menschen begleiten, pflegen und fördern wollen, ist die Erhebung der Biografie ein wichtiges Instrument, um individuelle Ziele und Maßnahmen festlegen zu können und Verständnis in Problemsituationen zu haben.

Die Geschichte des Hauses ist die „Biografie" des Hauses und zur Umsetzung von neuen Projekten ist es wichtig, „den Geist" zu kennen, der durch das Haus weht. Widerstände, egal auf welcher Ebene, ob es sich um Berührung oder z. B. um die Farbgestaltung der Wände handelt, können besser diagnostiziert werden. Bei entstehenden Problemen ist es wichtig zu klären, ob es sich um eine Blockade handelt, die aus dem „Geist des Hauses" entsteht, oder um eine individuelle, die einzelne Pflegekraft betreffende Hemmung, die sich in der Interaktion zwischen Pflegenden und Bewohnern ausdrückt!

391. Frau Zuleger hat Vertrauen in Ihre Kompetenz gewonnen und beauftragt Sie nun mit der Projektleitung. In einem ersten Teamgespräch stellen Sie den Mitarbeitern die allgemeinen Ziele der Basalen Stimulation® in der Pflege vor.

Basale Stimulation® ist eine bestimmte Form der Kommunikation zwischen Pflegekraft und Pflegebedürftigem und keine erlernbare „Technik", da der Betroffene selbst über die Wirkung der Wahrnehmungserfahrung entscheidet und diese somit nicht auf andere übertragbar ist.

Grundsätzlich stellen die Ziele nicht die Vorstellungen der Pflegenden von Begleitung dar, sondern werden aus der Sicht der Bewohner definiert:

- Leben erhalten, Entwicklung erfahren
- Das eigene Leben spüren
- Sicherheit erleben und Vertrauen aufbauen
- Den eigenen Rhythmus entwickeln
- Die Außenwelt erfahren
- Beziehungen aufnehmen und Begegnungen gestalten
- Sinn und Bedeutung geben
- Sein Leben gestalten
- Autonomie und Verantwortung leben

(Buchholz und Schürenberg 2013)

392. Erklären Sie weiterhin die Rolle der Wahrnehmung im Konzept der Basalen Stimulation® und beschreiben Sie ausführlich die einzelnen Wahrnehmungsbereiche.

Die Förderung der Wahrnehmung spielt eine zentrale Rolle im Konzept der Basalen Stimulation® in der Pflege, wobei das Zusammenspiel von Wahrnehmung, Bewegung und Kommunikation es den betroffenen Menschen ermöglicht, sich besser als Person wahrzunehmen und Leben zu spüren. Gerade Menschen, die z. B. aufgrund von Krankheiten, eines Schlaganfalls mit schwerer Wahrnehmungsstörung, Demenz oder längerer Bettlägerigkeit mit einhergehender Reizarmut wenig Wahrnehmungsangebote erhalten, verlieren ihr Gespür für ihren Körper und somit auch für ihre Umwelt.

Somatische, vestibuläre und vibratorische Wahrnehmungen sind Bereiche, die schon während der embryonalen Entwicklung ausgebildet werden.
Folgende Wahrnehmungsbereiche werden unterschieden:
Somatische Wahrnehmung: Hier ist die Wahrnehmung über die Haut, unser größtes Sinnesorgan, gemeint. Durch Druck, Berührung, Vibration, Kälte, Schmerz, Wärme, bestimmte Positionierungen erhält der Bewohner Informationen über seinen Körper, seine Körperform und die Wahrnehmung seiner Umgebung. In unserer Haut befindet sich eine Vielzahl verschiedenster Strukturen, die das Erkennen all dieser Sinneswahrnehmungen ermöglicht. Diese verschiedenen Strukturen sind in den einzelnen Hautregionen in unterschiedlicher Dichte vorhanden.

Betrachten wir eine Geburt über den normalen Geburtsweg. Hier ist das Baby einer starken somatischen Wahrnehmung ausgesetzt, denn vom warmen Mutterleib in einen engen Geburtskanal gepresst, starkem Druck und Bewegung mit anschließendem Temperaturgefälle ausgesetzt zu sein lässt ein intensives Erleben von Körperlichkeit zu. Es handelt sich um eine Erfahrung, die zwar im nonverbalen Bereich verankert ist, aber als körperliche Erfahrung gespeichert wird.

Vestibuläre Wahrnehmung: Diese Form der Wahrnehmung gibt uns Orientierung im Raum und steuert das Gleichgewicht. Durch den Nervus vestibularis, der auch Einfluss auf unsere Augenbewegungen hat, werden Ausgleichsbewegungen unseres Bewegungsapparats aufgrund wahrgenommener Lagen unseres Körpers im Raum in Gang gesetzt, um unser Gleichgewicht zu halten.

Vibratorische Wahrnehmung: Schon im Mutterleib wurden durch den Herzschlag der Mutter und deren Bewegungen und Stimme vibratorische Reize wahrgenommen. Die vibratorische Wahrnehmung ist eine der sensibelsten Wahrnehmungen unseres Körpers und eine häufig in Anspruch genommene Sinneserfahrung, z. B. die Vibration beim Sprechen oder Gehen. Die Vibrationsempfindung lässt im Alter nach, wobei Frauen verstärkt betroffen sind.

Olfaktorische Wahrnehmung: Die Geruchswahrnehmung ist eine der intensivsten Wahrnehmungen und hat einen großen Einfluss auf unsere Gefühle. So können Situationen und damit verbundene frühere emotionale Einfärbungen über das Geruchsgedächtnis wieder in Erinnerung gerufen werden. Durch bekannte Gerüche können vergangene Erlebnisse und Gefühle reaktiviert werden.

Orale Wahrnehmung: Dazu gehören nicht nur die Geschmackserlebnisse, sondern auch die hochempfindliche taktile Wahrnehmung über die Haut und Schleimhäute im Mundbereich.

Auditive Wahrnehmung: Mit zunehmendem Alter lässt zwar die Hörfähigkeit nach, aber die akustische Wahrnehmung ist sehr individuell geprägt, da jeder Mensch seine eigene Verarbeitung von Geräuschen hat. Geräusche haben auf unsere Gefühle einen großen Einfluss, dem wir uns schwer entziehen können.

Taktil-haptische Wahrnehmung: Diese Wahrnehmungsform ist besonders im Bereich der Hände lokalisiert, denn an den Fingerspitzen befinden sich vermehrt Tastkörperchen für eine sensible Wahrnehmung. Der Begriff „Fingerspitzengefühl haben" steht damit in enger Verbindung. Auch etwas „begreifen können" zeugt davon, dass wir mit unseren Händen die Umwelt durch Tasten wahrnehmen können. Der Lippenbereich ist mit besonders vielen Wahrnehmungsrezeptoren ausgestattet; aus diesem Grund nehmen besonders kleine Kinder zum Entdecken ihrer Umgebung viele Dinge in den Mund.

Visuelle Wahrnehmung: Hiermit ist das Sehvermögen gemeint, mit dem wir u. a. Farben, Bewegungen sowie Formen erkennen und Entfernungen einschätzen können. Äußere Bilder lassen innere Bilder entstehen, regen somit die Fantasie an, lassen Erinnerungen wach werden und Gefühle aufkommen.

Propriozeption: Dieser „sechste Sinn" des Muskels wurde früher Tiefensensibilität genannt und meint den Sinn, mit dem der Körper sich selbst erkennt und die Position und Bewegungen aller beweglichen Körperteile im Verhältnis zueinander und ihre Ausrichtung im Raum bestimmt. Dieser Sinn ist abhängig von Impulsen der Muskeln, Sehnen und Gelenke.

3

393. Um sich dem Projektvorhaben langsam zu nähern, untersuchen Sie nun auf der Strukturebene Bereiche, die wichtig sind für die spätere Umsetzung des Konzepts. Nennen Sie einige Beispiele von Gegebenheiten, für die Sie eine Ist-Analyse erheben.

Fragen zur Bestimmung der Ist-Situation:

- Wie ist der Ausbildungsstand der Mitarbeiter bezogen auf Basale Stimulation®?
- Wie sind die Gemeinschaftsräume, wie Wohnzimmer, Speisesäle, Badezimmer, Gänge und Begegnungsnischen gestaltet und eingerichtet?
- Wie sind die einzelnen Zimmer der Bewohner gestaltet? Bieten sie Anregungen, individuelle Wohnlichkeit, Privatsphäre besonders in den Zweibettzimmern? Was nimmt ein bettlägeriger Bewohner wahr, wenn er auf der Seite, auf dem Rücken liegt?
- Wie sind die stationsinternen Abläufe? Wie starr oder flexibel sind diese und inwieweit werden sie von anderen Arbeitsbereichen beeinflusst, z. B. von der Küche?
- Wie ist der Tagesablauf der einzelnen Bewohner? Verläuft er individuell, oder ist er nach Stationsabläufen ausgerichtet?
- Wie sieht das Dokumentationssystem aus, wie wird dokumentiert? Gibt es Erhebungsbögen zur Biografie oder Anamnese, in denen auch spezifische Fragen zur Wahrnehmung und dem Wahrnehmungsempfinden gestellt werden?

394. Damit nicht alles im theoretischen Bereich bleibt, nehmen Sie sich zusammen mit den anderen Mitarbeitern vor, die blind endenden Gänge auszugestalten, die bislang eher zur Umkehr verleiten als zum Verweilen. Wie könnten diese gestaltet werden? Begründen Sie Ihre Ideen.

Ein Sofa könnte zum Verweilen einladen. Dieses darf jedoch nicht so weich sein, dass man darin versinkt, sondern soll bequem und mit einem Material ausgestattet sein, welches es ermöglicht, den eigenen Körper wahrzunehmen. Außerdem muss es hoch genug sein, um mühelos aufstehen zu können. Das leichte Plätschern eines Wasserbrunnens beruhigt nicht nur auf auditiver Ebene, sondern bietet auch visuelle Reize, lädt zum Träumen ein und verführt zum Fühlen des Wassers und seiner Bewegung. Durch das Anbringen einer indirekten Beleuchtung, die gleichmäßiges, schattenfreies und warmes Licht verströmt, wird eine wohlige, angenehme Situation für das Auge geschaffen. Pflanzen und Bilder ermuntern die Menschen zur Außenwahrnehmung, jedoch sollte darauf geachtet werden, dass nicht zu viel angeboten wird und es nicht zu einer visuellen Reizüberflutung kommt. Indirekt platzierte Bücher und ein Korb mit Wolle, Holzklötzchen, Steinen (der Fantasie sind hier keine Grenzen gesetzt) verführt zum Lesen, Tasten, Spielen. Ein kleiner Tisch mit einer Schale weicher, einzeln verpackter Kekse und einer Flasche mit einem Getränk und Bechern ermuntert zu einer kleinen Zwischenmahlzeit.

Da der Geruchssinn einer der intensivsten Wahrnehmungen ist und Düfte sehr individuell als angenehm oder unangenehm empfunden werden, ist es schwierig, einen Duft zu finden, der für alle Bewohner gleich gut riecht. Deshalb ist es eher angebracht, mit den Bewohnern bei der individuellen Pflege mit Aromen zu arbeiten, als z. B. zentral eine Duftlampe aufzustellen.

395. Stellen Sie anhand der Körperpflege bei einem bettlägerigen Bewohner die allgemeine Vorgehensweise und die Grundprinzipien für die Durchführung von wahrnehmungsfördernden Maßnahmen vor.

Vorgehensweise/Grundprinzipien für die Durchführung von wahrnehmungsfördernden Maßnahmen:

- Die Pflegekraft kündigt sich dem Betroffenen an und nähert sich der vom Bewohner akzeptierten Kontaktfläche. Die Kontaktaufnahme und Begrüßung des Bewohners sollte mit einer großflächigen und eindeutigen Berührung eingeleitet werden, und auch das Verabschieden vom Bewohner sollte mit einer deutlichen Geste abgeschlossen werden.
- Berührungen sollten nach Möglichkeit ohne Handschuhe ausgeführt werden. Ausnahmen stellen selbstverständlich die Intimpflege, Infektionskrankheiten und die Mundpflege, soweit sie die Mundhöhle betrifft, dar. Lehnt der Bewohner bestimmte Berührungen ab, so ist dies unbedingt zu akzeptieren. Berührungen sollten nicht zu leicht oder oberflächlich ausgeführt werden, da dies eher als unangenehm empfunden wird und Abwehr hervorruft.
- Die Ganzkörperwaschungen sollten in ruhiger Atmosphäre stattfinden und langsam ausgeführt werden, damit der Bewohner sich darauf konzentrieren kann, nicht abgelenkt wird und die Möglichkeit erhält, in sich hineinzuspüren. Unter diesen Gesichtspunkten ist es auch nicht ratsam, dass zwei Pflegekräfte die Körperpflege durchführen.
- Es ist darauf zu achten, dass die Pflegekraft während der Pflege ständig mit dem Bewohner in Kontakt ist und in einem achtsamen, horchenden und sprechenden Austausch über die Berührungen eigene Gefühle sowie die des Bewohners ernst nimmt und respektiert.
- Einmalwaschlappen eignen sich in der Regel nicht für die Ganzwaschung, da hier oft die Grenzen zwischen dem Berührer und dem Berührten verschwinden.
- Die Intimpflege sollte nicht während einer basal stimulierenden Körperpflege durchgeführt werden, sondern auf einen anderen Zeitpunkt verlegt werden.

396. Beschreiben Sie Maßnahmen zur Förderung der Körperwahrnehmung bei der Körperpflege und nennen Sie zu jeder Maßnahme den angesprochenen Wahrnehmungsbereich.

Maßnahmen bei der Körperpflege:

- Auch beim Waschen im Bett sollte der Bewohner so weit wie möglich eine normale Position einnehmen. Kein Mensch wäscht sich im Liegen. Durch die Oberkörperhochpositionierung kann der Bewohner besser sehen, was mit ihm geschieht. Diese Position fühlt sich „normaler“ an. → Vestibuläre Wahrnehmung, visuelle Wahrnehmung
- Vor dem Waschen sollte der Bewohner die Gelegenheit bekommen, das Wasser und die Wassertemperatur zu erspüren. Dies kann durch Eintauchen der Hände in die Waschschüssel, aber auch durch den nassen Waschlappen geschehen. → Taktil-haptische Wahrnehmung
- Da das Gesicht ein sehr intimer Bereich ist, sollte über das Waschen der Hände zur Waschung des Gesichts hingeführt werden. Bei einer beruhigenden Ganzkörperwaschung wird in großen Streichungen in Haarwuchsrichtung gewaschen. Bei einer belebenden Ganzkörperwaschung, die besonders die Körpergrenzen spüren lässt, sollte entgegen der Haarwuchsrichtung gewaschen werden. → Somatische Wahrnehmung

- In das Waschwasser können Zusätze gegeben werden, je nach Vorlieben des Bewohners mit belebendem (z. B. Pfefferminze) oder beruhigendem (z. B. Lavendel) Charakter. → Olfaktorische Wahrnehmung
- Je nach Ausmaß der Hilfestellung, die der Bewohner benötigt und die an seinen Gewohnheiten ausgerichtet ist, gilt Folgendes: Mundpflege wird nicht mit Tupfer und Klemme durchgeführt, sondern mit den Fingern der Pflegeperson oder in begleitender Form mit dem Finger des Bewohners. Es findet immer erst eine Berührung vom äußeren Mundbereich statt, bevor das Mundinnere berührt wird. Als Pflegemittel können neben Tees auch unübliche Geschmacksangebote je nach Vorlieben des Bewohners gemacht werden, z. B. Wein, Säfte, Salatsoße etc. → Taktile, orale Wahrnehmung
- Rasieren mit dem Rasierapparat oder das Halten der elektrischen Zahnbürste fördert die → vibratorische Wahrnehmung (➤ Frage 392)

3

397. Wahrnehmungsbeeinträchtigte Bewohner, denen keine Angebote zur Förderung der Wahrnehmung gemacht werden, neigen zu degenerierender Habituation. Welche Symptome könnten darauf hinweisen?

Anzeichen degenerierender Habituation sind:
- Störung des Körperbilds und der körperbezogenen Wahrnehmung
- Störung der körperlichen Identität
- Koordinationsstörungen
- Fehlinterpretation der Umweltreize
- Räumliche und zeitliche Desorientierung
- Kommunikationsstörung
- Verhaltensauffälligkeiten
- Beeinträchtigung der Kognition (Intellekt)
- Emotionale Störungen
- Identitätsverlust

Um sich selbst wieder spüren zu können, versuchen die Betroffenen, der Reizarmut zu begegnen, indem sie sich selbst stimulieren. Durch diese Stimulation versuchen sie, Informationen über sich und ihre Umwelt zu erfahren.

Alarmsignale einer solchen Autostimulation können das Nesteln an der Bettdecke oder Kleidung sein, das Kratzen und Reiben auf der eigenen Haut, das Schaukeln mit dem Oberkörper, Kratzen mit den Fingernägeln auf Gegenständen oder dem Tisch, das Ziehen an den eigenen Haaren, das Schlagen auf eigene Körperteile wie den Kopf oder aber das monotone Schreien oder Aufsagen von Gebeten.

LITERATUR

Buchholz T, Schürenberg A: Lebensbegleitung alter Menschen. Basale Stimulation in der Pflege alter Menschen. 4. Aufl. Bern: Hans Huber, 2013.

3.4.3 Einrichtung einer gerontopsychiatrischen Station

FALLBEISPIEL (FRAGEN 398–404)

Das seit 40 Jahren bestehende städtische Alten- und Pflegeheim „St. Elisabeth“ wird an einen privaten Träger verkauft. Der neue Träger des Hauses plant eine Modernisierung und Umstrukturierung der baulichen Substanz und des Pflegebereichs. Um

dem steigenden Bedarf an beschützenden Betreuungsplätzen in der Gerontopsychiatrie Rechnung zu tragen, wird ein beschützender Wohnbereich völlig neu konzipiert. Neueste wissenschaftliche Erkenntnisse in der Betreuung älterer Menschen sollen als handlungsorientierte Pflegekonzepte hierbei Berücksichtigung finden.
Als Fachkraft sind Sie von Beginn an Mitglied der Arbeitsgruppe, die für die Konzeption und Installation dieses Bereichs zuständig ist. In regelmäßigen Marathonsitzungen, bei denen die Köpfe aller Beteiligten kräftig rauchen, werden Fragen erörtert wie: Was wollen wir, welche Bewohner sollen wir aufnehmen, was bieten wir den Bewohnern an und wie?

398. Herr Huber, Vorsitzender des Heimbeirats, möchte von Ihnen wissen, für welche Bewohnerklientel der beschützende Bereich überhaupt infrage käme. Erklären Sie Herrn Huber die Voraussetzungen für die Aufnahme in diesen speziellen Wohnbereich.

Dieser Wohnbereich ist für ältere Menschen gedacht, die besonderer Fürsorge bedürfen, da sie aufgrund einer Erkrankung wie z. B. Demenz im fortgeschrittenen Stadium oder Alzheimer-Demenz ihr Leben oder ihre Gesundheit oder aber das Leben und die Gesundheit anderer gefährden.

Bei dem geplanten beschützenden Wohnbereich handelt es sich um eine Station, welche die Bewohner nicht einfach verlassen können. Somit sind die Bewohner in ihrer Freiheit eingeschränkt. Freiheitsbeschränkung ist eine Straftat und darf nur unter bestimmten Voraussetzungen legal geschehen. Eine Unterbringung in der neuen Station ist nur möglich, wenn ein familienrechtlicher Unterbringungsbeschluss des Vormundschaftsgerichts vorliegt, der die Freiheitsbeschränkung regelt.

Dieser Beschluss für die gerontopsychiatrische Unterbringung wird vor allem dann erteilt, wenn folgende Voraussetzungen bestehen:

- Der Bewohner muss psychisch krank oder geistig behindert und stark weglaufgefährdet sein und dadurch ein erhebliches Selbst- und Fremdgefährdungspotenzial aufweisen.
- Es müssen vorher alle Möglichkeiten ausgeschöpft worden sein, durch schonende Betreuungs- oder Pflegemaßnahmen die Freiheitsbeschränkung abzuwenden.

399. Innerhalb der Diskussion über die bauliche Gestaltung des Wohnbereichs taucht die Frage auf, ob man generell Einzelzimmer oder Mehrbettzimmer bevorzugen sollte. Diskutieren Sie diesen Aspekt.

Die Frage nach Einzelzimmern oder Mehrbettzimmern kann nicht eindeutig beantwortet werden, da die Bedürfnisse der Bewohner sehr individuell sind. Viele Bewohner sind tagsüber unterwegs und halten sich mit Vorliebe in Gemeinschaftsräumen auf, kehren aber auch wieder gerne in ihr sehr persönlich eingerichtetes Zimmer zurück, das ihnen Halt und Identität gibt.

Andere Bewohner fühlen sich sicherer, wenn sie nicht alleine im Zimmer wohnen und schlafen müssen. Diesen Menschen bietet ein Mehrbettzimmer mehr Sicherheit. In Doppelzimmern wurden schon oft fruchtbare Beziehungen geknüpft, bei denen sich Bewohner gegenseitig umeinander bemühten, aber genauso oft sieht man das Gegenteil.

Ein neuer Wohnbereich sollte also mehrere Wohnmöglichkeiten anbieten, um den individuellen Bedürfnissen gerecht werden zu können.

400. Zur Qualitätssicherung stellt sich die Frage, welche geriatrischen Assessments implementiert werden sollen. Definieren Sie den Begriff Assessment.

Der Begriff Assessment kommt aus dem Englischen und bedeutet Einschätzung, Beurteilung. Bei einem geriatrischen Assessment handelt es sich also um eine umfassende Befunderhebung bei älteren Menschen im Bereich somatischer, kognitiver oder psychischer Veränderungen.

Ziel der Assessments ist es, eine Ausgangssituation zur Erkennung von Risikopatienten und Risikokonstellationen sowie eine Erfassung der Fähigkeiten, Ressourcen und möglichen Beeinträchtigungen als Basis für die Planung individueller Maßnahmen zur Verfügung zu haben und durch regelmäßige Wiederholung der Assessments den Erfolg der Maßnahmen zu überprüfen bzw. Risiken zu mildern oder zu umgehen.

401. In einem Brainstorming fallen Begriffe wie: MMST, Uhrentest, Dementia Care Mapping, Sturzrisiko nach Huhn, Barthel-Index, Mini Nutritional Assessment (MNA), GDS, Tinetti-Test, Tandemstand. Beschreiben Sie mit Beispielen, welche Informationen mit diesen Assessmentinstrumenten erhoben werden, und ordnen Sie dabei die Assessmentverfahren den folgenden Bereichen zu: körperliche Selbstversorgungsfähigkeiten, Kognition, Mobilität, Ernährung, Emotionalität, Wohlbefinden/Lebensqualität.

Körperliche Selbstversorgungsfähigkeit – Barthel-Index

Der Barthel-Index misst die Selbstpflegefähigkeiten eines Menschen (➤ Frage 245). Basis sind hierbei die Aktivitäten des täglichen Lebens (ATL). Sie werden auf einer Skala mit maximal 15 Punkten bewertet. Mithilfe des Barthel-Index wird somit der individuelle Hilfebedarf im Bereich der ATL ermittelt.

Beispiel: Essen

Punkte	Fähigkeit
10	komplett selbstständig oder selbstständige PEG-Versorgung
5	Hilfe bei mundgerechter Vorbereitung, aber selbstständiges Essen oder Hilfe bei PEG-Versorgung
0	kein selbstständiges Einnehmen und keine PEG-Versorgung

Kognition – Mini-Mental-Status-Test (MMST)

Der Mini-Mental-Status-Test oder Mini Mental State Examination (MMSE) wird bei Verdacht auf Einschränkungen der kognitiven Fähigkeiten im Rahmen einer demenziellen Erkrankung zur Primär- und Verlaufsdiagnostik eingesetzt. Es werden die Bereiche Orientierung, Merkfähigkeit, Aufmerksamkeit und Rechenfähigkeit sowie Erinnerungsfähigkeit und Sprache überprüft (➤ Frage 248).

Beispiel: Merkfähigkeit

Der Testperson werden die Begriffe „Auto, Blume, Kerze" genannt. Diese Begriffe muss die Testperson unmittelbar nach dem Nennen und ein weiteres Mal im Verlauf des Tests wiederholen.

Kognition – Uhrentest

Der Uhrentest (➤ Abb. 3.1) misst die räumliche Wahrnehmungsfähigkeit bzw. Wahrnehmungsstörungen bei Einschränkungen der kognitiven Leistungsfähigkeit.

Die Testperson soll in einen leeren, runden Kreis ein Uhrblatt mit Ziffern und Zeigern hineinmalen. Dann soll sie eine konkrete Uhrzeit eintragen, z. B. 15:00 Uhr. Hirnleistungsstörungen können dazu führen, dass räumliche Strukturen und Entfernungen nicht mehr richtig wahrgenommen und eingeschätzt werden (z. B. wichtige Fähigkeit beim Autofahren).

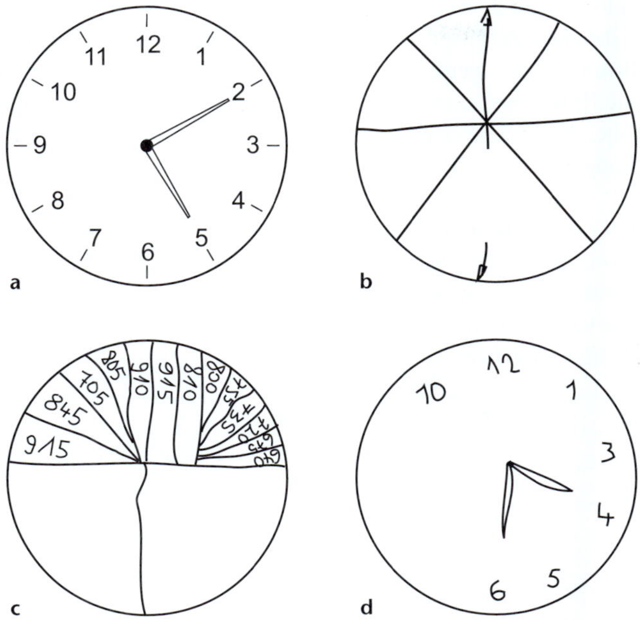

Abb. 3.1 Uhrentest [L143]
a) Normale Uhr; b–d) Beispiele für Uhrentestergebnisse bei demenziellen Veränderungen

Mobilität – Tinetti-Test

Test zur Prüfung von Balance und Gang (➤ Frage 243). Der Tinetti-Test sollte von erfahrenen und geschulten Physiotherapeuten durchgeführt werden. Störungen von Balance und Gangsicherheit erhöhen u.a. das Sturzrisiko. Durch gezielte Beobachtung der Bewegungsabläufe und Erfassung von Einzelkomponenten einer Mobilitätsstörung können individuelle Maßnahmen eingeleitet werden.

Beispiel: Balancetest

Punkte	Stehsicherheit
0	unsicher
1	sicher, aber Füße nicht geschlossen
2	sicher, Füße geschlossen

Beispiel: Gehprobe

Punkte	Schritthöhe (von der Seite beobachtet)
0	kein selbstständiges Gehen möglich
1	Schlurfen oder übertriebenes Hochziehen der Füße beim Gehen
2	Füße total vom Boden gelöst, maximal 2–4 cm vom Boden entfernt

Mobilität – Tandemstand

Beim Tandemstand (➤ Frage 244) wird der alte Mensch aufgefordert, sich hinzustellen. Dabei soll er sich auf einer gedachten Linie so positionieren, dass ein Fuß hinter dem anderen steht. Die Ferse des vorne stehenden Fußes berührt dabei die Zehenspitzen des dahinter stehenden Fußes. Beim Positionieren kann geholfen werden. Der Tandemstand sollte mindestens 10 Sekunden ohne Hilfe beibehalten werden. Der Test kann dreimal wiederholt werden, wobei die beste Wertung zählt. Der Tandemstand ist z. B. wichtig zur Beurteilung der Sturzgefährdung (➤ Frage 374).

Mobilität – Sturzrisiko nach Siegfried Huhn
Anhand von Parametern wie Alter, mentalem Zustand, Ausscheidung, Aktivität, Sturzanamnese, Gang und Gleichgewicht, Medikamenten und Alkoholeinnahme wird das individuelle Sturzrisiko des Getesteten ermittelt.
Beispiel: Alter, Aktivität

Punkte	Alter	Aktivität
4	–	beschränkt auf Bett und Stuhl
3	80 +	aufstehen aus dem Bett mit Hilfe
2	70–79	–
1	60–69	selbstständig, benutzt Bad und Toilette

Ernährung – Mini Nutritional Assessment (MNA)
Dieser Test bewertet das Risikopotenzial für eine Unterernährung des Befragten (➤ Frage 246). Hierbei werden Bereiche abgefragt wie Gewichtsverlauf der letzten 3 Monate, aktueller Body-Mass-Index (BMI) sowie Ernährungsgewohnheiten und Essverhalten.
Beispiel: Body-Mass-Index, Gewichtsverlust der letzten 3 Monate

Punkte	BMI	Gewichtsverlust der letzten 3 Monate
0	< 19	< 3 kg
1	19–21	nicht bekannt
2	21–23	1–3 kg
3	> 23	kein Gewichtsverlust

Dementia Care Mapping (DCM) – Wohlbefinden und Lebensqualität
Das Dementia Care Mapping (Tom Kitwood, Universität Bradford, England) ist ein lizenziertes personenzentriertes Beobachtungsverfahren. Es dient zur Optimierung der Pflege von Menschen, die an Demenz erkrankt sind und keine adäquaten verbalen Rückmeldungen mehr geben können, mit denen sie ihre Zufriedenheit, Ängste und Befürchtungen etc. ausdrücken können.
Ein geschulter, nicht teilnehmender Beobachter beobachtet über einen Zeitraum von ca. 6 Stunden einen dementen Bewohner und dokumentiert (in codierter Form) alle 5 Minuten dessen Verhaltensweisen, personelle Detraktionen und positive Ereignisse im Hinblick auf Wohlbefinden/Nicht-Wohlbefinden.

Bei den personellen Detraktionen handelt es sich um bewusste oder unbewusste Interaktionen des Pflegepersonals, der Angehörigen, der ehrenamtlichen Mitarbeiter und Mitbewohner sowie von Mitarbeitern anderer Berufsgruppen, die den Dementen nicht respektieren und somit zu negativen Auswirkungen auf dessen Wohlbefinden führen können.

Die Ergebnisse dieser Beobachtungen können Schwachstellen, aber auch Stärken in der Pflege und im Umgang mit Dementen sichtbar werden lassen. Daraus resultierende Verhaltensänderungen oder Maßnahmen seitens der Pflege und aller, die mit dem Dementen in Kontakt treten, sollten das Wohlbefinden und die Zufriedenheit des Dementen und des Pflegepersonals erhöhen.

Emotionalität – Geriatrische Depressionsskala (GDS)
Mithilfe von geschlossenen Ja-/Nein-Fragen zu Stimmung, Antrieb, Motivation und Lebenszufriedenheit können mit diesem Erhebungsbogen Hinweise für depressive Störungen eruiert werden. Dieser Test sollte allerdings nicht bei demenziellen Störungen zum Einsatz kommen.

402. Eine Kollegin sagt, dass an ihrer früheren Arbeitsstätte intensiv nach dem Konzept ROT gearbeitet worden sei, und meint, dies würde doch im neuen beschützenden Wohnbereich auch gut zu übertragen sein. Um was handelt es sich bei ROT? Beschreiben Sie das Konzept und diskutieren Sie, ob es für die neue Station geeignet ist.

Bei ROT handelt es sich um das **Realitätsorientierungstraining.** Dieses Konzept wurde entwickelt, um Gedächtnisstörungen zu rehabilitieren. Hierbei werden in einer fast schulmäßigen Situation immer wieder alltagsbezogene Begriffe dem Bewohner mitgeteilt und wiederholt, um ihn in der Realität zu begleiten und seine Merkfähigkeit zu stärken: „Grüß Gott, Herr Meier, ich heiße Rosi Bosch, wir haben jetzt 8:30 Uhr, draußen scheint die Sonne, denn es ist ja Sommer, der 14. August 2019!"

Ebenso werden im ganzen Wohnbereich auffällig große Uhren und Kalender aufgestellt, damit der Bewohner immer weiß, was für ein Tag ist. In dem Bereich Zeitstrukturen werden Fragen zu Wochentagen, Tageszeiten etc. gestellt, zur Erfassung örtlicher Gegebenheiten, Wohnort, Lage etc. beschrieben. Zur Person werden Hinweise und Fragen zum eigenen Alter gegeben, das Aussehen heute und früher beschrieben etc. Fragespiele zum Thema Essen, z. B. „Wofür dient das Besteck etc.", sollen situative Gegebenheiten erfassen.

Dieses Training mag sich für Menschen mit leichten Gedächtnisstörungen eignen, ist aber als Training für Demenzkranke, besonders im fortgeschrittenen Stadium, ungeeignet. Hier würde ROT dem Erkrankten ständig seine kognitiven Defizite aufzeigen. Ebenso ist ein Leitsymptom der Demenz die Gedächtnisstörung, und hier lässt sich das Gehirn nicht wie ein Muskel trainieren. Validation® (➤ Frage 388) ist bei Demenzkranken besser geeignet. Das Pflegen von Erinnerungen, das einem demenziell Erkrankten durch seine ausgeprägte Emotionalität eher gelingt, hilft die Identität länger zu bewahren.

ROT und Validation® sind unterschiedliche Ansätze.

403. „Und ich finde, wir brauchen einen Snoezelenraum", meint eine Pflegekraft und fügt, um den Arbeitskreis aufzuheitern, hinzu: „Wenn schon nicht für die Bewohner, dann für uns, wenn wir mal wieder gestresst sind von der Arbeit." Um was handelt es sich bei einem Snoezelenraum und was sind die Ziele?

Snoezelen kommt aus dem Niederländischen und wurde dort in der Behindertenbetreuung zur Förderung der Sinneswahrnehmung entwickelt. Das Wort enthält die Begriffe *snuffelen* (schnuppern) und *doezelen* (dösen). Snoezelen soll dazu führen, ruhig zu werden, sich selbst zu finden und sich wohlzufühlen.

Viele demenziell erkrankte Menschen sind den ganzen Tag unterwegs, getrieben, unruhig, leiden unter dem Stress und der Hektik des Pflegepersonals, die sich auf sie übertragen. Sie sind einem ständigen Distress ausgesetzt. Aber auch der Mangel an sozialer Zuwendung und die Reizarmut können zu negativem Stress führen.

In einem besonders eingerichteten Raum oder auch in bestimmten kleineren Bereichen soll der Bewohner zur Ruhe kommen und olfaktorische, akustische, taktile und optische Wahrnehmungsangebote erhalten. Besinnliche Musik, duftende Gegenstände, mobile Gegenstände, Eimer mit Sand oder weiche Tastobjekte, gemütliche Licht- und Farbeffekte laden zum Entspannen ein und regen die Sinneswahrnehmung an.

404. „Wir sollten grundsätzlich lebensweltorientiertes Arbeiten für unseren neuen Wohnbereich konzeptionell umsetzen", meint eine weitere Teilnehmerin. Erklären Sie, was mit lebensweltorientierter Pflege gemeint ist, und zeigen Sie dies an einem Beispiel.

Lebensweltorientierung in der Altenpflege bedeutet, dem hilfe- und pflegebedürftigen Menschen ein Umfeld anzubieten, in dem er, obwohl er sich in einem Altenheim befindet, annähernd so leben kann, wie es ihm gefällt und wie er es gewohnt ist. Die Begleitung und Pflege des Bewohners findet durch das Pflegepersonal in diskreter und individuell unterstützender Weise statt, sichert die Privatsphäre und unterstützt durch kontinuierliche Biografiearbeit das Leben und die eigene Identität.

Lebensweltorientiertes Arbeiten hat also seinen Ausgangspunkt im Alltag und legt seinen Fokus auf alle Lebens- und Handlungsvollzüge. Somit richtet sich die Pflege und Begleitung auf das individuelle Alltagserleben und die Alltagsgestaltung.

Die Tagesablaufgestaltung einer Bäuerin, die täglich morgens um 4 Uhr aufstehen musste, um die Nutztiere zu versorgen, muss anders aussehen als die einer in der Stadt lebenden Verkäuferin. Hier richtet sich das zeitliche Angebot der Pflegeleistung für die Körperpflege nicht nach den stationsinternen Abläufen, sondern nach dem gewohnten Alltag der zu pflegenden Person.

Jogginganzüge mögen bequem sein, Inkontinenzvorlagen gut kaschieren und leicht an- und auszuziehen sein, entsprechen aber in den seltensten Fällen den alltäglichen Bekleidungsgewohnheiten der Menschen. Unter der Woche trugen z. B. viele Hausfrauen und Bäuerinnen Kittelschürzen. Auch die Wohnraum- und Umgebungsgestaltung sollte so weit wie möglich den individuellen Lebenswelten entsprechen.

3.5 Umgang mit Hilfsmitteln, Pflegebedarf, Pflegeversicherung

FALLBEISPIEL (FRAGEN 405–410)

In einer kleinen beschaulichen Gemeinde am Rande einer Großstadt mit ca. 6.000 Einwohnern wird seit vielen Jahren der Ruf nach einem Altenheim für die betagten Bürger der Gemeinde laut. Aber immer wieder scheitert der Versuch an den verschiedensten Umständen. Mal ist kein Geld in der Haushaltskasse, mal findet sich kein Träger, dann wieder hat der potenzielle Betreiber ein merkwürdiges Pflegekonzept. Die Standortfrage wird jährlich neu diskutiert und zu guter Letzt wird der amtierendeBürgermeister abgewählt und der neue Bürgermeister mit dem neu gewählten Gemeinderat fängt wieder von vorne an. Den Senioren reicht es langsam und ihr Ruf wird lauter: Tut endlich mal was für uns!

Noch immer sind viele Fragen bezüglich des Altenheimbaus ungelöst und so wird beschlossen, zumindest eine Anlaufstelle für die Senioren in Form eines Seniorenbüros im Rathaus einzurichten. Die Seniorenbeauftragte wird angewiesen, die Senioren in allen Fragen rund um das Alter, Pflegebedarf, Hilfsmittel, Pflegeversicherung etc. zu beraten. Schon am ersten Tag finden sich einige Bürger ein, um Beratung in Anspruch zu nehmen. Die erste ist Walburga Huber. Frau Huber lässt sich dankbar in den angebotenen Sessel fallen, ihre Unterarmgehstütze wie einen Bischofsstab haltend, leichte Schweißperlen auf der Stirn, und meint nach Luft ringend: „Du liebe Güte, es sind schon viele Stufen zu Ihnen hoch." „Sie haben Recht, Frau Huber, das Rathaus ist noch nicht barrierefrei konzipiert", antwortet die Seniorenbeauftragte. „Eigentlich bin ich nur gekommen, damit Sie mir helfen, meine Gehstütze, die mir mein Arzt verordnet hat, wieder richtig einzustellen. Mein Enkel hat damit Schwertkämpfe ausgefochten und seitdem ist sie mir zu kurz. Ich gehe damit, als hätte ich einen Witwenbuckel!"
Der nächste Klient ist Herr Mayerhofer, dessen Frau zu Hause seine Mutter pflegt und betreut. Er möchte nun wissen, ob er für die Pflege seiner Mutter Pflegegeld beantragen könne und wie viel er denn bekommen würde.
Lydia Dingler, die nächste Besucherin, ist im Moment völlig überlastet mit der Pflege ihres schwer pflegebedürftigen Vaters. Seit einem Jahr pflegt sie ihren Vater, bei dem Pflegegrad 3 festgestellt wurde, ohne Inanspruchnahme eines Pflegedienstes. Jetzt hat sie dringend Urlaub nötig und erkundigt sich nach Möglichkeiten und Kosten einer Ersatzpflege. Außerdem möchte sie wissen, ob es Gelder von der Pflegekasse gibt für einen Badumbau, der es ihr ermöglichen würde, ihren Vater zu duschen.
Die letzte Besucherin, Frau Blattner, ist nur gekommen, um die Seniorenbeauftragte zu einem Besuch zu sich nach Hause einzuladen. Mit ihren 91 Jahren müsse sie oft nachts dringend aufstehen, komme erst mal schon nicht richtig aus dem Bett, stolpere zur Toilette und von dort komme sie auch nicht wieder richtig hoch. Schon zweimal sei sie in der letzten Zeit gestürzt, aber habe sich Gott sei Dank dabei nie verletzt. Da sie alleine lebt, habe sie sonst niemanden, den sie um Rat fragen könne, und peinlich sei ihr das Ganze auch. Von einer Besichtigung des Wohnumfelds erhoffe sie sich Ratschläge für nächtliche sichere Toilettengänge. Und eine Tasse Kaffee gäbe es bei diesem Besuch für die Frau Beauftragte auch!
Zu guter Letzt streckt der Bürgermeister noch seinen Kopf herein und erkundigt sich, wie es denn so liefe und ob seine Bürger das Angebot der Beratung annähmen.

Regelungen dazu finden sich Behindertengleichstellungsgesetz (BGG). In der DIN 18 024 wird Barrierefreiheit in öffentlichen Gebäuden und Arbeitsstätten geregelt.

Die Nutzer dieser Gebäude müssen in die Lage versetzt werden, von fremder Hilfe weitgehend unabhängig zu sein, dies betrifft insbesondere Rollstuhlfahrer, Blinde, Gehbehinderte, ältere Menschen und Kinder.

- Alle Gebäudeebenen müssen stufenlos, ggf. mit einem Aufzug oder einer Rampe erreichbar sein.
- Die Flächen sollten schwellenlos sein, die untere Türschwelle maximal 2 cm hoch.
- Ein Sanitärraum mit mindestens einer für Rollstuhlfahrer geeigneten Toilettenkabine muss eingeplant werden.
- Die Gebäude sind mit Orientierungshilfen auszustatten.
- Türen müssen eine lichte Breite von mindestens 90 cm haben.

405. Nach diesem interessanten Beratungsvormittag begibt sich die Seniorenbeauftragte in die Bauabteilung des Rathauses, mahnt die für Besucher beschwerlichen örtlichen Begebenheiten an und weist auf die längst überfällige Barrierefreiheit des Rathauses hin. Wo findet der Baureferent Hinweise zur Barrierefreiheit? Nennen Sie einige Beispiele für Barrierefreiheit.

- Es müssen ausreichend Bewegungsflächen für Rollstuhlfahrer zur Bewegung mit dem Rollstuhl eingeplant werden, z. B. 150 cm breit und 150 cm tief vor Serviceschaltern.
- Begegnungsflächen müssen bedacht werden.
- Bodenbeläge sollen rutschhemmend, rollstuhlgeeignet und fest verlegt sein.
- Handläufe müssen vorhanden sein.
- Bedienungsvorrichtungen wie Schalter, Briefschlitz, Toilettenspülung etc. müssen auch für gehbehinderte Menschen erreichbar sein. Sie werden in einer Höhe von 85 cm angebracht.

406. Wie wird die Unterarmgehstütze von Walburga Huber richtig eingestellt?

Damit die Unterarmgehstütze richtig auf die Größe des Benutzers eingestellt wird, wird sie neben die Fußaußenseite des Benutzers gestellt. Dessen Arm hängt dabei entspannt herunter. Jetzt wird mittels des variablen Splints die Stütze so verlängert oder verkürzt, dass sich der obere Rand der Unterarmgehstütze drei Querfinger breit unterhalb der Ellenbogenspitze befindet. Die Stütze darf nie über das Ellenbogengelenk hinausragen.

407. Herr Mayerhofer möchte wissen, ob er Pflegegeld für die Pflege seiner Mutter beantragen kann. Ob man Pflegegeld bekommt, hängt von der Pflegebedürftigkeit ab. Die Höhe der Zuwendung richtet sich nach dem Pflegegrad und der Pflegeperson (privat oder Pflegedienst). In welchen Bereichen wird der Hilfebedarf ermittelt (➤ Tab. 3.13)? Ergänzen Sie nachfolgende Tabelle.

	Pflegegrad				
	1	2	3	4	5
Neues Begutachtungs-assessment (NBA)					
Pflegegeld (bei privater Pflege) (€)					
Pflegesachleistungen (€)					

Muster

Die Feststellung der Pflegebedürftigkeit wird im **Neuen Begutachtungsassessment (NBA)** anhand des Grads der Selbstständigkeit von geistig und körperlich Betreuungs- und Pflegebedürftigen anstelle des bisher herangezogenen körperlich begründeten pflegerischen Unterstützungsbedarfs ermittelt. Die bisherigen Pflegestufen 1, 2 und 3 wurden in die Pflegegrade 1 bis 5 überführt.

Um die Pflegebedürftigkeit und eine Zuordnung zu den Pflegegraden ermitteln zu können, wird im Neuen Begutachtungsassessment (NBA) der Pflegebedarf gewichtet in folgenden Bereichen ermittelt:

1. Modul: Mobilität – körperliche Beweglichkeit allgemein (10 %). Kann die Person allein aufstehen und ins Badezimmer gehen, sich selbstständig im Wohnbereich fortbewegen, Treppen steigen? Kann der Positionswechsel im Bett selbstständig erfolgen? Kann die Person selbstständig stabil sitzen, aufstehen und sich umsetzen?

2. Modul: Kognitive und kommunikative Fähigkeiten – allgemeines Verstehen und Sprechen (15 % zusammen mit Modul 3, wobei Modul 2 und 3 jeweils gleich gewichtet werden). Kann sich die Person zeitlich und räumlich orientieren, Sachverhalte verstehen, Personen im näheren Umfeld erkennen, Risiken einschätzen, sich an Gesprächen beteiligen, Entscheidungen im Alltagsleben treffen, elementare Bedürfnisse mitteilen, Aufforderungen verstehen?

3. Modul: Verhaltensweisen und psychische Problemlagen. Liegen nächtliche Unruhe, Ängste oder Aggressionen vor, die für die pflegebedürftige Person oder andere belastend sind? Nimmt die Person pflegerischer Maßnahmen an oder kommt es zu Abwehrreaktionen? Liegt eine depressive Stimmung, aggressives und auch selbstschädigendes Verhalten vor?

4. Modul: Selbstversorgung (40 %). Sind Körperpflege, Ernährung, selbstständiger Toilettengang möglich oder liegen Harn- und/oder Stuhlinkontinenz vor?

5. Modul: Bewältigung von und selbstständiger Umgang mit krankheits- oder therapiebedingten Anforderungen und Belastungen (20 %). Sind selbstständige Medikation, Blutzuckermessungen, selbstständige Arztbesuche oder Besuche anderer therapeutischer oder medizinischer Einrichtungen und Umgang mit Hilfsmitteln wie Rollator oder Prothesen möglich?
6. Modul: Gestaltung des Alltagslebens und sozialer Kontakte (15 %). Sind selbstständige Gestaltung des Tagesablaufs, Anpassung an Veränderungen, mit anderen Menschen in direkten Kontakt treten oder Kontaktpflege, z. B. einen Seniorentreff ohne Hilfe besuchen, möglich? Können noch selbstständig Planungen für die Zukunft vorgenommen werden und ist die eigenständige Beschäftigung im Alltag möglich?
Durch das zweite Pflegestärkungsgesetz und die Einführung eines neuen Pflegebedürftigkeitsbegriffs können seit Januar 2017 die Leistungen für Menschen mit Demenz früher und in einem höheren Leistungsumfang als bisher in Anspruch genommen werden.

Modul 1, Mobilität: Bewertung Selbstständigkeit

	Selbstständig	Überwiegend selbstständig	Überwiegend unselbstständig	Unselbstständig
Positionswechsel im Bett				
Halten einer stabilen Sitzposition				
Umsetzen				
Fortbewegen innerhalb des Wohnbereichs				
Treppensteigen				

Muster

Tab. 3.13 Pflegegrade, Pflegegeld und Pflegesachleistungen bei häuslicher Pflege (Stand Januar 2017)

	Pflegegrad 1	Pflegegrad 2	Pflegegrad 3	Pflegegrad 4	Pflegegrad 5
	neu eingeführt	vormals Pflegestufe I oder 0 mit eingeschränkter Alltagskompetenz	vormals Pflegestufe II oder I mit eingeschränkter Alltagskompetenz	vormals Pflegestufe III oder II mit eingeschränkter Alltagskompetenz	vormals Härtefall oder Pflegestufe III mit eingeschränkter Alltagskompetenz
Neues Begutachtungsassessment (NBA)	12,5 bis unter 27 Punkte	27 bis unter 47,5 Punkte	47,5 bis unter 70 Punkte	70 bis unter 90 Punkte	90 bis 100 Punkte
Pflegegeld (bei privater Pflege) (€)	–	316	545	728	901
Pflegesachleistungen (€)	Anspruch nur über Entlastungsbetrag	689	1298	1.612	1.995

Die Pflegekasse gewährt Leistungen, wenn die Pflegeperson verhindert ist, die sogenannte **Verhinderungspflege.** Jedoch nur für längstens 42 Tage mit einer Kostenübernahme bis maximal 1.612,00 €, wenn die Pflege durch eine erwerbsmäßig pflegende Person geschieht. Frau Dingler müsste allerdings ihren Vater vorher schon mindestens 6 Monate gepflegt haben.

Je nach Pflegebedürftigkeit des Vaters kann Frau Dingler versuchen, vorübergehend einen Pflegedienst zu engagieren oder die Pflege von einer privaten Person ihres Vertrauens übernehmen zu lassen. Im Bedarfsfall stehen auch in einigen Pflegeheimen Kurzzeitpflegeplätze zur Verfügung.

408. Frau Dingler möchte wissen, ob es Gelder für eine Ersatzpflege ihres Vaters gibt, wenn sie in den wohlverdienten Urlaub fährt, und welche Möglichkeiten der Pflege es gibt. Wie würden Sie diese Fragen beantworten?

Sind Maßnahmen zur Verbesserung des Wohnumfelds nötig, damit eine gute bedarfsgerechte Pflege zu Hause gewährleistet ist, zahlt die Pflegekasse bis zu 4.000 € je Maßnahme.

409. Bekommt Frau Dingler Gelder aus der Pflegekasse für einen Badumbau?

410. Frau Blattner hat Schwierigkeiten, nachts zur Toilette zu gelangen. Welche Ratschläge können Sie Frau Blattner geben, wenn Sie sich vorstellen, welche Gegebenheiten Sie bei einem Besuch möglicherweise vorfinden werden? Machen Sie sich Gedanken zum Bett, zum Weg zur Toilette und zur Toilette selbst.

Bett

Ist das Bett hoch genug, um daraus ohne viel Mühe aufstehen zu können? Sollte dies nicht der Fall sein, so kann das Bett durch Unterstellen von z. B. stabilen Holzbrettern erhöht werden.

Möglicherweise bringt das Anbringen einer Bettleiter oder eines Selbstaufrichters Erleichterung beim Aufstehen. Dies ist jedoch nicht bei jedem Bett möglich und so gibt es einige kreative selbstgefertigte Hilfsmittel, die dasselbe bewirken, z. B. ein Seil mit Knoten oder ein kleines Holzbrett, das am seitlichen Kopfteil zwischen Matratze und Rahmen gesteckt wird.

Weg zur Toilette

Befinden sich Stolperfallen wie Teppiche, Schwellen oder Mobiliar auf dem Weg zur Toilette? Diese müssten beseitigt werden, und es wäre günstig, ein kleines Nachtlicht brennen zu lassen, das den Weg etwas ausleuchtet. Ist es möglich, das Mobiliar so zu stellen, dass Frau Blattner nachts einen „Handlauf" hat?

Toilette

In der Regel sind die herkömmlichen Toilettenhöhen für ältere Menschen, die Probleme mit dem Aufstehen haben, zu niedrig. In diesem Fall bringt ein spezieller Aufsatz auf der Toilette eine Erhöhung, die das Aufstehen wesentlich erleichtert. Auch das Anbringen eines Haltegriffs an die Wand oder spezielle Bügel in der Form von Armlehnen wirken hilfreich beim Setzen oder Aufstehen.

Sonstiges

Frau Blattner ist schon zweimal nachts gestürzt und lebt alleine. Sollte ihr nun einmal ernstlich etwas passieren, so kann sie nicht auf schnelle Hilfe hoffen. Es wäre ratsam, wenn Frau Blattner sich einem Hausnotrufsystem anschließen würde. Über einen Tastfinger, der je nach System unauffällig am Handgelenk oder an der Kleidung befestigt wird, kann sie bei Bedarf einen Hilferuf auslösen.

Thematisiert werden sollte mit Frau Blattner auch der mögliche Einsatz eines Toilettenstuhls für die Nacht. Da die Generation von Frau Blattner durchaus noch den Einsatz von Nachttöpfen im Schlafzimmer erlebt hat, dürfte u. U. dieses Thema für Frau Blattner nicht zu sehr tabuisiert sein.

3.6 Pflege alter Menschen mit eingeschränkter Funktion der Sinnesorgane

FALLBEISPIEL (FRAGEN 411–417)

Xaver Milberg, mittlerweile 83 Jahre alt, lebte bis vor Kurzem zusammen mit seiner Frau Lieselotte in einem kleinen Haus. Da seine Frau vor 4 Monaten starb, muss Herr Milberg demnächst in ein Altenheim ziehen, da er sich nicht mehr alleine zu Hause versorgen kann.

Herr Milberg war Uhrmacher von Beruf. Er liebte seine Arbeit und konnte sich stundenlang an dem Wunderwerk eines mechanischen Uhrwerks erfreuen. Sein Geschäft lief gut. Mit 45 Jahren benötigte er eine Brille, da er die kleinen filigranen Mechanikteile nur noch schwer erkennen konnte. Gott sei Dank gab es ja noch die Vergrößerungslupen, die ihm seine Arbeit deutlich erleichterten. Zu allem Unglück wurde etwa um diese Zeit ein Diabetes mellitus festgestellt, der durch Ernährungsumstellung und Tabletten behandelt wurde. Da Herr Milberg jedoch Süßigkeiten sehr liebt, hielt er sich nicht an die vom Arzt angeordneten Ernährungsregeln, zumal er immer das Gefühl hatte, sich beim Naschen von Süßigkeiten besser konzentrieren zu können. Erst lief noch alles gut, bis er mit ca. 62 Jahren merkte, dass er Schwierigkeiten im Umgang mit den Kleinteilen und dem Feinmechanikerwerkzeug hatte. Ihm fielen oft die Kleinteile aus der Hand, und seine Fingerkuppen fühlten sich teilweise wie taub an. Wenn er eine Tasse heißen Kaffee trank, wunderte er sich oft, warum seine Frau ihn immer anmahnte, den Kaffee etwas auskühlen zu lassen, er würde sich doch nur verbrühen, wenn er solch heißen Kaffee tränke. Er selbst hatte damit kein Problem. Er konnte Dinge anfassen, die anderen viel zu heiß waren. Allerdings ließen die anderen nicht so oft Dinge fallen und waren gerade im feinmotorischen Bereich geschickter als er. In dieser Zeit lief er sich einmal beim Wandern eine Blase, die er gar nicht wahrnahm. Erst als daraus eine richtig große Wunde geworden war, bemerkte er diese beim Baden und lief damit erschreckt zu seiner Frau, die die Wunde dann verband. Die Wunde tat ihm nicht einmal richtig weh. Er konnte damit gehen, wahrscheinlich brauchte die Wunde deshalb so lange zum Abheilen.

Herr Milberg konnte zunehmend schlechter sehen. Vor allem in der Dämmerung oder bei schlechten Lichtverhältnissen konnte er Dinge nur noch schlecht erkennen. Es war schwierig für ihn, geeignete Lichtverhältnisse zum Arbeiten zu finden, da er zwar viel Licht brauchte, sich aber auch häufig geblendet fühlte. Wenn er versuchte, bei seiner Arbeit eine kleine Schraube oder etwas Ähnliches genau zu betrachten, sahen die Dinge zunehmend unscharf aus, als ob er durch eine schmutzige Glasscheibe schauen würde. Die Farben waren auch nicht mehr so leuchtend. Mittlerweile war es so schlimm, dass er kaum noch seiner Arbeit nachgehen konnte. Aber zum Arzt wollte er auch nicht gehen. Mit 70 Jahren war Herr Milberg fast blind. Er sah alles nur noch wie durch eine Milchglasscheibe.

Da er nicht mehr gut sehen konnte und seine Frau ihn rundum versorgte, konnte er sich seiner zweiten Leidenschaft, der Musik zuwenden. Als Klassikliebhaber hörte er den ganzen Tag Opern. Seine Frau ließ sich für sein Hobby nicht begeistern, da sie die Lautstärke nicht vertrug. Ihm war die Lautstärke gerade recht. Früher hatten seine Frau und er sich häufiger mit Freunden zum Ratschen getroffen, aber schließlich er hatte keinen Spaß mehr daran. Wahrscheinlich hatte er tatsächlich immer zu laut Musik gehört, denn er konnte sich in einer Gruppe von Menschen nicht mehr richtig an einem Gespräch beteiligen, da er die Stimmen nicht auseinanderhalten konnte und die Leute auch nur schlecht verstand. Seine Frau meinte, er höre nur das, was er auch hören wolle. Jetzt, wo seine Frau gestorben ist, muss er in ein Heim, um versorgt zu werden. Er ist fast blind und taub und hat eigentlich nichts mehr vom Leben.

411. Als Überleitungsfachkraft führen Sie das Aufnahmegespräch mit Herrn Milberg. Was werden Sie im Zusammenhang mit den Funktionseinschränkungen seiner Sinnesorgane mit ihm besprechen und welche Maßnahmen schlagen Sie ihm vor?

Als Erstes wäre es wichtig, Herrn Milberg zu überzeugen, dass eine ärztliche Abklärung seiner Beschwerden dringend angeraten wäre.

Mit Herrn Milberg sollte besprochen werden, welche räumlichen Gegebenheiten sein Zimmer haben sollte, damit er sich darin zurechtfinden kann. In jedem Fall muss das Zimmer so gestaltet sein, dass keine erhöhte Sturzgefährdung vorliegt. Für Herrn Milberg sollte eine feste Bezugspflegekraft benannt werden, die ihn behutsam während der Zeit der Eingewöhnung begleitet.

Des Weiteren sollte mit Herrn Milberg besprochen werden, ob er sich in einem Einzel- oder einem Doppelzimmer wohler fühlen würde. Einerseits ist er durch seine Behinderung sicherlich in einer neuen und unbekannten Umgebung in seiner Kommunikation eingeschränkt, andererseits könnte eine fremde Person in seinem Zimmer die Unsicherheit, Schreckhaftigkeit und Ängste noch verstärken. Nach Möglichkeit sollten vertraute Gegenstände und die räumliche Gestaltung seines Zimmers in Anlehnung an seine aktuelle Wohnsituation erfolgen.

Überlegungen, in welcher Form z. B. die Klingel oder ein anderes Notrufsystem Herrn Milberg zugänglich gemacht werden kann, sind wichtig. Da die Kommunikation über Hören und Sehen bei Herrn Milberg stark eingeschränkt ist, ist es absolut vorrangig zu überlegen, wie er im Heim den anderen Bewohnern vorgestellt wird. Um Berührungsängste oder Fehleinschätzungen von Reaktionen auf Nichtverstehen oder Nichterkennen zu vermeiden bzw. zu minimieren, sollte mit Rücksprache und Einverständnis seitens Herrn Milbergs eine Vorstellung seiner Person bei den Heimbewohnern seiner Station oder seines Bereichs erfolgen. Dabei sollte seine Behinderung angesprochen werden und den Bewohnern eine Möglichkeit zur Kommunikation mit ihm aufgezeigt werden, um eine soziale Isolation zu vermeiden.

412. Die Störung der Feinmotorik und das veränderte Temperaturempfinden sind eindeutig auf eine Störung eines Sinnesorgans zurückzuführen. Um welches Sinnesorgan handelt es sich hierbei? Versuchen Sie die Entstehung dieser Störung anhand der Krankengeschichte von Herrn Milberg sinnvoll zu erklären. In welchem Zusammenhang ist hierbei die Fußwunde zu betrachten?

Die Störung der Feinmotorik und des Temperaturempfindens ist eine typische Störung im Bereich der Sinneszellen der Haut und des Nervensystems. Typisch sind diese Symptome besonders bei einer Neuropathie im Rahmen einer diabetischen Mikroangiopathie. Als Ursache einer Neuropathie bei Herrn Milberg kann Diabetes mellitus angesehen werden.

Aus Herrn Milbergs Biografie geht hervor, dass er im Zusammenhang mit der notwendigen Diabetestherapie nicht sehr kooperativ (compliant) ist. In der Folge könnte sich eine diabetische Polyneuropathie als Spätkomplikation nach über 10 Jahren entwickelt haben, die nun zu den entsprechenden Symptomen führt.

Die schlecht heilende Fußwunde ist ebenfalls vor dem Hintergrund der diabetischen Mikroangiopathie und der diabetischen Polyneuropathie zu sehen. Durch die Polyneuropathie wurde das Schmerzempfinden herabgesetzt, die Wunde wurde weiter belastet, sodass sie sich vergrößern konnte.

413. Der Augenarzt diagnostiziert eine Katarakt, die operiert werden soll. Was versteht man unter einer Katarakt und welche spezifischen Ursachen gibt es bei Herrn Milberg?

Unter einer Katarakt (grauem Star) versteht man eine Trübung der Linse, die zu einem Visusverlust bis hin zur Blindheit führen kann. Die Katarakt ist die häufigste Ursache einer Erblindung. In über 90 % der Fälle handelt es sich hierbei um eine Alterskatarakt.

Es gibt eine Vielzahl von Ursachen für die Kataraktbildung. Ursachen, die bei Herrn Milberg in der Entstehung der Katarakt miteinbezogen werden müssen, sind der Diabetes mellitus und sein fortgeschrittenes Alter.

414. In einer ambulanten Operation werden Herrn Milberg im Abstand von 14 Tagen die Augen operiert und künstliche Linsen eingesetzt. Sie begleiten Herrn Milberg an beiden Tagen zur OP. Welche Komplikationen können nach der OP auftreten? Wie sollte sich Herr Milberg nach der Operation verhalten?

In den ersten Tagen nach der Katarakt-OP ist die Gefährdung durch eine Infektion noch sehr groß. Herr Milberg muss angehalten werden, bei der Applikation der notwendigen Augentropfen die erforderliche Hygiene zu beachten und sich nicht die Augen zu reiben. Nach der OP ist darauf zu achten, dass körperliche Anstrengung und jeglicher Druck auf das Auge vermieden werden (z. B. Obstipationsprophylaxe, keine übermäßige körperliche Anstrengung, beim Duschen aufpassen, es empfiehlt sich leichte Kost).

Bei der extrakapsulären Operationsmethode kann sich in Einzelfällen durch den Verbleib der hinteren Linsenkapsel im Auge und deren postoperative Eintrübung in den ersten Tagen postoperativ ein sogenannter Nachstar bilden. Auf entsprechende Symptome (Visusverschlechterung) ist hier zu achten.

415. Wann kann er eine neue Brille erhalten?

Die Anpassung einer neuen Brille für Herrn Milberg kann erst nach ca. 4 bis 6 Wochen erfolgen, wenn sich der Visus mit dem Linsenersatz stabilisiert hat.

416. Der HNO-Arzt stellt eine schwere Presbyakusis mit einer Höreinschränkung von über 30 dB auf beiden Ohren fest. Immanuel Kant hat gesagt: „Nicht hören können trennt uns von den Menschen." Diskutieren Sie diese Aussage vor dem Hintergrund der Biografie von Herrn Milberg im Hinblick auf deren potenzielle Beeinflussung seiner psychischen Verfassung und die psychosozialen Folgen.

Den Ausschluss von zwischenmenschlicher Kommunikation und von Information erlebt Herr Milberg als alltägliche und schmerzliche Realität. Insbesondere im Alter bedeutet diese Sinnesbeeinträchtigung eine zusätzliche Gefährdung und kann zu Isolation, Ausgeschlossensein, Altersdepression und demenziellem Abbau führen.

Die für das Gehör typischen Aufgaben sind:

- Akustische Alarmierung in Gefahrensituationen (mindert das Überraschungsmoment und verhindert Erschrecken und Schreckhaftigkeit)
- Räumliche Orientierungssicherheit
- Voraussetzung für Kommunikation
- Emotionaler und sozialer Beziehungsfaktor (das Ohr als „Auge des Gemüts", Aspekte wie „Was schwingt in der Stimme mit, wie ist der Tonfall zu verstehen?")

Herrn Milberg fehlt die spontane Selbstverständlichkeit solcher Wahrnehmungen. Verschlimmert wird die Situation bei Herrn Milberg durch seine Mehrfachbehinderung im Bereich der Sinnesfunktionen.

Psychosoziale Folgen der Schwerhörigkeit, hier: Altersschwerhörigkeit (Presbyakusis)

- **Verlust des Vertrauens in die Umwelt:** Vertrauen ist eine wichtige Funktion im menschlichen Leben. Ist es vorhanden, entlastet es von vielen grundlosen Befürchtungen oder überflüssigen Kontrollen, macht das Leben einfacher und berechenbarer. Ist ein normales Umweltvertrauen aber nicht gegeben, dann drohen vielerlei seelische, psychosoziale und sogar körperliche Konsequenzen. Die Folge sind Unsicherheit mit der eigenen Person sowie in der Beziehung zur Umwelt, Empfindsamkeit, ständige Erwartungsspannungen, Minderwertigkeitsgefühle etc. (Es existiert das typische Bild vom schwierigen, misstrauischen, empfindlichen, leicht verletzbaren und aufbrausenden Schwerhörigen in der Gesellschaft.)
- **Einsamkeit** ist keine Frage von räumlicher Nähe oder Ferne zu Mitmenschen, sondern entwickelt sich aus dem Verlust der inneren Zugehörigkeit zu einer Gemeinschaft. Schwerhörige werden sich vor allem dann einsam fühlen, wenn sie mit anderen, gut hörenden Menschen zusammen sind.
- **Psychovegetative, geistige und psychosoziale Folgen:** Schwerhörige leiden verstärkt unter Wetterfühligkeit, insbesondere Kopfdruck, Schlafstörungen, Schwindel, Nervosität, Reizbarkeit, rascher Erschöpfbarkeit, unter Merk- und Konzentrationsstörungen, Vergesslichkeit, depressiven Verstimmungen und erhöhter Suizidgefahr.
- **Soziale Belastungen und Konflikte:** Bei Schwerhörigkeit kann teilweise seitens der Mitmenschen mit wenig Rücksicht gerechnet werden. Dies kann zu Rückzugsneigung und Isolation führen.

417. Im Kollegenkreis taucht die Frage auf, wie man Herrn Milberg mit seiner Schwerhörigkeit begegnen soll. Er hat zwar ein Hörgerät bekommen, wirkt aber nicht so, als könne er jetzt deutlich besser hören. Erklären Sie mögliche Verhaltensmaßnahmen im Umgang mit Herrn Milberg.

3

Verhaltensmaßnahmen im Umgang mit Herrn Milberg:

- Herr Milberg sollte aufgefordert werden, sein Hörgerät regelmäßig einzusetzen. Das Gehör und das Gehirn benötigen einige Zeit, sich daran zu gewöhnen, um das Hörvermögen zufriedenstellend zu verbessern.
- Für Herrn Milberg immer etwas mehr Zeit einplanen. Man sollte ihm stets frontal gegenübersitzen, damit er von den Lippen ablesen kann. Herrn Milberg nicht von hinten oder aus dem Dunkeln ansprechen.
- Trotz Hörgerät leidet Herr Milberg unter Nebengeräuschen. Im Gespräch deshalb entsprechende Geräuschquellen abstellen (Fenster und Türen schließen).
- Herr Milberg versteht nicht nur schwerer, sondern vieles auch anders. Tiefe und hohe Töne der Störung sind meist ungleich betroffen, das gehörte Lautbild ist fast immer verzerrt. Daran ändert auch ein Hörgerät wenig.
- Stets langsam, deutlich und mit akzentuierten Mundbewegungen in knappen Sätzen sprechen. Das Wesentliche gelegentlich wiederholen.
- Immer erst das Gesprächsthema nennen, damit sich Herr Milberg inhaltlich darauf einstellen kann.
- Wichtige Informationen lieber schriftlich mitgeben.

3.7 Pflege alter Menschen mit Behinderungen

FALLBEISPIEL (FRAGEN 418–425)

Vorbemerkung: Die Anerkennung einer Behinderung und das Leben mit einer Behinderung in unserer Gesellschaft stellen die Betroffenen immer noch vor große Probleme. Gerade Behinderungen, die nicht auf den ersten Blick offensichtlich sind, können von Außenstehenden z. T. als merkwürdiges Verhalten wahrgenommen werden und stellen für die Betroffenen und für die Umwelt eine große Herausforderung dar. Das folgende Fallbeispiel beschäftigt sich in erster Linie mit den sozialen Folgen und Verhaltensauffälligkeiten einer Betroffenen mit einer ausgeprägten Schwerhörigkeit, Seh- und Bewegungseinschränkung, die versucht, ihr Leben dennoch selbstbestimmt zu gestalten.

Besuche bei Tante Gertrude waren immer etwas Besonderes. Spannend, geheimnisvoll und immer leicht gruselig. Genau die richtige Mischung für uns Enkelkinder! Und die Tatsache, dass sie „Tante" genannt werden wollte und nicht „Oma", denn sie war unsere Stiefgroßmutter, trug ebenfalls dazu bei. Merkwürdige Dinge lagen bei Tante Gertrude herum. Riesige Lupen, mit denen man als Kind auf Flohjagd gehen konnte, Brillen so dick wie Panzerglas, Krücken, mit denen man Hochsprung üben konnte, Perücken zum Verkleiden und Nachttöpfe. Der Fernsehapparat lief Tag und Nacht in einer Lautstärke, dass einem die Ohren dröhnten, aber Tante Gertrude störte dies wenig. Wenn sie mit einem sprach, war man geneigt, sich die Ohren zuzuhalten. Nicht wegen des Gesagten, sondern weil sie so schrie. Warum Tante Gertrude einen der ersten Farbfernseher besaß, wo sie doch eh nicht viel sehen konnte, blieb für uns Kinder ein Geheimnis. Ebenso, wie sie es schaffte, in eine neue Wohnung umzuziehen, bei all ihren Behinderungen. „Ich komm' halt die Treppen nicht mehr runter seit meiner Bandscheibenoperation, geschweige denn rauf", erklärte die schwerhörige, eigenwillige und zurückgezogene Tante Gertrude. Ihre Hauptbeschäftigung in den letzten Wochen vor dem Umzug bestand darin, in den Sozialämtern für notwendige Bedarfsartikel und den Umzug selbst Gelder zu organisieren.

Schmerzen hatte sie auch überall, und bücken konnte sie sich sowieso nicht. Einmal litt sie eine Woche lang unter starker Übelkeit, da sie die verschriebenen Schmerzmittel brav schluckte, nur – es waren Suppositorien. Ihr Hausarzt hatte zwar gesagt, wie sie das Medikament einnehmen solle, sie hatte das aber nur halb verstanden. Solch große Schmerztabletten, die so schlecht runterzuschlucken waren, wollte sie nie mehr nehmen. Na ja, sie sah halt schlecht. Hilfe nahm sie auch nicht von jedem an. Und ab und zu durften wir Kinder ihr behördliche Briefe vorlesen und mussten nachsehen, ob der Schwerbehindertenausweis zu verlängern wäre. Tat man dies brav, zog sie den geheimnisvollen Jutebeutel heraus, in dem sich Unmengen an kleinen Münzen befanden, die sie als Toilettendame verdiente. Das war schön, aber der wirklich gruselige Höhepunkt kam danach. Dann, wenn sie das große Gurkenglas auf den Tisch stellte, in dem ihre vermeintlichen Bandscheiben in Formaldehyd schwammen – echt gruselig!

Tab. 3.14 WHO-Definition von Behinderung

Ursache	Erklärung	Beispiel „Tante Gertrude"
Schaden	Aufgrund einer Erkrankung, angeborenen Schädigung oder eines Unfalls als Ursache entsteht ein dauerhafter gesundheitlicher Schaden.	Aufgrund mehrerer Bandscheibenvorfälle kam es zu einer Bandscheibenoperation mit bleibendem dauerhaftem Schaden.
Funktionelle Einschränkung	Der Schaden führt zu einer funktionalen Beeinträchtigung der Fähigkeiten und Aktivitäten des Betroffenen.	Durch diesen Schaden kann sie sich nicht mehr bücken und Treppen steigen.
Soziale Beeinträchtigung	Die soziale Beeinträchtigung ist Folge des Schadens und äußert sich in persönlichen, familiären und gesellschaftlichen Konsequenzen.	Als Folge des Schadens ist sie eingeschränkt in ihrer Unabhängigkeit, Berufswahl etc.
Führt zur **BEHINDERUNG**		

418. Der Begriff Behinderung unterliegt unterschiedlichsten Definitionen. Die Weltgesundheitsorganisation bedient sich bei der Definition des Begriffs Behinderung u. a. dreier gestufter Begrifflichkeiten, die zur Behinderung führen. Erstellen Sie eine Tabelle, indem Sie den Begriff erklären und fügen Sie ein Beispiel aus dem Fallbeispiel ein (➤ Tab. 3.14).

Ursache	**Erklärung**	**Beispiel „Tante Gertrude"**
Schaden		
Funktionelle Einschränkung		
Soziale Beeinträchtigung		
Führt zur **BEHINDERUNG**		

Muster

Gesetzesgrundlage im Zusammenhang mit behinderten Menschen:

- **Grundgesetz** Artikel 3 (3): Niemand darf wegen seines Geschlechts, seiner Abstammung, seiner Rasse, seiner Sprache, seiner Heimat und Herkunft, seines Glaubens, seiner religiösen oder politischen Anschauungen

419. In welchen Gesetzen finden Sie Hinweise zur Stellung von Behinderten? Geben Sie eine kurze Erklärung, was in diesen Gesetzen beschrieben wird.

benachteiligt oder bevorzugt werden. Niemand darf wegen seiner **Behinderung** benachteiligt werden.

- **Sozialgesetzbuch IX (SGB IX):** Am 1.10.2001 wurde das Schwerbehindertengesetz in das SGB IX eingegliedert.
- **Sozialgesetzbuch III (SGB III)** § 19 II Behinderte im Sinne der Arbeitsförderung: (1) Behindert im Sinne dieses Buches sind Menschen, deren Aussichten, am Arbeitsleben teilzuhaben oder weiter teilzuhaben, wegen Art oder Schwere ihrer Behinderung im Sinne von § 2 Abs. 1 des 9. Buches nicht nur vorübergehend wesentlich gemindert sind und die deshalb Hilfen zur Teilhabe am Arbeitsleben benötigen, einschließlich lernbehinderter Menschen. (2) Behinderten Menschen stehen Menschen gleich, denen eine Behinderung mit den in Absatz 1 genannten Folgen droht.
- **„Gesetz zur Gleichstellung behinderter Menschen“,** das 2002 auf Bundesebene in Kraft trat: Dieses Gesetz soll die uneingeschränkte und selbstbestimmte Lebensführung behinderter Menschen fördern, z. B. durch Vermeidung baulicher Barrieren für Rollstuhlfahrer.
- **Gleichstellungsgesetze** in fast allen Bundesländern: Beispielsweise fordert das Bayerische Behindertengleichstellungsgesetz – BayBGG u. a. in Art. 13 „barrierefreies Internet und Intranet“.

420. Im SGB IX werden die Begriffe „Behinderte, Schwerbehinderte, Gleichgestellte“ definiert. Erklären Sie die Begrifflichkeiten laut SGB IX.

- **Behinderte nach § 2 I SGB IX:** Menschen sind behindert, wenn ihre körperliche Funktion, geistige Fähigkeit oder seelische Gesundheit mit hoher Wahrscheinlichkeit länger als 6 Monate von dem für das Lebensalter typischen Zustand abweichen und daher ihre Teilhabe am Leben in der Gesellschaft beeinträchtigt ist. Sie sind von Behinderung bedroht, wenn eine Beeinträchtigung zu erwarten ist.
- **Schwerbehinderte nach § 2 II SGB IX:** Menschen sind im Sinne des Teils 2 schwerbehindert, wenn bei ihnen ein Grad der Behinderung von wenigstens 50 vorliegt und sie ihren Wohnsitz, ihren gewöhnlichen Aufenthalt oder ihre Beschäftigung in einem Arbeitsverhältnis im Sinne des § 73 rechtmäßig im Geltungsbereich dieses Gesetzbuches haben.
- **Gleichgestellte nach § 2 III SGB IX** Schwerbehinderten Menschen gleichgestellt werden sollen behinderte Menschen mit einem Grad der Behinderung von weniger als 50 aber wenigstens 30, bei denen die übrigen Voraussetzungen des Absatzes 2 vorliegen, wenn sie infolge ihrer Behinderung ohne die Gleichstellung einen geeigneten Arbeitsplatz im Sinne des § 73 nicht erlangen oder nicht behalten können (gleichgestellte behinderte Menschen).

421. Für was benötigt man einen Schwerbehindertenausweis?

Der Schwerbehindertenausweis dient

- steuerlichen Erleichterungen,
- Vergünstigungen im Personen-, Nah- und Fernverkehr,
- Vergünstigungen beim Wohnen,
- dem Schutz durch das Schwerbehindertengesetz,
- als Nachweis für die Schwere der bestehenden Behinderung,
- als Ausweis zur Inanspruchnahme bestimmter Nachteilsausgleiche.

Tab. 3.15 Behinderungsgrade

Merkzeichen	Erläuterung
VB	Anspruch auf Versorgung nach den Vorschriften des Bundesversorgungsgesetzes
EB	Minderung der Erwerbsfähigkeit um wenigstens 50 %, Entschädigung nach § 28 des Bundesentschädigungsgesetzes
AG	außergewöhnlich gehbehindert
G	erheblich gehbehindert
H	hilflos
B	Notwendigkeit ständiger Begleitung
Bl	blind
RF	befreit von der Rundfunkgebührenpflicht
1. Kl.	darf mit Fahrausweis 2. Klasse die 1. Klasse in öffentlichen Verkehrsmitteln benutzen

422. In dem Schwerbehindertenausweis wird die Schwere der Behinderung durch den Grad der Behinderung 10–100 vermerkt. Des Weiteren finden Sie Merkzeichen, die zur Inanspruchnahme bestimmter Nachteilsausgleiche berechtigen. Damit Sie den Schwerbehindertenausweis in oben genanntem Fallbeispiel „Tante Gertrude" erklären können, müssen Sie die Merkzeichen kennen. Tragen Sie in die Tabelle ein, was die Abkürzungen bedeuten (➤ Tab. 3.15).

VB	
EB	
AG	
G	
H	
B	
Bl	
RF	
1. Kl.	

Muster

423. Wie wird eine Behinderung festgestellt?

Die Feststellung des Grades der Behinderung wird vom Versorgungsamt vorgenommen, ebenso die zuzuerkennenden Merkzeichen. Hierfür müssen Unterlagen vom behandelnden Arzt erbracht werden. Im Versorgungsamt legt dann ein ärztlicher Gutachter anhand der Art und Schwere der vorliegenden Behinderung den Grad der Behinderung und die Merkzeichen fest.

424. Wie lange ist ein Schwerbehindertenausweis gültig?

Der Ausweis ist i. d. R. auf die Dauer von längstens 5 Jahren vom Monat der Ausstellung an befristet, bei Merkzeichen VB, EB oder kriegsgeschädigt auf längstens 15 Jahre.

Die Gültigkeitsdauer kann auf Antrag höchstens zweimal verlängert werden, nach zweimaliger Verlängerung muss ein neuer Ausweis beantragt werden.

425. Die im Fallbeispiel vorgestellte Tante Gertrude hat große Probleme beim Sehen. Was versteht man unter Blindheit, hochgradiger Sehbehinderung und Sehbehinderung?

Blindheit
Im Sozialrecht und der Augenheilkunde wird derjenige als blind bezeichnet, dem das Augenlicht vollständig fehlt oder dessen Sehschärfe weniger als 2 % des normalen Sehvermögens beträgt. Eine Blindheit wird als Schwerbehinderung mit dem Merkzeichen Bl in den Schwerbehindertenausweis eingetragen.

Hochgradige Sehbehinderung
Menschen, deren Sehschärfe nur noch 5–2 % der Norm beträgt, sind hochgradig sehbehindert und haben Probleme, die sich kaum von den Problemen blinder Menschen unterscheiden, deshalb können sie blinden Menschen gleichgestellt werden.

Sehbehinderung
Als sehbehindert werden Menschen bezeichnet, deren Sehschärfe auf dem besseren Auge nicht mehr als 30 % beträgt oder bei denen Gesichtsfeldausfälle, Störungen des Lichtsinns, des Farbsinns oder der Augenbewegungen von entsprechendem Schweregrad vorliegen.

3.8 Pflege alter Menschen mit akuten Erkrankungen

3.8.1 Herzinfarkt

FALLBEISPIEL (FRAGEN 426–430)

Minna Palmer ist 72 Jahre alt und lebt seit 2 Jahren allein in ihrem Haus, nachdem ihr Mann plötzlich verstarb. Außer ihrem Bluthochdruck, der medikamentös behandelt wird, fühlt sie sich für ihr Alter noch recht fit. Körperliche Anstrengung, z. B. bei der Gartenarbeit, fällt ihr zwar schwer und sie kommt schnell außer Atem, aber wenn sie sich genügend Zeit lässt, klappt es noch. Da sie nicht mehr so gut zu Fuß ist und schlecht sieht, hat sie über den Sozialdienst Essen auf Rädern bestellt. Zweimal in der Woche kommt auch eine Pflegekraft vom Sozialdienst und hilft ihr beim Baden, da sie nach einer TEP-Operation Probleme hat, alleine in die Badewanne zu steigen und vor allem alleine wieder herauszukommen. Außerdem stellt die Pflegekraft die Medikamente für die ganze Woche.

Ihr Arzt besucht sie gelegentlich zu Hause. Sie mag ihn zwar und freut sich immer, wenn er kommt, aber er ermahnt sie jedes Mal: „Sie dürfen nicht so viel Butter essen und verzichten Sie besser auf Ihr Frühstücksei! Nehmen Sie Ihre Medikamente bitte regelmäßig!"

Diese Dinge hört Frau Palmer nicht gerne. Jetzt ist sie so alt geworden und soll auf ihre geliebten Gewohnheiten verzichten? Nein, das ist wirklich nicht ihre Sache. Sie ist stolz darauf, dass sie schon so alt ist, da ihr Bruder und ihre Eltern alle recht früh gestorben sind. Ihre Mutter starb mit 49 Jahren an Brustkrebs, ihr Vater und ihr Bruder beide an einem Herzanfall. Ihr Vater war 57 und ihr Bruder gerade mal 42 Jahre. Bluthochdruck und hohe Fettwerte liegen bei ihnen in der Familie.

Seit einiger Zeit verspürt Frau Palmer immer wieder Herzrasen, oder sie hat das Gefühl, ihr Herz stolpert oder „verschluckt" sich. Sie bekommt dann Angst, vor allem wenn es nachts passiert. Ihr ist dann auch häufig etwas flau in der Magengegend und sie verspürt ein Engegefühl in der Brust, als läge ein schwerer Stein auf ihrer Brust und hindere sie am Atmen. Neulich ist ihr es während der Gartenarbeit passiert

und sie musste sich hinsetzen, da es ihr richtig schwindelig wurde. Seit gestern geht es ihr nicht sehr gut. Sie fühlt sich schwach. Schon nach dem Aufstehen war sie kurzatmig und muss sich seitdem dauernd hinsetzen. Gerade heute muss ihr das passieren, wo doch gleich die Pflegerin Angelika kommt, um ihr beim Baden zu helfen. Aber vielleicht tut ihr das Bad ja gut, und es geht dann wieder besser!
Eine halbe Stunde später klingelt Pflegerin Angelika, die Frau Palmer im Sozialdienst betreut, an der Haustür. Das Klingeln erschreckt Frau Palmer und ihr Puls fängt an zu rasen. Sie erhebt sich langsam vom Sofa. Sofort wird ihr schwindelig und ganz mulmig. Ihre Knie sind weich, und sie geht langsam und unsicher und dabei schwer atmend zur Tür. Sie beginnt zu schwitzen. Als sie die Tür öffnet, kann sie sich nur noch mit Mühe auf den Beinen halten. Die Übelkeit und die Atemnot werden stärker.
Die Pflegerin fängt Frau Palmer gerade noch auf und fragt besorgt, was mit ihr los sei. Untergehakt begleitet Pflegerin Angelika Frau Palmer langsam zu ihrem Sofa, wo sich Frau Palmer erschöpft hinsetzt. Frau Palmer sieht blass und fahl im Gesicht aus, sie hat Schweißperlen auf der Stirn, ihre Augen sind geschlossen, sie atmet schwer und ihr Gesichtsausdruck wirkt beunruhigt.

426. Wie beurteilen Sie als Fachkraft die aktuelle gesundheitliche Situation von Frau Palmer? Welche Maßnahmen ergreifen Sie? Begründen Sie Ihre Handlungen.

Frau Palmer befindet sich offensichtlich in einer kritischen gesundheitlichen Situation. Im Vergleich zu ihrem sonstigen Verhalten geht es ihr heute deutlich schlechter. Sie zeigt ausgeprägte Zeichen einer Dyspnoe.

Als Maßnahme sollten zuerst Puls und Blutdruck von Frau Palmer gemessen werden. Aufgrund ihrer Vorgeschichte, der erhöhten Fettwerte und des Bluthochdrucks ist ein akutes Herz-Kreislauf-Problem nicht ausgeschlossen. Auch die Symptome Dyspnoe, Herzrasen, Schwindel, Schwäche und blasse Hautfarbe könnten in diese Richtung deuten.

Frau Palmer sollte angesprochen werden, um zu ermitteln, ob sie ansprechbar ist. Wenn ja, wird erfragt, ob sie ihre Medikamente regelmäßig genommen hat. Da Frau Palmer ihre Medikamente nicht immer zuverlässig nimmt, muss anhand der Kontrolle des Wochendispensers ihre Tabletteneinnahme überprüft werden. Es ist nicht auszuschließen, dass Frau Palmer die Medikamenteneinnahme vergessen hat oder eventuell eine vergessene Medikamenteneinnahme durch die Einnahme der doppelten Menge kompensiert hat.

Danach sollte der Notarzt verständigt und ihm die Beobachtungen mitgeteilt werden. Bis zum Eintreffen des Notarztes bleibt die Pflegerin bei Frau Palmer und spricht beruhigend mit ihr. Dabei muss darauf geachtet werden, ob Frau Palmer das Bewusstsein verliert und ggf. ein Herz-Kreislauf-Stillstand einsetzt, der weiteres Handeln erfordert.

Weitere Maßnahmen bei der Betreuung von Frau Palmer:

- Körperliche Anstrengung, ggf. psychischer Stress oder Angst sind strikt zu vermeiden, da das die Sauerstoffversorgung des Herzens herabsetzen kann. Frau Palmer sollte sitzen bleiben.
- Falls sie sich hinlegen möchte, muss der Oberkörper zur Herzentlastung erhöht positioniert werden.
- Falls Frau Palmer beengende Kleidung anhat, wird diese geöffnet.
- In Abhängigkeit von der Umgebungstemperatur wird Frau Palmer zugedeckt.

- Für Frischluftzufuhr wird gesorgt; jedoch sollte Frau Palmer keiner Kaltluft ausgesetzt werden, da Kälte die Arterien verengen und somit eine Hypoxie am Herzmuskel verstärken kann.

427. Der Notarzt überweist Frau Palmer ins Krankenhaus. Hier wird ein Herzinfarkt diagnostiziert. Inwieweit war die vorliegende Symptomatik typisch für einen Herzinfarkt? Nehmen Sie hierzu ausführlich Stellung.

Als typische Symptomatik bei einem Herzinfarkt gilt der plötzlich auftretende retrosternale, außerordentlich starke Schmerz (Vernichtungsschmerz) mit Schmerzausstrahlung, oft begleitet von Todesangst und Unruhe. Diese Symptomatik tritt bei ca. zwei Drittel aller Herzinfarktpatienten auf. Bei ca. 20 % der Betroffenen kann sich ein Herzinfarkt durch diskretere Symptome zeigen. Gerade der starke Vernichtungsschmerz fehlt teilweise. Man spricht in diesen Fällen von einem stummen Herzinfarkt. Ein stummer Herzinfarkt tritt bevorzugt bei Diabetikern, alten Menschen und Frauen auf.

Kreislaufprobleme, Übelkeit, blasse und fahle Gesichtsfarbe, kalter Schweiß, Dyspnoe, beunruhigter bis angstverzerrter Gesichtsausdruck ohne Vernichtungsschmerz können bei diesen Betroffenen auf die Problematik eines Herzinfarkts hinweisen. Gerade bei stummen Herzinfarkten ist die Kenntnis dieser „diskreteren" Symptomatik und der potenziellen Risikogruppen wichtig, um den Betroffenen schnell und effizient helfen zu können.

Bei Frau Palmer handelt es sich um einen stummen Herzinfarkt mit entsprechender Symptomatik.

428. Sehen Sie in der Anamnese von Frau Palmer Hinweise dafür, die kausal mit der Entstehung eines Herzinfarkts in Verbindung gebracht werden können? Versuchen Sie eine logische Erklärung aus der Anamnese abzuleiten.

Bei Frau Palmer liegen offensichtlich eindeutige Risikofaktoren erster Ordnung für die Entstehung einer Arteriosklerose vor. Zu nennen sind hierbei Bluthochdruck und erhöhte Blutfettwerte (der Arzt verbietet ihr cholesterinreiche Nahrung). Angaben über Rauchen und Diabetes mellitus fehlen.

Als wichtiger Hinweis ist auch die Familienanamnese zu werten. In der Familie von Frau Palmer gibt es eine Häufung von Herzinfarkten, die bevorzugt das männliche Geschlecht bereits in jungen Jahren betroffen haben. Dies könnte ein Hinweis für das Vorliegen einer sogenannten familiären Hypercholesterinämie sein. Da Frau Palmer scheinbar eine Bewegungseinschränkung aufgrund der vorausgegangenen TEP-Operation hat, könnte der Bewegungsmangel als sekundärer Risikofaktor betrachtet werden. Über Stresssituationen bzw. Übergewicht liegen keine Angaben vor.

Erklärung:

Die genannten Risikofaktoren reichen bei Frau Palmer aus, um über die Jahre hinweg ein arteriosklerotisches Geschehen in Gang zu setzen. Arteriosklerotische Verengungen der Arterien betreffen grundsätzlich alle Körperarterien und können auch zu einer koronaren Herzkrankheit (KHK) mit Arteriosklerose der Herzkranzgefäße führen. Im Rahmen einer KHK kommt es zur zunehmenden Stenosierung der Koronarien und einer damit verbundenen Hypoxie und Ischämie des Herzmuskels. Klinischer Ausdruck der KHK kann ein Angina-pectoris-Anfall oder Herzinfarkt sein, wie es auch bei Frau Palmer der Fall war.

429. Nach dem Krankenhausaufenthalt kommt Frau Palmer wieder zurück in ihre Wohnung. Ihr Arzt hat ihr folgende Medikamente verordnet: Lovastatin, Enalapril, Hydrochlorothiazid, ASS 100, Metoprolol. Nennen Sie die Indikationen der genannten Wirkstoffe und erklären Sie kurz deren Wirkmechanismus.

Indikationen und Wirkmechanismen von Frau Palmers Medikation:

Lovastatin	HMG-CoA-Reduktase-Hemmer – Indikation: Hypercholesterinämie
Enalapril	ACE-Hemmer – Indikation: Hypertonie, Unterstützung der Behandlung von Herzinsuffizienz
Hydrochlorothiazid	Diuretikum – Indikation: Ödemausschwemmung bei Herzinsuffizienz
ASS 100	Thrombozytenaggregationshemmer – Indikation: Prophylaxe der KHK
Metoprolol	Betablocker – Indikation: Bluthochdruck, KHK, Herzinsuffizienz, Rezidivprophylaxe nach Herzinfarkt, Rhythmusstörungen

3

430. Frau Palmer ist froh, endlich wieder zu Hause zu sein, doch sie ist sehr beunruhigt: „Was ist, wenn wieder so etwas passiert?" Welche organisatorischen Maßnahmen würden Sie Frau Palmer vorschlagen, um ihr etwas mehr Sicherheit zu vermitteln?

Maßnahmen, die Frau Palmer Sicherheit vermitteln können:

- Es wäre sinnvoll, einen Hausnotruf in der Wohnung von Frau Palmer zu installieren, damit sie in Krisensituationen schnell Hilfe bekommen kann.
- Falls dies nicht schon im Krankenhaus geschehen ist, sollte ein ausführliches Aufklärungsgespräch mit Frau Palmer über die Rehabilitationsphase geführt werden und darüber, wie sie selbst für ihre Herzprobleme sensibilisiert wird, um rechtzeitig Hilfe holen zu können.
- Der Pflegedienst sollte bei seinen wöchentlichen Besuchen Puls und Blutdruck messen, um eine mögliche Entgleisung rechtzeitig zu bemerken; dies ist besonders bei der Einnahme von Digitalispräparaten wichtig.
- Regelmäßige Besuche durch den Hausarzt sollten vereinbart werden.
- Mit dem Hausarzt sollte geklärt werden, welche Notfallmedikamente in der Wohnung von Frau Palmer bereitstehen sollen (z. B. Nitrolingual). Er sollte eine ärztliche Anweisung verfügen, wie diese im Notfall verabreicht werden.
- Wenn Frau Palmer dies wünscht, erhält sie Adressen von Selbsthilfegruppen für Menschen mit Herzerkrankungen oder Hilfe bei der Kontaktaufnahme.

3.8.2 Pneumonie

FALLBEISPIEL (FRAGEN 431–436)

Rudolf Rütgers, 82 Jahre alt und Raucher, lebt seit 4 Jahren im Altenheim. Als Eisenbahner ist er viel in Deutschland unterwegs gewesen. Mit seiner Frau Luise, die bereits vor 6 Jahren gestorben ist, hat er vier Kinder großgezogen. Anfangs versuchte er noch, sich selbst zu versorgen, aber wegen seiner schweren Rheumaerkrankung war ihm das schon bald nicht mehr ohne fremde Hilfe möglich.
Herr Rütgers Gesundheitszustand ist einigermaßen zufriedenstellend. Seit er wieder täglich Kortison zusätzlich zu den anderen „starken" Rheumamitteln bekommt, nehmen die Entzündungen und die Schmerzen in seinen Händen und Schultern langsam wieder ab. Er kann sogar schon wieder seine Arme besser bewegen, sodass er versucht, beim Anziehen mehr mitzuhelfen. Die Rheumamittel belasten seinen Organismus jedoch stark.
Den ganzen Tag sitzt er im Speisesaal am Fenster und beobachtet, was auf der Straße im Ort passiert. Wenn seine Kinder am Wochenende kommen, fahren sie ihn im Rollstuhl in die Stadt und gehen mit ihm Kaffee trinken. Er freut sich schon die ganze

Woche darauf. Seit einigen Tagen fühlt sich Herr Rütgers schwächer als sonst. Er ist erkältet, seine Nase läuft und ihm tut alles weh. Aber er ist nicht der Einzige mit einer Erkältung hier in seinem Bereich. Am meisten beunruhigt ihn die Luftnot, die er in dieser Form gar nicht kennt, obwohl er tagsüber im Rollstuhl sitzt. Und dann der Husten! Herr Rütgers merkt, dass er verschleimt ist, aber das Abhusten fällt ihm sehr schwer. Die Pflegekraft Erika meinte bereits, er hätte Fieber, aber beim Messen lag seine Temperatur lediglich bei 37,2 °C. Er mag gar nichts mehr essen. Heute Nacht war sein Kissen nass geschwitzt und ihm ist richtig schwindelig, er fühlt sich verwirrt, sodass er freiwillig im Bett geblieben ist. Nun wartet er auf Pflegerin Erika, die morgens immer zum Waschen zu ihm kommt.

431. Sie kommen zu Herrn Rütgers zum Waschen und finden ihn in diesem Zustand. Wie beurteilen Sie den aktuellen Gesundheitszustand von Herrn Rütgers?

Der Zustand von Herrn Rütgers ist deutlich verändert im Vergleich zu seinem sonstigen Befinden. Es ist eindeutig, dass bei Herrn Rütgers etwas Besonderes geschehen ist. Die Luftnot, sein Schwindelgefühl, seine allgemeine Schwäche und die leichte Temperaturerhöhung lassen Sie aufmerksam werden. Den Zustand, in dem sich Herr Rütgers im Moment befindet, halten Sie für kritisch, unabhängig von seiner schweren Grunderkrankung, der chronischen Polyarthritis, an der er seit Jahrzehnten leidet.

Gerade wegen dieser Grunderkrankung sind Sie besonders alarmiert, da Herr Rütgers dadurch grundsätzlich einen reduzierten Allgemeinzustand hat und besonders anfällig für Infektionskrankheiten ist. Seine Medikamente tragen ihren Teil dazu bei. Seit einiger Zeit bekommt Herr Rütgers wieder Kortison. Sie wissen, dass Kortison negativen Einfluss auf das Immunsystem hat. Zudem bekommt er noch „starke Rheumamittel", die ihn zusätzlich belasten.

432. Welche Maßnahmen halten Sie im Moment für sinnvoll? Beschreiben Sie ausführlich, welche Schritte Sie bei der Pflege von Herrn Rütgers jetzt unternehmen.

- Aktuell ist es wichtig, die Vitalwerte bei Herrn Rütgers zu messen. Sie erheben die Befunde für Blutdruck, Puls, Atmung, Bewusstseinslage und Temperatur.
- Sie verschaffen sich eine Vorstellung von der Menge seines nächtlichen Flüssigkeitsverlusts durch das Schwitzen (z. B. Nässegrad von Kissenbezug und Schlafanzug), um zu sehen, ob Zeichen einer Dehydratation vorliegen. Dazu kontrollieren Sie den Hautturgor und beobachten sorgfältig seine Haut und Schleimhäute.
- Sie rufen den Hausarzt oder medizinischen Bereitschaftsarzt an und bitten ihn, schnell zu kommen. In der Zwischenzeit waschen Sie Herrn Rütgers und wechseln die Bettwäsche. Sie positionieren Herrn Rütgers so, dass seine Atmung optimal unterstützt wird. Hierzu eignet sich die Oberkörperhochpositionierung kombiniert mit einer VATI-Variante. Wichtig ist zusätzlich die unterstützende Hochpositionierung der Arme, um die bestmögliche Dehnung und Hebung des Brustkorbs bei der Einatmung zu erzielen.
- Sorgen Sie für ein gutes Raumklima. Das Zimmer sollte gelüftet und frische Luft hineingelassen werden, ohne dass Herr Rütgers Zugluft abbekommt. Die Raumtemperatur sollte angenehm sein und eine gute Luftfeuchtigkeit aufweisen, damit die Schleimhäute nicht unnötig austrocknen. Bieten Sie Herr Rütgers Getränke an, da durch das Schwitzen und

seine erhöhte Temperatur sein Flüssigkeitsbedarf deutlich ansteigt (Faustregel: ca. 1 l Flüssigkeitsmehrbedarf pro 1 °C Temperaturanstieg). Außerdem wird die Flüssigkeit zur Schleimlösung benötigt.

- Gehen Sie beruhigend auf Herrn Rütgers ein. Versuchen Sie, seine Atmung zu verlangsamen und die Tiefe seiner Atmung und damit die Belüftung seiner Lungen durch den Einsatz der Kontaktatmung und ggf. von atemstimulierenden Einreibungen zu verbessern. Falls Herr Rütgers es toleriert, können Sie versuchen, sofern es sich bereits um einen produktiven Husten handelt, durch eine Vibrationsmassage eine Sektretverflüssigung und Sekretlockerung zu erreichen, und damit das Abhusten erleichtern.
- Achten Sie bei der in der Exspirationsphase eingesetzten Vibrationsmassage darauf, dass die Vibrationen von außen nach innen stattfinden, damit bei der Ausatmung verflüssigtes und gelockertes Sekret den Weg über die Bronchien nach außen findet. Beobachten Sie kontinuierlich die Vitalwerte von Herrn Rütgers bis zum Eintreffen des Arztes.

433. Der Arzt diagnostiziert eine schwere Pneumonie im rechten Unterlappen bei Herrn Rütgers. Eine Pflegeschülerin fragt Sie, wieso Herr Rütgers denn eine schwere Pneumonie habe, obwohl seine Symptome doch nicht so stark ausgeprägt seien. Sie erklären der Schülerin die Besonderheit des klinischen Bilds der Pneumonie bei Herrn Rütgers.

Eine Pneumonie bei alten und abwehrgeschwächten Menschen kann im Vergleich zu einem typischen Pneumonieverlauf grundsätzlich abgeschwächte Symptomatik aufweisen. Eine typische Lobärpneumonie, wie sie bei Herrn Rütgers vorliegt, verläuft i. d. R. als hochakutes Krankheitsbild, bei dem sich die klinischen Symptome innerhalb von wenigen Stunden ausbilden können. Es entwickelt sich hohes Fieber mit gelblichem bzw. bräunlich rotem Auswurf und begleitender Atemnot.

Durch eine Begleitpleuritis kann zusätzlich das Atmen schmerzhaft sein. Atmung und Puls sind beschleunigt (Tachypnoe und Tachykardie), die Sauerstoffversorgung wird zunehmend schlechter. In der Folge kann eine Zyanose entstehen, die Ausdruck der Hypoxie ist. Achten Sie besonders auf die Haut im Lippenbereich, an den Akren – auch auf die Nasenspitze – sowie auf die Schleimhäute. Begleitet wird die Pneumonie von Atemnot, die in ihrer Ausprägung vom Grad der Hypoxie und der Ateminsuffizienz abhängig ist.

Bei alten und abwehrgeschwächten Patienten wie bei Herrn Rütgers können die Symptome weit schwächer ausfallen. Hohes Fieber oder Schüttelfrost treten nur selten auf. Oft, wie in diesem Fall, ist nur eine leichte Temperaturerhöhung erkennbar. Trotz schwächerer Symptomausprägung sind die Betroffenen schwer krank. Ihr Immunsystem ist nicht mehr in der Lage, durch Aktivierung seiner spezifischen und unspezifischen Abwehr eine adäquate Immunantwort zur Bekämpfung des Infekts in Gang zu setzen. In der Konsequenz bedeutet dies, dass die Betroffenen ein deutlich höheres Risiko für Komplikationen haben und deshalb in ihrem Genesungsprozess konsequent pflegerisch wie medizinisch unterstützt werden müssen.

434. Der Arzt hat Herrn Rütgers eine Reihe von Medikamenten verschrieben. Er bekommt ein Antibiotikum, ACC und Salbutamol-Lösung zum Inhalieren. Erklären Sie den Wirkmechanismus der Medikamente und beschreiben Sie das spezifische Einsatzgebiet bei Herrn Rütgers.

Wirkmechanismen der Medikamente bei Herrn Rütgers:

Antibiotikum	Bakteriostatisch oder bakterizid wirkendes Medikament zur kausalen Therapie bei bakteriellen Infektionen, bei Herrn Rütgers zur Bekämpfung einer bakteriellen Lobärpneumonie.
ACC	Mukolytikum, das zur Verflüssigung von in den Bronchien angesammeltem Schleim eingesetzt wird. Herr Rütgers hat bereits Husten und Auswurf.
Salbutamol	Beta-2-Sympathikomimetikum zur Bronchodilatation, das bei Herrn Rütgers eventuelle bronchokonstriktive Anteile seiner Dyspnoe bekämpfen und eine bessere Belüftung der Lunge erreichen soll; außerdem unterstützen weit gestellte Bronchien den Abtransport von Sekret beim Abhusten.

435. Bei einem Temperaturanstieg auf 38,5 °C sollen als Arztanordnung bereits Wadenwickel gemacht werden. Warum kommen bei Herrn Rütgers fiebersenkende Maßnahmen bereits so früh zum Einsatz?

Bei einer Temperaturerhöhung kommt es zu einer Beschleunigung des Stoffwechsels und einer Mehrbelastung des Herzens, die sich in einer Beschleunigung des Herzschlags äußert. Diese Tachykardie kann gerade bei alten und geschwächten Patienten rasch zu einer Überlastung des Herzens und in der Folge zu einem Herz- und/oder Kreislaufversagen führen. Besonders kritisch stellt sich diese Situation bei einem gleichzeitigen Flüssigkeits- und Elektrolytverlust dar, der z. B. durch eine Hypokaliämie und Hypovolämie zu einem Ungleichgewicht der Homöostase des Organismus mit entsprechenden Folgen führen kann. Daher empfiehlt sich gerade bei älteren und abwehrgeschwächten Patienten die frühzeitige Einleitung von fiebersenkenden Maßnahmen, um diesen möglichen Komplikationen vorzubeugen.

436. Da Herr Rütgers trotz seiner schweren Pneumonie nicht ins Krankenhaus verlegt wird und Sie Vorsorge für eventuelle Komplikationen oder Verschlechterungen seines Zustands treffen wollen, bitten Sie den Arzt nach dessen Konsultation bei Herrn Rütgers zu einem Gespräch. Welche Fragen würden Sie als Fachkraft mit dem Arzt klären, um den Krankheits- und Heilungsverlauf bei Herrn Rütgers richtig einschätzen und optimal begleiten sowie eventuell auftretende Komplikationen erkennen und fachgerecht meistern zu können?

Fragen an den Arzt von Herrn Rütgers:

- Welche Wirkungsweise haben die Medikamente? Wann, in welcher Dosierung und über welchen Zeitraum werden diese eingesetzt? Muss ggf. mit Wechselwirkungen im Zusammenhang mit der bestehenden Medikation gerechnet werden? Sind Nebenwirkungen bei der Gabe der neuen Medikation zu erwarten? Wie schnell sollten die Medikamente eine Verbesserung des klinischen Bilds bewirken?
- Welche Maßnahmen sollen ergriffen werden, wenn das Fieber wieder ansteigt? Sollte ggf. Sauerstoff verabreicht werden? Wenn ja, wann, wie und wie lange?
- Was ist zu tun, wenn sich Puls, Blutdruck und Atmung verschlechtern? Ab wann sollte ggf. abgesaugt werden? Wie oft sollen die Vitalwerte kontrolliert werden?
- Wie verhalten Sie sich, wenn Herr Rütgers zu wenig trinkt? Ab wann sollte ggf. eine s. c. Infusion angelegt werden?
- Welche Art der effektiven Prophylaxe der venösen Thromboembolie ist bei Herrn Rütgers wegen seines Rheumas sinnvoll?
- Wann wird der nächste Arztbesuch stattfinden?

Die entsprechenden Informationen tragen Sie sorgfältig in die Dokumentation ein. Bei der Übergabe informieren Sie eingehend die Pflegekräfte der folgenden Schicht über die anstehenden Handlungsoptionen.

3

3.8.3 Akuter Bauch

FALLBEISPIEL (FRAGEN 437–439)

Im Rahmen des Qualitätsmanagements ist Ihre Einrichtung darum bemüht, verschiedene hauseigene Standards zu entwickeln. Als Mitglied einer Arbeitsgruppe obliegt Ihnen die Entwicklung eines hausinternen Standards zum Umgang in Notfallsituationen bei der Diagnose „akuter Bauch". Um sich eine Vorstellung über die dazugehörigen Pathologien und deren Auftreten in Ihrer Einrichtung zu machen, erhält Ihre Arbeitsgruppe den Auftrag, die Bewohnerdokumentationen auf Krankenhauseinweisungen und Todesfälle mit der Diagnose „akuter Bauch" bzw. V. a. „akuten Bauch" in den vergangenen 5 Jahren herauszusuchen und im Hinblick auf die Vorgehensweise des Pflegepersonals und den zeitlichen Handlungsrahmen zu analysieren. In Ihrer Einrichtung leben zurzeit 156 Bewohner.
Da Sie sich noch daran erinnern, dass die Diagnose ein Sammelbegriff für verschiedenartige akute Erkrankungen ist, die als Gemeinsamkeit stärkste Bauchschmerzen aufweisen und z. T. lebensbedrohlich sein können, vereinbaren zwei Mitglieder Ihrer Arbeitsgruppe einen Termin bei einem niedergelassenen Allgemeinarzt, um sich über die verschiedenen Krankheitsbilder zu informieren, die sich hinter dem Sammelbegriff „akuter Bauch" oder „akutem Abdomen" verstecken, zu informieren. In einem fast dreistündigen Gespräch diskutieren Sie mit Herrn Dr. Flanders die dem Symptomkomplex zuzuordnenden Erkrankungen und deren Besonderheiten. Vollgepackt mit Wissen machen Sie sich in der Arbeitsgruppe ans Werk, um einen Erfassungsbogen zu entwickeln, mit dessen Hilfe Sie die Bewohnerdokumentationen auswerten können.

437. Sie werden gefragt, welche Erkrankungen zu dem Symptomkomplex akuter Bauch gehören, die gehäuft im Alter auftreten. Sie informieren die Arbeitsgruppe über die Diagnosen, die dem Symptomkomplex akutes Abdomen im Alter zuzurechnen sind und erklären deren gemeinsame Symptome.

Übersicht der Diagnosen

Zum akuten Abdomen kann es bei den folgenden Erkrankungen kommen, wobei in der Hauptsache diejenigen genannt werden, die im Alter gehäuft vorkommen:

- Entzündungen, z. B.:
  - Divertikulitis
  - Pankreatitis
  - Cholezystitis
- Perforation eines Hohlorgans, z. B.:
  - Sigmaperforation im Rahmen einer Divertikulitis
  - Magenperforation im Rahmen eines Magenulkus bzw. Magenkarzinoms
  - Perforation der Gallenblase bei Cholezystitis und Cholelithiasis
  - Seltener im Alter: Perforation bei Appendizitis
- Steineinklemmungen, z. B.:
  - Gallenkolik
  - Nierenkolik
- Durchblutungsstörungen, z. B.:
  - Mesenterialinfarkt
  - Inkarzerierte Hernien
  - Stieldrehung eines Uterusmyoms
  - Stieldrehung eines Ovarialkarzinoms
- Blutungen im Bauchraum, z. B.:
  - rupturiertes Aortenaneurysma
- Seltenere extraabdominale Erkrankungen, z. B.:

- Schmerzausstrahlung bei Herzinfarkt oder Pneumonie
- Bandscheibenvorfall
- Akuter Harnverhalt

Gemeinsame Symptome beim akuten Abdomen

Die genannten Erkrankungen stellen insgesamt Notfallsituationen in der Altenpflege dar. Sie sind gekennzeichnet durch eine akut auftretende starke abdominale Schmerzsymptomatik, die auch kolikartig verlaufen kann. Der Betroffene krümmt sich z. T. vor Schmerzen. Im Bauchbereich findet man eine starke lokale oder gar generalisierte Abwehrspannung. Diese drückt sich darin aus, dass der Betroffene sich meist wehrt, an dieser Stelle berührt zu werden.

Begleitet wird die beschriebene Schmerzsymptomatik häufig von Übelkeit, Erbrechen und von einer Schocksymptomatik. Der Betroffene fühlt sich schwer krank und befindet sich in einem lebensbedrohlichen Zustand, der sofortiges Handeln seitens der Pflegekraft erfordert. Es besteht grundsätzlich die Gefahr, dass der Betroffene z. B. durch ein Herz-Kreislauf-Versagen im Rahmen eines Schockgeschehens oder z. B. durch Volumenmangelschock bei einem rupturierten Aortenaneurysma verstirbt.

438. Als Fortbildungsmaßnahme sollen die Erkrankungen, die zum akuten Abdomen führen können, auf den einzelnen Stationen vorgestellt werden. Ihre Arbeitsgruppe erstellt ein Dokument mit den wichtigsten Informationen inkl. Therapie und falls möglich Prophylaxe. Unterteilen Sie hierbei in akutes Abdomen bei Entzündungen, Steinleiden, Blutungen, Durchblutungsstörungen und extraabdominalen Erkrankungen. Erstellen Sie hierzu einen umfangreichen Vorschlag.

Akutes Abdomen bei Entzündungen

Divertikulitis, Sigmaperforation bei Divertikulitis

Unter einer Divertikulitis versteht man eine Komplikation im Rahmen einer Divertikulose. Divertikel sind im zunehmenden Alter häufig auftretende Ausstülpungen der Dickdarmwand nach außen und treten vorwiegend im Sigmoid auf. Sie können angeboren oder erworben sein. Erworbene Divertikel entstehen meist auf dem Boden einer Obstipation, Adipositas und einer ballaststoffarmen Ernährung. Divertikel bleiben oft unerkannt. Zur Ausbildung von Symptomen kommt es erst beim Auftreten von Komplikationen. In Divertikeln können sich Stuhlreste festsetzen, die mit der Defäkation nicht aus dem Körper gebracht werden. Auf dem Boden dieser Stuhlreste kann es über vermehrtes Keimwachstum zu entzündlichen Prozessen, der sogenannten Divertikulitis kommen. Die Divertikulitis ist die häufigste Komplikation der Divertikulose. Bei manchen Betroffenen entsteht ein Symptombild, das dem einer akuten Appendizitis ähnelt, mit dem Unterschied, dass die Hauptschmerzsymptomatik bei der Divertikulitis linksseitig lokalisiert ist.

Außer den bereits beschriebenen Symptomen des akuten Bauchs kann es bei der Divertikulitis auch zu Blut im Stuhl kommen, was einer intensiven differenzialdiagnostischen Abklärung bedarf. (**Cave:** Auch im Alter immer zusätzlich an ein malignes Geschehen denken!) Bei Divertikelblutungen kann es ggf. zu massiven Blutverlusten mit der Gefahr eines Volumenmangelschocks kommen.

Therapie: Antibiose, Nahrungskarenz und lokale Kältebehandlung (z. B. Eisblase auf den Bauch), bei Therapieversagen ggf. operative Entfernung.

Komplikation: Ist die bei einer Divertikulitis auftretende Entzündung so stark, dass sie die gesamten Schichten der entzündeten Darmwand betrifft, kann es zu einer Perforation des entzündeten Divertikels kommen. In der Folge tritt Kot in den Bauchraum ein, der zu einer Peritonitis mit entsprechenden Folgen führen kann. Es handelt sich hierbei um eine akut lebensbedrohliche Situation, die eine sofortige Operation erfordert.

Prophylaxe: Für ballaststoffreiche Ernährung sorgen, Obstipationsprophylaxe.

Appendizitis, Perforation bei Appendizitis

Ähnlich wie bei der Divertikulitis kann es im Appendix, der zum Immunsystem gehört, aufgrund von immunologischen Abwehrreaktionen zu einer Entzündung kommen. Im Rahmen der Entzündung entsteht das akute Bild einer Appendizitis.

Therapie: Je nach Ausprägung kann ein konservativer Therapieversuch erfolgen, oft wird bei einer akuten Appendizitis wegen der relativ großen Gefahr der Perforation ein operativer Eingriff durchgeführt. Bei alten Menschen tritt eine akute Appendizitis seltener auf als eine akute Divertikulitis.

Komplikation: Bei einer akuten Appendizitis besteht die Gefahr der Perforation, in deren Folge Eiter in die Bauchhöhle gelangt und dort zu einer massiven Peritonitis führt. Eine solche Komplikation bedeutet akute Lebensgefahr und muss sofort chirurgisch versorgt werden.

Cholezystitis, Perforation der Gallenblase

Die Entzündung der Gallenblase entsteht meist auf dem Boden einer Choledocholithiasis und geht mit den typischen Symptomen eines akuten Bauchs einher. Betroffen sind in der Mehrzahl Frauen. Eine typische Risikokonstellation für die Entwicklung von Gallensteinen ist: weibliches Geschlecht, weiße Hautfarbe, Mehrfachgebärende, Adipositas.

Therapie: Die konservative Therapie besteht wie bei der Behandlung einer akuten Divertikulitis in Antibiose, Nahrungskarenz und lokaler Kältebehandlung (z. B. Eisblase). Im symptomfreien Intervall sollte bei häufigen Cholezystiden die Gallenblase elektiv entfernt werden.

Prophylaxe: Bei der Ernährung ist darauf zu achten, alle Speisen zu meiden, bei denen man die Gallenblase „spürt". Dies sind in der Hauptsache fetthaltige Speisen.

Komplikationen: Bei massiver Cholezystitis kann es zu einer Perforation der Gallenblase mit Entleerung von Gallensaft in den Bauchraum kommen. Die Folge ist auch hier eine akut lebensbedrohliche Situation, die eine Notfalloperation erfordert.

Pankreatitis

Die Pankreatitis ist eine Entzündung der Bauchspeicheldrüse, oft als Begleitkomplikation bei Gallensteinerkrankungen oder Alkoholmissbrauch. Typisch ist hier eine im Oberbauch lokalisierte Schmerzsymptomatik, die sich gürtelförmig um den Körper zieht. Die Betroffenen sind schwer krank. Bei einer Pankreatitis kann schnell eine Schocksymptomatik entstehen. Da im

Pankreas Enzyme für die Verdauung von Eiweißen, Fetten und Kohlehydraten produziert werden, ist beim Vorliegen einer Pankreatitis die gesamte Verdauung in Mitleidenschaft gezogen.

Therapie: Bei der Behandlung einer Pankreatitis ist eine absolute Nahrungskarenz unabdingbar. Im Rahmen der Behandlung steht weiterhin die Beseitigung der Ursachen (z. B. Gallensteine, Alkoholkonsum) im Vordergrund. Nach überstandener Pankreatitis ist eine lebenslange Alkoholkarenz einzuhalten, da bei Alkoholkonsum eine einmal entzündete Bauchspeicheldrüse schnell wieder mit einer Pankreatitis reagieren kann.

Komplikation: Eine schwerwiegende Komplikation kann in seltenen Fällen die Selbstverdauung des Organs durch die Verdauungsenzyme sein, die sich in der entzündeten Bauchspeicheldrüse stauen. Auch hier kann es in der Folge zu einer Organperforation und Austritt von Verdauungsenzymen in den Bauchraum kommen, was zu fatalen Folgen für den Betroffenen führt.

Gastritis, Magenulkus, Ulkusperforation

Die Entstehung von Gastritiden und Ulzera im Magen-Darm-Trakt ist ein relativ häufiges Geschehen. Die Ursachen hierfür sind vielfältig. So können starker Kaffeegenuss, sehr zuckerhaltige Speisen, Tabakkonsum, Alkohol oder Stress das Gleichgewicht zwischen Magensäurebildung und magenschützenden Faktoren stören und dadurch u. a. zur Entstehung von Erosionen und gastritischen Regionen der Magenschleimhaut führen. Aus der Gastritis wird dann ein Ulkus, wenn die Entzündung die Muskelschicht der Magenwand erreicht hat und die Magensäure ungehindert die eiweißhaltigen Muskelfasern angreifen kann.

Komplikationen: Eine der Komplikationen neben der Ulkusblutung, der malignen Entartung des Ulkus oder der Entstehung einer Pylorusstenose ist die Perforation des Magens im Bereich des Ulkus. Dabei entleert sich Magensaft in den Bauchraum.

In dieser Situation wird folgende Reaktionskette in Gang gesetzt: Perforation eines Hohlorgans – Entleerung von Flüssigkeiten in den Bauchraum – starke Peritonitis oft gefolgt von einem paralytischen Ileus. Der Betroffene ist in akuter Lebensgefahr und muss sofort operiert werden.

Akutes Abdomen bei Steinleiden

Nierensteine, Nierenkolik

Beim Vorliegen von Nierensteinen kann es zu einem Abgang der Nierensteine in die ableitenden Harnwege kommen. Wie bei der Gallenkolik setzt zum Weitertransport eine verstärkte Kontraktion der Muskeln in den ableitenden Harnwegen ein. Kommt es zu einer Steineinklemmung, setzen wellenförmige, peristaltische Kontraktionen ein, die zu den ausgeprägten kolikartigen Schmerzattacken bei einer Nierenkolik führen.

Therapie: Therapeutisch stehen die Schmerzbekämpfung und die Unterstützung des Steinabgangs im Vordergrund. Außer urospasmolytischen und schmerzstillenden Medikamenten wird versucht, über forciertes Trinken und viel Bewegung den Steinabgang auf natürliche Weise auszulösen. Gelingt dies nicht, muss eine invasive Methode der Steinentfernung in Betracht gezogen werden.

Prophylaxe: Ausreichend trinken, Infektionen vermeiden.

Cholelithiasis, Gallenkolik

Eine weitere Komplikation im Rahmen eines Steinleidens ist die mit der Steinwanderung einhergehende Gallenkolik. Kommt es zur Steinwanderung, bleibt der Gallenstein oft in den kleinen Gallengängen oder im Ductus choledochus stecken. Die Einklemmung eines Gallensteins in einem Gallengang führt zu kompensatorischen Kontraktionen in den ableitenden Gallenwegen, um den Weitertransport des Steins zu forcieren. Diese Kontraktionen in den ableitenden Gallenwegen verursachen massive Schmerzattacken im Sinne einer Gallenkolik, die zu einem akuten Bauch führt. Je nach der Stelle, an der es zur Steineinklemmung kommt, kann als Symptom zu der bestehenden Gallenkolik ein Ikterus hinzukommen, wenn eine Choledocholithiasis entsteht. Ein weiteres charakteristisches Symptom ist hierbei die Entfärbung des Stuhls.

Therapie: Kann die Kolik mit konservativen Methoden nicht behandelt werden, muss eine Steinentfernung in Erwägung gezogen werden.

Akutes Abdomen bei Durchblutungsstörungen

Mesenterialinfarkt

Im Rahmen eines arteriosklerotischen Geschehens kann es zu einem Verschluss der A. mesenterica kommen. Es entsteht ein Mesenterialinfarkt. Bei einem Infarktgeschehen sterben Zellen und Gewebe und damit einhergehend das jeweils betroffene Darmsegment ab. Der Körper reagiert auf eine akute Unterbrechung der Blutzufuhr zu einem Organ mit extremen Schmerzen als deutliches Warnsignal an den Körper (siehe Herzinfarkt, akuter Verschluss der Beinarterie etc.).

Achtung: Bei einem Mesenterialinfarkt befindet sich der Betroffene in einem akut lebensbedrohlichen Zustand und muss umgehend ins Krankenhaus eingewiesen werden, um dort operiert zu werden.

Inkarzerierte und eingeklemmte äußere Hernien

Ein weiterer Mechanismus, der zu akuten Durchblutungsstörungen mit starker Schmerzsymptomatik führt, sind Einklemmungserscheinungen, wie z. B. bei inkarzerierten und eingeklemmten äußeren Hernien.

Bei Hernien treten über eine Bruchpforte, die im Bereich des Bauchraums an charakteristischen Stellen liegen kann (z. B. im Epigastrium, am Nabel, im Leistenkanal, im Hodensack oder an Narben), Teile des Darms durch die Bruchpforte nach außen. Ist die Bruchpforte groß genug, kann der Darm wieder reponiert werden. Bei kleinen oder engen Bruchpforten kommt es häufig nach Austritt des Darms über die Bruchpforte zu Einklemmungserscheinungen, die von starken Schmerzen begleitet werden.

Komplikation: Zum Teil sind die Einklemmungserscheinungen im Bereich der Bruchpforte so stark, dass die Durchblutung des betroffenen Darmabschnitts unterbrochen wird. In diesem Fall spricht man von einer inkarzerierten Hernie. Im Extremfall kann dadurch der Darmabschnitt absterben. Gelingt es dem Arzt nicht, manuell die Hernie zu reponieren, ist eine operative Sanierung unumgänglich.

Stieldrehung des Ovars, des Hodens oder eines Uterusmyoms

Ein anderer möglicher Grund für eine Unterbrechung der Durchblutung von Organen des Bauchraums liegt darin, dass Organe oder Strukturen sich drehen und die Durchblutung durch die Drehung abgeschnürt wird. Typisch ist dieser pathophysiologische Mechanismus bei der Stieldrehung des Ovars, des Hodens oder häufig auch bei Uterusmyomen (gestielten, gutartigen, auf dem Uterus sitzenden Tumoren). Charakteristisch ist hier der typische starke Schmerz mit den für das akute Abdomen typischen Begleitsymptomen.

Achtung: In allen Fällen ist eine akute chirurgische Intervention erforderlich.

Bauchaortenaneurysma

Eine höchst dramatische und oft tödliche Pathologie, die zum akuten Bauch führt, ist die Ruptur eines Bauchaortenaneurysmas. Hier entscheiden Größe und Stelle der Ruptur darüber, ob der Betroffene überlebt oder nicht. Oft verblutet der Betroffene bereits, bevor er operiert werden kann.

Achtung: Starke Schmerzen mit schnell einsetzender Symptomatik des Volumenmangelschocks erfordern umgehendes Handeln.

Akutes Abdomen bei extraabdominalen Erkrankungen

Herzinfarkt, Bandscheibenvorfall, akuter Harnverhalt

Bei Erkrankungen außerhalb des Bauchraums kann es gelegentlich zu einer in den Bauchraum sich ausdehnenden Schmerzausstrahlung kommen. Typische Erkrankungen sind hier der Herzinfarkt, Bandscheibenvorfälle und der akute Harnverhalt aufgrund eines Verschlusses der Harnröhre durch Steine oder gerade bei Männern durch die Vergrößerung der Prostata.

Diabetes mellitus

Eine wichtige Stoffwechselerkrankung, die als akuter Bauch in Erscheinung treten kann, ist das **ketoazidotische Koma** eines Diabetikers. Übelkeit, Erbrechen und starke Bauchschmerzen kennzeichnen als Symptome die Stoffwechselentgleisung. Diese Symptome treten als Begleitsymptome zu extrem hohen Blutglukosewerten auf, die sich innerhalb der vergangenen Tage kontinuierlich erhöht haben. Weitere spezifische Symptome sind die Anreicherung des Urins mit Ketonkörpern und der typische Azetongeruch der Atemluft des betroffenen Diabetikers. Das ketoazidotische Koma stellt ebenfalls eine lebensbedrohliche Situation dar.

Grundsätzlich gilt es, beim akuten Bauch eine sorgfältige Differenzialdiagnostik durchzuführen, um die korrekte Ursache zu finden und damit eine adäquate Therapie einleiten zu können.

Verhaltensweisen beim Auftreten von starken Schmerzen im Bauchraum:

- Die Äußerung der Schmerzen in jedem Fall ernst nehmen
- Den Bewohner im Bett so positionieren, dass er eine entspannte Bauchdecke hat, z. B. Kissen in die Kniekehlen, angewinkelte Beine
- Bis zum Eintreffen des Arztes und Abklärung der Ursache nichts zu essen und zu trinken geben
- Schmerzmittel nur nach Arztanordnung verabreichen, da diese die Differenzialdiagnose erschweren können
- Ohne Arztanordnung kein Einsatz von Wärme oder Kälte
- Notarzt anrufen; es ist wichtig, bei ausgeprägten Bauchschmerzen umgehend einen Arzt vor Ort zu haben
- In der Zwischenzeit Vitalwerte (Puls, Blutdruck, Atmung, Bewusstseinslage, Hydratationszustand, Temperatur, bei Diabetikern auch Blutzucker) regelmäßig kontrollieren
- Bewohner bis zum Eintreffen des Arztes nicht alleine lassen
- Die für den Arzt notwendige Dokumentation inkl. des Medikamentenblatts bei seinem Eintreffen bereithalten
- Arzt informieren über die Art und den Zeitpunkt der letzten Mahlzeit des Bewohners sowie über den Zeitpunkt, wann er das letzte Mal Harn und Stuhl ausgeschieden hat
- Arzt informieren über Besonderheiten beim Gesundheitszustand des Bewohners in den vergangenen Tagen z. B. Unregelmäßigkeiten, Auffälligkeiten etc.

439. Entwickeln Sie ein Ablaufschema für das korrekte Verhalten von Pflegefachkräften, wenn Bewohner starke Schmerzen im Bauchraum äußern.

3.8.4 Epilepsie

FALLBEISPIEL (FRAGEN 440–448)

„Ach, du liebe Güte, Herr König, Sie kommen ja daher wie der wandelnde schiefe Turm von Pisa! Wenn Sie sich mehr aufrichten und den Rollator weiter zu sich herziehen, geht es leichter! Bald hängen Sie wie ein Fahnderl am Rollator!" Herr König lacht und macht sich auf den Weg, um seinen „Dienst anzutreten". Er ist stolz auf seine Aufgabe, die er jeden Morgen pflichtbewusst für den Wohnbereich erledigt. „Dienstmann", so hat er sich selbst bezeichnet, denn vormittags nach dem Frühstück dreht er seine Runde durchs ganze Altenheim. Er holt die Post an der Information, bringt Bestellzettel in die Küche, meldet die Visiten in der hauseigenen Arztpraxis an

und hält hier und da ein Schwätzchen. Lange ist er unterwegs, denn sein Mitteilungsbedürfnis ist groß und es dauert geraume Zeit, bis er seine Sätze formuliert hat. Er hat keine kognitiven Einschränkungen, tut sich aber schwer mit dem Sprechen, es wirkt, als wäre die Zunge zu groß für seinen Mund. Und zwischen den einzelnen Wörtern lässt er lange Pausen.
Pflegekraft Alma sieht Herrn König sinnend nach, wie er sich auf den Weg „zur Arbeit" macht. Er sollte etwas mehr schlafen, denkt sie sich und nimmt sich vor, Herrn König den Vorschlag eines Mittagsschlafs zu machen. Er wirkt müde, der kleine, ausgezehrte, leicht bucklige Herr König, wie er da so über den Gang schlurft und kaum die Beine vom Boden heben kann. Am Nachmittag feiert Herr König seinen 70. Geburtstag. Ein Anlass für ihn, mal richtig über die Stränge zu schlagen. Da das warme Wetter plötzlich in einen Herbststurm umgeschlagen hat, bleibt er zu Hause und trinkt mit seinem ehrenamtlichen Betreuer bis spät in die Nacht hinein Rotwein. Die Pflegekraft der Nachtschicht findet ihn vor dem laufenden Fernseher selig schlafend.
Am nächsten Morgen sitzt Herr König nicht wie gewohnt um 8:00 Uhr am Frühstückstisch. Etwas ungewöhnlich, denn der Bewohner ist immer pünktlich, und da er sich selbst versorgt und nur einmal wöchentlich Hilfe beim Duschen benötigt, sitzt er jeden Tag als Erster beim Frühstück. Pflegerin Alma, die bemerkt hatte, wie müde Herr König gestern wirkte, lässt ihn noch etwas schlafen und betritt um 8:30 Uhr das Zimmer. Herr König steht fertig angezogen vor dem Bett. „Ach du liebe Güte, Herr König, heute haben Sie aber einen sonderbaren Geschmack, das Unterhemd über dem weißen Oberhemd!" Herr König schaut Pflegerin Alma nur ganz abwesend an, so als blicke er durch sie hindurch. „Einen Moment noch, Herr König, dann helfe ich Ihnen. Gerade klingelt das Telefon, bin gleich wieder da." Spricht's und wendet sich ab, als ein markerschütternder Schrei hinter ihrem Rücken ertönt. Pflegerin Alma dreht sich wieder um und sieht gerade noch, wie Herr König wie ein gefällter Baum zu Boden stürzt. „Ach du liebe Güte, schon wieder ein epileptischer Anfall!"

440. Grand-Mal-Anfälle treten bei Herrn König seit Jahren immer wieder auf. Beschreiben Sie den typischen Ablauf eines Grand-Mal-Anfalls und beschreiben Sie die einzelnen Stadien.

Ablauf eines Grand-Mal-Anfalls:

- **Aura:** Oft geht dem Grand-Mal-Anfall eine Aura, eine Art von Vorgefühlen voraus. Als Auren werden veränderte Wahrnehmungen der Sinne und Gefühle bezeichnet. Diese sind individuell unterschiedliche „seltsame" Gefühle, z. B.:
  - Kribbeln in den Armen oder Beinen
  - Sehen von Licht- oder Farberscheinungen
  - Zeitlupenempfinden
  - Perspektivenveränderungen, Einschränkungen im Sehfeld
  - Halluzinationen
  - Fremdheit von Bekanntem oder Déjà-vu-Erlebnisse
  - Stimmungsveränderungen
  - Vom Bauch aufsteigendes Gefühl
  - Auren können einige Sekunden oder Minuten dauern
- **Initialschrei:** Nicht bei jedem Anfall kommt es zu einem Schrei. Dieser tritt auf, wenn der Betroffene sich gerade in oder nach der Inspirationsphase befindet, wenn die Verkrampfung der Muskulatur einsetzt. Dann wird mit aller Macht die Luft aus dem Brustkorb gepresst und beim Passieren der verengten Stimmritze kommt es zu einem meist sehr hohen Schrei.
- **Tonische Phase:** Es kommt zu einer Versteifung der Muskeln, die zwischen 10 und 30 Sekunden anhält. Fast gleichzeitig mit dem Beginn der tonischen Phase stürzt der Betroffene wie vom Blitz getroffen zu Boden. Atemstill-

stand tritt ein, der Betroffene kann blaurot im Gesicht anlaufen, die Augen sind verdreht, die Pupillen lichtstarr und weit, das Gesicht ist verzerrt.
- **Klonische Phase:** Danach folgen für ca. 1–2 Minuten Muskelzuckungen, die leicht und rasch beginnen und dann langsamer, aber heftiger werden. In dieser Phase kommt es häufig zu Urin- und Stuhlabgang, vermehrtem Speichelfluss mit Schaum vor dem Mund. Es besteht die Gefahr, dass der Betroffene sich auf die Zunge oder in die Wange beißt.
- **Beendigung des Anfalls:** Mit allgemeiner Muskelerschlaffung und meist mit tiefem Durchatmen endet der Anfall. Der Betroffene ist verwirrt, das Bewusstsein kommt langsam zurück. Es kann bis zu 1 Stunde dauern, bis der Betroffene voll orientiert ist.
- **Terminalschlaf:** Es setzt eine längere Schlafphase ein, da das Geschehen für den Betroffenen sehr anstrengend war.
- **Amnesie:** Der Betroffene erinnert sich später nicht mehr an den Anfall. Nur Muskelkater, Kopfschmerzen, Übelkeit, Verletzungen im Mund, Erbrechen und manchmal auch das große Gefühl der Erleichterung sind Nachwirkungen und somit für den Betroffenen Belege für einen epileptischen Anfall.

441. Beschreiben Sie, in welchen Situationen ein Grand-Mal-Anfall lebensbedrohlich sein kann.

Lebensgefährlich kann ein Grand-Mal-Anfall sein, wenn er in bestimmten Situationen auftritt, z. B. beim Autofahren, Schwimmen etc. Lebensbedrohlich wird es für den Betroffenen auch, wenn der Anfall nicht in angemessener Zeit endet.

Von einem **Status epilepticus** spricht man, wenn es zu einer Serie von Anfällen über mehr als 20 Minuten ohne Unterbrechung kommt. Je länger die Dauer des Anfalls ist, desto geringer wird dabei die motorische Aktivität, bis nur noch ein Nystagmus zu sehen ist. Der Status epilepticus muss medikamentös unterbrochen werden. Mit 5–10 % ist die Letalität als hoch anzusehen.

442. Da Ihnen die Situation bei Herrn König bekannt ist, wissen Sie exakt, was beim jetzigen Anfall zu tun ist. Beschreiben Sie genau, was Sie als Nächstes tun.

Maßnahmen bei einem Grand-Mal-Anfall:
- Ruhe bewahren
- Herrn König vor weiteren Verletzungen schützen, z. B. die Brille abnehmen, scharfkantige Gegenstände, die sich in der Nähe befinden, entfernen, das Nachtkästchen wegschieben, damit er sich beim Um-sich-Schlagen nicht anstößt
- Etwas Weiches unter seinen Kopf legen, damit dieser nicht auf den Boden aufschlägt
- Beengende Kleidungsstücke lockern, besonders am Hals
- Nach dem Anfall Herrn König wegen starken Speichelflusses in die stabile Seitenlage drehen
- Nach dem Anfall die Bewusstseinslage (Ansprechbarkeit, Pupillenreaktion etc.) prüfen und die Vitalwerte messen
- So lange bei Herrn König bleiben, bis dieser wieder orientiert ist
- Herrn König kurz säubern und ihn schlafen lassen
- Regelmäßig nach Herrn König sehen, seine Bewusstseinslage und Vitalwerte in angemessenen Zeitabständen überprüfen

443. Was sollten Sie während des Anfalls nicht machen?

Während eines Anfalls sollte vermieden werden,
- die Hände des Betroffenen zu öffnen oder seine Extremitäten festzuhalten,
- den Anfall durch Schütteln, Klopfen, Anschreien, Riechmittel oder Wiederbelebungsversuche zu unterbrechen,
- mit Gewalt den Kiefer zu öffnen oder gewaltsam Gegenstände zwischen die Zähne zu schieben, um einen möglichen Zungen- oder Wangenbiss zu verhindern.

Nach dem Anfall ist sicherzustellen, dass
- der Betroffene Ruhe hat, da er sich in der Reorientierungsphase befindet und es somit zu heftigen Abwehrhandlungen kommen kann,
- der Betroffene in der Nachschlafphase nicht geweckt wird.

444. Müssen Sie bei einem wie oben geschilderten Anfall sofort den Notarzt verständigen? Begründen Sie Ihre Antwort.

Der Notarzt muss **nicht** verständigt werden, wenn folgende Parameter vorliegen:
- Der Betroffene ist wieder orientiert.
- Der Anfall lief im angegebenen Zeitrahmen ab.
- Der Bewohner ist nicht ernsthaft verletzt.
- Eine Epilepsie ist bekannt.

Meistens endet ein Anfall nach 2–3 Minuten von selbst. Bis der Notarzt eintrifft und z. B. eine anfallsunterbrechende Spritze aufgezogen hat, ist der Betroffene häufig schon wieder bei Bewusstsein und der Anfall bereits vorbei. Auf alle Fälle sollten Sie aber den Hausarzt über den Anfall informieren, damit dieser ggf. die antiepileptische Therapie ändern kann.

445. Wann sollten Sie unbedingt einen Arzt rufen?

Bei folgenden Parametern ist unbedingt ein Arzt zu rufen:
- Wenn sich nach dem Grand-Mal-Anfall ein weiterer Anfall in kurzem Zeitabstand wiederholt.
- Wenn der Betroffene länger als 5 Minuten krampft und dabei blau im Gesicht wird.
- Wenn sich erfahrungsgemäß aus dem Grand-Mal-Anfall ein Status epilepticus entwickeln kann.
- Wenn der Betroffene außerhalb der angegebenen Phasen bewusstseinsverändert, verwirrt oder desorientiert ist.

446. Grand-Mal-Anfälle werden oft durch spezielle Trigger ausgelöst. Beschreiben Sie, welche Trigger grundsätzlich epileptische Anfälle auslösen können, und suchen Sie aus der Fallgeschichte diejenigen Hinweise heraus, die im Fall von Herrn König zutreffen.

Epileptische Anfälle können spontan, oft aber in Verbindung mit bestimmten Auslösern auftreten. Folgende Auslöser für epileptische Anfälle sind bekannt:
- Körperliche Verfassung wie Müdigkeit, Erschöpfung, Überanstrengung
- Schwankungen im Schlaf-wach-Rhythmus wie bei Flugreisen, Schichtarbeit, ungewohnt langem Aufbleiben
- Gemütszustände wie Stress, Ärger, Angst
- Äußere Reize wie Farben, Töne, starke Kontraste, Licht (Flackerlicht, Fahren durch eine Allee, Glitzern der Wasseroberfläche etc.)
- Einnahme von Substanzen wie Alkohol, Medikamenten, Drogen
- Wetterlagen wie Föhn
- Vollmond

Grundsätzlich ist jedes Gehirn abhängig von der Krampfschwelle krampffähig. Die Krampfschwelle ist individuell und hängt von der körperlichen und seelischen Verfassung sowie der Disposition und Konstitution des Einzelnen ab.

Im Fall von Herrn König treffen als mögliche Anfallsauslöser folgende zu:

- Die Wetterlage hat sich verändert.
- Sein Schlaf-wach-Rhythmus war durch seinen Geburtstag verändert.
- Er hat ungewohnterweise Alkohol getrunken.
- Er war sicherlich unter „positivem Stress" wegen seines Geburtstags und der Anwesenheit seines Betreuers.

447. Herr König bekommt folgendes Medikament zur Anfallsprophylaxe: Valproat 500 mg 2 × tgl. Früher erhielt er Carbamazepin zur Anfallsprophylaxe. Vor einiger Zeit wurde Carbamazepin abgesetzt und Valproat angesetzt. Welche grundsätzlichen Dinge und Maßnahmen sind bei der Therapie mit diesen Antiepileptika zu beachten?

Grundsätzlich wichtige Aspekte bei der Therapie mit Antiepileptika:

- Bei Carbamazepin und Valproat muss regelmäßig eine Kontrolle des Medikamentenspiegels vorgenommen werden, um zu sehen, ob mit der oralen Dosierung im Blut ein therapeutischer Spiegel erreicht wird.
- Die Monotherapie (mit einem einzelnen Medikament) bei schrittweiser Dosissteigerung ist einer Mehrfachtherapie mit Antiepileptika im Normalfall vorzuziehen.
- Antiepileptika dürfen nicht abrupt abgesetzt werden, da dadurch massive epileptische Anfälle ausgelöst werden können.
- Die Wirkung der Antiepileptika setzt bei Neueinstellung immer erst nach Erreichung des therapeutischen Blutspiegels ein.
- Auf Neben- und Wechselwirkungen ist sorgfältig zu achten.
- Vermeidungsentbehrlicher Zusatzmedikation (unnötige Wechselwirkungen erschweren die Behandlung).
- Die Verabreichung möglichst weniger Einzeldosen (1 bzw. 2 × tgl.) verbessert die Mitarbeit der Betroffenen.
- Wichtig ist die regelmäßige und zeitgenaue Einnahme der Medikamente.
- Alkoholkonsum sollte vermieden werden.

448. Nennen Sie die häufigsten Nebenwirkungen der beiden Antiepileptika von Herrn König und geben Sie an, wie diese weitgehend vermieden werden können.

Der Arzt entscheidet je nach Art der Epilepsie, welches Medikament eingesetzt wird. Nach Möglichkeit versucht er, mit einem Antiepileptikum als Monotherapie auszukommen. Möglicherweise werden erst verschiedene Antiepileptika ausprobiert, bis das richtige für den betroffenen Patienten gefunden wurde. Ziel der Therapie ist die Anfallsfreiheit. Manchmal können Nebenwirkungen wie kurzzeitiges Verschwommensehen oder Schwindel auftreten.

Nimmt der Patient die notwendige Antiepileptika-Dosis abends, „verschläft" er quasi die Nebenwirkungen. Eine Einmalgabe oder eine zweimalige Gabe von Antiepileptika ist daher zu bevorzugen. Ist die Dosierung der Medikamente zu hoch gewählt, kann es zu folgenden unerwünschten Wirkungen kommen:

- Müdigkeit
- Verschwommen sehen/Doppelbilder
- Augenzittern (Nystagmus)
- Verwaschene Sprache
- Schwindel

- Schwankender Gang
- Gestörte Koordination
- Muskelzuckungen

Grundsätzlich sollten Antiepileptika wie alle Psychopharmaka in der Dauerbehandlung langsam und einschleichend hochtitriert werden. Damit lassen sich Nebenwirkungen deutlich vermeiden.

3.8.5 Phlebothrombose

FALLBEISPIEL (FRAGEN 449–457)

„Ein Pfund Aufschnitt, zwei Packungen Toastbrot, ein halbes Pfund Butter, Kirschmarmelade und drei Tafeln Bitterschokolade, wenn Sie mir dies besorgen, bin ich Ihnen sehr verbunden. Und es reicht, wenn Sie mir die Waren übermorgen liefern. Ob ich auch etwas zu trinken brauche? Nein danke, mir reicht der Kasten Wasser für 3 Wochen und Kaffee gibt's hier im Wohnbereich ja auch. Aber kommen Sie bitte am Nachmittag, denn vormittags kommt Dr. Sandmann. Ich habe immer noch ständig Schmerzen am ganzen Körper und die Tabletten und das Schmerzpflaster wirken auch nicht. Von Tag zu Tag werden meine Füße dicker, besonders am Abend. Die Urlaubsvertretung von Dr. Sandmann, ein junges unerfahrenes Ding, meinte, ich solle mich mehr bewegen und abnehmen. Die braucht nicht mehr zu mir zu kommen. Ich war seit jeher eine stattliche Frau! Und das Rauchen wollte sie mir auch verbieten! Was wissen denn diese jungen Dinger vom Leben?", so plaudert Mechthilde Großmann angeregt mit ihrer Betreuerin am Telefon.

Frau Großmann ist eine Frau, die weiß, was sie will, die selbstbestimmt und zurückgezogen lebt und noch mit vielen Fähigkeiten in ihren Alltagskompetenzen ausgestattet ist. Sie wohnt seit einem halben Jahr im städtischen Pflegeheim einer kleinen Stadt. Mit ihren 80 Jahren ist sie noch recht rüstig, aber ihr Gewicht von 130 kg bei einer Größe von 1,60 m behindert sie doch etwas, macht sie kurzatmig, schwerfällig und ungelenk. Aber sie hat sich gut damit arrangiert, den ganzen Tag sitzt sie im Rollstuhl, mit dem sie sich behände fortbewegen kann. Ein elektrischer Rollstuhl wäre ihr Traum, den hat aber die Kasse abgelehnt. Sie kann schließlich noch ganz gut aufstehen, alleine auf die Toilette und ins Bett und wieder heraus schafft sie es auch noch.

449. Sie haben neu im städtischen Pflegeheim angefangen und sollen die Bezugspflege von Frau Großmann übernehmen. Um Frau Großmann besser kennenzulernen, haben Sie sich auf einen Kaffee in ihrem Zimmer mit ihr verabredet. Nach einem sehr anregenden Gespräch konnten Sie sich ein Bild von Frau Großmann und den pflegerischen Schwerpunkten machen. Verdeutlichen Sie die pflegerischen Schwerpunkte für Frau Großmann im Hinblick auf notwendige Prophylaxen und beziehen Sie sich auf die im Fallbeispiel genannten Hinweise. Beachten Sie die Virchow-Trias! Leiten Sie Maßnahmen daraus ab.

Prophylaxe der venösen Thromboembolie

Ein pflegerischer Schwerpunkt bei Frau Großmann ist mit Sicherheit die notwendige Thromboseprophylaxe. Frau Großmann weist einige wesentliche Risikofaktoren für die Entstehung einer tiefen Beinvenenthrombose auf:

- Durch ihr Übergewicht und ihre Ernährungsgewohnheiten ist mit großer Wahrscheinlichkeit ihr Cholesterin im Blut erhöht.
- Sie trinkt zu wenig (1 Kasten Wasser reicht 3 Wochen).
- Sie raucht.

1. Kriterium der Virchow-Trias: Veränderung der Blutzusammensetzung

- Frau Großmann leidet an Bewegungsarmut, da sie sich mit wenigen Ausnahmen tagsüber mit dem Rollstuhl bewegt, anstatt selbst zu gehen.
- Durch ihre Schmerzen werden ihre Bewegung und ihr Bewegungsdrang noch weiter eingeschränkt.

2. Kriterium der Virchow-Trias: Verlangsamung der Fließgeschwindigkeit des Bluts

- Im Rollstuhl hat Frau Großmann eine abgeknickte Haltung im Becken und im Kniebereich, an diesen Stellen kann es durch die Abknickung zu Schäden an den Venenwänden kommen.

3. Kriterium der Virchow-Trias: Schäden der Gefäßwand

- Durch ihren Lebenswandel ist zu vermuten, dass bei Frau Großmann eine Arteriosklerose vorliegt, die die Arterienwände schädigt.
- Somit stellt das potenzielle Risiko der Entstehung einer Phlebothrombose die größte pflegerische Herausforderung dar!

Pflegerische Maßnahmen

- Ziel der Pflege muss sein, Frau Großmann in ihren motorischen Aktivitäten zu aktivieren und zu motivieren, da Mobilisation, die bei Frau Großmann grundsätzlich möglich ist, die beste Prophylaxe zur Verhinderung der Entstehung einer Phlebothrombose ist.
- Eine weitere Maßnahme besteht darin, zumindest bis Frau Großmann wieder voll mobilisiert ist, zur Unterstützung des Blutrückflusses ihre Beine zu wickeln bzw. medizinische Thromboseprophylaxestrümpfe verordnen zu lassen. Es stellt sich allerdings die Frage, ob eine solche Maßnahme bei dem starken Übergewicht von Frau Großmann überhaupt machbar ist. Sollte dies nicht möglich sein, wäre eine Heparinisierung, die vom Arzt verordnet werden müsste, mit Frau Großmann hinsichtlich der Akzeptanz zu diskutieren.
- Weitere wichtige Punkte sind die Dekubitusprophylaxe, Intertrigoprophylaxe, Pneumonieprophylaxe (einschließlich einer guten Mundpflege), Osteoporoseprophylaxe, Exsikkoseprophylaxe und die Obstipationsprophylaxe.
- Zentrale Maßnahme aller Prophylaxen mit Ausnahme der Exsikkose- und Intertrigoprophylaxe ist die Mobilisation. Eine Schwierigkeit bei Frau Großmann liegt darin, sie zum Mitmachen zu motivieren und zu aktivieren. Da körperliche Aktivität nicht nur mit Gymnastik zu tun hat, kann das Motivationsproblem vielleicht sinnvollerweise dadurch angegangen werden, dass man Frau Großmann dazu bringt, an tagesstrukturierenden Maßnahmen teilzunehmen, die eine gewisse Aktivierung und Mobilisierung voraussetzen.

- Hat man die Mobilisation geschafft, steht als Nächstes die behutsame und für Frau Großmann durchführbare Reduktionsdiät an. Hier sollte versucht werden, unter Einbeziehung ihrer Essgewohnheiten und Lieblingsspeisen einen guten Mittelweg zu finden.

3

450. Am nächsten Tag unterstützen Sie Frau Großmann bei der Körperpflege. Beim Aufstehen aus dem Bett fällt Ihnen auf, dass das linke Bein von Frau Großmann dicker ist als das rechte. Frau Großmann sagt, dass ihr das linke Bein schon beim Toilettengang so wehgetan habe und sie froh gewesen sei, als sie wieder im Bett lag. Was vermuten Sie? Begründen Sie Ihre Vermutung. Was sind Ihre nächsten Schritte in dieser Situation?

Bei Frau Großmann könnte sich eine **tiefe Beinvenenthrombose** im linken Bein entwickelt haben. Die linke Extremität ist deutlich häufiger von einer Phlebothrombose betroffen als die rechte. Der verstärkte Schmerz beim Gehen ist typisch für eine tiefe Beinvenenthrombose, vergleichbar mit dem Schmerz bei Druck auf die Fußsohle oder in die Wade. Es besteht die Gefahr, dass sich eine Lungenembolie entwickelt.

Der Notarzt muss angerufen werden: Bis zum Eintreffen des Notarztes sollten die Vitalwerte von Frau Großmann kontrolliert und überwacht werden. Frau Großmann verbleibt im Bett. Das Bein wird erhöht positioniert.

451. Beschreiben Sie, welches Symptomspektrum eine tiefe Beinvenenthrombose aufweisen kann.

- Eine Phlebothrombose kann unterschiedliche Erscheinungsbilder hinsichtlich der Ausprägung des klinischen Bilds in Abhängigkeit von den betroffenen Beinvenen aufweisen. So kann sie mit relativ wenigen Symptomen verlaufen. Ist z. B. eine tiefe Unterschenkelvene betroffen, ist meist nur der Knöchel geschwollen.
- Das Fehlen weiterer Krankheitszeichen schließt allerdings eine tiefe Beinvenenthrombose nicht aus. Gerade bei bettlägerigen Menschen können klinische Zeichen anfangs fast völlig fehlen.
- In manchen Fällen kann eine Lungenembolie das erste Zeichen einer Phlebothrombose sein.
- Ist die Oberschenkelvene betroffen, schwillt der Unterschenkel an, es kann in der Fußsohle und in der Wade, z. T. auch in der Kniekehle ein ziehender Schmerz auftreten. Der Schmerz verschlimmert sich beim Gehen.
- Ist die Beckenvene betroffen, kann das gesamte Bein geschwollen sein und der Schmerz kann dann auch in der Leiste gespürt werden. Die Schmerzen weisen ziehenden Charakter auf, manche Betroffenen meinen, sie hätten Muskelkater.
- Viele Betroffene geben auch ein ausgeprägtes Schweregefühl oder ein Spannungsgefühl im betroffenen Bein an. Teilweise können die Schmerzen auch einschießenden Charakter haben (z. B. beim Husten und Pressen).
- Bei einer ausgeprägten Phlebothrombose kann das Bein außer der Schwellung eine bläulich-rötliche Farbe annehmen und überwärmt sein.
- Als Begleitsymptome findet man oft zusätzlich eine Tachykardie mit Frequenzen über 100 Schlägen pro Minute und einen leichten Anstieg der Körpertemperatur.

452. Der Arzt verordnet Frau Großmann eine Kompressionstherapie, s. c. Heparinisierung und eine Frühmobilisation. Eine Doppleruntersuchung hat ergeben, dass bei ihr ein Verschluss in der Unterschenkelvene und im ersten Drittel der Oberschenkelvene vorliegt. Erklären Sie, wann bei einer Phlebothrombose strenge Bettruhe und wann eine Frühmobilisation angebracht ist.

Abhängig von der Lokalisation der Phlebothrombose verändert sich das Risiko des Auftretens einer Lungenembolie. Lungenembolien treten häufig auf, wenn die gesamte Oberschenkelvene und/oder Beckenvene betroffen ist. In diesen Fällen ist zu Beginn eine **strenge Bettruhe** erforderlich, um das Risiko der Ablösung eines Embolus, z. B. eines flottierenden Thrombus, zu verhindern.

Ist die Unterschenkelvene oder der distale Teil der Oberschenkelvene betroffen, hat sich gezeigt, dass sich das Risiko des Auftretens einer Lungenembolie nicht verändert, egal ob der Betroffene Bettruhe einhält oder nicht. Hier wird ärztlicherseits zu einer **Frühmobilisation** geraten. Oft haben die Betroffenen beim Gehen oder Stehen starke Schmerzen, sodass das betroffene Bein quasi von selbst geschont wird. Wichtig ist, das betroffene Bein zu wickeln (mit Kurzzugbinden tagsüber und nachts), den Kompressionsverband täglich zu erneuern und beim Sitzen das betroffene Bein erhöht zu positionieren.

453. Welche Ziele werden mit einer Therapie der Phlebothrombose verfolgt? Unterscheiden Sie zwischen Akuttherapie und Prophylaxe.

Ziele der Akuttherapie

- Komplikationen wie die Lungenembolie und das Auftreten des postthrombotischen Syndroms sollen verhindert werden.
- Optimale Voraussetzungen für eine Rekanalisation der betroffenen tiefen Beinvene sollen geschaffen werden.

Ziele prophylaktischer Maßnahmen

- Das Wiederauftreten von rezidivierenden Phlebothrombosen soll verhindert werden.
- Ursachen und Risikofaktoren für das Entstehen einer Phlebothrombose (siehe Virchow-Trias, ➤ Frage 449) sollen konsequent minimiert werden.
- Der venöse Rückfluss zum Herzen sollte verbessert werden.

454. Nach überstandener Phlebothrombose zeigt sich, dass die Unterschenkelvene von Frau Großmann nicht mehr rekanalisiert wurde. Welche Komplikation kann jetzt eintreten? Beschreiben Sie den pathophysiologischen Entstehungsmechanismus dieser Komplikation und deren Folgen.

Pathomechanismus

Bei einer Phlebothrombose kann eine Zerstörung der Klappen in den tiefen Beinvenen entstehen. Kommt es jetzt gleichzeitig noch zu einer fehlenden oder nur teilweisen Rekanalisierung des Thrombus, wird die Strömungsmechanik in den Beinvenen nachhaltig verändert.

Normalerweise fließt der Großteil des Bluts aus den unteren Extremitäten über die tiefen Beinvenen zum Herzen. Die oberflächlichen Venen sammeln das Blut aus der Haut und führen es über die Perforansvenen (Verbindungsvenen zwischen oberflächlichem und tiefem Venensystem) zu den tiefen Beinvenen. Ist der Rücktransport des Bluts über die tiefen Beinvenen nach überstandener Phlebothrombose nicht mehr möglich, so wird das Blut retrograd über die Perforansvenen gegen die normale Strömungsrichtung in das oberflächliche Venensystem zurückgeführt. Da dessen Venen primär nicht dafür ausgelegt sind, große Mengen von venösem Blut zum Herzen zu transportieren, ist die Kapazität des oberflächlichen Venensystems rasch erschöpft. In der Folge dehnen sich die Venen aus, die Klappen werden insuffizient, es entstehen deutlich erweiterte, prall gefüllte Venenstränge entlang der oberflächlichen Venen. Folge ist eine sekundäre Varikosis mit all ihren Folgeerkrankungen.

Komplikationen

Da die so entstandene sekundäre Varikosis oft eine starke Ausprägung hat, treten häufig innerhalb weniger Jahre typische Komplikationen wie Stauungsdermatose, Stauungsdermatitis mit Liposklerose, Atrophie blanche, Hyperpigmentierungen, starke Ödemneigung und venöses Ulcus cruris auf. Zusätzlich können durch die ausgeprägte Varikosis Thrombophlebitiden (oberflächliche, schmerzhafte Venenentzündungen) auftreten.

Eine gefürchtete Komplikation einer ausgeprägten Varikosis ist die Varizenblutung, die gewaltige Ausmaße haben kann. Dabei besteht die Gefahr, dass der Betroffene bei einer Varizenblutung einen hypovolämischen Schock erleidet, im Extremfall sogar verblutet. Varizenblutungen erfordern sofortiges Handeln (Druckverband an der blutenden Stelle).

455. Frau Großmann wird mit dem Arzneimittel Marcumar® eingestellt, um weitere Rezidive einer Phlebothrombose zu vermeiden. Anamnestisch hat sich ergeben, dass das zurückliegende Ereignis bereits die zweite Phlebothrombose innerhalb der vergangenen drei Jahre bei Frau Großmann war. Erklären Sie den Wirkmechanismus sowie Wirkungseintritt und -dauer nach Absetzen von Marcumar® (Wirkstoff: Phenprocoumon). Welches Antidot gibt es bei einer Überdosierung mit Phenprocoumon?

Wirkmechanismus des Wirkstoffs Phenprocoumon

Phenprocoumon beeinflusst die Gerinnung und im Speziellen die Bildung der Gerinnungsfaktoren II, VII, IX und X in der Leber. Für die Synthese dieser Gerinnungsfaktoren in der Leber wird Vitamin K benötigt.

Phenprocoumon verhindert bei der Synthese die Ausbildung einer für die Funktion der Gerinnungsfaktoren wichtigen Seitenkette, indem das dazu notwendige Enzym geblockt wird. Diese Enzymhemmung geschieht dadurch, dass Phenprocoumon das für diesen Prozess notwendige Vitamin K „dem Enzym vorenthält". Phenprocoumon wirkt daher als sogenannter Vitamin-K-Antagonist. Die Leber produziert zwar diese Gerinnungsfaktoren, allerdings sind sie wegen der nicht korrekt ausgebildeten Seitenkette nicht funktionstüchtig. In der Folge wird die Blutgerinnung an diesen Stellen unterbrochen.

Wirkeintritt und Wirkdauer nach Absetzen

Eine gerinnungshemmende Wirkung nach Gabe des Wirkstoffs Phenprocoumon setzt demnach erst dann ein, wenn alle noch vorhandenen „funktionstüchtigen Gerinnungsfaktoren" verbraucht sind und die funktionslosen Gerinnungsenzyme zum Einsatz kommen. Die Wirkung des Arzneimittels Marcumar® setzt daher im Schnitt erst nach ca. 48–72 Stunden nach Gabe ein. Wird Marcumar® abgesetzt, so ist die ursprüngliche Gerinnung erst nach 10–14 Tagen wieder vollständig vorhanden.

In Notfällen kann deshalb auf hochdosiertes Vitamin K als **Antidot** zurückgegriffen werden. Eine ausreichende Gerinnung für Noteingriffe (z. B. beim Zahnarzt) kann dadurch in 6–10 Stunden erreicht werden.

456. Frau Großmann erhält nun seit wenigen Wochen Marcumar®. Eine Pflegeschülerin fragt Sie, was man unter PTT und Quickwert versteht. Erklären Sie dies der Schülerin.

Zur Kontrolle einer korrekten Einstellung der Gerinnung bei einer Marcumar®-Therapie wird der Quickwert, der auch als PTT-Test (partielle Thromboplastinzeit) bekannt ist, eingesetzt. Der Quickwert misst die Gerinnungszeit des Bluts, speziell den Teil, bei dem die Gerinnungsfaktoren II, VII, IX und X und im Speziellen Thromboplastin aktiv werden. Da diese Gerinnungsfaktoren in ihrer Funktion gestört sind, kommt es zu einer Verlängerung der

Gerinnung. Das Ausmaß der Gerinnungshemmung wird durch die Einheiten festgelegt.

Auf den Laborzetteln stehen meistens Angaben wie z. B. Quickwert 30 % oder INR 3:

- Ein Quickwert von 30 % bedeutet, dass die Aktivität des Gerinnungsfaktors Thromboplastin nur 30 % des Normalwerts aufweist.
- Ein INR-Wert von 3 heißt, dass das Blut ca. dreimal langsamer gerinnt als normal.

> Frau Großmann bekommt vom Arzt einen Marcumar-Pass, in den die jeweils aktuellen Daten der Quickwert-Bestimmung eingetragen werden. Da die Quickwerte in den unterschiedlichen Laboren verschieden sein können, müssen im Marcumar-Pass unbedingt immer Zielwerte für die notwendig zu erreichenden Quickwerte eingetragen sein.

457. Frau Großmann muss als Marcumar-Patientin auf spezielle Dinge hingewiesen werden. Worauf muss Frau Großmann, aber auch das Pflegepersonal nun besonders achten (inkl. Nebenwirkungen)?

Besonderheiten bei Marcumar-Patienten:

- Mitführen des Marcumar-Passes
- Bei jedem Arztbesuch oder Krankenhauseinweisung nochmals auf die Marcumar-Einnahme hinweisen
- Regelmäßige Kontrollen des Quickwerts
- Regelmäßige Einnahme der verordneten Dosis (**cave:** Niemals eine vergessene Dosis nachholen!)
- Vermeidung von Verletzungen, z. B. bei der Fuß- und Nagelpflege
- Minimierung des Sturzrisikos
- Keine i. m. Injektionen
- Benutzung weicher Zahnbürsten (**cave:** Zahnfleischbluten vermeiden)
- Auf Nebenwirkungen achten wie:
  - Ikterus
  - Erhöhte Blutungsneigung und Blutungen
  - Abnahme der Knochendichte bei langfristiger Therapie
  - Verstärkter Haarausfall, der sich meist wieder zurückbildet
  - Magenschmerzen, Blutungen der Magenschleimhaut, Magen-Darm-Geschwüre, Übelkeit, Erbrechen, Durchfall, Verstopfung, Blutergüsse
- Treten solche Nebenwirkungen auf, ist der Arzt umgehend darüber zu informieren.
- Bei gleichzeitiger Einnahme anderer Medikamente kann es zu Wechselwirkungen mit Phenprocoumon kommen: Die gerinnungshemmende Wirkung wird verstärkt, z. B. bei Acetylsalicylsäure und NSAR; diese Medikamente erhöhen in Kombination mit Marcumar® die Blutungsneigung.
- Prophylaktische Maßnahmen sind gewissenhaft durchzuführen, da z. B. ein Dekubitus die Blutungsgefahr erhöht.

3.9 Pflege alter Menschen mit chronischen Erkrankungen

3.9.1 Venöses Ulcus cruris

FALLBEISPIEL (FRAGEN 458–465)

Frieda Maier fühlt sich hilflos. Seit Jahren geht sie regelmäßig zum Arzt, aber der Zustand ihrer Beine wird einfach nicht besser. Mittlerweile hat sie offene Stellen an beiden Unterschenkeln. Ihr passen keine normalen Schuhe mehr, so dick sind ihre Füße. Sie weiß schon lange nicht mehr, wie ein schlankes Bein aussieht, bei dem man auch noch die Fußknöchel erkennt! Wenn sie sich abends ihre Füße anschaut, ist sie verzweifelt. Nicht nur, dass die Beine sich ständig schwer anfühlen und die offenen Stellen stark schmerzen, nein, ihre Füße sind schon ganz verfärbt. Die Haut ist gespannt, im Unterschenkelbereich fast derb, trotzdem leicht verletzbar und sieht bläulich-bräunlich aus, als hätte sich „Rost" abgelagert. Zwischendrin sind weißliche Eindellungen, die wie Narben aussehen und stark schmerzen, wenn man sie berührt. Und dabei ist Frieda Maier doch erst 62 Jahre alt. Röcke trägt sie seit Jahren keine mehr. Dafür hat sie viel zu ausgeprägte Krampfadern, ein Leiden, das ihre Mutter auch schon hatte. Angefangen hat alles nach der Geburt ihres ersten Sohnes. Damals war sie schon 35 Jahre alt gewesen, beim zweiten Sohn sogar schon 38 Jahre. Und was sie alles ausprobiert hat! Wenn sie ihren Arzneimittelschrank öffnet, fallen ihr mindestens zwölf verschiedene Cremes und Salben entgegen, ganz zu schweigen von den Mengen an Tabletten, die sie schon ausprobiert hat, egal, ob diese vom Arzt oder von einer Freundin empfohlen wurden. Aber geholfen hat nichts richtig.

Nur einmal, da ging es ihr 2 Jahre lang ganz gut. Das war, nachdem sie an den Krampfadern operiert worden war. Aber das hat nicht lange gehalten, jetzt sind ihre Krampfadern zwar an anderen Stellen, aber genauso sichtbar und schmerzhaft wie vorher. Am meisten ärgert sich Frau Maier über ihren Arzt. Das Einzige, was er immer zu ihr sagt, ist: „Frieda, ich kenne Sie jetzt schon so lange, aber Sie müssen abnehmen und Ihre Beine jeden Tag wickeln! Wenn Sie mal eine tiefe Beinvenenthrombose bekommen, dann sehe ich schwarz für Sie!"

Ha, Beine wickeln! Das ist anstrengend, und vor allem ist es darunter so heiß! Die Binden lässt sie höchstens 2–3 Stunden dran, dann macht sie sie wieder ab. Seit sie in Rente ist, hat Frau Maier nicht mehr viel zu tun. Früher war sie im Verkauf tätig und ständig unter Leuten. Heute sieht sie am liebsten den ganzen Tag fern. Ihre Kinder sind aus dem Haus, und sie selbst war nie verheiratet. Aber, was soll sie denn auch viel rumlaufen bei all den Schmerzen, die sie dabei hat. Da sitzt sie lieber gemütlich auf ihrem Sofa. Wenn die Beine zu sehr schmerzen, legt Frieda sie auf einen Stuhl. Dann geht's schon wieder nach einiger Zeit! Zu dumm, dass sie sich von ihrem Arzt hat bereden lassen, dass jeden Morgen die Pflegenden von der Sozialstation kommen und ihre Beine wickeln. Gehübungen sollen die auch mit ihr machen: Na, das kann ja heiter werden! Ob das ihren Beinen und den offenen Stellen helfen kann?

Biografische Angaben

Frau Maier zeigt eine erbliche Veranlagung zu Varizen. Ihre Mutter litt bereits darunter. Typisch ist das Auftreten von Varizen nach der Schwangerschaft. Ihren Beruf als Verkäuferin hat Frau Maier wahrscheinlich hauptsächlich im Stehen ausgeübt. Sie leidet an Übergewicht.

Aktuelle Lebensgewohnheiten

Frau Maier hat kaum Bewegung. Sie sitzt fast den ganzen Tag. Sitzen und Stehen sowie ihr Übergewicht fördern grundsätzlich die Entstehung von Varizen.

Compliance

Frau Maier scheint keine große Zuverlässigkeit und Einsichtsfähigkeit zu zeigen, was die Durchführung von ärztlichen Anordnungen angeht. Speziell gegenüber Anordnungen und/oder Therapiemaßnahmen, die ihr tägliches Leben und ihre Lebensgewohnheiten betreffen und beeinflussen, hat sie eine ablehnende Haltung und scheint bisher nicht bereit, ihre Gewohnheiten zum Wohle ihrer Gesundheit anzupassen.

Tab. 3.16 Stadieneinteilung der CVI nach Widmer

Stadium	Symptome
I	Corona phlebetica, (typische zirkulär verlaufende und sichtbare Venen im Fußinnenknöchelbereich), leichtes Knöchelödem
II	Ödem, Hyperpigmentation (bräunliche Verfärbung), Lipodermatosklerose (typische derbe Verhärtung der Haut), Atrophie blanche
III	venöses Ulcus cruris, abgeheiltes venöses Ulcus cruris

Tab. 3.17 Stadieneinteilung der Varizen

Betroffene Venen	Morphologisches Erscheinungsbild
V. saphena magna, V. saphena parva	Stammvarizen
Netzförmig angelegte Venenabschnitte der Haut, die bläulich durch die Haut scheinen	retikuläre Varizen
Kleinste oberflächliche bläulich oder rötlich durch die Haut schimmernde Hautvenen	Besenreiser

458. Im Rahmen Ihrer Tätigkeit als Pflegedienstleitung kommen Sie heute zusammen mit Ihrer Kollegin Anna zum Erstbesuch zu Frau Maier. Mit Einverständnis von Frau Maier hatten Sie im Vorfeld bereits ein Gespräch mit Herrn Dr. Mutzler, dem Arzt Ihrer neuen Klientin. Herr Dr. Mutzler hat Sie darüber informiert, worauf Sie bei der Pflege von Frau Maier achten sollen. Welche biografischen Angaben und Lebensgewohnheiten von Frau Maier sehen Sie, die für die Entwicklung des jetzigen Zustands ihrer Beine mit verantwortlich sein könnten? Begründen Sie Ihre Antwort.

459. Herr Dr. Mutzler hatte Sie im Vorfeld nochmals über die Einteilung der Stadien der chronischen venösen Insuffizienz (CVI) und der Varizen informiert. Frau Maier zeigt Ihnen ihre Beine. Im Kopf wiederholen Sie nochmals die Arten der Varizen und die Stadieneinteilung der CVI. Vervollständigen Sie mit Ihrem Wissen folgende Tabellen: ➤ Tab. 3.16, ➤ Tab. 3.17.

Stadium	Symptome
I	
II	
III	

Muster

Betroffene Venen	Morphologisches Erscheinungsbild
	Stammvarizen
	retikuläre Varizen
	Besenreiser

Muster

460. Welche Hautveränderungen einer chronischen venösen Insuffizienz sind bei Frau Maier bereits zu erkennen?

Betrachtet man die Beine von Frau Maier, so sind bereits jetzt massive Hautveränderungen festzustellen, die auf eine chronische Veneninsuffizienz hinweisen, wie z. B. lokale Ödembildung, Stauungsdermatose (derbe und hyperpigmentierte Haut im Knöchelbereich, Atrophie blanche). Die Haut ist grundsätzlich empfindlich und bereits kleinste Verletzungen können sich zu einem Ulcus cruris entwickeln.

461. Welches Risiko sehen Sie für Frau Maier bei ihrer aktuellen Lebensweise im Zusammenhang mit ihrer Varizenerkrankung? Erklären Sie vor diesem Hintergrund, was Herr Dr. Mutzler gemeint haben könnte, als er sagte: „Frieda, ich kenne Sie jetzt schon so lange, aber Sie müssen abnehmen und Ihre Beine jeden Tag wickeln! Wenn Sie mal eine tiefe Beinvenenthrombose bekommen, dann sehe ich schwarz für Sie!"

Grundsätzlich hat Frau Maier in ihrer aktuellen Lebenssituation und bei ihren Lebensgewohnheiten bei einer Verschlechterung ihrer Venenerkrankung ein hohes Risiko, Komplikationen zu erleiden, die im Zusammenhang mit ihrer Venenerkrankung stehen.

Kritisch ist hier vor allem ihr Bewegungsmangel zu sehen, z. T. bedingt durch ihre venösen Ulcera cruris. Durch die fehlende Bewegung kann über die Muskelpumpe das Blut aus den Venen nur schwer zum Herzen transportiert werden. Das Risiko, dass ihre Veneninsuffizienz mit all ihren Folgen sich zunehmend verschlimmert, ist abzusehen. Frau Maier hat ein großes Risiko, eine tiefe Beinvenenthrombose zu entwickeln.

Würde sich eine solche Komplikation bei Frau Maier einstellen, könnte sich ihr Gesundheitszustand, ungeachtet des Risikos einer sich auf dem Boden einer Phlebothrombose entwickelnden Lungenembolie, drastisch verschlechtern. Da Frau Maier bereits Varizenoperationen an beiden Beinen hatte, ist die Durchlässigkeit der tiefen Beinvenen für den Rücktransport des Blues unabdingbar. Käme es durch eine Phlebothrombose zum Verschluss der tiefen Beinvenen, dann bestünde die Gefahr, dass Frau Maier eine fulminante tiefe Beinvenenthrombose (Phlegmasia coerulea dolens) entwickelt, ein Verschluss der tiefen Beinvene mit starkem Druckanstieg, der die zuführenden Arterien abdrückt. In der Folge wird die Blutzufuhr zum Bein immer mehr behindert. Es besteht die Gefahr einer akuten arteriellen Unterversorgung mit all ihren Konsequenzen.

Als weitere mögliche Komplikation einer tiefen Beinvenenthrombose könnte sich ein postthrombotisches Syndrom mit zunehmender Klappeninsuffizienz durch Zerstörung der Venenklappen entwickeln.

462. Sie haben sich einen Maßnahmenkatalog für Frau Maier überlegt, den Sie jetzt mit ihr besprechen wollen. Welche konkreten Pflegemaßnahmen halten Sie für Frau Maier im Moment für sinnvoll? Begründen Sie Ihre Antwort.

Ernährung

Sie sollten mit Frau Maier ein Gespräch über ihre Ernährung führen. Wichtig wäre, dass Frau Maier eine Reduktionskost einhält, um durch Gewichtsabnahme dem Risiko einer Verschlechterung ihrer Venenerkrankung entgegenzuwirken. Halten Sie Frau Maier an, genügend zu trinken, um optimale Voraussetzungen für eine gute Fließfähigkeit des Bluts zu erreichen. Geeignet sind hierfür Wasser und kalorienarme Tees und Säfte.

Bewegung

Es ist unbedingt erforderlich, dass Frau Maier ihr bequemes Sofa zeitweise verlässt und sich bewegt. Spaziergänge an der frischen Luft und gymnastische Übungen, die die Muskelpumpe in den Beinen aktivieren, wären hier absolut sinnvoll. Fragen Sie nach Freunden, Nachbarn oder Bekannten, die Frieda auf ihren Spaziergängen begleiten könnten. Stellen Sie einen konkreten Plan auf, in dem Sie realistisch erreichbare Bewegungsziele für Frieda Maier gemeinsam mit ihr festlegen. Regen Sie an, dass Frau Maier ein „Bewegungstagebuch" führt, in dem sie alles aufschreibt, was sie in dieser Richtung gemacht hat.

Körper- und Hautpflege

Neben einer allgemeinen guten Körperpflege kommt der Hautpflege an den Beinen eine besondere Bedeutung zu. Die Haut an den Beinen sollte immer gut eingecremt werden, da sie durch die Stauungsdermatose stark in Mitleidenschaft gezogen ist. Es gilt herauszufinden, welche Hautschutzcreme für Frau Maier am geeignetsten ist. Heiße Vollbäder sollten vermieden werden.

463. Dr. Mutzler hat für Frau Maier eine Wundversorgung und Kompressionstherapie angeordnet. Für den Moment hat er sich für den Zinkleimverband entschieden. Er bittet Sie, mit Frau Maier die Therapie zu besprechen. Sie nehmen sich Zeit, Frau Maier die Arztverordnung zu erklären. Frau Maiers Freundin kommt hinzu und interessiert sich brennend für die Kompressionstherapie, da sie selbst einen Pütterverband hat. Beschreiben Sie, wie Sie beide Damen über Wundversorgung und Kompressionstherapie aufklären.

Wundversorgung

Erklären Sie Frau Maier ausführlich die vom Arzt verordnete Wundversorgung, die Sie jetzt täglich bei ihr durchführen werden. Versuchen Sie, Verständnis für die Maßnahme zu erzielen. Binden Sie Frau Maier soweit es geht in die Versorgung mit ein. Erklären Sie ihr, auf welche Veränderungen geachtet werden soll. Fotografieren Sie ggf. in bestimmten Abschnitten die Wunde, um Veränderungen besser sehen zu können.

Nach der adäquaten Wundversorgung wird der Kompressionsverband angelegt. Sie besprechen mit Frau Maier, welche Art des Kompressionsverbands vom Arzt verordnet wurde. Geeignet sind grundsätzlich der Pütterverband und der Zinkleimverband. Sie werden bei Frau Maier mit dem Zinkleimverband beginnen, der von Herrn Dr. Mutzler verordnet wurde. Stellen Sie ihr in Aussicht, dass sie nach Entstauung der Beine maßgefertigte Kompressionsstrümpfe erhält.

Versuchen Sie, Frau Maier als Partner für die Therapie und Pflege zu gewinnen, damit sie zuverlässig mitarbeitet und compliant ist!

Kompressionstherapie

Die Kompressionstherapie ist die wichtigste Therapiemaßnahme der Behandlung von Venenkrankheiten. Weder Medikamente noch Salben haben bisher in Studien einen signifikanten Einfluss auf die Verhinderung der Bildung von Krampfadern oder deren Rückbildung gezeigt.

Die Kompressionstherapie (Kompressionsstrümpfe oder Wickeln der Beine) übt an festgelegten Stellen des Beins einen genau definierten Druck aus. Dieser Druck verläuft degressiv, d. h., er muss vom Knöchel bis hin zum Oberschenkel kontinuierlich abnehmen. Dadurch wird auf die Beinvenen von außen ein Druck ausgeübt, der ein weiteres Ausdehnen der Venen verhindert und den venösen Rücktransport des Bluts zum Herzen hin unterstützt. Im besten Fall können sich die Venenklappen wieder schließen. Die Flüssigkeit, die sich im Interstitium angesammelt hat, wird aus dem Gewebe wieder zurück „in die Gefäße gepresst". Zusätzlich erhöht sich die Fließgeschwindigkeit des Bluts. Der Blutrückfluss über die Venen und Lymphbahnen zum Herzen verbessert sich. Ödeme werden so abgebaut. Der Gewebedruck geht zurück und das Gleichgewicht zwischen arteriellem Blutzufluss und venösem Rückfluss verbessert sich. Vorhandene Ulcera cruris können abheilen.

Pütterverband und Zinkleimverband komprimieren die Venen. Der Zinkleimverband wird regelmäßig kontrolliert und muss immer dann erneuert werden, wenn das Bein sich deutlich entstaut hat (dünner geworden ist). Solange wird der Zinkleimverband nicht entfernt! Der Pütterverband wird täglich erneuert und vor dem Aufstehen angelegt. Die Kompressionstherapie muss bei Vorliegen von Venenerkrankungen besonders bei einer CVI konsequent als Langzeitbehandlung durchgeführt werden.

464. Im Beratungsgespräch fragt Frau Maier, ob Sie ihr zweimal wöchentlich bei einem heißen Vollbad helfen könnten. Welche Empfehlung geben Sie Frau Maier?

Sie raten Frau Maier, im Moment auf heiße Vollbäder zu verzichten. Beim Vollbad werden die Gefäße und natürlich auch die Gefäße in den Beinen geweitet. Wärme verschlimmert die Ödemneigung und ist bei Frau Maier im Moment kontraindiziert. Sinnvoller wären Duschbäder, die mit wechselwarmem Abduschen der Beine beginnen, wobei immer mit einer kalten Dusche geendet werden sollte.

465. Nach 18 Wochen haben sich die Beine von Frau Maier bereits deutlich verändert. Die ödematöse Schwellung ist zurückgegangen und die venösen Ulzera sind geschlossen. Frau Maier wurden von Herrn Dr. Mutzler Kompressionsstrümpfe der Klasse II verordnet. Bei Ihrem heutigen Besuch zeigen Sie Frau Maier, was man beim Pflegen und Anziehen der Strümpfe beachten muss.

Damit Kompressionsstrümpfe die gewünschte Wirkung erzielen, muss die Kompression dem Grad der venösen Erkrankung entsprechen. Aus diesem Grund wurde eine Einteilung der Kompressionsstrümpfe in vier Kompressionsklassen festgelegt. Diese unterscheiden sich im Wesentlichen in dem Druck, der auf die Venen ausgeübt wird. Medizinische Kompressionsstrümpfe müssen täglich getragen werden und unterliegen einer hohen Beanspruchung. Sie sollten daher sorgfältig gepflegt werden.

Hinweise zum Pflegen der Kompressionsstrümpfe

- Kompressionsstrümpfe stets an einem trockenen und lichtgeschützten Ort aufbewahren
- Kompressionsstrümpfe nach Möglichkeit täglich in handwarmem Wasser (max. 30 °C) waschen oder im Schonwaschgang in der Waschmaschine
- Keinen Weichspüler verwenden, Feinwaschmittel benutzen
- Trocknereignung der Kompressionsstrümpfe anhand der Pflegeanleitung überprüfen
- Kompressionsstrümpfe nicht direkter Hitze oder dem Sonnenlicht aussetzen (**cave:** Heizkörper!)
- Silikonhaftband mindestens einmal am Tag feucht abwaschen, damit dessen Haftung erhalten bleibt

Hinweise zum Anziehen der Kompressionsstrümpfe:

- Strümpfe am besten morgens direkt nach dem Aufstehen anziehen
- Keine Cremes, Salben oder Öle vor dem Anziehen der Strümpfe auf die Haut auftragen
- Beim Anziehen auf die Fingernägel achten, spitze Fingernägel können die Maschen verletzen
- Überdehnen der Strümpfe in Längsrichtung vermeiden; Strümpfe nicht am Haftband nach oben ziehen
- Nie Fadenenden oder Etiketten abschneiden, es könnten sich sonst Knoten aus dem Gewebe lösen
- Strümpfe bis zur Ferse „auf links" umschlagen, die Fußöffnung mit beiden Händen dehnen und das Fußteil bis zum Spann über den Fuß streifen, bis das Fersenteil gut sitzt

- Den Rest des Strumpfs Stück für Stück über Spann und Ferse bis zur Fessel nach oben umschlagen
- Nun den restlichen Strumpf vorsichtig außen fassen und Abschnitt für Abschnitt nach oben streifen, bis er gleichmäßig anliegt
- Kompressionsstrümpfe nur tagsüber tragen, vor dem Zubettgehen ausziehen

3.9.2 Diabetes mellitus

FALLBEISPIEL (FRAGEN 466–480)

Leo Reuter ist 92 Jahre alt und lebt seit 1 Monat im Altenheim. In seinem Leben hat er es sich grundsätzlich gut gehen lassen. Als passionierter Jäger schoss er sich seine Sonntagsbraten selbst. Er liebte saure Nieren, Leber und Wildschweinbraten jeglicher Art. Auch den alpenländischen Mehlspeisen war er sehr zugetan. Trotz seines hohen Alters ist Herr Reuter immer noch ein stattlicher Mann mit 90 kg bei einer Größe von 1,80 m.
In seinem gesamten bisherigen Leben war Herr Reuter kein fleißiger Arztgänger. Vor einigen Jahren musste er zum Augenarzt, da er zunehmend schlechter sah. Der überwies ihn daraufhin zum Hausarzt, der einen Diabetes mellitus feststellte. Seitdem bekommt Herr Reuter zweimal täglich eine Insulininjektion. Sein Blutzucker (BZ) wird alle 4–6 Wochen vom Hausarzt kontrolliert. Seine Werte liegen bei ca. 140–160 mg/dl nüchtern.
Seit seinem Einzug ins Altenheim baut er zusehends ab und bittet immer häufiger um Hilfe bei alltäglichen Verrichtungen. Herr Reuter beklagt sich bei den Pflegekräften, dass er ständig zur Toilette gehen muss. Seit ca. 2 Wochen hat er ziemlich viel Durst. Obwohl er tagsüber im Schnitt über 3 l trinkt, wacht er morgens schon durstig auf. Er fühlt sich schlapp, seine Haut fühlt sich trocken an und juckt stark. Vor einiger Zeit hat er sich in den Finger geschnitten. Obwohl dies schon 3 Wochen her ist, heilt die Wunde nur schlecht.

466. Nehmen Sie unter Einbeziehung der oben genannten Fakten Stellung zur aktuellen Stoffwechselsituation von Herrn Reuter.

Der Diabetes ist bei Herrn Reuter schlecht eingestellt. Frühere Werte sind trotz Insulintherapie im diabetischen Bereich; vermutlich liegt eine aktuelle Verschlechterung der aktuellen Stoffwechselsituation vor, da typische Symptome einer Hyperglykämie, wie z. B. morgendlicher Durst, trockene, juckende Haut, schlechte Wundheilung, aufgetreten sind.

467. Bevor Sie den Arzt informieren, sollten Sie einige wichtige Informationen aus den ABEDL über Herrn Reuters aktuelle Lebensgewohnheiten, seine Bedürfnisse und Körperfunktionen sammeln, die für die von Ihnen vereinbarte Arztvisite von Bedeutung sind. Überlegen Sie, welche ABEDL Sie genauer betrachten sollten, und geben Sie an, welche Informationen noch wichtig wären.

Als Vorbereitung auf die bevorstehende Arztvisite ist es für Sie als Fachkraft sinnvoll, bestimmte Zusatzinformationen von und über Herrn Reuter zu bekommen, die dem Arzt bei der weiteren Diagnostik und Therapie hilfreich sind. Dazu schauen Sie sich die folgenden ABEDL genau an und versuchen, die notwendigen Informationen zusammenzutragen:
- ABEDL Essen und Trinken: Trinkmenge, Essgewohnheiten
- ABEDL Ausscheidung: Urinmenge, Miktionsfrequenz, Effizienz der Miktionen
- ABEDL vitale Funktionen: Blutdruck, Puls, BZ, Daten zur Atmung, Temperatur, Hydratationszustand
- ABEDL sich pflegen können: Hautzustand, Verletzungen, Art des Hilfebedarfs

3

468. Während der Arztvisite stellt der Arzt fest, dass die Diabetesmedikation von Herrn Reuter von Grund auf neu eingestellt werden muss. Er ordnet hierzu verschiedene Laboruntersuchungen an. Nennen Sie vier Untersuchungen, die typischerweise Auskunft über die diabetische Stoffwechseleinstellung geben können. Beschreiben Sie kurz, was mit diesen Tests gemessen wird, und geben Sie an, welche Testergebnisse Sie bei Herrn Reuter erwarten.

BZ-Wert (nüchtern)

- Aktuelle Stoffwechselsituation, erster Hinweis auf die Qualität der Stoffwechselsituation
- Erwartete Werte bei Herrn Reuter: BZ nüchtern im diabetischen Bereich, > 120 mg/dl

BZ-Tagesprofil

- Gibt Auskunft über die Güte der Stoffwechseleinstellung im Tagesverlauf speziell im Zusammenhang mit der Nahrungsaufnahme
- Erwartete Werte bei Herrn Reuter: Nüchternwerte im diabetischen Bereich, postprandiale Werte > 160 mg/dl nach 2 Stunden

HbA1-Wert

- Informiert über die Güte der Stoffwechseleinstellung der vergangenen 120 Tage; misst die Beladung der Erythrozyten mit Glukose
- Erwartete Werte bei Herrn Reuter: HbA1 im Bereich > 7 mg/dl

Uringlukose

- Informiert über Überschreitung der Nierenschwelle
- Erwartete Werte bei Herrn Reuter: deutlich nachweisbare Uringlukose bei Überschreitung der Nierenschwelle von 160–180 mg/dl Blutglukose

469. Der Arzt stellt Herrn Reuter aufgrund der Ergebnisse auf die konventionelle Insulintherapie ein. Beschreiben Sie kurz die Prinzipien der konventionellen Insulintherapie.

Nach Festlegung des Gesamtinsulinbedarfs für Herrn Reuter durch den Arzt wird die errechnete Insulinmenge gedrittelt. Zwei Drittel des errechneten Gesamtinsulinbedarfs werden dann in einer morgendlichen Gabe in Form eines Mischinsulins vor dem Frühstück gespritzt. Diese Insulininjektion deckt über den Altinsulinanteil das Frühstück ab und über das Verzögerungsinsulin, das gegen Mittag sein Wirkmaximum hat, das Mittagessen. Abends wird das letzte Drittel des errechneten Gesamttagesbedarfs von Herrn Reuter vor dem Abendessen wieder als Mischinsulin gegeben. Der Altinsulinanteil deckt hier das Abendessen ab, der Verzögerungsinsulinanteil die Nacht.

470. Gleichzeitig mit der Insulinneueinstellung wird ein Spritzenkalender für Herrn Reuter erstellt. Beschreiben Sie kurz den Zweck eines Spritzenkalenders und fertigen Sie hierzu eine Zeichnung an.

Anhand eines Spritzenkalenders (➤ Abb. 3.2) wird deutlich, an welchem Tag welche Insulingabe an welcher Stelle erfolgen soll. Wird die Insulininjektion z. B. für den Bewohner durch das Pflegepersonal vorgenommen, so kann jede Pflegekraft die korrekte, im Moment zu nutzende Injektionsstelle erkennen. Dadurch werden potenzielle Injektionsstellen gleichmäßig benutzt und die unangenehmen Spritzenkomplikationen bei zu häufigem Benutzen einzelner Injektionsorte verhindert.

Weiterhin berücksichtigt die Verteilung der Injektionsorte auf dem Spritzenkalender auch die unterschiedlichen Resorptionsraten im Bauch-/Oberschenkelbereich und kann so den unterschiedlichen tageszeitabhängigen Insulinempfindlichkeiten des Bewohners Rechnung tragen: Eine Insulineinheit (IE) senkt am Tag den Blutzucker um ca. 30 mg/dl, in der Nacht um ca. 50 mg/dl. Bei Injektion in die Bauchhaut wird Insulin schneller resorbiert als z. B. im subkutanen Fettgewebe des Oberschenkels.

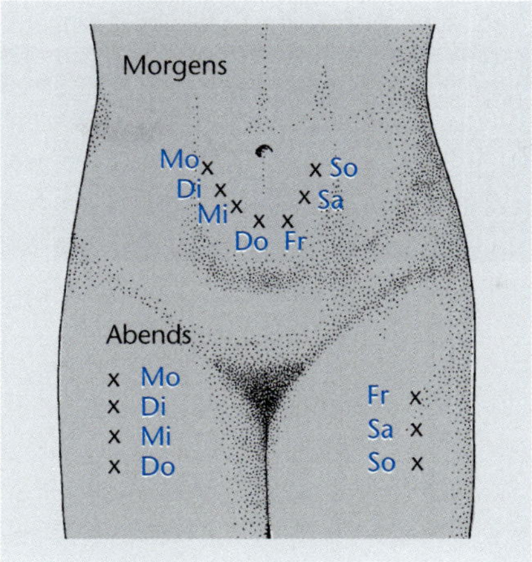

Abb. 3.2 Beispiel für einen Spritzenkalender für die Insulininjektion. Bevorzugte Bereiche sind das Unterhautfettgewebe des Bauchs und des Oberschenkels, weil sie bei der Selbstinjektion gut erreicht werden [L190]

471. Erklären Sie anhand der Insulingabe bei Herrn Reuter die 6-R-Regel der Medikamentengabe.

6-R-Regel
- **Richtiges Medikament:** Wird das richtige Insulin im richtigen Mischungsverhältnis verabreicht?
- **Richtige Dosis:** Stimmen die Einheiten mit den verordneten Insulineinheiten für die beiden Injektionszeiten überein? Gibt es einen aktuellen BZ-Wert vor der Insulingabe? Kann die Insulindosis unter Beachtung des aktuellen BZ-Werts verabreicht werden?
- **Richtiger Verabreichungszeitpunkt:** Stimmt der Spritz-Ess-Abstand beim Frühstück bzw. Abendessen?
- **Richtiger Patient:** Ist das aufgezogene Insulin auch tatsächlich Herrn Reuter verordnet worden?
- **Richtige Verabreichungsform/-ort:** Habe ich das richtige Insulin in der richtigen Applikationsform (Pen, Spritze, korrektes Mischverhältnis etc.)? Wo ist laut Spritzenkalender der korrekte Injektionsort?
- **Richtige ärztliche Verordnung**

472. Sie verabreichen Herrn Reuter das verordnete Insulin mit einem Pen. Beschreiben Sie Ihr Vorgehen ablaufgenau.

- Händedesinfektion
- Richten des Materials auf desinfiziertem Spritzentablett
- Öffnen des Nadelabwurfbehälters
- Freilegen der Injektionsstelle
- Neue Nadel auf den PEN aufschrauben, Nadelkappe noch belassen
- Pen 20-mal kippen (nicht schütteln)
- Nadelkappe entfernen und mit 2 IE die Durchgängigkeit der neuen Nadel prüfen
- Hautfalte bilden und senkrecht einstechen
- Einheiten zügig, aber nicht zu schnell verabreichen
- Vor Entfernen der Nadel warten und bis 10 zählen
- Nadel sofort in den Spritzenabwurf entsorgen
- **Cave:** Nicht mit Tupfer über die Einstichstelle reiben!

473. Herr Reuter lebt nun schon 1 Jahr im Altenheim. Sein Diabetes ist mittlerweile besser eingestellt. Den Pflegekräften fällt auf, dass er zunehmend schlecht sieht, sehr blass und schlapp ist und morgens oft Ödeme im Bereich der Lider und Unterschenkel hat. Er klagt, dass er in seinen Händen und Füßen oft ein pelziges Gefühl habe. Sein Blutdruck liegt bei ca. 160/110 mmHg. Er hat häufig Kopfschmerzen. Mit welchen diabetischen Spätfolgen ist bei ihm aufgrund seiner Krankheitsgeschichte und aktuellen Symptomatik zu rechnen? Ordnen Sie hierbei die genannten Symptome den diabetischen Spätfolgen korrekt zu (➤ Tab. 3.18).

Diabetische Spätkomplikation	Symptome bei Herrn Reuter

Muster

Tab. 3.18 Diabetische Spätkomplikationen und ihre Symptome

Diabetische Spätkomplikation	Symptome bei Herrn Reuter
Diabetische Retinopathie	Sehschwäche
Diabetische Nephropathie	renale Anämie, Ödeme, Hypertonie, Kopfschmerzen
Diabetische Polyneuropathie	pelziges Gefühl an Armen und Beinen

474. Aufgrund des aktuellen Gesundheitszustands von Herrn Reuter veranlassen Sie einen Arztbesuch. Der Arzt ist besorgt über die Nierenwerte von Herrn Reuter, sein Kreatinin liegt bei 6 mg/dl. Beschreiben Sie die Stadien der chronischen Niereninsuffizienz in Bezug auf den Hydratationszustand, die ausgeschiedene tägliche Urinmenge und die Konzentration der harnpflichtigen Substanzen und des Kaliums im Blut.

Stadien der chronischen Niereninsuffizienz:

- **Kompensiertes Dauerstadium:** Kreatinin im Blut normal, RR hoch, Polyurie möglich, Kalium (K) normal
- **Kompensierte Retention:** Kreatinin hoch, RR hoch, beginnende Ödeme, Polyurie bis normale Miktionsmenge, K normal
- **Dekompensierte Retention:** Kreatinin erhöht, Ödeme vorhanden, K im Blut erhöht, harnpflichtige Substanzen erhöht, Urämiesymptome, Oligurie/Anurie

475. Bei einer Hyper-/Hypokaliämie drohen Herrn Reuter ernste kardiale Komplikationen. Um welche Komplikationen handelt es sich hierbei?

Hypokaliämie: Übererregbarkeit des Herzens, Herzrhythmusstörungen, Kammerflattern
Hyperkaliämie: Abnahme der Herzerregbarkeit, Gefahr der Asystolie

476. Da sich der Gesundheitszustand von Herrn Reuter nicht bessert und er mittlerweile bettlägerig ist, überweist der Arzt ihn nach 3 Wochen ins Krankenhaus. Hier wird er gründlich untersucht. Bei einer Ultraschalluntersuchung der Nieren wird festgestellt, dass seine rechte Niere deutlich kleiner als die linke ist. Auch seine Prostata ist deutlich vergrößert. In der Anamnese stellt sich heraus, dass Herr Reuter als Jugendlicher an rezidivierenden Pyelonephritiden erkrankt war. Auf welche Komplikation im Rahmen der oben genannten Erkrankung kann der Ultraschallbefund der Nieren hinweisen? Diskutieren Sie weiterhin, inwieweit der Nierenbefund zusätzlich zu dem möglichen diabetischen Nierenschaden eine Rolle bei der aktuell vorliegenden Niereninsuffizienz spielen kann.

Der Nierenbefund weist auf eine pyelonephritische Schrumpfniere hin. In der Folge von rezidivierenden Pyelonephritiden kann es zu einer Vernarbung des Nierenparenchyms und einer Erweiterung des Nierenbeckens kommen. Der aktuelle Befund spielt somit eine Rolle bei der vorliegenden Niereninsuffizienz. Die pyelonephritische Schrumpfniere ist eine bindegewebig veränderte Niere, die ihr funktionsfähiges Nierenparenchym weitgehend bzw. komplett durch fibrotisches Gewebe ersetzt hat. Die so veränderte Niere hat ihre Funktionsfähigkeit verloren. Sie ist insuffizient.

Zum anderen ist die Nierenfunktion durch die diabetische Nephropathie gefährdet. Hier kommt es durch die diabetestypische Mikroangiopathie, die sich auch an den kleinen Arterien und Kapillaren der Niere wiederfindet, zu Veränderungen der Durchblutung und in der Folge zu Einschränkungen der Nierenfunktion.

Als letzter möglicher Schädigungsfaktor der Niere ist die Nierenarteriosklerose im Rahmen der Makroangiopathie bei Diabetes mellitus als einem der Hauptrisikofaktoren für die Entstehung einer Arteriosklerose der zuführenden Organarterien zu sehen.

Alle drei Faktoren zusammen tragen zur Entwicklung der Niereninsuffizienz bei Herrn Reuter bei.

477. Welche Gefahren bestehen für Herrn Reuter aufgrund der Prostatavergrößerung?

Risiken einer Prostatavergrößerung:

- Restharnbildung
- Steinbildung in Blase und ableitenden Harnwegen
- Rückstau von Harn bis in die Nierenbecken
- Erhöhte Infektionsgefahr aufsteigender Infektionen in den ableitenden Harnwegen
- Gefahr der Urosepsis
- Verschlechterung der Nierenfunktion

478. Nach 3 Tagen Klinikaufenthalt verschlechtert sich der Zustand von Herrn Reuter dramatisch. Er leidet an einem akuten Harnverhalt. Seine Nierenwerte verschlechtern sich deutlich. Der Stationsarzt ordnet an, dass ein transurethraler Katheter gelegt wird. Mit welcher Schwierigkeit beim Legen des Dauerkatheters ist zu rechnen bei Herrn Reuter?

Durch die Prostatavergrößerung und das damit verbundene Größenwachstum des inneren Drüsenanteils der Prostata kann es zu einer Verlegung der Harnröhre kommen, die das Katheterisieren erschwert bzw. unmöglich werden lässt.

479. Welche Alternative zur transurethralen Katheterisierung könnte im Fall auftretender Schwierigkeiten in Betracht gezogen werden? Begründen Sie kurz Ihren Vorschlag.

Der suprapubische Blasenkatheter ist eine Alternative zur transurethralen Katheterisierung, weil der Blasenzugang unter Umgehung der Harnröhre erfolgt und weder Harnröhre noch Prostata verletzt werden. Darüber hinaus ist die Gefahr der Keimverschleppung beim Legen des Katheters geringer.

480. Nennen Sie Prinzipien, die Sie bei der Pflege eines liegenden transurethralen Dauerkatheters (DK) beachten müssen.

Prinzipien der Pflege eines Dauerkatheters:

- Dauerkatheter und Urinsammelbeutel nie über Blasenniveau positionieren oder anbringen
- Keine Diskonnektion von Katheter und Beutel
- 2 × tgl. Intimpflege, Verkrustungen am Katheter entfernen
- Auf Durchgängigkeit überprüfen, nie abknicken
- Tägliche Inspektion der Harnröhrenöffnung auf Veränderungen (z. B. Entzündungszeichen, Geschwüre, Ausfluss etc.)
- Beutelwechsel alle 2 Wochen, DK-Wechsel alle 4–6 Wochen

3.9.3 Herzinsuffizienz

FALLBEISPIEL (FRAGEN 481–495)

Herr Fröhlich, emeritierter Richter am Oberlandesgericht, 84 Jahre alt, zieht heute ins Pflegeheim ein. Vor genau 6 Monaten ist seine geliebte Frau, mit der er 60 Jahre glücklich verheiratet war, an Krebs gestorben. Für Herrn Fröhlich brach eine Welt zusammen. Aufgrund seiner tiefen Trauer und Verzweiflung hat Herr Fröhlich sich selbst sehr vernachlässigt. Er aß und trank sehr unregelmäßig. Auch seine Körperhygiene ließ sehr zu wünschen übrig. Allein auf sich gestellt kam Herr Fröhlich mit seinem Alltag nicht mehr zurecht. Auf Anraten seines Hausarztes entschloss sich Herr Fröhlich, in ein Altenheim zu gehen, um versorgt zu sein und seiner Einsamkeit zu entgehen.

Seiner Krankenakte entnehmen Sie, dass Herr Fröhlich seit seiner Kindheit an Asthma bronchiale leidet. Vor ca. 30 Jahren merkte er, dass er bei körperlicher Anstrengung, z. B. Treppensteigen oder Gartenarbeit, zunehmend unter Atemnot litt und abends häufiger geschwollene Knöchel hatte. Bei einer ärztlichen Untersuchung wurde eine Herzinsuffizienz diagnostiziert. Seitdem nimmt Herr Fröhlich regelmäßig Medikamente. Laut seinen Angaben nimmt er seit einiger Zeit folgende Medikamente: Enalapril 10 mg (1-0-0), Lanicor (0-1-0), Lasix (0-0-½).

Tab. 3.19 Ursachen und Symptome bei Rechts- und Linksherzinsuffizienz

Rechtsherzinsuffizienz	Linksherzinsuffizienz
Ursachen: Herzklappenfehler, KHK, Asthma bronchiale, Lungenemphysem, Linksherzinsuffizienz	**Ursachen:** Herzklappenfehler, KHK, arterielle Hypertonie
Symptome: Stau in den Venen des Körperkreislaufs	**Symptome: Stau in den Venen des Lungenkreislaufs**
Halsvenenstau (beim stehenden und sitzenden Patienten sind die Halsvenen sichtbar gefüllt)	Lungenstauung (Husten, zunehmende belastungsabhängige Dyspnoe, Zyanose, Leistungsminderung)
Hypertension im Bereich der Portalvene mit Stauungsgastroenteritis, Aszites, Caput medusae, Leber- und Milzvergrößerung, Stau in den Beinvenen: Ödembildung im Fuß- und Unterschenkelbereich beidseits	Lungenödem (rasselnde und brodelnde Atemgeräusche, massive Dyspnoe/Ruhedyspnoe, Zyanose, Husten mit schaumig-weißlichem Auswurf, lebensbedrohliche Situation)
Gemeinsame Symptome • Eingeschränkte Leistungsfähigkeit, schnelle Ermüdbarkeit, Zunahme der oben genannten Symptome bei körperlicher Be-/Überlastung • Zu Beginn Tachykardie erst bei Belastung, später bereits in Ruhe als Kompensation der Insuffizienz, bei zunehmender Insuffizienz Übergang in eine Bradykardie mit Herzrhythmusstörungen und Abfall des Blutdrucks (lebensbedrohliche Situation) möglich • Nykturie • Gewichtszunahme durch Wassereinlagerungen (vor allem bei Rechtsherzinsuffizienz)	

481. Sie führen ein Aufnahmegespräch mit Herrn Fröhlich im Beisein von Rosi, Schülerin im zweiten Jahr, in dem Sie nicht nur seine biografischen Daten erheben, sondern auch den pflegerischen Hilfebedarf mit Herrn Fröhlich abklären. Im Laufe des Gesprächs fragt Rosi Sie nach dem Unterschied zwischen einer Rechts- und Linksherzinsuffizienz, bezogen auf Ursache und Symtome, den Sie ihr gerne erklären (➤ Tab. 3.19).

Der Schweregrad der Herzinsuffizienz wird nach der New York Heart Association (NYHA) in vier Stadien eingeteilt:

Tab. 3.20 NYHA-Stadien der Herzinsuffizienz

NYHA-Stadium	Zugehörige Symptome
I	völlige Beschwerdefreiheit bei normaler körperlicher Belastung (Nachweis einer beginnenden Herzinsuffizienz durch weitergehende Diagnostik möglich)
II	leichte Beschwerden bei normaler Belastung, mäßige Leistungsminderung, Einschränkung der körperlichen Belastbarkeit bei zunehmender körperlicher Belastung
III	erhebliche Leistungsminderung bei normaler Belastung
IV	Ruhedyspnoe, bei jeder körperlichen Tätigkeit Zunahme der Insuffizienzzeichen

482. Herr Fröhlich hört Ihrer Erklärung interessiert zu. Schon lange hätte er gerne gewusst, was „dekompensierte Herzinsuffizienz im NYHA-Stadium III" bedeutet. Diese Diagnose stehe auf seinem letzten Krankenhausentlassungsbericht, den er allerdings nicht dabeihabe. Sie erklären ihm die Diagnose, indem Sie die NYHA-Stadien I–IV (➤ Tab. 3.20) erläutern.

483. Da Herr Fröhlich sehr auf seine Autonomie bedacht ist und seine Körperpflege selbstständig durchführen möchte, vereinbaren Sie mit ihm ein wöchentliches, von Ihnen unterstütztes Reinigungsbad. Nennen Sie fünf Prinzipien, die Sie bei einem Bad im Hinblick auf seine Herzinsuffizienz beachten müssen, und erklären Sie die Gründe.

Prinzipien bei einem Reinigungsbad:

- Überwachung der Vitalzeichen vor, während und nach dem Bad → klärt, ob sein Allgemeinzustand (AZ) ein Bad erlaubt, eventuell sofortiger Abbruch
- Halbbad, Wasser bis maximal Nabelhöhe einfüllen → verringerter hydrostatischer Druck verhindert eine starke Kompression des Venensystems
- Wassertemperatur 34–36 °C → niedrige Temperaturen beugen einer Gefäßerweiterung vor, bei zu warmem Wasser weiten sich die Gefäße und das Blut steht dem Gehirn nicht mehr zur Verfügung; Gefahr der Bewusstlosigkeit und eines Kreislaufzusammenbruchs
- Bad mit einer kühleren Dusche im Sitzen beenden, nicht zu großer Temperaturunterschied → der Kreislauf wird entlastet und dilatierte Gefäße verengen sich wieder
- Dauer des Bades 10 Minuten → beugt einer Überlastung vor, anschließende Ruhepause von mindestens 1 Stunde

484. Auf weiteres Nachfragen erzählt Ihnen Herr Fröhlich, dass er bis vor 6 Monaten bei einer Größe von 1,80 m 98 kg gewogen hat, da seine Frau köstliche Nachspeisen zubereiten konnte. Sie wiegen Herrn Fröhlich und sein aktuelles Gewicht beträgt 85 kg. Berechnen und bewerten Sie seinen BMI.

BMI = Body-Mass-Index

- Berechnungsformel: Gewicht (kg)/[Größe (m) × Größe (m)]
- Bei Herrn Fröhlich: 85/1,80 × 1,80 → der errechnete BMI beträgt 26, das bedeutet leichtes Übergewicht (➤ Frage 247)

485. Erklären Sie Herrn Fröhlich die notwendigen Ernährungsrichtlinien bei Herzinsuffizienz.

Ernährungsrichtlinien bei Herzinsuffizienz:

- Salzarm → Salz bindet Wasser, dadurch bilden sich Ödeme. Salzarme Kost wirkt sich positiv auf RR und Herzbelastung aus.
- Reduktionskost, cholesterinarme Kost → Reduktion des Körpergewichts wirkt positiv auf RR und Cholesterinspiegel.
- Mehrere kleine Mahlzeiten → belasten den Kreislauf weniger.
- Verdauungsfördernde Kost → Obstipationsprophylaxe, Verminderung des abdominalen Drucks beim Pressen, Reduzierung der Gefahr von RR-Spitzen.

Bei ausgeprägter Herzinsuffizienz besteht immer die Gefahr, dass es bei zu hoher Flüssigkeitszufuhr zu Wassereinlagerungen kommt. Die erhöhte Flüssigkeitszufuhr stellt dabei eine extreme Belastung des Herzens dar. In der Folge entstehen in Abhängigkeit von der Art der Herzinsuffizienz Stauungserscheinungen im Körper- und/oder Lungenkreislauf (➤ Tab. 3.19).

486. Weisen Sie Herrn Fröhlich auf die negativen Auswirkungen einer übermäßigen Flüssigkeitszufuhr im Zusammenhang mit seiner Herzinsuffizienz hin und geben Sie ihm Tipps für seine Mundpflege bei Mundtrockenheit.

Um bei Herrn Fröhlich bei eingeschränkter Flüssigkeitszufuhr trotzdem das Gefühl von Durst und Mundtrockenheit zu lindern, können folgende Maßnahmen eingesetzt werden:

- Eiswürfel lutschen
- CO_2-haltiges Wasser löscht den Durst schneller als „stilles" Wasser, ebenso kühlere Getränke
- Zitronenscheibe und Obst anbieten
- Künstlichen Speichel einsetzen
- Trinkmenge über den Tag verteilen
- Kaugummi kauen lassen
- Häufig Mund mit Früchtetee spülen

487. Beim Richten der Medikamente (vgl. Fallbeispiel) stellen Sie fest, dass es sich um eine klassische Medikation zur Behandlung einer Herzinsuffizienz handelt. Betrachten Sie die Medikamente von Herrn Fröhlich im Hinblick auf ungewöhnliche Applikationszeiten und begründen Sie Ihre Antwort.

Herrn Fröhlichs Medikamente sind ungewöhnlich über den Tag verteilt. Bei einer Herzinsuffizienz kommt es vermehrt zur Nykturie. Die Einnahme von Lasix am Abend verstärkt diese Tendenz.

488. Lesen Sie die Beipackzettel der Medikamente von Herrn Fröhlich und erläutern Sie, welche Symptome/Ursachen der Herzinsuffizienz mit den jeweiligen Medikamenten behandelt werden können (➤ Tab. 3.21).

Tab. 3.21 Analyse der Medikation

Medikament	Symptom/Ursache/Wirkungsweise
Enalapril	• bekämpft Hypertonie (Ursache für Linksherzinsuffizienz) • ACE-Hemmer weiten Gefäße, senken die Nachlast des Herzens
Lasix (Furosemid)	• Diurese • Ödemausschwemmung • verbessert die Atemsituation durch Senken der Vorlast des Herzens
Lanicor (Digoxin)	• Herzkraftverstärkung • wirkt ursächlich der Herzinsuffizienz entgegen

3

489. Sie ermitteln über mehrere Tage die Vitalwerte von Herrn Fröhlich und stellen fest, dass sich seine Blutdruckwerte im Normbereich befinden, aber sein Puls ständig sehr niedrig (bradykard) ist. Sie ziehen eine Digitalisüberdosierung in Betracht. Nennen Sie weitere Leitsymptome einer Digitalisintoxikation.

Folgende Symptome könnten zusätzlich zu einer Bradykardie auf eine Digitalisüberdosierung bei Herrn Fröhlich hinweisen:

- Rhythmusstörungen (AV-Überleitungsstörung)
- Zwillingspuls
- Sehstörungen (z. B. Gelbsehen)
- Störungen des Magen-Darm-Trakts (Übelkeit, Erbrechen)
- Störungen des ZNS (z. B. Verwirrtheitszustände)

490. Wodurch könnte eine Digitalisüberdosierung bei Herrn Fröhlich ausgelöst worden sein?

Ursachen einer Digitalisüberdosierung:

- Unregelmäßige Ernährung und Trinkmenge
- Gleichbleibende Medikamenteneinnahme trotz Gewichtsverlust

491. Sie verständigen den Hausarzt und bitten um eine Visite, damit Herrn Fröhlichs Pflege dem aktuellen Bedarf angepasst werden kann. Welche Punkte müssen Sie mit ihm abklären, auch im Hinblick auf die weitere Pflege von Herrn Fröhlich?

Folgende Punkte sollten mit dem Hausarzt von Herrn Fröhlich besprochen werden:

- Unter Berücksichtigung seiner aktuellen Herzleistung Trinkmenge festlegen
- Frage nach Flüssigkeitsbilanzierung
- Anordnung von Notfallmedikamenten, z. B. Nitrolingual, Asthmaspray, O_2-Gabe bei Atemnot
- Verteilung der Medikamente über den Tag (siehe Lasix-Medikation)
- Mitteilung der Beobachtung über eine mögliche Digitalisüberdosierung mit der Bitte, diese eventuell durch eine Messung des Digitalisspiegels abzuklären
- Frage nach einer Verordnung von Kompressionsstrümpfen für die Beinödeme von Herrn Fröhlich

492. Bei Herrn Fröhlich wird ein EKG durchgeführt. Tragen Sie die Platzierung der unipolaren Brustwandableitungen nach Wilson und die Extremitätenableitungen nach Einthoven für das EKG in ➤ Abb. 3.3 links ein.

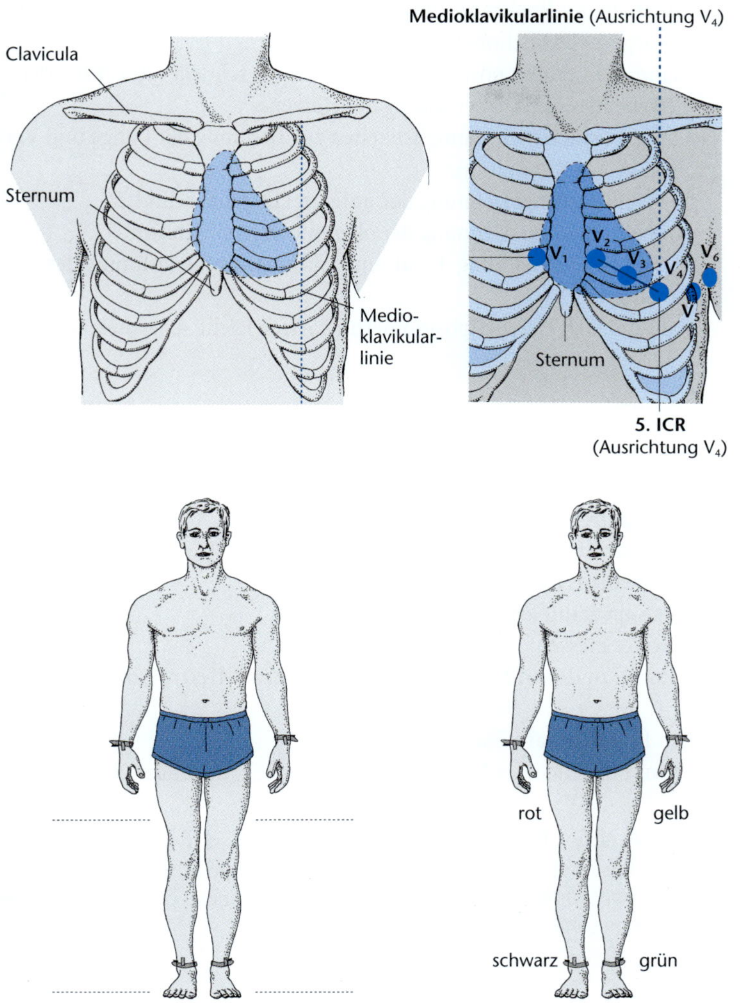

Abb. 3.3 Platzierung der EKG-Elektroden für die Brustwandableitung (oben) und die Extremitätenableitungen (unten) [L190]

493. Nennen Sie typische Fehlerquellen beim Anlegen und Ableiten eines Elektrokardiogramms (EKG).

Fehlerquellen beim Anlegen und Ableiten eines EKG:

- Elektroden falsch angelegt
- Schlechter Kontakt zwischen Elektroden und Haut (Rasieren vergessen, Anfeuchten des Elektrodenpapiers vergessen, Patient schwitzt zu viel)
- Zu viel oder zu wenig Kontaktgel
- Zu starke Muskelbewegung des Patienten (führt zu Artefakten)
- Falsche Ableitungsgeschwindigkeit

494. Die Pflegekraft der Nachtschicht teilt ihre Beobachtung mit, dass Herr Fröhlich zu keiner erholsamen Nachtruhe findet, da er im Liegen schwer atmet. Schlagen Sie mehrere Positionierungen zur Erleichterung des Schlafs vor und erklären Sie deren Wirkungsweise. Welches Grundprinzip ist immer zu beachten?

Grundprinzip der Positionierung bei Herzerkrankungen

- Oberkörperhochpositionierung:
  - Beine nicht erhöht positionieren, da sonst zu schneller Rückfluss der Gewebeflüssigkeit, Überlastung des Herzens
- Geignete Positionierungsmöglichkeiten zur Dehnung der Lunge und Vergrößerung des Brustraums:
  - V-Positionierung: Dehnung der unteren Lungenabschnitte
  - A-Positionierung: Dehnung der oberen Lungenabschnitte
  - T- und I-Positionierung: Belüftung der Lunge durch Dehnung des Brustkorbs
  - Falls möglich Herzbettpositionierung, Arme leicht abgespreizt

3

495. Herr Fröhlich feiert seinen Geburtstag. Nach einem feucht-fröhlichen, aber anstrengenden Tag bei seinem Sohn geht Herr Fröhlich nachts alleine zur Toilette und stürzt. Sie finden ihn nach Luft ringend und röchelnd, zyanotisch, aber ansprechbar am Boden. Er hustet weißlich-blutigen Schaum. Beschreiben Sie abfolgegenau Ihre Notfallhandlungen.

Maßnahmen im Notfall:

- Herrn Fröhlich an Ort und Stelle mit erhöhtem Oberkörper positionieren, wenn nicht Verletzungen durch den Sturz dies verbieten
- Atemwege frei machen
- Notarzt verständigen
- Gegebenenfalls absaugen
- Sauerstoff verabreichen (max. 2 l/Min.)
- Vitalwerte messen
- Zusätzlich zu diesen Maßnahmen beruhigend auf Herrn Fröhlich eingehen
- Herrn Fröhlich warm halten
- Bis zum Eintreffen des Notarztes Herrn Fröhlich nicht allein lassen

AUSGANG DER FALLGESCHICHTE

Der Arzt liefert Herrn Fröhlich ins Krankenhaus ein. Dort wird er 1 Woche lang wegen einer dekompensierten Linksherzinsuffizienz bei ausgeprägtem Lungenödem auf der Intensivstation behandelt.

3.9.4 Morbus Parkinson

FALLBEISPIEL (FRAGEN 496–506)

August Schmied lebt mit seiner Ehefrau Kreszenzia seit 40 Jahren in einer kleinen Zweizimmeraltbauwohnung im ersten Stock eines Mehrfamilienhauses. Bis zu seiner Frührente mit 58 Jahren arbeitete er als Dachdecker. Noch heute, mit 70 Jahren, ist er ein stattlicher Mann. In seinem Händedruck ist immer noch die Kraft der jahrzehntelangen körperlichen Arbeit zu spüren. Während seine Kollegen zu zweit Dachbalken trugen, schul terte er dank seines imposanten, muskulösen Körperbaus und einer Größe von 1,90 m mit Leichtigkeit alleine einen Dachbalken. Er war trotz seiner kinderlosen Ehe mit seinem Leben zufrieden. Am besten konnte er sich in seinem Schrebergarten entspannen, wenn er die Tageszeitung las und dabei seiner Frau beim Unkrautjäten zusah.

Den 24. Mai in seinem 54. Lebensjahr wird Herr Schmied nie vergessen. Beim Bau eines Einfamilienhauses im bayrischen Wald rutschte er vom Dach und brach sich glücklicherweise nur ein Bein. Leider aber war der Bruch kompliziert und musste operativ versorgt werden. Er lag 4 Wochen in der Klinik und während dieser Zeit

wurde ihm eröffnet, dass er an Morbus Parkinson leidet. Er hatte viel Zeit zum Nachdenken und beschäftigte sich ausführlich mit der Informationsbroschüre über Parkinson, die ihm seine Stationsärztin Frau Dr. Reisig gab. Beim Lesen ging Herrn Schmied ein Licht auf. Er hatte früher immer angenommen, sein Zittern käme von der Flasche Bier am Abend. Auf dem Dach wurde er immer unsicherer, seine Bewegungen langsamer und steifer, sodass er es lieber hatte, wenn seine Mitarbeiter die Dacharbeit übernahmen und er Zulieferer war. Insgeheim nagte dieser Zustand zunehmend an seinem Selbstbewusstsein. Und zu allem Unglück dieser Unfall! Jetzt wusste er, warum es ihm so ging.
Aufgrund guter Krankengymnastik und seiner Medikamente, die er seitdem regelmäßig nahm, konnte er trotz seiner Krankheit lange Zeit relativ gut leben. Allerdings musste er seinen Beruf als Dachdecker aufgeben. Seit einigen Jahren nunmehr ist Herr Schmied weitgehend auf die Hilfe seiner treu sorgenden Frau angewiesen. Außer ihr versteht kaum jemand seine Sprache, sein Gesicht wirkt wie versteinert und teilnahmslos, und wenn die beiden sich zum Einkaufen aufmachen, sind sie den ganzen Vormittag unterwegs. Alltägliche Dinge benötigen enorm viel Zeit.

3

496. Suchen Sie aus der Anamnese von Herrn Schmied die typischen Leitsymptome des Morbus Parkinson heraus, ordnen Sie diese den fachspezifischen Begriffen zu und erklären Sie diese. Beschreiben Sie kurz die Veränderungen, die bei Morbus Parkinson im Gehirn stattfinden.

Die drei Leitsymptome des Morbus Parkinson sind Tremor, Rigor und Akinese. Sie müssen nicht immer alle gleichzeitig auftreten, sondern können in ihrer Ausprägung unterschiedlich sein. Die Symptome resultieren aus einem Ungleichgewicht der Neurohormone Acetylcholin und Dopamin im Bereich der Stammganglien und hier besonders im Bereich der Substantia nigra.

- **Tremor:** Zittern, vorherrschend als Ruhetremor; verbessert sich bei Bewegungen; bei Herrn Schmied wird dies nur als Zittern benannt.
- **Rigor:** Muskelsteifigkeit, die quergestreifte Muskulatur bietet Widerstand bei Bewegungen; besonderes Phänomen: Zahnradphänomen; bei Herrn Schmied Steifigkeit und Unsicherheit bei den Bewegungen.
- **Hypo- bzw. Akinese:** Die Bewegungsverarmung bis hin zur Unbeweglichkeit äußert sich oft in der fehlenden Mimik, fehlendem Mitschwingen der Arme beim Gehen, unsicherem Gangbild, zunehmender Sprechverlangsamung mit monotoner verwaschener Sprache. Herr Schmied zeigt folgendes Bild: versteinertes Gesicht (Maskengesicht), scheinbare Teilnahmslosigkeit, alles geht langsamer, unverständliche und verwaschene Sprache.

497. Frau Schmied fragt Sie, was ein Salbengesicht ist, denn diesen Begriff hat sie beim letzten Hausarztbesuch wegen ihres Mannes aufgeschnappt. Was versteht man darunter?

Im Rahmen des Morbus Parkinson treten u. a. auch vegetative Symptome auf. Zu diesen gehören vermehrtes Schwitzen, vermehrte Talgproduktion und vermehrte Speichelsekretion. Das stärkere Schwitzen sowie die verstärkte Talgproduktion führen gerade im Gesichtsbereich zu dem typischen Aussehen, als wären die Betroffenen frisch eingecremt worden.

498. Herr Schmied zeigt Gangunsicherheiten. Wie könnte ein typisches Gangbild eines Menschen mit Morbus Parkinson aussehen?

Typischerweise haben Parkinsonkranke einen nach vorne verlagerten Körperschwerpunkt, sie gehen leicht nach vorne übergebeugt. Daraus resultierend „laufen sie ihrem eigenen Schwerpunkt hinterher". Sie haben Probleme, eine Bewegung zu starten und eine laufende Bewegung zu stoppen. Ihre Schritte sind klein, schlurfend und trippelnd mit leicht gebeugten Knien. Auffällig ist das Fehlen des Mitschwingens der Arme beim Laufen. Plötzliche Richtungswechsel fallen ihnen äußerst schwer.

499. Herr Schmied bekommt schon seit langer Zeit Krankengymnastik. Wieso halten Sie als Altenpflegefachkraft eine Fortführung der krankengymnastischen Übungen für sinnvoll?

Begründung für die Fortführung der krankengymnastischen Übungen:

- Regelmäßig angewandte Krankengymnastik hilft nachweislich, die Dosierung der Medikamente zu reduzieren.
- Sie fördern die Beweglichkeit und beugen Gelenkkontrakturen vor.
- Krankheitsspezifische Störungen, wie z. B. die Störung des Bewegungsbeginns und der Bewegungsausführung, sowie die Problematik der fehlenden Haltungsreflexe können durch konsequente Krankengymnastik verbessert bzw. kompensiert werden.
- Das Überwinden von sogenannten Freezing-Perioden (abruptes Innehalten in einer Bewegung, Auflösen erfolgt durch einen Anstoß von außen) durch akustische bzw. optische Stimuli (z. B. Aufkleben von Leuchtstreifen auf den Boden, Klatschen, Kommandos, Einsatz eines Metronoms) ist ein Hauptziel der unterstützenden Physiotherapie.
- Oben genannte Punkte helfen nicht nur, die Beweglichkeit des Betroffenen zu erhalten, die Gehfähigkeit zu verbessern und die Standfestigkeit zu fördern, sondern bilden auch die elementare Basis jeder Sturzprophylaxe bei Morbus Parkinson.

500. Aufgrund seiner Sprachverlangsamung und seiner fehlenden Mimik wird Herr Schmied von seinen Bekannten oft nicht ernst genommen und sie halten ihn für dement. Diskutieren Sie die Problematik der Demenz vor dem Hintergrund der Parkinsonerkrankung.

Bei der Parkinsonerkrankung tritt bei 30–40 % der Betroffenen im Lauf der Erkrankung eine begleitende Demenz auf. Oft wird aufgrund der vorherrschenden Parkinsonsymptomatik, wie z. B. Vorliegen von Sprachstörungen und Bradyphrenie sowie fehlender Mimik, fälschlicherweise eine Demenzerkrankung angenommen. Man spricht dann von einer sogenannten Pseudodemenz, d. h., den Erkrankten wird eine kognitive Störung „angedichtet“, die sich diagnostisch nicht bestätigen lässt. Parkinsonspezifische Symptome werden hierbei zu Unrecht in Richtung einer Demenzerkrankung gedeutet.

Zur Abklärung einer tatsächlichen demenziellen Erkrankung können Testverfahren (z. B. Uhrentest, Mini-Mental-Status-Test, ➤ Frage 401) zum Einsatz kommen.

501. Herr Schmied hat Probleme bei der Verständigung mit seiner Umwelt. Er antwortet auf Fragen nur stark verzögert und seine Antworten wirken oft sinnentfremdet. Wie gestalten Sie eine förderliche Kommunikation?

Förderung der Kommunikation bei einer Parkinsonerkrankung:

- Ausreichend Zeit für Fragen und Antworten einplanen und angenehme und stressfreie Atmosphäre für Gesprächssituation herstellen → Stress verstärkt die Parkinsonsymptomatik
- Wichtige Fragen so stellen, dass diese mit Ja oder Nein beantwortet werden können, keine Entweder-oder-Fragen stellen
- Herrn Schmied immer wieder zum Sprechen motivieren
- Nach Rücksprache mit Arzt Logopäden zur Verbesserung der Aussprache und Atemtechnik einschalten; ggf. Beratung seitens des Logopäden für den gezielten Einsatz eines Sprachtrainings im Alltag in Anspruch nehmen
- Herrn Schmied das Gefühl vermitteln, dass er ernst genommen wird; keine vorformulierten Antworten in den Mund legen
- Täglich Schreiben als alternativen Kommunikationsweg üben

502. Frau Schmied erzählt Ihnen, dass ihr Mann immer so wenig trinkt, denn er verschluckt sich leicht. Erklären Sie ihr, warum es so wichtig ist, dass Herr Schmied ausreichend trinkt. Was raten Sie ihr?

Tipps zur ausreichenden Flüssigkeitsaufnahme:
- Herr Schmied benötigt ausreichend Zeit zum Schlucken.
- Er kann versuchen, mit dem Strohhalm zu trinken.
- Die Flüssigkeit sollte eingedickt werden, und Herr Schmied sollte Zeit zum Nachschlucken haben.
- Gläser sollten nur halb gefüllt werden, sodass bei vorhandenem Tremor nicht so viel verschüttet wird und die Motivation zum Trinken dadurch sinkt.
- Parkinsonkranke schwitzen deutlich mehr; der hohe Muskeltonus führt zu einem erhöhten Energieverbrauch mit vermehrter Wärmeabgabe und damit zu einem steigenden Flüssigkeitsbedarf; gleichzeitig ist die Fähigkeit zu schlucken eingeschränkt, und es kann dadurch schneller zu einer Dehydratation mit all ihren Folgen kommen.

3

503. Herr Schmied bekommt nun schon seit Jahren Antiparkinsonmedikamente, deren Wirkung die Parkinsonsymptome nicht mehr vollständig kompensieren. Zurzeit nimmt er eine Kombination aus Dopamin und einem Carboxylasehemmer (Madopar – L-Dopa und Benserazid) sowie einem sogenannten COMT-Hemmer (Comptess – Entecapon). Bei einer Neueinstellung auf ein anderes Antiparkinsonmittel sind einige Grundsätze zu beachten. Nennen Sie diese.

Besonderheiten bei der Neueinstellung:
- Antiparkinsonmittel grundsätzlich einschleichend hochdosieren.
- Medikamente immer zu den vorgegebenen Zeiten pünktlich verabreichen.
- Medikamente nüchtern mit viel Wasser und ca. eine halbe Stunde vor der Mobilisation am Morgen einnehmen.
- Einstellung immer unter Beobachtung der Wirkung, Nebenwirkung und der Parkinsonsymptome; Beobachtungen sorgfältig dokumentieren und an den Arzt zeitnah rückmelden.
- Die volle Wirkung der Antiparkinsonmittel setzt im Schnitt erst nach 2–3 Wochen ein; Ausnahme ist L-Dopa: Hier setzt die Wirkung schneller ein, man muss allerdings hier mit auftretenden Dyskinesien rechnen.
- Bei Gabe von L-Dopa keine eiweißreiche Kost verabreichen, da proteinreiche Kost die Resorption von L-Dopa im Darm erschwert.
- Antiparkinsonmittel können die Symptome für ca. 5–10 Jahre ausreichend behandeln, danach lässt die Wirkung nach.

504. Seit einiger Zeit leidet Herr Schmied an dem sogenannten On-off-Phänomen im Zusammenhang mit einer L-Dopa-Therapie. Erklären Sie, was man unter diesem Phänomen versteht.

Unter dem On-off-Phänomen versteht man den abrupten und schnellen Wechsel zwischen Phasen der Akinese und Phasen der guten Beweglichkeit. Die Zeitpunkte des Auftretens der Phasen sind nicht vorhersehbar und stehen nicht in unmittelbaren Zusammenhang mit der Medikationseinnahme. Sie treten nach mehrjähriger Einnahme von L-Dopa auf und stellen eine starke psychische Belastung für den Betroffenen dar. Es ist sinnvoll, pflegerische Interventionen so weit wie möglich in den Zeiten der On-Phase durchzuführen. Viele Tätigkeiten kann der Betroffene in den On-Phasen mit leichter Unterstützung selbst ausführen, befindet er sich aber in der Off-Phase, so muss die gleiche Tätigkeit u. U. vom Pflegepersonal vollständig übernommen werden.

505. Sie besuchen morgens Herrn Schmied im Rahmen Ihrer Tätigkeit auf der Sozialstation. Frau Schmied kommt Ihnen schon aufgeregt entgegen und berichtet Ihnen, dass ihr Mann seit wenigen Stunden wie erstarrt im Bett liegt und sich heiß anfühlt. Sie habe vergeblich versucht, ihm etwas zu trinken zu geben. Sie betreten das eheliche Schlafzimmer und finden Herrn Schmied wie beschrieben vor. Was tun Sie?

Erstmaßnahmen:

- Notarzt anrufen
- Vitalwerte (Blutdruck, Puls, Temperatur, Atmung, Bewusstseinslage) messen und dokumentieren
- Bis zum Eintreffen des Notarztes bei Herrn Schmied bleiben
- Bei starker Temperaturerhöhung physikalische Maßnahmen zur Temperatursenkung einleiten
- Herrn Schmied, auch wenn er dehydriert erscheint, nichts zu trinken geben, da die momentane Aspirationsgefahr sehr hoch ist

3

506. Im Krankenhaus wird bei Herrn Schmied eine akinetische Krise diagnostiziert. Erklären Sie, was man darunter versteht.

Unter akinetischer Krise versteht man eine vollständige Bewegungsstarre des Parkinsonkranken mit starker Dehydratation, Fieber, Schluckbeschwerden und einer Hypokaliämie. Es handelt sich um eine akut lebensbedrohliche Situation.

AUSGANG DER FALLGESCHICHTE

Im Krankenhaus wurde Herr Schmied erfolgreich therapiert und auf neue Parkinsonmedikamente eingestellt. Nach 2 Wochen konnte er wieder nach Hause entlassen werden. Seine Frau pflegt ihn weiterhin liebevoll.

3.9.5 Osteoporose

FALLBEISPIEL (FRAGEN 507–514)

Es gibt kein Entrinnen mehr, Frau Hummels Tochter ist wieder im Anmarsch! Zornig rauscht sie ins Schwesternzimmer. Gepflegt wie immer, stark geschminkt und mit einer leichten Alkoholfahne eine imposante Erscheinung! „Wieso haben Sie meine Mutter nicht herausgesetzt, wie ich es Ihnen gesagt habe? Vor 2 Stunden habe ich angerufen und erklärt, dass ich um 15:00 Uhr komme und mit meiner Mutter in die Cafeteria möchte. Ich werde mich beschweren, schließlich ist dies nicht das erste Mal, dass Sie meine Anweisungen ignorieren. Sie werden sich vor der Pflegedienstleitung verantworten müssen! Und jetzt setzen Sie meine Mutter heraus, ich werde so lange warten!"

Die Erklärung, dass Frau Hummel nicht aus dem Bett wollte und äußerte „Wer hat hier das Sagen, meine Tochter oder ich?", fruchtet nicht. Frau Hummel will immer im Bett bleiben, will nie heraus, aber wenn ihre Tochter danebensteht, fügt sie sich und jeder selbstbestimmte Ansatz fällt in sich zusammen. Dabei weiß Frau Hummel ganz genau, was sie will. Sie benötigt zwar Unterstützung bei der Körperpflege und Versorgung, ansonsten ist sie geistig klar und durchaus in der Lage, ihre Geschäfte, wenn auch vom Bett aus, zu regeln. Nur wenn ihre Blutzuckerwerte aufgrund eines Altersdiabetes entgleisen, ist sie etwas orientierungslos und verwirrt. Dass die Blutzuckerwerte sich oft außerhalb verträglicher Werte befinden, ist nicht verwunderlich, denn Frau Hummel isst und trinkt wie ein Spatz. Sie weiß es selbst, aber wenn sie nicht will, lässt sie sich auch durch nichts motivieren. Das Einzige, was sie immer

gerne trinkt, ist Cola. Mittlerweile hat die 82-Jährige einen BMI von 17,5, und wenn sie an sich herunterschaut, meint sie oft: „Viel ist an mir nicht mehr dran, nur mein Buckel ist noch imposant und den habe ich jetzt schon 40 Jahre. Als junge Frau in der Menopause fing es an mit den Beschwerden, jetzt bin ich alt, und es wird immer schlimmer."
Im oberen Brustwirbelbereich hat sie eine starke Verkrümmung und es erfordert jedes Mal einen großen Zeitaufwand, Frau Hummel so zu betten, dass sie einigermaßen auf dem Rücken liegen kann. Und wenn man am Schluss alles ausgepolstert hat, damit sie bequem liegt, nimmt sie bei flach gestelltem Bett eine halb sitzende Haltung ein. Eine Seitenlage toleriert sie gar nicht. Verständlich, denn die Beine haben starke Kontrakturen, die Gelenke sind aufgetrieben, die Füße weisen einen extremen Spitzfuß auf und jede Bewegung schmerzt. Kein Wunder, dass Frau Hummel nicht aus dem Bett will! Da Frau Hummel wegen ihrer massiven Osteoporose unter starken Schmerzen leidet, bekommt sie von ihrem Arzt 3 × tgl. 400 mg Ibuprofen, und wenn die Schmerzen zu schlimm werden, kann bei Bedarf noch Novalgin® (Metamizol, max. 20 Tropfen pro Tag) gegeben werden. Mittlerweile schmerzt Frau Hummel jede Bewegung.

507. Definieren Sie den Begriff Osteoporose und geben Sie einige Hinweise zur Häufigkeit und zur Einteilung der Osteoporose in eine primäre und sekundäre Form.

Definition

Unter Osteoporose versteht man eine chronische Erkrankung des Knochens. Durch vermehrten Knochenabbau kommt es zur Abnahme der Knochenstruktur und der Knochendichte. In der Folge verliert der Knochen an Stabilität. Es kann zu Frakturen, z. T. sogar zu Spontanfrakturen kommen.

Häufigkeit des Auftretens

Die Osteoporose ist eine sehr häufige Erkrankung (ca. 4–6 Millionen Menschen sind in Deutschland betroffen, davon ca. 80 % Frauen) und wurde von der Weltgesundheitsorganisation (WHO) auf die Liste der zehn wichtigsten Erkrankungen gesetzt.

Primäre und sekundäre Osteoporose

Es gibt eine primäre und sekundäre Osteoporose. Am häufigsten ist die **primäre** Osteoporose. Hierzu zählen die postmenopausale (oder postklimakterische) Osteoporose und die Altersosteoporose (Involutionsosteoporose). Die **sekundäre** Osteoporose ist meistens Folge von Stoffwechselerkrankungen oder hormonellen Störungen.

508. Suchen Sie aus der Biografie von Frau Hummel entsprechende Risikofaktoren und/oder Ursachen heraus, die für die Entstehung einer primären oder sekundären Osteoporose mitverantwortlich sein können.

Mögliche Ursachen für eine primäre Osteoporose bei Frau Hummel

- Alter (86 Jahre) → Involutionsosteoporose
- Menopause vor dem 45. Lebensjahr → postklimakterische Osteoporose

Mögliche Ursachen für eine sekundäre Osteoporose

- Bewegungsmangel
- Schlechte Ernährung: Frau Hummel isst und trinkt sehr wenig, damit nimmt sie zu wenig Kalzium und Vitamin D auf (Kalzium gibt dem Knochen seine Festigkeit und Vitamin D regelt die Aufnahme von Kalzium aus der Nahrung)
- Untergewicht (BMI 17,5)
- Diabetes mellitus
- Frau Hummel trinkt gerne Cola (Cola wird als „Kalziumdieb" verdächtigt)

Weitere Ursachen für die Entstehung einer Osteoporose, die aber nicht bei Frau Hummel zutreffen

- Familiäre Veranlagung (Verwandte mit Osteoporose)
- Schilddrüsenüberfunktion
- Übermäßiger Alkoholgenuss
- Rauchen
- Kortisontherpapie bei einer chronischen Erkrankung (z. B. Asthma bronchiale)

3

509. Beschreiben Sie den möglichen Verlauf der Osteoporoseerkrankung bei Frau Hummel. Welches sind die aktuellen vorherrschenden Osteoporosesymptome bei Frau Hummel?

Die Osteoporose verläuft gerade zu Beginn recht unbemerkt. Häufig klagen die Betroffenen über Rückenschmerzen nach dem Aufstehen oder nach längerem Liegen. Je stärker die Knochen entkalkt sind, umso größer ist die Gefahr von Knochenbrüchen, die meist schon nach Bagatellstürzen auftreten können. Typische Lokalisationen der Frakturen sind dabei die Wirbelsäule, der Oberschenkelhals und das Handgelenk. Gerade nach der Menopause, wenn der Östrogenspiegel sinkt, tritt bei Frauen gehäuft die Osteoporose auf.

Bei Frau Hummel traten die Beschwerden nach der Hormonumstellung erstmals auf. Kommt es zur Abnahme der Knochenmasse in den Wirbelkörpern, dann leidet die Knochenstabilität darunter. Es kann zu Einbrüchen der Wirbelkörperdecke kommen. In der Folge entstehen verformte Wirbelkörper (z. B. keilförmige Wirbel oder Fischwirbel). Die Höhe der Wirbelkörper nimmt ab, die Wirbelsäule verformt sich und der Betroffene „schrumpft". Typische sichtbare Veränderungen sind der Witwenbuckel und das Tannenbaumphänomen. Unter dem Tannenbaumphänomen versteht man das Ausbilden von Hautfalten, die schräg nach unten verlaufen und von rückseitiger Betrachtung des Rückens erkennbar sind, wenn die Wirbelhöhe abgenommen hat und die „überschüssige" Haut in Form eines Tannenbaums am Rücken sichtbar wird.

Als Konsequenz der veränderten Statik des knöchernen Achsenskeletts treten oft muskuläre Verspannungen auf, die zu Schonhaltungen und starken Schmerzen führen können. Diese liegen auch bei Frau Hummel vor. In ihrem Falle ist der Witwenbuckel erkennbar. Bei ihr könnten die vorliegenden Kontrakturen teilweise mit durch die Osteoporose verursacht worden sein.

Bei mobilen Betroffenen ist beim Vorliegen einer ausgeprägten Osteoporose das Risiko von Frakturen die größte Bedrohung. Stürzt ein alter Mensch und bricht sich z. B. den Oberschenkelhals, dann kommt es oft in der Folge zu Bettlägerigkeit. Es gilt daher, durch geeignete Maßnahmen das Frakturrisiko zu reduzieren (z. B. Sturzprophylaxe, Tragen von Hüftprotektoren, Training von Kraft und Gleichgewicht, richtige Ernährung etc.).

Warum Frau Hummel bettlägerig geworden ist, ist aus dem vorliegenden Fallbeispiel nicht herzuleiten.

510. Erklären Sie kurz, warum Bewegung einer Osteoporose entgegenwirkt.

Bewegung beugt einer Osteoporose vor. Sie ist gleichzeitig elementarer Bestandteil der Osteoporosetherapie. Bei jeder Bewegung üben nämlich die Muskeln und das Körpergewicht einen Reiz auf die Knochen aus. Der Knochenaufbau und die Mineralisierung des Knochens werden dadurch aktiviert. Die Knochenmasse nimmt durch die Beanspruchung zu.

Vergleichbares gilt für die Muskelmasse. In umgekehrter Richtung wird die Knochenmasse bei fehlender Bewegung und Beanspruchung abgebaut. Zudem sind kräftige Muskeln und ein stabiles knöchernes Achsenskelett wichtig, um eine gute Körperhaltung zu ermöglichen, das Gleichgewicht und die Beweglichkeit zu verbessern und zu erhalten sowie Stürzen vorzubeugen.

511. Beschreiben Sie die Säulen einer unterstützenden Ernährungs- und Bewegungstherapie für Frau Hummel. Erklären Sie hierbei kurz die Bedeutung von Kalzium und Vitamin D für den Knochenaufbau.

Ernährung

- **Kalzium:** Ausreichende Kalziumzufuhr ist für einen gesunden Knochen absolut unverzichtbar. Mit der durchschnittlichen Ernährung wird i. d. R. nur die Hälfte der empfohlenen Kalziummenge aufgenommen. Da Frau Hummel sehr wenig isst, kann man davon ausgehen, dass ihre mit der Nahrung aufgenommene Kalziummenge noch geringer ist. Durch eine kalziumreiche Ernährung kann einer Unterversorgung i. d. R. begegnet werden. Die Ernährung sollte kalziumreiche Lebensmittel wie Milchprodukte, Käse, Joghurt, Bananen etc. enthalten. Die empfohlene Kalziumdosis liegt bei mindestens 1.000 mg Kalzium pro Tag.
- **Vitamin D:** Eine Unterversorgung mit Vitamin D führt bei Frau Hummel zu Mangelerscheinungen. Ohne Vitamin D kann Kalzium schlecht aus der Nahrung aufgenommen und in den Knochen eingebaut werden. Der Körper benötigt Sonneneinstrahlung, um Vitamin D im Körper zu bilden. Deshalb kommt es gerade oft im Winter oder bei Menschen, die sich zu wenig im Freien aufhalten, zu einem Mangel an Vitamin D. Die empfohlene Dosis liegt bei 800 IE (internationale Einheiten) Vitamin D pro Tag.

Bewegung

Auch wenn Frau Hummel bettlägerig ist, sollte versucht werden, ihr im Bett entsprechende krankengymnastische Behandlung zukommen zu lassen. Hier wäre an eine gezielte Vibrationstherapie zu denken, die ebenfalls einen weiteren Abbau der Knochenmasse verhindern könnte. Vor den krankengymnastischen Übungen wäre allerdings zu klären, ob diese bei Frau Hummel überhaupt noch infrage kommen. Bei ausgeprägter Osteoporose könnte es nämlich schon bei der Krankengymnastik zu Spontanfrakturen der geschädigten Knochen kommen, was absolut kontraproduktiv wäre. Bei fortgeschrittener Osteoporose kann allein schon eine Umpositionierung oder ein Hustenstoß zu Frakturen führen. Bei Frau Hummel wäre es u. U. sehr hilfreich, wenn man sie so weit mobilisieren könnte, dass man sie z. B. in einem Rollstuhl nach draußen fahren könnte, um ihr die Möglichkeit der körpereigenen Produktion von Vitamin D zu geben.

512. Nennen und beschreiben Sie die Wirkungsweise möglicher Präparate, die bei Frau Hummel zur Therapie der Osteoporose eingesetzt werden könnten.

Bisphosphonate

Bisphosphonate hemmen die Aktivität der knochenabbauenden Osteoklasten. Die knochenaufbauenden Osteoblasten bleiben aber weiter aktiv. Es kommt somit unter einer Therapie mit Bisphosphonaten zu einer Zunahme der Knochenmasse. Die neu gebildete Knochenmasse entspricht der natürlichen Knochensubstanz. Damit die Bisphosphonatbehandlung erfolgreich sein kann, sollte sie ohne Unterbrechung über eine längere Zeit (mindestens 3 Jahre) durchgeführt werden.

Kalzitonin

Kalzitonine haben eine schmerzlindernde (analgetische) Wirkung. Sie wirken dem Knochenabbau entgegen (antiresorptiv). Kalzitonine sind jedoch nicht frei von Nebenwirkungen. In einigen Fällen kann es zu Hautrötung und Übelkeit mit Erbrechen kommen.

Fluorid

Fluoride haben eine osteoanabole Wirksamkeit, d. h., sie fördern die Aktivität der Osteoblasten, die den Knochen aufbauen. Hierbei ist die Dosierung von entscheidender Bedeutung. Bei zu hohen Dosierungen kann die Knochenqualität und -stabilität in Mitleidenschaft gezogen werden. Neu gebildetes Knochenmaterial, das durch den Einfluss von Fluoriden neu gebildet wurde, ist in seiner Stabilität nicht vergleichbar mit der natürlichen Knochensubstanz.

Fluoride müssen immer mit Kalzium kombiniert werden, damit der neu gebildete Knochen ausreichend mineralisiert wird und die notwendige Stabilität erhält. Unter einer Fluoridtherapie kann es zu Knochen- und Gelenkschmerzen kommen, die bei Behandlungsunterbrechung jedoch meist verschwinden. Die Fluoridtherapie sollte nicht länger als 2–3 Jahre andauern.

513. Die Tochter von Frau Hummel ist nach einem Gespräch mit dem Arzt besorgt, sie könne ebenfalls an einer Osteoporose erkranken. Sie fragt bei Ihnen nach, ob Sie ihr allgemeine Empfehlungen zur Vorbeugung geben könnten. Welche allgemeinen Ratschläge zur Prophylaxe einer Osteoporoseentstehung geben Sie der Tochter von Frau Hummel?

Ratschläge zur Prophylaxe einer Osteoporose:

- Reduktion phosphathaltiger Lebensmittel, z. B. von fettem Käse, Fleisch, Wurst, Schokolade, Cola (Kalziumräuber)
- Kalziumreiche Ernährung, z. B. Milch und Joghurt
- Einschränken von Alkoholgenuss und Rauchen; beides beeinflusst den Knochenstoffwechsel negativ
- Auf ausreichenden Aufenthalt an der frischen Luft achten, Sonnenlicht ist wichtig für die körpereigene Vitamin-D-Produktion
- Bewegung stärkt die Knochen: Bewegung sorgt dafür, dass der Knochen gut mineralisiert wird und seine Stabilität erhält
- Auf eine gute Haltung achten; Fehlhaltungen führen zu Muskelverspannungen und in der Folge zu Schonhaltungen und Bewegungseinschränkungen mit teilweiser Inaktivität und Immobilität
- Mit dem Arzt klären, ob eine Knochendichteprüfung ab einem bestimmten Alter sinnvoll wäre

Ein wichtiger Faktor für den Erhalt der Knochenmasse ist die Belastung des Knochens. Zähne und auch das Gebiss sorgen beim Kauen für einen entsprechenden Druck und Belastung auf Ober- und Unterkiefer.

Bei fehlenden Zähnen oder schlecht sitzenden Prothesen kann der nötige Kaudruck und damit die erforderliche Druckbelastung für den Kiefer nicht aufgebaut werden. Für den Knochen bedeutet dies, er entkalkt, er wird osteoporotisch.

Da Frau Hummel ihre dritten Zähne nur sporadisch einsetzt und insgesamt wenig isst, sind die Belastung und der Druck auf den Kiefer zu gering. Der Kiefer nimmt an Knochenmasse ab, er schrumpft. Für ein Gebiss, das gut gepasst hat, kann dies bedeuten, dass durch die Abnahme der Knochenmasse im Kieferbereich das ehemals korrekt sitzende Gebiss in kurzer Zeit zu groß wird und nicht mehr richtig sitzt.

Dies geschieht bei alten Leuten recht häufig und wird oft übersehen. Der Zahn-/Gebisssanierung sollte gerade im Alter eine hohe Aufmerksamkeit zukommen!

514. Als einen Grund für das schlechte Essverhalten gibt Frau Hummel immer wieder ihre „schlecht sitzenden Prothesen" an. Bereits einige Male ist ihr vom Zahnarzt ein neues Gebiss für den Ober- und Unterkiefer angefertigt worden. Da sie Schwierigkeiten hat, sich daran zu gewöhnen, nimmt sie ihr Gebiss grundsätzlich nachts heraus und trägt es auch tagsüber nicht regelmäßig. Diskutieren Sie, inwieweit die Gebissproblematik von Frau Hummel mit ihrer Osteoporose zu tun haben könnte.

3.10 Pflege infektionskranker alter Menschen

3.10.1 Salmonelleninfektion

FALLBEISPIEL (FRAGEN 515–524)

Es sollte ein schönes Sommerfest für die Bewohner des Altenheims „St. Michael", deren Angehörige und das Personal werden. Und es wurde auch ein schönes Sommerfest, das allen Beteiligten noch lange im Gedächtnis blieb. Die Pflegekräfte hatten sich etwas Besonderes überlegt. Da in München jedes Jahr im September das traditionelle und weltberühmte Oktoberfest stattfindet, wollten sie dieses Fest am Eröffnungstag im schönen hauseigenen Garten ebenfalls feiern. Man hatte Glück, denn am 20. September schien schon morgens warm die Sonne und kein Wölkchen trübte den Himmel und die Stimmung.

Ab 10:00 Uhr vormittags zog der Geruch von gegrillten Würstchen und Schnitzeln verlockend durch die Fenster zu den Bewohnern und verhieß ein Mittagessen, das zwar später als sonst serviert werden, dafür aber umso leckerer sein würde. Und dann war es endlich so weit, das Fest konnte beginnen. Jeder Besucher, ob Bewohner, Angehöriger oder Pflegekraft, bekam ein Lebkuchenherz zur Begrüßung von der Heimleitung im feschen Dirndl. Der Koch mit seinen Gehilfen stand bereit, leichte Schweißtropfen auf der Stirn, und bot Grillwürstel, Schnitzel und Steaks an. Vom Kartoffelsalat konnte man sich so oft bedienen, wie man wollte, und extra für Bewohner, die Probleme mit dem Schlucken hatten, stand eine riesige Schüssel mit Kartoffelsalat bereit, der zwar mehr wie Kartoffelbrei aussah, aber hervorragend schmeckte. Große Schüsseln gefüllt mit bayerischer Creme warteten auf hungrige Gäste. Die Mitarbeiter der hausinternen Tagesbetreuung mischten sich unters Volk, boten Brezen an und brachten Bier und Radler zu den Gästen.

An den blau-weiß gedeckten Tischen ging es zünftig her, denn eine bayerische Blasmusik sorgte für Unterhaltung. Bewohner, die sonst eher wie Spatzen aßen, ließen es sich schmecken. Amüsiert beobachtete man, wie sich die Heimleitung im Baumstammsägen mit dem Verwaltungspersonal maß oder versuchte, im Wettstreit um

die höchste Milchleistung beim Melken der Plastikkuh Resi zu gewinnen. Es wurde ein schöner Nachmittag, man aß, trank und amüsierte sich und dachte lange nicht ans Heimgehen.
Die Pflegekräfte Rosa und Armela, die beide ausschließlich Nachtdienste machen, konnten bei dem Fest nicht dabei sein. Sie freuten sich auf eine geruhsame Nacht. Gegen 3:00 Uhr klingelte es Sturm, und eine der beiden ging sofort zu Frau Huber. Frau Huber, eine mobile Bewohnerin, lag im Bett. Sie schwitzte stark und Ihr Atem ging schneller. Sie sagte zu Pflegerin Armela, sie habe so starke Bauchschmerzen, ihr sei so übel und es ginge ihr nicht so gut. Sie sei auch schon zweimal auf Toilette gewesen. Ihr Stuhl sei so dünn gewesen wie Wasser. Kaum gesagt, musste sie sich auch schon übergeben …

515. Was tun Sie in dieser Situation?

Maßnahmen bei Frau Huber:
- Frau Hubers Kopfteil hochstellen, damit der Oberkörper erhöht positioniert ist
- Frau Huber beim Umziehen helfen
- Bett frisch beziehen, ggf. eine Unterlage einlegen
- Nierenschale und Zellstoff anreichen
- Falls sie es verträgt, sollte Frau Huber den Mund ausspülen
- Vitalwerte kontrollieren, einschließlich Temperatur
- Frau Huber befragen, was sie zuletzt gegessen hat
- Bad und die Toilette kontrollieren, ob Verunreinigungen vorhanden sind; wenn ja, Verunreinigungen entfernen und z. B. Toilettensitz desinfizieren
- In kurzen Abständen nach Frau Huber schauen
- Bereitschaftsarzt anrufen

516. In der Zwischenzeit kommt Pflegerin Rosa von ihrem Rundgang zurück und berichtet von einer weiteren Bewohnerin, die über Übelkeit klagte, sich aber weder übergeben noch Durchfall hatte. Der Bereitschaftsarzt war da und hat Frau Huber ein Medikament gegen Übelkeit gespritzt. Ansonsten solle man ihr Tee und Zwieback anbieten, solange der Durchfall anhält. Er verordnete ihr noch 5 Tabletten Immodium, die aus der Apotheke geholt werden mussten. Am nächsten Morgen, wenn es ihr nicht besser ginge, solle der Hausarzt informiert werden. Im Lauf der Nacht entwickelt Frau Huber hohes Fieber, ihre Übelkeit lässt zwar nach, aber ihre Durchfälle werden häufiger. Sie sehen, dass es Frau Huber zunehmend schlechter geht, sie wirkt unruhig, hat nach wie vor Schmerzen und wirkt kraftlos und benommen. Ihr Puls liegt bei 128 Schlägen pro Minute, der Blutdruck beträgt 100/60 mmHg, die Temperatur liegt bei 38,9 °C. Beurteilen Sie den aktuellen Gesundheitszustand von Frau Huber und geben Sie an, was Sie nun veranlassen.

Aktueller Gesundheitszustand und entsprechende Pflegemaßnahmen:

- Frau Huber befindet sich in einem kritischen Zustand.
- Ungeachtet der Frage nach der Ursache ihrer Durchfälle besteht die Gefahr, dass Frau Huber einen Schock entwickelt; dafür sprechen Puls und Blutdruck, der Puls liegt schon weit über dem systolischen Blutdruck, der Schockindex liegt demnach schon bei einem Wert über 1 (akute Gefahrensituation).
- Zudem liegt ihre Temperatur schon bei einem für einen alten Menschen kritischen Wert von 38,9 °C; die Gefahr einer Überlastung des Herz-Kreislauf-Systems bei einem gleichzeitig nicht adäquat kompensierten Flüssigkeitsverlust über den Darm ist sehr groß.
- In einer solchen Situation muss der Bewohner unter ständiger Beobachtung sein.
- Die Vitalzeichen sind in kurzen Abständen zu kontrollieren, der Notarzt ist zu rufen.
- Es besteht jederzeit die Gefahr, dass Frau Huber einen Schock entwickelt und das Bewusstsein verliert; Sie müssen sich ggf. auf eine Wiederbelebung einstellen.

517. Der Notarzt kommt und weist Frau Huber umgehend ins Krankenhaus ein. In der Zwischenzeit haben zwei weitere Bewohner Durchfälle bekommen und vier weitere klagen über Übelkeit. Es ist 5:00 Uhr morgens. Was machen Sie mit dieser Information und wie bewerten Sie diese?

Eine zeitliche Häufung von Durchfallerkrankungen in einem Altenheim muss immer Beachtung finden, da es sich um eine Infektion oder Nahrungsmittelintoxikation handeln könnte. Dies impliziert immer die Suche nach dem potenziellen Ansteckungsherd, dessen Beseitigung sowie der konsequenten Einhaltung hygienischer Maßnahmen.

Wichtig ist die Dokumentation der Ereignisse und die Information der Vorgesetzten (Pflegedienstleitung und ggf. Heimleitung). Die Pflegenden Rosa und Armela entschließen sich nun, die Pflegedienstleitung über die Vorfälle zu informieren. Hilfreich wäre es z. B., die betroffenen Heimbewohner zu befragen, was sie als Letztes gegessen haben und wann.

518. Nachdem die PDL informiert wurde, ruft diese im Krankenhaus an, um zu erfahren, wie es Frau Huber geht, und mitzuteilen, dass noch weitere Bewohner erkrankt sind. Vom Krankenhaus erfährt sie, dass Frau Huber an einer schweren Salmonellenenteritis leidet. Sie erklären ihrer Heimleitung, die dazugekommen ist, was man unter einer Salmonellenenteritis versteht, welche Symptome auftreten und welche Gefahren davon ausgehen.

- Die Salmonellenenteritis ist eine bakterielle Erkrankung, die bestimmte Darmabschnitte betrifft. Ausgelöst wird die Erkrankung von den Bakterien Salmonella enteritidis oder Salmonella typhimurium. Die beiden Erreger kommen beim Menschen und beim Tier vor, wobei die hauptsächliche Infektionsquelle Tiere und deren Produkte sind. Besonders über infizierte tierische Produkte und Nahrungsmittel kommt es zu den berüchtigten und gefürchteten Salmonellen-Endemien, z. B. in Altenheimen.
- Bei mangelnden hygienischen Bedingungen bei der Herstellung oder Verarbeitung von tierischen Produkten wie Eiern, Milch, Schweinefleisch, Geflügelfleisch etc. können sich die Salmonellen schnell vermehren. Für eine Infektion wird im Normalfall eine hohe Infektionsdosis von 10^4 bis 10^6 Keimen benötigt. Bei alten Menschen, Kindern und abwehrgeschwächten Menschen dagegen genügen schon weit darunter liegende Infektionsdosen. Wenn sich Salmonellen in stark fetthaltigen Lebensmitteln wie Käse, Hamburger, Schokolade, Salami oder auch Gewürzen befinden oder bei besonderer Disposition, z. B. Abwehrschwäche (Säuglinge, Kleinkinder, alte Menschen), sind jedoch Erkrankungen bereits bei Infektionsdosen unter 100 Keimen beobachtet worden.
- Die Erreger verursachen eine lokale Infektion im Dünndarm und im oberen Dickdarm. Sie schädigen die Darmschleimhaut durch die Freisetzung von Toxinen (Darmtoxikoinfektion). Eine Ansteckung von Mensch zu Mensch ist selten. Die Inkubationszeit liegt bei wenigen Stunden bis 3 Tagen. Die Ausprägung der Symptome ist abhängig von der Infektionsdosis und der Aktivität des Immunsystems des Betroffenen. Die Erkrankung kann blande verlaufen, d. h. nicht entzündlich. Außer einer Übelkeit kann der Infizierte bei niedriger Infektionsdosis und guter Immunabwehr u. U. keine weiteren Symptome aufweisen. In den meisten Fällen aber ist der Beginn der Erkrankung durch plötzlich auftretendes Unwohlsein mit Übelkeit und Erbrechen sowie heftige Bauchschmerzen, gefolgt von wässrigen Durchfällen gekennzeichnet. Das Allgemeinbefinden ist oft stark herabgesetzt, der Betroffene fühlt sich schwer krank. In ca. 50 % der Fälle können Fieber und ggf. auch blutige Durchfälle auftreten.
- Bei einem komplikationsfreien Verlauf heilt die Erkrankung bei ausreichender Flüssigkeits- und Elektrolytsubstitution nach wenigen Tagen folgenlos ab. Es gibt keine dauerhafte Immunität gegenüber weiteren Salmonelleninfektionen. Eine ernste Komplikation ist vor allem bei alten Menschen die Gefahr der Ausbildung einer Exsikkose, besonders bei gleichzeitigem Auftreten von Durchfall und Erbrechen. Die Letalität der Erkrankung liegt bei unbehandelten Patienten bei immerhin 5 %.

519. Aufgrund der Befragung der Betroffenen im Altenheim „St. Michael" haben Sie sich ein Bild machen können. Welche Infektionsquelle für die Salmonellenenteritis vermuten Sie? Erklären Sie ausführlich, unter welchen Voraussetzungen es zu einer Infektion in diesem Fall kommen konnte.

- Höchstwahrscheinlich liegt hier der Infektionsherd bei einem Nahrungsmittel, das beim Sommerfest ausgegeben wurde.
- Primäre Infektionsquellen sind besonders rohe Eier und Speisen, die Rohei enthalten, z. B. Eischaumspeisen, Cremes (bayerische Creme, Konditoreiwaren, Mayonnaise und Speiseeis). Besonders Rohei enthaltende Speisen sind durch eine hygienewidrige Behandlung, z. B. ungekühlte, zu lange Aufbewahrung oder Lagerung, und entsprechende Bedingungen beim Transport gefährdet. In diesen Fällen können sich die Bakterien sprunghaft vermehren, und es entstehen hohe Keimzahlen auf oder in den Lebensmitteln. Deshalb sollten diese Speisen erst unmittelbar vor Verzehr zubereitet und unter entsprechenden Bedingungen aufbewahrt und ausgegeben werden.
- Weitere wichtige Infektionsquellen sind rohes Fleisch und nicht oder nicht ausreichend erhitzte Fleischprodukte (etwa Schlachtgeflügel, Hackfleisch, Rohwurstsorten, besonders frische Mettwurst, Fleischsalate). Die Infektion mit Salmonellen erfolgt in der Regel durch den Verzehr infizierter oder kontaminierter Lebensmittel. Für die Verbreitung der Erkrankung ist die Kontamination von Lebensmitteln von besonderer Bedeutung. Durch Berührung dieser Lebensmittel (beim Ei: Schale und Inhalt) können die Erreger übertragen werden und andere Lebensmittel, Gegenstände oder auch Personen kontaminieren (Kreuzkontamination).
- Salmonellen wachsen im Temperaturbereich von 10 bis 47 °C, in einigen Fällen bereits ab 6–8 °C. In der Umwelt und in oder auf verschiedenen Lebensmitteln sind sie bis zu mehreren Monaten überlebensfähig. Durch Einfrieren werden sie nicht abgetötet.
- Gerade die bei einem Grillfest angebotenen Speisen sind besonderen Gefahren ausgesetzt, z. B. wenn die Speisen zu lange in der Sonne stehen, das Grillfleisch nicht lange genug erhitzt wurde, es zur Kontamination durch Hygienemängel in der Verarbeitung, Zubereitung oder Ausgabe kam etc. In jedem Fall müssen Proben der ausgegebenen Speisen zur Untersuchung an das Gesundheitsamt weitergeleitet werden.

520. Einer der Kernbereiche des Infektionsschutzgesetzes (IfSG) liegt in der Neustrukturierung des Meldewesens und in der Einführung neuer Methoden in der Infektionsüberwachung. Welche Schritte sieht das Infektionsschutzgesetz in einer solchen Situation vor?

Namentliche Meldung nach § 6 IfSG

- Die in § 6 aufgeführten Krankheiten bzw. Krankheitserreger (z. B. Salmonellen) werden durch den behandelnden Arzt oder andere zur Meldung verpflichtete Personen (z. B. Heimleiter einer stationären Pflegeeinrichtung) unter Angabe des Namens des Patienten, der Diagnose und einiger weiterer Daten (§ 9 IfSG) an das für den Aufenthaltsort des Patienten zuständige Gesundheitsamt gemeldet. Dies soll unverzüglich geschehen, d. h. spätestens 24 Stunden nach Kenntniserlangung, damit das Gesundheitsamt rechtzeitig Maßnahmen treffen kann, um eine Verbreitung der Infektion zu verhindern. Die Meldung einer Salmonelleninfektion in Altenheimen hat dann zu erfolgen, wenn zeitgleich zwei Infektionen in ein und derselben Einrichtung aufgetreten sind, die mutmaßlich von einem Infektionsherd stammen.

- Alle Labore sollen bei Nachweis eines der in § 7 Abs. 1 aufgezählten Krankheitserreger den Befund mit dem Namen des Patienten und einigen weiteren Daten (§ 9 IfSG) an das zuständige Gesundheitsamt melden.
- Die Gesundheitsämter prüfen, ob wirklich eine meldepflichtige Krankheit vorliegt. Im Robert Koch-Institut in Berlin werden die Daten aus allen Bundesländern gesammelt weitergegeben; durch diese zentral koordinierte Datenerhebung, Analyse und Bewertung übertragbarer Krankheiten kann man sich ein Bild über die Verbreitung von Infektionskrankheiten machen.
- Bei allen Betroffenen und Kontaktpersonen werden Stuhlkulturen zum Erregernachweis angelegt.
- Die Suche nach der Infektionsquelle und der Infektionskette wird in Gang gesetzt.
- Von den verdächtigten Speisen werden Proben genommen.
- Die Küche, in der die Speisen zubereitet wurden, wird samt Personal im Hinblick auf die Infektionsquelle überprüft; ggf. kann es zur Schließung der Küche kommen.

521. Welche Anweisungen geben Sie als PDL/Heimleitung im Hinblick auf die Einhaltung der Hygienevorschriften ans Personal?

Anweisungen zur Einhaltung der Hygienevorschriften:
- Information und Einbeziehung des Hygienebeauftragten der Einrichtung.
- Der Hygienebeauftragte wird eine interne Überprüfung der hygienischen Gegebenheiten vornehmen.
- Entsprechende Maßnahmen, die zur Einhaltung des in der Einrichtung gültigen Hygienestandards erforderlich sind, werden den Mitarbeitern zur Kenntnis gegeben und deren Einhaltung wird überwacht.
- Gegebenenfalls ist den Anweisungen des verantwortlichen Gesundheitsamts Folge zu leisten.
- Grundsätzlich ist es nicht erforderlich, mit Salmonellen infizierte Bewohner zu isolieren.
- Allerdings ist es wichtig, alle Gegenstände zu desinfizieren, die mit dem Erreger kontaminiert sein könnten und den anderen Bewohnern allgemein zugänglich sind.
- Auf genaue Einhaltung der Händedesinfektion nach dem Toilettengang ist zu achten.
- Toilettensitz, Armaturen und Türgriffe sind nach jedem Toilettengang zu desinfizieren.
- Wäsche von infizierten Bewohnern ist gemäß den geltenden Vorschriften zu entsorgen.
- Bei Kontakt mit Ausscheidungen hat das Pflegepersonal Handschuhe zu tragen.

522. Als Fachkraft ist Ihnen die gute Pflege und Therapie Ihrer Bewohner mit Salmonellenenteritis wichtig. Worauf ist bei der Pflege und Therapie besonders zu achten?

Die Therapie der Salmonellenenteritis erfolgt in erster Linie symptomatisch. Die Erkrankung klingt beim unkomplizierten Verlauf meist auch ohne weitere Therapie innerhalb einiger Tage spontan ab. Bei alten Patienten ist eine Überwachung der Herz-Kreislauf-Funktion erforderlich. Im Fokus steht hierbei der Flüssigkeits- und Elektrolytverlust durch Diarrhö und Erbrechen. Zum Flüssigkeits- und Elektrolytersatz wird neben fertigen Produkten, z. B.

Elektrolytpräparaten (Elotrans®), auch ausreichend Flüssigkeit gegeben. Möglich ist auch die Gabe einer selbst hergestellten Mischung aus 3,5 g Kochsalz, 2,5 g Natriumbikarbonat (Backpulver), 1,5 g Kaliumchlorid und 40 g Zucker in 1 l Wasser gelöst. Oft verordnet der behandelnde Arzt Arzneimittel gegen Durchfall oder Erbrechen.

Antibiotika werden im Normalfall nicht verordnet; nur bei schwerem Krankheitsverlauf oder besonders gefährdeten Patienten mit Immunschwäche sowie alten Menschen kommen sie zum Einsatz, z. B. Cotrimoxazol, Amoxicillin oder Chinolone (Gyrasehemmer). Die Antibiose wird mindestens 7 Tage durchgeführt.

Ist die Krankheit überstanden, erfolgen weitere Stuhlkontrollen, denn es besteht die Möglichkeit, dass noch Salmonellen ausgeschieden werden, ohne dass Krankheitszeichen bestehen. Dauerausscheider sind bei dieser Art der Salmonelleninfektion relativ selten.

523. Was unternehmen Sie, falls ein Mitarbeiter mit entsprechenden Symptomen zur Arbeit kommt?

Hat sich ein Mitarbeiter infiziert, sollte er die Erkrankung zu Hause auskurieren. Ist seine Stuhlprobe anhaltend negativ, wird ihn der Arzt wieder arbeitsfähig schreiben.
Behandlung von Salmonellendauerausscheidern:
Dauerausscheider werden etwa 2–4 Monate lang mit Antibiotika (Cotrimoxazol) behandelt.

524. Nach 1 Woche sind alle Bewohner wieder symptomfrei. Trotzdem wird bei jedem Bewohner nochmals der Stuhl getestet. Frau Huber hat immer noch Salmonellen im Stuhl. Auch nach 4 Monaten finden sich immer noch entsprechende Bakterien in ihrem Stuhl. Frau Huber bleibt laut Aussage des Arztes ein Salmonellendauerausscheider. Was wissen Sie über Salmonellendauerausscheider?

- Ein Therapieerfolg ist dann vorhanden, wenn in zehn aufeinanderfolgenden Stuhlproben keine Salmonellen nachgewiesen werden können.
- Ist der Dünndarm befallen, wird zusätzlich Milchzucker (Lactulose) zur Verbesserung der Verdauung verabreicht; beim Nachweis von Salmonellen in der Gallenflüssigkeit sollte eine operative Entfernung der Gallenblase (Cholezystektomie) diskutiert werden.
- Falls die Maßnahmen keinen Erfolg haben sollten, bleibt der Betroffene Dauerausscheider.
- Berufliche Einschränkungen als Salmonellenausscheider treffen im Normalfall nicht auf Altenheimbewohner zu.
- Infektionen durch Dauerausscheider sind nur sehr selten nachgewiesen worden.
- Werden die Hygieneregeln vom Bewohner und dem Pflegepersonal streng befolgt, ist das Risiko einer Infektion mit Salmonellen durch einen Dauerausscheider in einem Altenheim zu vernachlässigen.

3.10.2 Krätze

FALLBEISPIEL (FRAGEN 525–534)

Seit seinem Einzug ins Pflegeheim vor 7 Tagen lässt Heribert Glaser, der jahrelang obdachlos war, niemanden an sich heran. „Ich komme schon alleine zurecht, das habe ich schließlich mein Leben lang machen müssen", ist die Antwort von Herrn Glaser, wenn die Pflegekräfte ihm Unterstützung bei der Körperpflege oder sonstigen

Versorgungsleistungen anbieten. Herr Glaser ist noch recht jung für ein Altenheim, erst „60 Lenze hat er auf dem Buckel", wie er gern erzählt. Aber die vielen Jahre auf der Straße haben ihn gezeichnet. Die Kälte, die unausgewogene Ernährung, die mangelnde Körperpflege und zu guter Letzt „sein letzter Freund", der Alkohol, haben ihre Spuren hinterlassen. Zeugnis davon geben der amputierte Vorfuß, der ausgeprägte Aszites, die fehlenden oder stark verfärbten Zähne und die schuppige Haut an Kopf, Extremitäten und Körperstamm mit Narben, Kratzspuren und kleinen Verletzungen sowie offenen Wunden. Vorerst reichen ihm das warme Bett und die regelmäßigen Mahlzeiten, wobei er sich immer ein bisschen von den Lebensmitteln auf die Seite räumt, falls er später mal Hunger bekommen sollte. Mit vier Flaschen Bier über den Tag verteilt dürfte er hinkommen, meint Herr Glaser. Er lebt zurückgezogen in seinem Zimmer und lässt sich dorthin auch sein Essen servieren. Ansonsten sieht man ihn den ganzen Tag nicht, nur manchmal, wenn er mit dem Rollstuhl zum hauseigenen Kiosk fährt, um sich Zigaretten zu kaufen.

Pfleger Josef schafft das fast Unmögliche, er motiviert den hartgesottenen Herrn Glaser zum Vollbad. Besser gesagt, zwei hartgesottene Burschen, denn als Pfleger muss man ebenfalls hartgesotten sein, um auszuhalten, was Herr Glaser bietet. Oberbekleidung, die den Straßenstaub der vielen Jahre trägt, Unterwäsche, deren letzter Waschgang nicht mehr zu bestimmen ist, Kratzspuren über den gesamten Bauch, in den Leisten, am Hoden und das alles unterlegt mit einem „ganz speziellen" Duft. „Herr Glaser, jetzt gibt's frische Kleidung, die Bettwäsche werde ich auch frisch beziehen, und morgen lassen Sie mal den Arzt darauf schauen! Das muss ja höllisch jucken, so wie Sie zerkratzt sind, der Doktor hat bestimmt ein gutes Mittel dagegen", meint Pfleger Josef.

Ein intensiver Blick des Arztes auf die zerkratzten Stellen am Körper von Heribert Glaser genügt, um festzustellen, dass es sich um eine Milbenerkrankung handelt. „Krätze, Herr Glaser, und damit wir keinen weiteren Gast übersehen, lassen Sie mich mal Ihre behaarten Stellen untersuchen", sagt er, zieht eine Lupe hervor und begutachtet eingehend Scham-, Achsel- und Kopfbehaarung. „Gut, Phthirus pubis und Pediculus capitis haben Sie nicht. Alles muss man ja auch nicht haben. Damit wir aber alle ungebetenen Gäste erwischen, Herr Glaser, geben Sie morgen eine Stuhlprobe ab. Noch heute wird Ihnen von der Apotheke ein Mittel geliefert, das rasch hilft, wenn Sie es auf der Haut anwenden."

525. Nennen Sie von Phthirus pubis und Pediculus capitis die deutsche und von Krätze die lateinische Bezeichnung.

Lateinische und deutsche Bezeichnungen:
- Phthirus pubis: Filzläuse
- Pediculus capitis: Kopfläuse
- Krätze: Skabies

526. Auf was wird der Arzt wohl die Stuhlprobe untersuchen lassen?

Die Stuhlprobe wird auf Würmer (Askariden) untersucht.

527. Wenn Herr Glaser Pediculus capitis gehabt hätte, woran hätte der Arzt dies erkannt?

Anzeichen für Pediculus capitis (Kopfläuse):
- Besonders an den Schläfen, hinter den Ohren und im Nacken sind Kopfläuse lokalisiert und mit einer Lupe bei gutem Licht zu sehen.
- Läuse sind meist dunkelgrau und ca. 3 mm groß.
- Weniger als 1 cm von der Kopfhaut entfernt kleben die weißen Nissen an den Haaren.

- Die Nissen lassen sich im Gegensatz zu Schuppen nicht leicht entfernen, sie kleben sehr fest.
- Nissen können lebende Läuselarven enthalten.

528. Woran hätte der Arzt bei Herrn Glaser Phthirus pubis erkannt?

Die zur Sekundärbehaarung gehörenden Achsel- und Schamhaare sind das bevorzugte Aufenthaltsgebiet von Filzläusen. Diese werden besonders von Mensch zu Mensch beim Geschlechtsverkehr übertragen. Das klinische Bild ist vergleichbar mit dem von Kopfläusen (➤ Frage 527).

529. Beschreiben Sie den Infektionsweg und das klinische Bild bei Krätze.

Infektionsweg und klinisches Bild bei Krätze (Skabies):

- Durch intensiven Hautkontakt von Mensch zu Mensch wird die Skabiesmilbe übertragen.
- Über abgestorbene Hautschüppchen können Milben auf Gegenstände übertragen werden bzw. in den Hausstaub gelangen.
- Die Krätzmilbe kann nur etwa 3 Tage ohne den menschlichen Körper als Wirt überleben.
- Die Milben bohren sich durch die Oberhaut und graben tunnelartige Gänge in die Haut; in diese Gänge legen sie ihre Eier und Kotballen ab.
- Die Gänge sind typischerweise kommaförmig, gewunden und haben einen Milbenhügel an einem Ende; mit einem spitzen Skalpell oder einer Kanüle kann aus diesem Milbenhügel die Milbe herausgehebelt werden.
- Larven entwickeln sich in 3 Wochen zu geschlechtsreifen Milben.
- Hat man sich infiziert, treten die Symptome nach 1–3 Wochen auf, bei Reinfektion bereits nach wenigen Tagen.
- Die betroffenen Areale jucken oft unerträglich, besonders nachts.
- Durch intensives Kratzen kommt es zu Kratzverletzungen mit sekundärer Ekzematisierung und bakterieller Besiedelung.
- Besonders betroffen sind Finger- und Zehenzwischenräume, Handflächen, Fußsohlen sowie Brustwarzenhöfe, Bauchnabel und der Genitalbereich.

530. Welche Ziele verfolgen die anstehenden pflegerischen und medizinischen Maßnahmen?

Ziele der medizinischen und pflegerischen Maßnahmen:

- Der Bewohner soll dauerhaft vom Skabiesbefall befreit sein.
- Die Übertragung auf andere Bewohner wird verhindert.
- Pflegekräfte sind in ihrer Gesundheit nicht gefährdet.

531. Welche Maßnahmen sind auf der Strukturebene bei Kenntnis eines Skabiesbefalls zu veranlassen?

Strukturelle Maßnahmen bei Kenntnis eines Skabiesbefalls:

- Meldung an das zuständige Gesundheitsamt durch den Leiter der Einrichtung
- Meldung an die Pflegedienstleitung
- Einschalten der Hygienebeauftragten
- Information der Pflegekräfte
- Information der weiteren Kontaktpersonen, z. B. des Reinigungspersonals
- Einweisung der Pflegekräfte in die Hygieneregeln bei Skabiesbefall

- Leitfaden und Merkblatt zum Umgang bei Skabiesbefall vorlegen
- Geeignetes Dokumentationssystem zur Dokumentation des Behandlungsverlaufs vorlegen

532. Welche weiteren Maßnahmen werden nun veranlasst? Beachten Sie dabei die vorher formulierten Ziele.

Weitere Maßnahmen:
- Der Bewohner erhält bis zur Unbedenklichkeitsfeststellung durch den Arzt ein Einzelzimmer.
- Die anderen Bewohner der Station werden konsequent auf Skabiessymptome beobachtet, ebenso die Pflegekräfte und andere Kontaktpersonen.
- Der betroffene Bewohner wird nach Möglichkeit als letzter pflegerisch versorgt.
- Bei der Versorgung des Betroffenen trägt die Pflegekraft langärmelige Schutzkleidung und Handschuhe.
- Die Schutzkleidung wird nach jedem engen Kontakt zum Betroffenen gewechselt.
- Körperkleidung, Unterwäsche, Bettwäsche, Bettdecken, Handtücher, Waschlappen, Bettdecken, Kopfkissen des Betroffenen werden **einmal täglich** gewechselt.
- Bettwäsche und Unterwäsche werden so heiß wie möglich gewaschen (60–100 °C).
- Buntwäsche wird bei 60 °C mindestens 20 Minuten gewaschen.
- Textile Gegenstände, die sich schlecht waschen lassen, werden 14 Tage in verschweißten Plastiksäcken bei Zimmertemperatur aufbewahrt; die Milben sollen durch Austrocknung dabei abgetötet werden.
- Bei der chemischen Reinigung von Oberbekleidung werden Milben ebenfalls abgetötet.
- Alternativ zum Einschweißen in Plastiksäcken können Gegenstände wie z. B. Schuhe bei minus 20 °C über 3 Tage eingefroren werden.
- Matratzen, Polstermöbel und Fußbodenbeläge werden wiederholt mit einem saugkräftigen Staubsauger, der einen Bakterienfilter enthält, abgesaugt.
- Beim Wechsel des Staubsaugerbeutels werden Handschuhe getragen.
- Matratzen und Polstermöbel können für 14 Tage bei Zimmertemperatur in dicke Ein- oder Zweischichtfolie eingeschweißt werden.
- Matratzen können auch für 5 Minuten einer Matratzendesinfektion bei 90 °C zugeführt werden.
- Der Einsatz chemischer Mittel zur Entwesung ist in der Regel nicht nötig, da die oben genannten Maßnahmen meist ausreichen.

533. Der Arzt verordnet Herrn Glaser zur Behandlung seiner Skabies Hexachlorcyclohexan (Jacutin®-Emulsion). Wie wird diese angewendet?

Anwendungsweise von Hexachlorcyclohexan (Jacutin®-Emulsion):
- Jacutin® wird abends dünn auf die gesamte Haut aufgetragen.
- Nach 6–8 Stunden wird die Haut mit warmem Wasser abgewaschen.
- Dieser Vorgang wird an 3 aufeinanderfolgenden Tagen wiederholt.
- Danach ist keine Ansteckungsgefahr mehr gegeben.

534. Was ist bei der Anwendung des vom Arzt verordneten Mittels pflegerisch zu beachten?

Pflegerische Besonderheiten bei der Behandlung von Herrn Glaser:

- In der Regel beginnt die Behandlung mit einem reinigenden Vollbad.
- Vor Auftragen des Mittels sollte die Haut wieder auf normale Temperatur abgekühlt sein.
- Intensives Waschen der Haut mit Waschlotion hat eine milbenabweisende Wirkung.
- Die Haut sollte vor Anwendung des Präparats möglichst fettfrei und trocken sein.
- Das Präparat sollte möglichst abends vor dem Zubettgehen aufgetragen werden.
- Beim Auftragen müssen Handschuhe getragen werden.
- Das Präparat sollte besonders auf die befallenen Stellen und den gesamten Körper aufgetragen werden, mit Ausnahme von Gesicht und behaartem Kopf.
- Es ist darauf zu achten, dass das Mittel nicht auf Schleimhäute aufgebracht wird oder in die Augen gelangt.
- Bevor die Nachtwäsche angezogen wird, sollte die Emulsion in die Haut eingezogen sein.
- Die Nachtwäsche kann bis zu 3 Tage getragen werden, da sich das Mittel auch auf die Wäsche überträgt und von dort gegen die Milben wirkt.
- Nach der verordneten Einwirkzeit werden die Reste der Emulsion nur mit warmem Wasser abgewaschen.
- Ein Vollbad sollte je nach verordneter Einwirkzeit nicht vor 12–24 Stunden nach dem Auftragen stattfinden.
- Der Juckreiz, der eine allergische Reaktion des Körpers auf die Milben ist, kann noch für einige Tage bis zu 2 Wochen bestehen, auch wenn nach Anwendung des Mittels die Ansteckungsgefahr nicht mehr gegeben ist.

3.10.3 MRSA

FALLBEISPIEL (FRAGEN 535–537)

Frau Bertram ist 76 Jahre alt. Abgesehen von Verdauungsproblemen hatte sie nie größere gesundheitliche Beschwerden. Doch seit mehr als 30 Jahren leidet Frau Bertram unter Stuhlproblemen. Manchmal hatte sie etwas Blut im Stuhl, was sie auf Hämorrhoiden zurückführte. Als sie 65 Jahre alt war und die Schmerzen verstärkt auftraten, ging sie deswegen zu ihrem Arzt, der eine Koloskopie durchführte. Dabei wurden bei ihr mehrere Polypen im Dickdarm festgestellt. Bei Biopsien wurde bereits bei mehreren Polypen ein hoher Malignitätsgrad festgestellt, weswegen mehrere Polypen entfernt wurden. Ihrem Mann und den Kindern erzählte Frau Bertram aber nichts von der Diagnose, sondern ließ sie im Glauben, alles wäre wieder in bester Ordnung.

Von diesem Zeitpunkt an sollte sie regelmäßig zur Vorsorgeuntersuchung kommen, was sie aber nicht tat. Mit 76 Jahren, nachdem Frau Bertram mit ihrem Mann eine ruhige, schöne Zeit in der Rente verbracht hatte, stellte sich eine massive Obstipation ein, die sie selbst mit einem Abführmittel nicht mehr in den Griff bekam. Unangenehm war Frau Bertram, dass ihr beim Essen oft übel war, sie kaum Appetit hatte, sich schlapp fühlte und in den letzten beiden Wochen über 5 kg Gewicht verloren hatte. Nach den letzten Abführtropfen ging es ihr besonders schlecht, ihr wurde

ziemlich übel und sie hatte starke krampfartige Bauchschmerzen. Nach nunmehr 10 Jahren ging sie endlich wieder zum Arzt, der sie umgehend ins Krankenhaus einwies. Hier wurde ein Kolonkarzinom diagnostiziert, das umgehend entfernt wurde.
Während der Operation traten Komplikationen auf und Frau Bertram erlitt einen Herz-Kreislauf-Stillstand. Sie musste anschließend auf der Intensivstation betreut werden. Durch eine aufgetretene Lungenentzündung wurde sie zunehmend ateminsuffizient und musste einige Tage beatmet werden. Von diesen Strapazen erholte sich Frau Bertram nur sehr langsam und zusätzlich zu allem Unglück infizierte sich die Operationswunde mit MRSA (Methicillin-resistenten Staphylococcus aureus).
Frau Bertram soll nun in eine Kurzzeitpflege verlegt werden, bis sie sich ausreichend erholt hat, um an einer Rehabilitationsmaßnahme teilzunehmen.

3

535. Was versteht man unter Polypen und welche Arten gibt es?

Im Gegensatz zu Divertikeln sind Polypen Wucherungen der Schleimhaut nach innen. Polypen können als breitbasig auf der Darmschleimhaut aufsitzende, zottige oder gestielte Wucherungen auftreten. Grundsätzlich sind Polypen gutartige Geschwulste (Tumoren, ➤ Tab. 3.22). Mit zunehmendem Alter und Tumorgröße können diese aber entarten und maligne werden.

Darmpolypen können im gesamten Dickdarm auftreten, kommen aber bevorzugt im absteigenden Dickdarm vor. Treten die Polypen gehäuft im Dickdarm auf, spricht man von einer Polyposis.

Tab. 3.22 Unterscheidungsmerkmale zwischen benignen und malignen Tumoren

Tumoreigenschaften	Benigne Tumoren	Maligne Tumoren
Wachstumsgeschwindigkeit	eher langsam	eher schnell
Nur Gewebe verdrängend	ja	nein
Gewebe infiltrierend	nein	ja
Metastasenbildung	nein	ja
Tumorzelle	differenziert, Ursprungsgewebe noch erkennbar	unidifferenziert, Ursprungsgewebe kaum bis nicht mehr erkennbar

536. In Ihrem Haus sind auf der Kurzzeitpflege zurzeit ein Einzelzimmer und ein Platz in einem Doppelzimmer frei. Da der Aufenthalt von Frau Bertram im Altenheim „Rosenstolz" nur vorübergehend sein soll, entscheidet sie sich für einen Platz im Doppelzimmer. Nehmen Sie aus fachlicher Sicht Stellung zum Thema Doppelzimmer versus Einzelzimmer unter Berücksichtigung der aktuellen Pflegesituation von Frau Bertram.

Frau Bertram hat noch eine mit MRSA infizierte Operationswunde. Grundsätzlich können MRSA-besiedelte Bewohner in einem Doppelzimmer leben, wenn sie keine offenen Wunden haben oder invasive Maßnahmen erforderlich sind und beim Mitbewohner ebenfalls keine offenen Wunden und invasiven Maßnahmen vorhanden sind. Frau Bertram sollte mit ihrer offenen Wunde, die MRSA-positiv ist, folglich in ein Einzelzimmer, es sei denn, ihre Mitbewohnerin ist ebenfalls MRSA-positiv.

Sollte das Einzelzimmer nicht mehr verfügbar sein, darf Frau Bertram das Zimmer nicht mit einer Bewohnerin teilen, wenn diese besonders anfällig für MRSA ist. Besonders ansteckungsgefährdet sind Menschen mit Dekubitus, Ulzera, Operations- und anderen Wunden sowie Bewohner mit Atemwegsinfektionen, Katheter-, Sonden- und Tracheostomaträger.

537. Wie bereiten Sie das Zimmer für Frau Bertram hinsichtlich der allgemeinen Richtlinien für die Pflege von MRSA-positiven Bewohnern vor? Beschreiben Sie die erforderlichen Hygienemaßnahmen.

Vorbereitungen des Zimmers und Hygienemaßnahmen:

- Alle Einrichtungsgegenstände sollen gut desinfizierbar sein; im Zimmer werden Schutzkittel, Einmalhandschuhe, Händedesinfektionsmittel, Mundschutz und Flächendesinfektionsmittel bereitgestellt.
- Das Personal wird im Vorfeld zum Hygieneplan des Hauses geschult. Alle Mitarbeiter haben sich strikt an die Grundregeln der Hygiene zu halten, wobei die Händedesinfektion und das Händewaschen besonders wichtige Maßnahmen darstellen. Vor und nach jeder Tätigkeit mit engem körperlichen Kontakt sowie nach einer möglichen Kontamination mit Körpersekreten und Ausscheidungen ist eine hygienische Händedesinfektion durchzuführen, ebenso nach dem Ausziehen von Einmalhandschuhen und vor Verlassen des Zimmers.
- Werden Wunden versorgt, sind Einmalhandschuhe zu tragen, die sofort nach der Wundversorgung entsorgt werden.
- Ebenso werden bei der Wundversorgung und bei Kontakt mit Körpersekreten bzw. Exkrementen Schutzkittel oder Einmalschürzen getragen; diese Kleidung verbleibt im Zimmer (Innenseite des Kittels nach innen gewendet) und wird täglich erneuert, bei sichtbarer Verschmutzung sofort.
- Beim Verbandwechsel wird ein Mund-Nasen-Schutz empfohlen.
- Pflegehilfsmittel sollen nur bewohnergebunden verwendet werden und verbleiben im Zimmer; wird das Hilfsmittel von einem anderen Bewohner benötigt, muss es vorher ausreichend desinfiziert werden.
- Medizinische Abfälle werden in verschließbaren Behältern im Zimmer gesammelt und wie üblich entsorgt.
- Normaler Abfall, Geschirr und Besteck bedürfen keiner besonderen Behandlung.
- Leib- und Bettwäsche sollte möglichst bei 60 °C gewaschen werden.
- Nach Möglichkeit sollte Frau Bertram als letzte Bewohnerin versorgt werden, die pflegerischen Tätigkeiten dürfen nur im Zimmer durchgeführt werden.
- Ist die Wunde abgedeckt und versorgt und die Harnableitung über ein geschlossenes System gewährleistet, kann Frau Bertram am Gemeinschaftsleben teilnehmen.
- Der Ehemann und sonstige Besucher müssen über entsprechende Hygienemaßnahmen aufgeklärt werden.
- Das Reinigungspersonal muss über die Hygienemaßnahmen ebenfalls unterrichtet werden und bekommt die Anweisung, die tägliche Reinigung des Zimmers mit frischem Reinigungsmaterial am Ende des Durchgangs auszuführen.
- Routinemäßige Abstrichkontrollen sind nach Arztanordnung durchzuführen.

3

3

3.11 Pflege multimorbider alter Menschen

FALLBEISPIEL (FRAGEN 538–540)

Josef Maier, 68 Jahre alt, starker Raucher seit seinem 12. Lebensjahr, kann nicht mehr! Seine Frau Elfriede, mit der er seit seiner Berentung vor 10 Jahren in einer kleinen Zweizimmerwohnung am Stadtrand von Köln lebt, versorgt ihn quasi rund um die Uhr, da er schon seit vielen Jahren unter starker Atemnot bei Belastung leidet. Mittlerweile fällt ihm schon das Atmen schwer, wenn er sich aus seinem Sessel im Wohnzimmer erheben will, um die wenigen Schritte zur Toilette zu gehen.
Sein Arzt ist sehr unzufrieden mit ihm, da er es immer noch nicht geschafft hat, mit dem Rauchen aufzuhören. Er raucht noch ca. zehn Zigaretten am Tag. Sein Tag besteht in der Hauptsache aus Fernsehen und Rauchen. Obwohl er die Beine auf einem Hocker liegen hat, sind diese im Knöchelbereich dauerhaft stark geschwollen. Das Gehen fällt ihm schwer, nicht zuletzt wegen einer Kniearthrose in beiden Kniegelenken. Auch sein leichtes Übergewicht tut ein Übriges.
Herr Maier war Fliesenleger von Beruf. Allerdings musste er seinen Beruf aufgrund seines schlechten Gesundheitszustands schon mit Mitte 50 an den Nagel hängen. Mit Mitte 20 begannen bereits seine Asthmaanfälle. Es dauerte einige Jahre, bis diese gut behandelt waren. Herr Maier muss allerdings zugeben, dass er nicht immer der zuverlässigste Patient war. Seit seiner Rente kommt sein Hausarzt regelmäßig vorbei, um ihn zu untersuchen. Heute ist Herr Maier ein schwer kranker Mann mit Herzinsuffizienz und Bluthochdruck, Asthmatiker mit einem ausgeprägten Lungenemphysem und einer ausgeprägten Gonarthrose in beiden Beinen und starken Schmerzen. Da seine Frau, die selbst nicht gesund ist, mit seiner Pflege überfordert ist, soll nun eine Sozialstation bei seiner Pflege mithelfen.

538. Sie sind verantwortliche Pflegefachkraft der ambulanten Pflegestation „Hilfe zu Hause" und führen mit dem Ehepaar Maier ein erstes Aufnahmegespräch, in dem Sie nicht nur die aktuelle Pflegesituation einschätzen und den Pflegebedarf festlegen, sondern auch mit den beiden die Ernährung von Herrn Maier besprechen und Ratschläge geben. Wie gehen Sie systematisch bezogen auf die Ernährung vor?

Als Erstes erheben Sie einen Ernährungsstatus über den aktuellen Ernährungszustand von Herrn Maier, ermitteln Größe, Gewicht sowie BMI und erfassen, ob es in der letzten Zeit zu Gewichtsveränderungen gekommen ist. Sie lassen sich von Herrn und Frau Maier erzählen, wie denn ihre Ernährungsgewohnheiten allgemein inkl. Essenszeiten aussehen. Wichtig ist auch die Erhebung der durchschnittlichen Trinkmenge, da einerseits Herr Maier zur Sekretolyse viel Flüssigkeit benötigt, andererseits jedoch bei Herzinsuffizienz eine eingeschränkte Trinkmenge nach ärztlicher Anordnung durchaus eine therapeutische Notwendigkeit darstellen kann.

Seine Kost sollte leicht, vitamin- und eiweißreich sein, wobei mit Ausnahme von blähenden Hülsenfrüchten den pflanzlichen Eiweißen der Vorzug gegeben werden sollte. Mehrere kleine Mahlzeiten, über den Tag verteilt, belasten den Organismus, insbesondere sein Herz, weniger. Um abdominale Spitzendrücke bei der Defäkation zu vermeiden (**cave:** Bluthochdruck, Atemnot, ggf. Auslösung eines Asthmaanfalls durch die Anstrengung), sollte die Nahrung nicht stopfend sein. Sie muss leicht kaubar sein, um Anstrengung zu vermeiden.

Jedes Kilogramm, das Herr Maier als Übergewicht mit sich trägt, ist eine Belastung für seinen Organismus. Insofern wäre eine leichte Reduktionskost unter Einbeziehung seiner Ernährungsgewohnheiten und Vorlieben angebracht. Bei allen Ernährungsrichtlinien sollte aber die Freude am Essen nicht verloren gehen und auf die individuellen Wünsche von Herrn Maier und seiner Ehegattin Rücksicht genommen werden.

- Wichtig für Herrn Maier ist die Vermeidung weiterer Noxen, die das Krankheitsbild Asthma bronchiale und Herzinsuffizienz verschlimmern können. Hier steht im Vordergrund die Rauchentwöhnung.
- Da Herr Maier immer noch raucht und das Rauchen zu einer seiner zentralen Tagesbeschäftigungen zählt, wäre es sinnvoll, zusammen mit dem Ehepaar Maier über eine alternative Tagegestaltung zu sprechen, die Herrn Maier neue Betätigungsfelder eröffnet. Frau und Herr Maier sollten eine eingehende Beratung darüber erhalten, wie Herr Maier das Rauchen einstellen könnte. Hier kommt Frau Maier im Rahmen der unterstützenden Motivation eine besondere Aufgabe zu.
- Durch ein ausführliches Gespräch mit Herrn Maier lässt sich feststellen, welche Reize und Allergene Asthmaanfälle bei ihm auslösen. Eine strikte Vermeidung von Anfallsauslösern (z. B. Hausstaubmilben, Blütenpollen, Infekte, Anstrengung) ist hier gleichermaßen Therapie und Prophylaxe.
- Atemgymnastische Übungen können dem Ehepaar Maier von einer Krankengymnastin gezeigt werden. Diese können dann in der Fortsetzung von den beiden selbstständig durchgeführt werden. Atemgymnastik verbessert die Lungenfunktion und die Atemtechnik (z. B. durch Einsatz der Lippenbremse, Kutschersitz).
- Zum Schlafen ist eine Oberkörperhochpositionierung zu empfehlen, die so weit gesteigert werden kann, bis Herr Maier gut atmen kann. Zeigen Sie dem Ehepaar die Techniken der VATI-Positionierungen zur besseren Belüftung der Lunge und lassen Sie Herrn Maier spüren, welche dieser Positionen ihm guttun. Beim Sitzen kann eine Unterpolsterung der Arme eine Atemerleichterung bewirken.
- Als weitere wichtige Ziele sind die Vermeidung von Infektionen und eine Stärkung der körpereigenen Abwehr zu nennen. Hier könnte eine leichte, vitaminreiche Nahrung von Frau Maier zubereitet werden. Da das Essen für Herrn Maier z. T. sehr anstrengend ist, sind leichte und mengenmäßig kleinere Mahlzeiten über den Tag verteilt sinnvoll.
- Auch ein gutes Raumklima (genügend Frischluft, angemessene Raumtemperatur, ausreichende Luftbefeuchtung) können sich auf das Befinden von Herrn Maier positiv auswirken. Regelmäßiger Aufenthalt im Freien mit entsprechender Kleidung verbessert das Wohlbefinden und kann die Abwehrkräfte stimulieren. Da Herr Maier körperlich nicht in der Lage ist, viel zu laufen, wäre es hilfreich, einen Rollator für ihn zu beantragen, der seinen Bewegungsradius deutlich vergrößern könnte.
- Zur Verbesserung seiner Atemsituation sollte zusammen mit Herrn Maier ein Gespräch mit seinem Hausarzt über die Frage der Einleitung einer niedrig dosierten, ambulanten Sauerstofftherapie über 18 Stunden täglich geführt werden.

539. Sie erkennen, dass ein pflegerischer Schwerpunkt in der Verbesserung der Atembeschwerden von Herrn Maier liegt. Um die Kosten für das Ehepaar Maier nicht zu hoch werden zu lassen, beraten Sie Frau Maier über Maßnahmen, die diese selbst durchführen kann. Welche Ratschläge geben Sie Herrn und Frau Maier?

540. Als Leistung von Ihrer Seite bieten Sie Herrn Maier an, täglich vor der Grundpflege eine Vibrationsmassage mit einen Vibrationsgerät durchzuführen. Begründen Sie Ihre Entscheidung und erklären Sie die Durchführung.

Da das Atmen von Emphysematikern als sehr anstrengend empfunden wird, ist ein effektives und effizientes Abhusten für den Betroffenen oft sehr belastend. Umso mehr, wenn der Schleim nicht ausreichend gelöst ist. Da die medikamentöse Mukolyse oft nicht ausreichend ist, erscheint gerade im Fall eines Lungenemphysems wie bei Herrn Maier eine Unterstützung der Schleimlockerung sehr sinnvoll.

Herr Maier wird auf die Seite positioniert, seine Haut mit einem Massageöl eingerieben. Das Vibrationsgerät (aus hygienischen Gründen mit einem dünnen Tuch überzogen) wird vom unteren äußeren Brustkorbrand der oberen Thoraxhälfte langsam zum Lungenhilus hin bewegt. Dabei wird die Vibration nur in der Exspirationsphase mit leichtem Druck ausgeführt. Auf diese Weise wird fünf- bis sechsmal eine Thoraxhälfte bearbeitet, danach wird Herr Maier aufgefordert abzuhusten. Nachdem sich Herr Maier auf die andere Seite gelegt hat, wird die zweite Thoraxhälfte ebenso behandelt.

FALLBEISPIEL (FRAGEN 541–548)

Da sowohl Frau als auch Herr Maier schon ziemlich schlecht sehen, bieten Sie an, die wöchentliche Medikamentenverordnung zu stellen. Folgende Medikamente hat der Hausarzt Herrn Maier verordnet:

- Enalapril 20 mg → 1–0–0
- Furosemid 20 mg → 1–0–0
- Spironolacton 50 mg → 1–0–1
- Diclofenac 600 mg → 1–1–1
- Omeprazol 20 mg → 0–0–1
- Budesonid (1 Aerosolstoß = 0,2 mg als Budesonid) → 1–0–1
- Ipratropium (1 Aerosolstoß = 20 µg Ipratropium) → 1–0–1
- Salbutamol (1 Aerosolstoß = 0,1 mg Salbutamol) → bei Bedarf
- ACC-600®-Brausetablette → 1–0–0

541. Ordnen Sie die einzelnen Medikamente den Diagnosen zu und beschreiben Sie kurz deren Wirkungsweise.

Medikamente von Herrn Maier und deren Wirkungsweise:

- **Enalapril** → ACE-Hemmer → Blutdrucksenkung bei Hypertonie, zur unterstützenden Therapie bei Herzinsuffizienz
- **Furosemid** → Diuretikum → Entwässerung und Entstauung bei Ödemen, Bluthochdruck, Herzinsuffizienz
- **Spironolacton** → kaliumsparendes Diuretikum → Entstauung bei Ödemen, Bluthochdruck, Herzinsuffizienz
- **Diclofenac** → nicht steroidales Antirheumatikum → symptomatische Therapie der Gonarthrose
- **Omeprazol** → Protonenpumpenblocker → Gastritis, Ulcus duodeni (akut und Prophylaxe), Stauungsgastritis bei Rechtsherzinsuffizienz, prophylaktisch bei Medikamentengabe wie z. B. bei Diclofenac
- **Budesonid** → inhalatives Kortikoid → Entzündungshemmung, Adjuvans bei der Behandlung von Asthma bronchiale und Lungenemphysem
- **Ipratropium** → Anticholinergikum, Bronchodilatator → Adjuvans bei der Behandlung von Asthma bronchiale und Lungenemphysem
- **Salbutamol** → Sympathikomimetikum, Bronchodilatator → Adjuvans bei der Behandlung von Asthma bronchiale und Lungenemphysem

- **ACC** → Mukolytikum → verbessert die Schleimabhustung, Adjuvans zur Verhinderung der Verlegung der Bronchien durch Sekret bei Asthma bronchiale und Lungenemphysem

542. Welche Gefahr bzw. welches Risiko ergibt sich Ihrer Meinung nach aus der gleichzeitigen Gabe dieser Vielzahl von Medikamenten? Begründen Sie Ihre Antwort.

Die gleichzeitige Gabe einer Vielzahl von Medikamenten birgt immer das Risiko von nicht kalkulierbaren Wechselwirkungen, die z. T. die beabsichtigten Wirkungen in ihrer Qualität deutlich verändern. Auch durch die gegenseitige Hemmung bei der Metabolisierung der Arzneimittel in der Leber können Abbauwege einzelner Arzneimittel gehemmt bzw. deren Abbau beschleunigt werden.

Als kritisch bei den Medikamenten von Herrn Maier sind hier Diclofenac und ACC zu werten. Auch die Frage der Abbauwege und der Elimination (nieren- oder lebergängig) muss berücksichtigt sein. Aus diesem Grund ist eine regelmäßige Überprüfung der Organfunktionen von Niere und Leber erforderlich. Je mehr Medikamente gegeben werden, umso zahlreichere Nebenwirkungen können auftreten. Es besteht die Gefahr, dass die Nebenwirkung eines Medikaments als Symptomverschlechterung einer zugrunde liegenden Erkrankung fehlgedeutet wird.

Grundsätzlich muss bei Menschen, die eine Vielzahl von Medikamenten täglich einnehmen, eine besondere Sorgfalt im Hinblick auf Beobachtungen von Änderungen des gesundheitlichen Zustands an den Tag gelegt werden, da diese immer unter dem Aspekt möglicher Arzneimittelneben-/-wechselwirkungen bzw. auch unter der Fragestellung einer möglichen Überdosierung betrachtet werden müssen.

Besondere Aufmerksamkeit wird in Situationen verlangt, in denen die Homöostase ins Ungleichgewicht geraten kann (z. B. bei Exsikkose; Elektrolytverschiebungen bei Erbrechen, Durchfall etc.).

543. Bis jetzt hat Frau Maier immer ihren Mann durch Unterhaken beim Gehen unterstützt. Da aber ihr Gatte durch die Immobilität und die gute Kochkunst seiner Frau ein durchaus stattlich zu nennendes Gewicht hat, ist sie dazu nicht mehr in der Lage. Sie schlagen die Anschaffung eines Rollators vor und für Ausfahrten einen Rollstuhl, damit er noch am öffentlichen Leben teilnehmen kann. Welche Maßnahmen müssen in der Wohnung getroffen werden, damit der Rollator eingesetzt werden kann?

- Soweit möglich sollte die Wohnung barrierefrei umgerüstet werden. Für Maßnahmen, die zur Verbesserung des Wohnumfelds dienen und die Pflege zu Hause erleichtern, gibt es finanzielle Unterstützung von den Pflegekassen. Durch folgende kleinere Maßnahmen lassen sich schon Erleichterungen beim Einsatz eines Rollators erreichen:
  - Das Mobiliar muss eventuell so umgestellt werden, dass Herr Maier mit seinem Rollator gut durchfahren kann.
  - Stolperfallen wie z. B. wegrutschende Vorleger sollten entfernt werden.
  - Auf sehr dicken Teppichen fährt es sich mit dem Rollator schwerer als auf dünneren.
  - Um Schwellen passieren zu können, reicht oft der Einbau von befahrbaren Abdeckungen.
- Beim Umrüsten der Wohnung sollte bedacht werden, dass Herr Maier in naher Zukunft möglicherweise auch in der Wohnung auf seinen Rollstuhl angewiesen sein könnte.

544. Wie ermitteln Sie die Einstellung der Rollatorgriffhöhe richtig?

Herr Maier stellt sich aufrecht hinter den Rollator, die Arme hängen locker herunter. Die Pflegekraft bittet Herrn Maier, die Handflächen hochzuziehen, und stellt die Griffe auf diese Höhe ein. Herr Maier soll im Rollator und nicht hinter dem Rollator gehen.

545. Diskutieren Sie das Anbringen eines Badewannenlifters bei Familie Maier.

Mit Sicherheit wird Herr Maier ohne Badewannenlifter nicht mehr in die Badewanne gelangen. Bei der Schwere seiner Erkrankungen ist von einem Vollbad abzuraten. Möglich wäre ein kurzes Reinigungsbad unter Beachtung der Richtlinien beim Baden von Herzkranken. Das Anbringen von Haltegriffen zum Einsteigen dürfte für Herrn Maier nur unwesentliche Erleichterung bringen. Frau Maier würde sich aber bestimmt darüber freuen.

3

546. Bei Ihrer nächsten Tour nehmen Sie Evi, Altenpflegeschülerin im dritten Ausbildungsjahr, mit. Nach dem Besuch bei Herrn Maier sagen Sie zu ihr: „Evi, so wie Herr Maier aussieht, ist dies ein Lehrbuchbeispiel für einen Menschen mit ausgeprägtem Lungenemphysem." Beschreiben Sie das mögliche Aussehen von Herrn Maier, seine Symptome, und erklären Sie, wie es zu diesen Veränderungen kommt.

Das Lungenemphysem ist eine typische Komplikation im Rahmen einer Asthmaerkrankung. Bei der Emphysembildung kommt es durch die Überblähung der Alveolen zum Zerreißen der Alveolarsepten und zur darauf folgenden (konsekutiven) Ausbildung von Emphysemblasen. Im Gegensatz zu den funktionsfähigen Alveolen haben die Emphysemblasen ihre Elastizität verloren und die darin befindliche Atemluft kann nicht mehr entweichen. Dieser geschilderte Vorgang ist irreversibel und verringert die Atemoberfläche. Die Lunge befindet sich dabei in einem Zustand der ständigen Überblähung. Emphysematiker weisen aus diesem Grund ein typisches Aussehen auf:

- Thorax in Inspirationsstellung **(Fassthorax)**
- Dauerhafter Einsatz der **Atemhilfsmuskulatur** (hochgezogene Schultern)
- **Zeichen der Rechtsherzbelastung** (sichtbare Halsvenen im Stehen, Liegen oder Sitzen)
- Teilweise **sichtbare Lungenspitzen** im Bereich der oberen Brustkorböffnung (als kleine sichtbare kuppelförmige Erhebung)
- **Tachypnoe, Dyspnoe** und Atemgeräusche (Herr Maier atmet angestrengt, seine Atmung wirkt schnell; Geräusche wie Giemen, Pfeifen oder Brummen können bei der Atmung auftreten und z. T. ohne Hilfsmittel wie Stethoskop zu hören sein)
- **Husten** möglich, aber nicht zwingend; ggf. trockener Reizhusten; bei Raucherhusten morgens produktiver Husten; bei Infekten gelblich oder grünlich gefärbter Auswurf
- **Gefahr häufiger Infektionen:** Möglichkeit einer ausgeprägten Neigung zu Infektionen mit wiederkehrenden, oft eitrigen Bronchitiden; im Rahmen dieser Infekte oft merkliche Verstärkungen der Luftnot
- **Zyanose:** bläuliche Hautvenen im Gesicht, bläuliche Verfärbung der Lippen, der Haut und der Schleimhäute durch Sauerstoffmangel im Blut; am besten an den Lippen, Schleimhäuten und Fingernägeln bei Herrn Maier zu beobachten
- **Kopfschmerzen:** durch Anstieg des Kohlendioxids im Blut infolge des Lungenemphysems, vor allem morgens nach dem Aufstehen

547. Bei Herrn Maier verschlechtert sich die Atmung weiter. Sein Hausarzt beschließt, eine Sauerstoffheimtherapie einzusetzen. Diese soll in Form einer nichtinvasiven Beatmung durchgeführt werden. Beschreiben Sie, was man unter dieser Beatmungsform versteht.

Bei der nichtinvasiven Beatmung erhält Herr Maier über eine Nasen- oder Gesichtsmaske, die über einen Schlauch mit einem tragbaren Beatmungsgerät in Verbindung steht, intermittierend Luft. Die so zugeführte Atemluft kann mit bis zu 40 % Sauerstoff angereichert sein. Die Beatmung erfolgt als intermittierende oder kontinuierliche Selbstbeatmung mit dem Ziel, die durch die Erkrankung z. T. stark geschwächte Atemmuskulatur zu entlasten und das Blut für einen bestimmten Zeitraum effektiver mit Sauerstoff zu versorgen. Während der Beatmung kann sich die beanspruchte Atemmuskulatur erholen.

548. Welche Gefahr könnte sich für Herrn Maier aus einer Sauerstofftherapie ergeben? Begründen Sie Ihre Antwort.

In Herrn Maiers Blut wird ein erhöhter Kohlendioxid- und ein erniedrigter Sauerstoffgehalt zu finden sein. Im Blut stellt der niedrige Sauerstoffgehalt den entscheidenden Atemantrieb dar. Erhöht sich bei einer Sauerstofftherapie der Sauerstoffgehalt im Blut, kann das Atemzentrum in der Folge mit einer verminderten Atmung reagieren. Als Konsequenz kann somit die Sauerstoffversorgung noch schlechter werden. Bei Herrn Maier darf Sauerstoff nicht unkontrolliert gegeben werden, sondern nur unter ärztlicher Überwachung und wiederholten Messungen des Sauerstoff- und Kohlendioxidgehalts im Blut (Blutgasanalysen). Eine Sauerstofftherapie sollte bei Herrn Maier zur Minimierung dieses Risikos daher stationär eingeleitet werden.

3.12 Pflege alter Menschen mit chronischen Schmerzen

3.12.1 Schmerzen und Schmerztherapie

FALLBEISPIEL (FRAGEN 549–563)

Frau Olga Zilke lebt seit 5 Jahren im betreuten Wohnen. Sie ist noch weitgehend selbstständig und kann ihren Haushalt recht gut regeln. Heute geht es ihr jedoch nicht so gut. Zu allem Überfluss verbrennt sie sich auch noch die Finger, als sie den Topf mit heißer Milch von der Herdplatte nehmen möchte. Ein furchtbarer Tag! Hoffentlich hilft das Schmerzpflaster bald. Den Finger muss sie jetzt erst mal kühlen, damit der Schmerz nachlässt. Ja, schmerzgeplagt war sie schon immer. Sie erinnert sich mit Schrecken an das vergangene Jahr, als sie Monate nach einer Gürtelrose auf einmal solche Schmerzen in dieser Region bekommen hatte. Sie konnte damals weder BH noch Hemd an dieser Stelle vertragen. Furchtbar war es gewesen.
Und vor 5 Jahren, als sie ihren Herzinfarkt hatte, dachte sie, ihr letztes Stündlein habe geschlagen, so vernichtend war der Schmerz in ihrer Brust. Aber Gott sei Dank hat sie den Herzinfarkt ohne größere Einschränkungen überstanden. Unangenehmer empfindet sie dagegen dieses anhaltende Kribbeln und Taubheitsgefühl, das sie im linken Arm hat. Ihr Arzt hatte damals gemeint, sie habe einen „kleinen Schlaganfall geschossen". Der Mundwinkel hing auch eine Zeit lang, aber das ist wieder verschwunden. Nur die Probleme mit dem Arm bestehen weiter.
Und ihre Knie, die tun eigentlich immer weh. Der Arzt meint, dass sei ihre Arthrose. Manchmal kann sie kaum noch gehen. Sogar beim Sitzen schmerzen ihr die Kniegelenke. Oft sind diese geschwollen und fühlen sich heiß an.

3

549. Erklären Sie anhand des Fallbeispiels die unterschiedlichen Schmerzarten (➢ Tab. 3.23). Suchen Sie hierzu die Schmerzereignisse von Frau Zilke heraus und geben Sie an, welcher Schmerzart der jeweilige Schmerz zuzuordnen ist.

Beispiel	Schmerzart
	somatischer Schmerz
	neuropathischer Schmerz
	viszeraler Schmerz

Muster

Tab. 3.23 Zuordnung der Schmerzarten

Beispiel	Schmerzart
Schmerzen in den Kniegelenken; Verbrennungsschmerz an den Fingern	somatischer Schmerz (Nozizeptorenschmerz)
Schmerzen, die Monate nach einem Herpes zoster aufgetreten sind (postherpetische Zosterneuralgie), Kribbeln und Taubheitsgefühl im linken Arm nach dem Schlaganfall	neuropathischer Schmerz
Brustschmerzen beim Herzinfarkt	viszeraler Schmerz

550. Erklären Sie, welche Aufgaben Schmerzen in unserem Körper haben und über welche anatomischen Strukturen Schmerz wahrgenommen wird.

Schmerzen übernehmen für unseren Körper eine wichtige Aufgabe. Da wir unsere Augen nicht überall haben und nicht in das Innere unseres Körpers sehen können, benötigt der Organismus ein leistungsfähiges Frühwarnsystem, das unseren Körper davor schützt, sich Gefährdungen auszusetzen, bei denen bestimmte Körpergewebe unwiderruflich zerstört würden. Diese wichtige Aufgabe übernimmt der Schmerz. Dafür sind in unserem Körper überall verschiedene Schmerzrezeptoren verteilt. Diese Schmerzrezeptoren in der Haut, an den Muskeln, in den Gelenken, den inneren Organen etc. übernehmen stellvertretend für jede Zelle unseres Körpers die Aufgabe der Kontrollfunktion.

Die Schmerzrezeptoren können mechanisch, thermisch oder chemisch gereizt werden. Dabei geben sie nur solche Reize als Schmerz weiter, die an Stärke eine bestimmte Schwelle überschreiten. Diese Schwelle wird als Schmerzschwelle bezeichnet und kann an verschiedenen Körperstellen und von Mensch zu Mensch verschieden ausgeprägt sein. Wie stark ein Mensch einen Schmerzreiz empfindet, ist sehr individuell und von vielen Faktoren abhängig.

551. Welche Faktoren beeinflussen das Schmerzerleben?

Faktoren, die das Schmerzerleben beeinflussen:
- Kultureller Hintergrund
- Erziehung
- Schmerzgeschichte
- Physische Konstitution
- Psychische Konstitution

552. Beschreiben Sie, wie der somatische, der neuropathische und der viszerale Schmerz entstehen.

Entstehungsweisen der verschiedenen Schmerzformen:
- **Somatischer Schmerz (Nozizeptorenschmerz)** entsteht, wenn Schmerzrezeptoren der Haut, der Weichteile, Knochen oder Gelenke gereizt werden. Dies kann z. B. durch Zerren, Quetschen oder über den thermischen Weg geschehen. Die Schmerzqualität wird als brennend, dumpf oder spitz bezeichnet und ist gut lokalisierbar.

- **Neuropathischer Schmerz** entsteht durch Schädigung des Nervengewebes. Häufig geschieht dies in der Folge von Amputationen, Querschnittslähmungen, Nervenkrankheiten oder einer Gürtelrose. Die Schmerzlokalisation verläuft entlang des gesamten Versorgungsgebiets des entsprechenden Nervs. Dies geschieht unabhängig davon, ob eventuell nur ein kleiner Teil des Nervs geschädigt ist.
- **Viszeraler Schmerz** entsteht an den inneren Organen, z. B. durch Dehnung der Gallenblase oder des Nierenbeckens. Die Schmerzen werden als dumpf, brennend oder krampfartig beschrieben. Eine genaue Lokalisation ist schwierig. Es kann zu einer Schmerzausstrahlung in andere Körperregionen kommen.

553. Definieren Sie die Begriffe akuter und chronischer Schmerz und Schmerzgedächtnis.

- **Akuter Schmerz** benötigt als Voraussetzung seines Auftretens eine akute Gewebeschädigung. Solange die Schädigung vorhanden ist, kann der akute Schmerz bestehen bleiben. Verschwindet der Schmerzauslöser, hören beim akuten Schmerz in der Regel auch die Schmerzen auf. Akute Schmerzen fungieren als Warnsignal im Körper.
- **Chronischer Schmerz** entsteht, wenn Schmerzen über einen Zeitraum von mehr als 6 Monaten dauerhaft vorhanden sind. Bei chronischen Schmerzen kann das Schmerzerleben nicht zwangsläufig mit einer Gewebeschädigung in Zusammenhang gebracht werden. Chronische Schmerzen können auch als eigenständiges Schmerzsyndrom ohne körperliches Korrelat auftreten. Tumor- und Rückenschmerzen sind die häufigsten chronischen Schmerzformen. Chronische Schmerzen, bei denen eine eindeutige körperliche Zuordnung nicht mehr gegeben ist, haben ihre Funktion als Warnsignal des Körpers verloren. Chronische Schmerzen sind sehr oft psychisch überlagert.
- **Schmerzgedächtnis:** Schmerzreize, die eine Nervenzelle erhalten hat, werden bei häufiger Wiederholung in der Zelle gespeichert. Je häufiger ein Schmerz von gleicher Intensität wiederholt wird, umso unangenehmer wird das Schmerzerleben und umso niedriger muss der eigentliche Schmerzreiz sein, um eine entsprechend starke Schmerzantwort zu erhalten. Im Extremfall wird eine Nervenzelle im Hinblick auf die Entwicklung von Schmerzen spontan aktiv. Schmerzen verselbstständigen sich und treten z. T. auch ohne adäquaten Schmerzreiz auf. Dies resultiert daraus, dass sich der Stoffwechsel der betroffenen Nervenzelle verändert hat und die Schmerzschwelle der Nervenzelle auf null gesetzt wurde. Somit benötigt die Nervenzelle keinen Schwellenreiz mehr, um ein entsprechendes Schmerzsignal auszusenden. Der Schmerz hat sich in der Nervenzelle dauerhaft verankert.

554. Da die Schmerzen bei Frau Zilke oft unerträglich sind, möchte der Arzt ein Messinstrument für Schmerzen einführen. Was versteht man unter diesem Aspekt unter einer visuellen Analogskala (VAS), einer numerischen Ratingskala (NRS) und einer verbalen Ratingskala (VRS)? Verdeutlichen Sie dies anhand von Zeichnungen (➤ Abb. 3.4, ➤ Tab. 3.24, ➤ Tab. 3.25).

Analoge Schmerzskalen und der Einsatz der visuellen Analogskala (VAS) bei kognitiv oder spracheingeschränkten Menschen

Der Patient verschiebt eine Skala (➤ Abb. 3.4) zwischen den Symbolen ☺ und ☹ so lange, bis die Position seinem Schmerzgefühl entspricht. Ein Zahlenwert auf einer numerischen Ratingskala (➤ Tab. 3.24) oder verbalen Ratingskala (➤ Tab. 3.25) wird anschließend in Relation gebracht und dokumentiert.

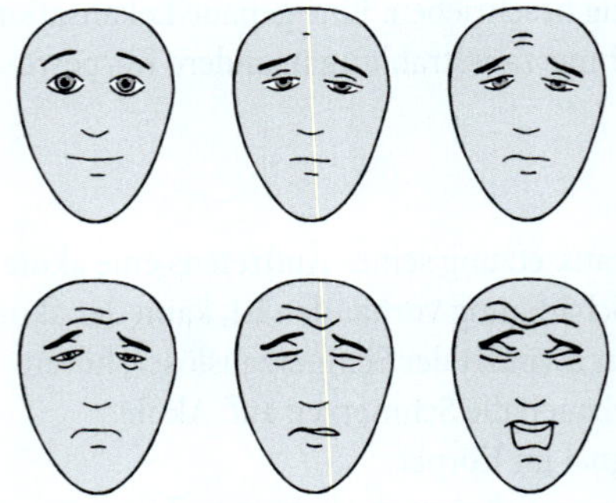

Abb. 3.4 Die Schmerz-Smiley-Skala (nach Wong/Baker) erlaubt auch kognitiv oder spracheingeschränkten Menschen die Darstellung ihres momentanen Schmerzempfindens [F148]

Tab. 3.24 Numerische Ratingskala (NRS)

1	2	3	4	5	6	7	8	9	10
keine Schmerzen									maximal vorstellbarer Schmerz

Tab. 3.25 Verbale Ratingskala (VRS): Hierbei wird die Stärke des Schmerzes in Begriffe gefasst

Keine	leichte	mäßige	starke	sehr starke	unerträgliche Schmerzen

555. Der Expertenstandard Schmerzmanagement beschreibt den Cut-off-Punkt > 3/10 in Ruhe und 5/10 unter Belastung analog der NRS. Was versteht man darunter?

Liegt die individuell eingeschätzte Schmerzintensität des Patienten in Ruhe über 3 und unter Belastung über 5, so ist dies als Richtwert für das Einleiten einer Schmerztherapie zu betrachten.

556. Zu einer differenzierten Einschätzung gehören neben dem Messen der Schmerzintensität in Ruhe und Belastung noch weitere zu erfassende Punkte. Was müssen Sie bei Frau Zilke noch erheben?

- Schmerzlokalisation
- Schmerzqualität
- Zeitlicher Verlauf (Beginn, Dauer, Frequenz)
- Effekte des Schmerzes auf die Lebensqualität
- Schmerzmedikamentengebrauch (auch frei verkäufliche Präparate)
- Stimmungslage

557. Als Pflegefachkraft wurden Sie vom behandelnden Arzt beauftragt, Frau Zilke in die Anwendung der VAS und eines Schmerztagebuchs einzuweisen. In diesem Zusammenhang fällt der Begriff des subjektiven Symptoms. Erklären Sie diesen Begriff.

Unter einem subjektiven Symptom versteht man Krankheitsbeschwerden, die der Betroffene äußert, die aber nicht oder nur indirekt vom Gegenüber nachvollziehbar sind. Hierzu gehört der Schmerz. Schmerz wird immer subjektiv erfahren. Äußert ein Betroffener, er habe Kopfschmerzen, so muss der Arzt ihm die Beschwerden glauben, da er höchstens indirekte Zeichen erkennen kann, die im Rahmen eines solchen Schmerzgeschehens auftreten können, z. B. schmerzverzerrtes Gesicht, Tachykardie oder Schwitzen etc. Auch die Stärke des Schmerzes kann subjektiv sehr unterschiedlich wahrgenommen und geäußert werden.

558. Beschreiben Sie, was in einem Schmerztagebuch erfasst wird.

- **Ort des Schmerzes**
  - Genaue Angabe über Schmerzlokalisation und ggf. Ausstrahlungsregionen
- **Art des Schmerzes**
  - Liegt ein akuter/chronischer Schmerz vor?
  - Ist er neuropathisch, dumpf, stechend, pulsierend, einschießend, brennend, dumpf, bohrend?
- **Schmerzintensität**
  - Beeinträchtigt der Schmerz den Betreffenden?
  - Ist der Schmerz schwach, mittel, stark, sehr stark, nicht mehr auszuhalten?
- **Zeitlicher Verlauf des Schmerzes**
  - Wann ist der Schmerz am stärksten, wann am schwächsten?
  - Wie verändert sich der Schmerz während des Tages?
  - Ist er gleichbleibend, periodisch etc.?
- **Beeinflussbarkeit des Schmerzes**
  - Verändert sich der Schmerz nach Medikamenteneinnahme?
  - Beeinflusst die körperliche und seelische Verfassung den Schmerz?
  - Verändert sich mit der psychischen Verfassung die Wahrnehmung des Schmerzes? Wird der Schmerz dann unangenehmer/besser?

559. Frau Zilke wird nun in einer Schmerzambulanz behandelt. Eine Therapieoption in dieser Ambulanz stellt die Stufentherapie gemäß der Empfehlungen der WHO dar. Erklären Sie kurz das Stufenschema zur Schmerzbehandlung gemäß der WHO und zeichnen Sie es auf. Geben Sie bei jeder Behandlungsstufe beispielhaft einige Präparate an (➤ Tab. 3.26).

Ursprünglich hat die Weltgesundheitsorganisation (WHO) für die Therapie tumorbedingter Schmerzen ein Schema entwickelt, das aber auch bei der medikamentösen Behandlung anderer Schmerzformen Anwendung findet. Die WHO empfiehlt ein stufenweises Vorgehen, wobei sich die Therapie an der Schmerzintensität orientiert. Je nach Schmerzintensität verordnet der Arzt die der entsprechenden Stufe zugeordneten Medikamente, die den größten Wirkerfolg versprechen.

Tab. 3.26 WHO-Stufenschema zur medikamentösen Schmerztherapie

Stufe 1	**Nichtopioid-Analgetika** wie • ASS (Aspirin®) • NSAR (z. B. Indomethacin, Diclofenac, Ibuprofen) • Metamizol (Novalgin®) • Paracetamol (z. B. Benuron®)
Stufe 2	**Nichtopioid-Analgetika in Kombination mit niedrigpotenten Opioid-Analgetika** wie • Codein (codi OPT®) • Tilidin + Naloxon (Valoron® N; Tramadol)
Stufe 3	**Nichtopioid-Analgetika in Kombination mit hochpotenten Opioid-Analgetika** wie • Buprenorphin (Temgesic®), Pentazocin (Fortral®) • bei schweren chronischen Schmerzen: retardierte Opioide, z. B. retardiertes Morphin (MST Continus®) oder Tramadol (Tramal® long 100)

560. Nennen Sie die wichtigsten Verhaltensregeln im Umgang mit einem transdermalen Therapiesystem zur Schmerztherapie, hier mit Opioidpflastern.

Verhaltensregeln im Umgang mit einem transdermalen Therapiesystem:

- Vor und nach der Auftragung sind die Hände zu waschen.
- Die Hautstelle ist vor dem Auftragen lediglich mit Wasser zu reinigen; Waschsubstanzen, Öle, Lotionen o. Ä. sind zu vermeiden.
- Die Haut muss vor dem Aufkleben vollkommen trocken sein.
- Flache, gesunde und möglichst faltenfreie Hautstellen sind zum Aufkleben gut geeignet; nicht geeignet ist irritierte, bestrahlte oder behaarte Haut. Bei Bedarf Haare nur abschneiden, nicht mit einer Klinge rasieren.
- Die Klebeflächen des Pflasters dürfen nicht berührt werden.
- Schmerzpflaster können am Oberkörper, den Oberarmen, der oberen Rückenpartie oder unterhalb des Schlüsselbeins auf die Brust aufgeklebt werden.
- Das Pflaster muss mindestens 30 Sekunden mit der flachen Hand auf die Haut gedrückt werden.
- Das transdermale Pflaster wird alle 72 Stunden (bzw. Transtec® PRO alle 96 Stunden) immer zur gleichen Tageszeit gewechselt; beim Pflasterwechsel sind Tag und Uhrzeit auf Packung oder Pflaster zu notieren.
- Opioidpflaster sollten generell nicht zerschnitten werden.
- Die letzte Einnahme des peroralen Opioids erfolgt mit der ersten Pflasterapplikation.
- Beim Pflasterwechsel sollte jedes Mal eine andere Hautstelle ausgewählt werden – dieselbe Stelle frühestens nach 6 Tagen wieder bekleben.
- Baden, Duschen oder Schwimmen (nicht zu heiß) ist möglich.
- Intensive Sonnenbestrahlung und Wärmequellen wie Wärmewickel, elektrische Heizdecken, Wasserbetten, Hitzelampen, Wärmeflaschen, Sauna, heiße Whirlpoolbäder sollten vermieden werden.
- Der Gebrauch des Betäubungsmittels muss im Betäubungsmittelbuch und der Bewohnerakte exakt dokumentiert werden.
- Das Betäubungsmittel ist im extra gesicherten Betäubungsmittelschrank aufzubewahren – Opioide unterliegen dem Betäubungsmittelgesetz.

Nebenwirkungen von Opioiden:
- Müdigkeit (insbesondere zu Behandlungsbeginn)
- Eingeschränkte Reaktionsfähigkeit
- Übelkeit/Erbrechen (ggf. Gabe von Antiemetika erforderlich)
- Verdauungsprobleme (Obstipation)

Die meisten Begleiterscheinungen sind in der Regel vorübergehend. **Cave:** bei Überdosierung Atemdepression!

561. Auf welche Nebenwirkungen muss beim Einsatz von Opioiden geachtet werden?

- **Antidepressiva:** Diese Wirkstoffe werden nicht nur zur Behandlung depressiver Symptome eingesetzt, sondern auch zur Therapie von Schlaflosigkeit sowie kribbelnder und brennender Schmerzen. Sie hemmen im Rückenmark die zentrale Weiterleitung der Schmerzimpulse. Zu dieser Gruppe gehören u. a. Amitryptilin, Imipramin, Doxepin.
- **Antiepileptika:** Antiepileptika werden zur Lösung von Krampfanfällen (epileptischen Anfällen) eingesetzt. Doch wie die Antidepressiva wirken sie über eine Hemmung der zentralen Weiterleitung von Schmerzimpulsen und sind daher auch bei Tumorschmerzen wirksam. Wirkstoffe aus dieser Gruppe sind z. B. Carbamazepin und Phenytoin.

562. Da Frau Zilke immer wieder unter einer Post-Zoster-Neuralgie leidet, erhält sie zusätzlich zu einem Opioidpflaster noch eine analgetische Begleitmedikation in Form eines niedrig dosierten Antidepressivums. Beschreiben Sie kurz, welche Psychopharmaka als Koanalgetika in der Schmerzbehandlung eingesetzt werden und warum.

Da bei ca. 80 % aller Patienten, die mit Opioiden behandelt werden, eine Obstipation auftritt, die z. T. sehr hartnäckig zu behandeln ist, kommt den Maßnahmen der Obstipationsprophylaxe eine große Bedeutung zu. Die Betroffenen haben meist einen hohen Leidensdruck.

Medikamentöse Therapie der opioidbedingten Obstipation
- Zu Beginn: antiresorptiv wirkende Laxanzien, z. B. Laxoberal
- Falls nicht ausreichend, zusätzlich osmotisch wirkende Laxanzien, z. B. Movicol plus Laxoberal
- Falls nicht ausreichend, zusätzlich Gleitmittel, z. B. Glyzerin als Suppositorium plus Movicol plus Laxoberal
- Als Ergänzung Klistiere, Mikroklysmen und Suppositorien jederzeit möglich

Pflegerische und physiotherapeutische Maßnahmen zur Therapie der opioidbedingten Obstipation (Auswahl)
- Einläufe/Spüllösungen, z. B. Hebe-/Senkeinlauf, hoher Einlauf
- Wickel und Auflagen, z. B. Heilerdewickel, feuchte Wärme, trockene Wärme (z. B. Wärmflasche, Kernkissen)
- Manuelle Ausräumung
- Kolonmassage
- Mobilisation
- Ausreichende Flüssigkeitszufuhr
- Ballaststoffreiche Ernährung

Prophylaxe und Therapie bei Übelkeit

Die hartnäckigsten Nebenwirkungen einer Opioidtherapie sind Übelkeit und Obstipation. Bei der Übelkeit hat sich eine begleitende Gabe eines Antiemetikums als Prophylaktikum von Übelkeit und Erbrechen bewährt (z. B. Zofran).

563. Beschreiben Sie sinnvolle pflegerische und medikamentöse Maßnahmen zur Prophylaxe und Therapie von Obstipation und Übelkeit bei einer Opioidtherapie.

3

3.12.2 Rückenschmerzen

FALLBEISPIEL (FRAGEN 564–570)

„Fassen Sie mich bloß nicht an, ich halte das nicht aus, Sie brechen mir das Kreuz!" „Langsam wird es kritisch", denkt sich die Wohnbereichsleitung, als Herr Weiß sich wieder einmal nicht anfassen, geschweige denn drehen lassen will. 95 kg gestählte Muskelmasse bei einer Größe von 1,90 m inkl. eines Blasendauerkatheters und dazu ein eiserner Wille, das ist Herr Weiß. Herr Weiß war sein Leben lang begeisterter Bergsteiger, der sich gern im hochalpinen Gebirge mit steilen Felsen maß. Besonders stolz ist er auf seine schwierigen Klettertouren mit Freunden in den Dolomiten. Ein guter Ausgleich zu seinem eher langweiligen Beamtendasein.

Seit 3 Tagen liegt Herr Weiß nun steif wie ein Brett und flach in seinem Bett, fast noch genauso, wie er von den Sanitätern positioniert wurde. Erstaunlich, mit welcher Kunstfertigkeit er in dieser Position isst und trinkt. „Sich oberflächlich waschen" hat eine neue Bedeutung bekommen, denn Körperpflege ist nur an der sichtbaren Körperoberfläche möglich. Bis jetzt ist das Problem der Defäkation noch nicht aufgetreten, zum Glück, denn wie das zu bewerkstelligen wäre, ist noch ein ungelöstes Rätsel. Ebenso rätselhaft ist, wie Dekubitus-, Thrombose- und Pneumonieprophylaxe durchgeführt werden sollen!

Vor einem halben Jahr bekam Herr Weiß plötzlich starke Rückenprobleme. Sein linkes Bein war damals ziemlich in Mitleidenschaft gezogen. Er konnte kaum noch seinen linken Fuß heben, das gesamte linke Bein war beeinträchtigt. Und dann diese ziehenden und z. T. ins Bein einschießenden Schmerzen! Er kannte das schon von früher. Alljährlich passierte ihm das, meistens, wenn er sich schnell zur Seite drehte oder vom Boden etwas Schweres aufheben wollte. Ab und zu schoss ihm dann schon mal der Schmerz ins Bein. Im Normalfall kam er mit etwas Ruhe, den guten Spritzen und Tabletten seines Hausarztes und den wohltuenden Händen seines Krankengymnasten schnell wieder auf die Beine. Aber diesmal war es anders!

Völlig unerwartet wurde er von diesem Ereignis überrascht. Im Krankenhaus stellte man ein massives Bandscheibenproblem fest, daher wohl auch die Probleme mit dem linken Bein. Der Oberarzt riet ihm dringend zu einer Operation, in die er nicht ohne Zweifel einwilligte. Und recht sollte er behalten! Reha hier und Reha da, seine Schmerzen wurde er trotz Operation nicht mehr los. Jetzt „dokterte" man schon über ein Jahr an ihm herum mit dem Ergebnis, dass er vor Rückenschmerzen fast verrückt wurde und nicht mehr wusste, wie er sich jemals wieder bücken können sollte. Zu guter Letzt legte sich Herr Weiß eines Tages flach ins Bett und stand nicht mehr auf. Diagnostisch ist alles abgeklärt worden, es gibt „angeblich" keinen medizinischen Grund mehr, weshalb er so starke Schmerzen hat. Auch sein Hausarzt, der ihn im Altenheim weiterbetreut und Herrn Weiß schon Jahrzehnte kennt, ist ratlos.

564. Bei Herrn Weiß wurde ein Bandscheibenvorfall diagnostiziert. Definieren Sie die Begriffe Lumbago, Lumboischialgie, Lumboglutäalgie, Bandscheibenprolaps sowie Bandscheibenvorfall und beschreiben Sie, was man darunter versteht.

Lumbago

Die Lumbago ist im Volksmund auch unter dem Begriff Hexenschuss bekannt. Unter einem Hexenschuss versteht man plötzlich auftretende, heftige Schmerzen im Bereich der Lendenwirbelsäule. Es treten teilweise erhebliche Bewegungseinschränkungen vor allem beim Bücken oder Aufrichten auf, je nachdem, in welcher Situation der Hexenschuss „eingeschossen" ist. Begleitet werden die Bewegungseinschränkungen von heftigen stechenden und/oder ziehenden Schmerzen. Verursacht wird die Lumbago häufig durch eine Schädigung (z. B. Einriss) im Bereich der Bandscheibe. Die genauen Ursachen für eine Lumbago sollten vom Arzt geklärt werden.

Lumboischialgie

Bei einer Lumbago können die Schmerzen u. a. auch in benachbarte Bereiche ausstrahlen, z. B. ins Bein oder in den Gesäßmuskel. Treten im Rahmen einer Lumbago zusätzlich die beschriebenen Schmerzen im Bein auf, wird aus der Lumbago eine Lumboischialgie.

Lumboglutäalgie

Strahlen die Schmerzen bei einer Lumbago in den Gesäßmuskel aus, spricht man von einer Lumboglutäalgie.

Bandscheibenprolaps

- Unter einem Bandscheibenprolaps oder **Bandscheibenvorfall** versteht man die plötzliche oder langsam zunehmende Verschiebung oder den Austritt des Nucleus pulposus (Gallertkern der Bandscheibe) einer Bandscheibe nach hinten in den Rückenmarkskanal (Spinalkanal).
- Erfolgt die Verschiebung in seitlicher Richtung, kommt es zu einer Verschiebung in Richtung der Nervenwurzel und damit zu einem Druck auf den Spinalnerv (Rückenmarksnerv).
- Bevor es zu einem Bandscheibenvorfall kommt, entsteht meist als Erstes eine Vorwölbung (Protrusion), die schon zu entsprechenden Beschwerden führen kann.
- Reißt der Faserknorpelring (Anulus fibrosus) so stark ein, dass der Gallertkern nach außen tritt, spricht man von einem Bandscheibenvorfall (Bandscheibenprolaps).
- Durch den Druck des verlagerten Gallertkerns der Bandscheibe treten Schmerzen, Lähmungen und/oder Gefühlsstörungen in der betroffenen Extremität (bei Druck auf die Nervenwurzel oder auf das Rückenmark) auf.

565. Verdeutlichen Sie den Bandscheibenprolaps bzw. -vorfall anhand einer Zeichnung (➤ Abb. 3.5).

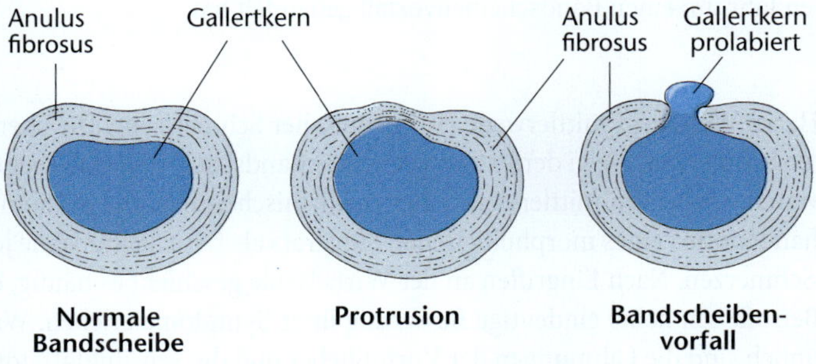

Abb. 3.5 Normale Bandscheibe, Bandscheibenprotrusion, Bandscheibenprolaps [L190]

566. Welche akute Komplikation macht eine Lumboischialgie oder einen Bandscheibenprolaps so gefährlich? Erläutern Sie die Gründe und die damit verbundenen Folgen.

Die Gefahr bei einer Lumboischialgie oder einem Bandscheibenvorfall liegt darin begründet, dass es zu dauerhaften Druckschädigungen am Spinalnerv oder sogar des Rückenmarks kommen kann. Dabei können die sensiblen und/oder die motorischen Nerven-/Rückenmarksteile betroffen sein. Die Schäden, die bei frühzeitiger Behebung des Drucks auf den Nerv oder das Rückenmark reversibel sind, können sich in Form von motorischen Beeinträchtigungen bis hin zur motorischen Lähmung und/sensiblen Ausfällen an der betroffenen Extremität äußern. Es gilt daher, die Therapie so frühzeitig wie möglich einzuleiten, um irreversible Schäden an Nerven oder Rückenmark zu verhindern.

567. Welche der genannten Symptome/Erkrankungen lassen sich im Fallbeispiel von Herrn Weiß wiederfinden? Geben Sie die jeweilige Erkrankung und die dazu passenden Ereignisse aus der Fallgeschichte an.

Rezidivierende Lumbago und Lumboischialgie

- „Vor einem halben Jahr hatte Herr Weiß plötzlich starke Rückenprobleme. Sein linkes Bein war damals ziemlich in Mitleidenschaft gezogen. Und dann diese ziehenden und z. T. ins Bein einschießenden Schmerzen!"
- „Er kannte das schon von früher. Alljährlich passierte ihm so etwas, meistens, wenn er sich schnell zur Seite drehte oder vom Boden etwas Schweres aufheben wollte. Ab und zu schoss ihm dann schon mal der Schmerz ins Bein."

Die angegebenen Symptome lassen die Annahme zu, dass Herr Weiß bereits mehrere Mal an einem Hexenschuss gelitten hat. Teilweise strahlten dabei die Schmerzen ins Bein aus, was auf eine Lumboischialgie hinweist.

Bandscheibenprolaps

- „Vor einem halben Jahr hatte Herr Weiß plötzlich starke Rückenprobleme. Sein linkes Bein war damals ziemlich in Mitleidenschaft gezogen. Er konnte kaum noch seinen linken Fuß heben, das gesamte linke Bein war beeinträchtigt. Und dann diese ziehenden und z. T. ins Bein einschießenden Schmerzen!"
- „Im Krankenhaus stellte man ein massives Bandscheibenproblem fest, daher wohl auch die Probleme mit seinem linken Bein. Der Oberarzt riet ihm dringend zu einer Operation."

Die im Fallbeispiel angegebenen Informationen über die Symptome (Lähmungserscheinungen und Sensibilitätsstörungen) sowie die Art der Behandlung lassen darauf schließen, dass es sich bei dem akuten Ereignis vor einem halben Jahr um einen Bandscheibenvorfall gehandelt hat.

568. Nachdem Herr Weiß zu Ihnen auf Station gekommen ist, kennen Sie seine gesamte Krankengeschichte. Sie wissen, dass er mittlerweile seit über einem halben Jahr täglich unter starken Schmerzen leidet, obwohl es medizinisch keinen Grund dafür gibt. Erklären Sie, wie sich die Schmerzwahrnehmung von Herrn Weiß seit seinem Bandscheibenvorfall bis jetzt und die Art seiner Schmerzen verändert haben.

Bei Herrn Weiß liegt mittlerweile ein chronischer Schmerz vor. Die ehemals akuten Schmerzen, die in der Pathologie seines Bandscheibenvorfalls begründet waren, entbehren mittlerweile einer medizinischen Ursache im Sinn des Vorhandenseins eines morphologischen Substrats als Ursache für seine jetzigen Schmerzen. Nach Eingriffen an der Wirbelsäule geschieht es häufig, dass die Betroffenen keine eindeutige Besserung ihrer Symptome erleben. Wahrscheinlich sind die Lähmungen der Vorfußheber und die Sensibilitätsstörungen zurückgegangen, aber die Schmerzen sind geblieben, sogar schlimmer geworden.

569. Was kann also passiert sein?

Jede Operation bedeutet eine Manipulation am Gewebe, das dadurch irritiert wird. Ferner kann nach einer Operation ggf. Narbengewebe entstehen. Beides kann zu Schmerzen führen.

Vor der Operation hat Herr Weiß im akuten Geschehen sicher reflektorisch zur Schmerzreduktion eine Schonhaltung eingenommen. Gerade wenn eine Lumbago häufiger auftritt, kann eine solche Schonhaltung schon automatisch in das natürliche „Haltungs- und Bewegungsrepertoire" aufgenommen werden. In der Folge solcher Schon- und Bewegungshaltungen entstehen oft Überlastungen und Überdehnungen in einzelnen Muskelbereichen, die zu einem sogenannten **myofaszialen Schmerzsyndrom** führen können. Hierbei handelt es sich um die typischerweise bei solchen Fehlbelastungen auftretenden Schmerzen der Muskeln, Sehnen und bindegewebigen Muskelhüllen, die z. T. auf einzelne hochschmerzhafte Triggerpunkte lokalisiert werden können. Betroffene Muskeln oder Muskelpartien sind dabei gut tastbar und fühlen sich verhärtet an.

Ein weiteres wichtiges Kriterium bei Herrn Weiß könnte sein, dass er dem Erfolg der Operation nicht traut. Er verbindet das Verschwinden der Nervenschädigungssymptome Lähmung und Sensibilitätsstörungen möglicherweise nicht mit einem Operationserfolg, weil die Schmerzen noch immer bestehen. Vielleicht glaubt er auch, dass die fehlende Bandscheibe zu statischen Problemen führt, weshalb eventuell auch krankengymnastische Übungen im Rahmen einer Rehabilitationsbehandlung nicht erfolgreich waren.

In der Folge hat sich sein psychischer Zustand vielleicht immer mehr verschlechtert, sodass seine Schmerzsymptomatik im aktuellen Zustand sicherlich auch deutlich psychisch überlagert ist. Dass er sich in gewisser Weise aufgegeben hat, zeigt sich auch an der Tatsache, dass er sich ins Bett gelegt hat und nun nichts einer Verbesserung seines Zustands beiträgt. Zu guter Letzt fördert das ständige Liegen den Teufelskreis der Schmerzen. Der menschliche Körper ist auf Bewegung ausgelegt. Ständiges Liegen fördert die Einschränkung der Bewegungsfähigkeit, setzt die Durchblutung der Muskeln und der Gewebe herab, verschlechtert die Stimmung und den Gemütszustand und führt über die Zunahme muskulärer Verspannungen zu erheblichen Schmerzen. **Bettlägerigkeit führt zwangsläufig zu Schmerzen.**

Informationssammlung (Beispiele)

- Wann sind bei Herrn Weiß die Schmerzen am stärksten?
- Welche Bewegungen, Haltungen, Positionierungen sind machbar, tolerabel, welche unter keinen Umständen?
- Wodurch lässt sich der Schmerz beeinflussen? (Schmerztagebuch, ➤ Frage 558)
- Was wünscht sich Herr Weiß?
- Gibt es Dinge, auf die er hinarbeiten könnte, die ihn motivieren?
- Was tut Herrn Weiß gut?
- Was stört ihn?
- Wie sieht seine Stimmung aus? Wie lässt sich diese verbessern?
- Zu wem hat er Vertrauen? Wer sollte sinnvollerweise seine Bezugsperson in der Pflege sein?
- Erhebung einer ausführlichen Biografie

Wenn die Informationssammlung abgeschlossen ist, sollten die dort erhobenen Informationen individuell für Herrn Weiß genutzt werden. Es können

570. Überlegen Sie, wie ein sinnvolles Schmerzmanagement bei Herrn Weiß aussehen könnte. Zeigen Sie das prozesshafte Vorgehen, machen Sie hierzu konkrete Vorschläge und begründen Sie diese. Schenken Sie dabei den Fähigkeiten und Ressourcen besondere Beachtung.

daraus Fähigkeiten, Ressourcen, Probleme sowie pflegerische Maßnahmen und die weiteren Schritte abgeleitet werden.

Formulierung der Probleme

In der aktuellen Situation ist Herr Weiß einer Reihe von Risiken und Gefährdungen ausgesetzt, die es anzugehen gilt. So hat er ein hohes Risiko für die Entwicklung eines Dekubitus, einer Thrombose, einer Pneumonie, einer Obstipation, einer Osteoporose sowie von Kontrakturen und natürlich besteht die Gefahr einer Schmerzverstärkung und einer Depression.

Fähigkeiten und Ressourcen

- Besondere Beachtung sollte man der Tatsache schenken, dass Herr Weiß sein Leben lang begeisterter Bergsteiger war.
- Bewegung, Natur und Anstrengung war für Herrn Weiß hierbei ein zentraler Punkt.
- Er hat gelernt, dass man sich langsam hocharbeiten muss, dass Erfolge von ausdauerndem Training abhängig sind und der Körper in einem ausgewogenen Verhältnis Anstrengung und Ruhephasen benötigt.
- Aber auch die Überwindung des „inneren Schweinehunds" kennzeichnet einen hochalpinen Bergsteiger.
- Als Bergsteiger war er gewohnt, sich in schwierigen Kletterpartien auf sich selbst zu verlassen, aber auch sich auf andere verlassen zu können.
- Der Berg hat ihn gelehrt, dass manchmal nur ein starker Wille die Füße weiterträgt.
- Dies alles ist unschätzbares individuelles Potenzial!

Pflegerische Ziele für Herrn Weiß

Herr Weiß befindet sich in einer Phase, in der er bisher nicht sehr kooperativ war. In dieser Situation ist es wichtig, die pflegerischen Schritte so klein zu halten, dass sie auch von Herrn Weiß toleriert und ggf. akzeptiert werden können. Der beste Maßnahmenplan nützt nichts, wenn er sich nicht umsetzen lässt. Im Vordergrund steht die Mobilisierung! Um diese zu erreichen, müssen verschiedene Ziele vorgeschaltet werden:

- Erhöhung des Wohlbefindens von Herrn Weiß
- Vertrauensvolles Pflege- und Lebensumfeld für Herrn Weiß schaffen
- Aktivierung der Sinne zur besseren Teilhabe am Alltag
- Herrn Weiß bei der Bewältigung und Annahme seiner Situation und seiner Schmerzen unterstützen

Maßnahmen (Beispiele)

Herrn Weiß bei der Festlegung der Maßnahmen immer im Vorfeld mit einbeziehen.

- Optimales Schmerzmanagement
- Nicht medikamentöse Maßnahmen zur Schmerzlinderung wie Wärmeanwendungen, Massage, Ablenkung, geleitete Imagination, Musik zur Entspannung
- Gespräch mit dem behandelnden Arzt und Herrn Weiß über die möglichen medikamentösen, krankengymnastischen und psychologischen Optionen zur Unterstützung bei der Schmerzbekämpfung
- Einleitung entsprechender Behandlungsoptionen
- Beginn der Mobilisation mit Mikropositionierungen; weitergehende Mobilisierungsschritte mit zunehmender Toleranz seitens Herrn Weiß

- Kleinere Bewegungsübungen im Bett; eventuell vorherige Lockerung der Muskulatur durch Vibration oder Schaukeln
- Entlastung einzelner Körperpartien durch Einsatz einer „schiefen Ebene" (Decke über die gesamte Bettbreite unter die Matratze)
- Herrn Weiß belebende/beruhigende Waschungen anbieten
- Maßnahmen aus der Basalen Stimulation® (➤ 3.4.2) bei Herrn Weiß anwenden, um seine Sinne zu aktivieren (hier bieten sich Anregungen und Aktivitäten mit Bezug zu seiner Vorliebe „Bergsteigen" an)
- Mit Herrn Weiß tagesstrukturierende Aktivitäten besprechen, die er zu Beginn noch im Bett, später außerhalb machen kann

Durchführung der Maßnahmen

Bei der Durchführung der Maßnahmen sollte sensibel jegliche Art von Veränderung wahrgenommen und dokumentiert werden.

- Positive Entwicklungen unbedingt verstärken
- Ursachenforschung bei negativer Entwicklung

Evaluation

Jede Maßnahme muss zeitnah evaluiert und ggf. angepasst werden.

3

3.13 Pflege alter Menschen in existenziellen Krisensituationen

FALLBEISPIEL (FRAGEN 571–578)

Wäre sie nur einer dieser weisen alten Ureinwohner Australiens. Sie wüsste, wie es geht, vielleicht auch wie es sich anfühlt. Von Kindheit an hätte man sie als Aborigine begleitet und eingewiesen, der göttlichen, ewigen Einheit nahe zu sein. Man hätte sie gelehrt, am Ende des Lebens den Zeitpunkt für den Übertritt in die Ewigkeit selbst zu bestimmen, und ihr Techniken anvertraut, die es ihr ermöglichen würden, die Reise anzutreten. Die anderen hätten sie umarmt, ihr Glück gewünscht, und in Frieden wären sie voneinander geschieden. Jeder wissend, sich in der jenseitigen Welt wieder in Liebe und Frieden zu begegnen.

So aber war sie auf erbärmliche Weise darauf angewiesen, alle nur möglichen Medikamente zu horten, und sie konnte ein stattliches Depot verschiedenster Arzneimittel anlegen. Viele hatte ihr der Arzt verordnet, Mittel gegen das schwache Herz, Beruhigungsmittel wegen der Schlafstörungen und Depressionen. Im Laufe der Jahre kam auch ein ganzes Arsenal an Schmerzmitteln hinzu.

Aber eins würde sie wie die Aborigines tun. **Sie würde wenigstens den Tag selbst wählen!**

571. Welche intrapersonellen Annahmen liegen einem möglichen Suizid zugrunde?

Intrapersonelle Annahmen eines Suizids:

- Die Selbsttötung ist eine Strategie, um Probleme zu lösen, die ein Mensch anwendet, wenn er meint, die Probleme nicht mehr anders lösen zu können.
- Somit liegt dem Suizid immer ein Problem zugrunde.
- Meist hat sich der Betreffende Gedanken gemacht, wie er sein Problem lösen kann, aber keinen anderen Lösungsansatz gefunden.

572. Was versteht man unter dem Begriff Bilanzsuizid?

Liegt dem Suizid nicht ein verzweifelter Moment zugrunde, der sich aus einer aktuellen schweren Lebenskrise entwickelte oder als Hilfeschrei initiiert war, sondern geschieht er als Konsequenz einer längeren Abwägung seines Lebens, so spricht man von Bilanzsuizid. Ein Bilanzsuizid wird oft lange und konsequent geplant.

573. Was versteht man unter dem Begriff Parasuizid?

Wird eine Selbsttötung so angelegt, dass sie nicht klappen kann und somit einen Hilferuf darstellt, spricht man von Parasuizid.

3

574. Erklären Sie, welche Risikofaktoren für die Suizidalität im Alter gehäuft auftreten.

Psychiatrische Erkrankungen
- Depressionen
- Wahnerkrankungen
- Beginnende Demenzerkrankungen
- Besonders die Depression geht immer mit einem hohen Suizidrisiko einher

Chronische körperliche Erkrankungen
- Besonders Krebserkrankungen und Schmerzerkrankungen
- Sämtliche Erkrankungen, die den Betroffenen in seiner Alltagskompetenz erheblich einschränken und abhängig von anderen machen, insbesondere wenn der Betroffene Autonomie und Freiheit als oberste Maxime ansieht

Soziale Isolation/Vereinsamung
- Nach Verlust von Angehörigen; wenn Kinder aus dem Haus sind und sich nicht mehr um die Eltern kümmern; wenn Freunde, Bekannte, Nachbarn sich zurückgezogen haben, oder körperliche Einschränkungen den Menschen zum Rückzug in die eigenen vier Wände zwingen und keine Möglichkeit der Kontaktaufnahme mehr besteht
- Umzug in ein neues Lebensumfeld ohne soziale Einbindung in die neue Umgebung

Abhängigkeit
- Alkohol- und Medikamentenabusus

Krisensituationen
- Umzug in ein Pflegeheim
- Verlust von nahen Angehörigen, finanzielle Verluste, Unfälle etc.

Hohes Autoaggressionspotenzial
- Beispielsweise bei hirnorganischen Veränderungen

Vorangegangener Suizidversuch
- Bei Menschen, die bereits einen Suizidversuch unternommen haben, ist das Risiko für einen erneuten Versuch im ersten Jahr danach um ein Vielfaches erhöht

575. Beschreiben Sie den Verlauf eines präsuizidalen Syndroms.

Zunehmende Einengung der Sichtweise

Diese Einengung geschieht auf mehreren Ebenen. Die Lebensthemen werden auf einige wenige Themen reduziert, die dann noch die einzigen zentralen Themen im Leben sind und existenzielle Bedeutung im negativen Sinn erlangen. Soziale Kontakte werden abgebrochen, Werte werden infrage gestellt, die Sinnfrage verworfen, das Selbstwertgefühl reduziert.

Aggressionsstauung und Aggressionsumkehr

Der Betroffene erfährt einen Aggressionsstau, da er niemanden hat, an dem er seine Aggression auslassen oder dem er die Schuld für sein Schicksal geben kann. Deshalb wendet er die Aggression gegen sich selbst.

Suizidfantasien

In dieser Phase denkt der Mensch konkret nach, wie er sich das Leben nehmen könnte, wie er seine Tat arrangiert. Suizidgedanken können, müssen aber nicht verbal geäußert werden. Es ist nicht zwangsläufig erkennbar, ob jemand über einen Suizid nachdenkt oder nicht. Manchmal deuten allerdings bestimmte Handlungen auf Suizidgedanken hin.

576. Das Erkennen von Verhaltensweisen, die auf ein präsuizidales Syndrom schließen lassen, ist für Altenpflegekräfte von besonderer Bedeutung. Geben Sie einige Beispiele für Verhaltensweisen von Bewohnern und ordnen Sie diese den entsprechenden Phasen zu.

Zunehmende Einengung der Sichtweise
- Vernachlässigung sonst bevorzugter Tätigkeiten wie z. B. Fernsehen
- Distanziert sich von Mitbewohnern, isoliert sich zunehmend
- Keine Aktivität mehr aus eigenem Antrieb, Stimmung wird schlechter
- Lässt sich vom Tagesgeschehen nicht mehr motivieren, fokussiert sich ausschließlich auf ein problembeladenes Thema
- Grübelt den ganzen Tag vor sich hin
- Weitere Anzeichen

Aggressionsstauung und Aggressionsumkehr
- Der Bewohner verweigert Essen und Trinken.
- Er bricht die angesetzte Therapie ab, nimmt die verordneten Medikamente nicht.
- Er lässt sich körperlich verwahrlosen.
- Er reißt sich den Dauerkatheter heraus, verletzt sich selbst, schlägt z. B. mit dem Kopf auf die Tischkante.
- Er äußert sich negativ über sich selbst, bezeichnet sich z. B. als nicht liebenswert, Abschaum etc.

Suizidfantasien/Planung des Suizids
- Suizidabsichten werden konkret ausgesprochen oder auch indirekt formuliert: „Es wird eh nicht mehr lange dauern!"
- Medikamente werden gehortet.
- Die Wohnung wird in ungewöhnlicher Weise aufgeräumt, der Nachlass geregelt, ein Testament verfasst, Gegenstände werden verschenkt.
- Vernachlässigte Freundschaften werden wiederaufgenommen, um sich von den Freunden zu verabschieden.

577. Worin unterscheidet sich eine Depression von einer natürlichen Trauerphase?

Depression
- Die Depression ist eine krankhaft niedergedrückte Stimmung, die über mindestens 6 Wochen andauert.
- Sie muss mindestens zwei dauerhafte Hauptsymptome aufweisen:
  - Antriebsverlust
  - Niedergedrückte Stimmung

- Verlust von Interesse und Freude
- Daneben müssen mindestens noch zwei Nebensymptome vorhanden sein:
  - Schlaflosigkeit
  - Appetitlosigkeit
  - Suizidgedanken
  - Müdigkeit
- Typischerweise sind die Antriebslosigkeit und die niedergedrückte Stimmung am Morgen intensiver als am Abend („Morgentief").
- Der Betroffene kann ohne Hilfe von außen seinen Zustand nicht mehr beeinflussen.
- Eine Depression kann ohne äußeres Ereignis auftreten.
- Sie darf nicht verwechselt werden mit einer vorübergehenden depressiven Stimmung, die eine normale Verarbeitungsreaktion auf ein Ereignis ist.

Trauer

Die Trauer ist die natürliche psychische Verarbeitungsreaktion eines Menschen auf ein einschneidendes Ereignis, insbesondere auf einen Verlust. Der Verlust kann benannt und präzisiert werden. Die Trauerarbeit unterliegt in der Regel bestimmten Phasen, innerhalb derer es ebenfalls zu niedergedrückter Stimmung kommt. Im Gegensatz zur Depression werden jedoch hier Gefühle gelebt und ausagiert.

578. Nennen Sie möglichst viele präventive Maßnahmen in Altenheimen, um das Risiko für Suizidalität zu verringern.

Präventive Maßnahmen zur Reduzierung eines Suizidrisikos:

- Schaffung von Vertrauen zwischen dem alten Menschen und der Bezugspflegekraft
- Allgemeine Herstellung einer vertrauensvollen Situation durch Validation® (➤ Frage 388–389)
- Bei Krisensituationen und im Allgemeinen Zeit für Gespräche anbieten
- Aktives Zuhören
- Förderung der Alltagskompetenzen der Bewohner
- Wertschätzende Haltung dem Bewohner gegenüber
- Kennenlernen der Wertehaltung des Bewohners
- Vermeidung von Isolation durch Einbindung in das Leben im Wohnbereich, Teilnahme an Gruppenaktivitäten ermöglichen
- Zeit und Raum für eine individuelle Rückzugsmöglichkeit anbieten (gerade bei Doppelzimmern)
- Zonen der Ruhe, Stille und Besinnung schaffen
- Unterstützung bei der Schaffung von neuen Kontakten, z. B. durch ehrenamtlichen Betreuer, Besuchsdienst
- Förderung der Angehörigenarbeit und Einbindung von Bekannten der Bewohner, z. B. bei Festen
- Patenschaften anregen und fördern, z. B. von Mitgliedern der örtlichen Kirchengemeinde und einzelnen alten Menschen
- Musik-, bewegungs- und ergotherapeutische Angebote anstreben
- Religiöse Angebote machen (Kirchgang ermöglichen) und Kontakte zu Seelsorgern herstellen
- Einrichtung eines Tierbesuchsdienstes; Förderung des Kontakts mit Haustieren

- Größtmögliche Bewegungsfreiheit dem Bewohner bieten und diese fördern
- Suizidhinweise des alten Menschen ernst nehmen und offen ansprechen
- Sensibilisierung des Pflegepersonals für das Thema
- Supervisionen als Forum für die Pflegekräfte anbieten

3.14 Pflege von Menschen mit Demenz und gerontopsychiatrischen Veränderungen

3.14.1 Wahnerkrankung

FALLBEISPIEL (FRAGEN 579–583)

Peter Jongens liebte sein Leben, seine Familie, seine Frau und sein Haus. Seit seine Frau tot ist und die beiden Söhne in der 50 km entfernten Stadt ihr eigenes Leben führen und meistens nur zu den Feiertagen zu ihm kommen, lebt er allein in seinem schönen Haus mit Garten. Sein einziger treuer Genosse ist der Hund Oscar, der seit 12 Jahren zur Familie gehört. Oscar kam zu ihnen, als seine Frau damals meinte, er müsse nach seiner Pensionierung aus dem Postdienst wieder eine Aufgabe haben und unter Leute kommen. Na ja, ein großer Vereinsmensch ist er noch nie gewesen. Die Geborgenheit in seinem häuslichen Umfeld und seiner Familie genügte ihm. Er muss Menschen schon eine lange Zeit kennen, bevor er „warm" mit ihnen wird. Am liebsten ist er mit Oscar allein. Oscar ist es auch egal, wenn er mal etwas vergisst. Zurzeit sucht er häufig seine Schlüssel. Auch seine Geldbörse muss er oft suchen. Wenn er sie dann findet, fehlt meist Geld darin. Mittlerweile versteckt er schon seine Pension an verschiedenen Stellen im Haus. Er ist sicher, dass er bestohlen wird. Sein Nachbar, der ihm immer die Zeitungen aus dem Dorf mitbringt, ist ein komischer Kerl. Herr Jongens kennt ihn zwar schon lange, aber er ist sicher, dass sein Nachbar Frieder es nur auf sein Geld abgesehen hat. Wenn er mit ihm an der Tür steht, hat Herr Jongens immer das Gefühl, Frieder versucht, so gut wie möglich in sein Wohnzimmer zu schauen, wo Herr Jongens sein Geld versteckt hat. Deshalb öffnet er die Tür immer nur einen Spalt, wenn Frieder kommt. Meistens beschimpft er Frieder lauthals und beschuldigt ihn des Diebstahls. Ihm ist egal, was die Nachbarn von ihm denken. Sollen sie doch denken, was sie wollen, aber er lässt sich nicht zum Narren halten und schon gar nicht bestehlen. Außerdem ist ihm klar, dass alle über ihn reden und ihn beobachten. Gestern war er im Dorf beim Bäcker. Er hat sofort gemerkt, dass die Leute in der Bäckerei über ihn geredet haben, als er den Laden betrat. Wie sie schon die Köpfe nach ihm drehten und ihn so heuchlerisch anlächelten! Aber er ist nicht darauf reingefallen. Und dann sprachen sie auch noch extra leise, obwohl sie doch wissen, dass er schlecht hört. Aber das machen sie alle mit Absicht.

„Schönen Tag, Herr Jongens, es freut mich, Sie wieder mal zu sehen. Wie geht es Ihnen? Übrigens, Herr Jaspers von der Bank hat angerufen, dass Sie Ihre Brille liegen gelassen haben. Er hat sie für Sie am Schalter deponiert. Was darf's denn sein?", fragte Elsbeth, die Bäckersfrau. „Was für ein neugieriges Weib", dachte Peter Jongens. „Woher weiß sie nur, dass ich meine Pension von der Bank abgeholt habe? Das hat ihr bestimmt der Jaspers erzählt. Unverschämt! Hier weiß jeder alles über mich! Ich muss schnell nach Hause, mein ganzes Geld verstecken und die Vorhänge zuziehen!" Ohne etwas zu sagen, verlässt Peter Jongens die Bäckerei. „Was war mit dem denn los?", fragt Elsbeth. „Der Peter hat den Laden so schnell verlassen, als wäre der Teufel hinter ihm her! Er ist schon ganz schön sonderbar geworden. Ich ruf mal seinen Sohn an, damit er nach ihm schaut!"

Peter Jongens kommt aufgeregt und außer Atem bei sich zu Hause an. Er öffnet die Haustür und ruft seinen Hund Oscar. Aber Oscar kommt nicht. Herr Jongens geht ins Wohnzimmer und will gerade sein Geld im Schrank verstecken, da sieht er Oscar hechelnd auf der Seite neben dem Sofa liegen. Erschreckt geht er zu ihm. „Ich hab's gewusst, dass die uns beiden etwas antun wollen. Erst Oscar und dann ich! Die wollen mich warnen, aber ihr kriegt mich nicht!", schreit Peter Jongens und läuft zur Haustür, um sie zu verriegeln, und lässt dann die Jalousien im ganzen Haus herab. Jetzt sitzt er im Dunkeln neben dem Wohnzimmerfenster und schaut durch einen kleinen Schlitz, durch den das einzige Licht ins Zimmer fällt, nach draußen. Er ruft die Polizei an und zeigt seinen Nachbarn an.

Am nächsten Tag kommt Rüdiger, der älteste Sohn, aus Stuttgart zu seinem Vater, den er in einem absolut desolaten, verwirrten und ängstlichen Zustand auffindet. Es sieht aus, als hätte er die ganze Nacht nicht geschlafen. Oscar liegt tot im Wohnzimmer. Außer dass Peter Jongens ständig wiederholt, man wolle ihn bestehlen und Oscar habe man auch schon umgebracht, erfährt Rüdiger nichts weiter. Er ist absolut besorgt und ruft die Hausärztin an, bei der sein Vater jetzt schon seit ca. 3 Jahren wegen seiner zunehmenden Vergesslichkeit in Behandlung ist. Bereits nach 30 Minuten ist die Hausärztin da. Nach einem Gespräch mit Peter Jongens spricht sie mit dem Sohn und erklärt ihm, dass sein Vater in dem jetzigen Zustand nicht alleine gelassen werden kann. Er zeige im Moment im Rahmen seiner beginnenden Demenz eine zunehmende Wahnneigung. Sie vertraue Rüdiger, da er selbst als ausgebildeter Krankenpfleger die erste Betreuung seines Vaters übernehmen könne. Wenn er nicht bleiben könne, müsse sie Herrn Jongens in ein Krankenhaus einweisen. Rüdiger sagt zu, bis auf Weiteres bei seinem Vater zu bleiben. Als Psychiatriepfleger kennt er die Symptome von Wahnerkrankungen und weiß, was sie für den Betroffenen und seine Umgebung bedeuten. Die Hausärztin will am nächsten Morgen gleich in der Früh wiederkommen.

579. Welche Wahnthemen kann Rüdiger bei seinem Vater finden und was versteht man allgemein unter Wahn? Beschreiben Sie diese Wahnthemen und belegen Sie sie mit Beispielen aus dem Verhalten von Herrn Jongens.

Wahnthemen, die bei Herrn Jongens auftreten, sind der Beeinträchtigungswahn und der Verfolgungswahn. Typisch für ein Wahnerlebnis ist eine Fehlbeurteilung der Realität. Real geschehende Dinge werden inhaltlich fehlgedeutet. Der Betroffene besitzt zudem eine unabänderliche Gewissheit, dass seine Interpretation eines realen Geschehens unumstößlich richtig ist. Noch so gute und richtige Argumente für die Fehleinschätzung seitens des Betroffenen können diesen nicht vom Gegenteil überzeugen. Eine wahnhafte Entwicklung kann als Begleitsymptom einer anderen Erkrankung oder in Form eines isolierten Wahns als eigenständige Erkrankung auftreten.

Das bei Herrn Jongens vorliegende Wahnerleben zeigt sich an folgenden Verhaltensweisen und Äußerungen:

- **Beeinträchtigungswahn:** Er glaubt, man wolle ihm und seinem Hund etwas antun. Beispiel: „Ich hab's gewusst, dass die uns beiden etwas antun wollen. Erst Oscar und dann ich! Die wollen mich warnen, aber ihr kriegt mich nicht!"
- **Verfolgungswahn:** Er glaubt, dass ihn z. B. sein Nachbar, die Bäckersfrau oder der Bankangestellte verfolgen und beobachten. Er ist überzeugt, alle seine Schritte und Handlungen werden beobachtet. Beispiele: „Außerdem ist ihm klar, dass alle über ihn reden und ihn beobachten. Gestern war er im Dorf beim Bäcker. Er hat sofort gemerkt, dass die Leute in der Bäckerei über ihn geredet haben, als er den Laden betrat. Wie sie schon die Köpfe nach ihm drehten und ihn so heuchlerisch anlächelten! Aber er ist nicht

darauf reingefallen. Und dann sprachen sie auch noch extra leise, obwohl sie doch wissen, dass er schlecht hört. Aber das machen sie alle mit Absicht. [...] Woher weiß sie nur, dass ich meine Pension von der Bank abgeholt habe? Das hat ihr bestimmt der Jaspers erzählt. Unverschämt! Hier weiß jeder alles über mich!"

- **Bestehlungswahn:** Er versteckt sein Geld aus Angst, bestohlen zu werden. Beispiel: Er ist sicher, dass er bestohlen wird. Sein Nachbar, der ihm immer die Zeitungen aus dem Dorf mitbringt, ist ein komischer Kerl. Herr Jongens kennt ihn zwar schon lange, aber er ist sicher, dass sein Nachbar Frieder es nur auf sein Geld abgesehen hat. Wenn er mit ihm an der Tür steht, hat Herr Jongens immer das Gefühl, Frieder versucht, so gut wie möglich in sein Wohnzimmer zu schauen, wo Herr Jongens sein Geld versteckt hat.

3

580. Wie erklären Sie sich aus der Biografie von Herrn Jongens, dass er gerade die von Ihnen beschriebenen Wahnthemen entwickelt hat? Welche Funktion könnte der Wahn für ihn besitzen?

Seiner Biografie sind einige wesentliche Aspekte zu entnehmen:

- Herr Jongens war nie ein sehr geselliger Typ.
- Seine Hauptkontakte beschränkten sich auf seine Arbeitskollegen, seine Frau und seine Kinder.
- Im Ruhestand scheint sein Hauptansprechpartner sein Hund zu sein.
- Rückschauend wurden Herrn Jongens durch den Tod seiner Frau und den Wegzug seiner Kinder die wesentlichen Sozialkontakte genommen, seine Kontakte konzentrieren sich nun auf wenige Besuche seiner Kinder und den Kontakt zu seinem Nachbarn, der ihm die Zeitung bringt.
- Er projiziert seinen Wunsch nach Sozialkontakten auf seinen Hund Oscar, der ihm seine soziale Isolation erträglich macht; aber scheinbar reicht ihm dieser Kontakt zu seinem tierischen Freund doch nicht aus – in seinem Unterbewusstsein wünscht er sich Kontakte, weiß aber aufgrund seiner im Kontakt zu anderen Menschen eher distanzierten Art nicht, wie er es anstellen soll.
- Er empfindet den Mangel an Sozialkontakten und den Wegfall seiner häuslichen Geborgenheit im Kreis seiner Familie zunehmend als stressbelastete Situation, die ihm nicht behagt und ihm vielleicht sogar Angst macht. Eine mögliche „Überlebensstrategie", um unter Bewahrung seiner eigenen Identität einen „neuen Kontakt" zu seiner Umwelt herzustellen, liegt für ihn im Ausstieg aus der sozialen Realität hin zu einem wahnhaften Erleben (konkret: zu einem Beeinträchtigungs- und Beziehungswahn).
- Für ihn als einen eher vorsichtigen, ja sogar misstrauischen Menschen bieten diese beiden Wahnthemen die Öffnung einer neuen Kontaktschiene zu seiner Umwelt, die es ihm ermöglicht, den bedrohlichen Aussichten und Ängsten einer sozialen Isolation entgegenzuwirken. Er hat mit einem Mal, wenn auch eingebildet, Kontakt zu seiner Umwelt.
- Es ist zwar kein netter Kontakt, aber immerhin eine Kommunikationsmöglichkeit. Das wahnhafte Verarbeiten bietet Herrn Jongens die Chance, vorhandene Defizite in seinen Sozialkontakten auszugleichen; der Wahn ist sein Überlebensmechanismus als Gegenantwort auf soziale Isolierung.
- Das Entstehen des Bestehlungswahns könnte auch noch andere Wurzeln haben. Hier spielt möglicherweise sein nachlassendes Gedächtnis eine

Rolle. Herr Jongens ist ja bereits seit einiger Zeit wegen „zunehmender Vergesslichkeit" in ärztlicher Behandlung. Vor allem alte Menschen, die immer vergesslicher werden, versuchen oft, einen Schuldigen dafür zu finden, wenn Sachen von ihnen selbst verlegt oder verräumt wurden. Die Tatsache für sich zu akzeptieren, dass man ein Stück seiner geistigen Fähigkeit verliert, ist für die meisten Menschen schwer zu verkraften.

- Eine Bewältigungsstrategie hierbei ist das Beschuldigen anderer. Es lenkt von den eigenen Problemen und angstbesetzten Gedanken ab und bietet quasi einen „Nebenschauplatz", auf dem die Ursachen für das Entstehen eigener geistiger Defizite durch die genannte unbewusste Strategie ignoriert werden. Diese inhaltliche Fehlbeurteilung kann sich als Denkmuster in einem Wahn manifestieren.

581. Diskutieren Sie die Frage, ob das wahnhafte Erleben von Herrn Jongens eine Verbindung zu seiner Schwerhörigkeit hat.

Schwerhörigkeit kann ein verstärkender Faktor im Rahmen einer Disposition zur wahnhaften Verarbeitung darstellen. Gerade das Nicht-hören-Können stellt für Betroffene ein großes Handikap dar und führt oft zu einer sozialen Isolation, die schwer zu durchbrechen ist, da das Hören ein elementarer Faktor für die zwischenmenschliche Kommunikation ist.

Schwerhörige Menschen benötigen sehr viel Kraft und Konzentration, um mit dem verbleibenden Gehör die wichtigen Informationen eines Gesprächs oder einer Unterhaltung aufzunehmen. Sie leben ständig mit Befürchtungen und Ängsten, dass ihnen wichtige Gesprächsinhalte entgehen bzw. sie auf Fragen nicht adäquat antworten. Auch hier spielt die oft empfundene Scham des Zugebens einer Sinneseinschränkung gegenüber der Umwelt eine große Rolle für eine wahnhafte Verarbeitung. Betroffene fühlen sich daher häufig beobachtet und haben Angst, man spreche über sie und ihre Einschränkung. Jeder ernste Blick kann dann schnell fehlgedeutet werden. Auch in diesem Fall kann es zu einem wahnhaften Erleben kommen. Insofern kann die Schwerhörigkeit von Herrn Jongens noch zu einer Verstärkung des Verfolgungswahns beitragen.

582. In welcher Art sollte Rüdiger seinem Vater jetzt begegnen? Beschreiben Sie, wie sich Rüdiger sinnvollerweise verhalten könnte.

Das wahnhafte Verhalten von Herrn Jongens ist sicherlich z. T. als eine Art Hilfeschrei zu verstehen. Peter Jongens ist einsam und verliert sein Gedächtnis. Grundsätzlich bekommt er aber seinen Alltag, wenn auch mit der inhaltlichen Verkennung und Fehlinterpretationen im Rahmen seines Wahngeschehens, weitgehend geregelt. Die Situation hat sich jedoch im Moment zugespitzt.

Es geht jetzt darum, für Herrn Jongens eine Art individueller Ursachenbekämpfung für die Wahnentstehung herauszufinden. Da Herr Jongens seine Familie vermisst, kann es hilfreich sein, dass sein Sohn momentan bei ihm bleibt. Bereits die bloße Anwesenheit seines Sohns kann ihm ein Stück verloren gegangene Sicherheit und Geborgenheit zurückgeben. Wichtig hierbei ist, die richtige Balance zwischen notwendiger Distanz und ertragbarer Nähe in der Beziehung von Vater und Sohn zu finden. Rüdiger sollte versuchen, sich ein Bild vom Lebensalltag seines Vaters zu verschaffen, um Möglichkeiten zu erkennen, wie sein Vater langsam und behutsam Sozialkontakte aufbauen könnte.

Vorwürfe und der Versuch, die Wahngedanken realistisch „zurechtzurücken", müssen unter allen Umständen unterlassen werden. Ein solcher Versuch wäre zum Scheitern verurteilt, da ein Kennzeichen des Wahns die unumstößliche Gewissheit über dessen Richtigkeit ist. Im Gegenteil könnten solche Versuche sicher dazu führen, dass Herr Jongens seinen Sohn als „Mitbeteiligten" in seinen Wahn mit einbaut. Damit wäre der Aufbau einer tragfähigen Beziehung zwischen Vater und Sohn nicht mehr möglich. Von sich aus sollte Rüdiger den Wahn seines Vaters nicht ansprechen. Falls sein Vater damit anfängt, sollte Rüdiger versuchen, validierend auf die Emotionen einzugehen, die der Wahn in seinem Vater auslöst.

Das Aufgreifen des Wahninhalts im Gespräch sollte vermieden werden. Vielmehr sollte Rüdiger versuchen, einen normalen Alltag mit seinem Vater zu gestalten und jene Bereiche bei seinem zu Vater stärken, die ihm Sicherheit und Vertrauen geben können. Eine erlebte und gelebte Normalität im Alltag kann auf die Betroffenen stabilisierend wirken. Auch sollte Rüdiger versuchen, zusammen mit seinem Vater eine gewisse Tagesstruktur aufzubauen, die ihn ebenfalls von der Fixierung auf seinen Wahn ablenken könnte. Schön wäre es hier, Aktivitäten aufzubauen, die eine Pflege von Sozialkontakten in einem für Herrn Jongens verkraftbaren Maß beinhalten.

Da Rüdiger sicher nicht die nächsten Jahre bei seinem Vater verbringen möchte, wäre es notwendig, eventuell zusammen mit der Hausärztin und einer Sozialstation, mit Selbsthilfegruppen oder auch Nachbarn ein soziales Netz für Herrn Jongens aufzubauen, das tragfähig ist, ohne zu stark zu fordern und zu viel Nähe notwendig zu machen. Es müsste ihm das Gefühl eines gewissen „Aufgehobenseins" vermitteln können. Am besten eignen sich hierzu professionelle und unterstützende private Kontakte. Gelingt dies, kann Herr Jongens noch lange selbstständig zu Hause leben.

583. Am nächsten Morgen kommt die Hausärztin wieder vorbei. Rüdiger will von ihr wissen, warum sie gestern keine Medikamente verordnet habe. Können Sie sich Gründe vorstellen, die gegen die Gabe von Medikamenten wie Neuroleptika oder Benzodiazepinen sprechen, die in bestimmten Situationen bei Wahn eingesetzt werden?

Unter Berücksichtigung der möglichen Neben- und Wechselwirkungen von Psychopharmaka sind immer Nutzen und Risiken einer Behandlung mit Psychopharmaka gegeneinander abzuwägen. Die Medikamente der Wahl bei Wahnerkrankungen sind hochpotente **Neuroleptika.** Aufgrund ihrer neuroleptischen Wirkung sind sie zur Behandlung der sogenannten Plussymptome, zu denen auch der Wahn gehört, geeignet. Sie schwächen die inhaltliche Denkstörung des Wahns ab, unterdrücken die Erregung, die Unruhe und das fortwährende Denken an die vermeintliche Bedrohung.

Ihr Haupteinsatzgebiet ist demnach die Akutbehandlung von produktiven Symptomen wie dem Wahn, sofern eine Selbst- oder Fremdgefährdung vorliegt. Bei der Gabe von Neuroleptika muss dem Alter des Betroffenen Rechnung getragen werden. Bei alten Menschen muss die Dosis deutlich nach unten angepasst werden und kann u. U. nur ein Viertel bis ein Drittel der Normaldosis ausmachen.

Als ein weiteres Mittel zur akuten Krisenintervention ist die Gabe von Benzodiazepinen über einen kurzen Zeitraum in sehr niedrigen Dosierungen geeignet. Dabei handelt es sich um Beruhigungsmittel, die zur Gruppe der

Tranquilizer gehören. Sie wirken je nach Medikament eher angstlösend, beruhigend, dämpfend, einschläfernd, entspannend oder krampflösend. Auch hier muss die Dosis, wie bei den Neuroleptika, im Alter entsprechend reduziert werden. Nach Möglichkeit sollten Benzodiazepine mit kurzer bis mittlerer Wirkdauer eingesetzt werden. Benzodiazepine sollen nicht länger als 2–4 Wochen verordnet werden, um die rasche Entwicklung einer Abhängigkeit zu vermeiden. Da Herr Jongens nicht unter Betreuung steht und in der gestrigen akuten Situation sicherlich nur schwer Krankheitseinsicht gezeigt hätte, wäre es sicher nicht einfach, wenn nicht gar unmöglich gewesen, ihn zur freiwilligen Einnahme eines Neuroleptikums zu bewegen.

Da die Gabe von Psychopharmaka nur mit Zustimmung des Patienten erfolgen kann, wäre eine entsprechende Verordnung am gestrigen Abend im Sande verlaufen. Lediglich wenn eine erhebliche Fremd- oder Eigengefährdung vorgelegen hätte, wäre eine „Zwangsgabe“ über einen Beschluss des Vormundschaftsgerichts gerechtfertigt gewesen. Aber in jedem Fall ist die Verhältnismäßigkeit der Mittel für die jeweilige Situation in Betracht zu ziehen. Da Herr Jongens nicht allein war, lag eine solche Gefährdung momentan nicht vor.

3.14.2 Demenz

FALLBEISPIEL (FRAGEN 584–587)

Olga Karlova, 87 Jahre und ehemals Tänzerin am Bolschoi-Theater in Moskau, liegt wach in ihrem Bett im Altenheim „Druschba", wo sie seit 6 Tagen lebt. Ängstlich zieht sich Olga Karlova die Decke bis zum Kinn. Da sind sie wieder, die schwarzen Männer, die sie holen wollen. Immer, wenn sie im Bett liegt, fängt Olga Karlova nach einiger Zeit an, laut zu schreien. Sie klammert sich dabei an ihre Decke und ruft laut „Hilfe", wieder und immer wieder.

Frau Karlova liegt verkrampft im Bett. Wenn sie doch nicht solche Angst hätte, dann würde sie aufstehen und wegrennen, aber sie kann ja nicht. Wo ist sie denn überhaupt? Wenn sie versucht aufzustehen, gibt es einen Ruck in der Hüfte und sie fällt wieder ins Bett. Sie weiß nicht, was es ist. Und dann immer diese Geräusche! Ein Schnaufen, Wimmern und Weinen! Sie weiß nicht, woher diese Geräusche kommen, aber sie machen ihr Angst. Irgendwie kommt es ihr bekannt vor, als habe sie so etwas schon einmal gehört, es war schrecklich damals und sie hatte furchtbare Angst. Da, jetzt hört sie wieder den lauten Knall und das Donnern! Hilfe! Warum kommt niemand und hilft ihr? Die schwarzen Männer bewegen sich andauernd!

„Ja, was ist denn nur wieder los mit Ihnen, Frau Karlova?" Aufmerksam geworden durch das Schreien von Frau Karlova, betritt Pfleger Holger den Raum, in dem Olga Karlova und Anna Helmstedt wohnen. Beide Damen sind dement, wobei Frau Helmstedt schon bettlägerig ist und den ganzen Tag leise vor sich hin weint. Frau Karlova dagegen ist ein Energiebündel. Hätte sie keinen Beschluss für den Beckengurt nachts, würde sie die ganze Nacht herumlaufen und versuchen, die geschlossene Station zu verlassen. Pfleger Holger kennt das sehr gut. Seit Olga Karlova nachts fixiert wird, ist sein Nachtdienst ruhiger geworden. Nur, dass sie nach wie vor kaum schläft und schon nach 2–3 Stunden Schlaf die restliche Zeit schreit und ruft! Pfleger Holger hat das Nachtlicht angemacht und leuchtet jetzt mit seiner Taschenlampe vorsichtig ins Bett von Frau Karlova. „Ja, wie liegen Sie denn wieder in Ihrem Bett? Sie haben ja das ganze Laken verrutscht! Warten Sie, ich werd's etwas zurechtziehen. Möchten Sie etwas trinken? Warum schreien Sie denn nur so viel?"

Olga Karlova muss mit den Augen blinzeln, als das Licht der Taschenlampe auf ihr Gesicht fällt! Mein Gott, wer ist das? Tu mir nichts! Sie hält die Arme abwehrend vor ihr Gesicht. Dabei lässt sie ihre Decke los. „Mein Gott, Sie sind ja ganz nass, ich muss Ihnen die Einlage wechseln, damit Sie dann vielleicht schlafen können! Haben Sie verstanden, Frau Karlova?", fragt Pfleger Holger. Er geht zum Schrank und holt die nötigen Materialien. Als er zurückkommt, schlägt er die Bettdecke von Olga Karlova zurück und möchte ihr das Nachthemd hochziehen. Frau Karlova versucht verzweifelt und unter leisem Weinen das Nachthemd wieder zu fassen, was ihr nicht gelingt. Was passiert jetzt mit mir? Die Stimme dieses Mannes, was ist los, was will er von mir? Was erzählt er mir? Das stimmt doch alles nicht! Er sagt mir nicht, was er wirklich will! Wo ist Pjotr? Sie beginnt „Pjotr!" zu rufen, lauter und immer lauter!
„Seien Sie doch nicht so steif, Frau Karlova, ich kann ja kaum meine Arbeit machen! Und nehmen Sie doch die Hände von Ihrem Nachthemd, das muss jetzt für einen Moment oben bleiben, bis ich fertig bin! Ich will Ihnen doch nur helfen! Wenn Sie so schreien, kann Frau Helmstedt ja überhaupt nicht mehr schlafen!" Holger versucht, sie auf die Seite zu drehen und ihr die Netzhose auszuziehen. Olga Karlova ist mittlerweile steif wie ein Brett! Oh, nein, es ist genau wie früher! Es war furchtbar! Pjotr, hilf mir!

Tab. 3.27 Demenzsymptome

Beispiele (exemplarisch)	Sekundäre Demenzsymptome – Verhaltensauffälligkeiten
• Seien Sie doch nicht so steif, Frau Karlova, ich kann ja kaum meine Arbeit machen! • Olga Karlova ist mittlerweile steif wie ein Brett! • Ängstlich zieht sich Olga Karlova die Decke bis zum Kinn. Da sind sie wieder, die schwarzen Männer, die sie holen wollen. • Die Stimme dieses Mannes, was ist los, was will er von mir? Was erzählt er mir? Das stimmt doch alles nicht! Er sagt mir nicht, was er wirklich will!	**Misstrauen/paranoide Befürchtungen,** bestohlen und belogen werden zu können (Hinweis: Die schwarzen Männer sehen zu können kann Hinweis auf eine illusionäre Verkennung z. B. eines flatternden Vorhangs sein)
• Olga Karlova fängt nach einiger Zeit an, laut zu schreien (Perseveration). • Die restliche Zeit schreit und ruft sie! • Wo ist Pjotr? Sie beginnt „Pjotr!" zu rufen, lauter und immer lauter!	**Psychomotorische Enthemmung** Dazu gehören Enthemmung, Rufen, Schreien, Umherwandern, Klopfen, Perseverationen
• Frau Karlova liegt verkrampft im Bett. • Olga Karlova zieht sich die Decke bis zum Kinn.	**Ängstlichkeit/Hilflosigkeit** Ratlosigkeit, Gefühl des Ausgeliefertseins
• Hätte sie keinen Beschluss für den Beckengurt nachts, würde sie die ganze Nacht herumlaufen und versuchen, die geschlossene Station zu verlassen.	Umkehr des Tag-/Nachtrhythmus, Schlafstörungen, nächtliche Unruhe

584. Suchen Sie aus der Fallgeschichte Situationsbeschreibungen aus dem Verhalten von Olga Karlova, die zu den in ➤ Tab. 3.27 genannten sekundären Demenzsymptomen passen. (Die Anzahl der Spiegelstriche entspricht der Zahl der geforderten Textbeispiele.)

Beispiel	Sekundäre Demenzsymptome – Verhaltensauffälligkeiten
• •	Misstrauen/Paranoide Befürchtungen
• • •	Psychomotorische Enthemmungen
• •	Ängstlichkeit, Hilflosigkeit
•	Umkehr des Tag-/Nachtrhythmus

Muster

585. Versuchen Sie zu erklären, wie sich im Lauf der Entwicklung einer Demenz die sekundären Demenzsymptome (Verhaltensauffälligkeiten) entwickeln könnten. Betrachten Sie hierbei besonders die Gefühlsebene des Betroffenen.

Zentrales Symptom der Demenz ist das Vergessen. Das Vergessen im Lauf einer Demenzentwicklung nimmt bei der Alzheimer-Demenz langsam fortschreitend den umgekehrten Weg im Vergleich zu den Entwicklungszeiten, in denen der Mensch alles nach und nach „gelernt" hat. Am Ende der Krankheit hat ein Mensch mit Demenzerkrankung fast alles „vergessen", einschließlich des Wissens über seine eigene Person oder seine Fähigkeit, zu sprechen und zu laufen. Alles, was er sich im Laufe des Lebens über sein Großhirn angeeignet hat, geht verloren. Das bedeutet auch, dass mögliche Kontrollmechanismen nicht mehr zur Verfügung stehen. Verliert das Großhirn diese Kontrollfunktion, können vorhandene Wesensanlagen und Charakterzüge bei einer Demenz ungehemmt und unkontrolliert zum Vorschein kommen.

Ist ein Mensch sein Leben lang sparsam, kann er geizig werden. War er ängstlich, konnte aber seine Angst willentlich durch sein Großhirn unter Kontrolle halten, so kann er bei einer Demenz ein sehr ängstliches Verhalten in Bezug auf alles Neue und Ungewohnte zeigen. Daraus ergibt sich z. T. die mit der Demenz einsetzende Wesens- und Persönlichkeitsveränderung.

Mit dem Vergessen verliert der an Demenz erkrankte Mensch seine Sicherheit. Er versteht die Dinge nicht mehr und wird unsicher, ängstlich, hilflos, fühlt sich allein gelassen, unverstanden und verzweifelt. Schnell ist er mit einer Situation überfordert und weiß sich keinen Rat mehr. Er wird unruhig und angespannt. Im Extremfall treten regelrechte Erregungszustände auf.

Was bei der Demenz lange Zeit erhalten bleibt, ist die emotionale Wahrnehmung, das Spüren von Stimmungen und Emotionen. Kann der erkrankte Mensch nicht mehr sprachlich ausreichend kommunizieren, sind gerade die wahrnehmbaren Emotionen für ihn ein wesentliches Kommunikationsmittel.

Entsprechend seiner emotionalen Grundausstattung und seinem Überlebenstrieb wird er nun auf emotionsbesetzte Reaktionen mit positiven oder auch negativen Emotionsäußerungen reagieren. Ist eine Situation negativ emotionsgeladen, können mögliche Verhaltensweisen in Abhängigkeit von der Stärke der Emotionen und der emotionalen Grundausstattung eines Betroffenen zwischen absolutem Rückzug, Weinen, Dinge über sich ergehen lassen bis hin zu starken Abwehrreaktionen wie Schlagen, Beißen, Kratzen, Ablehnung oder sogar Nahrungsverweigerung etc. reichen.

Das Umherwandern und die Weglauftendenz müssen als Fluchtreaktion aus einem für einen Dementen unbekannten und nicht begreifbaren Lebensraum wie z. B. dem Altenheim gedeutet werden. Diese Reaktionen und Verhaltensäußerungen stellen einen verständlichen Mechanismus aus dem allgemeinen Verhaltensrepertoire eines Menschen in Gefahrensituationen dar. Ist ein Mensch mit Demenz bettlägerig, so kann sich der Wunsch, weglaufen zu können, in anderen psychomotrischen Enthemmungen wie etwa Rufen, Schreien, Klopfen etc. ausdrücken.

Wichtige Aspekte bei der Betreuung von Frau Karlova:

- Erhebung einer sorgfältigen und ausführlichen Biografie, ggf. unter Heranziehung der Angehörigen, da manche Verhaltensweisen sich aus dem alleinigen pflegerischen Umfeld und entsprechenden Situationen nicht ohne Weiteres erklären lassen (angstbesetzte Reaktion auf Pfleger Holger, das ständige Schreien und Rufen). Besondere Beachtung sollte hierbei möglichen traumatisierenden Erlebnissen beigemessen werden.
- Wie hat Olga Karlova vor ihrem Umzug ins Altenheim gelebt? Hatte Sie Sozialkontakte? In welcher Weise hatte sie noch Bezug zu ihrer Heimat und ihrem Beruf? Lässt sie sich z. B. von klassischer Musik einnehmen, schließlich war sie Balletttänzerin? Wie hat sie ihren auch im Alter sicherlich großen Bewegungsdrang kompensieren können?
- Welche motorischen Fähigkeiten besitzt sie (als ehemalige Tänzerin war sie bestimmt sehr beweglich), wie sieht ihr individuelles Sturzrisiko aus?
- In welchen Situationen verhält sich Olga Karlova im Stationsalltag ängstlich oder erregt? Lassen sich hiervon Verhaltensmuster in bestimmten Triggersituationen ableiten? Auf welche Pflegekräfte reagiert Olga Karlova überwiegend positiv? Gibt es Verhaltensunterschiede von Frau Karlova bei männlichen und weiblichen Pflegekräften?
- Wann wurde der Fixierungsbeschluss beantragt und in welcher Situation? Was ist passiert, bevor der Fixierungsbeschluss beantragt wurde?
- Hatte Olga Karlova vor dem Einzug ins Altenheim spezielle Einschlafrituale?
- Wie ausgeprägt ist die Weglauftendenz am Tag?
- Lässt sich Olga Karlova durch andere Beschäftigungen oder Situationen ablenken? Was weckt ihr Interesse? Ist sie zugänglich für Ansprache und Berührungen?
- Wie selbstständig ist sie in den Alltagskompetenzen, kann sie z. B. die Körperpflege noch ohne Unterstützung durchführen oder braucht sie Anleitung?
- Wie ist ihre zeitliche, räumliche und situative Orientierung? Wie ist die Orientierung zu ihrer eigenen Person? Erfasst sie ihre Situation und den Ort, an dem sie sich befindet? Findet sie sich auf der Station zurecht?
- Wie begegnet sie ihren Mitbewohnern (speziell ihrer Bettnachbarin), Angehörigen und dem Pflegepersonal?
- Ist sie tagsüber lieber allein oder in Gesellschaft? Kommuniziert sie mit anderen? Wie kann sie sich sprachlich verständigen?
- Wie reagieren ihre Mitbewohner und Pflegekräfte auf Olga Karlova?
- Wie ist ihr Ernährungszustand? Trinkt sie ausreichend?
- Welche Diagnosen sind bekannt? Gibt es aktuelle Beschwerden, die pflegerisch von Bedeutung sind? Wann war der letzte Arztbesuch?
- In welchem Demenzstadium sehen Sie Frau Karlova?
- Wie erlebt Frau Karlova die durch ihre Krankheit auftretenden Unzulänglichkeiten und kognitiven Einschränkungen? Wie ist ihre Stimmungslage?
- Welche Medikamente nimmt sie ein und wofür? Wann wurden die Medikamente angesetzt? Liegen die Indikationen für die Medikamente noch vor?

586. Im Alltag, auch bei Olga Karlova, stellen die Verhaltensauffälligkeiten bei einer Demenz die größte pflegerische Herausforderung dar. Sie haben Frau Karlova jetzt über 1 Woche lang im Tag- wie im Nachtdienst erlebt. Da urlaubszeitbedingt noch keine Biografie, tagesstrukturierende Maßnahmen oder Pflegeplanung für Olga Karlova erstellt werden konnten, sind Sie mit der Aufgabe betraut worden, dies nachzuholen. Um individuelle Maßnahmen für Frau Karlova planen zu können, die ihr ein für ihre Möglichkeiten und Kompetenzen förderliches und unterstützendes Umfeld bieten, müssen Sie im Vorfeld einige Überlegungen anstellen. Worauf legen Sie in den einzelnen oben genannten Bereichen Ihr Hauptaugenmerk?

587. Nachdem Sie für sich die wichtigsten Fragen beantwortet haben, beginnen Sie, eine Pflegeplanung und den Plan für tagesstrukturierende Maßnahmen zu schreiben. Welche Ziele für Olga Karlova möchten Sie erreichen?

Pflegeziele bei Frau Karlova:

- Erhalt und Förderung ihrer Fähigkeiten und Ressourcen im Hinblick auf ihre Alltagskompetenzen
- Aufbau von Vertrauen zu den Pflegekräften
- Ermöglichung ausreichender Nahrungs- und Flüssigkeitszufuhr im Rahmen ihrer Fähigkeiten und Ressourcen
- Schaffung einer Tagesstruktur, die ihren Interessen und Bedürfnissen (besonders ihrem Bewegungsbedürfnis) und ihrem gewohnten Tagesablauf nach Möglichkeit individuell Rechnung trägt
- Einbindung von Olga Karlova in die Gemeinschaft; Unterstützung zur Knüpfung von Sozialkontakten
- Wertschätzende Akzeptanz der Persönlichkeit von Olga Karlova mit ihrer Krankheit seitens der Mitbewohner und der Pflegekräfte
- Aufbau einer Bezugspflege
- Schaffung eines vertrauten, erinnerungsbestückten Umfelds und einer Rückzugsmöglichkeit für Olga Karlova in ihrem Zimmer
- Reduktion der freiheitsentziehenden Maßnahmen

FALLBEISPIEL (FRAGEN 588–589)

In ihrem früheren Altenheim war für Olga Karlova folgende Medikation angesetzt:

- Aricept® (1 × 5 mg Donezepil abends)
- Melperon Liquidum (abends 10 ml = 50 mg Melperon)
- Bedarfsmedikation bei Unruhe: Haldol-R-Janssen-forte®-Lösung (max. 10 Tropfen = 5 mg Haloperidol pro Tag)
- Bedarfsmedikation bei Schlafproblemen und Angstzuständen: Oxazepam (max. 1 Tabl. = 10 mg pro Tag).

588. Am nächsten Tag kommt der Psychiater von Frau Karlova zu Besuch. Sie haben einen Termin mit ihm ausgemacht, da Sie wichtige Fragen zu der Medikation haben. Formulieren Sie Fragen, die Ihnen der Arzt beantworten soll, damit Sie verantwortlich mit der Medikation und deren Gabe bei Olga Karlova umgehen können.

Fragen zur Medikation:

- Zu welchen Arzneigruppen gehören die oben aufgeführten Medikamente?
- Welche Wirkungen haben die Medikamente, welche Symptome von Frau Karlova sollen damit behandelt werden?
- Welche Nebenwirkungen/Wechselwirkungen können auftreten?
- Wann sollte die Abendmedikation am besten gegeben werden?
- Was ist zu tun, wenn Olga Karlova jede Nacht trotz Medikation nach 2–3 Stunden aufwacht?
- Kann dann problemlos Oxazepam verabreicht werden?
- Hat eine nächtliche Gabe von Oxazepam Auswirkung auf Olga Karlova, die ggf. tagsüber noch zu spüren sind?
- Was kann als Unruhe bei Olga Karlova gedeutet werden? Ab wann sollte die Unruhe mit Oxazepam als Bedarfsmedikation behandelt werden?
- Wer darf bestimmen, wann die Bedarfsmedikation gegeben wird?

Tab. 3.28 Zuordnung der Medikamente von Frau Karlova zu Arzneimittelgruppen

Medikament	Arzneimittelgruppe
Aricept (Donezepil)	Antidementivum → AChE-Hemmer
Melperon	niederpotentes Neuroleptikum
Oxazepam	mittellang wirkendes Benzodiazepin → Tranquilizer
Haloperidol	hochpotentes Neuroleptikum

Tab. 3.29 Wirkungen und Nebenwirkungen der Medikamente von Frau Karlova

Medikamentengruppe/Wirkstoff	Wirkung	Nebenwirkungen
Antidementivum/ AChE-Hemmer/ Donezepil	• Verbesserung des Hirnstoffwechsels, der kognitiven Fähigkeiten wie Aufmerksamkeit, Gedächtnis • symptomatische Behandlung der leichten bis mittelschweren Alzheimer-Demenz	Erkältung, Appetitlosigkeit, Halluzinationen, Erregungszustände, aggressives Verhalten, Synkopen, Schwindelgefühl, Schlaflosigkeit, Diarrhö, Erbrechen, Übelkeit, Magen-Darm-Beschwerden, Ausschlag, Juckreiz, Muskelkrämpfe, Harninkontinenz, Kopfschmerzen, Müdigkeit, Schmerz
Tranquilizer/ Benzodiazepin/ Oxazepam	Erregungs-, Spannungs-, Angstzustände, Schlafstörungen	Sedierung, Verwirrtheit, Gedächtnisstörungen, Ataxie, erhöhte Sturzgefährdung, Gefahr der Abhängigkeit
Niederpotentes Neuroleptikum/ Melperon	• Schlafstörungen, Verwirrtheit, Unruhe- und Erregungszustände • durch Hemmung der Wirkung eines bestimmten Botenstoffs (Dopamin) im Gehirn werden die Symptome einer Psychose und Unruhezustände gedämpft • in niedrigen Dosen können Spannungszustände und Schlafstörungen durch den Beruhigungseffekt von Melperon abgeschwächt werden	• Sedierung • Erhöhung des Sturzrisikos • Verschlechterung der Gedächtnisleistung (dementive Wirkung) • Obstipation, Harnverhalt, Mundtrockenheit
Hochpotentes Neuroleptikum/ Haloperidol	• motorische Unruhe, Angst, Erregung, Agitation • psychotische Phänomene, wie Halluzination und Wahn • Schizophrenie	• Beeinträchtigung der motorischen Fähigkeiten • extrapyramidale Störungen (EPS; Früh-/Spätdykinesien, Akathisie, Parkinsonoid) • Erhöhung des Sturzrisikos • Nachlassen der Kognition

589. Nachdem Sie mit dem Psychiater gesprochen haben, versuchen Sie, die wichtigsten Punkte in einer Tabelle zusammenzufassen. Nutzen Sie hierzu die unten stehenden Tabellen (➤ Tab. 3.28, ➤ Tab. 3.29).

Zu welchen Arzneigruppen gehören die Medikamente von Frau Karlova?	
Aricept (Donezepil)	
Melperon	
Oxazepam	
Haloperidol	

Muster

Welche Wirkungen und Nebenwirkungen haben Medikamente?		
Medikamentengruppe/ Wirkstoff	**Wirkung**	**Nebenwirkungen**
Antidementivum/AChE-Hemmer/ Donezepil		
Tranquilizer/ Benzodiazepin/ Oxazepam		
Niederpotentes Neuroleptikum/ Melperon		
Hochpotentes Neuroleptikum/ Haloperidol		

Muster

Zur Therapie der kognitiven Einschränkungen als dem Hauptsymptom der Demenz sind bei leichter bis mittelschwerer Demenz die sogenannten AChE-Hemmer und der NMDA-Antagonist Memantine angezeigt.

Die AChE-Hemmer sind die Präparate der ersten Wahl bei Demenz. Zu ihnen gehören folgende Präparate und Wirkstoffe:

- Donezepil – Aricept®
- Galantamin – Reminyl®
- Rivastigmin – Exelon®

Mit diesen Wirkstoffen kann bei frühzeitigem Einsatz der Gehirnstoffwechsel positiv beeinflusst werden. Es kommt zu einer Verbesserung der kognitiven Leistungsfähigkeit der Betroffenen. Das Fortschreiten der Demenz kann verzögert werden. Parallel zur Verbesserung der Kognition gehen die demenztypischen Verhaltensstörungen zurück.

Erfolge können allerdings nur bei der leichten und mittelschweren Demenz erzielt werden. Hier gilt: je früher, desto besser. Nur in diesen frühen Stadien profitieren die Betroffenen von der medikamentösen Therapie. Eine u. U. anstehende Heimeinweisung kann dadurch deutlich verzögert werden.

Behandlung von Verhaltensauffälligkeiten

Zur Behandlung von Verhaltensauffälligkeiten bei Demenz werden vor allem **Neuroleptika** eingesetzt. Es gibt hoch- und niedrigpotente Neuroleptika (z. B. Haldol® und Melperon) sowie atypische Neuroleptika (z. B. Risperidon – Risperdal®). Atypische Neuroleptika wurden in den vergangenen Jahren zunehmend eingesetzt. Risperidon besitzt als einziges Neuroleptikum die Zulassung für die Indikation „Verhaltensauffälligkeiten bei Demenz".

Als zweite Medikamentengruppe werden zur Behandlung von Verhaltensauffälligkeiten bei der Demenz **Benzodiazepine** (z. B. Diazepam – Valium) eingesetzt.

Indikation von hochpotenten Neuroleptika

- Hochpotente Neuroleptika beeinflussen psychotische Symptome wie Wahn, Halluzinationen, Agitation und psychomotorische Unruhe. Diese Symptome treten in der Hauptsache bei Schizophrenie, aber auch bei Demenz auf. Sind diese psychotischen Symptome bei Demenz stark ausgeprägt und beeinträchtigen sie wesentlich den Dementen, dann können hochpotente Neuroleptika wie Haloperidol eingesetzt werden.
- Tritt schwere chronische Aggressivität mit Selbst- und Fremdgefährdung bei einer Demenz auf, werden ebenfalls hochpotente Neuroleptika verordnet. Nicht jede Äußerung einer Halluzination, eines Wahns oder eines herausfordernden Verhaltens durch einen an Demenz erkrankten Menschen darf sofort mit einem Neuroleptikum behandelt werden. Erst wenn alle anderen nicht medikamentösen Maßnahmen gescheitert sind, prüft der Arzt den Einsatz eines Neuroleptikums.

Indikation von niedrigpotenten Neuroleptika

Einsatz hauptsächlich gegen Abend bei Schlafstörungen. Da die niedrigpotenten Neuroleptika in niedrigen Dosierungen die Spannungen lösen können, kann der Mensch mit Demenz besser einschlafen. Die Medikamente sollten ca. 1 Stunde vor der gewünschten Einschlafzeit gegeben werden.

Indikation von Benzodiazepinen

Beispielsweise Valium oder Oxazepam können als Schlafmittel oder zur Angst- und Spannungslösung gegeben werden. Sie zählen zu der Gruppe der

Beruhigungsmittel (Tranquilizer). Wird Oxazepam, wie z. B. bei Olga Karlova, erst nachts gegeben, muss man mit einer Restwirkung am Tag rechnen. Olga Karlova könnte dann morgens beim Wecken noch sehr müde und schwer ansprechbar sein. Sie könnte auch desorientiert sein und verwirrter wirken als sonst. Achtung beim Gehen! Oxazepam senkt wie alle Benzodiazepine den Muskeltonus. Dadurch steigt die Sturzgefährdung enorm an.

Grundsätzliche Überlegungen zum Einsatz von Psychopharmaka

Die Gabe von Psychopharmaka erfordert eine gute Beobachtung der Patienten und die Beantwortung folgender Fragen:

- Welche Symptome sollen bekämpft werden?
- Verändern sich die Symptome unter der Therapie wie gewünscht?
- Verschlechtern sich die Symptome?

Wenn sich die Symptome verschlechtern, muss man immer daran denken, dass diese Symptome auch Nebenwirkungen der Psychopharmaka sein können. So können unter Neuroleptika- und Benzodiazepintherapie genau die Symptome als Nebenwirkungen auftreten, die eigentlich verschwinden sollten. Manchmal werden diese Nebenwirkungen als Therapieversagen gewertet und die Patienten erhalten eine höhere Dosis der Medikamente. Anstatt einer Verbesserung der Krankheitssymptome verschlimmern sich die Nebenwirkungen. Ein Teufelskreis wurde in Gang gesetzt.

In regelmäßigen Abständen muss die Therapie mit Neuroleptika und Benzodiazepinen von Verhaltensauffälligkeiten bei Demenz vom Arzt überprüft werden. Haben sich die Symptome konstant über mindestens 3 Monate verbessert, kann ein Auslassversuch durch den Arzt versucht werden. Es gilt die Regel: Neuroleptika bei Demenzerkrankung nur so viel und so lange wie nötig!

3.15 Pflege alter Menschen mit Suchterkrankungen

FALLBEISPIEL (FRAGE 590)

Niemand würde vermuten, dass diese alte Frau, die so träge und ungepflegt in ihrem Bett liegt, bis vor Jahren der Mittelpunkt jedes gesellschaftlichen Ereignisses in ihrem Heimatort war. Das Nachthemd verkleckert, die Haare zerzaust, der Blick aber willensstark: So wartet sie jeden Abend auf die Pflegekraft des Nachtdienstes, und es ist ein Glückstag für sie, wenn es Kathi oder Rosi ist, denn sie weiß, dass diese ihr ohne große Verhandlungen die geforderten Valiquid®-Tropfen oder zwei Flaschen Bier zusätzlich geben. Leider kann sie sich seit einem Sturz nicht mehr selbstständig mit Alkohol versorgen oder Tabletten beim Arzt rezeptieren lassen. Schon morgens löchert sie das Personal mit Fragen nach den diensthabenden Pflegekräften der Nachtschicht. Ständig eckt sie beim Pflegepersonal an, denn ihr herrischer und bestimmender Ton, der ständig einfordert, ähnelt dem einer Dienstherrin. Sie lässt kaum eine Pflegekraft nahe genug an sich heran, um ihr die notwendige Unterstützung bei der Körperpflege und Hygiene geben zu können. „Sie nicht, meine Liebe!“, ist oft zu hören, und es ist ihr egal, wenn sie dadurch länger in ihren Exkrementen liegen muss. Einen Besuch ihres Hausarztes lehnt sie bisher kategorisch ab.

Ernestina Pfeifer, jetzt 65 Jahre alt, nicht unter Betreuung stehend, seit Kurzem im Seniorenpark, zog nicht gerne in das Altenheim. Aber als ihr Mann, mit dem sie

40 Jahre verheiratet war, vor 2 Jahren urplötzlich starb, geriet sie in eine tiefe Depression, und ihr Neffe Albert fand sie eines Tages stark alkoholisiert in ihrer völlig verwahrlosten Wohnung. Dass seine Tante schon länger einen zu sorglosen Umgang mit Schmerz- und Beruhigungsmitteln haben musste, wurde ihm bewusst, als er im Schlaf- und Badezimmer zahlreiche angebrochene Medikamentenschachteln liegen sah.

Ihr Mann, ein hoch angesehener Geschäftsmann, war zeitlebens ihr einziger Rückhalt gewesen. Da ihr Mann so gut verdiente, dass sie sich ein Hausmädchen leisten konnten, war sie von jeglichen Hausfrauenpflichten entbunden und konnte sich voll der Unterstützung ihres Mannes widmen. Sie organisierte Geschäftsessen, begleitete ihn bei offiziellen Anlässen und widmete sich der Selbstpflege. Regelmäßige Besuche bei Friseur und Kosmetikerin forderten ebenso ihre Zeit wie das Anpassen der Kleider beim Schneider. Ab und zu kümmerte sie sich um ihren Neffen Albert, da ihre Ehe selbst kinderlos geblieben war. Sie liebte dieses Leben in seiner Sorglosigkeit, morgens Sektfrühstück, mittags ein gediegener Rotwein zum Essen, zum Tee einen Sherry und abends ein Bier in geselliger Runde, manchmal auch zwei oder drei. Zunehmend griff sie morgens zu einem der vielen Schmerzmittel, die sich in ihrem Badezimmerschrank befanden, wenn sie am Vorabend zu tief ins Glas geschaut hatte. Oft war sie abends noch so aufgedreht, dass sie Probleme hatte einzuschlafen. Ihr Hausarzt verschrieb ihr deswegen Benzodiazepin, das sie seit Jahren regelmäßig nimmt.

590. Ernestina Pfeifer hat offensichtlich ein Alkohol- und Medikamentenproblem. Nach Jellinek werden beim Alkoholabusus aufgrund der verschiedenen Trinkmuster fünf Typen des Alkoholkonsums unterschieden. Bei Ernestina Pfeifer liegt ein Alkoholabusus vor. Welchem Trinkertyp würden Sie Frau Pfeifer in den unterschiedlichen Lebensphasen zuordnen? Begründen Sie Ihre Antwort.

In der ersten Zeit ihrer Ehe wurde Frau Pfeifer durch ihre gesellschaftlichen Verpflichtungen häufig zum Trinken animiert. Alkohol in der von ihr gepflegten Art gehörte zum gesellschaftlichen Status. Dies spräche für den **Beta-Trinker.**

Mit der Zeit wurde dieses Trinken zur regelmäßigen Gewohnheit (Gewohnheitstrinker = **Delta-Trinker**). Allerdings wäre anamnestisch zu klären, inwieweit Frau Pfeifer in dieser Zeit abstinent sein konnte, da der klassische Delta-Trinker nicht abstinenzfähig ist und ständig seinen Blutalkoholspiegel halten muss. Oft werden die Delta-Trinker deshalb auch als Spiegeltrinker bezeichnet.

Dass sie früher „oft zu tief ins Glas geschaut hat", könnte zusammen mit ihrem Verhalten im Altenheim (bereits morgens darauf fixiert zu sein, wer abends in den Dienst kommt, damit sie ja auch ihr Bier bekommt) als Hinweis auf einen Kontrollverlust beim Alkoholkonsum verstanden werden, der kennzeichnend für den **Gamma-Trinker** wäre. Auch hier ist die Frage nicht klar zu beantworten, ob bei Frau Pfeifer, zusätzlich zu den Exzessen während ihrer Zeit zu Hause (wo sie der Neffe fand), auch im Altenheim hin und wieder ein Rausch, entsprechende Abstinenzsymptome, Verkürzungen der Abstinenzzeiten und krankhaftes Trinkverhalten festgestellt wurden.

Während der Trauerphase um ihren Mann kann die Verstärkung ihres Trinkverhaltens auch im Sinne des Erleichterungstrinkens (Konflikttrinker = **Alpha-Trinker**) gedeutet werden, da ihr dadurch sicherlich Schmerz und Angst über den Verlust ihres Lebensrückhalts erträglicher wurden.

Biografisch findet sich kein Hinweis auf den **Epsilon-Trinker.** Zwanghaftes Trinkverlangen mit ausgeprägten Alkoholexzessen (mit „Filmrissen") und länger „trockene" Phasen wechseln sich bei diesem Trinkertyp episodenhaft ab.

FALLBEISPIEL (FRAGEN 591–598)

Frau Pfeifers Medikation bei ihrem Einzug auf die Pflegestation des Seniorenparks:
- Valiquid®-Tropfen (10–10–20)
- Antra MUPS® (1–0–0)
- Katadolon® (1–0–1)
- Enalapril 20 mg (1–0–0)
- Doxepin 25 (1–1–1)
- Bedarfsmedikation bei starken Schmerzen: 1 Tablette Novalgin® pro 24 Stunden
- Bei starker Diarrhö: 1 Kapsel Imodium akut® pro 24 Stunden
- Bei pectanginösen Beschwerden bzw. stark erhöhtem RR (> 180 mmHg systolisch): 2 Hübe Nitrolingualspray
- Bei starker nächtlicher Unruhe: einmalig 10 Tropfen Valiquid® zusätzlich pro Tag

591. Welche der oben genannten Medikamente können zu einer Abhängigkeit führen? Nennen Sie diese und geben Sie die dazugehörige Medikamentengruppe an.

Valiquid®-Tropfen: Valiquid® ist ein Benzodiazepin aus der Gruppe der Psychopharmaka mit hohem Suchtpotenzial.

592. Psychopharmaka können sich in ihrer Wirkung gegenseitig verstärken. Bekommt Frau Ernestina Pfeifer solche? Suchen Sie diese aus ihrer aktuellen Medikation heraus und geben Sie die dazugehörende Indikation an.

Sich verstärkende Psychopharmaka und ihre Indikation:
- **Valiquid®-Tropfen** → Benzodiazepin, Beruhigungsmittel (Tranquilizer)
- **Doxepin** → Antidepressivum, bei Angst, Unruhe und innerer Anspannung, wirkt in höherer Dosierung antidepressiv
- **Katadolon®** → zentral wirkendes Analgetikum, bei starken Schmerzen; durch die zentrale Wirkung Wirkverstärkung mit anderen Psychopharmaka möglich; Gefahr der Sedierung

593. Hat Ihrer Meinung nach Ernestina Pfeifer eine hohe Suchtgefährdung für einen Medikamentenabusus oder ist sie bereits medikamentenabhängig? Nehmen Sie dazu ausführlich Stellung.

Frau Pfeifer ist bereits seit Jahren mit großer Wahrscheinlichkeit medikamentenabhängig. Abhängig von der zugrunde liegenden Persönlichkeitsstruktur kann ein Benzodiazepin in wenigen Wochen zu einer psychischen und physischen Abhängigkeit führen. Hinweise aus der Biografie von Frau Pfeifer zeigen, dass diese bereits seit Jahren regelmäßig Benzodiazepine einnimmt. Die Dosierung ist mit Sicherheit erhöht worden, da sie Benzodiazepine primär zur Schlafanstoßung genommen hat. Mittlerweile erhält sie diese als regelmäßige Medikation über den Tag verteilt.

Als möglicher Grund für die Erhöhung kann die Verabreichung eines Benzodiazepins bei Unruhezuständen (hier nach dem Tod des Ehemanns) als Tranquilizer gesehen werden. Zusätzlich kann es zu einer Wirkverstärkung und damit zu einer Erhöhung der Suchtgefährdung durch die gleichzeitige Einnahme weiterer Psychopharmaka und zentral wirkender Schmerzmittel kommen.

In der Biografie von Frau Pfeifer zeigen sich Hinweise für suchtverstärkende Verhaltensweisen. Relativ sorgloser Umgang mit Alkohol, der schnelle Griff zur „Pille“ bei Schmerzen. Es ist biografisch nicht erkennbar, aus welchen Gründen, mit Ausnahme der Katerproblematik, Frau Pfeifer überhaupt Schmerzmittel benötigte und aktuell benötigt.

3

594. Frau Pfeifer fordert jeden Abend ein bestimmtes Maß an Alkohol von der Spätschicht ein. Vereinbart waren mit ihr zwei Flaschen Bier pro Tag, aber zunehmend trickst sie das Personal aus, indem sie stocksteif die Falschbehauptung in die Welt setzt, sie hätte vom Personal der Tagschicht noch nichts bekommen. Als Stationsleitung wird Ihnen die Situation zu prekär. Bei der Stationsbesprechung am folgenden Tag erklären Sie Ihren Mitarbeitern Ihre Bedenken bezüglich des Zusammenspiels von Alkohol und Psychopharmaka. Erklären Sie die Wechselwirkungen.

Alkohol (C_2H_5OH, bei Alkoholabusus oft abgekürzt mit C_2-Abusus) selbst hat zentrale Wirkungen und gilt damit als psychotrope Substanz mit hohem Suchtpotenzial. Bei gleichzeitiger Einnahme von Alkohol und Psychopharmaka, bzw. Arzneimitteln mit zentralen Wirkeigenschaften kann es zu gegenseitiger Wirkbeeinflussung (Verstärkung oder Abschwächung) kommen. Dabei werden oft die Wirkung und/oder die Nebenwirkungen der Arzneimittel und/oder des Alkohols verstärkt. Das Ausmaß dieser Wirkbeeinflussungen kann nicht abgeschätzt werden. Beispielhaft wird dies an Folgendem verdeutlicht:

- Bei Valiquid® plus Alkohol verstärkt sich die Gefahr der Ateminsuffizienz, es besteht die Gefahr der verstärkten Sedierung.
- Alkohol in Kombination mit Antidepressiva (hier Doxepin) kann zu verstärkter Blutdrucksenkung führen (**Cave:** Frau Pfeifer bekommt zusätzlich Enalapril zur Blutdrucksenkung).
- Die Kombination Alkohol plus Katadolon® erhöht das Risiko der Entstehung eines Leberschadens.

Grundsätzlich kann Alkohol den Abbau von Medikamenten in der Leber blockieren oder beschleunigen, wodurch die gewünschte Wirkung der Arzneimittel unberechenbar wird.

595. Was veranlassen Sie als Fachkraft in dieser Situation, um auf der einen Seite Rechtssicherheit für Ihr Personal zu bekommen und auf der anderen Seite den Bedürfnissen von Frau Ernestina Pfeifer gerecht werden zu können?

Als Erstes wäre es nötig, die Heimleitung sowie die Pflegedienstleitung von der Situation in Kenntnis zu setzen. Es ist wichtig, dass von Trägerseite eine einheitliche Richtlinie für den rechtlichen Umgang mit Suchtkranken im Heimbereich vorliegt. Notwendige Entscheidungen können nicht alleine auf Mitarbeiterebene ausgetragen werden, denn dies kann schnell zu Überforderungen und Kompetenzüberschreitungen führen.

Wenn sich Frau Pfeifer weiterhin weigert, einer Arztvisite zuzustimmen, müsste ein Betreuungsverfahren für die Gesundheitsfürsorge initiiert werden, um die notwendige medizinische Behandlung einzuleiten. Es wäre dringend erforderlich, die aktuelle Medikation überprüfen zu lassen. Hierbei wäre es angeraten, einen Psychiater hinzuzuziehen, da die Suchtproblematik und deren Behandlung grundlegend neu diskutiert werden müssen.

Ziel der eingeleiteten Maßnahmen sollte neben der Erlangung von Rechtssicherheit für das Handeln der Pflegekräfte die Gewährleistung einer für Frau Pfeifer zufriedenstellenden Situation sein. Wie bei jedem Süchtigen leidet Frau Pfeifer auch an einem ausgeprägten Suchtdruck (Craving). Diesen zu mindern und ihr Sicherheit zu geben, dass sie die notwendigen Hilfeleistungen bekommt, würde ihre Lebensqualität und damit ihre Alltagskompetenzen sehr erhöhen.

Wichtig in diesem Zusammenhang wäre die Kenntnis der Mindestalkoholmenge, die Ernestina Pfeifer tatsächlich am Tag benötigt. Ziel wäre es, einen kontrollierten Alkoholkonsum in Absprache mit Ernestina Pfeifer und dem Arzt einzuführen. Dabei müsste jegliche ausgegebene Alkoholmenge genauestens dokumentiert werden. Somit nimmt man Frau Pfeifer auch die Möglichkeit, die Pflegekräfte gegeneinander auszuspielen.

596. Schon öfter kam es vor, dass Ernestina Pfeifer aus dem Bett fiel. Welche Sicherheitsmaßnahmen zu ihrem eigenen Schutz können Sie ihr anbieten?

Sicherheitsmaßnahmen:

- Abends eine Matratze vor das Bett legen
- Das Bett so stellen, dass eine Seite durch die Wand abgedeckt ist und das Herausfallen über die andere Bettseite durch eine längs gefaltete Deckenrolle schwieriger wird
- Sofern Frau Pfeifer damit einverstanden ist, ein Bettgitter ausschließlich an der Flanke des Kopfteils anbringen
- Bei starker Trunkenheit kann Frau Pfeifer durchaus auch auf der Matratze am Boden schlafen, in einem sogenannten Bettnest

597. Während einer allgemein grassierenden Magen-Darm-Infektion wird Ernestina Pfeifer von schweren Durchfällen und Erbrechen heimgesucht. Sie kann weder Essen noch Trinken bei sich behalten. Seit heute klagt sie zusätzlich zu Übelkeit und Erbrechen unter starkem Schwindel. Sie wirkt sehr unruhig. Ihnen ist sehr schnell klar, dass es sich hier um eine beginnende Entzugssymptomatik handeln kann. Womit müssen Sie rechnen und was unternehmen Sie?

Übelkeit, Durchfälle, Schwindel und Erbrechen sind grundsätzlich auch Zeichen eines Entzugs. Hinzu können Zeichen wie Tachykardie, Schwitzen und innere Unruhe, Tremor, Angst, Bluthochdruck, Halluzinationen, wahnhaftes Erleben, Verwirrtheit und Entzugskrämpfe kommen. Die Symptomatik kann lebensbedrohliche Ausmaße annehmen. Informieren Sie sofort den Arzt und führen Sie eine engmaschige Vitalzeichenkontrolle durch.

598. Frau Pfeifer war zwar immer schon der eher blassere Hauttyp, aber in letzter Zeit wird sie auffallend weißlich im Gesicht. Sie wirkt müder als sonst und benutzt häufiger ihr Nitrospray, leider lässt die Wirkung zu wünschen übrig. Gerade der langjährige chronische Alkoholabusus birgt Gefahren körperlicher Folgeschäden, z. B. im Verdauungstrakt. Nennen Sie diese. Erklären Sie, weshalb Frau Pfeifer in diesem Zusammenhang häufiger ihr Nitrospray benutzt.

Folgeschäden bei chronischem Alkoholabusus:

- Ösophagusvarizen bedingt durch eine Portalvenenhypertension aufgrund einer Leberzirrhose
- Akute oder chronische Pankreatitis mit Pankreasinsuffizienz im späteren Verlauf
- Vitamin-B-Mangel, perniziöse Anämie
- Gastritis und Magengeschwür

Frau Pfeifer hat sehr wahrscheinlich eine alkoholbedingte Anämie, in deren Folge pektanginöse Beschwerden auftreten können, da durch die Anämie die Sauerstoffversorgung der Zellen und im Speziellen der Herzmuskelzellen deutlich vermindert sein kann. Abhängig vom Grad der Anämie kann es bei der Anwendung von Nitrospray zum sogenannten Steal-Effekt kommen, d. h., durch die Erweiterung der Koronargefäße kann die Hypoxie verstärkt werden.

3

AUSGANG DER FALLGESCHICHTE

Wegen der spürbaren Verschlechterung ihrer Situation ließ Frau Pfeifer sich auf einen Arztbesuch ein. Der Arzt konnte aufgrund seiner einfühlsamen Art ihr Vertrauen gewinnen und die seit Langem notwendige Umstellung der medikamentösen Therapie vornehmen. Nach einiger Zeit stellten sich sichtbare Veränderungen bei Frau Pfeifer ein. Sie wurde zugänglicher für pflegerische Belange und legte wieder etwas mehr Wert auf ihr Äußeres, da der suchtbedingte Leidensdruck nachließ. Trotzdem blieben Rosi und Kathi ihre beiden Lieblingspflegekräfte.

3.16 Pflege schwerstkranker alter Menschen

FALLBEISPIEL (FRAGEN 599–600)

Mit Leib und Seele Hausfrau, liebevolle Mutter einer Tochter und eines Sohns, treu sorgende Ehefrau und, nachdem die Kinder groß waren, fürsorgliche Großmutter, so lebt Anni Huber (75) seit vielen Jahrzehnten ein beschauliches Leben. Als ihr Mann in Rente ging, unternahmen beide kleinere Reisen nach Österreich. Sie lieben es gemütlich, beide waren nie große Sportler. Da ihr Mann als Beamter eine stattliche Pension erhielt, geht es beiden finanziell recht gut. Frau Huber kocht gut und gerne, was man ihr bei einer Größe von 1,60 m und einem Gewicht von 85 kg auch ansieht. Sie ist nach wie vor eine Liebhaberin von Hausmannskost.

Vor ein paar Wochen bemerkte Frau Huber, dass sie sich immer schwächer fühlt und innerhalb kurzer Zeit ohne ihr Zutun mehrere Kilogramm Gewicht verloren hat. Im Stuhl fielen ihr zunehmend immer wieder Blutbeimengungen auf und zuletzt hatte sie immer häufiger Durchfälle, nachdem sie vorher oft unter starker Verstopfung litt. Ihr Arzt überwies sie ins Krankenhaus. Nach eingehender Diagnostik wurde ihr dort das komplette Kolon wegen eines stenosierenden Dickdarmkarzinoms im Kolon transversum mit infauster Prognose bei ausgeprägter intestinaler Polyposis und Divertikulitis entfernt und ein endständiges Ileostoma angelegt.

Die Entlassung aus dem Krankenhaus steht an. Trotz ihrer schweren somatischen Erkrankung ist Frau Huber geistig fit. Da sie noch sehr schwach ist und ihr Mann trotz des Angebots einer Hauskrankenpflege überfordert ist, entscheiden beide, dass sie vorübergehend, bis sie wieder auf den Beinen ist, in ein Altenheim zieht.

599. Der Sozialarbeiter des Krankenhauses nimmt auf Wunsch des Mannes Kontakt mit dem Altenheim „Rosenstolz" auf. Sie arbeiten in diesem Haus als Überleitungsfachkraft. Die aktuelle Pflegesituation (körperlich und psychisch) von Frau Huber erfordert einige spezielle Überlegungen und Vorbereitungen vor dem Heimeinzug. Welche Maßnahmen leiten Sie ein, bezogen auf die Pflege des Stomas?

Sie nehmen Kontakt mit der Stomatherapeutin, die Frau Huber im Krankenhaus betreut, auf. Betreut diese Frau Huber im Altenheim weiter oder muss eine neue Therapeutin gesucht werden? Zudem holen Sie Informationen über die aktuelle Stomaversorgung (Materialien, Frequenz der Versorgung, Besonderheiten des Ileostomas) ein und erkundigen sich, inwieweit Frau Huber das Stoma akzeptiert.

Bevor Frau Huber auf der Pflegestation des Altenheims einzieht, müssen sich die Materialien zur Stomaversorgung vollständig auf der Station befinden und dem Pflegepersonal vorgestellt sein. Am Tag des Einzugs muss zur ersten Stomaversorgung die Stomatherapeutin anwesend sein und das Pflegepersonal einweisen. Ein genauer Ablaufplan zur Versorgung des Stomas muss vorhanden sein und sich bei den Materialien befinden.

Bei der endständigen Ileostomie wird der Dünndarm ausgeleitet und in der Regel der gesamte Dickdarm einschließlich des Schließmuskelapparats entfernt. Weil die Eindickung durch den Dickdarm fehlt, sind die Ausscheidungen dünnflüssig bis breiig.

Bei der doppelläufigen Ileostomie wird ein zum Stoma hinführender und ein vom Stoma wegführender Darmteil geschaffen. Dadurch wird der nachfolgende Dickdarm entlastet. Dieses Stoma kann ggf. nach Abheilung des Dickdarms wieder zurückverlegt werden.

„Prominent" heißt in diesem Fall, dass der Darmausgang etwas über das Hautniveau herausragt. Dies ist aus zweierlei Hinsicht wichtig: Erstens kann dadurch die das Stoma umgebende Haut besser vor dem aggressiven Stuhlgang aus dem Dünndarm geschützt werden z. B., durch Anlegen bestimmter Hautschutzringe, Paste etc.

Zweitens haben viele Patienten z. B. nach malignen Tumoren an Gewicht verloren und legen nach der Stomaanlage und Entfernung des Karzinoms wieder an Gewicht zu. Durch die prominente Anlage kommt es deshalb seltener zu einer Stomaretraktion.

600. Geben Sie Frau Huber möglichst viele fachliche Tipps für die Versorgung ihres Stomas.

- Reinigung des Stomas und seiner Umgebung grundsätzlich mit Wasser und pH-neutraler Seife und unsterilen Kompressen. Für unterwegs gibt es spezielle Reinigungstücher. Seife mit klarem Wasser abwischen und mit einer Kompresse die Haut gut trocknen.
- Äther, Benzin und alkoholische Mittel zerstören den natürlichen Säureschutzmantel der Haut, was zu erhöhter Anfälligkeit für Entzündungen führt. Desinfizieren der Haut ist in der Regel nicht notwendig.
- Reinigen Sie immer von außen nach innen zum Stoma hin.
- Es tut nicht weh, wenn man vorsichtig über die rosafarbene Darmschleimhaut wischt.
- Die Öffnung der Basisplatte muss genau auf das Stoma angepasst werden; Öffnung eventuell mit Stomapaste abdichten, damit Ausscheidungen nicht die Platte unterwandern können.
- Baden und Duschen ist mit, aber auch ohne Beutel möglich, es kann kein Wasser in den Darm eindringen. Auch Schwimmen ist mit spezieller Stomakappe möglich.
- Regelmäßig die Stomaumgebung im Bereich der Basisplatte rasieren.
- Bei Ausflügen o. Ä. immer eine Ersatzversorgung mitnehmen.

FALLBEISPIEL (FRAGEN 601–602)

Frau Huber wohnt nun schon seit 1 Monat auf der Pflegestation im Haus „Rosenstolz". Herr Huber kümmert sich liebevoll um seine Frau, besucht sie regelmäßig und bringt ihr sonntags immer ihr Lieblingsgericht, Schweinebraten mit Blaukraut. Abends beim Fernsehen knabbert sie für ihr Leben gerne Salzstangen. Nur zum Trinken muss Frau Huber ständig motiviert werden. Eine Bilanz ergab, dass sie kaum mehr als 800 ml Flüssigkeit zu sich nimmt. Ihre geliebte Cola verbesserte die Bilanz nicht wesentlich. Jetzt ist ihr Lebensmut einer tiefen Resignation gewichen, denn die Versorgung des Stomas gestaltet sich zunehmend schwieriger. Mindestens einmal am Tag löst sich der Stomabeutel von der Versorgungsplatte. Frau Huber wird zunehmend verzweifelter über die für sie sehr schambesetzten Situationen, und es ist dem Pflegepersonal kaum mehr möglich, Frau Huber zu motivieren, das Bett zu verlassen. Sie fühlt sich schlapp, ist dehydriert und zeigt immer öfter Anzeichen einer Kreislaufschwäche.

601. Worauf könnte die Kreislaufschwäche von Frau Huber zurückzuführen sein? Diskutieren Sie geeignete Maßnahmen.

Zu einem könnte die Kreislaufschwäche auf die zu geringe Trinkmenge über einen langen Zeitraum zurückzuführen sein. 800 ml Flüssigkeit pro Tag sind schon für einen Menschen ohne Stoma viel zu wenig. Die über den Magen-Darm-Trakt aufgenommene Flüssigkeit wird normalerweise vom Dickdarm resorbiert. Da der Dickdarm bei Frau Huber entfernt wurde, fällt diese Funktion weg. Zum andern verliert sie über das Ileostoma am Tag zusätzlich ca. 1 l Flüssigkeit, was die Gesamtflüssigkeitsbilanz nochmals verschlechtert.

Bei der anberaumten Arztvisite wird der Arzt anhand der Elektrolyt- und Nierenwerte (harnpflichtige Substanzen im Blut) sowie der glomerulären Filtrationsrate (GFR) und der Flüssigkeitsbilanz eine Substitutionstherapie zum Ersatz fehlender Flüssigkeit und Elektrolyte beginnen. Um den Flüssigkeitshaushalt anschließend dauerhaft in Ordnung zu halten, ist darauf zu achten, dass Nahrungsaufnahme und Flüssigkeitszufuhr zeitlich voneinander getrennt erfolgen. Verstärkt wird die Schwäche noch durch die psychische Situation von Frau Huber und ihre zunehmende Bettlägerigkeit.

602. Bei der nächsten Teambesprechung kommt es unter den Mitarbeitern zu kontroversen Diskussionen über das Essverhalten von Frau Huber. Wie stehen Sie zu einer dem Ileostoma zuträglicheren Nahrungsumstellung bei Frau Huber?

Grundsätzlich sollte dem Bedürfnis von Frau Huber nach ihren Lieblingsspeisen Rechnung getragen werden. Sie hat kaum noch etwas, was ihr Freude bereitet, und es ist ohnehin erstaunlich, dass ihr trotz Ileostoma noch nicht der Appetit vergangen ist.

Deshalb wäre es wichtig, mit Frau Huber ein Gespräch über die Ernährung zu führen, in dem nicht das Verbot von Lebensmitteln im Vordergrund steht, sondern die Frage, wie das Essverhalten so weit verändert werden kann, dass es verträglicher wird.

So stünde das Angebot von mehreren kleinen Mahlzeiten im Vordergrund, das gute Kauen („Gut gekaut ist halb verdaut" – dies wussten schon unsere Vorväter) und die Motivation, geringere Mengen an blähenden Speisen zu essen und diese durch andere Lieblingsbeilagen zu kompensieren. Auch sollte nochmals über die Trinkmenge mit Frau Huber geredet werden, ob es z. B. Nahrungsmittel gibt, die sie gerne mag und die viel Wasser enthalten, wie Wackelpudding o. Ä.

3.17 Pflege sterbender alter Menschen

FALLBEISPIEL (FRAGEN 603–612)

Es war schon eine merkwürdige Trauergemeinschaft, die dem Sarg von Paula Abele folgte. Die Wohnbereichsleitung des Pflegebereichs, in dem Frau Abele 6 Jahre gelebt hatte, schob den im Rollstuhl sitzenden Herrn Kirsch, der ein paar selbst gepflückte Blümchen in der Hand hielt, und Frau Holzer bemühte sich, mit ihrem Rollator auf dem steinigen Friedhofsweg Schritt zu halten, um den Sarg nicht aus den Augen zu verlieren. Da aber ein Rollstuhlreifen von Herrn Kirsch einen Platten hatte, hatten auch die Wohnbereichsleitung und Herr Kirsch Mühe, den Anschluss nicht zu verlieren. Neben den dreien aus dem Altenheim „St. Michael" ging noch die Nichte von Frau Abele mit ihrem Mann mit. Leider traf sie der Tod der Tante etwas unverhofft in der Urlaubszeit, denn die Koffer für die Fernreise waren schon gepackt und

am Abend sollte es in den Urlaub gehen. Kein Wunder also, dass es die Nichte eilig hatte. Nachdem der Sarg zur Erde gelassen war, erwiesen die drei Mitbewohner aus dem Altenheim am Grab Paula Abele die letzte Ehre, suchten sich eine schattige Bank auf dem Friedhofsgelände, ließen sich nieder, erzählten sich noch ein bisschen, wie jeder Paula Abele erlebt, hatte und fingen dann zu philosophieren an, redeten über Leben und Sterben und wie das Altenheim „St. Michael" mit Toten umgeht.
Jeder Bewohner erhält zu seinem Einzug als Begrüßungsgeste einen Blumenstrauß, aber als die Wohnbereichsleitung beim Tod der allein stehenden Paula Abele bei der Heimleitung um einen kleinen Blumenstrauß zur Beerdigung nachfragte, wurde kühl beschieden, dass dafür kein Geld vorgesehen sei. Auch das Geleit bei der Beerdigung musste außerhalb der Dienstzeit geschehen, obwohl der Friedhof nur 3 Minuten vom Altenheim entfernt liegt.
„Mit dem Tod des Bewohners endet der Betreuungsvertrag", erklärte die langjährige Betreuerin von Paula Abele der Wohnbereichsleitung, als diese nachfragte, ob sie denn zur Beerdigung käme.
Ein altes Sprichwort sagt: Es sind die Lebenden, die den Toten die Augen schließen, aber es sind die Toten, die den Lebenden die Augen öffnen. Die drei auf der Friedhofsbank waren sich darin einig, dass der Spruch viel Wahres enthält.

Nach dem Tod eines Bewohners werden im Zimmer alle Gegenstände weggeräumt, die an Krankheit und Pflege erinnern. Anschließend werden auf dem Nachtkästchen Gegenstände mit symbolischem Wert aufgestellt, soweit dies nicht schon in der Sterbephase erfolgt ist. Blumen, eine Kerze, Bilder, die an den Bewohner erinnern.

603. Machen Sie sich Gedanken zu Abschiedsritualen, die in einem Altenheim beim Tod eines Bewohners implementiert werden können.

Der Körper des Verstorbenen wird gewaschen, frisch angezogen und gebettet und mit einem frischen Laken bedeckt. Je nach Glaubensrichtung werden die Hände des Toten gefaltet, ein Rosenkranz (bei Katholiken) oder ein Kreuz in die Hände gelegt. Der Verstorbene wird in einen Abschiedsraum gebracht, in dem während seiner Anwesenheit eine Kerze brennt (es kann sich hierbei auch um eine elektrische Kerze handeln). Vor der Bahre werden Blumen platziert, Bilder des Verstorbenen, eventuell auch Zeichnungen der Enkelkinder werden auf einen kleinen Tisch neben dem Verstorbenen aufgestellt. Vor dem Abschiedsraum in der hauseigenen Kapelle oder an einem besonders bestimmten Platz, je nach Gegebenheit, steht grundsätzlich ein eigens dafür dekorierter Tisch mit einem Kondolenzbuch, einem schönen Abschiedsspruch und frischen Blumen. 3 Tage lang brennt für den Verstorbenen eine Kerze neben seinem Bild.

Selbstverständlich werden die Wünsche der Angehörigen und die eventuell vom Verstorbenen vorher geäußerten Wünsche berücksichtigt.

Interkulturellen Riten und Gegebenheiten wird selbstverständlich Rechnung getragen. Muslime z. B. waschen den verstorbenen Angehörigen gerne selbst, der Verstorbene soll nach Mekka blicken. Juden halten traditionellerweise eine Totenwache, bei der die ersten 8 Minuten eine Feder auf den Mund des Toten gelegt wird, um zu beobachten, ob die Atmung wirklich eingestellt wurde.

Im Budget eines Altenheims sollten Gelder für einen kleinen Blumengruß zur Beerdigung vorgesehen sein.

604. Wie können in einem Pflegeheim Abschiedsrituale implementiert werden, wie kann würdevolles Sterben gewährleistet werden?

Abschiedsrituale für ein würdevolles Sterben:

- Bei der Aufnahme oder im Lauf der Zeit anhand eines Erhebungsbogens in einem empathischen Gespräch den Bewohner nach seinen Wünschen und Vorstellungen zu Sterben und Tod befragen
- Enge Zusammenarbeit mit dem örtlichen Hospizverein
- Erstellen eines Standards zum Umgang mit Verstorbenen
- Erstellen eines Standards zum Umgang mit Sterbenden (beide Standards müssen Hinweise zu kulturellen Unterschieden enthalten)
- Sensibilisierung der Pflegekräfte und Mitarbeiter durch Schulungen im Bereich Sterbebegleitung, Hospizarbeit und Palliative Care
- Einbindung der örtlichen kirchlichen Gemeinden und enge Zusammenarbeit mit den Geistlichkeiten
- Überleitungsfachkräfte, die den Bewohner beim Einzug begleiten, begleiten auch den „Auszug"; und so wie sie stellvertretend für die Pflegeeinrichtung den potenziellen Bewohner im Vorfeld des Einzugs zu Hause besuchen, so begleiten sie ihn auch auf dem letzten Weg, sprich auf der Beerdigung
- In die individuell für jedes Haus eigens erstellte Pflegephilosophie und das Leitbild Gedanken zu würdevollem Sterben aufnehmen und thematisieren

605. 1990 wurde von der WHO eine Definition zu Palliative Care erstellt. Woraus hat sich die Palliativpflege entwickelt? Nennen Sie die Punkte der WHO-Definition.

Ursprünglich geht die Entwicklung von Palliative Care (Palliativpflege) aus der Hospizbewegung hervor. Die Hospizbewegung entwickelte sich in den 1960er-Jahren in Großbritannien, und 1967 gründete Cicely Saunders in London das St. Christopher's Hospice, das erste Hospiz der Neuzeit. Unter Berücksichtigung von körperlichen, psychischen, sozialen und spirituellen Problemlagen schwer kranker Menschen und deren Angehörigen versucht Palliative Care als Versorgungskonzept, schwer kranken Menschen ein Mindestmaß an Lebensqualität zu gewährleisten.

Palliative Care laut WHO

- unterstützt alles, was zur Schmerzreduktion und Schmerzfreiheit führt, und versucht, sonstigen Negativstress zur reduzieren,
- erkennt Leben als oberste Maxime an und betrachtet den Tod als zum Leben gehörenden Prozess,
- steht zur Überzeugung, den Tod weder zu beschleunigen noch zu verlängern,
- integriert psychologische und spirituelle Aspekte in der Patientenversorgung,
- bietet ein Unterstützungssystem für Patienten an, damit sie ihr Leben bis zum Tod so aktiv wie möglich gestalten können,
- bietet ein Unterstützungssystem für Familien an, um mit den Belastungen, die sich aus der Krankheit eines Angehörigen ergeben, und ihrer eigenen Trauer umgehen und diese bewältigen zu können,
- stellt ein Team bereit, um die Nöte von Patienten und deren Familien anzusprechen, was auch Beratung in Trauerarbeit beinhaltet, falls es notwendig sein sollte,
- verbessert die Lebensqualität und versucht zusätzlich den Verlauf der Krankheit positiv zu beeinflussen.

Diese Angebote und Unterstützungen sollten frühzeitig im Verlauf der Erkrankung zum Einsatz kommen, wobei diese Maßnahmen immer in Verbindung mit anderen Therapien zu verstehen sind, die das Leben verlängern. Dazu zählen z. B. Chemo-/Bestrahlungstherapie und all denjenigen Untersuchungen, die notwendig sind, um belastende klinische Komplikationen besser verstehen, mit ihnen umgehen und sie behandeln zu können.

606. Nennen Sie die Sterbephasen nach Kübler-Ross und erklären Sie jede Phase ausführlich.

Phase 1: Nicht-wahrhaben-Wollen und Isolierung
Zu erfahren, dass man an einer schweren und unheilbaren Krankheit leidet, „der Tod ins Haus" steht, ist für den Betroffenen ein Schock. Dieser Schock wird abgemildert durch Todesverleugnung, die Suche nach neuen Behandlungsmethoden, das Nicht-Annehmen der Realität, die Suche nach weiteren Untersuchungen. Somit gewinnt der Betroffene Zeit, um Kraft zu sammeln und mit der Wahrheit fertig werden zu können.

Phase 2: Zorn und Auflehnung
Wenn der Betroffene die tödliche Krankheit anerkannt hat, versucht er sich dagegen aufzulehnen, ist eifersüchtig auf alle diejenigen, die leben dürfen, wird zornig darüber, dass es ihn getroffen hat. Eine Flut negativer Emotionen kann über ihn hereinströmen, die sich auch in Aggression gegen sich selbst (dann besteht Suizidgefahr) oder gegen andere richten kann. Ausdruck dieser Phase kann das ständige Nörgeln an Gegebenheiten, Unzufriedenheit mit allen möglichen Dingen sein, oder zu Streitereien mit Angehörigen oder Pflegepersonal führen. Zwar weiß der Betroffene, dass ihm die Aufgabe der Todesbewältigung gestellt ist, aber er ist ihr noch nicht gewachsen.

Phase 3: Verhandeln
Diese Phase dauert meist nicht lange an. In ihr wird der Tod als unausweichliches Schicksal erkannt. Obwohl ein weiteres Verdrängen oder Ausweichen nicht mehr möglich ist, verhandelt der Betroffene um einen Aufschub, um noch ein bisschen mehr Lebenszeit zu erhalten. Verhandelt wird mit den Ärzten, dem Pflegepersonal, den Angehörigen. Es werden Pläne für einen neuen Lebensanfang gemacht mit dem Versprechen, sich zu verändern, anzupassen, „guter" Patient zu sein. Aber auch mit Gott oder dem Schicksal wird verhandelt, es wird versucht, diesen zum Partner für ein Stückchen mehr Leben zu gewinnen. Gelübde, Versprechungen werden abgelegt.

Phase 4: Depression
Eigentlich ist der Ausdruck Depression nicht zutreffend, denn es handelt sich hier nicht um das klinische Bild einer Depression, die medikamentös behandelt werden muss, sondern um eine tiefe Traurigkeit. Der Betroffene hat alle Hoffnung aufgegeben, und er wird von Gefühlen des Verlustes schmerzlich überwältigt. Er trauert um all das, was er verlieren wird, seine Freunde, Partner, Kinder, Dinge, die er nie wieder sehen, erleben oder machen kann. Ihm werden zurückliegende Versäumnisse und Fehler der Vergangenheit bewusst. In dieser Phase ist es dem Sterbenden möglich, sich mit seinem Tod auseinanderzusetzen. Zwar können Nahrungsverweigerung und Rückzug ein Ausdruck dieser Phase sein, aber auch das Aussöhnen mit verfeindeten Menschen oder die Vorsorge für seinen Tod, z. B. das Verfassen eines Testaments, rücken immer mehr in den Vordergrund.

Phase 5: Zustimmung

In dieser Phase kommt der Sterbende zur inneren Ruhe. Er hat den nahenden Tod akzeptiert, ihm zugestimmt und erwartet sein Ende, er hat Frieden mit der Welt geschlossen. Oft wird keine Angst mehr empfunden. Der Sterbende ist schwach, müde, schläft viel und verständigt sich meist nur noch mit wenigen Worten oder Gesten. Er hat eine ungeheuer anstrengende Lebensleistung vollbracht!

607. Welche körperlichen Beschwerden treten zunehmend in der Sterbephase auf?

Beschwerden in der Sterbephase:
- Appetitlosigkeit
- Atemnot
- Schwäche
- Schmerz
- Obstipation
- Übelkeit und Erbrechen
- Husten
- Schluckbeschwerden und schmerzender, trockener Mund
- Verwirrtheit
- Exulzerierende Wunden
- Schlafstörungen
- U. a.

608. Unabhängig von verminderter Speichelsekretion im Alter kommt es durch die vermehrte Atmung durch den Mund in der Sterbephase meist zu besonders trockenem Mund. Welche Maßnahmen schlagen Sie zur Erleichterung für den Sterbenden vor?

Regelmäßige Mundbefeuchtung:
- Auswischen des Munds mit Tee, Wasser oder Mineralwasser
- Versprühen von Flüssigkeiten, z. B. kalter Apfelsaft, mithilfe eines Zerstäubers
- Anwendung von künstlichem Speichel
- Befeuchten der Raumluft, Vernebler einsetzen

Anregung des Speichelflusses:
- Saure Tees, z. B. Malve
- Zitronenöl über eine Duftlampe vernebeln
- Ätherische Öle wie Pfefferminze oder Eukalyptus auf das Nachthemd träufeln, dies regt bei vielen Menschen ebenfalls den Speichelfluss an

Lösung von Borken und Belägen:
- Sahne auf die Zunge träufeln und mit einer kleinen Kompresse vorsichtig abreiben
- Auswischen der betroffenen Mundstellen mit Mandelöl oder Bepanthen®-Lösung

Lippenpflege:
- Honig, Sahne
- Bepanthen®-Salbe
- Lippenbalsam

Tab. 3.30 Körperliche Zeichen des bevorstehenden Todes und pflegerische Angebote

Körperliche Anzeichen	Pflegerisches Angebot
Die Atmung verändert sich, wird unregelmäßig, schnappend und rasselnd	Kopf und Oberkörper leicht erhöht positionieren, eventuell Sauerstoff anbieten
Die Pulsfrequenz wird unregelmäßig und setzt gelegentlich aus	
Der Blutdruck sinkt ab	
Die Körpertemperatur sinkt ab	Warm halten durch Socken, eine weitere Decke, Einreiben der Extremitäten mit einer wärmenden Lotion
Die Augen sind halb oder ganz geöffnet, die Pupillen reagieren schwächer auf Lichteinfall	Kein grelles direktes Licht; Licht dämpfen
Offener Mund	Mundpflege, Luft befeuchten
Kalter Schweiß	Schweiß mit feuchtem Tuch abwischen
Weiße Nasenspitze, blasse oder bläuliche Gesichtsfarbe	
Dunkle, marmorierte Verfärbung der aufliegenden Körperfläche sowie der Füße, Knie und Hände	
Zunehmende Bewusstseinseintrübung bis hin zum Koma; der Gehörsinn kann dabei trotzdem sehr aktiv sein	Beruhigende Ansprache, alle Pflegemaßnahmen vorher ankündigen
Angst und Unruhe im Todeskampf	Ruhiges, empathisches Dasein für den Sterbenden

609. An welchen Zeichen kann man erkennen, dass ein Mensch bald sterben wird? Machen Sie, wenn möglich, zu jedem Symptom ein pflegerisches Angebot (➤ Tab. 3.30).

- Verlust des Bewusstseins
- Ausfall der Spontanatmung
- Erschlaffung der Muskeln
- Stillstand von Herzaktivität und Kreislauf
- Auslösung von Hirnstammreflexen nicht mehr möglich

610. Nennen Sie die unsicheren Todeszeichen.

- **Totenstarre (Rigor mortis):** Meist beginnt die Totenstarre 4–8 Stunden nach Eintritt des Todes, abhängig auch von der Außentemperatur. Bei Wärme tritt die Totenstarre schneller ein als bei Kälte. Die Totenstarre beginnt an den Unterkiefermuskeln und den Hals- und Nackenmuskeln und breitet sich von dort innerhalb von 8 Stunden über den gesamten Körper aus. Die Totenstarre löst sich in derselben Richtung, wie sie entstanden ist, abhängig von der Außentemperatur in 1–6 Tagen wieder, wenn der Zersetzungsprozess in den Muskeln beginnt.
- **Totenflecke (Livores mortis):** Leichenflecke entstehen, wenn das Blut in tiefer gelegene Körperbereiche absinkt. Ca. eine halbe Stunde nach Eintritt des Todes zeigen sich die ersten Flecken, die deutlich sichtbarer und verstärkt nach weiteren 30–90 Minuten auftreten. Nach 6–12 Stunden sind sie voll ausgebildet und lassen sich auch nicht mehr wegdrücken.

611. Beschreiben Sie die sicheren Todeszeichen.

- **Verwesung:** Einsetzen von Fäulnis- und Verwesungsprozessen einhergehend mit Fäulnisgeruch.

612. Schildern Sie ablaufgenau die Maßnahmen, die Sie durchführen, wenn Sie feststellen, dass ein Bewohner verstorben ist.

Maßnahmen nach Eintritt des Todes:

- Dokumentation des vermuteten Todeseintritts mit genauer Uhrzeit
- Information des Arztes, der unverzüglich den Toten untersuchen muss und die Todesbescheinigung ausstellt
- Todesbescheinigung („Totenschein", ein äußerst wichtiges Dokument) je nach Standard der Verwaltung hinterlegen
- Dokumentation über das Versterben des Bewohners in der hausinternen Bewohnerstatistik
- Information der Angehörigen
- Information der Pflegedienstleitung
- Versorgung des Toten in Würde, am besten durch zwei Pflegekräfte, aus hygienischen Gründen dabei Handschuhe tragen
- Schließen der Augenlider durch Auflegen von feuchten Tupfern
- Alle Geräte, Zu- und Ableitungen wie Infusionen, Drainagen, Dauerkatheter etc. entfernen, ebenso Positionierungshilfsmittel
- Einstichstellen, z. B. von Venenverweilkanülen, mit Druckverband versehen
- Materialien, die sich schwer entfernen lassen, nicht entfernen, z. B. PEG
- Verunreinigungen, wie Blut, Stuhl, Urin, Erbrochenes, Pflasterreste, entfernen, den Körper waschen und je nach Ritual salben
- Bettlaken erneuern
- Dem Verstorbenen frische Kleidung anziehen
- Haare kämmen
- Zahnprothese (falls vorhanden) einsetzen
- Schmuck entfernen, in einen Briefumschlag geben, dokumentieren und in einem abschließbaren Schrank aufbewahren
- Verstorbenen mit leicht erhöhtem Oberkörper positionieren, um eine Blaufärbung im Gesicht zu verhindern
- Mund des Verstorbenen schließen, indem man ein aufgerolltes Handtuch in den Nacken und ein weiteres unter das Kinn legt; da die Leichenstarre im Bereich der Unterkiefermuskulatur beginnt, muss diese Maßnahme bald nach Eintritt des Todes erfolgen (beim Anlegen der klassischen Kinnbinde können sich bei zu festem Zug irreversible Druckstellen im Gesicht bilden)
- Am Fuß des Leichnams einen Zettel mit Namen, Geburtsdatum, Sterbedatum und Todeszeitpunkt befestigen
- Zudecken des Verstorbenen mit einem frischen Laken
- Hände zusammenlegen oder je nach Wunsch falten
- Zimmer des Verstorbenen aufräumen, lüften und mit Blumen, Kerzen etc. schmücken
- Angehörige und Pflegepersonal Abschied vom Verstorbenen nehmen lassen
- Den Verstorbenen vom Beerdigungsinstitut abholen lassen oder ins Abschiedszimmer oder in die dafür vorgesehene „Leichenkammer" bringen

3.18 Handeln in Notfällen

FALLBEISPIEL (FRAGEN 613–626)

„Oh nein! Heute bleibt mir aber auch nichts erspart. Irgendwann ist immer das erste Mal! Notglocke an und los!" Der Adrenalinstoß bewirkt, dass in Angelika, der diensthabenden Pflegekraft, glasklare und gestochen scharfe Bilder ablaufen, was als Nächstes zu tun ist. Herr Wegscheid liegt scheinbar bewusstlos mit dem Rücken zur Tür vor seinem Bett.

Sie wollte eigentlich nur nachsehen, warum Herr Wegscheid nicht zum Mittagessen erschienen ist. Das Essen wurde schon kalt. Der 67-jährige Ludwig Wegscheid kam öfter unpünktlich zum Essen, aber so spät wie heute ist es noch nie geworden. Dabei wäre für ihn als Diabetiker pünktliches Essen wichtig.

Und jetzt muss sie handeln! Und sie handelt. Sie müht sich ab und wünscht verzweifelt einen ihrer Kollegen herbei. Mann, die lassen sich aber Zeit! Kein Wunder, denn oft wird die Notglocke aus Versehen gedrückt und so konditioniert lassen sich die Kollegen Zeit.

„Oh nein! Heute bleibt uns aber auch nichts erspart!", ruft auch der herbeieilende Pfleger Lukas, als er auf die Szenerie blickt, die sich ihm darbietet. „Jetzt bist du dran, ich rufe den Notarzt und hole was zum Messen, dann helfe ich dir", sagt Angelika und stürmt aus dem Zimmer zum Telefon.

613. Was genau teilt Pflegekraft Angelika der Rettungsleitstelle mit?

Informationen an die Rettungsleitstelle:
- **Wer ruft an?** Name, Altenheim, Telefonnummer
- **Wo geschah es?** Genaue Adresse, Stockwerk, Zimmernummer
- **Was geschah?** Kurze Beschreibung des Notfalls
- **Wer ist verletzt?**
- **Welche Arten von Verletzungen sind erkennbar?** Kurze Beschreibung der Verletzung, Mitteilung bekannter relevanter Krankheitsbilder; hier: Diabetes
- **Warten auf Rückfragen!** Darauf warten, dass die Rettungsleitstelle das Gespräch beendet. Nicht vorher auflegen!

614. In Notfällen gilt der Grundsatz „Phone first"! Was versteht man darunter?

Man stellt den Notfall und die Bewusstlosigkeit des Betroffenen fest. Bevor man mit einer Reanimation beginnt, sollte man als Erstes den Notarzt alarmieren. Dies gilt auch, wenn nur eine Altenpflegerin im Dienst ist und somit der Betroffene kurze Zeit alleine gelassen werden muss (Deutscher Rat für Wiederbelebung 2015).

615. Was versteht man unter „Phone fast", und wann kommt es zur Anwendung?

„Phone fast" als Ausnahmeregel bedeutet: Telefoniere so schnell, wie es der Situation angemessen ist, und findet in der folgenden Situation Anwendung: Findet man ein bewusstloses Kind, das das Pubertätsalter noch nicht erreicht hat, und hat nicht persönlich miterlebt, wie es bewusstlos zusammengebrochen ist, dann muss der Ersthelfer sofort mit der Wiederbelebung beginnen. Nachdem der Ersthelfer mindestens 1 Minute lang Wiederbelebungsmaßnahmen durchgeführt hat, sollte erst der Notruf abgesetzt werden. Grund hierfür ist, dass das kindliche Gehirn sensibler auf Sauerstoffmangel reagiert als das von Erwachsenen. Ein Notruf, der 1 Minute nach begonnenen Wiederbelebungsmaßnahmen abgesetzt wird, führt zu keiner nennenswerten Verzögerung des Eintreffens der Rettungssanitäter, kann aber u. U. dem Kind das Leben retten oder vor bleibenden Hirnschäden bewahren.

616. Hat die Pflegekraft Angelika unter Beachtung der oben genannten beiden Grundsätze Ihrer Meinung nach richtig gehandelt? Begründen Sie Ihre Antwort.

Angelika hat richtig gehandelt! Sie hat sofort bei Betreten des Zimmers die Notglocke bedient, als sie Herrn Wegscheid am Boden liegen sah. Sie konnte damit rechnen, dass innerhalb von Sekunden ein weiterer Helfer eintrifft. In dieser Zeit hat sie die Möglichkeit zu überprüfen, ob überhaupt ein Notfall vorliegt, der zwingend einen Notarzt erfordert.

617. Was versteht man unter Notfall?

Ein akuter Notfall liegt vor, wenn sich der Betroffene in einem lebensbedrohlichen Zustand befindet, bei dem die Vitalfunktionen gestört sind oder eine solche Störung unmittelbar droht.

618. Was versteht man unter Bewusstlosigkeit?

Bewusstlosigkeit ist eine schwere Bewusstseinsstörung, bei der der Betroffene nicht ansprechbar ist und die Fähigkeit der räumlichen und zeitlichen Orientierung verloren hat. Ebenso reagiert der Betroffene weder auf Ansprache noch auf taktile Reize.

619. Wie überprüfen Sie als Fachkraft das Bewusstsein?

Überprüfen der Bewusstseinslage:
- Ansprechen des Betroffenen (Achtung: Schwerhörigkeit bei älteren Menschen!)
- Den Betroffenen, wenn er nicht auf Ansprache reagiert, anfassen, z. B. das Handgelenk oder die Schulter leicht schütteln
- Glasgow-Koma-Skala (➤ Abb. 3.6) anwenden

Neurologische Funktion	Reaktion des Patienten	Bewertung (Punkte)
Augen öffnen	Spontan Auf Ansprechen Auf Schmerzreiz Kein Öffnen	4 3 2 1
Verbale Reaktion	Orientiert Verwirrt, desorientiert Unzusammenhängende Worte Unverständliche Worte Keine verbale Reaktion	5 4 3 2 1
Motorische Reaktion auf Schmerzreize	Befolgen von Aufforderungen Gezielte Schmerzabwehr Ungezielte Schmerzabwehr (sog. Massenbewegungen) Beugesynergien (Beugehaltung) Strecksynergien (Streckhaltung) Keine motorische Reaktion	6 5 4 3 2 1

Abb. 3.6 Glasgow-Koma-Skala

- Überprüfung der Pupillen: Sind sie entrundet, gleich groß, stecknadelkopfgroß, extrem erweitert?

620. Wie überprüfen Sie als Fachkraft den Kreislauf?

Maßnahmen der Kreislaufüberprüfung:
- Sollte peripher kein Puls zu tasten sein, überprüfen Sie an der Karotis den zentralen Puls. **Cave: Nie an beiden Karotiden gleichzeitig tasten!**
- Mit einem zur Verfügung stehenden Stethoskop können Sie den Herzschlag direkt über dem Herzen auskultieren.
- Der Puls sollte über 10 Sekunden lang geprüft werden, damit ein langsamer, schwacher oder arrhythmischer Puls nicht übersehen wird.

621. Sie finden Herrn Wegscheid vor seinem Bett liegend auf. Überlegen Sie Ihre Vorgehensweise bei Notfallsituationen.

1. Herr Wegscheid ist bei Bewusstsein, Atmung und Kreislauf sind stabil, aber er hat sich den Oberschenkelhals gebrochen.
2. Herr Wegscheid ist bei Bewusstsein, sein Kreislauf ist stabil, aber er hat eine ausgeprägte Dyspnoe und Husten.
3. Herr Wegscheid ist bei Bewusstsein, Atmung und Kreislauf stabil, aber er hat eine blutende Wunde zum Beispiel am Kopf.
4. Herr Wegscheid ist bewusstlos, aber Atmung und Puls sind vorhanden.
5. Herr Wegscheid ist bewusstlos, Herz-Kreislauf-Stillstand.

Grundsätzliche Maßnahmen in Notfallsituationen bei bewusstlosen und/oder gestürzten Bewohnern
1. Vitalwertkontrolle, Bewohner liegen lassen (die bestmögliche Position für ihn finden, die er aber meist selbst angibt, z. B. Unterpolstern des Kopfs), Arzt rufen
2. Oberkörper erhöht positionieren, Atemwege kontrollieren, Vitalzeichenkontrolle, Notarzt rufen, beruhigend auf den Bewohner eingehen
3. Erstversorgung eventueller Wunden und Inspektion, ob eine chirurgische Versorgung nötig ist, mehrfache Vitalzeichenkontrolle, wenn möglich Unfallhergang schildern lassen und ggf. Arzt rufen (abhängig von Unfallursache), bei Übelkeit Notarzt sofort anrufen; bei später auftretender Übelkeit und/oder Eintrübung des Bewusstseins sofort Notarzt informieren
4. Atemwege kontrollieren, stabile Seitenlage, Vitalzeichenkontrolle, Notarzt informieren, beim Bewohner bleiben
5. Notarzt informieren, Reanimation einleiten, bis Notarzt eintrifft!

622. Pflegekraft Angelika meint, sie hole was „zum Messen". Was wird sie holen? Begründen Sie Ihre Angaben.

Sie holt sicherlich Blutdruckgerät, Stethoskop und Pulsuhr zur Überprüfung der Kreislaufsituation. Besonders wichtig ist das Blutzuckermessgerät: Herr Wegscheid ist Diabetiker. Bei Diabetikern ist bei Verlust des Bewusstseins immer der Blutzucker zu kontrollieren! Es besteht die Gefahr einer Stoffwechselentgleisung.

623. Bei der Reanimation spricht man von der A-B-C-D-Methode. Was versteht man darunter?

A = Atemwege frei machen
B = Beatmung
C = Circulation (engl.), Kreislauf z. B. durch Herzdruckmassage oder Defibrillation stabilisieren
D = Drugs (engl.), Gabe von Arzneimitteln

624. In welcher Frequenz pro Minute wird die Herzdruckmassage ausgeführt?

Arbeitsfrequenz: mindestens 100 Drücke pro Minute, nicht mehr als 120!

625. In welchem Verhältnis stehen Atemspende und Herzdruckmassage zueinander?

30 Herzdruckmassagen : 2 Atemspenden

626. Nach Überprüfung von Bewusstsein und Kreislauf steht für Sie fest, dass ein Herzstillstand vorliegt. Schildern Sie nun ablaufgenau das Vorgehen bei einer Reanimation und erklären Sie zu jeder Phase die wichtigsten Punkte.

Ablauf einer Reanimation

- Drehen Sie die zu reanimierende Person auf den Rücken und machen Sie deren Atemwege durch Überstrecken des Halses und Anheben des Kinns frei. Dabei legen Sie Ihre Hand auf deren Stirn, ziehenihr Kopf leicht nach hinten und heben mit Ihren Fingerspitzen das Kinn an.
- Inspektion der Mundhöhle und Entfernung aller sichtbaren Fremdkörper, inkl. locker sitzender Zahnprothesen. **Cave:** Bei Halswirbelsäulenverletzungen darf der Kopf weder überstreckt noch zur Seite gedreht werden.
- Hören Sie jetzt am Mund der bewusstlosen Person nach Atemgeräuschen und fühlen Sie nach einem Luftstrom an Ihrer Wange. Möglicherweise macht die zu reanimierende Person in den ersten Minuten nach einem Kreislaufstillstand noch vereinzelt langsame oder geräuschvolle Atemzüge, die aber nicht mit normaler Atmung verwechselt werden dürfen.
- Das Überprüfen der Atmung sollte nicht länger als 10 Sekunden dauern!
- Knien Sie seitlich an der zu reanimierenden Person und legen Sie eine Hand mit dem Ballen in die Mitte ihres Brustkorbs, die zweite Hand wird auf die erste gelegt. Halten Sie die Arme gerade. Üben Sie keinerlei Druck auf den Oberbauch oder das untere Ende des Brustbeins aus. Bringen Sie sich senkrecht über den Brustkorb und drücken Sie den Brustkorb mindestens 5 cm nach unten. Entlasten Sie nach jeder Herzdruckmassage vollständig den Brustkorb, ohne den Kontakt zwischen Ihren Händen und dem Brustbein zu verlieren.
- Nach 30 Herzdruckmassagen machen Sie die Atemwege durch Überstrecken des Halses und Anheben des Kinns wieder frei.
- Die Hand, die auf der Stirn liegt, verschließt durch Zusammendrücken der Nasenflügel die Nase.
- Holen Sie normal Luft (ca. 500–600 ml), legen Sie Ihre Lippen um den Mund des Bewusstlosen, achten Sie auf gute Abdichtung und blasen sie in ca. 1 Sekunde die Luft hinein. Beobachten Sie dabei, ob der Brustkorb sich wie bei einer normalen Atmung hebt. Nehmen Sie Ihren Mund von dem des Bewusstlosen und beobachten Sie, wie die Luft wieder entweicht und der Brustkorb sich senkt.
- Wiederholen Sie den Vorgang und achten Sie darauf, dass beide Beatmungen nicht länger als 5 Sekunden dauern sollten.
- Ohne Verzögerung führen Sie weitere 30 Herzdruckmassagen durch. Wiederholen Sie Beatmung und Herzdruckmassage in beschriebener Weise.
- Die zu reanimierende Person sollte auf einer harten Unterlage liegen!

Abbruch der kardiopulmonalen Reanimation nur
- bei Einsetzen der Spontanatmung und Kreislauffunktion,
- bei Übergabe der Reanimationstätigkeit an den Notarzt oder Sanitäter!

LITERATUR
Deutscher Rat für Wiederbelebung – German Resuscitation Council (Hrsg.). Reanimation 2015. Leitlinien kompakt. Ulm, 2015. Aus: www.grc-org.de/leitlinien2015 (letzter Zugriff: 11. Januar 2017).

3.19 Pflegerelevante Grundlagen der Arzneimittellehre

FALLBEISPIEL (FRAGEN 627–635)

Gabriele Sommer freut sich. Endlich hat sie den Job bekommen, den sie schon immer wollte. Sie hat gestern als PDL in einem neuen Altenheim begonnen, das in 12 Wochen eröffnet werden soll. Es ist also noch einiges zu tun. Eine ihrer vordringlichsten Aufgabe ist die Erstellung von Standards. Zum Teil liegen ihr diese schon zur Durchsicht vor, andere muss sie noch erstellen. Als Erstes hat sie sich den Standard über den Umgang mit Arzneimitteln im Altenheim ausgesucht. Eine Pharmazie-Praktikantin hat sich bereits einige Gedanken darüber gemacht. Vor Gabriele Sommer liegt gerade diese Zusammenstellung (➤ Tab. 3.31), die sie im Moment sorgfältig durchliest.

627. Schauen Sie sich folgende Übersicht (➤ Tab. 3.31) genau an und bewerten Sie die einzelnen Aussagen auf ihre Richtigkeit. Begründen Sie die jeweils gegebene Antwort.

Jeder Altenheim-Bewohner erhält seine Medikamente über die Pflegekräfte.	
Medikamente in Altenheimen gehören in den Bestand des Altenheims.	
Die Bewohnermedikamente werden gesammelt in einem Arzneischrank im Stationszimmer aufbewahrt.	
Medikamente, die dem Bewohner verordnet werden, werden in einer mit dem Altenheim zusammenarbeitenden Apotheke besorgt.	
Der Bewohner hat jederzeit Zugang zu seinen eigenen Medikamenten im Arzneischrank.	

Muster

Tab. 3.31 Umgang mit Arzneimitteln der Bewohner

Aussage	Bewertung
Jeder Altenheim-Bewohner erhält seine Medikamente über die Pflegekräfte.	**Die Aussage ist falsch!** Es muss vereinbart sein, ob der Bewohner möchte, dass seine Medikamente über die Pflegekräfte verwaltet und verabreicht werden. Grundsätzlich hat jeder Bewohner das Recht, seine Medikamente selbst zu verwalten, es sei denn, er hat eine Betreuung, die auch den Bereich seiner Gesundheitsfürsorge betrifft.
Medikamente in Altenheimen gehören in den Bestand des Altenheims.	**Diese Aussage ist falsch!** Jeder Bewohner hat seine eigenen Medikamente, die auch nur ihm persönlich verabreicht werden dürfen.
Die Bewohnermedikamente werden gesammelt in einem Arzneimittelschrank im Stationszimmer aufbewahrt.	**Die Aussage ist eingeschränkt richtig!** Meistens werden die Medikamente der Bewohner in einem zentralen Arzneimittelschrank aufbewahrt, aber die Medikamente müssen bewohnerbezogen aufbewahrt werden. Die Aufbewahrung der Bewohnermedikamente erfolgt oft in mit den Daten des Bewohners gekennzeichneten Körben, Kästen etc.
Medikamente, die dem Bewohner verordnet werden, werden in einer mit dem Altenheim zusammenarbeitenden Apotheke besorgt.	**Diese Aussage ist eingeschränkt richtig!** Grundsätzlich hat der Bewohner das Recht zu bestimmen, in welcher Apotheke er seine Medikamente besorgt. Da die Bewohner jedoch oft Ärzte aus der Umgebung des Altenheims als Hausärzte haben, kann es vorkommen, dass ein Arzt mehrere Heimbewohner betreut und vielleicht nur eine Apotheke in der Nähe des Altenheims liegt. Es bietet sich dann an, sofern der Bewohner einverstanden ist, die Medikamente von dort zu beziehen.

Tab. 3.31 Umgang mit Arzneimitteln der Bewohner *(Forts.)*	
Aussage	**Bewertung**
Der Bewohner hat jederzeit Zugang zu seinen eigenen Medikamenten im Arzneimittelschrank.	**Die Aussage ist falsch!** Der Bewohner kann auf Wunsch den Aufbewahrungsbehälter mit seinen Medikamenten bekommen, hat aber keinen Zugang zum Medikamentenschrank, da dort auch die Medikamente der anderen Bewohner lagern. Der Arzneimittelschrank muss immer abgeschlossen sein. Meist sind nur wenige Fachkräfte im Besitz eines Arzneschrankschlüssels. Diese Fachkräfte tragen damit die Verantwortung für den Arzneimittelschrank.

3

628. Gabriele Sommer erkennt recht schnell, dass die Praktikantin einen falschen Denkansatz für die Gegebenheiten im Altenheim hat. Sie beschließt, den Standard selbst zu schreiben. Sie beginnt mit dem Bereich der Aufbewahrung von Arzneimitteln. Beschreiben Sie die Grundsätze, die bei der Aufbewahrung von Arzneimitteln im Altenheim von Bedeutung sind.

Grundsätze für die Aufbewahrung und Nachbestellung von Arzneimitteln im Altenheim

- Jeder Bewohner hat seine eigenen Arzneimittel.
- Die Arzneimittel des Bewohners müssen bewohnerbezogen in einem verschließbaren Arzneimittelschrank aufbewahrt werden.
- Falls notwendig, müssen bestimmte Arzneimittel in einem Kühlschrank gelagert werden; hier gelten dieselben Regeln wie für die Aufbewahrung von Arzneimitteln im Arzneimittelschrank. In einen Kühlschrank, in dem Arzneimittel aufbewahrt werden, darf nichts anderes hineingestellt werden.
- Der Zugang zum Arzneimittelschrank und -kühlschrank obliegt nur bestimmten Fachkräften, die dafür die Verantwortung tragen.
- Arzneimittelschrank und Arzneimittelkühlschrank dürfen nicht offen für andere zugänglich sein.
- Die Arzneimittel müssen gemäß ihren Bestimmungen gelagert werden (z. B. geeignete Raumtemperatur und Luftfeuchtigkeit, keine direkte Sonnenbestrahlung).
- Im Arzneimittelschrank dürfen ausschließlich Medikamente gelagert werden.
- Medikamente verbleiben zusammen mit den jeweiligen Packungsbeilagen in ihren Verpackungen.
- Die Medikamentenschachtel/-flasche o. Ä. wird mit dem Namen des Bewohners und dem Anbruchsdatum versehen.
- Medikamente dürfen nicht aus ihren Verpackungen oder Blistern herausgenommen und in ein anderes Gefäß umgefüllt werden.
- Arzneimittel dürfen nur innerhalb der erlaubten Haltbarkeitsdaten gelagert werden.
- Abgelaufene Arzneimittel müssen zeitnah fachgerecht entsorgt werden.
- Es sollten immer zuerst die angebrochenen Medikamentenschachteln aufgebraucht werden.
- Werden Medikamente aus der Verordnung genommen, sind diese dem Bewohner bzw. den Angehörigen zurückzugeben bzw. mit dem Einverständnis des Bewohners fachgerecht zu entsorgen.
- Geht ein Arzneimittel aus der Dauerverordnung zur Neige, dann muss Sorge für eine rechtzeitige Nachverordnung seitens der verantwortlichen Fachkräfte getroffen werden.

Tab. 3.32 Aufbewahrung von Medikamenten

Arzneiform	Aufbrauchfrist	Art der Lagerung
Tabletten	bei sachgerechter Lagerung in Blistern: Aufbrauchfrist = Haltbarkeit, Verfallsdatum entspricht dem Ende der Aufbrauchfrist	• gemäß den Lagerungshinweisen, meist bei Raumtemperatur und geschützt vor direkter Sonneneinstrahlung • im Altenheim im Arzneimittelschrank
Augensalben	maximal 4 Wochen nach Anbruch	im Arzneimittelkühlschrank bei 8–5 °C
Augentropfen	maximal 4 Wochen nach Anbruch	im Arzneimittelkühlschrank bei 8–15 °C
Nasentropfen	maximal 4 Wochen nach Anbruch	im Arzneimittelkühlschrank bei 8–15 °C
Nasenspray	maximal 6 Wochen nach Anbruch	• falls keine andere Angaben vorhanden, reicht die Aufbewahrung bei Zimmertemperatur (15–25 °C) • vor direkter Sonneneinstrahlung schützen • im Altenheim im Arzneimittelschrank
Salben	maximal 6 Wochen nach Anbruch	• falls keine andere Angaben vorhanden, reicht die Aufbewahrung bei Zimmertemperatur (15–25 °C) • vor direkter Sonneneinstrahlung schützen • im Altenheim im Arzneimittelschrank
Säfte (z. B. Hustensaft)	maximal 6 Wochen nach Anbruch	• falls keine andere Angaben vorhanden, reicht die Aufbewahrung bei Zimmertemperatur (15–25 °C, vor direkter Sonneneinstrahlung schützen) • im Altenheim im Arzneimittelschrank
Insulin (Fertigpen und Durchstechampullen)	maximal 4 Wochen nach Anbruch	• falls keine andere Angaben vorhanden, reicht die Aufbewahrung bei Zimmertemperatur (15–25 °C) • vor direkter Sonneneinstrahlung schützen • nicht in der Nähe von Heizungen oder Heizkörpern aufbewahren • im Altenheim im Arzneimittelschrank

629. Die Praktikantin fragt, wie lange Arzneimittel nach Anbruch verwendet werden dürfen und wie diese gelagert werden müssen. Fertigen Sie hierzu eine entsprechende Tabelle (Arzneiform, Aufbrauchfrist, Art der Lagerung) unter Berücksichtigung folgender Arzneiformen an: Tabletten, Augensalben, Augen- und Nasentropfen, Nasenspray, Salben, Säfte und Insuline Fertigpen, Durchstechampulle (➤ Tab. 3.32).

3

Bei einer Betäubungsmittelverordnung für einen Bewohner Ihrer Einrichtung, die auf einem speziellen Betäubungsmittelrezept (BtM-Rezept) erfolgt, müssen vom **Arzt** in dem dafür vorgesehenen Betäubungsmittelbuch folgende Information unbedingt eingetragen sein:

- Name, Vorname, Geburtstag und vollständige Anschrift des Bewohners
- Gegebenenfalls Krankenkasse, Versicherungsstatus des Bewohners sowie Sitz der Krankenkasse
- Ausstellungsdatum des Betäubungsmittelrezepts
- Arzneimittelbezeichnung, außerdem zusätzlich: Bezeichnung und Gewichtsmenge des enthaltenen Betäubungsmittels je Darreichungsform, falls diese durch die Arzneimittelbezeichnung nicht eindeutig bestimmt ist

630. Beschreiben Sie die Angaben, die ein Arzt unbedingt ins Betäubungsmittelbuch Ihrer Station eintragen muss.

- Menge des verschriebenen Arzneimittels in Gramm oder Millilitern, Stückzahl oder Größe und Anzahl der Packungseinheiten
- Verabreichungsanweisung mit Einzel- und Tagesangabe oder „gemäß schriftlicher Anweisung“, wenn eine schriftliche Verabreichungsanweisung übergeben wurde; falls dies nicht erfolgt ist, muss auf dem Rezept die genaue Einnahmeanweisung vermerkt sein
- Name des verschreibenden Arztes mit Berufsbezeichnung, Anschrift und Telefonnummer
- Unterschrift des verschreibenden Arztes

631. Welche Sorgfaltspflicht obliegt Ihnen als verantwortliche Pflegefachkraft im Umgang mit Betäubungsmitteln?

- Betäubungsmittel sind in einem extra doppelt gesicherten Betäubungsmittelschrank aufzubewahren. Die Zugangsberechtigung ist auf wenige Verantwortliche beschränkt. Bei jeder Schichtübergabe wird die Übergabe des Schlüssels für den Betäubungsmittelschrank mit Namen der dann verantwortlichen Fachkraft dokumentiert.
- Die Entgegennahme des Betäubungsmittels wird hinsichtlich Menge und Lieferdatum dokumentiert und ist mit Datum und Unterschrift der Fachkraft im Betäubungsmittelbuch zu versehen. Jede Entnahme eines Betäubungsmittels und die Anwendung sind genau zu dokumentieren und der exakte Nachweis über den Verbrauch zu führen. Die Dokumentation ist mit Datum und Unterschrift der ausführenden Fachkraft zu versehen.
- Auch versehentlicher, unsachgemäßer Verbrauch, z. B. Verschütten von Betäubungsmitteln, **muss** dokumentiert werden.
- Für einen bestimmten Bewohner verschriebene und nicht mehr benötigte Betäubungsmittel dürfen nicht, auch nicht nach seinem Tode, für andere Bewohner weiterverwendet werden, da sie dann nicht mehr dem in § 2 BtMVV geforderten Bestimmungszweck entsprechen.
- Die Arzneimittel müssen fachgerecht entsorgt und über die Entsorgung muss ein Nachweis geführt werden.

632. Beschreiben Sie die Grundsätze, die beim Richten von Arzneimitteln zu berücksichtigen sind und unbedingt Bestandteil eines Standards für den Umgang mit Arzneimitteln in einem Altenheim sein sollten. Unterscheiden Sie dabei feste orale und flüssige orale Darreichungsformen.

Feste orale Darreichungsformen

- Das Richten von Medikamenten obliegt einer Fachkraft.
- Abhängig von den Vorgaben erfolgt das Richten der Arzneimittel in der Regel für einen Tag oder eine Woche im Voraus.
- Das Richten der Medikamente erfolgt aufgrund der aktuellsten Angaben auf dem Medikamentenverordnungsblatt.
- Der Arbeitsplatz sollte sauber, ausreichend groß, gut beleuchtet und ruhig sein.
- Während des Richtens sollte die Fachkraft ungestört sein und nicht ans Telefon oder auf die Klingel gehen müssen.
- Vor Beginn des Richtens sollten die Hände gewaschen und desinfiziert werden.
- Medikamente dürfen nicht mit den Fingern angefasst werden.
- Sollten Medikamente versehentlich in eine falsche Kammer geraten, werden diese mit einer Pinzette unmittelbar herausgenommen.

- Die Medikamente werden Bewohner für Bewohner in die dafür vorgesehenen Dispenser gerichtet.
- Die Dispenser müssen mit dem Namen und der Zimmernummer des Bewohners eindeutig beschriftet sein.
- Beim Richten die 6-R-Regel beachten (richtiger Bewohner, richtiges Medikament, richtige Dosierung, richtige Applikationsform, richtiger Applikationszeitpunkt, richtige ärztliche Verordnung).
- Das Medikament wird beim Herausnehmen, beim Ausdrücken aus dem Blister und beim Zurückstellen auf Richtigkeit kontrolliert.
- Medikamentenpackungen werden mit Namen und Anbruchsdatum versehen.
- Die Packungsbeilage verbleibt in der Medikamentenpackung.
- Falls Teile der Packung entfernt werden, ist darauf zu achten, dass der Medikamentenname, das Verfallsdatum und die Charge eindeutig zu erkennen sind.
- Verfallsdatum und Aufbrauchfrist der Medikamente sind zu beachten.
- Beim Herausnehmen der Medikamente ist auf Farbveränderungen, Geruchsveränderungen etc. zu achten.
- Beim Teilen von Medikamenten sind entsprechende Medikamententeiler zu benutzen.
- Die restliche Tablette muss sorgfältig vor Licht und Feuchtigkeit geschützt umgehend in die korrekte Medikamentenschachtel gegeben und diese sorgfältig verschlossen werden.
- Werden bereits gestellte Medikamente versehentlich verschüttet, müssen diese verworfen und neu gestellt werden.
- Gehen Arzneimittel zur Neige, muss für eine rechtzeitige Nachverordnung gesorgt werden.
- Es sollen immer zuerst die angebrochenen Medikamentenpackungen aufgebraucht werden.
- Medikamente, die nicht mehr verordnet sind, müssen ordnungsgemäß entsorgt werden, wenn der Bewohner oder die Angehörigen diese nicht zurückhaben wollen.
- Bei Unterbrechung der Tätigkeit sind die Medikamente im Schrank einzuschließen.
- Gerichtete Medikamente werden bis zur Gabe wieder eingeschlossen.
- Das Richten der Medikamente wird bewohnerbezogen auf dem dafür vorgesehenen Blatt dokumentiert und mit Datum und Unterschrift versehen.

Flüssige orale Darreichungsformen

- Die Tropfenflasche muss mit Namen des Bewohners und Anbruchsdatum versehen werden.
- Tropfen werden unmittelbar vor der Gabe längstens eine halbe Stunde im Voraus gerichtet.
- Die Tropfenbehältnisse müssen eindeutig dem jeweiligen Bewohner zuzuordnen sein, um Verwechslungen auszuschließen.
- Tropfen werden in ausreichend Wasser gegeben.
- Bei der Tropfenentnahme ist auf die korrekte Handhabung zu achten (**cave:** Dosierungsgenauigkeit).

- Werden pro Bewohner unterschiedliche Tropfen gerichtet, wird jedes Medikament in ein separates Tropfenbehältnis gegeben. Kein Vermischen mehrerer flüssiger Medikamente in Tropfenform in einem Tropfenbecher!
- Nach dem Richten der Tropfen werden die Tropfenbecher abgedeckt (**cave:** Verflüchtigung des Wirkstoffs, Reaktionen des Wirkstoffs mit Sauerstoff und Licht möglich, Gefahr der Wirkveränderung).

633. Beschreiben Sie nun die Grundsätze, die bei der Gabe von Arzneimitteln (feste orale und flüssige orale Darreichungsformen) zu berücksichtigen sind und unbedingt Bestandteil eines Standards für den Umgang mit Arzneimitteln in einem Altenheim sein sollten.

Grundsätze für die Arzneimittelverabreichung

- Bei der Gabe von Medikamenten ist die 6-R-Regel zu beachten:
  - Die Fachkraft, welche die Arzneimittel verteilt, hat grundsätzlich die Verantwortung nachzuprüfen, ob die Arzneimittel, die sie an den betreffenden Bewohner gibt, korrekt sind.
  - Die Fachkraft trägt die Verantwortung dafür, dass die Arzneimittel zum korrekten Zeitpunkt, in der richtigen Dosierung und im richtigen Dosierintervall dem richtigen Bewohner gegeben werden.
- Vor der Medikamentengabe ist eine Händedesinfektion durchzuführen.
- Medikamente dürfen nie unbeaufsichtigt gelassen werden.
- Medikamente sollten in der Regel mit Wasser oder ungesüßtem Tee verabreicht werden.
- Nach der Medikamenteneinnahme soll der Bewohner ausreichend Wasser hinterhertrinken.
- Berührt die Fachkraft während der Gabe von Arzneimitteln mit den Händen die Mundschleimhaut des Bewohners, sind vor der Gabe des Medikaments an den nächsten Bewohner die Hände zu desinfizieren.
- Bei Bewohnern mit Schluckstörungen ist bei der Verabreichung auf eine korrekte Positionierung zu achten.
- Es ist sinnvoll, bei diesen Bewohnern vor der Gabe eines Medikaments durch geeignete vorgeschaltete Maßnahmen das Schlucken anzubahnen, um ein Verschlucken der Medikamente zu vermeiden.
- Gegebenenfalls ist eine Inspektion der Mundhöhle durchzuführen, um zu prüfen, ob die Medikamente geschluckt wurden.
- Die Fachkraft hat die Gabe der korrekten Medikation zu dokumentieren und mit Datum und Unterschrift abzuzeichnen.
- Nach der Gabe muss der Bewohner auf Wirkungen, Nebenwirkungen und Wechselwirkungen hin beobachtet werden.
- Falls ein Bewohner trotz Motivation seitens der Pflegekraft die Medikation verweigert, wird dies in der Dokumentation vermerkt.
- Wurden die Medikamente dabei vom Bewohner oder der Pflegekraft angefasst, sind diese zu verwerfen.

Tab. 3.33 Tagesdispenser vs. Wochendispenser

Tagesdispenser	Wochendispenser
Vorteile	
• Medikamente werden täglich von einer Fachkraft gestellt, die ggf. die Medikamente auch selbst verabreicht • Gute Flexibilität bei Änderung der Medikation durch den Arzt • Geringere Fehlerrate bei systematischen Fehlern • Geringere Fehlerquote • Mehrere Fachkräfte besitzen Kenntnis über die Medikation der Bewohner	• Geringerer Zeitaufwand beim Stellen der Medikation
Nachteile	
• Höherer Zeitaufwand für das Personal beim Stellen der Medikamente	• Höhere Fehlerrate bei systematischen Fehlern • Weniger Flexibilität bei Änderung der Medikation durch den Arzt • Gegebenenfalls höhere Verwerfungsquote von Medikamenten • Höhere Fehlerquote • Nachkontrolle über die verabreichten Medikamente erschwert

634. Mit dem Heimleiter diskutiert Frau Sommer nun die Frage, welche Arten von Dispensern angeschafft werden sollen. Die Entscheidung soll zwischen Tages- und Wochendispensern fallen. Erläutern Sie die Vor- und Nachteile beider Systeme (> Tab. 3.33).

Vorteile	
Tagesdispenser	Wochendispenser

Muster

Nachteile	
Tagesdispenser	Wochendispenser

3

3

635. Die Pflegedienstleitung Frau Sommer hat bei einer Befragung ihrer Fachkräfte festgestellt, dass diese schon lange keine i. m. Injektionen mehr vorgenommen haben. Zwar haben alle das Spritzen während der Ausbildung zur examinierten Altenpflegerin gelernt und einen Spritzenschein erhalten, aber da sie jetzt sehr lange kein Medikament mehr auf diese Weise verabreichen mussten, sind sie etwas unsicher und würden sich über einen Standard „Intramuskuläre Injektion" freuen. Frau Sommer macht sich voller Elan an die Erstellung des Standards, doch leider wird ihr Bemühen durch einen unvorhergesehenen Zwischenfall unterbrochen. Vervollständigen Sie den Standard (➢ Tab. 3.34, ➢ Tab. 3.35).

Tab. 3.34 Formular für einen Pflegestandard „Intramuskuläre Injektion"

Pflegestandard „Intramuskuläre Injektion"	
Ziele	
1. Einbringen 2. Parenterale Verabreichung eines Medikaments, das nicht 3. Hygienisch und technisch	
Grundsätzliches	
1. Injektionen stellen einen Eingriff in die körperliche Unversehrtheit dar. 2. ______ 3. ______ 4. ______	
Die Anordnung des Arztes muss schriftlich erfolgen mit	
1. Name des Bewohners 2. ______ 3. ______ 4. ______ 5. ______	
Kontrolle des Medikaments auf	**5-R-Regel beachten**
1. Verfallsdatum	1. richtiger Bewohner
2.	2.
3.	3.
4.	4.
5.	5.
Benötigtes Material	
1. Desinfiziertes Spritzentablett 2. ______ 3. ______ 4. ______ 5. ______ 6. ______	

Tab. 3.34 Formular für einen Pflegestandard „Intramuskuläre Injektion" *(Forts.)*

Pflegestandard „Intramuskuläre Injektion"
Benötigtes Material
7. ______________________________
8. ______________________________
9. ______________________________
10. ______________________________
Zur Vermeidung von Schnitt- und Stichverletzungen
1. Ampulle mit Tupfer abbrechen 2. ______________________________ 3. ______________________________
Positionierung des alten Menschen ______________________________
Ventrogluteale Injektion nach Hochstetter in den M. gluteus medius
1. Zur Injektion in die rechte Seite tastet der linke Zeigefinger den vorderen oberen Darmbeinstachel und bleibt dort liegen 2. ______________________________ 3. ______________________________ 4. ______________________________ 5. ______________________________ 6. ______________________________ 7. ______________________________ 8. ______________________________

3

Tab. 3.34 Formular für einen Pflegestandard „Intramuskuläre Injektion" *(Forts.)*

Pflegestandard „Intramuskuläre Injektion"
Benötigtes Material
9. ______
10. ______
11. ______
12. ______
13. ______
14. ______
Komplikationen
1. Aspiration von Blut. Maßnahme: ______
2. Maßnahme: Sofortiger Abbruch der Injektion und Information des Arztes! ______

Tab. 3.35 Pflegestandard „Intramuskuläre Injektion"

Pflegestandard „Intramuskuläre Injektion"	
Ziele 1. Einbringen eines gelösten Medikaments in das Muskelgewebe mittels Einmalspritze und Einmalkanüle 2. Parenterale Verabreichung eines Medikaments, das nicht i. v./s. c. injiziert werden darf 3. Hygienisch und technisch einwandfreie Durchführung	
Grundsätzliches	
1. Injektionen stellen einen Eingriff in die körperliche Unversehrtheit dar. 2. Der Bewohner muss über Medikament/Dosierung/Injektionsart informiert sein. 3. Der Bewohner muss sein Einverständnis gegeben haben. 4. Injektionen bedürfen immer einer ärztlichen Anordnung.	
Die Anordnung des Arztes muss schriftlich erfolgen mit	
1. Name des Bewohners 2. Injektionsart 3. Medikament und Dosierung 4. Zeitpunkt der Injektion 5. Dauer der Verordnung	
Kontrolle des Medikaments auf	5-R-Regel beachten
1. Verfallsdatum	1. richtiger Bewohner
2. Trübung, Ausflockungen	2. richtiges Medikament
3. richtigen Aufbewahrungsort	3. richtige Dosierung
4. Verfärbungen	4. richtige Applikationsform
5. Unversehrtheit der Ampulle	5. richtiger Zeitpunkt

Tab. 3.35 Pflegestandard „Intramuskuläre Injektion" *(Forts.)*

Pflegestandard „Intramuskuläre Injektion"
Benötigtes Material
1. Desinfiziertes Spritzentablett 2. Medikament 3. Unsterile Tupfer 4. Aufzieh- und Injektionskanüle, eventuell Ampullensäge 5. Sterile Spritze 6. Hautdesinfektionsmittel 7. Händedesinfektionsmittel 8. Pflaster 9. Spritzenabwurfbehälter 10. Abfallbehälter
Zur Vermeidung von Schnitt- und Stichverletzungen
1. Ampulle mit Tupfer abbrechen 2. Kein „Recapping" der Kanülen 3. Zuerst Einstichstelle freimachen, desinfizieren, dann Kanülenkappe abziehen
Positionierung des alten Menschen
Seitliche Positionierung (mindestens 30°) mit leicht angezogenen Beinen
Ventrogluteale Injektion nach Hochstetter in den M. glutaeus medius
1. Zur Injektion in die rechte Seite tastet der linke Zeigefinger den vorderen oberen Darmbeinstachel und bleibt dort liegen 2. Der linke Mittelfinger gleitet bis zur maximalen Spreizung am Darmbeinkamm entlang 3. Jetzt wird die Hand so gedreht, dass der Zeigefinger auf dem Darmbeinstachel verbleibt und der Mittelfinger vom Darmbeinkamm ca. 2 cm nach unten rutscht 4. Der Handteller liegt nun auf dem großen Rollhügel (Trochanter major) 5. Die Einstichstelle liegt nun in der Spitze des Dreiecks zwischen Mittel- und Zeigefinger (➤ Abb. 3.7) 6. Desinfektion der Einstichstelle mit gefärbtem Desinfektionsmittel, mindestens 30 Sekunden einwirken lassen 7. Haut spannen und Kanüle senkrecht im 90°-Winkel 3–8 cm (je nach Konstitution des Bewohners) einstechen 8. Zurückziehen des Spritzenstempels und Kontrolle, ob Blut aspiriert wird 9. Das Medikament langsam injizieren (lt. Beipackzettel) 10. Dabei den Bewohner auf Reaktionen gut beobachten 11. Kanüle entfernen und Einstichstelle kurz mit Tupfer komprimieren 12. Gegebenenfalls Pflaster aufkleben
1. Dokumentation 2. Bewohner nach Injektion beobachten
Komplikationen
1. Aspiration von Blut. Maßnahme: Injektion beenden, Medikament verwerfen, Injektion mit frischem Medikament an anderer Stelle 2. Starke Schmerzen, Zuckungen, Empfindungsstörungen im Bein oder Lähmungen Maßnahme: sofortiger Abbruch der Injektion und Information des Arztes!

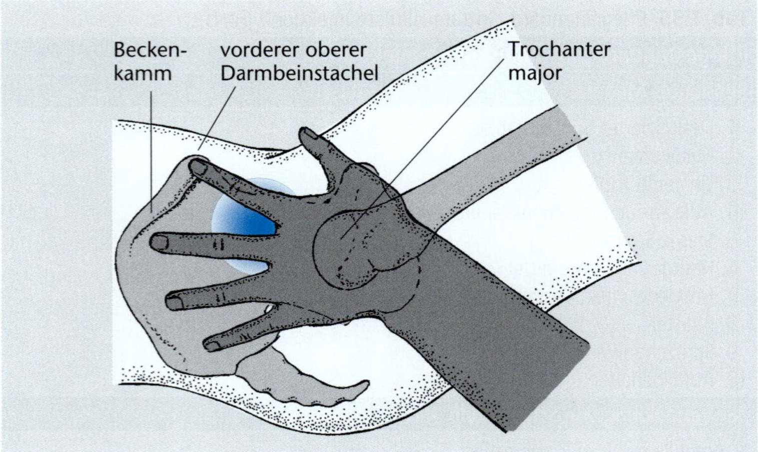

Abb. 3.7 Ventrogluteale Injektion nach Hochstetter [L190]

3.20 Überleitungspflege, Case Management

FALLBEISPIEL (FRAGEN 636–641)

Liebste Tochter,

jetzt bist Du also Managerin. Ich freue mich so sehr für Dich. Die letzten Jahre waren doch sehr anstrengend für Dich, ich habe mir oft Sorgen um Dich gemacht. Wie Du nur dies alles geschafft hast! Ich weiß, Du hast gerne im Altenheim gearbeitet und die alten Leutchen werden Dich bestimmt vermissen. Und was sagen Deine Kollegen so dazu? Und finanziell wird es wohl auch leichter für Dich, wenn Du nur annähernd so viel Geld verdienst wie „unsere Herrn Manager" in der Industrie. Aber ehrlich gesagt, habe ich nicht richtig verstanden, was Du jetzt so machen musst an Deiner neuen Arbeitsstelle. Du hast es mir schon am Telefon erklärt, aber ich höre doch schon schlechter und, na ja, vergesslich bin ich auch schon etwas geworden. Schreib's mir doch, dann kann ich es immer wieder nachlesen. Lass von Dir hören und viel Freude an Deiner neuen Arbeitsstelle!

Deine Dich liebende (und stolze) Mutter

Liebe Mama,

Du hast Recht, ganz so körperlich anstrengend ist meine neue Arbeit nicht. Aber sie ist trotzdem eine große Herausforderung für mich, denn es gibt viel zu koordinieren, „zu managen". Weißt Du, jeder kann sich Manager nennen. Du warst viele Jahre unser „Hausmanager", hast Dich um uns Kinder gekümmert, bist in Elternsprechstunden gegangen, hast Dich mit Behörden auseinandergesetzt etc., uns also begleitet, unterstützt, bis wir eigenständig leben konnten. Darauf kannst auch Du stolz sein! Und das alles ohne „Kurs". Ich habe jetzt meine Fortbildung zum Case Manager abgeschlossen. Ein Case Manager begleitet einen Patienten, z. B. von dem Moment an, wenn dieser ins Krankenhaus kommt, bis zur Entlassung und trägt dafür Sorge, dass er auch nach der Behandlung im Krankenhaus gut versorgt ist. Auf der Rückseite des Briefs habe ich Dir mal aufgezeichnet, wie so eine Begleitung aussehen kann (➤ Abb. 3.8). Und da gibt es noch die Schnittstellenproblematik, aber die erkläre ich Dir, wenn ich am nächsten Wochenende zum Essen komme. Im Herbst nächsten Jahres werde ich eine Stelle in der größten Klinik in unserer Stadt als Case

Managerin bekommen. Bis dahin arbeite ich im städtischen Altenheim als Überleitungsfachkraft. Was ich da zu tun habe, ist leichter erklärt, und das erzähle ich Dir alles am Wochenende.
Bis dahin alles Liebe
Deine Tochter
PS: Das mit dem „Managergehalt" haut leider nicht so hin!

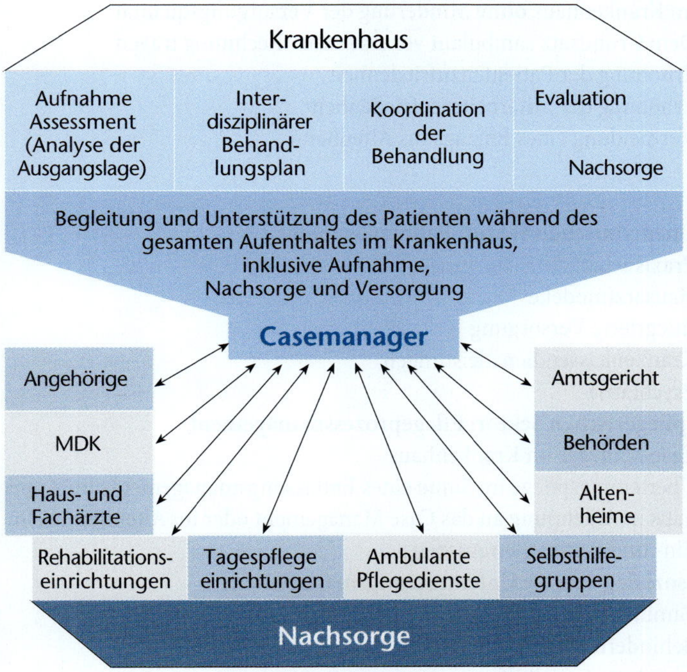

Abb. 3.8 Netzwerk Case Manager [O638]

Case Management hat seinen Ursprung im Bereich Banken und Versicherungen zur Verbesserung der Bearbeitung von Kundenanfragen. Ziel war eine kundenorientierte Rundumbearbeitung. Der Kunde hatte grundsätzlich nur einen Ansprechpartner für alle Fragen, die sich bei der Bearbeitung ergeben haben. Der Case Manager war für alle Ansprechpartner im Hause oder außerhalb die einzige „Schnittstelle". Ergebnis der Einführung eines Case Managements war eine deutliche Zeit- und Geldersparnis für die Organisationen. In den 1970er-Jahren wurde Case Management in den USA bereits im Bereich des Gesundheitswesens entwickelt.

636. Was ist unter Case Management zu verstehen und woher kommt der Begriff?

Ziele des Case Managements

- Reduzierung der Verweildauer im Krankenhaus
- Vermeidung von Versorgungsbrüchen
- Vermeidung schneller Wiedereinweisungen durch verbesserte Nachsorge
- Vernetzung der Versorgungsangebote

637. Nennen Sie die Ziele, die man mit der Einführung des Case Managements im Gesundheitswesen speziell im Krankenhaus verfolgt.

- Langfristige Sicherung der Heilerfolge
- Allgemeine Kostenreduzierung
- Reduzierung der Folgekosten
- Reduzierung der Schnittstellen
- Patientenorientierte Rundumbetreuung
- Erhöhung der Flexibilität
- Beitragsstabilität der Krankenkassen durch Verkürzung der Verweildauer im Krankenhaus **ohne** Minderung der Versorgungsqualität
- Dem Grundsatz „ambulant vor stationär“ Rechnung tragen
- Erhöhung der Patientenzufriedenheit
- Erhöhung der Mitarbeiterzufriedenheit
- Vermeidung eines Einzugs ins Altenheim

638. In welchen Bereichen der sozialen Landschaft findet Case Management Anwendung? Geben Sie entsprechende Beispiele an.

Im medizinischen Sektor: Fallmanagement
- Praxisnetze
- Hausarztmodelle
- Integrierte Versorgung
- Krankenkassendienstleistungen
- Psychiatrie

Im pflegerischen Sektor: Pflegeprozessmanagement
- Case Manager im Krankenhaus
- Überleitungspflege im Sinne eines Entlassungsmanagements im Krankenhaus in Anlehnung an das Case Management oder im Altenheim beim Ein- und eventuellen Auszug

Im sozialen Sektor: Unterstützungsmanagement
- Familienhilfe
- Behindertenhilfe/Behindertenarbeit
- Sozialamt/Sozialhilfe
- Jugendamt/Jugendhilfe
- Drogen/Rehabilitation
- Altenhilfe/Altenarbeit

639. Viele Altenheime haben mittlerweile eine hauseigene Überleitungsfachkraft. Beschreiben Sie die Aufgabenfelder dieser Fachkraft.

Aufgabenfelder einer Überleitungsfachkraft
- Die Überleitungsfachkraft beteiligt sich an der Entwicklung und Implementierung hauseigener Standards für den Heimeinzug, den Heimauszug sowie für die Krankenhauseinweisung und die Rückverlegung aus dem Krankenhaus bzw. um die Implementierung des Expertenstandards Entlassungsmanagement (DNQP).
- Sie stellt sicher, dass für all diese Bereiche geeignete Dokumentationssysteme vorhanden sind.
- Sie begleitet den Heimeinzug des potenziellen Bewohners von seinem häuslichen Umfeld oder direkt vom Krankenhaus bis ins Altenheim.
- Sie stimmt mit allen Beteiligten, sprich: mit dem zukünftigen Bewohner, Angehörigen, Pflegedienstleitung und Wohnbereichsleitung ab, welcher Wohnbereich für den Betreffenden am besten geeignet ist, und unterstützt den zukünftigen Bewohner fachkompetent bei der Entscheidungsfindung.

- Sie berät und informiert die Angehörigen und den Bewohner in allen Fragen.
- Sie informiert die zukünftige Pflegeabteilung des Altenheims über den potenziellen Bewohner.
- Sie stimmt mit allen Beteiligten das sinnvollste Einzugsdatum ab.
- Sie schätzt den voraussichtlichen Pflege- und Versorgungsbedarf des zukünftigen Bewohners ein.
- Sie trägt dafür Sorge, dass alle für die Pflege und Versorgung des Bewohners nötigen Utensilien und Hilfsmittel sich rechtzeitig mit Einzug des Bewohners auf dem Wohnbereich befinden.
- Bei einem für die Pflegekräfte nicht alltäglichen Pflegebedarf eines zukünftigen Bewohners, z. B. Versorgung mit Portkatheter, Trachealkanülen, Heimdialyse etc., veranlasst sie eine rechtzeitige Schulung des Personals und Begleitung der Pflegekräfte durch Spezialisten (z. B. Wundmanager).
- Sie begleitet den Bewohner in der Eingewöhnungsphase nach dem Umzug und hilft, die Angelegenheiten zu regeln, die sich aus dem Umzug ergeben.
- Bei Krankenhauseinweisungen trägt sie dafür Sorge, dass alle wichtigen Daten und Dokumente dem Krankenhaus übermittelt werden, ebenso notwendige Utensilien; dasselbe gilt für die Rückkehr aus dem Krankenhaus ins Altenheim.
- Sie erkundigt sich über den Behandlungsverlauf und stellt sicher, dass bei verändertem Pflegebedarf des Bewohners die Pflegekräfte informiert und ggf. rechtzeitig geschult sind.

In einem Krankenhaus fungiert der Case Manager praktisch als Lotse während des gesamten Aufenthalts des Patienten. Er unterstützt und koordiniert die interdisziplinäre Behandlung und wendet sein Augenmerk besonders auf die Analyse der Ausgangslage bei der Aufnahme und die Nachsorge bei der Entlassung des Patienten.

640. Diskutieren Sie den Unterschied zwischen einem Case Manager im Krankenhaus und einer Überleitungsfachkraft im Altenheim.

Eine Überleitungsfachkraft begleitet den Bewohner beim Einzug wie auch beim eventuellen dauerhaften oder passageren Auszug (z. B. bei anstehendem Krankenhausaufenthalt, Wechsel der Einrichtung etc.) und wenn der Bewohner aus dem Krankenhaus oder einer Rehabilitationseinrichtung zurückkehrt. Sie bedient sich dabei jedoch überwiegend der Elemente des Case Managements. Sie ist nur während der Eingewöhnungsphase Hauptansprechpartner für den Bewohner und zieht sich dann immer mehr zurück. Hauptansprechpartner und Koordinator während des Aufenthalts wird die zuständige Bezugspflegekraft.

641. Zeigen Sie anhand der Schnittstelle Altenheim/Krankenhaus die mögliche Problematik bezogen auf Zeit, Geld, Qualität und Patientenzufriedenheit anhand der Krankenhauseinweisung eines Altenheimbewohners auf.

- **Dokumente werden mangelhaft ausgefüllt.**
  Möglicherweise kommt es im Krankenhaus zu einer Fehleinschätzung der Fähigkeiten des Bewohners, z. B. in der Pflege betreffend seiner Ressourcen und Fähigkeiten. Das Vergessen von Angaben zur aktuellen Medikation des Bewohners kann schwerwiegende Probleme nach sich ziehen. Die Qualität der Behandlung und Pflege wird beeinträchtigt.
- **Dokumente werden nicht vollständig mitgegeben.**
  Es kostet Zeit und Geld, die erforderlichen Dokumente nachzufordern. Eventuell kommt es zu Doppeluntersuchungen z. B. bei fehlenden Röntgenbildern. Möglicherweise verzögert sich dadurch auch die Therapie des Bewohners.
- **Bekleidung, Schuhe, individuelle Pflegemittel werden nicht mitgegeben.**
  Die Bereitstellung dieser Dinge im Krankenhaus kostet Geld, ihr Fehlen beeinträchtigt das Wohlbefinden des Bewohners.
- **Spezielle Hilfsmittel werden nicht mitgegeben.**
  Das Fehlen von Brille, Hörgeräten, Prothesen, Spezialschuhen etc. beeinträchtigt das Wohlbefinden des Bewohners erheblich und erschwert die Pflege. Fehlende Zahnprothesen lassen den Kiefer schrumpfen, und dies bedeutet für den Bewohner Unannehmlichkeiten gesundheitlicher, zeitlicher und finanzieller Natur.
- **Der Bewohner, die Angehörigen oder die Betreuer werden zwar über die Einweisung, aber nicht über die Art des Krankenhauses informiert.**
  Möglicherweise wünscht der Bewohner ein anderes Krankenhaus. Eine Weiterverlegung in diesem Fall in ein anderes Krankenhaus kostet Geld, verzögert die Behandlung und ist ein Ärgernis.
- **Ansprechpartner sowohl im Krankenhaus als auch im Altenheim (inkl. Betreuer, Angehörige etc.) sind nicht benannt.**
  Zielführender Informationsaustausch und Einholen notwendiger Zustimmungen (z. B. durch einen Betreuer) erfolgen nur zeitverzögert.

KAPITEL

4 Lebenswelten und soziale Netzwerke alter Menschen beim pflegerischen Handeln berücksichtigen (Lernfeld 2.1)

4.1 Altern als Veränderungsprozess

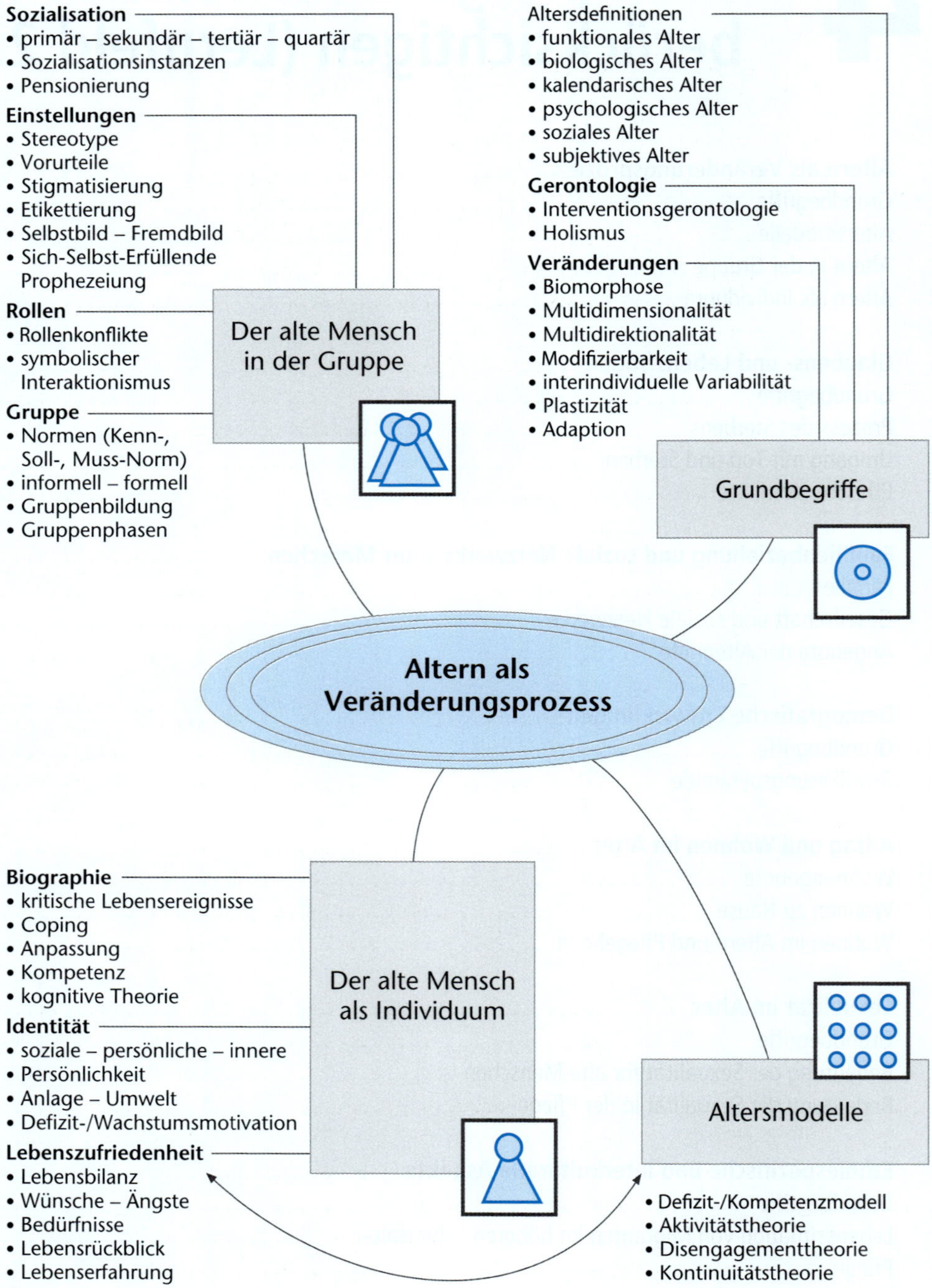

Abb. 4.1 Mindmap „Altern als Veränderungsprozess" [L157] nach [M576]

FALLBEISPIEL (FRAGEN 642–732)

Frau Mutig ist 82 Jahre alt. Nachdem ihr Mann gestorben war, lebte sie allein in einem Einfamilienhaus am Stadtrand. Sie versorgte ihren Haushalt eigenständig. Die Arbeit im Garten wurde zwar immer beschwerlicher, bereitete ihr aber große Freude. Die einzige Tochter wohnt mit ihrer Familie 200 km weit entfernt und stand mit der Mutter täglich in Telefonkontakt. Frau Mutig erhielt regelmäßig Besuch von einer Nachbarin und von Frauen aus der Kirchengemeinde, der sie sich verbunden fühlte.

Vor drei Monaten erlitt Frau Mutig einen Schlaganfall und konnte aufgrund einer linksseitigen Hemiparese sowie leichter Sprachstörungen (Broca-Aphasie) nicht mehr nach Hause zurück. Die Pflege konnte weder durch die Nachbarn noch durch einen ambulanten Dienst gewährleistet werden. Da Frau Mutig ihrer Tochter nicht zur Last fallen und an ihrem Heimatort bleiben wollte, stimmte sie dem Umzug in ein Altenheim zu.

Frau Mutig zog unmittelbar nach der Reha in ihr Zimmer im Altenheim ein, das mit ihren eigenen Möbeln eingerichtet ist. Die Tochter war in den ersten Tagen des Umzugs vor Ort. Nun lebt Frau Mutig bereits 2 Wochen im Heim. Bisher hat sie sich vorwiegend in ihrem Zimmer aufgehalten, sie weint viel und ist oft niedergeschlagen. An Gruppenangeboten hat sie noch nicht teilgenommen.

4

4.1.1 Grundbegriffe

642. Was versteht man unter dem Begriff Gerontologie?

Gerontologie = Lehre vom Alterungsprozess; Wissenschaft des Alterns

643. Aus welchen wissenschaftlichen Perspektiven kann das Leben alter Menschen betrachtet werden?

Folgende Perspektiven sind bei der Betrachtung denkbar:

- Geriatrie (Medizin)
- Gerontopsychiatrie (psychiatrische Erkrankungen, z. B. Depression, Demenz)
- Gerontopsychologie (Erleben und Verhalten)
- Gerontosoziologie (gesellschaftliche Bedingungen und Lebenswelten)
- Geragogik (befasst sich mit Bildungsfragen und -hilfen für ältere Menschen; Fachbereich der Pädagogik)
- Ethik

644. Nennen Sie die Ziele der Interventionsgerontologie.

Intervention heißt wörtlich „einschreiten, dazwischengehen“. Ziele der Interventionsgerontologie sind:

- Erforschung des Lebens alter Menschen und Bereitstellung der Erkenntnisse für die geriatrische Praxis
- Entwicklung von Maßnahmen, wie Kompetenzen auch im hohen Lebensalter noch zu stärken bzw. aufrechtzuerhalten sind
- Entwicklung von Interventionsmaßnahmen, z. B. Gedächtnistraining, Psychomotorik- und Bewegungsprogrammen oder von Vorschlägen zur ausgewogenen Ernährung
- Erforschung der Grenzen dieser Maßnahmen
- Angebot von Entscheidungshilfen zur Gestaltung individueller Hilfen in der Praxis

645. Nennen Sie vier zentrale Aufgaben der Interventionsgerontologie.

Aufgaben der Interventionsgerontologie sind:

- **Optimierung:** Verbesserung von Fähigkeiten und Rahmenbedingungen
- **Prävention:** Vorbeugung von ungünstigen Entwicklungen
- **Rehabilitation bzw. Therapie:** Erhaltung, Wiederherstellung oder Rückgewinnung von Fähigkeiten
- **Management:** Auseinandersetzung mit und Bewältigung von Problemsituationen

646. Wie könnten Sie diese Strategien der Interventionsgerontologie im Fallbeispiel von Frau Mutig einsetzen? Geben Sie zu jeder Strategie zwei Beispiele an.

Strategien der Interventionsgerontologie:

- **Optimierung:** Verbesserung ihres körperlichen Zustands durch gezielte Aktivierung (z. B. nach Bobath-Konzept); Verbesserung ihrer Fähigkeiten bei Grundpflege und Mobilität; Anbahnen von sozialen Kontakten im Wohnbereich
- **Prävention:** medikamentöse Behandlung (z. B. Marcumar) zur Vorbeugung weiterer Schlaganfälle; Gedächtnistraining zur Verhinderung von Gedächtnisabbau; Sturzprophylaxe aufgrund der Bewegungseinschränkungen (Hemiparese); Dekubitusprophylaxe, falls sie die meiste Zeit im Bett verbringen muss
- **Rehabilitation/Therapie:** Gehtraining mit Hilfsmitteln zur Wiedererlangung von Mobilität; Esstraining zu Wiedererlangung selbstständiger Nahrungsaufnahme; Sprachtraining zur Wiedererlangung von Wortschatz und Ausdrucksfähigkeit
- **Management:** Pflegeplanung erstellen; Kooperation mit Hausarzt, Krankengymnastik oder anderen Therapeuten; mit Frau Mutig Ziele festlegen

647. Welche Merkmale beschreiben die Veränderungen im höheren Lebensalter? Nennen Sie vier wichtige Aspekte.

Im höheren Lebensalter verändert sich der Mensch. Merkmale dieser Veränderung lassen sich wie folgt beschreiben:

- **Multidimensionalität:** Menschen altern auf verschiedenen Ebenen unterschiedlich, z. B. körperliches Altern, geistiges Altern, soziales Altern.
- **Multidirektionalität:** Menschen altern auf diesen verschiedenen Ebenen in unterschiedliche Richtungen, z. B. körperlicher Abbau, aber geistig noch vital.
- **Interindividuelle Variabilität:** Es bestehen große Unterschiede zwischen den alten Menschen. In einer Altersstufe gibt es sowohl sehr pflegebedürftige als auch sehr rüstige und selbstständige alte Menschen.
- **Modifizierbarkeit:** Äußere Faktoren können Veränderungen bewirken. Die Kompetenz eines alten Menschen ist auch von den Bedingungen der Umwelt abhängig und kann durch diese verbessert werden.

648. Definieren Sie den Begriff Plastizität.

Plastizität = Veränderbarkeit; der Mensch verändert sich über die ganze Lebensspanne hinweg, auch im hohen Alter ist das Training geistiger und körperlicher Fähigkeiten noch möglich.

649. Welche Bilder vom Altern über die Lebensspanne hinweg kennen Sie? Nennen Sie vier verschiedene Modelle.

- Lebenstreppe
- Lebenskreis
- Lebensweg
- Lebensschwellen
- Mäandermodell

650. „Beantworten" Sie die folgende Frage: Ab wann ist man alt?

Diese Frage kann nicht eindeutig beantwortet werden, da es verschiedene Altersbegriffe gibt:

- Kalendarisches Alter (➤ Frage 654)
- Biologisches Alter (➤ Frage 655)
- Soziales Alter (➤ Frage 661)
- Psychologisches Alter (➤ Frage 660)
- Subjektives Alter (➤ Frage 659)
- Funktionales Alter (➤ Frage 653)

651. Welche Unterteilung nimmt die WHO (1980) innerhalb der Gruppe der alten Menschen vor? Nennen Sie die verschiedenen Altersgruppen.

- 50–60 Jahre: alternde Menschen
- 61–75 Jahre: ältere Menschen
- 76–90 Jahre: alte Menschen
- 91–100 Jahre: sehr alte Menschen
- > 100 Jahre: Langlebige
- Bei den über 80-Jährigen spricht man auch von „Hochaltrigen".

652. Was versteht man unter Adaptation?

Adaptation = Anpassungsfähigkeit. Welche Einschränkungen ein Mensch tatsächlich erlebt, d. h., wie alt er sich fühlt, ist davon abhängig, wie gut er sich an die Veränderungen des eigenen Körpers und der eigenen Empfindungen sowie der Umwelt anpassen kann.

653. Wichtig für den Umgang mit alten Menschen ist die Berücksichtigung ihres funktionalen Alters. Aus welchen Aspekten setzt sich dieses zusammen?

Zusammensetzung des funktionalen Alters:

- Kalendarisches bzw. chronologisches Alter (➤ Frage 654)
- Biologisches Alter (➤ Frage 655)
- Soziales Alter (➤ Frage 661)
- Psychologisches Alter (➤ Frage 660)
- Subjektives Alter (➤ Frage 659)

654. Wie können Sie das kalendarische Alter feststellen?

Das kalendarische Alter lässt sich anhand des Geburtsdatums feststellen.

655. Wie können Sie das biologische Alter feststellen?

Über äußere Merkmale (Haut, Haare), Beobachtung von Zellalterung, Organveränderungen und Veränderungen des Bewegungsapparats ist es möglich, das biologische Alter festzustellen.

656. Nennen Sie fünf typische biologische Altersveränderungen.

Im Alter verändert sich der menschliche Organismus. Somit hat Altern Auswirkungen auf den gesamten Organismus:

- Zellteilung:
  - Langsamere Zellteilung und Abnahme der Zellanzahl
- Bewegungsapparat:
  - Abnahme der Körpergröße
  - Gebückte Haltung, Rundrücken
  - Abnahme von Muskelmasse und Muskelkraft
  - Schrumpfen der Gelenkknorpel
  - Verminderte Knochendichte
  - Unsicheres Gangbild
- Haut und Haare:
  - Haut wird dünner
  - Pigment- und Lipofuszinflecken auf der Haut
  - Haare werden dünner, grauer
- Sinnesorgane:
  - Nachlassende Funktion der Sinnesorgane
  - Langsamere Gleichgewichtsregulation
  - Funktionseinschränkungen von Organen
  - Wasserverlust des Körpers/der Haut
- Herz-Kreislauf-System, Atmung und Magen-Darm-Trakt:
  - Verminderte Herzfunktion
  - Verringerte Anpassungsfähigkeit des Herz-Kreislauf-Systems
  - Blutgefäße werden starrer und enger
  - Abnahme von Atemvolumen und Atemkraft
  - Verlangsamung der Dickdarmbewegungen
- Immunsystem und Nervensystem:
  - Verminderte Anpassungsfähigkeit des Immunsystems
  - Abnehmende Informationsverarbeitungsgeschwindigkeit und verlängerte Reaktionszeiten

657. Nennen Sie vier Besonderheiten, die sich bei Erkrankungen im höheren Lebensalter zeigen.

Bei Erkrankungen im höheren Lebensalter gibt es vier Besonderheiten:

- Multimorbidität (gleichzeitiges Vorhandensein von mehreren Krankheiten)
- Chronischer Verlauf
- Langsamere Heilungsprozesse
- Veränderte Medikamentenverträglichkeit

658. Was ist unter Biomorphose nach Max Bürger zu verstehen?

Biomorphose nach Max Bürger: Veränderungen des Körpers, der geistigen Fähigkeiten und der Seele über die gesamte Lebensspanne hinweg.

659. Wie können Sie das subjektive Alter feststellen?

Das subjektive Alter lässt sich erfragen: Wie alt fühlt sich der Mensch? Wie ist seine Lebensbilanz?

660. Wie können Sie das psychologische Alter bestimmen?

Das psychologische Alter lässt sich anhand der geistigen und emotionalen Leistungsfähigkeit eines Menschen einschätzen. Hierbei spielen z. B. dementielle Entwicklungen oder Depressionen eine Rolle.

661. Wie können Sie das soziale Alter bestimmen?

Bei der Bestimmung des sozialen Alters ist entscheidend, ab wann die Gesellschaft einen Menschen als alt definiert. Dies geschieht z. B. durch die Festlegung des Renteneintrittsalters oder durch die Zuweisung bestimmter Rollen und Eigenschaften aufgrund des wahrgenommenen Alters eines Menschen. Dies wird u. a. sichtbar, wenn jüngere Menschen im Bus den Platz für einen älteren frei machen oder diesen als „alten Knacker" beschimpfen.

662. Warum ist es sinnvoll, Alter auf den verschiedenen Ebenen zu beschreiben? Bitte begründen Sie Ihre Meinung.

Menschen altern auf verschiedenen Ebenen unterschiedlich (Multidimensionalität, ➤ Frage 647). So kann jemand körperlich schon sehr gealtert sein (biologisches Alter, ➤ Frage 655), sich aber immer noch relativ jung fühlen (subjektives Alter, ➤ Frage 659).

Menschen können sich auf den verschiedenen Ebenen in unterschiedliche Richtungen entwickeln (Multidirektionalität, ➤ Frage 647). So können die Muskelkraft und die Beweglichkeit abnehmen, die sozialen Fähigkeiten oder Altersweisheit aber noch zunehmen.

Zwischen den alten Menschen gibt es große Unterschiede, sodass man nicht alle mit demselben Maß messen kann (interindividuelle Variabilität, ➤ Frage 647). So sind z. B. einige 80-Jährige biologisch gesehen kaum gealtert und noch rüstig, manche körperlich schon deutlich eingeschränkt, andere wiederum stark pflegebedürftig.

Einschränkungen, die das Alter mit sich bringt, sind auch durch äußere Faktoren zu beeinflussen. Ein Mensch, der keine Treppen mehr steigen kann, ist „weniger alt" bzw. weniger durch sein Alter eingeschränkt, wenn er die Möglichkeit hat einen Lift zu benutzen (Modifizierbarkeit, ➤ Frage 647).

663. „Das Alter kann durch äußere Faktoren und Einwirkungen beeinflusst werden." Ist diese Aussage richtig oder falsch? Bitte begründen Sie Ihre Meinung.

Die Aussage ist richtig.

Körperliche und geistige Einschränkungen können durch äußere Hilfsmittel abgeschwächt oder behoben werden. Die Kompetenz eines Menschen ist immer abhängig von seinen eigenen Fähigkeiten auf der einen und den Ressourcen und Möglichkeiten der Umwelt auf der anderen Seite (Modifizierbarkeit).

Beispiel: Durch den Einsatz von Klettverschlüssen an der Kleidung können feinmotorische Defizite ausgeglichen werden. Das selbstständige An- und Auskleiden des Betroffenen ist dadurch weiterhin möglich.

664. Was versteht man unter Ganzheitlichkeit oder Holismus?

Ganzheitlichkeit oder Holismus = die Auffassung, dass der Mensch als Einheit von körperlichen, geistigen und seelischen Anteilen betrachtet werden muss. Diese Teile stehen in ständiger Wechselbeziehung zueinander sowie zur Umwelt.

4

665. Im holistischen Pflegeverständnis geht man davon aus, dass die Situation eines alten Menschen nicht nur von seinen körperlichen Möglichkeiten abhängig ist. Zeigen Sie am Beispiel von Frau Mutig, welche psychischen und sozialen Faktoren ihre derzeitige Lebenssituation kennzeichnen.

Ausgehend vom holistischen Pflegeverständnis kennzeichnen auch folgende Faktoren die derzeitige Lebenssituation von Frau Mutig:

- **Psychische Faktoren:** Niedergeschlagenheit, eventuell reaktive Depression, Angst vor neuem Umfeld, Verlusterleben (eigenes Haus, Gesundheit, Lebensgewohnheiten), Interesselosigkeit an Gruppenangeboten
- **Soziale Faktoren:** Verlust von sozialen Kontakten (Nachbarschaft, Gemeinde), Einschränkung der Kommunikationsmöglichkeiten durch Sprachstörung, Rückzug, noch keine Kontakte im Altenheim, Abreise der Tochter

666. Wie können Sie auf die neue Lebenssituation von Frau Mutig eingehen? Geben Sie jeweils zwei Beispiele, wie Sie auf ihre psychischen und sozialen Bedürfnisse pflegerisch reagieren können.

Pflegende können auf die neue Lebenssituation von Frau Mutig folgendermaßen eingehen:

- Psychisch:
  - Frau Mutig nicht alleine lassen, wenn sie weint
  - Ihr Platz für ihre Trauer geben
  - Angebote zur Teilnahme am Gruppenleben machen
  - Sie in das Leben des Wohnbereichs mit einbeziehen
  - Die Angst vor Neuem nehmen (z. B. Hausführungen, Bezugspflege)
- Sozial:
  - Frau Mutig zu Gruppenangeboten begleiten
  - Zunächst solche Angebote wählen, die sie interessieren (Garten, Gottesdienst)
  - Beschäftigungen anbieten, bei denen ihre Sprachstörung nicht im Vordergrund steht
  - Kenntnisse der Biografie sind dabei sehr wichtig

4.1.2 Altersmodelle

667. Lange wurde Altern gleichgesetzt mit einem Abbau der Leistungsfähigkeit, die alle Menschen irgendwann einmal trifft. Wie nennt man diese Modellvorstellung vom Altern?

Die Modellvorstellung, dass Altern gleichzusetzen ist mit dem Abbau der Leistungsfähigkeit, nennt man Defizitmodell.

668. Was sagt das Defizitmodell aus?

Das Defizitmodell besagt, dass Alter einem physischen, psychischen, geistigen und sozialen Abbau entspricht.

669. Was sagt das Kompetenzmodell des Alters aus?

Die Erweiterung von Fähigkeiten ist auch im hohen Lebensalter möglich. Die Gestaltung der eigenen Lebenssituation trägt zu einer hohen Lebenszufriedenheit bei.

670. Wovon hängt die Kompetenz eines Menschen ab?

Die Kompetenz eines Menschen hängt von den Fähigkeiten und Defiziten einer **Person** sowie von den Ressourcen, Grenzen und Möglichkeiten ihrer **Umwelt** ab.

Drei Theorien zur Lebenszufriedenheit:
- **Aktivitätstheorie:** Aktivität bzw. Aktivitätssteigerung erhält bzw. erhöht die Lebenszufriedenheit.
- **Disengagementtheorie:** Rückzug aus sozialen Kontakten, Verpflichtungen und Aufgaben erhält bzw. erhöht die Lebenszufriedenheit.
- **Kontinuitätstheorie:** Weitermachen mit vertrauten Tätigkeiten, das Beibehalten von Kontakten, alles Gleichbleibende erhält bzw. erhöht die Lebenszufriedenheit.

671. Wenn wir mit alten Menschen arbeiten, ist es wichtig, deren Lebensqualität möglichst lange zu erhalten oder sogar zu verbessern. Allerdings gibt es unterschiedliche Theorien dazu, wie Lebenszufriedenheit im Alter erreicht werden kann. Nennen Sie drei wichtige Theorien und beschreiben Sie mit eigenen Worten, was diese im Hinblick auf die Lebenszufriedenheit aussagen.

Einflüsse auf das Wohlbefinden von Frau Mutig:
- **Aktivitätstheorie:** Um die Lebenszufriedenheit von Frau Mutig zu steigern, sollte sie zu zusätzlichen Aktivitäten angeregt werden. Bringen Sie sie z. B. dazu, dem Hausmeister bei kleinen Gartenarbeiten zu helfen, täglich den Mittagstisch zu decken und die Vögel im Gemeinschaftsraum zu füttern.
- **Disengagementtheorie:** Um die Lebenszufriedenheit von Frau Mutig zu steigern, nehmen Sie ihr möglichst viele Aufgaben und Verpflichtungen ab. Sie soll z. B. nicht an sozialen Aktivitäten teilnehmen. Sie entlasten sie von allen Aufgaben.
- **Kontinuitätstheorie:** Um die Lebenszufriedenheit von Frau Mutig zu steigern, unterstützen Sie sie dabei, an alte Lebensgewohnheiten anzuknüpfen. So regen Sie sie dazu an, auch mal in den Garten zu gehen oder den Gottesdienst im Altenheim zu besuchen.

672. Die Aktivitätstheorie, die Disengagementtheorie und die Kontinuitätstheorie beschreiben unterschiedliche Möglichkeiten, wie die Lebenszufriedenheit im höheren Lebensalter hergestellt werden kann. Wie können Sie nach diesen drei Theorien vorgehen, um das Wohlbefinden von Frau Mutig zu steigern?

Kritikpunkte an der Aktivitätstheorie:
- Die Bedürfnisse alter Menschen werden verallgemeinert.
- Die Theorie trifft nicht auf alle alten Menschen zu.
- Rückzug und Verlangsamung werden als angemessene Verhaltensweisen alter Menschen nicht berücksichtigt.
- Körperliche, geistige, soziale, ökonomische und ökologische Einschränkungen werden nicht beachtet.
- Aktivität um jeden Preis ist nicht empfehlenswert.

673. Welches sind die wesentlichen Kritikpunkte an der Aktivitätstheorie?

Kritikpunkte der Disengagementtheorie:
- Die Bedürfnisse alter Menschen werden verallgemeinert.
- Die Theorie trifft nicht auf alle alten Menschen zu.
- Der Abbau von Fähigkeiten wird überbewertet.
- Aktivität im Alter ist damit „unnormal".
- Nach diesem Modell wären Aktivierung und aktivierende Pflege gar nicht nötig.

674. Welches sind die wesentlichen Kritikpunkte an der Disengagementtheorie?

675. Welches sind die wesentlichen Kritikpunkte an der Kontinuitätstheorie?

Kritikpunkte der Kontinuitätstheorie:
- Die Bedürfnisse alter Menschen werden verallgemeinert.
- Die Theorie trifft nicht auf alle alten Menschen zu.
- Die Möglichkeit zur Kontinuität ist auch von der Umwelt abhängig.

676. Warum ist es so schwer, eine allgemeingültige Theorie für das Gelingen des Alterns aufzustellen?

Das Erstellen einer allgemeingültigen Alterstheorie ist aus verschiedenen Gründen problematisch:
- Es gibt große Unterschiede zwischen alten Menschen (interindividuelle Variabilität, ➤ Frage 647).
- Die Lebensbedingungen sind unterschiedlich (Modifizierbarkeit durch äußere Faktoren, ➤ Frage 647).
- Altern findet auf verschiedenen Ebenen statt (Multidimensionalität, ➤ Frage 647).
- Altern kann sich auf den verschiedenen Ebenen in unterschiedliche Richtungen entwickeln (Multidirektionalität, ➤ Frage 647).
- Das Bild alter Menschen in der Gesellschaft verändert sich (soziales Alter, ➤ Frage 661).

4

677. Was ist die wichtigste Aussage der Theorie der erlernten Hilflosigkeit nach Seligman? Wenden Sie diese auf das Phänomen „Depressionen im höheren Lebensalter" an.

Erfährt ein Mensch in seinem Leben, dass er keine Kontrolle über den Verlauf und den Ausgang von Ereignissen hat (= erlernt er also Hilflosigkeit), so zieht er sich in Verhaltensweisen der Resignation, Passivität und Niedergeschlagenheit zurück. Auf diese Weise kann auch das verstärkte Auftreten von Depressionen im höheren Lebensalter erklärt werden: Alte Menschen erleben sehr häufig, dass Sie keinen Einfluss mehr auf den Verlauf ihres Lebens und keine Gestaltungsmöglichkeiten mehr haben. Auf diese starken Erfahrungen reagieren sie mit depressivem Verhalten (Resignation, Rückzug, Niedergeschlagenheit, Passivität, Müdigkeit, Interessenlosigkeit etc.).

4.1.3 Altern in der Gruppe

678. Was versteht man unter Fremdbild? Nennen Sie ein typisches Fremdbild alter Menschen.

Fremdbild = alle Eigenschaften, die man anderen Menschen zuschreibt; Bild, das man sich von anderen Menschen macht, z. B. alte Menschen sind schlechte Autofahrer, geizig, weise, gerne mit Enkeln zusammen. Werden anderen Menschen diese Eigenschaften nur aufgrund der Zugehörigkeit zu einer sozialen Gruppe zugeschrieben, spricht man von Stereotypen (➤ Frage 683).

679. Was versteht man unter Selbstbild?

Selbstbild = Eigenschaften, die ich mir als Person zuschreibe; Bild, das man von sich selbst hat. „Ich bin …" Das Selbstbild kann stark vom Fremdbild anderer Menschen (➤ Frage 678) bzw. von gesellschaftlichen Stereotypen (➤ Frage 683) beeinflusst werden.

680. Wie hat sich das Selbstbild alter Menschen in den letzten Jahrzehnten verändert?

Veränderungen im Selbstbild alter Menschen:
- Verschiedene Lebensformen im Alter sind möglich.
- Alt werden ist „normal" geworden.
- Alte Menschen haben mehr aktive Gestaltungsmöglichkeiten.
- Alte Menschen verschaffen sich gesellschaftlich Gehör.
- Alte Menschen stellen mehr Forderungen nach Selbstständigkeit und Selbstbestimmung.

681. Wie verhält sich das Selbstbild alter Menschen zu dem Fremdbild, das in der heutigen Gesellschaft vorherrschend ist? Nennen Sie drei Merkmale.

Vergleicht man das Selbstbild alter Menschen mit dem Fremdbild, so fallen folgende Merkmale auf:
- Alte Menschen sehen sich selbst z. B. positiver, jünger, vitaler oder kompetenter, als ihnen dies von außen zugeschrieben wird.
- Das Fremdbild ist umso positiver, je älter die Menschen sind, die zu den Eigenschaften alter Menschen befragt werden. Bei jungen Menschen ist das Fremdbild am negativsten.
- Das Fremdbild wird außerdem immer dann positiver, wenn Menschen nach einer bestimmten alten Person gefragt werden, die sie kennen und die ihnen nahesteht. So urteilen Enkel z. B. sehr positiv über die eigenen Großeltern, äußern sich aber kritischer, wenn sie alte Menschen im Allgemeinen beurteilen sollen (Brendebach und Piontkowski 1997).

682. Was versteht man unter Vorurteilen?

Vorurteile sind relativ stabile, negative Einstellungen gegenüber Menschen oder Gruppen.

683. Was versteht man unter Altersstereotypen?

Altersstereotype sind relativ stabile, vereinfachende, positive oder negative Zuschreibungen von Eigenschaften und Merkmalen alter Menschen, die von vielen geteilt werden. Sie können sich in Überzeugungen, Gefühlen und Handlungen äußern und im Sinne von sich selbst erfüllenden Prophezeiungen wirksam werden (➤ Frage 687). Außerdem können Altersstereotype deutliche Auswirkungen auf das Selbstbild (➤ Frage 679) alter Menschen haben.

Beispiel: Großeltern lieben ihre Enkel, sind weise und gelassen oder alte Menschen sind stur, haben keine sexuellen Wünsche mehr.

684. Wie wirken Stereotype auf die Wahrnehmung?

Stereotype wirken sich folgendermaßen auf die Wahrnehmung aus:
- Durch Vereinfachung von Gegebenheiten ist schnelleres Orientieren, Handeln und Urteilen möglich.
- Durch die Vereinfachung kommt es aber auch zu Wahrnehmungsverzerrungen und Urteilsfehlern.

685. Welche Auswirkungen können Altersstereotype auf alte Menschen haben? Beschreiben Sie dies anhand eines Beispiels aus der Altenpflege.

Die Übernahme des Altersstereotyps „Alter = Abbau" vonseiten des alten Menschen (Übernahme in das Selbstbild: ➤ Frage 679) führt dazu, dass er sein Leben nicht mehr aktiv gestaltet, keine Zukunftspläne mehr schmiedet, sich in sein Schicksal fügt.

Beispiel: Ein 65-Jähriger empfindet den Übertritt in den Ruhestand als Zeichen des Altwerdens. Das ist für ihn aufgrund des gesellschaftlichen Stereotyps mit den Vorstellungen von Wertlosigkeit und baldigem Lebensende verbunden. Aufgrund dessen gibt er mit der Pensionierung nun alle Verpflichtungen, Interessen, Hobbys und sozialen Kontakte auf. Er betreibt auch keine Gesundheitsvorsorge mehr.

Die Übernahme des Altersstereotyps „Alter = Abbau" vonseiten der Pflegefachkraft führt zu Einschränkung der aktivierenden Pflege. Es kommt zum Verlust von sozialen Rollen alter Menschen, was wiederum zu sich selbst erfüllenden Prophezeiungen (➤ Frage 687) führt.

Beispiel: „Dement sein" wird als Etikett verwendet und gleichgesetzt mit „bekommt nichts mehr mit" (Stereotyp). Als Folge davon werden Pflegehandlungen nicht mehr erklärt oder angekündigt (Handlung). Der nasse Waschlappen trifft ohne Ankündigung das Gesicht des Pflegebedürftigen. Der Pflegebedürftige reagiert verwirrt oder aggressiv (soziale Rolle). Dies wird als Beweis für die Demenz angesehen (sich selbst erfüllende Prophezeiung).

686. Was sind die typischen Merkmale von Stigmatisierungsprozessen? Nennen Sie drei wichtige Merkmale.

Stigmatisierungsprozesse zeichnen sich durch folgende Merkmale aus:

- Mit wenigen Beobachtungen und Etiketten können vollständige Erklärungen von Handlungszusammenhängen gemacht werden. Von einem Merkmal wird auf andere geschlossen (Generalisierung).
- Beobachtungen, die nicht ins Schema passen, werden als „unnormal" interpretiert und durch die Eigenarten der Person begründet. Eine Veränderung des Schemas wird nicht vorgenommen (Individualisierung).
- Auch die eigene Person wird an diesem Schema gemessen.

687. Was versteht man unter dem Phänomen der „sich selbst erfüllenden Prophezeiung (Self-fulfilling Prophecy")? Geben Sie ein Beispiel dafür an.

Durch Erwartungshaltungen und Etikettierungen wird das Verhalten im Sinne einer Rollenerwartung beeinflusst = Self-fulfilling Prophecy.

Beispiel: Wenn ich schon oft gehört habe, dass ich ein Versager bin, werde ich an die Abschlussprüfungen keine großen Erwartungen knüpfen. Ich lerne unkonzentrierter, weniger und unmotivierter, weil das Ergebnis ja sowieso schon feststeht. So kommt es allein durch diese Grundhaltung zu schlechteren Prüfungsergebnissen.

Beispiel: Die Erwartung der Pflegefachkräfte gemäß dem Defizitmodell „Alter = Abbau" (➤ Frage 667) führt dazu, dass keine aktivierende Pflege mehr geleistet wird. So bilden sich die Ressourcen alter Menschen zurück oder gehen verloren.

688. Wie können sich Altersstereotype am Beispiel von Frau Mutig negativ auswirken? Geben Sie ein umfassendes Beispiel.

Negative Auswirkungen von Altersstereotypen:

Beispiel: Sprachstörungen werden als geistige Störungen interpretiert.

1. Zum Tragen kommt die stereotype Annahme, dass Menschen mit geistigen Einschränkungen keine befriedigenden sozialen Kontakte mehr haben können.
2. Der Umgang mit Frau Mutig wird folglich vermieden oder ihr werden nur noch eingeschränkte Kompetenzen zugetraut.

3. Dadurch wird sie weniger von ihrer Umwelt einbezogen, erhält weniger Aufgaben.
4. Daraus resultiert ein Abbau von körperlichen, psychischen und sozialen Ressourcen.

Auch andere Teufelskreise sind hier denkbar, z. B. im Hinblick auf Stereotype zu Menschen im Altenheim, alten Frauen, alten Menschen und Gehbehinderung.

689. Was versteht man unter Normen?

Unter Normen versteht man Regeln, die das Verhalten von Mitgliedern einer Gruppe bestimmen.

Je nach Ausmaß ihrer Verbindlichkeit unterscheidet man zwischen **Muss-, Soll- und Kann-Normen.** Sie können bewusst (z. B. vertraglich festgelegt) oder unbewusst (aus Gewohnheit) entstanden sein.

Bei der Verletzung von Normen können **Sanktionen** (Bestrafungen oder unangenehme Konsequenzen) erfolgen, um die Übereinstimmung mit den Gruppenregeln **(Konformität)** wieder zu erreichen.

690. Nennen Sie je ein Beispiel für Muss-, Soll- und Kann-Normen aus Ihrem Arbeitsalltag.

Beispiele für Normen im Arbeitsalltag sind:
- Muss-Norm: Ich muss pünktlich zur Arbeit kommen.
- Soll-Norm: Ich sollte freundlich mit den anderen umgehen.
- Kann-Norm: Ich kann bei der Gestaltung des Gemeinschaftsraums in meiner Freizeit mithelfen.

691. Was versteht man unter Rolle?

Rolle = Verhaltenserwartung in einem bestimmten sozialen Kontext. Rollen können durch eine **formelle** Aufgabe (z. B. Verhalten als Pflegefachkraft, Schüler) vorgegeben sein oder sich **informell** im Rahmen bestimmter Beziehungen entwickeln (z. B. Klassenclown).

692. Zeigen Sie anhand eines Beispiels, wie eine Pflegefachkraft in einen Intrarollenkonflikt geraten kann.

Intrarollenkonflikt = unterschiedliche Anforderungen innerhalb einer Rolle einer Person.

Beispiel: Sie wollen sich bei der Anleitung der Schüler gerne Zeit lassen, weil diese davon nur profitieren können. Gleichzeitig sehen Sie, wie viel Arbeit in der Pflege noch zu tun ist, sodass Sie eigentlich schneller arbeiten müssten.

693. Zeigen Sie anhand eines Beispiels, wie eine Pflegefachkraft in einen Interrollenkonflikt kommen kann.

Interrollenkonflikt = unterschiedliche Anforderungen von verschiedenen Rollen einer Person.

Beispiel: Auf der Station ist im Spätdienst jemand ausgefallen. In der Rolle als zuverlässige Pflegefachkraft sollte Martina Meier länger in der Arbeit bleiben, um den Ausfall zu überbrücken. In der Rolle als gute Mutter sollte sie aber nachmittags auch zu Hause sein, weil sie ihren Kindern versprochen hat, mit ihnen etwas zu unternehmen.

694. Warum kann der Übergang in den Ruhestand ein kritisches Ereignis im Leben alter Menschen sein? Geben Sie fünf verschiedene Gründe dafür an.

Der Übergang in den Ruhestand kann ein kritisches Ereignis sein aufgrund von:
- Wegfall der Tagesstruktur
- Verringerung sozialer Kontakte
- Verringerung von Reizen
- Finanziellen Einschränkungen
- Verlust von Status und Anerkennung
- Veränderung der Rollen in Partnerschaft und Familie
- Altersstereotypen (➤ Frage 683, ➤ Frage 685).

695. Warum kann man beim Schlaganfall von Frau Mutig von einem kritischen Lebensereignis sprechen?

Die Erkrankung stellt ein kritisches Lebensereignis für Frau Mutig dar, denn sie
- trat plötzlich und unvorhergesehen auf und
- geht mit dem Zustand von Ohnmacht und Hilflosigkeit einher;
- ist daher mit starken Gefühlen der Trauer und Niedergeschlagenheit verbunden und
- zieht eine deutliche Veränderung der Lebensgewohnheiten (Umzug ins Altenheim, Einschränkung der Mobilität und Sprache, Gesundheit) nach sich.

4

696. Mit dem Eintritt in den Ruhestand sind in der Regel verschiedene Rollenwechsel verbunden. Warum können diese für einen Menschen problematisch sein?

Gründe, warum der Rollenwechsel beim Eintritt in den Ruhestand schwierig sein kann:
- Der Rollenwechsel geschieht nicht freiwillig.
- Die neue Rolle wird als niedrigerer Status angesehen und/oder erlebt.
- Eigene Erwartung und äußere Erwartung an die Rolle weichen voneinander ab.
- Es gab im Vorfeld keine Auseinandersetzung mit der neuen Rolle.
- Es gibt keine Vorbilder, die zeigen, wie diese Rolle gut gelebt werden kann.
- Die neue Rolle überschneidet sich mit den Rollen anderer.

697. Wie kann der Übergang in den Ruhestand unterstützt werden? Nennen Sie fünf verschiedene Maßnahmen.

Unterstützungsmöglichkeiten beim Übergang in den Ruhestand:
- Vorbereitung auf die neue Lebensphase
- Suchen neuer Ziele und Aktivitäten
- Auseinandersetzung mit Verlusten
- Auseinandersetzung mit Gewinnen
- Absprache über neue Aufgabenverteilung in der Familie
- Übernahme neuer Aufgaben schon vor Eintritt in den Ruhestand
- Tagesstrukturierung
- Pflege oder Neuaufbau sozialer Kontakte
- Verifizierung finanzieller Möglichkeiten

698. Erklären Sie den Ansatz des symbolischen Interaktionismus anhand eines Beispiels.

Der Ansatz des symbolischen Interaktionismus (nach Goffmann) geht davon aus, dass Verhalten von Menschen nicht bloße Reaktionen auf das Verhalten anderer Menschen sind, sondern Reaktionen auf die Bedeutung, die ich dem Verhalten zuspreche. Nicht das tatsächliche Erleben, sondern die Interpretation und Bewertung dessen beeinflusst die Reaktion darauf.

Beispiel: Ein pflegebedürftiger Mensch hat als Nebenwirkung von Neuroleptika eine starke motorische Unruhe. Er trippelt ständig. Die schizophrenen Störungen sind unter dem Einfluss der Medikamente schon längst abgeklungen. Außenstehende sehen allerdings nur das ungewöhnliche Verhalten; sie interpretieren Eigenschaften hinein wie „geistige Störung“, „nicht zurechnungsfähig“, „verrückt“ und meiden den Kontakt.

699. Was versteht man unter Sozialisation?

Unter Sozialisation versteht man:

- Prägung des Individuums durch die Einflüsse des sozialen Umfelds, der Gesellschaft und der Kultur
- Vermittlung von Normen und Werten
- Einordnung in gesellschaftliche Positionen und Rollen (➤ Frage 691)
- Einen lebenslangen Prozess

700. Welche prägenden Einflüsse kommen in den vier Sozialisationsphasen zum Tragen?

In den vier Sozialisationsphasen kommen folgende Einflüsse zum Tragen:

- **Primärsozialisation:** Die Familie prägt in den ersten Lebensjahren wichtige Verhaltensmuster sowie emotionale und soziale Kompetenzen.
- **Sekundärsozialisation:** In Kindergarten und Schule werden Kulturtechniken (Schreiben, Lesen, Gruppenverhalten) erworben.
- **Tertiärsozialisation:** Hierunter fallen Entwicklungen und Veränderungen im mittleren Lebensalter durch Beruf, Familie, Freundeskreis.
- **Quartärsozialisation:** Ein höheres Lebensalter konfrontiert den Menschen mit Verlusten und sich verändernden Lebensbedingungen.

701. Nennen Sie wichtige Sozialisationsinstanzen.

Wichtige Sozialisationsinstanzen sind Familie, Kindergarten, Schule, Kirche, Staat, Arbeitswelt etc.

702. Was versteht man unter dem Begriff Gruppe?

Gruppe = soziale Struktur von Menschen, die untereinander in einer bestimmten Beziehung stehen und Einfluss aufeinander ausüben.

703. Was versteht man unter einer formellen Gruppe?

Formelle Gruppe = Gemeinschaft von Menschen, deren Beziehungen bestimmten Zielen dienen und durch feste Regeln geprägt sind, z. B. Team, Klasse, Partei.

704. Was versteht man unter einer informellen Gruppe?

Informelle Gruppe = Gemeinschaft von Menschen, deren Beziehungen keinem festen Ziel dienen und flexiblen Regeln unterliegen. Meist handelt es sich um persönliche Kontakte, z. B. Familie, Tanzkreis, Taubenzüchterverein.

705. Was versteht man unter einer Primärgruppe?

Primärgruppe = eher kleiner Kreis von Menschen, die eng, meist emotional aufeinander bezogen sind und nicht beliebig durch andere ersetzt werden können, z. B. Familie.

706. Was versteht man unter einer Sekundärgruppe?

Sekundärgruppe = soziale Gruppe; Menschen, die zu einem bestimmten Ziel und für definierte Aufgaben nach festen Regeln zusammenkommen. Mitglieder sind austauschbar, es handelt sich eher um sachliche Beziehungen, z. B. Arbeitsteam, Schulklasse.

707. Nennen Sie die Phasen der Gruppenbildung.

Gruppenbildung verläuft in Phasen der
- Fremdheit
- Orientierung
- Vertrautheit
- Konformität
- Auflösung

4.1.4 Altern als Individuum

708. Welche drei grundlegenden Modelle gibt es, um die Entwicklung von Menschen und deren Persönlichkeit zu erklären?

Modelle zur Beschreibung der Persönlichkeitsentwicklung:
- **Anlagemodelle:** Endogene Faktoren (Gene, biologische Reifungs- und Steuerungsprozesse, Triebe) sind entscheidend, z. B. Modelle von Eysenck oder Freud.
- **Umweltmodelle:** Exogene Faktoren (Umwelt, Erziehung, Lebenserfahrungen, vor allem kritische Lebensereignisse) prägen den Menschen, z. B. Modelle aus der Lernpsychologie.
- **Mischmodelle:** Endogene und exogene Faktoren wirken beide auf die Persönlichkeit, z. B. Modelle von Guilford, Maslow.

709. Welche fünf Bedürfnisstufen nennt Maslow in seinem Modell?

Maslow definiert in seinem Bedürfnismodell:
- Physiologische Bedürfnisse
- Sicherheitsbedürfnisse
- Soziale Bedürfnisse
- Wertschätzung bzw. Ich-Bedürfnisse
- Selbstverwirklichung

710. Nach dem Modell von Maslow strebt ein Mensch nach der Erfüllung unterschiedlicher Bedürfnisse. Nennen Sie diese und zeigen Sie am Beispiel von Frau Mutig, wie Sie diese vonseiten der Pflege unterstützen können.

- **Physiologische Bedürfnisse:** Unterstützung in der Körperpflege, auf Ernährung und Ausscheidung achten, eventuell Esstraining
- **Sicherheitsbedürfnisse:** Gehwagen anbieten; Einrichtung zeigen, damit Frau Mutig weiß, wo sie ist und an wen sie sich wenden kann
- **Soziale Bedürfnisse:** Kontakte zu anderen Bewohnern herstellen, Sprachtraining und Hilfe bei der Kommunikation
- **Wertschätzung:** Frau Mutig in ihrer Trauer um die Verluste ernst nehmen, auf Wünsche und Bedürfnisse eingehen
- **Selbstverwirklichung:** Nach Träumen und Zielen fragen, eventuell Aufenthalt im Garten ermöglichen

711. Was versteht Maslow unter Defizitmotivation?

Defizitmotivation nach Maslow meint:
- Streben danach, Einschränkungen der physiologischen Bedürfnisse und der Sicherheitsbedürfnisse zu beseitigen
- Ziel: Spannungen beseitigen
- Grundhaltung: Angst und Rückzug
- Exogener (von außen angeregter) Entwicklungsantrieb

712. Was versteht Maslow unter Wachstumsmotivation?

Wachstumsmotivation nach Maslow bedeutet:
- Streben danach, die Erfüllung sozialer Bedürfnisse, von Wertschätzung und Selbstverwirklichung weiter voranzutreiben
- Ziel: Spannungen zur Erreichung eigener Ziele herstellen
- Grundhaltung: Offenheit und Mut
- Endogener (von innen angeregter) Entwicklungsantrieb

713. Von der Altenpflege sagt man manchmal, sie arbeite nach dem Prinzip „satt und sauber". Welche Bedürfnisse nach Maslow werden damit erfüllt?

Pflege nach dem „Satt-und-sauber-Prinzip" erfüllt lediglich:
- Physiologische Bedürfnisse
- Sicherheitsbedürfnisse

714. Welche Aspekte sollten in Anlehnung an Maslow in der Pflege darüber hinaus eine Rolle spielen? Geben Sie jeweils Beispiele dazu, wie diesen Bedürfnissen der Pflege Rechnung getragen werden kann.

In Anlehnung an Maslow sollten in der Pflege folgende Bedürfnisse eine Rolle spielen:
- Soziale Bedürfnisse: Beschäftigungsangebote, gemeinsame Unternehmungen, Gespräche
- Wertschätzung: Verständnis der Pflegefachkräfte für die Lebenssituation der alten Menschen, Würdigung der Fähigkeiten oder der erbrachten Leistungen
- Selbstverwirklichung: Erfüllung von Träumen und Wünschen

715. Welche Entwicklungsaufgaben haben Menschen im höheren Erwachsenenalter nach der Theorie von Erikson?

Bewältigung von Ich-Integrität statt Verzweiflung als Entwicklungsaufgabe im höheren Lebensalter. Dazu gehören:
- Versöhnung mit der eigenen Lebensgeschichte (alles war gut so, wie es war)
- Zu einer positiven Lebensbilanz kommen
- Loslassen können

716. Was versteht man unter kritischen Lebensereignissen?

Kritische Lebensereignisse:
- Es handelt sich um einschneidende Ereignisse im Lebenslauf, die mit besonders starken Gefühlen (positiv oder negativ) verbunden sind, oft Stress erzeugen, unvorhergesehen eintreffen und nicht kontrolliert werden können.
- Meist sind sie mit nachhaltigen Veränderungen der Lebensgewohnheiten verbunden, z. B. Scheidung, Tod, Verluste, Krankheit, Kriegserlebnisse.

717. Was besagt das SOK-Modell von Baltes?

Nach dem SOK-Modell gibt es drei Strategien, wie alte Menschen Veränderungen und Einschränkungen durch das höhere Lebensalter ausgleichen können:

- **S**elektion: Konzentration auf die wesentlichen Bereiche
  Beispiel: Es werden nur noch bestimmte Teile der Hausarbeit selbst ausgeführt, zum Putzen und Bügeln wird eine Haushaltshilfe engagiert.
- **O**ptimierung: Die ausgewählten Bereiche werden durch gezieltes Üben mehr trainiert.
  Beispiel: Lange Spaziergänge fallen weg. Der Weg zum Einkaufen wird aber täglich gemacht, auch wenn es mühsam ist.
- **K**ompensation: Ausgleich von Verlusten durch Fähigkeiten in anderen Bereichen oder durch Hilfsmittel, damit Kompetenzen aufrechterhalten werden können.
  Beispiel: Anschaffung eines Gehwagens, damit das Einkaufen nach wie vor möglich bleibt.

718. Wie könnte Frau Mutig nach dem SOK-Modell von Baltes die Veränderungen in ihrem Leben ausgleichen? Geben Sie zu jedem Aspekt ein konkretes Beispiel an.

Nach dem SOK-Modell von Baltes könnte Frau Mutig die Veränderungen in ihrem Leben durch folgende Maßnahmen ausgleichen:

- Selektion: Sie sucht sich nur noch einige Tätigkeiten, Kontakte oder Interessen aus, die für sie weiter wichtig sind und die sie verfolgt, z. B. pflegt sie nur noch den Kontakt zu ihrer alten Nachbarin, aber nicht mehr zur Kirchengemeinde. Oder: Sie will vor allem das selbstständige Fortbewegen mit einem Gehwagen wieder erlernen. Diese Übungen zieht sie den anderen Therapiemaßnahmen vor.
- Optimierung: Diesen Tätigkeiten, Kontakten oder Interessen widmet sie dafür viel mehr Zeit, z. B. telefoniert sie mit der Nachbarin dreimal in der Woche. Oder: Die Übungen mit Gehwagen wiederholt sie jeden Tag.
- Kompensation: Sie versucht, ihre Defizite auszugleichen, z. B. versucht sie, ihre Sprachstörung auszugleichen, indem sie am Telefon nur einfache Themen bespricht, einfache Wörter und kurze Sätze verwendet. Oder: Da sie sich mit dem Gehwagen noch nicht sicher fortbewegen kann, verwendet sie einen Rollstuhl.

719. Was macht die Lebenserfahrung alter Menschen aus?

Bausteine der Lebenserfahrung:

- Selbsterkenntnis
- Menschenkenntnis
- Handlungswissen
- Einsicht in Lebenszusammenhänge (Weisheit)

720. Warum ist der Lebensrückblick für alte Menschen wichtig? Nennen Sie vier Funktionen.

Funktionen des Lebensrückblicks:

- Lebensbilanzierung
- Bewältigung alltäglicher Veränderungen
- Identitätserhaltung
- Sinnfindung

721. Was sind die Aussagen der kognitiven Theorie von Thomae?

Nicht das Ereignis an sich ist belastend, sondern die Art, wie ein Mensch es **interpretiert.**

Dies ist abhängig von seinen Bedürfnissen und von der **Motivation** zu einer neuen Interpretation.

Beispiel: Krankheit kann als Hilfe zur Änderung des Lebensstils angesehen werden oder helfen, einen neuen Lebenssinn zu finden.

722. Was versteht man unter kognitiver Umstrukturierung?

Kognitive Umstrukturierung = Form psychischer Verarbeitung: Möglichkeit zur Bewältigung kritischer Lebensereignisse durch eine andere Interpretation der Ereignisse, Betonung der positiven Seiten eines Erlebnisses.

723. Wie könnte Frau Mutig durch kognitive Umstrukturierung die Veränderungen in ihrem Leben besser bewältigen?

Umdeutung negativer Ereignisse, indem Frau Mutig die positiven Seiten der Veränderung sieht, z. B.:
- Sie hat Glück gehabt, da sie bei dem Schlaganfall auch hätte sterben können.
- Die Tochter kümmert sich besonders um sie.
- Die Pflegefachkräfte im Pflegeheim sind nett.
- Es besteht die Möglichkeit für neue Bekanntschaften im Pflegeheim.
- Sie hat vertraute Dinge aus ihrer Wohnung um sich.

4

724. Welche Formen der Identität werden nach Goffman unterschieden?

Identitätsformen nach Goffman:
- Persönliche Identität
- Soziale Identität
- Innere Identität

725. Was ist der Unterschied zwischen persönlicher und innerer Identität?

Unterscheidung von persönlicher und innerer Identität:
- Innere Identität = Bild von sich selbst
- Persönliche Identität = das, was die Person von sich nach außen hin zeigt (z. B. Verhalten, Interessen)

726. Was versteht man unter sozialer Identität?

Soziale Identität = Zugehörigkeit zu einer sozialen Gruppe; damit ist die Zuweisung bestimmter Merkmale und Eigenschaften verbunden.

727. Welche Entwicklungsaufgaben müssen alte Menschen bewältigen?

Entwicklungsaufgaben alter Menschen:
- Verlust körperlicher oder psychischer Gesundheit
- Verlust sozialer Beziehungen
- Verlust des vertrauten Umfelds
- Auseinandersetzung mit Lebenszielen und Lebensbilanz
- Sinnfindung
- Auseinandersetzung mit dem Ende des Lebens
- Akzeptieren der eigenen Biografie

728. Wodurch wird die individuelle Entwicklung eines Menschen, auch im höheren Lebensalter, gesteuert?

Die individuelle Entwicklung eines Menschen wird gesteuert durch ein Zusammenspiel aus **endogenen** (inneren) und **exogenen** (äußeren) (Umwelt-) Faktoren.

729. Sie wollen mit Frau Mutig biografieorientiert arbeiten. Für welche Dinge aus ihrem Leben interessieren Sie sich?

Aspekte aus dem Leben von Frau Mutig, die für die Biografiearbeit wichtig sind:

- Äußere Biografie: Geburtsdatum, Herkunftsfamilie, Beruf, Heirat, Geburt der Tochter, Kriegserlebnisse, Hausbau, Tod des Mannes, Krankheiten etc.
- Innere Aspekte: Vorlieben, Interessen, Ängste, Umgang mit dem Tod des Mannes, Verhältnis zur Tochter, Glücksmomente, Trauer etc.

4

730. Um Frau Mutig aus ihrer Niedergeschlagenheit herauszuholen, wollen Sie ihr biografieorientiert einige Beschäftigungsangebote zur Ablenkung machen. Nennen Sie drei Möglichkeiten, die Sie konkret anbieten würden.

Biografieorientierte Beschäftigungsangebote für Frau Mutig:

- Gespräch mit Frau Mutig über Interessen und Vorlieben
- Spazierfahrt durch den Garten
- Kontakt mit Bewohnern herstellen, die ähnliche Interessen haben
- Übernahme kleiner Aufgaben im Rahmen der Hauswirtschaft (z. B. Wäsche falten, Tisch decken)

731. Nennen Sie sechs typische Wünsche und Bedürfnisse alter Menschen.

Alte Menschen haben häufig den Wunsch nach

- Selbstständigkeit,
- Gesundheit,
- Familie,
- Partnerschaft
- sozialen Kontakten,
- Anregung und Beschäftigung,
- Sinnerleben,
- finanzieller Sicherheit,
- gutem Umfeld und Wohnen und
- Raum für Auseinandersetzung mit dem Sterben.

732. Nennen Sie sechs typische Ängste alter Menschen.

Alte Menschen haben häufig Angst vor:

- Hilfs- und Pflegebedürftigkeit
- Abhängigkeit
- Krankheit
- Schmerzen
- Verlusten (z. B. persönlich, sozial, finanziell)
- Einsamkeit

4.2 Glaubens- und Lebensfragen

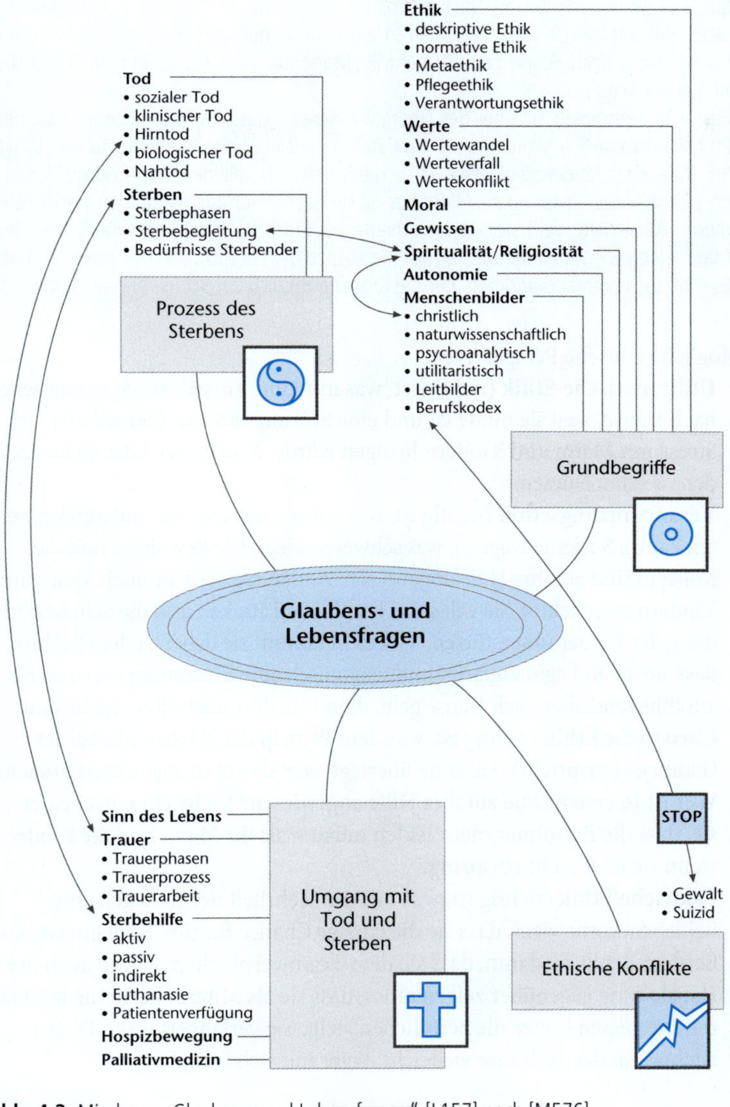

Abb. 4.2 Mindmap „Glaubens- und Lebensfragen" [L157] nach [M576]

4.2.1 Grundbegriffe

FALLBEISPIEL (FRAGEN 733–750)

Susanne Müller arbeitet als Nachtwache im Altenheim „Immergrün". Sie ist verheiratet und hat zwei Kinder, die noch in die Grundschule gehen. Wenn sie von der Nachtschicht nach Hause kommt, geht ihr Mann aus dem Haus, und sie bringt die Kinder zur Schule.
Heute Morgen stellt sich bei der Übergabe heraus, dass zwei Kolleginnen aus der Frühschicht krank geworden sind. Nun steht eine Mitarbeiterin alleine da und bittet Susanne, noch länger zu bleiben, da sie die Arbeit nicht alleine schaffen kann. Susanne würde gerne einspringen. Allerdings ist sie nach einer anstrengenden Nacht sehr müde. Außerdem weiß sie, dass sie heute pünktlich zu Hause sein muss, weil ihr Mann einen wichtigen beruflichen Termin hat, zu dem er nicht zu spät kommen darf. Es gibt auch niemand anderen, der die Kinder pünktlich zur Schule bringen kann.

4

733. In dieser Konfliktsituation kann Susanne sich von unterschiedlichen ethischen Maßstäben leiten lassen. Nennen Sie drei verschiedene ethische Perspektiven und zeigen Sie, wie Susannes Verhalten jeweils konkret aussehen würde.

Mögliche ethische Perspektiven:

- **Utilitaristische Ethik** (richtig ist, was mir zum Vorteil ist): Susanne geht nach Hause, weil sie müde ist und eine Störung des Familienablaufs viel Stress mit Mann und Kindern bringen würde. Von dieser Lösung hat sie den meisten Nutzen.
- **Verantwortungsethik** (richtig ist, was ich vor mir und vor anderen vertreten kann): Susanne wägt ab, was schwerer wiegt. Die Bewohner und die Kollegin sind auf ihre Hilfe angewiesen. Andererseits ist sie auch Mann und Kindern verpflichtet. Sie will seine berufliche Tätigkeit und die Schulausbildung der Kinder unterstützen. Vielleicht kommt sie dabei zu dem Schluss, dass sie die Kollegin entlastet und telefonisch eine Vertretung organisiert, anschließend aber nach Hause geht, damit sie dort noch alles regeln kann.
- **Christliche Ethik** (richtig ist, was dem Prinzip der Nächstenliebe, des Glaubens entspricht): Susanne überlegt, wer sie am dringendsten braucht. Wer ist in erster Linie auf ihre Hilfe angewiesen? Vielleicht entscheidet sie, dass die Bewohner mehr leiden müssen als ihr Mann und die Kinder, wenn sie jetzt nicht einspringt.
- **Faktische Ethik** (richtig ist, was mir die Mehrheit der Kollegen empfiehlt): Susanne weiß, dass sie die einzige Chance für ihre Kollegin ist. Außerdem denkt sie daran, dass sie dem Team verpflichtet ist und auch der Hausleitung gegenüber zeigen muss, dass sie als Mitarbeiterin die familiären Interessen hinter die beruflichen stellt. Sie verlängert ihren Dienst, auch wenn das zu Hause vielleicht Ärger mit sich bringt.

734. Wie könnte Susanne sich eine Entscheidung im Sinne eines Stufenplans erleichtern?

Ein Stufenplan, um sich die Entscheidung zu erleichtern, beinhaltet:

- Analyse der Situation: Beschreiben von Vor- und Nachteilen ihres Verhaltens für die Bewohner, für die Familie, für sich selbst.
- Formulierung von Zielen: Es ist ihr wichtig, dass die Bewohner gut versorgt sind. Sie will aber auch ihre Kinder gut versorgen.
- Ausführung: Sie versucht, im Altenheim noch zu helfen, aber so bald wie möglich nach Hause zu fahren. Sie informiert ihren Mann, dass sie später kommt. Dann ruft sie bei Kolleginnen an und kümmert sich um eine Ver-

tretung. Schließlich bleibt sie noch eine halbe Stunde länger, bis die Vertretung kommt.
- Evaluation: Sie prüft, ob Bewohner und Familie versorgt sind. Beispiel: Sie ruft zwischendurch zu Hause an, ob alles klappt, und fragt mittags im Altenheim nach, wie der Frühdienst verlaufen ist.

735. Nennen Sie drei Formen der Ethik und beschreiben Sie jeweils deren Ziel.

- **Deskriptive Ethik:** Beschreibung von herrschenden Werten und Normen ohne deren Bewertung
  Beispiel: Darstellung der Grundsätze christlicher Pflegeethik im Mittelalter.
- **Normative Ethik:** Beschreibung von herrschenden Werten und Normen und Bewertung ihrer Qualität; stellt Begründungen für moralisches Handeln bereit
  Beispiel: Diskussion um die Frage, wann Sterbehilfe „richtig" bzw. vertretbar ist. Man unterscheidet normative Ethik, welche die Folgen von Handlungen in die Bewertung mit einbezieht (folgeorientiert), und normative Ethik, die sich nur an der Absicht einer Handlung orientiert (nicht folgeorientiert).
- **Metaethik:** Beschreibung und Bewertung der Ethik als Wissenschaft an sich
  Beispiel: Betrachtung, wie ethische Normen und Regeln entstehen oder sich verändern.

736. Nennen Sie die sieben ethischen Prinzipien nach der Pflegeethikerin Marianne Rabe, die im pflegerischen Alltag eine besondere Wichtigkeit haben.

Ethische Prinzipien in der Pflege:
- Würde
- Fürsorge
- Autonomie
- Verantwortung
- Gerechtigkeit
- Dialog

737. Beschreiben Sie, was mit dem Begriff Gewissen gemeint ist.

Das Gewissen ist die individuelle ethische Instanz, mit der Fähigkeit, gut und böse, richtig und falsch zu unterscheiden. Inneres Gefühl, das Entscheidungen und Verhalten lenkt.

738. Welche drei Aspekte können nach der personalistischen Verantwortungsethik nach Arend und Gastmans ethisches Handeln leiten und welche Probleme ergeben sich jeweils aus diesen Aspekten?

Nach der personalistischen Verantwortungsethik sind handlungsleitend:
- Motivierende Gesinnung: Gefahr, sich zu sehr an subjektiven Bedürfnissen zu orientieren, ohne die Situation selbst oder die Folgen der Handlung zu berücksichtigen **(Subjektivismus)**
- Wahrnehmbare Handlung: Gefahr, sich zu sehr am Verhalten zu orientieren, ohne die Motive der Person oder die Folgen der Handlung zu berücksichtigen **(Objektivismus)**
- Vorhersehbare Folgen der Handlung: Gefahr, sich zu sehr an den Folgen zu orientieren, ohne die Motive der Person oder die Situation selbst zu berücksichtigen **(Kontextualismus)**

739. Nennen Sie drei Aspekte, wodurch die Werte eines Menschen geprägt werden können.

Die Werte eines Menschen werden geprägt durch:
- Lebensgeschichte/Biografie
- Erziehung
- Sozialisation (➤ Frage 699)
- Mitgliedschaft in einer Gruppe, die bestimmte Werte vertritt
- Selbstreflexion

740. Welche ethischen Werte können grundsätzlich in Konflikt miteinander geraten?

Sich widersprechende Werte können sein:
- Eigene Interessen und Ziele
- Interessen und Ziele der anderen
- Allgemeine Werte
- Logik
- Gesetzliche Vorgaben

741. Geben Sie ein Beispiel für einen Wertekonflikt.

Wertekonflikte entstehen dadurch, dass sich Menschen in der gleichen Situation unterschiedlich verhalten, da sie von verschiedenen Wertsystemen geleitet sind.

Beispiel: Ein Kollege stellt den Wert persönlicher Freiheit an erste Stelle und will nach dem Dienst pünktlich nach Hause. Ein anderer orientiert sich an der Maxime kollegialer Teamarbeit und bleibt im Notfall noch etwas länger.

742. Was ist mit dem Begriff Werteverfall gemeint?

Werteverfall = ethische Maßstäbe verlieren ihren hohen Stellenwert innerhalb der Wertehierarchie.

Beispiel: Früher wurde auf ordentliche Kleidung geachtet – heute sind Löcher in Hosen Mode.

Der Begriff Werteverfall beinhaltet immer eine Wertung: „Was gut war, gilt nicht mehr." Der Begriff Wertewandel ist dagegen neutral und weist lediglich auf die Tatsache hin, dass sich Werte verändern.

743. Sie arbeiten in einer Altenpflegeeinrichtung. Nennen Sie drei ethische Werte, die Sie in ihrer täglichen Arbeit umzusetzen versuchen.

Ethische Werte zur Umsetzung im Pflegealltag:
- Recht auf Würde jedes Einzelnen: Beachtung würdevoller Anrede, Intim- und Privatsphäre berücksichtigen
- Recht auf Selbstbestimmung jedes Einzelnen: Individualisierung der Pflege
- Recht auf Freiheit: Rahmenbedingungen in beschützenden Abteilungen und bei Fixierung beachten
- Recht auf Gleichheit in der Behandlung: aktivierende Pflege, Biografieorientierung unabhängig von Pflegegrad und Sympathie

744. Sie möchten alten Menschen mit Würde begegnen. Nennen Sie fünf Verhaltensweisen, an denen sich diese Grundhaltung erkennen lässt.

Verhalten, das die Würde alter Menschen wahrt:
- Zeit nehmen
- Zuwendung und freundlichen Umgang zeigen
- Höflichkeit
- Respektierung individueller Wünsche und Bedürfnisse
- Beachtung der Privatsphäre und Intimsphäre

- Ernst nehmen
- Vor Angriffen anderer schützen
- Eigene Vorbehalte abbauen
- Alle möglichen und sinnvollen medizinischen und pflegerischen Hilfen anbieten
- Ganzheitliche Pflege
- Information und Aufklärung

745. Skizzieren Sie die Grundzüge eines christlichen Menschenbilds.

Grundzüge des christlichen Menschenbilds:
- Mensch als Abbild Gottes
- Achtung vor der Schöpfung
- Menschenwürde
- Nächstenliebe
- Wert eines Menschen unabhängig von seiner Leistung
- Leiden hat einen Sinn (Christus wird als Vorbild gesehen im Umgang mit Leid)
- Transzendentalität

746. Skizzieren Sie die Grundzüge eines naturwissenschaftlich bzw. technisch orientierten Menschenbilds.

Grundzüge des naturwissenschaftlichen Menschenbilds:
- Mensch als rationales Wesen
- Ideal der Vernunft
- Ideal der Machbarkeit
- Fortschrittsglaube
- Mensch wird an Leistung und vernünftigem Handeln gemessen

747. Skizzieren Sie die Grundzüge des psychoanalytischen Menschenbilds.

Grundzüge des psychoanalytischen Menschenbilds:
- Menschliches Handeln ist nur zu einem geringen Teil durch das Bewusstsein bestimmt.
- Die größere Dynamik kommt aus dem Unbewussten.
- Angst machende Inhalte werden mithilfe von Abwehrmechanismen aus dem Bewusstsein ins Unbewusste verschoben.
- Träume können z. T. Aufschluss über unbewusste Inhalte geben.
- Der Mensch wird bestimmt durch Triebe. Ausschlaggebend sind hier das Prinzip der Lusterfüllung (Instanz „Es") auf der einen Seite und moralische Prinzipien, also Gebote und Normen (Instanz „Über-Ich") auf der anderen Seite. Das „Ich" versucht zwischen beiden nach dem Realitätsprinzip zu vermitteln.

748. Nennen Sie fünf zentrale Aspekte, die sich im Berufskodex der Altenpflege finden.

Zentrale Aspekte aus dem Berufskodex der Altenpflege:
- Angemessene Pflege, die Prävention, Therapie und Rehabilitation berücksichtigt
- Achtung vor allen anvertrauten Menschen
- Toleranz gegenüber anderen Werthaltungen, Religionen, Kulturen
- Aktivierende Pflege

- Vertraulicher und sensibler Umgang mit persönlichen Daten der anvertrauten Menschen (Wahrung des Berufsgeheimnisses)
- Menschenwürdiges Sterben ermöglichen
- Persönliche und fachliche Weiterentwicklung durch Fort- und Weiterbildung
- Gesellschaftliches Engagement für die Interessen alter Menschen
- Teamarbeit
- Bedürfnisse der alten Menschen haben Vorzug vor den Interessen der Kollegen

749. Nennen Sie fünf Aspekte, warum die Religiosität im Leben alter Menschen eine so große Rolle spielt.

Bedeutung der Religiosität:
- Suche nach Antworten auf existenzielle Fragen
- Hilfe im Umgang mit Krankheit
- Verlust und Sterben
- Halt und Sicherheit
- Aus der Biografie heraus begründet: Traditionen, Gewohnheiten, wichtiger Bestandteil des Lebens

750. Welche religiösen Angebote können Sie alten Menschen machen? Geben Sie vier Beispiele.

Religiöse Angebote für alte Menschen:
- Gebete
- Musik und Lieder
- Bibel
- Gottesdienste
- Meditative Angebote: Mandalas malen, Meditationen
- Geistliche einladen
- Kontakte zu den christlichen Gemeinden vor Ort herstellen

4.2.2 Prozess des Sterbens

Der häufige Umgang mit Sterbenden ist eine hohe Belastung für Altenpflegefachkräfte. Hilfreich ist es, wenn man sich mit dem eigenen Tod auseinandersetzt, die Gedanken und Ängeste nicht verdrängt.

FALLBEISPIEL (FRAGEN 751–782)

Frau Karg lebt seit drei Jahren in Ihrem Altenheim, war immer eine fröhliche Person und bei allen Pflegekräften beliebt. Sie nahm auch gerne an den Aktivitäten des Hauses teil. Vor einem halben Jahr wurde bei ihr ein bösartiges, schnell wachsendes Karzinom diagnostiziert. Der Arzt hatte ihr damals gesagt, dass sie etwa noch 1 Jahr zu leben habe. Zunächst hatte Frau Karg diese Nachricht noch „gut weggesteckt". Seit einigen Wochen geht es ihr aber zunehmend schlechter. Sie zieht sich auf ihr Zimmer zurück, will ihre Mitbewohner nicht mehr sehen und weint viel.

751. Was ist der Unterschied zwischen Sterben und Tod?

Sterben ist der Prozess des Verlustes, einhergehend mit irreversiblem Versagen von Organen, Organsystemen. Je nach Ursache kann dies in unterschiedlicher Geschwindigkeit verlaufen. Der Tod ist der Zustand danach.

752. Was ist bei der Sterbebegleitung wichtig?

Bei der Sterbebegleitung ist es wichtig, physische, psychische, soziale und religiöse/spirituelle Bedürfnisse zu berücksichtigen.

753. Auf welche körperlichen Bedürfnisse Sterbender sollten Sie besonders achten?

Körperliche Bedürfnisse Sterbender:
- Schmerzlinderung
- Atmung
- Flüssigkeit
- Ruhe

754. Wie können Sie das Verhalten von Frau Karg nach dem Sterbemodell von Kübler-Ross erklären?

Nach Kübler-Ross (➤ Frage 606) lässt sich das Verhalten von Frau Karg folgendermaßen erklären:
- Sie befindet sich in der Phase der Depression, die nach den Phasen Nicht-wahrhaben-Wollen, Zorn und Verhandeln folgt.
- Frau Karg hat ihre Diagnose in allen Konsequenzen verstanden und sieht auch, dass es keinen Ausweg vom Tod mehr gibt.
- Sie resigniert und trauert um den baldigen Verlust ihres Lebens.

755. Wie können Sie sterbende oder todgeweihte Menschen in den verschiedenen Sterbephasen (nach Kübler-Ross) pflegerisch unterstützen?

Unterstützungsmöglichkeiten in den verschiedenen Sterbephasen (➤ Frage 606):

Phase 1: Nicht-wahrhaben-Wollen

Gesprächsbereitschaft signalisieren, aber nicht zur Einsicht zwingen. Reaktionen akzeptieren, ohne zu drängen

Phase 2: Zorn und Wut

Aggression nicht persönlich nehmen und nicht erwidern. Menschen trotz abweisenden Verhaltens nicht alleine lassen oder abwerten, Zeit und Aufmerksamkeit schenken, aggressive Gefühle nicht überspielen, ernst nehmen

Phase 3: Verhandeln

Hoffnungen auf Lebensverlängerung ernst nehmen, nicht abwerten, aber auch keine falschen/unrealistischen Hoffnungen wecken, einfühlsam und behutsam sein

Phase 4: Depression

Annehmendes Verhalten. Weinen, Rückzug o. Ä. Verhaltensweisen akzeptieren, nicht beschwichtigen oder beschönigen. Eigene Hilflosigkeit aushalten, Zuspruch und Zuwendung für die Betroffenen, Zeit nehmen für Gespräche und für Stille/Schweigen, Unterstützung in der Regelung unerledigter Dinge, Signale der Nähe über Körperkontakt

Phase 5: Zustimmung

Körperkontakt und basale Stimulation, letzte Wünsche erfüllen; eigene Gesten und Mimik genau beachten, da sie von den Betroffenen sehr genau registriert werden, ruhige Atmosphäre schaffen

756. Wie können Sie Frau Karg in dieser Phase konkret unterstützen? Nennen Sie fünf verschiedene Möglichkeiten.

Unterstützungsmöglichkeiten für Frau Karg:

- Zeit für sie nehmen
- Nicht zu Beschäftigungen und Gesellschaft drängen
- Für Einzelgespräche da sein
- Den Raum geben für Trauer und Weinen – einfühlsam „da sein"
- Innere Bereitschaft der Zuwendung zeigen (echte Zuwendung)
- Keine billigen Vertröstungen („Das wird schon wieder")
- Fragen, ob sie noch Wünsche hat oder unerledigte Dinge regeln möchte
- Nähe und Geborgenheit vermitteln, z. B. durch Körperkontakt oder Zimmergestaltung (Licht, Blumen, Düfte)

4

757. Laufen die Sterbephasen immer in der Reihenfolge wie im Modell von Kübler-Ross ab?

Der Sterbeprozess verläuft ganz individuell. Die Phasen laufen nicht chronologisch, der Reihenfolge nach ab. Es handelt sich vielmehr um einen dynamischen Prozess. Phasen können übersprungen oder auch wiederholt werden und unterschiedlich lange dauern.

758. Worauf sollten Sie bei der Betreuung Sterbender besonders achten? Nennen Sie acht verschiedene Aspekte.

Wichtig bei der Betreuung Sterbender:

- Ruhige und angenehme Atmosphäre
- Helle und klare Räume
- Eventuell Einzelzimmer zur Verfügung stellen
- Auf Wünsche des Sterbenden eingehen
- Konstante Bezugspersonen
- Schmerzen lindern
- Atmung erleichtern
- Flüssigkeitszufuhr beachten
- Ängste lindern
- Nähe
- Körperkontakt
- Religiösen Bedürfnissen entsprechen
- Raum für Gefühle lassen
- Auf nonverbale Signale achten

759. Wie könnten Sie auf religiöse Bedürfnisse von Frau Karg eingehen? Nennen Sie vier Maßnahmen.

Maßnahmen, wie Pflegende auf die religiösen Bedürfnisse von Frau Karg eingehen können:

- Fragen, welche Bedürfnisse sie hat
- Mit ihr über Glauben und Gott sprechen
- Gebete anbieten
- Lieder singen
- Aus der Bibel vorlesen
- Religiöse Symbole anbieten (Kreuz, Rosenkranz, Kerzen)
- Auf Wunsch Seelsorger verständigen
- Zum Gottesdienst begleiten

760. Frau Karg hat Ihnen gegenüber erwähnt, dass sie manchmal auch an Selbsttötung denkt. Wie verhalten Sie sich?

Mögliches Verhalten bei Äußerungen über Selbsttötungsgedanken:
- Ernst nehmen
- Zeit für Gespräche nehmen
- Mit Frau Karg offen darüber sprechen
- Nicht verharmlosen
- Nicht moralisieren („Das dürfen Sie aber nicht tun")
- Suizidgedanken akzeptieren
- Nähe und Unterstützung anbieten
- Zuwendung zeigen
- Kollegen informieren

761. Welche verschiedenen Formen des Todes kann man unterscheiden?

Formen des Todes:
- Sozialer Tod: Verlust von Beziehungen, Gestaltungsspielräumen und Würde
- Klinischer Tod: Ausfall der Vitalzeichen (Atmung, Herztätigkeit, Kreislauf), Reanimation ggf. noch möglich
- Hirntod: Vollständiger Ausfall des Gehirns, wird mit Tod im juristischen Sinne gleichgesetzt
- Biologischer Tod: Verlust aller Lebensfunktionen nach Absterben aller Zellen, unwiderruflich

762. Welche Kommunikationsmuster tragen zum sozialen Tod eines Menschen bei?

Kommunikationsmuster, die zu sozialem Tod beitragen:
- Den Sterbenden nicht über die tödliche Krankheit aufklären
- Vermeidung von Gesprächen über das Sterben
- Über den Sterbenden sprechen, nicht aber mit ihm

763. Was versteht man unter Nahtod-Erfahrungen?

Nahtod-Erfahrungen sind Erlebnisse, die Menschen erfahren haben, die klinisch tot waren, aber wiederbelebt werden konnten. Die geschilderten Erfahrungen sind wissenschaftlich belegt.

764. Was berichten Menschen, die Nahtod-Erfahrungen gemacht haben? Nennen Sie fünf typische Erfahrungen.

Typische Beschreibungen von Nahtod-Erfahrungen:
- Betrachtung des eigenen Körpers von oben
- Schnellrückschau auf das eigene Leben
- Licht am Ende eines Tunnels
- Schöne Musik
- Intensivere Wahrnehmung
- Gefühl des Friedens
- Spüren einer Grenze, die noch nicht überschritten ist
- Erwartet werden von einem anderen Menschen, der bereits gestorben ist
- Begegnung mit Lichtgestalten
- Verschwinden körperlicher Gebrechen

4.2.3 Umgang mit Tod und Sterben

765. Welche Aussagen macht Kübler-Ross über die Reaktion auf Verluste und Bewältigung der Trauer (Trauerphasen)?

Die Trauerphasen werden beschrieben als Verarbeitungsprozess (Phasenmodell), ähnlich wie bei den Sterbephasen:

Phase 1: Schock

Hilflosigkeit, Lähmung, Handlungsunfähigkeit, Verbitterung, Desorientierung, Gefühl der Sinnlosigkeit

Phase 2: Kontrolle

Sachliche Auseinandersetzung mit dem Verlust, Regeln und Organisieren von Dingen

Phase 3: Regression

Erleben von Leere, Einsamkeit, Schuldgefühlen, sozialer Rückzug

Phase 4: Anpassung

Neuorientierung, Rückkehr ins gesellschaftliche Leben, Übernahme neuer Rollen

766. Nennen und skizzieren Sie die Trauerphasen nach Verena Kast.

1. Phase: Nicht-wahrhaben-Wollen

Die Todesnachricht wird nicht wirklich realisiert (Gefühllosigkeit, innere Leere, Schock); körperliche Schocksymptome können auftreten. Diese Phase kann bis zu einer Woche andauern.

2. Phase: Aufbrechende Emotionen

Emotionen wie Wut, Zorn, Schuldgefühle, Angst, Schmerz, Niedergeschlagenheit, Trauer treten auf. In diesem Gefühlschaos können einzelne Gefühle dominant sein, sich aber auch abwechseln oder überlagern.

3. Phase: Suchen und sich trennen

Der Trauernde sucht gezielt nach Verbindungen mit dem Verstorbenen (Orte aufsuchen, Geschichten über ihn erzählen) und Auseinandersetzung mit ihm. Dem Verstorbenen auf diese Weise Platz in seinem Leben zu geben ist die Grundlage dafür, seinen Tod akzeptieren zu können.

4. Phase: Neuer Selbst- und Weltbezug

Der Trauernde lernt wieder, sein eigenes Leben zu gestalten und neue Beziehungen und Beschäftigungen aufzunehmen. Der Verstorbene wird dabei als innerer Begleiter erlebt.

767. Wovon ist der Trauerprozess abhängig?

Was den Trauerprozess beeinflusst:

- Zeitpunkt des Verlustes
- Vorbereitung darauf
- Merkmale und Eigenschaften des Trauernden
- Beziehung zu dem Verlorenen
- Soziales Umfeld
- Auswirkungen des Verlustes
- Umgang mit dem Verlust (Offenheit, Ehrlichkeit)

768. Worauf sollten Sie bei der Begleitung von Trauernden besonders achten? Nennen Sie fünf wichtige Aspekte.

Wichtig bei der Begleitung Trauernder:
- Zuhören
- Gefühle zulassen
- Ernst nehmen
- Abschied ermöglichen
- Verabschiedungsrituale
- Zeit lassen
- Über den Verstorbenen sprechen
- Keine Floskeln („Es wird schon wieder") verwenden
- Körperliche Aktivitäten anbieten

769. Was sind die Grundgedanken der Hospizbewegung?

Grundgedanken der Hospizbewegung:
- Orte schaffen, die ein Sterben in Würde ermöglichen
- Palliative Medizin und Schmerztherapie
- Individuelle Begleitung
- Berücksichtigung physischer, psychischer, sozialer und spiritueller Bedürfnisse des Sterbenden
- Multiprofessionelle Teams
- Einbeziehung des sozialen Umfelds des Sterbenden
- Ablehnung aktiver Sterbehilfe

770. Welche Angebote macht die Hospizbewegung?

Angebote der Hospizbewegung:
- Ambulante und stationäre Begleitung Sterbender
- Besuchsdienste
- Öffentliche Vorträge und Veranstaltungen
- Gesprächsgruppen für Trauernde

771. Beschreiben Sie den Umgang mit Tod und Sterben in unserer heutigen Gesellschaft.

Umgang mit Tod und Sterben in der heutigen Gesellschaft:
- Verdrängungstendenz des Themas
- Sterben findet oft in Institutionen statt: Nur ca. ein Drittel der Bevölkerung stirbt zu Hause (Institutionalisierung)
- Angst und Befremdung bei Auseinandersetzung mit dem Thema

772. Welche verschiedenen Reaktionsweisen gibt es, mit den Gedanken an den eigenen Tod umzugehen?

Mögliche Umgangsweisen mit dem Gedanken an den eigenen Tod:
- Akzeptanz
- Sinn im eigenen Leben suchen/finden
- Verbitterung
- Depression
- Zurückstellung eigener Bedürfnisse

773. Was versteht man unter passiver Sterbehilfe?

Unter passiver Sterbehilfe versteht man:

- Verzicht auf lebenserhaltende oder lebensverlängernde Maßnahmen
- Ist im Rahmen der Vorgaben gesetzlich erlaubt

774. Was versteht man unter indirekter Sterbehilfe?

Unter indirekter Sterbehilfe versteht man:

- Lebensverkürzende Wirkung wird als Folge hilfreicher, medizinischer Maßnahmen in Kauf genommen, z. B. durch Gabe schmerzlindernder Medikamente
- Gesetzlich erlaubt

775. Was versteht man unter aktiver Sterbehilfe?

- Unter aktiver Sterbehilfe versteht man eine vorsätzliche Handlung zur Herbeiführung des Todes, z. B. durch eine Überdosis von Medikamenten.
- Aktive Sterbehilfe ist gesetzlich verboten und ethisch äußerst umstritten.
- Nimmt der Sterbende die Handlung selbst vor, spricht man von Selbsttötung.
- Es besteht der Zusammenhang, dass Pflegefachkräfte, die mit ihrem Beruf unzufrieden sind, eher auch aktive Sterbehilfe befürworten.

776. Was versteht man unter Euthanasie?

Unter Euthanasie versteht man das „leichte Sterben". Es umfasst Hilfen, die das Sterben unheilbar kranker Menschen erleichtern. Im Dritten Reich ist dieser Begriff missbräuchlich verwendet worden. Dahinter verbarg sich das systematische Ermorden von Menschen mit Behinderungen und psychischen Erkrankungen. Man spricht daher heute eher von Sterbehilfe.

777. Was regelt eine Patientenverfügung?

Die Patientenverfügung regelt u. a. medizinisches Verhalten in ethisch kritischen Situationen, z. B. Unterlassen lebensverlängernder medizinischer Maßnahmen und Behandlungen, wenn Personen sich nicht mehr selbst dazu äußern können.

778. Was versteht man unter dem Begriff palliativ?

Palliativ leitet sich von lateinisch *pallium* = Decke, Mantel ab.

Im übertragenen Sinne sind damit alle Maßnahmen gemeint, die nicht auf die Heilung, sondern auf die Linderung von Zuständen ausgerichtet sind, z. B. Schmerztherapie.

779. Sie wissen, dass Frau Karg eine Patientenverfügung verfasst hat. Sie möchte, dass keine lebensverlängernden medizinischen Maßnahmen durchgeführt werden. Nun schlägt der Hausarzt vor, eine palliative Behandlung zu beginnen. Würde diese Behandlung der Patientenverfügung von Frau Karg widersprechen?

Eine palliative Behandlung hat zum Ziel, die Schmerzen zu lindern (z. B. Gabe von Morphium). Sie trägt nicht zur Lebensverlängerung von Frau Karg bei, sondern sorgt lediglich dafür, dass die Symptome ihrer Erkrankung gelindert werden. Somit widersprechen diese Maßnahmen auch nicht den Wünschen aus der Patientenverfügung.

4.2.4 Ethische Konflikte

780. Wie kann sich Gewalt in der Pflege äußern?

Gewalt in der Pflege:
- Strukturelle Gewalt
- Physische Gewalt
- Psychische Gewalt
- Finanzielle Gewalt
- Einschränkung der Bewegungsfreiheit
- Aktive und passive Vernachlässigung

781. Nennen Sie Ursachen für die hohe Suizidrate alter Menschen.

Ursachen für die hohe Suizidrate im Alter sind:
- Körperliche Krankheiten
- Lebensbedrohliche Diagnosen
- Psychische Erkrankungen (Depression)
- Verlust von Aufgaben, Status, Anerkennung
- Einsamkeit, fehlende Perspektiven

782. Welche Maßnahmen der Prävention können Sie bei Suizidgefahr anwenden?

Präventionsmöglichkeiten bei Suizidgefahr:
- Gute Wahrnehmung
- Erkennen früher Anzeichen
- Auf Äußerungen des Suizidgefährdeten reagieren, ansprechen
- Kontakt und Gespräch suchen
- Nicht allein lassen
- Beobachtung ins Team geben und dort besprechen
- Bezugspersonen vermitteln
- Aufgaben oder für den Betroffenen sinnvolle Tätigkeiten geben
- Soziale Kontakte unterstützen

4.3 Familienbeziehung und soziale Netzwerke alter Menschen

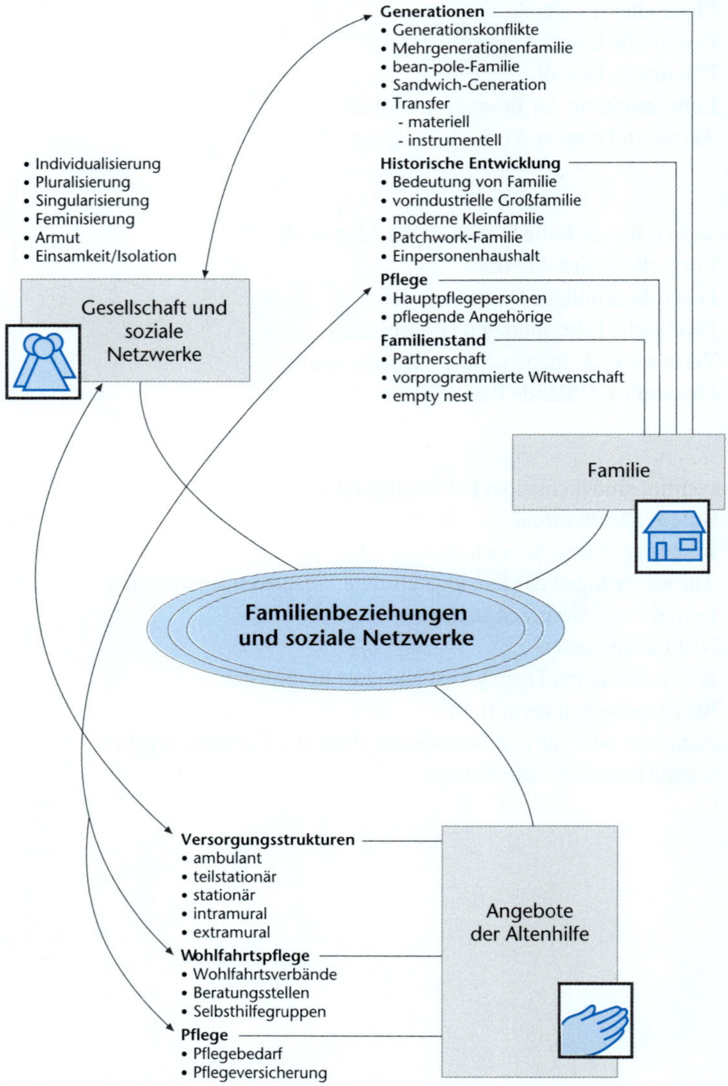

Abb. 4.3 Mindmap „Familienbeziehungen und soziale Netzwerke" [L157] nach [M576]

FALLBEISPIEL (FRAGEN 783–839)

Frau Tisch (85 Jahre) lebt seit einigen Jahren mit ihrem 7 Jahre jüngeren Lebensgefährten, Herrn Gereon, in dessen Einfamilienhaus zusammen. Seit dem Schlaganfall des Freundes unterstützt sie ihn bei der täglichen Grundpflege und beim Anziehen. Einmal in der Woche kommt ein ambulanter Pflegedienst, um Herrn Gereon zu duschen. Frau Tisch geht nur noch selten weg, seit Herr Gereon erkrankt ist. Aus ihrem Kegelclub, den sie gemeinsam besuchten, hat sie sich abgemeldet.

Die Tochter von Frau Tisch, Gisela, wohnt mit ihrer Familie im Nachbarort, kommt aber samstags und hilft ihrer Mutter bei Einkäufen und im Haushalt. Der Sohn aus der ersten Ehe von Herrn Gereon lebt in England und meldet sich nur selten. Dafür ruft dessen Tochter Xenia regelmäßig bei den „Großeltern" an. Am Wochenende erwarten sie Xenia zu Besuch. Sie will ihnen das neugeborene „Urenkelkind" vorstellen, worauf sich beide schon sehr freuen. Als Überraschung haben sie für die Kleine ein Sparbuch eingerichtet, auf das sie monatlich 50 Euro einzahlen wollen.

4.3.1 Familie

783. Definieren Sie den Begriff Generation.

Generation = Anzahl von Menschen, die eine gemeinsame Zeitspanne erlebt haben und von ähnlichen gesellschaftlichen, politischen und sozialen Ereignissen geprägt sind.

784. Wie kann die Beziehung zwischen den Generationen auf gesellschaftlicher bzw. auf individueller Ebene beschrieben werden?

Beziehung zwischen den Generationen auf gesellschaftlicher und auf individueller Ebene:

- Auf gesellschaftlicher Ebene: Generationenkonflikt in der Auseinandersetzung um finanzielle Ressourcen, soziale Sicherungssysteme
- Auf individueller Ebene: sehr guter Kontakt zwischen den Generationen, besonders Enkel- und Großelterngeneration weisen positive Beziehungen auf; gegenseitiger Austausch von Unterstützung und Hilfsleistungen (instrumenteller und materieller Transfer)

785. Nennen Sie drei Beispiele für materielle Transfers zwischen den Generationen.

Beispiele für materielle Transfers zwischen den Generationen sind:

- Erbe
- Geld
- Besitz
- Grundstück
- Haus
- Schmuck

786. Nennen Sie drei Beispiele für instrumentelle Transfers zwischen den Generationen.

Beispiele für instrumentelle Transfers zwischen den Generationen sind:

- Hilfe- und Pflegeleistungen
- Telefonanrufe
- Zeit für Gespräche
- Zuhören, sich sorgen und kümmern
- Anteilnahme

787. Zeigen Sie am Beispiel von Frau Tisch und Herrn Gereon typische Trends in der Entwicklung von Familienstrukturen auf. Nennen Sie dabei jeweils ein Schlagwort und erläutern Sie, wie sich dieser Begriff im konkreten Beispiel zeigt.

Die typischen Trends in der Entwicklung von Familienstrukturen sind:

- Pluralisierung der Lebensformen: Lebensgefährte
- Singularisierung: Frau Tisch und Herr Gereon leben alleine in einem Einfamilienhaus
- Patchwork-Familie: Kinder aus jeweils ersten Ehen
- Mehrgenerationenfamilie: vier Generationen (Urenkelin)
- Beanpole-Familie: vier Generationen, aber wenige Mitglieder pro Generation

- Sandwich-Generation: Gisela kümmert sich um die Mutter und um die eigene Familie
- Materieller Transfer: Großeltern geben an Kinder/Enkel z. B. Sparbuch
- Instrumenteller Transfer: Kinder/Enkel geben Großeltern z. B. Anrufe, Hilfe beim Einkaufen und im Haushalt
- Zunehmende Mobilität macht direkte Unterstützung schwierig: Sohn in England
- Alte Ehefrau/Partnerin als Hauptpflegeperson: Frau Tisch pflegt Herrn Gereon
- Einschränkung sozialer Kontakte für Hauptpflegepersonen: Frau Tisch meldet sich aus dem Kegelclub ab
- Hochaltrigkeit: Frau Tisch ist 85 Jahre alt

4

788. Welche Auswirkungen wird die demografische Entwicklung in den nächsten Jahren auf die Familien und sozialen Netzwerke alter Menschen haben? Nennen Sie fünf wichtige Merkmale.

Auswirkungen der demografischen Entwicklung auf die Familien und sozialen Netzwerke alter Menschen:
- Zahl alter Menschen wird zunehmen.
- Zahl allein lebender Männer, die derzeit gering ist, wird sich verdoppeln.
- Zahl allein lebender Frauen, die derzeit sehr hoch ist, wird zurückgehen.
- Anteil der in Heimen lebenden alten Menschen, der derzeit eher gering ist (ca. ein Viertel aller Pflegebedürftigen), wird zunehmen.
- Spektrum der Lebensformen alter Menschen wird vielfältiger und breiter werden.

789. Welche typischen Veränderungen in den sozialen Netzwerken alter Menschen zeigen sich in dem konkreten Fallbeispiel?

Veränderungen in den sozialen Netzwerken alter Menschen zeigen sich am Verlust bzw. der Verringerung sozialer Kontakte (Abmelden vom Kegelclub) und der Beschränkung auf wenige wichtige Kontakte (Theorie der sozioemotionalen Selektivität), vor allem auf die Beziehungen innerhalb der Familie (Kontakt zu Kindern und Enkelkindern wichtig).

790. Was versteht man unter Empty Nest?

Empty Nest = leeres Nest: Phase, in der die Kinder von den Eltern unabhängig geworden und aus der Ursprungsfamilie herausgegangen sind. Ist vor allem für Mütter mit starken Umstellungen verbunden.

791. Was versteht man unter Beanpole-Familien?

Beanpole-Familie = Bohnenstangen-Familie: Tendenz, dass innerhalb einer Familie immer mehr Generationen zur gleichen Zeit leben (Vier- und Fünf-Generationen-Familien). Gleichzeitig nimmt die Anzahl der Mitglieder innerhalb einer Generation ab. Dadurch kommt es zu einer Verschlankung der Familienstruktur im Sinne einer „Bohnenstange“.

792. Die Familie spielt für jeden Menschen eine wichtige Rolle. Nennen und beschreiben Sie verschiedene Funktionen, die Familie als zentrale Bezugsgruppe hat.

Funktionen von Familie als zentrale Bezugsgruppe für den Einzelnen:
- Identität („Wer bin ich?“): Entwicklung eines eigenen psychischen Profils (➤ Frage 724)
- Selbstwert: Erleben von eigener Kompetenz, Bestätigung, Wertigkeit für andere

- Lerngeschichte, Biografie: Erfahrungen prägen weiteres Leben
- Entwicklung von Moral/Werten: Grundlegende Vorstellungen und Haltungen werden vermittelt (➤ Frage 168, ➤ Frage 175)
- Emotionale Unterstützung: z. B. Halt, Sicherheit, Geborgenheit, Liebe
- Finanzielle Unterstützung: z. B. Geld, Finanzierung von Ausbildung
- Materielle Unterstützung: z. B. Zimmer, Essen, Kleidung
- Räumliches Zentrum: Zusammenkommen der Familienmitglieder, sozialer Kontakt und Austausch
- Pflegeunterstützung: z. B. für Kinder und Großeltern bei Krankheit

793. Zeigen Sie anhand des Fallbeispiels, welche Rolle die Familie für Frau Tisch und Herrn Gereon spielt.

An folgenden Beispielen lässt sich zeigen, welche Rolle die Familie für Frau Tisch und Herrn Gereon spielt:

- Identität: Die Familie gehört zur Entwicklung der eigenen Person dazu; die Urgroßeltern freuen sich auf das Urenkelkind.
- Selbstwert: Die Urgroßeltern erleben sich als wichtige Bezugspersonen für Kinder und Enkelkinder.
- Entwicklung von Werten: Die Urgroßeltern leben z. B. Toleranz vor, indem sie die Familie des Partners als eigene akzeptieren. Anmerkung: Patchwork-Familien funktionieren genauso gut oder schlecht wie klassische Familienmodelle.
- Lerngeschichte: Die Familie ist wichtiger Bestandteil der eigenen Vergangenheit; Frau Tisch und Herr Gereon bringen jeweils eigene Familien aus erster Ehe mit (Patchwork-Familien).
- Erleben emotionaler Unterstützung: Die Enkelin ruft regelmäßig an.
- Erleben materieller Unterstützung: Frau Tisch erhält Hilfsleistungen von ihrer Tochter.
- Räumliches Zentrum: Die Familie kommt im Hause Tisch-Gereon zusammen.

794. Wie ist der Familienstand alter Menschen heute?

Merkmale des Familienstands alter Menschen in der heutigen Gesellschaft:

- Die Mehrzahl der alten Menschen ist verheiratet, wobei der Anteil der verheirateten Männer höher ist als derjenige der Frauen.
- Es folgen die Verwitweten. Ihr Anteil nimmt mit zunehmendem Lebensalter vor allem bei den Frauen deutlich zu, weil die Männer in der Regel älter sind und eine geringere Lebenserwartung haben, folglich früher sterben.
- Schließlich folgen ledige und geschiedene alte Menschen.

795. Was versteht man unter dem Begriff vorprogrammierte Witwenschaft?

Die Wahrscheinlichkeit der Verwitwung ist für Frauen höher als für Männer = vorprogrammierte Witwenschaft.

Bei den über 80-Jährigen sind ca. 80 % der Frauen, aber nur 35 % der Männer verwitwet. Dies liegt an der geringeren Lebenserwartung der Männer. Außerdem sind die Frauen bei der Heirat in der Regel jünger. Ferner kann man beobachten, dass allein stehende Männer auch im höheren Lebensalter eher wieder eine Beziehung eingehen als Frauen.

796. Was ist mit der Wendung „innere Nähe durch äußere Distanz" gemeint? Erklären Sie diese mit eigenen Worten.

Innere Nähe = Qualität der Beziehung
Äußere Distanz = räumliche Trennung
Innere Nähe durch äußere Distanz meint daher: Räumliche Trennung kann die Beziehung und insbesondere die Beziehungsqualität positiv beeinflussen.

797. Finden Sie Argumente dafür, warum Frau Tisch und Herr Gereon allein und nicht mit Tochter Gisela und deren Familie zusammenleben.

Argumente für das Alleinleben von Frau Tisch und Herrn Gereon:

- Innere Nähe durch äußere Distanz: Gute Beziehungen sind durch den räumlichen Abstand besser möglich.
- Selbstständigkeit ist für beide Generationen wichtig.
- Eventuell berufliche oder familiäre Gründe, aus denen die Tochter die Eltern nicht zu sich nehmen kann (Sandwich-Generation).
- Jede Generation möchte in ihrem eigenen Umfeld bleiben.
- Übernahme der Pflege ist für Gisela zu belastend, z. B. körperliche Belastung, psychische Belastung, Einschränkung sozialer Kontakte.
- Wohnungen bieten nicht genug Raum für beide Familien.

4

798. Wie möchten alte Menschen den Kontakt zu ihren Familien gestalten?

Die Familie hat eine große Bedeutung für alte Menschen, aber über die Hälfte der alten Menschen will lieber selbstständig in der eigenen Wohnung leben. Viele alte Menschen betonen, ihren Kindern keine Last sein zu wollen.

799. Welche Vorteile hat es, wenn mehrere Generationen unter einem Dach leben?

Vorteile von Mehrgenerationenfamilien oder -haushalten:

- Austausch von Hilfen (➤ Frage 785, ➤ Frage 786)
- Voneinander lernen
- Weniger Einsamkeit und Isolation (➤ Frage 805)
- Förderung sozialer Kompetenzen
- Erfahren von Lebenssinn

800. Wer sind die Hauptpflegepersonen in der familiären Pflege?

Die Pflege wird in zu fast 75 % von Frauen übernommen: Ehefrauen (selbst im höheren Lebensalter) oder Töchter bzw. Schwiegertöchter sind Hauptpflegepersonen in der familiären Pflege. Männer, die sich als Hauptpflegepersonen engagieren, sind in der Regel Ehemänner/Partner.

801. Welche Belastungen ergeben sich für pflegende Angehörige? Nennen Sie acht typische Belastungen.

Belastungen pflegender Angehöriger:

- Meist unvorbereitet in die Pflege gekommen
- Körperliche Belastungen durch die Pflege
- Einschränkung oder Verlust der sozialen Kontakte
- Einschränkung der eigenen Freizeit
- Aufgabe oder Reduzierung eigener Berufstätigkeit
- Finanzielle Belastungen
- Wohnraum zu klein oder nicht barrierefrei
- Einschränkung der Privatsphäre, z. B. Pflegebett steht im Wohnzimmer
- Psychische Belastung durch die Pflegebeziehung
- Pflegende sind oft selbst alt und auf Unterstützung angewiesen

- Erleben von Rollenumkehr oder Veränderung der Persönlichkeit bei Pflege von Demenzkranken
- Fehlende Entlastungsangebote bzw. mangelnde Information darüber
- Gefahr der Gewaltentwicklung
- Belastung der Beziehungen zu den anderen Familienmitgliedern
- Gefühl des Versagens

802. Frau Tisch pflegt ihren Partner. Nennen Sie typische Belastungen, die sich für sie als Hauptpflegeperson ergeben.

Belastungen, mit denen Frau Tisch umgehen muss:
- Körperliche Belastungen, z. B. Heben, Lagern
- Emotionale Belastungen, z. B. Sorge um den Partner, die Zukunft
- Einschränkungen in der Freizeit, z. B. Aufgeben des Kegelclubs
- Verlust sozialer Kontakte, z. B. im Kegelclub
- Finanzielle Belastungen, z. B. durch Anschaffung von Pflegehilfsmitteln, Wohnungsumbau, Zuzahlungen zu Medikamenten und Arztbesuchen
- Eigenes Alter und Unterstützungsbedarf von Frau Tisch
- Veränderung der Paarbeziehung durch die Krankheit, z. B. birgt der Schlaganfall von Herrn Gereon auch der Gefahr der Persönlichkeitsveränderung
- Veränderung der Paarbeziehung durch die Pflege, z. B. übernimmt Frau Tisch neben ihrer Rolle als „Partnerin" auch die Rolle der „Pflegekraft"
- Fehlende Entlastungsangebote für Frau Tisch, da die Tochter nur einmal in der Woche kommt

803. Welche Entlastungsangebote gibt es für pflegende Angehörige?

Entlastungsangebote für pflegende Angehörige:
- Ambulante Dienste
- Kurzzeitpflege
- Tages- und Nachtpflege
- Finanzielle Unterstützung durch die Pflegeversicherung, Krankenkassen oder Sozialämter
- Beratungsstellen
- Pflegekurse
- Gesprächskreise
- Selbsthilfegruppen

804. Angesichts der Trennungen und Krisen innerhalb der Familien sagen viele: „Die Familien können die kommenden Pflegeaufgaben gar nicht mehr bewältigen." Nehmen Sie zu dieser These Stellung und begründen Sie Ihre persönliche Meinung mit möglichst vielen Argumenten (➤ Tab. 4.1).

Tab. 4.1 Argumente für und gegen die These, dass Familien zukünftige Pflegeaufgaben nicht mehr bewältigen können

Pro	Kontra
„Familien können die Pflege nicht mehr bewältigen."	*„Familien können die Pflegeaufgaben doch noch bewältigen."*
• Zunahme des Anteils alter Menschen: Überlastung der Familien • Beanpole-Familien: weniger Mitglieder, die pflegen können (➤ Frage 791)	• Die Familie leistet derzeit immer noch Hauptbeitrag zur Pflege

4

Tab. 4.1 Argumente für und gegen die These, dass Familien zukünftige Pflegeaufgaben nicht mehr bewältigen können *(Forts.)*

Pro	Kontra
• Hochaltrigkeit: Zunahme der Zahl der Pflegebedürftigen • Abnahme der Bevölkerungszahl und gleichzeitige Zunahme des Anteils alter Menschen (Wer kann da noch pflegen?) • Gegenseitige Pflege durch alte Menschen als Hauptpflegepersonen kaum noch leistbar	• Hauptpflegepersonen sind derzeit auch alte Ehepartner: Alte Menschen pflegen sich gegenseitig
• Singularisierung: Zunahme allein lebender alter Menschen (➤ Frage 813)	• Neue Kommunikations- und Versorgungsmöglichkeiten machen das unmittelbare Zusammenwohnen von Familienmitgliedern entbehrlich
• Direkte Unterstützung aufgrund von größerer Mobilität junger Menschen erschwert • Unvermeidliche Ortswechsel aufgrund der Arbeitsmarktsituation	• Innere Nähe durch äußere Distanz: Auch über Entfernungen können sich gute Kontakte erhalten (➤ Frage 796). • Arbeitslosigkeit setzt Kräfte für Familienpflege frei
• Private und Arbeitsmarktsituation: Druck zur Berufstätigkeit auch für Frauen, wodurch diese als Pflegepersonen nicht mehr zur Verfügung stehen	• Derzeit leben 95 % der alten Menschen zu Hause, davon nur ein Drittel mit Unterstützung von professionellen Diensten: Es gibt eine deutliche familiäre Unterstützung
• Künftig steigender Anteil der Heimunterbringungen	• Die Pflegeversicherung fördert die Familienpflege • Es herrscht Mangel an Pflegeplätzen • Stationäre Pflege können sich nicht alle alten Menschen leisten
• Krisen, Scheidungen und Auseinanderbrechen klassischer Familienstrukturen	• Patchwork-Familien funktionieren genauso wie „klassische" Familien: Sie zeigen hohe innerfamiliäre Solidarität
	• Die staatliche Finanzierbarkeit der Pflege ist angesichts der Zunahme des Anteils alter Menschen infrage gestellt: Wer soll sonst Pflege übernehmen, wenn nicht die Familie?

805. Was ist der Unterschied zwischen Einsamkeit und Isolation? Wie stellt sich im Hinblick auf diese beiden Begriffe die Situation alter Menschen dar?

Unterscheidung von Einsamkeit und Isolation:

- **Einsamkeit** = subjektive Empfindung, dass die eigenen sozialen Kontakte nicht ausreichend sind. Gefühl des Allein(gelassen)seins nimmt nicht generell mit dem Alter zu und ist unabhängig von der objektiven Anzahl der sozialen Kontakte.
- **Isolation** = objektiver Mangel an sozialen Kontakten. Im höheren Lebensalter ist eine Verkleinerung des sozialen Netzwerks zu beobachten.

806. Welche Faktoren tragen im Alter zu dem Erleben von Einsamkeit bei? Nennen Sie fünf mögliche Ursachen.

Ursachen für das Erleben von Einsamkeit:
- Verlust von sozialen Kontakten und Rollen, z. B. im Beruf (➤ Frage 691)
- Empty Nest (➤ Frage 790)
- Tod des Partners
- Verlust von Freunden und Bekannten
- Körperliche Einschränkungen, zunehmende Immobilität
- Pessimistische, depressive Lebenshaltung
- Finanzielle Einschränkungen
- Wohnumfeld und räumliche Bedingungen
- Umzug in eine stationäre Einrichtung

807. Frau Tisch und Herr Gereon haben seit dessen Schlaganfall ihre sozialen Kontakte sehr eingeschränkt. Dennoch würden die beiden nicht behaupten, dass sie einsam sind. Wie können Sie dieses Phänomen erklären?

Frau Tisch und Herr Gereon fühlen sich nicht einsam. Objektive Verringerung sozialer Kontakte (Isolation) muss nicht zwangsläufig zu dem subjektiven Empfinden von Einsamkeit führen. Frau Tisch und Herr Gereon sind mit ihrer Situation durchaus zufrieden, weil mehr Kontakte für sie durch die Behinderung von Herrn Gereon eher eine Belastung wären. Außerdem fühlen sie sich nicht allein gelassen, sondern werden von ihrer Familie unterstützt. Hier finden regelmäßig persönliche oder telefonische Kontakte statt. Beide leben in einer Partnerschaft und fühlen sich auch deshalb nicht einsam. Sie scheinen eine grundsätzlich optimistische, nicht depressive Lebenshaltung zu haben.

808. Was kann zur Einschränkung sozialer Kontakte im Alter beitragen? Nennen Sie fünf mögliche Ursachen.

Ursachen für die Einschränkung sozialer Kontakte im Alter:
- Seh- und Hörbehinderungen
- Verminderte Leistungsfähigkeit
- Schnellere Ermüdung
- Nachlassende Merkfähigkeit
- Angst vor Stürzen oder fremden Umgebungen
- Geringe finanzielle Möglichkeiten
- Eingeschränkte Mobilität
- Verlust von Interessen
- Tod vertrauter Menschen
- Gesellschaftliche Stereotype (➤ Frage 683)

809. Nennen Sie Qualitätskriterien, die nach der Checkliste zur Lebensaktivität nach Harris auf eine gute soziale Einbindung alter Menschen hinweisen.

Merkmale guter sozialer Einbindung:
- Privatheit
- Würde
- Unabhängigkeit
- Wahlfreiheit
- Selbstverwirklichung

810. Mit welchen Schwierigkeiten kann sich eine Pflegefachkraft konfrontiert sehen, wenn sie im Rahmen ihrer ambulanten Arbeit in eine Familie hineinkommt?

Probleme professioneller Pflegefachkräfte in der ambulanten Pflege
- Verschmelzung mit der Familienproblematik
- Gefahr der Parteilichkeit für eine Person innerhalb der Familie
- Einbeziehung und Verwicklung in familiäre Konflikte

- Zu starke, unerfüllbare Erwartungen an die Pflegefachkraft vonseiten der Familie

4.3.2 Gesellschaft und soziale Netzwerke

811. Was versteht man unter sozialem Netzwerk?

Soziales Netzwerk = Einbindung in die Gesamtheit sozialer Kontakte und Beziehungen, z. B. Familie, Institutionen, Bekannte, Pflegefachkräfte.

812. Wie verändern sich soziale Netzwerke im höheren Lebensalter?

Soziale Netzwerke werden im höheren Lebensalter in der Regel kleiner. Die Reduzierung muss aber nicht unbedingt mit Unzufriedenheit oder Einsamkeit (➤ Frage 805) einhergehen. Nach der **Theorie der sozioemotionalen Selektivität** werden solche Kontakte ausgewählt und aufrechterhalten, die tiefgehende und wichtige Beziehungen sind.

4

813. Was ist mit dem Begriff Singularisierung gemeint?

In der heutigen Gesellschaft ist unter den verschiedenen Lebensformen ein deutlicher Trend zur Vereinzelung (Singularisierung) zu erkennen. Immer mehr alte Menschen leben in Einpersonenhaushalten: 94 % der über 75-Jährigen.

814. Was ist mit dem Begriff Feminisierung des Alters gemeint?

Feminisierung meint die Verweiblichung des Alters, d. h., dass es mit zunehmendem Lebensalter mehr Frauen als Männer gibt. Grund dafür ist die höhere Lebenserwartung der Frauen.

815. Was kennzeichnet die soziale Situation von Frauen im Alter im Vergleich zu Männern?

Kennzeichen der sozialen Situation von Frauen im Alter:
- Meist mehr auf die Familie hin orientiert
- Meist mehr in soziale Netzwerke eingebunden (➤ Frage 811)
- Keine oder niedrigere berufliche Qualifikationen
- Finanzielle Absicherung durch den Ehemann
- Größere Armutsproblematik
- Häufig Übernahme von Pflegeaufgaben
- Höhere Lebenserwartung
- Alleinleben nach Verwitwung

816. „Armut im Alter ist weiblich." Erläutern Sie diese Aussage.

Frauen verfügen im Alter über ein deutlich geringeres Einkommen als Männer (Witwenrente, keine Ansprüche aus eigener Berufstätigkeit). Gleichzeitig ist der Anteil der alten Frauen besonders hoch, die unter die Armutsgrenze fallen, d. h., ihnen stehen weniger als 50 % des Durchschnitteinkommens zur Verfügung.

817. Was versteht man unter dem Generationenvertrag?

Generationenvertrag: Die Rentenleistungen werden von den Erwerbstätigen finanziert. Das heißt, dass die Rentenbeiträge, die ein Erwerbstätiger heute zahlt, nicht für seine eigene Rente angespart werden, sondern an die derzeitigen Rentner ausbezahlt werden. Dieses Prinzip soll fortlaufend gelten, sodass jede Generation einmal Geber und einmal Empfänger von Sozialleistungen ist.

818. Welche Auswirkungen kann das Ausscheiden aus dem Berufsleben für einen alten Menschen haben?

Folgen des Übergangs in den Ruhestand:
- Geringere finanzielle Möglichkeiten
- Freiere Einteilung der Tageszeit und Tagesstrukturierung
- Veränderte Rollenverteilungen in der Familie
- Verluste von sozialen Kontakten am Arbeitsplatz
- Verlust von Aufgaben
- Veränderung des sozialen Status (Rentner)

819. Was versteht man unter Dependency Support Script?

Das Dependency Support Script erklärt, wie abhängiges Verhalten im Kontakt mit Bezugs- und Pflegepersonen entstehen kann: Da unselbstständiges Verhalten mehr beachtet und verstärkt wird als selbstständiges, verhalten sich alte oder abhängige Menschen entsprechend diesem Modell (Skript), um Zuwendung und Aufmerksamkeit zu erhalten. Wenn Zuwendung nur in Situationen erlebt wird, in denen Hilfebedarf besteht, wird die hilfsbedürftige Seite stärker ausgeprägt werden.

4.3.3 Angebote der Altenhilfe

820. Was versteht man unter dem Begriff Altenhilfe?

Altenhilfe = Oberbegriff für alle Angebote und Aktivitäten, welche die Selbstständigkeit und Lebensqualität alter Menschen unterstützen.

821. Was versteht man unter Wohlfahrtspflege?

Wohlfahrtspflege = alle organisierten sozialen Hilfen auf gemeinnütziger Grundlage (Non-Profit-Bereich).

822. Nennen Sie die acht führenden Wohlfahrtsverbände der Bundesrepublik.

Die acht führenden Wohlfahrtsverbände in der Bundesrepublik sind:
- Deutscher Caritasverband
- Diakonisches Werk
- Deutsches Rotes Kreuz
- Arbeiterwohlfahrt
- Deutscher Paritätischer Wohlfahrtsverband
- Johanniter
- Arbeiter-Samariter-Bund
- Zentralwohlfahrtsstelle der Juden in Deutschland

823. Welche Angebote gehören zum Aufgabenbereich der Wohlfahrtsverbände?

Angebote der Wohlfahrtsverbände:
- Kindergärten
- Beratungsstellen

- Kranken- und Altenpflege (ambulant und stationär)
- Jugendhilfe
- Integrationsprojekte für Arbeitslose
- Wiedereingliederung von psychisch kranken Menschen
- Aus-, Fort-, Weiterbildung
- Katastrophenschutz
- Angebote für Randgruppen (z. B. Migranten, Obdachlose)
- Kurangebote
- Arbeit mit Ehrenamtlichen

824. Welche Ziele sollten moderne Angebote in der Altenarbeit haben?

Moderne Angebote der Altenarbeit enthalten:

- Prävention
- Therapie
- Rehabilitation

Die Angebote dienen der Erhaltung und Förderung von Selbstständigkeit und Selbstbestimmung.

825. Was versteht man unter teilstationären Angeboten?

Teilstationäre Angebote sind Angebote, die nur für eine begrenzte Zeit des Tages besucht bzw. in Anspruch genommen werden, z. B. Tagespflege, Tagesklinik. Die Betroffenen leben ansonsten in ihrer eigenen häuslichen Umgebung.

826. Was versteht man unter stationären Angeboten?

Menschen leben in der Einrichtung, in der die Versorgungsleistungen erbracht werden.

827. Was versteht man unter ambulanten Angeboten?

Die Versorgungsleistungen werden in der eigenen Häuslichkeit des Betroffenen erbracht bzw. von zu Hause aus in Anspruch genommen.

828. Was versteht man unter offenen Angeboten?

Dazu zählen alle Angebote, die von den Interessierten selbstständig, freiwillig und meist nur kurzfristig aufgesucht werden, z. B. kulturelle oder sportliche Angebote, Vorträge.

829. Was bedeuten die Begriffe intramural und extramural?

Intramural = Angebote (z. B. Tagespflege) innerhalb einer stationären Einrichtung
Extramural = Angebote im ambulanten Bereich

830. Welches Gesetz regelt die Pflegebedürftigkeit eines Menschen?

§ 14 SGB XI regelt, wann ein Mensch pflegebedürftig ist.

4

831. Welche Leistungen können pflegende Angehörige nach dem Pflegeversicherungsgesetz in Anspruch nehmen?

Leistungen durch die Pflegeversicherung:
- Finanzielle Leistungen
- Sachleistungen
- Leistungen zur sozialen Sicherung: Renten- und Unfallversicherung für Pflegende
- Beratung
- Entlastende Angebote: Tages- oder Nachtpflege, Kurzzeitpflege, Verhinderungspflege

832. Frau Tisch möchte Herrn Gereon weiter zu Hause pflegen, sucht aber teilweise Entlastung durch die professionelle Altenpflege. Welche Möglichkeiten könnte Frau Tisch dabei grundsätzlich in Anspruch nehmen?

Möglichkeiten der Entlastung für Frau Tisch:
- Ambulante Dienste für die tägliche Pflegeunterstützung
- Kurzzeitpflege für eine kurzfristige vollständige Pflegeübernahme, z. B. bei einer Reise von Frau Tisch
- Tagespflege oder Tagesklinik für eine stundenweise Betreuung von Herrn Gereon

833. Was meint das Pflegeversicherungsgesetz mit dem Schlagwort „ambulant vor stationär"?

Alle Maßnahmen sollen darauf angelegt sein, dass der Pflegebedürftige möglichst lange in seinem häuslichen Umfeld oder in der privaten Pflege verbleiben kann, z. B. durch Finanzierung pflegender Angehöriger, ambulanter Dienste oder von Wohnraumanpassungen. Erst, wenn hier alle Möglichkeiten ausgeschöpft sind, soll die stationäre Pflege in Anspruch genommen werden.

834. Welche Möglichkeiten zur Unterstützung alter Menschen gibt es außer familiärer oder stationärer Hilfen sonst noch?

Weitere Möglichkeiten und Angebote zur Unterstützung alter Menschen:
- Nachbarschaft
- Seniorengemeinschaften
- Wohngemeinschaften
- Seniorengenossenschaften
- Selbsthilfegruppen
- Familienpatenschaften

835. Welche Angebote machen Beratungsstellen für ältere Menschen?

Angebote von Beratungsstellen für Senioren:
- Psychosoziale Beratung
- Wohnungsberatung
- Finanzielle Beratung
- Besuchsdienste
- Telefonketten
- Notrufsysteme
- Essen auf Rädern

4

836. Nennen Sie drei Ziele, die Selbsthilfegruppen alter Menschen haben können.

Ziele von Selbsthilfegruppen:
- Kommunikative Ziele: Kontakte fördern, Entlastung durch Gespräche
- Soziale Ziele: gegenseitige Hilfe
- Politische Ziele: Gestaltung gesellschaftlicher Bedingungen

837. Welche vier Formen der Selbsthilfe kann man unterscheiden?

Formen der Selbsthilfe:
- Auf Lebensprobleme bezogen, z. B. pflegende Angehörige
- Auf Krankheiten bezogen, z. B. Parkinson-Gruppe
- Auf Versorgung bezogen, z. B. Wohngemeinschaft
- Auf Gesellschaft/Politik bezogen, z. B. Bürgerversammlungen, politische Diskussionsforen

4

838. Frau Tisch entschließt sich, einmal im Monat eine Selbsthilfegruppe für pflegende Angehörige zu besuchen. Welchen Nutzen kann sie davon haben?

Der Besuch einer Selbsthilfegruppe bietet Frau Tisch:
- Erfahrungsaustausch
- Lernen von Pflegetechniken
- Erhalt sachlicher Informationen
- Psychische Entlastung
- Aufbau neuer sozialer Kontakte
- Förderung gegenseitiger Hilfen
- Ortswechsel, Rauskommen aus der Pflegesituation
- „Abschalten“
- Steigerung der Lebenszufriedenheit

839. Nennen Sie fünf Vorteile von Selbsthilfegruppen.

Vorteile von Selbsthilfegruppen:
- Nutzung und Stärkung eigener Kompetenzen
- Verringerung physischer und psychischer Einschränkungen
- Aufbau sozialer Kontakte
- Entstehung neuer sozialer Netzwerke
- Steigerung von Lebenszufriedenheit und Lebensqualität
- Geringe Kosten
- Entlastung professioneller Versorgungssysteme
- Niedrigschwelligkeit bezüglich Erreichbarkeit und Teilnahmemöglichkeit
- Flexibilität der Angebote
- Vielfältige Aufgabenschwerpunkte und Möglichkeiten

4.4 Demografische Entwicklungen

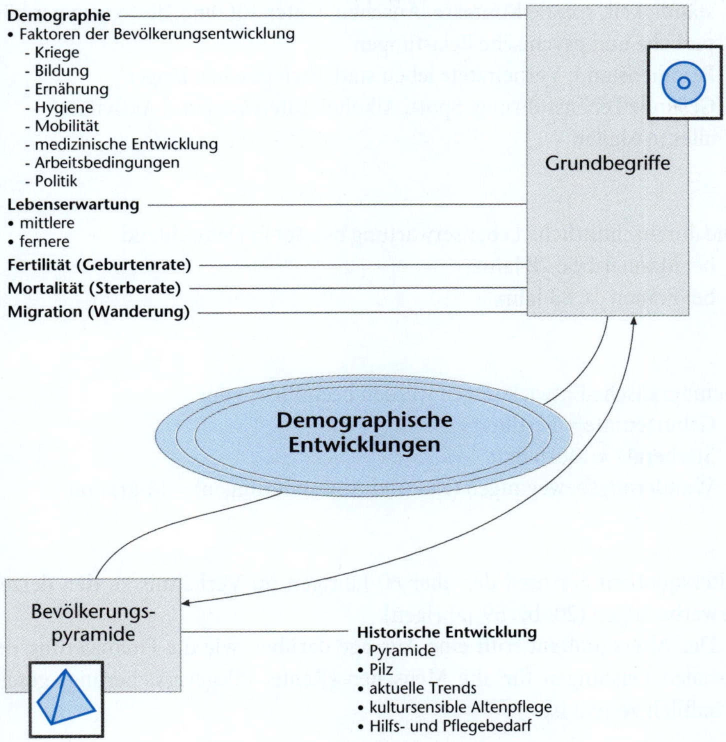

Abb. 4.4 Mindmap „Demografische Entwicklungen" [L157] nach [M576]

4.4.1 Grundbegriffe

840. Was versteht man unter Demografie?

Demografie = Bevölkerungsstruktur, -aufbau.

841. Was versteht man unter durchschnittlicher oder mittlerer Lebenserwartung?

Die durchschnittliche oder mittlere Lebenserwartung meint die Jahre, die ein Mensch (nach Einschätzung zur Zeit seiner Geburt) wahrscheinlich leben wird. Wenn allgemein von Lebenserwartung gesprochen wird, ist in der Regel diese Form gemeint.

842. Was versteht man unter fernerer Lebenserwartung?

Fernere Lebenserwartung = Jahre, die ein Mensch von einem bestimmten Zeitpunkt in seinem Leben an wahrscheinlich noch leben wird.

843. Welche Faktoren können die Lebenserwartung eines Menschen beeinflussen?

Die Lebenserwartung des Menschen beeinflussen:
- Genetische Anlagen
- Schul- und Berufsbildung: je höher der Bildungsstand, desto mehr Selbstständigkeit, soziale Kontakte, Ansehen, Unterstützung, desto weniger körperliche und psychische Belastungen
- Familienstand: Verheiratete leben statistisch gesehen länger
- Gesunde Lebensführung: Sport, Alkohol, Interessen und Aktivitäten – alles in Maßen

844. Wie hoch ist derzeit die durchschnittliche Lebenserwartung in Deutschland?

Die durchschnittliche Lebenserwartung beträgt in Deutschland
- bei Männern ca. 78 Jahre,
- bei Frauen ca. 83 Jahre.

4

845. Welche drei Faktoren beeinflussen im Allgemeinen demografische Entwicklungen?

Demografische Entwicklungen werden beeinflusst von:
- Geburtenrate = Fertilität
- Sterberate = Mortalität
- Wanderungsbewegungen (Zu- und Abwanderungen) = Migration

846. Was versteht man unter Altersquotient?

Altersquotient = Anteil der über 60-Jährigen im Verhältnis zu den derzeit Erwerbstätigen (20- bis 59-Jährigen).

Der Altersquotient trifft eine Aussage darüber, wie die Finanzierung der sozialen Leistungen für alte Menschen (Rente, Pflegeversicherung) gesellschaftlich verteilt ist.

4.4.2 Bevölkerungspyramide

FALLBEISPIEL (FRAGEN 847–859)

Sie arbeiten in einem ambulanten Pflegedienst und fahren jeden Morgen zur Unterstützung der Grundpflege zu Frau Trendi.

Frau Trendi ist 92 Jahre und lebt in einer Zweizimmerwohnung in der Innenstadt. Sie war nie verheiratet und hat nur einen Neffen, der weit entfernt lebt.

Frau Trendi hat bis zu ihrem 65. Geburtstag in einer Weberei gearbeitet. Von ihren alten Kolleginnen lebt heute nur noch Anna West. Sie hat Demenz vom Alzheimer-Typ, und Frau Trendi weiß, dass Anna seit Beginn des Jahres in einer beschützenden Abteilung untergebracht ist.

Auf die Frage, warum Frau Trendi so alt geworden ist, pflegt sie zu antworten: „Ich war immer viel an der frischen Luft und bin jeden Sonntag mit dem Fahrrad raus in die Natur. Ich hatte liebe Eltern, die auch über 80 Jahre alt geworden sind, und immer gute Freundinnen, die mich unterstützt haben. Außerdem musste ich mich nie mit einem Mann oder Kindern rumärgern. Ich habe nie geraucht und getrunken, höchstens an Feiertagen mal ein Gläschen Rotwein, und war immer mit dem zufrieden, was ich hatte. Seit dem Abschluss der Volksschule habe ich immer hart körperlich gearbeitet, auch als Trümmerfrau nach dem Krieg. Das hat mich fit gehalten."

847. Warum ist Frau Trendi ein typisches Beispiel für die Bevölkerungsentwicklung der Bundesrepublik? Zeigen Sie typische Trends, die Sie bei Frau Trendi erkennen können.

Trends der Bevölkerungsentwicklung:
- **Steigende Lebenserwartung:** Frau Trendi ist 92 Jahre alt.
- **Hochaltrigkeit:** Frau Trendi liegt mit ihren 92 Jahren noch weit über der durchschnittlichen Lebenserwartung alter Frauen und zählt zur Gruppe der Hochaltrigen.
- **Feminisierung:** Es gibt mehr alte Frauen als alte Männer; Frau Trendi ist weiblich.
- **Singularisierung** und Einpersonenhaushalt: Frau Trendi lebt alleine.
- **Entberuflichung** des Alters: Es gibt eine lange nachberufliche Phase. Frau Trendi ist bereits 27 Jahre, seit ihrem 65. Geburtstag, im Ruhestand.
- **Abnahme sozialer Kontakte** mit zunehmendem Lebensalter: Frau Trendi hat nur noch ihren Neffen und ihre alte Kollegin Anna.
- **Zunahme demenzieller Erkrankungen** mit steigendem Lebensalter: Anna West leidet unter Alzheimer-Demenz.
- **Alleinleben älterer Frauen:** Frau Trendi war nie verheiratet. Sie stammt aus einer Generation, in der viele Männer im Krieg gefallen und verhältnismäßig viele Frauen allein geblieben sind.

848. Nennen Sie vier demografische Merkmale vorindustrieller Gesellschaften.

Demografische Merkmale vorindustrieller Gesellschaften:
- Bevölkerungsgröße weitgehend stabil
- Hohe Geburtenrate
- Hohe Säuglings- und Kindersterblichkeit
- Schlechte medizinische, hygienische und soziale Bedingungen

849. Nennen Sie sechs demografische Merkmale industrieller Gesellschaften.

Demografische Merkmale industrieller Gesellschaften:
- Bevölkerungswachstum
- Rückgang der Geburtenrate
- Anstieg der Lebenserwartung (➤ Frage 844)
- Bessere medizinische und hygienische Bedingungen
- Veränderung der traditionellen Familienstrukturen
- Stärkere Berufsorientierung

850. Der Bevölkerungsaufbau hat sich in den letzten hundert Jahren von einer Pyramide zu einem Pilz entwickelt (➤ Abb. 4.5). Welche Faktoren haben dazu beigetragen?

Kennzeichen der aktuellen Bevölkerungsentwicklung:
- Rückläufige Geburtenrate
- Gestiegene Lebenserwartung

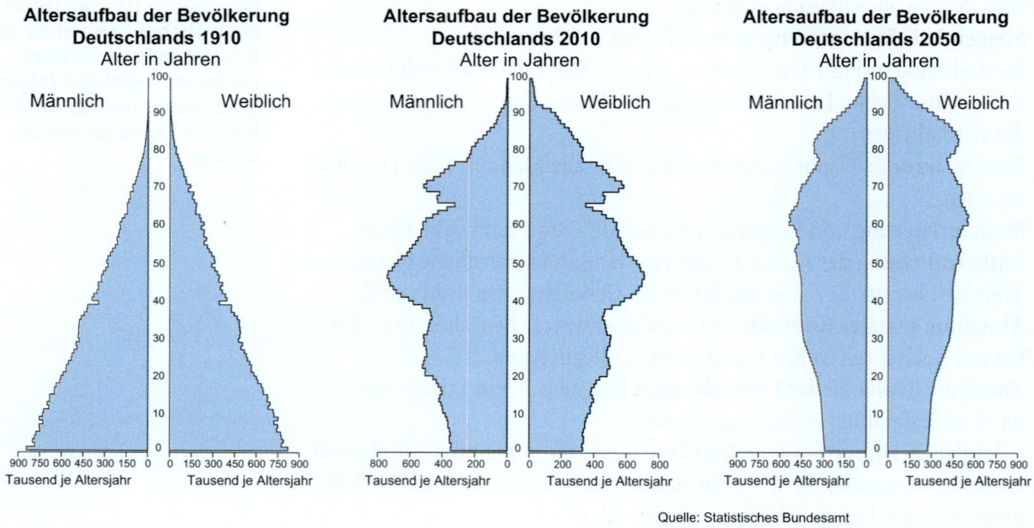

Abb. 4.5 Altersschichtungen in Deutschland für die Jahre 1910, 2010, 2050 [W193]

851. Wodurch sind die Einschnitte in der Bevölkerungspyramide zu erklären?

Ursachen für Einschnitte in der Bevölkerungspyramide:

- Weniger Geburten nach dem Ersten und Zweiten Weltkrieg
- Verlust in den Weltkriegen
- Pillenknick

852. Nennen Sie Gründe für die rückläufige Geburtenrate in der Bundesrepublik seit Anfang der 1970er-Jahre.

Gründe für die rückläufige Geburtenrate:

- Emanzipation der Frau
- Verfügbarkeit von Verhütungsmitteln (Pillenknick)
- Veränderte soziale Rollen, z. B. Berufstätigkeit der Frau, Wandel des Männerbilds
- Veränderte gesellschaftliche Rahmenbedingungen: Wirtschaftskrisen, Arbeitslosigkeit, Probleme der Vereinbarkeit von Familie und Beruf

853. Nennen Sie Gründe, warum die Lebenserwartung im vergangenen Jahrhundert so stark angestiegen ist.

Gründe für eine steigende Lebenserwartung:

- Weniger Kriege
- Bessere Ernährung
- Bessere Hygiene
- Soziale Absicherung
- Bessere Arbeitsbedingungen
- Weniger Seuchen
- Weniger Katastrophen
- Medizinische Fortschritte

854. Frau Trendi hat ihre eigene Theorie, warum sie so alt geworden ist. Wenn Sie an die aktuellen wissenschaftlichen Erkenntnisse denken: Mit welchen Erklärungen hat Frau Trendi recht, welche stimmen nicht mit den allgemeinen Erkenntnissen überein?

Frau Trendi hat recht, wenn sie ihr Alter durch folgende Faktoren erklärt:	Frau Trendi hat bei folgenden Faktoren nicht recht, weil diese den wissenschaftlichen Erkenntnissen widersprechen:
• Genetischer Faktor: Eltern über 80 Jahre • Gute Beziehungen und soziale Unterstützung: Eltern und gute Freundinnen • Gesunde Lebensführung: Fahrrad fahren, nicht geraucht, Alkohol in Maßen • Innere Zufriedenheit	• Einfache Schulbildung spricht statistisch gesehen für eine niedrigere Lebenserwartung • Harte körperliche Arbeit ist ein Faktor, der die Lebenserwartung eher negativ beeinflusst • Alleinlebende leben statistisch gesehen nicht so lange wie verheiratete Frauen mit Familie

855. Warum gibt es in der Altersgruppe der über 70-Jährigen deutlich mehr Frauen als Männer?

Grund für den höheren Anteil der Frauen im Alter ist deren höhere Lebenserwartung (➤ Frage 841).

856. Wie hoch ist in der Bundesrepublik derzeit der Anteil der über 60-Jährigen an der Gesamtbevölkerung und wie wird dieser sich bis 2050 entwickeln?

Anteil der über 60-Jährigen in der Bundesrepublik:
- 2019: 29 %
- 2060: 37 %

857. Wie hoch ist in der Bundesrepublik derzeit der Anteil der über 80-Jährigen an der Gesamtbevölkerung und wie wird dieser sich bis 2050 entwickeln?

Anteil der über 80-Jährigen in der Bundesrepublik:
- 2019: 7 %
- 2060: 12 %

858. Welche Trends zeichnen sich in der Bevölkerungsentwicklung der Bundesrepublik derzeit ab?

Aktuelle Trends der Bevölkerungsentwicklung in der Bundesrepublik:
- Es wird zahlenmäßig immer mehr alte Menschen geben.
- Der relative Anteil (Altersquotient) alter Menschen an der Bevölkerung wird zunehmen (➤ Frage 846).
- Die mittlere Lebenserwartung steigt an (➤ Frage 841).
- Der Anteil der sehr alten Menschen (Hochaltrigkeit) nimmt zu.
- Gleichzeitig vollzieht sich eine Verjüngung: Alte Menschen geben sich in der Selbsteinschätzung und in ihren Aktivitäten jünger als früher.
- Alte Menschen sind zum größten Teil weiblich (Feminisierung; ➤ Frage 814).
- Der Ausstieg aus dem Beruf erfolgt immer früher (Entberuflichung des Alters).
- Viele alte Menschen leben allein (Singularisierung; ➤ Frage 813).

4

859. Welche Probleme bietet die derzeitige Bevölkerungsentwicklung für das gesellschaftliche Zusammenleben der Generationen?

Die derzeitige Bevölkerungsentwicklung wird zum Problem für das gesellschaftliche Zusammenleben, weil die Zahl der Erwerbstätigen, welche die sozialen Sicherungen tragen, abnimmt. Gleichzeitig steigt die Anzahl der Menschen, die soziale Sicherungsleistungen in Anspruch nehmen. Dies führt zu einem Generationenkonflikt (➤ Frage 784).

FALLBEISPIEL (FRAGEN 860–864)

Sie arbeiten in einem Alten- und Pflegeheim. Die Geschäftsführung hat ein Projekt ausgeschrieben, an dem sich alle Mitarbeiter beteiligen können. Sie sollen Vorschläge machen, wie sich das Heim auf die demografischen Entwicklungen der nächsten Jahrzehnte einstellen kann.

860. Wie entwickelt sich die Pflegebedürftigkeit mit zunehmendem Alter?

Mit zunehmendem Alter werden immer mehr Menschen pflegebedürftig. Ca. 81 % der Pflegebedürftigen sind über 65 Jahre alt. Darunter gibt es doppelt so viele Frauen wie Männer. Neben dem Anteil der Pflegebedürftigkeit (Quantität) steigt außerdem deren Ausmaß (Qualität). In höheren Altersstufen sind die Pflegegrade 2 bis 5 häufiger anzutreffen als bei jüngeren Menschen. Dies liegt auch an der wachsenden Anzahl von Betroffenen, die an demenziellen Erkrankungen leiden.

861. Machen Sie ganz konkrete Vorschläge für die Gestaltung des Alten- und Pflegeheims und begründen Sie Ihre Vorschläge.

Mögliche Vorschläge, wie sich das Alten- und Pflegeheim auf die demografischen Entwicklungen der nächsten Jahrzehnte einstellen kann:

- Zusätzlich zur klassischen Pflege werden auch Angebote des betreuten Wohnens, der Kurzzeitpflege, Tagespflege oder von Hausgemeinschaften bereitgestellt, weil die Zahl der alten Menschen zunehmen wird. Dabei ist es wichtig, mit verschiedenen Konzepten auf die Pluralität (Vielfältigkeit) der Lebensformen einzugehen und für möglichst viele Menschen verschiedene Angebote zu schaffen. Da die steigenden Pflegeanforderungen im familiären Rahmen nur schwer erfüllt werden können, sind professionelle Angebote nötig.
- Im klassischen Pflegebereich muss man sich auf einen Anstieg der höheren Pflegegrade einstellen. Daher sollten Teams hier besonders geschult, (psychosoziale) Angebote für bettlägerige Senioren entwickelt und auch die technische und bauliche Ausstattung dem höheren Pflegebedarf angepasst werden.
- Senioren werden heute schon früher aus den Krankenhäusern entlassen, Rehabilitationsangebote werden nicht mehr so stark gefördert. Daher sollten die Seniorenhäuser sich stärker auch auf Menschen einstellen, die besondere hygienische Maßnahmen (z. B. bei MRSA) oder intensivmedizinische Betreuung (z. B. bei Beatmung) benötigen. Hier sollten gezielt Mitarbeiter geschult, Pflegestandards angepasst, technische Ausstattungen angeschafft werden.
- Schaffung einer beschützenden Abteilung oder Erarbeitung von Pflege- und Betreuungskonzepten für demente Menschen, denn ihr Anteil wird in den nächsten Jahren deutlich zunehmen. Gerade diese Menschen können zu Hause oft nicht mehr betreut werden und sind auf eine professionelle

Versorgung angewiesen. Dazu müssen eventuell bauliche Veränderungen vorgenommen (abgeschlossene Einheiten, Rundwege im Garten), Mitarbeiter geschult, Pflegestandards und -konzepte neu erarbeitet werden.
- Die Finanzierung der Pflege durch die Senioren selbst (niedrigere Renten) sowie durch die öffentlichen Kassen (Einschränkung sozialer und medizinischer Leistungen) wird dazu führen, dass sich viele eine teure Pflege nicht mehr leisten können. Die Träger stationärer Einrichtungen sollten daher Lösungen finden, dass Pflege auf keinen Fall teurer und gleichzeitig die Qualität der Arbeit nicht gefährdet wird. Man könnte z. B. an die Einführung von Wohngemeinschaften denken, wo nicht so viel Personal benötigt wird, oder an eine stärkere Einbindung von Ehrenamtlichen oder Angehörigen, sodass Unterbringungskosten eventuell reduziert werden könnten (z. B. Bewohner, die ihre Wäsche von Angehörigen waschen lassen, bezahlen weniger).

862. Wie hoch ist der Anteil der über 65-Jährigen, die an Demenz leiden?

Etwa 10 % der über 65-Jährigen leiden an einer mittelschweren bis schweren demenziellen Erkrankung. Der Anteil wird mit zunehmendem Alter immer höher. In der Gruppe der über 90-Jährigen ist ca. ein Drittel an Demenz erkrankt.

863. In welchen Bereichen hat sich das Leben der Menschen in den letzten hundert Jahren besonders verändert? Nennen Sie fünf Beispiele.

Veränderungen der Lebensbedingungen gab es in den letzten hundert Jahren insbesondere in folgenden Bereichen:
- Mobilität und Fortbewegung
- Medien und moderne Technologien
- Wohnungsausstattung
- Beruf und Arbeitswelt
- Wohlstand
- Ernährungsgewohnheiten
- Familienstrukturen und Zusammenleben
- Lärm
- Umweltveränderungen
- Werte und Religiosität
- Umgang mit Toten

864. Welche Auswirkungen haben die Wanderungsbewegungen auf die gesellschaftliche Situation in der Bundesrepublik Deutschland?

Auswirkungen der Wanderungsbewegungen (Migration) auf die gesellschaftliche Situation:
- Mehr Zu- als Abwanderungen
- Eintreffen erster Gastarbeiter schon zu Beginn des 20. Jahrhunderts, deren Familien haben sich bereits völlig integriert
- Multikulturelle Gesellschaft
- Mischfamilien: Angehörige verschiedener Kulturen leben in einer Familie zusammen
- Unterschiedliche Möglichkeiten im Umgang miteinander: Integration, Anpassung; Separierung, Konflikte
- Komplexität der Lebenswelten
- Kultursensible Altenhilfe (➤ 4.7).

4.5 Alltag und Wohnen im Alter

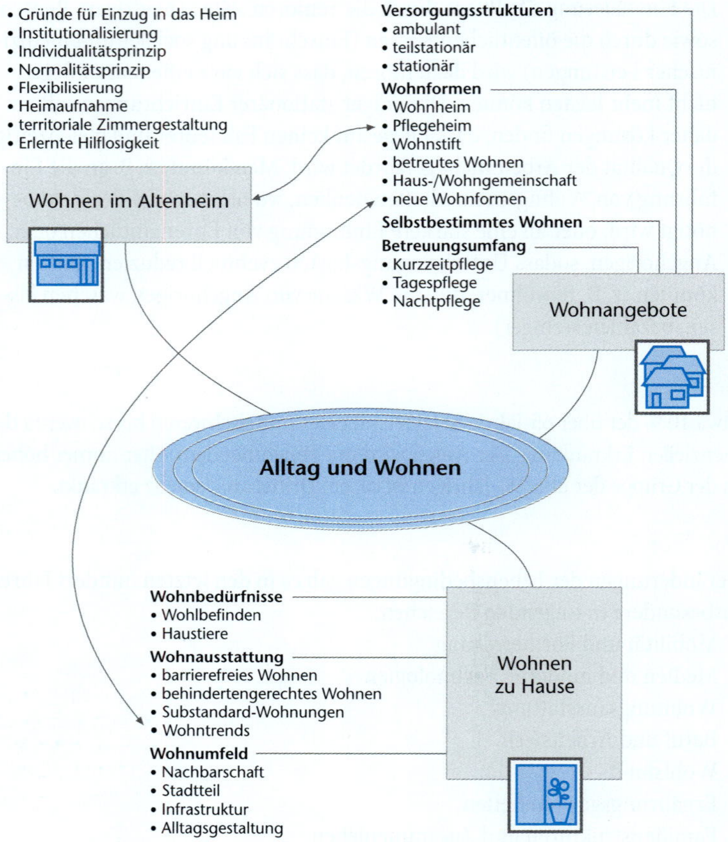

Abb. 4.6 Mindmap „Alltag und Wohnen" [L157] nach [M576]

FALLBEISPIEL (FRAGEN 865–925)

Frau Franz ist 87 Jahre alt. Bisher hat sie alleine in ihrer Fünfzimmerwohnung im dritten Stock eines Mehrfamilienhauses ohne Aufzug gewohnt. Hier lebte sie schon mit ihrem Mann, als die Kinder noch zur Schule gingen. Einige Nachbarn kennt sie schon seit langer Zeit.

Frau Franz ist seit 9 Jahren verwitwet. Eine Tochter wohnt mit ihrer Familie ganz in der Nähe und kommt zweimal in der Woche bei ihrer Mutter vorbei, um sie im Haushalt zu unterstützen. Frau Franz macht kleine Einkäufe immer noch selbst beim Bäcker um die Ecke. Einmal in der Woche telefoniert sie mit einer alten Schulfreundin, die schon seit Jahren pflegebedürftig ist. Besondere Freude hat Frau Franz an der Pflege ihrer Blumen und an ihrem Wellensittich.

Seit einiger Zeit leidet Frau Franz unter starkem Schwindel. Sie ist bereits mehrfach in ihrer Wohnung gestürzt, ohne sich jedoch größeren Schaden zuzufügen. Einmal kam ihr glücklicherweise zufällig ihre Tochter zur Hilfe. Außerdem bereitet eine Arthrose Frau Franz zunehmend Schwierigkeiten, sodass sie nur noch schwer und unter Schmerzen Treppen steigen kann.

Diese Situation macht Frau Franz Angst, und sie informiert sich nun, welche Möglichkeiten des Wohnens und Lebens mit ihren Einschränkungen sinnvoll sind.

4.5.1 Wohnangebote

865. Welche Angebote zur Unterstützung älterer Menschen kennen Sie?

Unterstützungsangebote für ältere Menschen:
- Stationäre Wohn- und Pflegeeinrichtungen
- Ambulante Pflegedienste
- Teilstationäre Einrichtungen (Tagesstätten, Nachtcafés)
- Seniorenberatungsstellen bei Kommunen, Krankenkassen, karitativen Einrichtungen, freien Trägern
- Mobile Hilfsdienste (Essen auf Rädern)
- Selbsthilfeprojekte
- Kulturelle Einrichtungen

866. Wie haben sich stationäre Einrichtungen historisch entwickelt?

Stationäre Einrichtungen haben sich aus Einrichtungen der Kirche und der Ordensgemeinschaften zur Versorgung von Armen, Behinderten, Alten und Sterbenden entwickelt; etwa seit dem 7. Jahrhundert nach Christus.

867. Nennen Sie fünf Beispiele für stationäre Einrichtungen.

Beispiele für stationäre Einrichtungen:
- Altenpflegeheime
- Altenwohnheime
- Seniorenstifte
- Geriatrische Kliniken
- Gerontopsychiatrische Kliniken

868. Nennen Sie drei Beispiele für offene Einrichtungen der Altenhilfe.

Beispiele für offene Einrichtungen:
- Beratungsstellen
- Seniorenclubs
- Selbsthilfegruppen
- Kulturelle Angebote
- Seniorenuniversität

869. Nennen Sie zwei Beispiele für teilstationäre Einrichtungen.

Beispiele teilstationärer Einrichtungen:
- Tagespflege
- Nachtcafé
- Nachtpflege

870. Nennen Sie drei Beispiele für Angebote im ambulanten Bereich.

Ambulante Angebote:
- Ambulante Pflegedienste
- Essen auf Rädern
- Betreutes Wohnen
- Notrufdienste
- Nachbarschaftshilfe
- Bürgerschaftliches Engagement

4

871. Nennen Sie die Vor- und Nachteile, die ein ambulanter Pflegedienst für Frau Franz hätte (➢ Tab. 4.2).

Tab. 4.2 Vor- und Nachteile eines ambulanten (Pflege-)Dienstes

Vorteile	Nachteile
Frau Franz kann in der eigenen Wohnung bleiben	Bei Komplikationen außerhalb der Besuchszeiten ist keine Hilfe vor Ort
Erhaltung größtmöglicher Selbstständigkeit	Je nach Pflegeeinstufung von Frau Franz muss sie die Kosten für den ambulanten Dienst (zu einem großen Teil) selbst tragen
Erhaltung sozialer Kontakte	Durch Mobilitätseinschränkungen (Frau Franz kann wegen ihrer Arthrose das Haus nicht mehr verlassen) nimmt die soziale Isolation zu, was durch den Besuch eines ambulanten Dienstes nicht verhindert werden kann
Unterstützung nur da, wo Frau Franz auf Hilfe angewiesen ist, eventuell Angebot des Notrufsystems für schnelle Hilfe vor Ort	Die Sturzgefahr kann auf diese Weise nicht umfassend genug kontrolliert werden
Kontrolle und Sicherheit durch regelmäßige Hausbesuche und vielleicht auch einen Schlüssel zur Wohnung	Betreuung findet nur zu bestimmten Zeiten statt

872. Welche Leistungen bieten Altenwohnheime/Seniorenheime?

Leistungen von Altenwohnheimen:
- Barrierefreie Wohnungen (Bad und Küche, Notrufsystem) mit eigener Haushaltsführung durch die Senioren; auf Wunsch hauswirtschaftliche und pflegerische Versorgung durch die Einrichtung
- Ziel: größtmögliche Selbstständigkeit bei jederzeit möglicher Unterstützung
- Meist an Altenheime und Altenpflegeheime angeschlossen

873. Welche Leistungen bieten Altenwohnstifte bzw. Seniorenresidenzen?

Leistungen von Altenwohnstiften bzw. Seniorenresidenzen:
- Apartments mit selbstständiger Haushaltsführung und Versorgung
- Angebot kultureller Veranstaltungen und Gemeinschaftseinrichtungen (Kapelle, Sportanlagen, Restaurant, Therapieanlagen)
- Bei Pflegebedürftigkeit Übersiedlung in ein Pflegeheim nötig

874. Welche Leistungen bieten Altenheime/Seniorenheime?

Leistungen von Altenheimen:
- Zimmer oder kleine Apartments, Haushaltsführung wird von der Einrichtung übernommen
- Besonders für Menschen mit geringem Pflegebedarf geeignet
- Tritt als Wohnform gegenüber Altenwohn- und -pflegeheimen immer mehr in den Hintergrund

875. Welche Leistungen bieten Altenpflegeheime?

Leistungen von Altenpflegeheimen:
- Größerer Wohnkomplex (Ein- und Mehrbettzimmer) mit Möglichkeiten für umfassende hauswirtschaftliche und pflegerische Leistungen

- Ziel: aktivierende Pflege; Leistungen nach dem Individualitäts- und Normalitätsprinzip
- Verbleib bis zum Tod möglich

876. Nennen Sie die Vor- und Nachteile, die der Umzug in ein Altenheim für Frau Franz hätte (➤ Tab. 4.3).

Tab. 4.3 Vor- und Nachteile eines Altenheims/Seniorenheims

Vorteile	Nachteile
Rund-um-die-Uhr-Betreuung	Bei geringem Pflegebedarf (kein Pflegegrad oder Pflegegrad 1) hohe Kosten für Frau Fraglich
Direkte Reaktion bei Sturz möglich	Verlust selbstständiger Lebensführung
Sturzprophylaxen (Protektorhose, Barrierefreiheit) sehr gut umsetzbar	Verlust des vertrauten Umfelds
Barrierefreies Wohnen	Verlust alter sozialer Kontakte
Gezielte Unterstützung der Mobilität durch Barrierefreiheit im Heim und gezielte Angebote (Ausflüge, organisierte Feste)	Verlust vertrauter Tagesabläufe und Routinen (Essen kochen, einkaufen, Geldverwaltung, Zimmergestaltung, Blumenpflege)
Förderung sozialer Kontakte und Beschäftigung	Mitnahme von Haustieren nicht immer möglich
Bei steigendem Pflegebedarf kein erneuter Umzug nötig	Verlust von Privatsphäre
Aufbau neuer sozialer Kontakte möglich	Insgesamt Verlust von physischen und psychischen Ressourcen
Entlastung von Haushaltspflichten und von der Verantwortung für die große Wohnung	Gefühl der Abhängigkeit
	Gefühl, die letzte Station im Leben erreicht zu haben
	Eventuell Trauerreaktion oder depressive Reaktionen nach Umzug

877. Was versteht man unter betreutem Wohnen?

Merkmale des betreuten Wohnens:

- Betreutes Wohnen bietet in sich abgeschlossene, barrierefreie Wohnungen (meist im Rahmen einer Wohnanlage), die an die Bewohner verkauft oder vermietet werden und mit Betreuungsleistungen verbunden sind.
- Dabei gibt es einen **Grundservice** (z. B. Notrufsystem, Hausmeisterdienste) und einen **Wahlservice** (Essensversorgung, ambulante Pflege), der bei Bedarf in Anspruch genommen werden kann.

Da der Begriff rechtlich nicht geschützt ist, unterscheiden sich die Angebote zwischen den verschiedenen Trägern sehr stark.

878. Nennen Sie die Vor- und Nachteile von betreutem Wohnen (➤ Tab. 4.4).

Tab. 4.4 Vor- und Nachteile von betreutem Wohnen

Vorteile	Nachteile
Barrierefreie Wohnung in angemessener Größe	–
Erhaltung der Selbstständigkeit	Gefahr der Isolierung und der Ghettoisierung

4

Tab. 4.4 Vor- und Nachteile von betreutem Wohnen *(Forts.)*

Vorteile	Nachteile
Bei Bedarf Pflegeleistungen jederzeit abrufbar	Wenn Pflegebedarf vorhanden, mit hohen Kosten verbunden
Vermittlung weiterer Hilfsangebote, z. B. Reinigung, Einkaufshilfen, Mittagstisch	–
–	Nicht geeignet für Menschen mit Orientierungsstörung, demenziellen Erkrankungen, Sturzgefährdung, psychiatrischen Erkrankungen oder bei Pflegebedarf in der Nacht

4

879. Nennen Sie die Vor- und Nachteile, die das betreute Wohnen für Frau Franz hätte (➤ Tab. 4.5).

Tab. 4.5 Vor- und Nachteile von betreutem Wohnen für Frau Franz

Vorteile	Nachteile
Barrierefreies Wohnen	Umzug nötig
Frau Franz wäre in ihrer Mobilität nicht mehr so eingeschränkt und könnte z. B. auch wieder selbstständig das Haus verlassen	Verlust vertrauter Umgebung
Dies könnte zum Erhalt ihrer Ressourcen und Selbstständigkeit beitragen	Verlust des vertrauten sozialen Umfelds
Selbstständiges Wohnen	Wenn mehr Pflegebedarf benötigt wird, kann betreutes Wohnen sehr teuer werden bzw. ein erneuter Umzug nötig sein
Hilfe bei Bedarf abrufbar	Wenn kein Notrufsystem vorhanden ist, werden Stürze auch hier nicht von außen registriert
Pflegeleistungen bei Bedarf abrufbar	Umfeld, in dem nur noch alte Menschen wohnen (Ghettoisierung)
Pflegedienst und professionelle Hilfe bei Sturz direkt vor Ort	–
Flexible Veränderungen in der Betreuung je nach Gesundheitszustand	–

880. Wie funktionieren Haus- und Wohngemeinschaften für ältere Menschen?

Haus- und Wohngemeinschaften bieten neben Zimmern (in Wohngemeinschaften) oder kleinen Wohneinheiten (Hausgemeinschaften) Gemeinschaftsräume, die von allen Bewohnern gemeinsam genutzt werden, z. B. Küche, Wohnzimmer, Garten. Insgesamt gibt es hier eine große Vielfalt an Projekten. Hier leben sowohl Bewohner, die nicht auf Pflege angewiesen sind, als auch solche, die einen hohen Pflegebedarf haben. Relativ junge Konzepte sind hier die Wohngemeinschaften für demenziell erkrankte Menschen oder auch generationsübergreifende Wohnprojekte, wo verschiedene Familien unterschiedlichen Alters zusammenleben.

881. Welche Merkmale zeichnen Wohn- und Hausgemeinschaften für demente Menschen aus?

Merkmale von Wohn- und Hausgemeinschaften für Menschen mit Demenz:
- Überschaubare, familienähnliche Gruppen
- Normalitätsprinzip
- Einbeziehung in die normalen Alltagsabläufe
- Barrierefreie Umgebung
- Einrichtungen, die den besonderen Bedürfnissen nach Orientierung, Ruhe, Stimulierung gerecht werden
- Durchführung von Maßnahmen der Grund- und Behandlungspflege in der Regel durch ambulante Dienste

882. Unter welchen Bedingungen kann das Projekt einer Alten-WG funktionieren?

Rahmenbedingungen für Alten-WGs:
- Gute Beziehungen untereinander
- Privater Raum und Möglichkeit des Rückzugs und der Individualität
- Pflegebedarf Einzelner darf die Möglichkeiten der Gruppe nicht überschreiten
- Gegebenenfalls Unterstützung von außen, z. B. durch ambulanten Dienst

883. Nennen Sie die Vor- und Nachteile, die das Leben in einer Wohngemeinschaft für Frau Franz hätte.

Vor- und Nachteile sind davon abhängig, welcher Art die Wohngemeinschaft ist. Hier gibt es ganz unterschiedliche Projekte, vom selbst organisierten Wohnen von Senioren über generationenübergreifende Wohnmodelle bis hin zu professionell organisierten Hausgemeinschaften. Allgemeine Aspekte sind in ➤ Tab. 4.6 aufgelistet.

Tab. 4.6 Vor- und Nachteile einer Wohngemeinschaft für Frau Franz

Vorteile	Nachteile
Kleine, eigene Wohneinheit	Frau Franz hat lange alleine gelebt, der Übergang in die Wohngemeinschaft kann daher schwer sein
Erhalt von Privatsphäre und Selbstständigkeit	Verlust der eigenen Wohnung und des vertrauten Umfelds
Entlastung von umfassenden Haushaltspflichten	–
Selbstständige Tätigkeiten im Gemeinschaftsbereich möglich, z. B. Kochen, Garten	–
Soziale Kontakte	Eventuell deutlich höhere Kosten
Anwesenheit anderer und damit unmittelbare Reaktion auf Schwindel und Stürze möglich	Keine Gewährleistung, dass die Wohngemeinschaft professionell auf Sturzereignisse reagiert
Je nach Projekt auch Zusammenleben mit jüngeren Generationen und Übernahme von Aufgaben für andere möglich (Gefühl, gebraucht zu werden)	Eventuell steigender Pflegebedarf kann nicht unbedingt aufgefangen werden
Normalität und Vertrautheit von Tagesabläufen und Routinen	–
Individualität in der Tagesgestaltung möglich	–
Barrierefreies Wohnen, dadurch Förderung der Mobilität	–

884. Warum ist das Angebot einer Tagespflege sinnvoll?

Vorteile der Tagespflege:
- Unterstützung und Entlastung pflegender Angehöriger
- Leben zu Hause kann länger aufrechterhalten werden
- Förderung von Selbstständigkeit
- Unterstützung von Ressourcen
- Verbindung mit rehabilitativen Maßnahmen möglich
- Vermittlung sozialer Kontakte für alte Menschen und Angehörige
- Gezielte und professionelle Förderung und Pflege alter Menschen (z. B. Körperpflege, Essenstraining, Gedächtnistraining)

885. Über welchen Zeitraum wird durch die Leistungen der Pflegeversicherung die Kurzzeitpflege finanziert?

Maximal 4 Wochen pro Jahr wird Kurzzeitpflege über die Pflegeversicherung finanziert.

886. Welche Motive können zu einer Inanspruchnahme von Kurzzeitpflege führen?

Gründe für Inanspruchnahme von Kurzzeitpflege:
- Eigentliche Pflegepersonen verhindert
- Übergang (Zwischenstation) vom Krankenhaus zurück in die selbstständige Haushaltsführung
- Kennenlernen einer stationären Einrichtung (Probewohnen)

887. Welche Ziele verfolgen Angebote der Nachtpflege?

Ziele der Nachtpflege:
- Entlastung der pflegenden Angehörigen
- Hilfe für allein lebende Senioren
- Unterstützung eines normalen Schlafzyklus

4.5.2 Wohnen zu Hause

888. Wie hoch ist der Anteil alter Menschen, die alleine leben?

Im Jahr 2018 lebten 9 % der Männer und 16 % der Frauen alleine (Alter: 65–75 Jahre).

889. Wie hoch ist der Anteil alter Menschen, die in einer normalen Wohnung leben?

Ungefähr 90 % der alten Menschen leben in einer normalen Wohnung.

890. Welche Bedeutung hat die Wohnung im Leben des Menschen? Nennen Sie fünf verschiedene Aspekte.

Bedeutung der Wohnung im Leben des Menschen:
- Sicherheit
- Selbstständigkeit
- Ausdruck der Persönlichkeit und Identität
- Rückzug
- Erholung
- Raum für soziale Kontakte
- Raum für Gestaltung und Aktion

891. Warum hat der Wohnraum für alte Menschen eine besondere Bedeutung?

Bedeutung der Wohnung im Alter:
- Hier wird aufgrund der eingeschränkten Mobilität viel Zeit verbracht (etwa 80 % des Tages).
- Erinnerungen und Einrichtungen gehören zur Identität des Menschen.
- Vertrautheit mit dem Umfeld gibt Sicherheit.
- Das Umfeld fördert oder behindert Selbstständigkeit.

892. Welche Bedeutung hat die eigene Wohnung für Frau Franz?

Bedeutung der eigenen Wohnung:
- Ausdruck der eigenen Identität: Hier wohnt sie schon so lange.
- Die Wohnung birgt Erinnerungen an ihren verstorbenen Mann
- Die Tochter wohnt in der Nähe.
- Soziales Netz: Es bestehen Kontakte in der Nachbarschaft.
- Die Wohnung bietet Raum für Hobbys: Blumen, Wellensittich.
- Sicherheit und Vertrautheit: Hier kennt sie jeden Winkel, jede Schwelle.
- Selbstständigkeit: Frau Franz versorgt sich selbst, kann Einkäufe alleine erledigen.
- Die Wohnung bietet Ressourcen- und Kompetenzerhaltung durch Selbstständigkeit.

893. Wovon ist die Auswahl der Wohnung im Alter abhängig?

Kriterien zur Auswahl einer Wohnung im Alter:
- Biografie
- Familiäre Situation
- Gesundheitszustand
- Interessen
- Finanzielle Möglichkeiten

894. Welche Bedingungen des Wohnumfelds sind für alte Menschen besonders wichtig?

Merkmale des Wohnumfelds, die für alte Menschen wichtig sind:
- Wohnung nicht zu groß und nicht zu klein
- Anbindung durch öffentliche Verkehrsmittel
- Geschäfte, Ärzte, Bank, Kirche, ambulante Dienste etc. in erreichbarer Nähe (Infrastruktur)
- Nachbarschaftliche Kontakte
- Grünanlagen in der Nähe
- Erreichbare Freizeitangebote
- Sicherheitsgefühl

895. Was erschwert Senioren das Verbleiben in der eigenen Wohnung?

Probleme, die das Leben in der eigenen Wohnung erschweren:
- Hilfs- und Pflegebedarf
- Erschwerung von Aktivitäten des täglichen Lebens durch Barrieren (vor allem Bad und Treppen)
- Hindernisse und Sturzgefährdungen als Risikofaktoren für weitere Einschränkungen

896. Nennen Sie vier Bereiche des täglichen Lebens, in denen ältere Menschen eingeschränkt sein können.

Mögliche Einschränkungen des täglichen Lebens:
- Straßenverkehr, z. B. durch zu kurze Ampelphasen, hektische und schnelle Verkehrssituationen
- Einkaufen, z. B. durch kleine Preisschilder, Bücken an Regalen
- Öffentliche Gebäude, z. B. noch nicht überall behindertengerechte Einrichtungen
- Öffentliche Verkehrsmittel, z. B. nicht überall seniorengerechte Einstiegsmöglichkeiten, Umstellung auf Fahrkartenautomaten

897. Auf welchen Ebenen kann sich Unselbstständigkeit ausdrücken?

Ausdruck von Unselbstständigkeit:
- Emotional
- Körperlich
- Kognitiv
- Sozial
- Ökonomisch
- Ökologisch

898. Was versteht man unter dem Begriff barrierefreies Wohnen?

Barrierefreies Wohnen: Wohnung und Einrichtung sind so gestaltet, dass sie auch von Menschen mit Bewegungseinschränkungen genutzt werden können.

Beispiele: Keine Schwellen, Rampen statt Stufen, Aufzug, breite Türrahmen, unterfahrbare und höhenverstellbare Arbeitsflächen, niedrigere Arbeitshöhe, Armaturen, Griffe, Bett von drei Seiten zugänglich, gute Beleuchtung, Sitzerhöhung im WC, Dusche ohne Schwelle.

899. Was versteht man unter einer Substandard-Wohnung?

Substandard-Wohnung: Wohnung, die nicht der durchschnittlichen Ausstattung und dem allgemeinen Komfort von Wohnungen entspricht, z. B. keine Zentralheizung, Toilette im Hausflur, kein Bad.

900. Können im Alter Zuschüsse für eine Anpassung der Wohnung in Anspruch genommen werden?

Die Pflegekasse gewährt Zuschüsse zur Wohnraumanpassung, wenn die häusliche Pflege dadurch ermöglicht, erheblich erleichtert oder eine selbstständige Lebensführung wiederhergestellt wird. Zu den Wohnraumanpassungsmaßnahmen gehört u. a. die Beratung über altersgerechtes Wohnen.

901. Welche Möglichkeiten der Alltagsgestaltung mit alten Menschen kennen Sie? Nennen Sie fünf Beispiele.

Gruppen- oder Einzelangebote zur Alltagsgestaltung in den Bereichen:
- Beschäftigung
- Kreative Gestaltung
- Bewegung
- Feste feiern
- Musizieren
- Gedächtnistraining

902. Welche Auswirkungen hat das Zusammenleben mit Tieren?

Auswirkungen des Zusammenlebens mit Tieren:
- Höhere Lebenszufriedenheit
- Anregung körperlicher Aktivität
- Unterstützung sozialer Kontakte
- Größeres Wohlbefinden
- Entspannung
- Antidepressive Wirkung
- Berührungen

4.5.3 Wohnen im Alten- und Pflegeheim

903. Wie hoch ist die Anzahl der Pflegebedürftigen, die in der BRD vollstationär in Senioren- und Altenheimen versorgt werden?

818.000 (entspricht 24 % aller Pflegebedürtigen in der BRD; Stand 2017; Quelle: Statistisches Bundesamt).

904. Wie hoch ist der Anteil der Pflegebedürftigen nach SGB XI, die derzeit in Alten- und Pflegeheimen leben?

Ungefähr 30 % der Pflegebedürftigen nach SGB XI leben in Alten- und Pflegeheimen. Dabei zeichnet sich ein Trend ab, dass zunehmend Menschen mit einem Pflegegrad zwischen 2 und 5 in stationären Einrichtungen versorgt werden.

905. Welcher Trend zeichnet sich für die Bewohnerstruktur von stationären Einrichtungen ab?

Trend für die Bewohnerstruktur in stationären Einrichtungen:
- Zunehmend ältere Menschen (85 Jahre und älter)
- Zunehmend höhere Pflegegrade (Pflegegrad 2 und höher)
- Immer mehr Alleinstehende
- Immer kürzere Verweildauer

906. Nennen Sie fünf Motive alter Menschen für den Umzug in ein Alten- und Pflegeheim.

Motive alter Menschen für den Umzug in ein Alten- und Pflegeheim:
- Pflegebedürftigkeit
- Keine selbstständige Lebensführung mehr möglich
- Keine anderen Versorgungsmöglichkeiten (z. B. durch Familie oder ambulante Dienste) möglich
- Fehlende Information über Versorgungsangebote zu Hause
- Oft kurzfristige Entscheidung nach Akuterkrankung, z. B. mit Krankenhausaufenthalt

907. Welche Kriterien spielen bei der Entscheidung der Angehörigen eine Rolle, wenn sie ein Familienmitglied in ein Alten- und Pflegeheim geben? Nennen Sie fünf mögliche Beweggründe.

Gründe der Angehörigen bei der Entscheidung für den Umzug in ein Alten- und Pflegeheim:
- Selbstständige Lebensführung des alten Menschen nicht mehr möglich, vor allem bei demenziellen Erkrankungen
- Verschlechterung des Gesundheitszustands des alten Menschen
- Familiäre Belastung durch die Pflege
- Überforderung

4

- Keine Alternativen der Versorgung
- Finanzielle Gründe
- Eigene Krankheit
- Wohnortwechsel
- Erfüllung des Wunschs des Pflegebedürftigen, in ein Heim zu gehen, z. B. weil er nicht zur Last fallen will
- Zu enger eigener Wohnraum

908. Nennen Sie die Argumente, die aus Sicht der Tochter von Frau Franz für den Umzug in ein Altenheim sprechen könnten.

Argumente der Tochter für einen Umzug von Frau Franz in ein Altenheim:
- Entlastung bei der Haushaltshilfe
- Tochter sieht Belastung der Mutter durch deren große eigene Wohnung
- Entlastung in der Sorge um Sturzgefahr der Mutter, weil sie im Heim rund um die Uhr betreut wird
- Tochter sieht Verschlechterung des Gesundheitszustands und kann/will anfallende Pflegeleistungen nicht selbst erbringen, z. B. wegen eigener familiärer oder beruflicher Belastung
- Tochter kann oder will Mutter nicht zu sich ins eigene Haus nehmen
- Innere Nähe durch äußere Distanz

909. Was sind häufige Reaktionen alter Menschen auf die Übersiedlung in ein Alten- und Pflegeheim? Nennen Sie fünf typische Reaktionsweisen.

Reaktionen nach dem Umzug ins Alten- und Pflegeheim:
- Sozialer Rückzug
- Interesselosigkeit
- Depressive Stimmung bis hin zu Suizidgedanken
- Negative Zukunftserwartungen
- Weinen
- Appetitlosigkeit
- Sterberate in den ersten 3 Monaten nach Heimeinzug besonders hoch

910. Unter welchen Voraussetzungen kann der Übergang in ein Alten- und Pflegeheim gelingen? Nennen Sie fünf Stichpunkte.

Der Übergang in ein Alten- und Pflegeheim kann gelingen, wenn
- die Entscheidung freiwillig getroffen wurde,
- die Einrichtung bewusst gewählt bzw. aus verschiedenen Möglichkeiten ausgesucht wurde,
- der Umzug in Ruhe vorbereitet werden konnte,
- der Übergang selbst und bewusst gestaltet werden kann (z. B. keine starken geistigen und körperlichen Einschränkungen, welche die Anpassung ans Heim erschweren),
- die Einbeziehung in soziale Kontakte im Heim stattfindet,
- dort eine wohnliche Atmosphäre herrscht,
- ein passender Zimmernachbar bei Einzug in ein Doppelzimmer vorhanden ist,
- eventuell Haustiere mitgebracht werden können.

911. Wie zeigt sich ein gängiges negatives gesellschaftliches Klischee vom Leben in Alten- und Pflegeheimen? Nennen Sie fünf Schlagworte.

Typische Negativklischees zu Alten- und Pflegeheimen:

- Krankheit
- Endstation
- Sterben
- Hilflosigkeit
- Abgeschobensein
- Ausgeliefertsein

912. Frau Franz hat sich nun für den Umzug in ein Altenheim entschieden. Wie können Sie sie dabei im Vorfeld schon unterstützen?

Unterstützung bei der Vorbereitung des Umzugs:

- Feste Bezugsperson im Heim benennen, die für Frau Franz in den ersten Wochen vorwiegend zuständig ist
- Besuch der Bezugsperson schon vor dem Umzug in der Wohnung von Frau Franz
- Besuch im Altenheim schon vor dem Umzug ermöglichen
- Besichtigung des neuen Zimmers
- Hilfen bei der Planung des Umzugs, z. B. welche Möbel und Gegenstände mitgenommen werden können
- Möglichkeiten für die Versorgung des Wellensittichs, wenn eben möglich im Altenheim, suchen
- Für Informationen und Beratung zur Verfügung stehen
- Information über neue Tagesabläufe
- Planung von Kontakten und Terminen im Voraus für die ersten Wochen nach dem Umzug (Ziele setzen)
- Gestaltung des neuen Zimmers besprechen
- Frau Franz viele Entscheidungsspielräume und Kontrollmöglichkeiten lassen

913. Wie können Sie Frau Franz in den ersten Tagen im Altenheim unterstützen?

Unterstützung in den ersten Tagen im Altenheim:

- Persönliches und herzliches Willkommen beim Einzug
- Mit Namen ansprechen
- Feste Bezugspersonen benennen
- Bei der Einrichtung und Gestaltung des Zimmers unterstützen
- Information über die Abläufe im Haus
- Informationen über die Beschäftigungsmöglichkeiten im Haus und außerhalb (z. B. Bushaltestelle, Einkaufsmöglichkeiten)
- Vorstellen von Mitarbeitern
- Anregung sozialer Kontakte, z. B. beim Mittagsessen im Gemeinschaftsraum
- Gezielte Auswahl von Mitbewohnern, die Frau Franz vorgestellt werden
- Aufforderung zur Beteiligung an sozialen Aktivitäten im Haus
- Zeit zum Eingewöhnenlassen
- Alte Gewohnheiten und Tagesabläufe von Frau Franz berücksichtigen (Normalitätsprinzip)
- Individuelle Pflegeplanung erstellen
- Zeit für Einzelgespräche nehmen (Individualitätsprinzip)

914. Welche Vorteile hätte es, wenn Frau Franz ihren Wellensittich mitbringen würde?

- Vertrautes aus der alten Wohnung → weniger Heimweh und Fremdheitsgefühle
- Beibehalten einer eigenen Aufgabe → weniger Abhängigkeitsgefühle, Kontrollverlust, depressive Entwicklungen, Verlust von Ressourcen
- Wellensittich bringt Frau Franz mit anderen ins Gespräch → Vermittlung sozialer Kontakte
- Versorgung des Wellensittichs gibt dem Leben Ziel und Sinn und erfordert auch körperliche Aktivität → Unterstützung von Lebenszufriedenheit, Mobilität und körperlichen Ressourcen
- Fortführung eines Hobbys (Kontinuität) → Förderung von Lebensqualität und Identität
- Wellensittich als „Gesprächspartner" → Verringerung von Einsamkeitsgefühlen

915. Nennen Sie Vor- und Nachteile des Lebens im Alten- und Pflegeheim (➢ Tab. 4.7).

Tab. 4.7 Vor- und Nachteile des Lebens im Alten- und Pflegeheim

Vorteile	Nachteile
Sicherheit	Nachteile sind abhängig von der Lage, Ausstattung und Führung der Einrichtung sowie von den dort arbeitenden und lebenden Menschen
Pflegerische Unterstützung bei Aktivitäten des täglichen Lebens	Verlust von vertrauter Umgebung
Schnelle Hilfe in Notfällen	Verlust von Routinen, Tagesstrukturen und gewohnten Alltagsabläufen
24-Stunden-Versorgung	Verlust von Privatsphäre (Mehrbettzimmer, offene Türen)
Professionelle Betreuung: Ärzte, Therapeuten und Fachkräfte vor Ort	Wachsende Pflegebedürftigkeit durch nicht fachgerechte Betreuung
Neue soziale Kontakte	Verlust von sozialen Kontakten
Entlastung von Angehörigen	Verlust der Selbstständigkeit
Entlastung von eigenen Pflichten (großes Haus, großer Garten)	Gefühl der Abhängigkeit und Wertlosigkeit
Neue Aufgabenfelder im Rahmen der eigenen Möglichkeiten (Beschäftigung)	Druck zur Anpassung an die Institution
Religiöse Begleitung	Gefühl, die letzte Station erreicht zu haben, keine Ziele mehr

916. Was ist unter dem Begriff territoriale Gestaltung eines Zimmers zu verstehen?

Territoriale Gestaltung eines Zimmers meint die Einteilung persönlicher und individuell gestalteter Bereiche in einem Doppel- oder Mehrbettzimmer. Der Bewohner kann erkennen, dass dies „seine Ecke" ist.

917. Wie könnten Sie Frau Franz bei der territorialen Gestaltung ihres Zimmers unterstützen?

Unterstützung bei der territorialen Gestaltung:
Sie können Frau Franz die Möglichkeit geben, eigene Einrichtungsgegenstände oder Erinnerungsstücke mitzubringen, z. B. Stuhl, Sessel, Kommode, Wellensittich, Pflanzen, Familienfotos, Bilder und Dekorationsgegenstände

aus der eigenen Wohnung, Bild von der alten Wohnung. In Abhängigkeit von den Räumlichkeiten (Einzel- oder Doppelzimmer) gibt es bei der Gestaltung mehr oder weniger umfangreiche Möglichkeiten. Die Dekoration und Gestaltung sollten auf jeden Fall mit Frau Franz zusammen durchgeführt werden. Ihre Wünsche sind entscheidend.

918. An welchen individuellen Bedürfnissen sollte sich die Organisation stationärer Einrichtungen orientieren?

Organisation im Hinblick auf individuelle Bedürfnisse der Bewohner:
- Auf persönliche Wünsche abgestimmte Pflege- und Betreuungsleistungen **(Individualisierung),** z. B. Duschen am Abend
- Reaktion auf persönliche Veränderungen **(Flexibilisierung),** z. B. Anpassung an längere Schlafzeiten am Morgen
- Anpassung an familiäre und private Abläufe, Tagesstrukturen und Angebote **(Normalitätsprinzip),** z. B. Gestatten von Haustieren

919. Welche Möglichkeiten kennen Sie, die Orientierung innerhalb einer stationären Einrichtung zu unterstützen? Nennen Sie fünf Beispiele.

Möglichkeiten, die Orientierung zu unterstützen:
- Verschiedenfarbige Wohnbereiche
- Beschilderung
- Gestaltung der Türen mit individuellen „Erkennungsmerkmalen", z. B. Foto des Bewohners
- Uhr
- Kalender
- Große Schriftzüge
- Feste Sitzordnungen im Essensbereich
- Namensschilder für Pflegefachkräfte
- Jahreszeitliche Gestaltung der Gemeinschaftsräume

920. Wie können Sie einen alten Menschen beim Übergang in eine stationäre Einrichtung ganz konkret unterstützen?

Unterstützungsmöglichkeiten beim Übergang in eine stationäre Einrichtung:
- Vorab Besuch durch Pflegefachkräfte in der eigenen Wohnung
- Vorab Besichtigung der Einrichtung und, wenn möglich, des neuen Zimmers
- Eventuell Probewohnen
- Gemeinsame Übergangsplanung
- Akzeptanz und Berücksichtigung individueller Wünsche und Besonderheiten
- Aktivitäten und Selbstständigkeit, wo möglich, unterstützen
- In Pflegeplanung und Abläufe mit einbeziehen
- Kontakte zu anderen Mitbewohnern fördern
- Anregungen zur Tagesgestaltung geben
- Bei der Orientierung in der neuen Umgebung helfen
- Zuteilung bestimmter Bezugspersonen
- Herzliches Willkommen am ersten Tag
- Zeit zum Eingewöhnen lassen
- Mit Namen ansprechen
- Persönliche Zimmergestaltung unterstützen

921. Was versteht man unter Institutionalisierungseffekten?

Folgen, die durch einen längeren Aufenthalt in einer stationären Einrichtung (Institution) auftreten:
- Nachlassende Anpassungsfähigkeit
- Abnahme der sozialen Kontakte
- Veränderung des Zeitempfindens und des Zeitbezugs
- Abnahme des Selbstwertgefühls

922. Was besagt das Konzept der erlernten Hilflosigkeit nach Seligman?

Durch die Erfahrung, keine Kontrolle über die Auswirkungen des eigenen Verhaltens zu haben (Kontrollverlust), kommt es zu Symptomen der Depressivität und Passivität (Hilflosigkeit).

923. Wie können Sie im Fall von Frau Franz dem Phänomen der erlernten Hilflosigkeit vorbeugen?

Erlernter Hilflosigkeit vorbeugen:
- Depressive Entwicklungen ergeben sich aus dem Gefühl des Kontrollverlusts. Also ist es wichtig, Frau Franz Aufgaben oder Bereiche zu übertragen, für die sie selbst verantwortlich ist, z. B. Pflege des Wellensittichs, Pflege der Blumen in den Gemeinschaftsräumen; Aufgaben beim Tischdecken oder in der Hauswirtschaft (Wäsche falten), Aufgaben im Garten.
- Es ist wichtig, dass Frau Franz mit den ihr übertragenen Aufgaben vertraut ist (Biografieaspekt), dass sie diese gerne übernimmt und damit nicht überfordert ist. Sie sollte Erfolgserlebnisse haben und Lob und Unterstützung erhalten.

924. Wie kann nach dem Konzept der erlernten Hilflosigkeit die Lebensqualität in einem Altenheim gesteigert werden?

Die Lebensqualität im Altenheim kann nach dem Konzept der erlernten Hilflosigkeit dadurch gesteigert werden, dass Bewohnern mehr Entscheidungs- und Gestaltungsmöglichkeiten gegeben werden, z. B. durch flexible Essenszeiten nach Bedürfnissen der Bewohner, Übernahme von Hilfstätigkeiten im Garten oder Haushalt, Gestaltung des eigenen Zimmers.

925. Worauf sollte beim Bau und bei der Einrichtung eines Alten- und Pflegeheims geachtet werden? Nennen Sie fünf wichtige Kriterien.

Kriterien beim Bau eines Alten- und Pflegeheims:
- Raumvorgaben müssen der Heimmindestbauverordnung entsprechen
- Helle Räume
- Klare Aufteilung
- Sitzmöglichkeiten im Flur
- Handläufe
- Orientierungshilfen
- Große Hinweisschilder
- Auffällige Kennzeichnung der WCs
- Raum für Bewegung innen und außen
- Ausreichende Beleuchtung

4.6 Sexualität im Alter

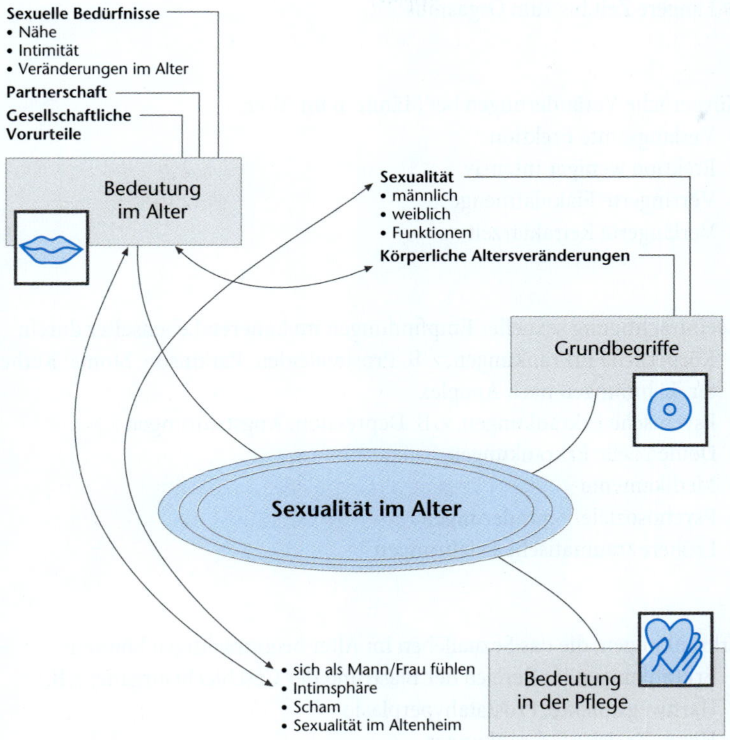

Abb. 4.7 Mindmap „Sexualität im Alter" [L157] nach [M576]

4.6.1 Grundbegriffe

926. Was versteht man unter Sexualität?

Sexualität lässt sich definieren
- als geschlechtliche Lebensäußerungen,
- im engeren Sinne als Geschlechtsverkehr, körperliche Erotik,
- im weiteren Sinne als seelisch-geistige Liebe, Zärtlichkeiten, Nähe, Wärme.

927. Nennen Sie vier Funktionen, die Sexualität für jeden Menschen hat.

Funktionen menschlicher Sexualität:
- Lustfunktion: Befriedigung körperlicher Bedürfnisse
- Sozialfunktion: Suche nach Gemeinschaft
- Fortpflanzungsfunktion: Zeugung von Nachkommen
- Identitätsfunktion: Ausdruck von Lebensfreude und Vitalität

928. Welche körperlichen Veränderungen stellen sich bei Frauen im Alter ein?

Körperliche Veränderungen bei Frauen im Alter:
- Verringerte Produktion der Gleitsubstanz
- Kürzerer Orgasmus
- Längere Zeit bis zum Orgasmus

929. Welche körperlichen Veränderungen stellen sich bei Männern im Alter ein?

Körperliche Veränderungen bei Männern im Alter:
- Verlangsamte Erektion
- Erektion weniger intensiv
- Verringerte Ejakulatmenge
- Verlängerte Refraktärzeit

930. Was kann sexuelle Empfindungen im hohen Lebensalter beeinträchtigen?

Beeinträchtigung sexueller Empfindungen im höheren Lebensalter durch:
- Körperliche Erkrankungen, z. B. Prostataleiden, Parkinson, Stoma, Katheter, Lähmungen nach Apoplex
- Psychische Erkrankungen, z. B. Depression, Angststörungen
- Demenzielle Erkrankungen
- Medikamente
- Psychosoziale Veränderungen
- Frühere traumatische Erfahrungen

931. Welche Erkrankungen können das Sexualleben alter Menschen besonders beeinträchtigen? Nennen Sie fünf Beispiele.

Erkrankungen, die das Sexualleben im Alter beeinträchtigen können:
- Erkrankungen im Bereich der Blase und der Geschlechtsorgane, z. B. Harnwegsinfekte, Prostatahyperplasie
- Herz-, Kreislauferkrankungen
- Durchblutungsstörungen
- Leber- und Nierenerkrankungen
- Multiple Sklerose
- Morbus Parkinson
- Demenzielle Erkrankungen
- Alkohol- oder Medikamentenmissbrauch
- Depression

932. Welche Medikamente können die Sexualität alter Menschen besonders beeinflussen? Geben Sie fünf Beispiele an.

Medikamente mit Einfluss auf die Sexualität:
- Herzpräparate
- Blutdrucksenkende Mittel
- Diuretika
- Medikamente zur Senkung der Blutfettwerte
- Entzündungshemmende Präparate
- Antiepileptika
- Antidepressiva

4.6.2 Bedeutung der Sexualität für alte Menschen

933. Welche Trends zeichnen sich beim Thema Sexualität im Alter ab?

Trends zur Sexualität im Alter:
- Menschen haben auch im höheren Lebensalter sexuelle Bedürfnisse.
- Sie suchen nach festen Bindungen und Partnerschaften.
- Das Thema ist gesellschaftlich nach wie vor tabuisiert. Es zeigen sich aber auch Veränderungen in den Klischees.

934. Wie verändern sich sexuelle Bedürfnisse im hohen Lebensalter?

Veränderung sexueller Bedürfnisse:
- Es kommt zu Veränderung im genital-biologischen Bereich durch hormonelle Veränderungen bei Männern und Frauen. Diese müssen aber nicht zu Einschränkungen der genitalen Sexualität führen.
- Bedürfnisse auf nicht genitaler Ebene (seelisch-geistige Liebe) bleiben unverändert bestehen.
- Das Sexualleben wird oft auch als entspannter und schöner erlebt, weil die Angst vor Schwangerschaft oder das Gefühl, sich beweisen zu müssen, wegfallen.

935. Welche Faktoren spielen eine Rolle bei der Frage, wie aktiv Menschen ihre Sexualität im Alter leben?

Einflussfaktoren der sexuellen Aktivität:
- Physisches und psychisches Befinden
- Existenz einer Partnerschaft
- Eigene Einstellung zur Sexualität
- Räumliche Gegebenheiten

936. Warum spielt die Biografie für die Sexualität im Alter eine große Rolle?

Bedeutung der Biografie für die Sexualität:
- Negative oder positive Erlebnisse, z. B. sexuelle Gewalterfahrung, gute Partnerschaft
- Sexualmoral: früher sehr rigide, z. B. Sexualität nur zum Zweck der Zeugung, Sexualität als eheliche Pflicht
- Bisheriges Ausleben von Sexualität: Sexuelle Gewohnheiten und Bedürfnisse verändern sich im Alter nicht wesentlich

937. Welche Bedeutung hat die Partnerschaft im Leben alter Menschen?

Bedeutung von Partnerschaft im Alter:
- Befriedigung sexueller Bedürfnisse: Zärtlichkeit, Berührung
- Befriedigung sozialer Bedürfnisse: Vertrauen, Verständnis, Wichtigsein, Unterstützung

938. Warum ist es für allein stehende Frauen im Alter oft schwerer, einen Partner zu finden, als für Männer?

Frauen finden im Alter aus folgenden Gründen oft schwerer einen Partner als Männer:
- Mehr Frauen als Männer in dieser Altersgruppe
- Gesellschaftliche Stereotype und Reaktionen aus dem Umfeld
- Bewusste Selbstständigkeit und Unabhängigkeit der Frauen
- Fehlende Möglichkeiten zur Kontaktaufnahme

939. Welche Vorurteile bestehen gegenüber der Sexualität alter Menschen?

Vorurteile zur Sexualität im Alter:
- Kein Interesse mehr an Sexualität
- Sexualität nicht mehr möglich
- Rein seelisch-geistige Beziehungen
- Bewertung körperlicher Liebesbeweise zwischen alten Menschen als unnormal oder unschicklich

4.6.3 Bedeutung der Sexualität in der Pflege

FALLBEISPIEL (FRAGEN 940–946)

Frau Blume lebt allein und wird jeden Morgen von einem ambulanten Dienst zur Unterstützung der Grundpflege besucht. Seit der Zivildienstleistende Peter Süd mit auf dieser Tour ist, sind der Kollegin Anja Schulz folgende Veränderungen an Frau Blume aufgefallen: Sie spricht und lacht mehr als früher, die Wohnung wirkt aufgeräumter, Frau Blume legt größeren Wert auf die Auswahl der Kleidung, sie wirkt insgesamt lebensfroher und spricht liebevoll von Peter.

940. Wie würden Sie diese Beobachtungen interpretieren?

Interpretationsmöglichkeit:
- Im Umgang mit Peter erlebt sich Frau Blume als Frau.
- Dies bewirkt eine Steigerung der Lebensfreude und Energie.
- Frau Blume freut sich auf die Begegnung mit Peter.
- Die Befriedigung sozialer Bedürfnisse (Anerkennung, wichtig sein für Peter, Zuwendung bekommen) ist auch im höheren Lebensalter noch wichtig.

941. Wie sollten Peter Süd und Anja Schulz mit dieser Beobachtung umgehen?

Möglichkeiten des Umgangs:
- Nicht abwerten
- Nicht belächeln
- Veränderungen von Frau Blume positiv bewerten
- Eventuell im Team besprechen
- Kontakt sollte im dienstlichen Rahmen bleiben

942. Warum ist Sexualität in der Pflege ein Thema?

Bedeutung der Sexualität in der Pflege:
- Pflegehandlungen sind ein Eingriff in die Intimsphäre.
- Der alte Mensch hat sexuelle Empfindungen.
- Die Pflegefachkraft hat sexuelle Empfindungen.

943. Auf welche Merkmale achten Sie bei der ABEDL „sich als Mann/Frau fühlen"? Nennen Sie fünf mögliche Beobachtungen, die Sie hier machen können.

Beobachtungen zur ABEDL „sich als Mann/Frau fühlen":
- Beziehung zu Partner/-in und Kindern
- Einnehmen klassischer Männer- bzw. Frauenrollen
- Kontakte zu Mitbewohnern
- Geschlechtstypische Attribute (z. B. Kleidung, Schmuck, Zigarre)
- Geschlechtstypische Interessen und Verhaltensweisen (z. B. Friseur, Stricken, Handwerken)

- Schamgefühl
- Pflege durch andersgeschlechtliche Pflegefachkraft erwünscht oder nicht erwünscht
- Sexuelle Gewalterfahrungen in der Biografie
- Hemmschwelle beim Anehmen von grundpflegerischen Angeboten wie Körper- oder Intimpflege

944. Warum kann die Pflege alter Frauen durch junge, männliche Pflegefachkräfte schwierig sein?

Mögliche Probleme bei der Pflege von Frauen durch männliche Pflegefachkräfte:
- Scham
- Negative sexuelle Erlebnisse
- Gewalterfahrungen mit Männern

945. Wie würden Sie bei der Intimpflege auf Frauen eingehen, von denen Sie wissen, dass sie sexuelle Gewalt erfahren haben?

Durchführen der Intimtoilette bei Frauen mit sexueller Gewalterfahrung:
- Nach Möglichkeit sollten nur weibliche Pflegefachkräfte die Intimtoilette anbieten
- Behutsames Vorgehen, indem ihr das Gefühl von Autonomie gegeben wird:
  - Bei Bettlägerigen: Oberkörper erhöht beim Versorgen des vorderen Intimbereiches
  - Intimpflege so weit wie möglich selbst durchführen lassen
  - Sichtschutz etc.
- Intimpflege so weit wie möglich selbst machen lassen
- Ruhe ausstrahlen, beruhigen
- Eventuell mit anderem Gesprächsthema von der Pflegehandlung ablenken

946. Wie können Sie im Rahmen der Intimpflege die Würde des alten Menschen wahren? Nennen Sie fünf Beispiele.

Möglichkeiten, bei der Intimpflege die Würde des Betroffenen zu wahren:
- Intimpflege nach Möglichkeit selbst machen lassen
- Bei Intimpflege vor Blicken Dritter schützen
- Wünschen nach gleichgeschlechtlicher Pflege nachkommen
- Betroffenen nur so weit wie nötig entkleiden
- Vor Betreten des Zimmers anklopfen
- Distanz und Respekt wahren

FALLBEISPIEL (FRAGEN 947–951)

Pflegefachkraft Rita Gruber ist für die Grundpflege von Herrn Wild zuständig. Im Gespräch macht er oft anzügliche Bemerkungen. Beim letzten Besuch kniff er der Pflegefachkraft in den Po und versuchte, sie in eine Umarmung zu ziehen. Rita Gruber ist in der Situation nicht weiter auf den Vorfall eingegangen und hat ihre Arbeit sehr schnell erledigt, um aus dem Zimmer zu kommen. Heute muss sie allerdings wieder alleine zu Herrn Wild. Sie hat ein mulmiges Gefühl und überlegt, wie sie sich gegen die sexuellen Übergriffe wehren kann.

947. Wie können Sie als Pflegefachkraft Ihre eigene Intimsphäre wahren?

Möglichkeiten zur Wahrung der Intimsphäre der Pflegefachkraft:
- Reflexion des eigenen Umgangs mit Nähe und Sexualität
- Supervision
- Eindeutige Grundhaltung den Pflegebedürftigen gegenüber

- Schutzkleidung und Handschuhe verwenden
- Gespräche im Team

Im Fallbeispiel sollte ein Gespräch mit Herrn Wild durch die Wohnbereichsleitung oder Pflegedienstleitung gemeinsam mit Rita Gruber erfolgen.

948. Welches typische Beziehungsmuster zeigt sich in diesem Fallbeispiel?

Herr Wild übernimmt den aktiven Part, handelt im Sinne typischer Rollenmuster zwischen Mann und Frau. Die weibliche Pflegefachkraft ist passiv, versucht sich der Situation zu entziehen und die Begegnung zu vermeiden. Folge: Die Pflegebeziehung ist belastet, das Thema ist unangenehm und peinlich.

949. Wie könnte sich die Pflegefachkraft beim nächsten Besuch verhalten?

Vorschläge für das Verhalten der Pflegefachkraft beim nächsten Besuch:
- Taktvolles, klärendes Gespräch mit Herrn Wild
- Verletzungen deutlich machen
- Herrn Wild deutliche Grenzen setzen
- Auf eigene Intim-/Privatsphäre hinweisen
- Gespräche mit Kolleginnen und Kollegen darüber suchen
- Eventuell zu zweit pflegen
- Eventuell andere Pflegefachkraft zu Herrn Wild schicken

4

950. Welche Gefühle kann das Verhalten von Herrn Wild bei Rita Gruber auslösen?

Gefühle, die das Verhalten von Herrn Wild bei Rita Gruber auslösen kann:
- Ekel
- Scham
- Wut
- Verletzung
- Angst
- Hilflosigkeit
- Verachtung

951. Warum kann das Gespräch mit Kolleginnen und Kollegen darüber hilfreich sein?

Ein Gespräch mit Kolleginnen und Kollegen kann aus folgenden Gründen hilfreich sein:
- Erzählen und „Loswerden" des Erlebnisses, dadurch Entlastung
- Eventuell dadurch weniger Scham und Ekel
- Erfahrungsaustausch: Vielleicht haben auch andere diese Erfahrungen gemacht
- Gemeinsame Lösungen finden
- Unterstützung durch die Kollegen
- Eventuell dadurch weniger Hilflosigkeit
- Gefühle nicht unmittelbar an Herrn Wild „auslassen", sondern zunächst reflektieren

FALLBEISPIEL (FRAGEN 952–957)

Frau Ziegler lebt seit drei Jahren in einem Altenheim. Vor wenigen Monaten ist Herr Bär auf dem gleichen Wohnbereich eingezogen. Nun scheint sich zwischen beiden eine besondere Beziehung zu entwickeln. Sie verbringen ihre Zeit meist miteinander, oft auch alleine im Einzelzimmer von Herrn Bär. Eine Pflegefachkraft soll sie sogar schon Händchen haltend im Garten gesehen haben.

952. Welche Reaktionen auf die Beziehung können Sie vonseiten der Pflegefachkräfte erwarten?

Reaktionsmöglichkeiten der Pflegenden:
- Ignorieren: Der Kontakt wird zunächst nicht als intime Beziehung wahrgenommen.
- Wird der Kontakt als intime Beziehung wahrgenommen, sind verschiedene Reaktionen möglich:
  - Hilflosigkeit („Und jetzt?")
  - Unverständnis („Die in ihrem Alter …")
  - Ekel („Igitt!")
  - Verniedlichung („Oh, wie süß!")
  - Akzeptanz, Annahme der Situation ohne negative Bewertung
  - Unterstützung der Beziehung
  - Beziehung gegen negative Kommentare und Reaktionen in Schutz nehmen
  - Verständnis

953. Welche Reaktionen auf die Beziehung können Sie vonseiten der anderen Mitbewohner erwarten?

Reaktionsmöglichkeiten der anderen Bewohner:
- Ignorieren
- Unterstützung
- Neid, Wut, Beschimpfungen, anzügliche Bemerkungen, Ekel, Angriffe, Scham, Traurigkeit
- Vermeiden von Kontakten, Ausgrenzung des Paares

954. Wie kann sich das Altersstereotyp „Alte Menschen haben keine sexuellen Bedürfnisse" am Beispiel von Frau Ziegler und Herrn Bär auswirken?

Auswirkungen des Altersstereotyps „Alte Menschen haben keine sexuellen Bedürfnisse":
- Der Kontakt der beiden wird zunächst gar nicht als sexuelle Beziehung wahrgenommen.
- Die Wahrnehmung, dass die Beziehung auch sexuellen Charakter hat, wirkt sich negativ auf die Einstellung zu und den Umgang mit den beiden aus und äußert sich in anzüglichen Bemerkungen, Vermeidung von Kontakten, besonderer Beobachtung, Ekelgefühlen, Scham.
- Das Verhalten oder das Paar wird als „unnormal" bezeichnet.

955. Welche Bedeutung kann die Beziehung für Frau Ziegler und Herrn Bär haben?

Bedeutung der Beziehung für Frau Ziegler und Herrn Bär:
- Befriedigung sozialer Bedürfnisse: Gesprächspartner, Verständnis, Gefühl, gebraucht zu werden, Gefühl, geliebt zu werden, Gefühl, wichtig und einmalig zu sein
- Befriedigung sexueller Bedürfnisse: Erleben körperlicher Nähe, Wärme, Zärtlichkeit, sich als Frau bzw. Mann erleben können

956. Wie können Sie Frau Ziegler und Herrn Bär unterstützen, damit sie ihre Beziehung auch im Altenheim leben können?

Unterstützungsmöglichkeiten:
- Gefühl vermitteln, dass die Beziehung akzeptiert wird
- Privatsphäre im Einzelzimmer von Herrn Bär besonders beachten
- Anklopfen
- Eventuell Zeiten und Orte für Rückzugsmöglichkeiten vereinbaren

- Nach Wünschen des Paares diesbezüglich fragen
- Auf negative Reaktionen der Mitbewohner eingehen
- Auf negative Reaktionen anderer Pflegefachkräfte eingehen
- Teamgespräche zum Thema Sexualität im Alter

957. Wodurch kann die Sexualität der Bewohner in einem Alten- und Pflegeheim behindert werden? Nennen Sie fünf Aspekte.

Hindernisse für Sexualität im Alten- und Pflegeheim:
- Mehrbettzimmer
- Mangelnde Privatsphäre
- Keine Rückzugsmöglichkeiten
- Kein Anklopfen vor dem Eintreten durch Pflegefachkräfte
- Vorurteile der anderen Mitbewohner
- Vorurteile der Pflegefachkräfte

4.7 Ethniespezifische und interkulturelle Aspekte

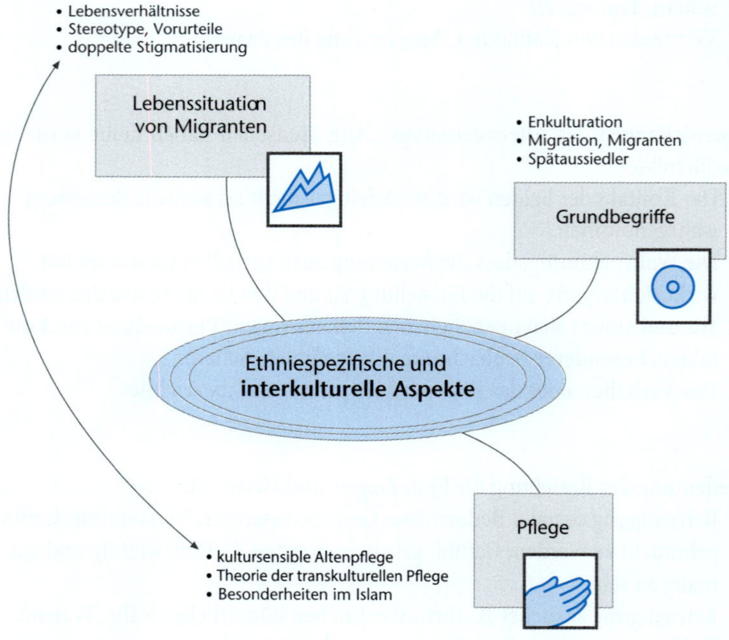

Abb. 4.8 Mindmap „Ethniespezifische und interkulturelle Aspekte" [L157] nach [M576]

FALLBEISPIEL (FRAGEN 958–976)

Herr Gün kam vor 40 Jahren ist auf der Suche nach Arbeit aus der Türkei in die Bundesrepublik. Heute ist er 79 Jahre alt und lebt mit seiner türkischen Frau in einer Mietwohnung in einer deutschen Großstadt. Beide sind gläubige Moslems. Ihre Kinder leben mit ihren Familien in der Nähe. Sie kommen an Wochenenden regelmäßig zu Besuch.

Jeden Morgen unterstützt ein ambulanter Dienst Frau Gün seit ihrem Schlaganfall bei der Grundpflege. Herr Gün besucht einmal in der Woche das türkische Café im Viertel und nimmt einmal im Monat auch an den Gebetszeiten in der islamischen Gemeinde teil. Das Ehepaar spricht nur wenig Deutsch und träumte immer davon, einmal in die Türkei zurückkehren zu können.

4.7.1 Grundbegriffe

958. Wie ist der Terminus Menschen mit Migrationshintergrund definiert?

Der Begriff „Migration" bedeutet wörtlich „Wanderung".
Menschen mit Migrationshintergrund

- haben eine ausländische Staatsangehörigkeit oder
- sind nach 1949 ins Bundesgebiet der BRD zugewandert oder
- sind in Deutschland geboren und eingebürgert oder
- haben ein Elternteil, das zugewandert ist, eingebürgert wurde oder eine ausländische Staatsangehörigkeit besitzt (www.bib.bund.de/DE/Fakten/Glossar/B/Bevoelkerung-Migrationshintergrund.html?nn=9992206).

4

959. Wie viele Menschen mit Migrationshintergrund leben der Bundesstatistik 2019 zufolge in der Bundesrepublik Deutschland?

Ca. 20,8 Millionen.

960. Was versteht man unter dem Begriff Spätaussiedler?

Spätaussiedler sind Deutsche im Sinne des Grundgesetzes, die im Ausland als deutsche Minderheit leben und dann in die Heimat ihrer Vorfahren zurückkehren, um sich hier dauerhaft niederzulassen (www.bmi.bund.de/DE/themen/heimat-integration/kriegsfolgen/spaetaussiedler/spaetaussiedler-node.html).

961. Was versteht man unter dem Begriff Enkulturation?

Der Mensch erlernt Eigenheiten (Bräuche, Denkweisen, Rituale) der Kultur, in der er lebt, und wird dadurch zu einem Mitglied dieser Kultur und von ihr geprägt.

4.7.2 Lebenssituation von Migranten im höheren Lebensalter

962. Wie sieht die Lebenssituation alter Migranten in der Bundesrepublik in der Regel aus? Zeigen Sie fünf typische Beobachtungen auf.

Lebenssituation alter Migranten in der Bundesrepublik:

- Mehrheit schon seit Jahrzehnten in Deutschland
- Kinder in Deutschland aufgewachsen
- Ansprüche auf staatliche Sozialleistungen
- Wunsch, in die alte Heimat zurückzukehren

- Kultur und Bräuchen des Herkunftslands noch eng verbunden
- Leben oft in Subkultur
- Schreib- und Lesekompetenzen oft eingeschränkt
- Ausübung der eigenen Religion in einer Gemeinschaft erschwert
- Doppelte Stigmatisierung aufgrund des Alters und des Ausländerseins
- Große Scheu vor Übergang in Institutionen
- Eingeschränkt sprachliche Ausdrucksmöglichkeiten über medizinische und pflegerische Sachverhalte
- Familiäre Netzwerke nicht immer vorhanden

963. Zeigen Sie am Beispiel von Familie Gün typische Merkmale der Lebenssituation alter Migranten in der Bundesrepublik auf.

Typische Merkmale der Lebenssituation alter Migranten am Beispiel von Herrn Gün:

- Herr Gün lebt schon seit Jahrzehnten in Deutschland.
- Die Kinder der Eheleute Gün Kinder leben hier.
- Herr und Frau Gün träumen vom Lebensabend in der Türkei, auch wenn sie wohl dauerhaft in Deutschland bleiben werden.
- Herr Gün pflegt eigene Bräuche/Kultur (türkisches Café) und Religion (Gebetszeiten).
- Deutsche Sprachkenntnisse sind nur eingeschränkt vorhanden.
- Familie Gün lebt in bescheidenen Wohnverhältnissen.

964. Was bedeutet es, wenn man von einer doppelten Stigmatisierung alter Migranten spricht?

Unter doppelter Stigmatisierung alter Migranten versteht man die Benachteiligung aufgrund des Alters **und** des Ausländerstatus.

965. Herr Gün erzählt der Pflegefachkraft, dass das Leben, das sie in Deutschland führen, noch schwieriger geworden sei, seit sie beide alt und krank sind. Wie können Sie sich diese Aussage erklären?

Grund ist die doppelte Stigmatisierung: Zu den Benachteiligungen und Schwierigkeiten, die durch das Ausländersein bereits bestehen, kommen die Benachteilungen und Schwierigkeiten durch das Alter und die Krankheit hinzu. Das Ehepaar ist stärker auf Hilfe und Unterstützung von außen angewiesen und stößt in dieser Situation auf Vorurteile und Stereotype.

966. Nennen Sie mögliche Gründe, warum Gastarbeiter auch nach dem Übergang in den Ruhestand noch in Deutschland bleiben.

Gründe für den Verbleib nach Übergang in den Ruhestand:

- Bessere medizinische Versorgung
- Kinder
- Haus und Besitz
- Soziale Kontakte

967. Familie Gün bleibt auch im Alter in der Bundesrepublik. Welche Gründe können Sie sich dafür vorstellen?

Gründe für Familie Gün, in Deutschland wohnen zu bleiben:

- Familie (Kinder und Enkel) wohnen hier
- Soziale Kontakte in Deutschland
- Eventuelle Rentenansprüche von Herrn Gün

- Umzug wegen des Gesundheitszustands von Frau Gün nur schwer möglich
- Eventuelle bessere medizinische Versorgung (auch durch ambulanten Dienst) in der Bundesrepublik

4.7.3 Pflege

968. Wie hoch ist der Anteil der Migranten, die derzeit durch professionelle Dienstleister der Altenhilfe betreut werden?

Der Anteil der Migranten, die durch professionelle Dienstleister betreut werden, ist gering:
- 1 % in stationären Einrichtungen
- 3 % in ambulanten Diensten

969. Nennen Sie typische Probleme von Migranten im Alter, die auf Pflegeunterstützung angewiesen sind.

Probleme von Migranten im Alter bei Pflegebedarf:
- Keine Ansprüche im Rahmen der Pflegeversicherung
- Geringe Kenntnis über Rechte, Hilfsangebote und Dienstleistungen
- Schwierigkeiten bei der sprachlichen Verständigung
- Keine passenden Angebote, die auf fremde Kultur und Bräuche abgestimmt sind
- Mangelnde Integration in die gesellschaftlichen Strukturen
- Geringe Rente
- Schlechte materielle Verhältnisse
- Ungünstige Wohnbedingungen
- Oft schlechter Gesundheitszustand wegen schwerer körperlicher Erwerbsarbeit

970. Nennen Sie Gründe, warum die Inanspruchnahme eines ambulanten Dienstes durch ältere Migranten wie Familie Gün heute immer noch eine Ausnahme ist.

Ältere Migranten nehmen die Hilfe von ambulanten Diensten nicht in Anspruch, weil
- sie oft keine Leistungen aus der Pflegeversicherung erhalten (finanzielle Gründe),
- der Familienzusammenhalt stärker ist,
- sie in größeren Familien zusammenleben, in denen eine private Pflege möglich ist,
- die Pflege der Eltern zu den zentralen Pflichten im Islam gehört,
- wegen kultureller und religiöser Unterschiede vonseiten der Migranten besondere Scheu herrscht, professionelle Dienste in Anspruch zu nehmen,
- sie das Angebot der professionellen Dienste nicht kennen,
- die Pflegedienste oft nicht auf die Besonderheiten kultursensibler Pflege eingestellt sind.

971. Was sind die Ziele einer kultursensiblen Altenhilfe?

Kultursensible Altenhilfe soll alten Menschen ein Leben entsprechend den individuellen kulturellen Bedürfnissen und Besonderheiten ermöglichen.

972. Wie sollte sich die derzeitige Altenhilfe im Sinne der Kultursensibilität verändern?

Forderungen für die Entwicklung im Sinne kultursensibler Altenpflege:
- Kenntnis und Beachtung fremder Normen und Werte bei allen Aktivitäten des täglichen Lebens
- Integration bzw. soziale und psychische Unterstützung der Migranten nach ihren jeweiligen Bedürfnissen
- Religiöse Angebote machen
- Pflegefachkräfte aus verschiedenen Kulturen
- Sprachkenntnisse der Pflegefachkräfte
- Kulturspezifische Angebote schaffen

973. Skizzieren Sie die wichtigsten Aussagen der Theorie der transkulturellen Pflege nach Leininger.

Wege zur kulturspezifischen Fürsorge *(Care)* nach Leininger sind:
- Anpassung
- Verständigung
- Bewahrung
- Erhaltung
- Änderung
- Umstrukturierung

4

974. Auf welche Besonderheiten in den Aktivitäten des täglichen Lebens von Migranten sollte man achten? Nennen Sie fünf Beispiele.

Besonderheiten bei den Aktivitäten des täglichen Lebens von Migranten:
- Sprache
- Schamgefühl
- Kleidung
- Essgewohnheiten
- Religiöse Bedürfnisse
- Lebensgewohnheiten
- Familiäre Bezüge

975. Sie kommen als Pflegefachkraft des ambulanten Dienstes zu Familie Gün. Worauf müssen Sie, abgesehen von den üblichen Pflegestandards, besonders achten?

Besonderheiten:
- Körperpflege nach Möglichkeit nur mit fließendem Wasser
- Schuhe werden üblicherweise in Privatwohnungen ausgezogen. Aus Gründen des Arbeitsschutzes kann Familie Gün jedoch nur angeboten werden, dass die Pflegekraft Überschuhe überzieht
- Bei Unsicherheiten bezüglich anderer kultureller Besonderheiten immer nachfragen, was die Familie wünscht
- Einfache Wortwahl und Sprache, da Frau Gün nicht so gut Deutsch versteht
- Auf die Themen Heimweh und Sinn der Krankheit (existenzielle Erfahrungen des Lebens) eingehen

976. Was sollten Sie bei der Pflege von Menschen mit islamischem Glauben beachten? Zeigen Sie fünf Beispiele auf.

Besonderheiten bei der Pflege von Menschen islamischen Glaubens:
- Verzicht auf Schweinefleisch und alle Speisen, die damit in Berührung gekommen sind *(halal)*
- Verzicht auf Alkohol (auch im Essen)
- Essen mit der rechten Hand

- Essen nur, wenn man Hunger hat
- Fastenregeln im Ramadan (kein Essen zwischen Sonnenauf- und -untergang)
- Schwarzer Tee als beliebtes Getränk
- Frauen dürfen in Anwesenheit nicht verwandter Männer nicht essen und Hilfestellungen nur von Frauen annehmen
- Körperpflege nur mit fließendem Wasser
- Kleiderordnung
- Bewertung von Körperausscheidungen als unrein
- Schuhe in Privatwohnungen ausziehen bzw. Überschuhe anziehen
- Auffassung von Krankheit als persönliches Schicksal, manchmal auch als Strafe Gottes (Sinn der Krankheit)

4.8 Menschen mit Behinderung im Alter

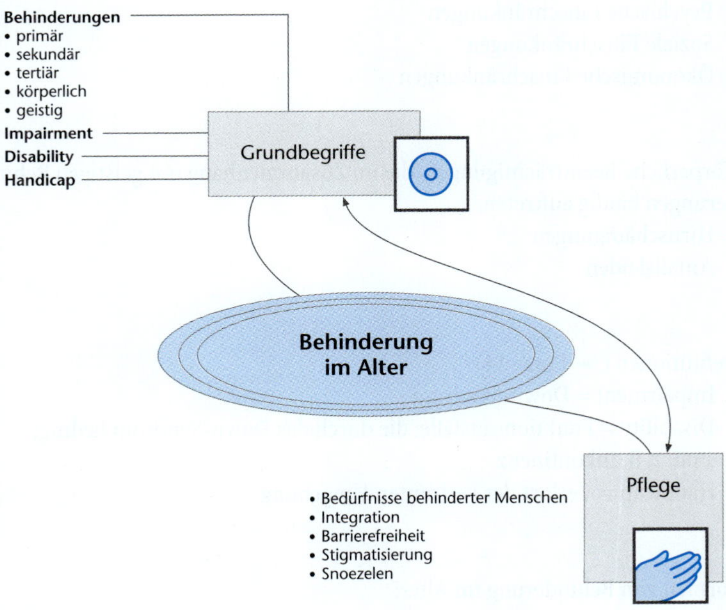

Abb. 4.9 Mindmap „Behinderung im Alter" [L157] nach [M576]

FALLBEISPIEL (FRAGEN 977–987)

Herr Rufus ist 60 Jahre alt und lebt mit seinen Eltern zusammen. Er arbeitet in einer Werkstatt der Lebenshilfe und wird täglich mit dem Bus abgeholt und am Abend wieder nach Hause gebracht. Herr Rufus hat ein Down-Syndrom.

Die Eltern von Herrn Rufus sind beide über 80 Jahre alt. Als sich die Mutter nach einem Sturz im Garten den Oberschenkelhals bricht, ist die Familie schließlich bereit, darüber nachzudenken, wie es mit Herrn Rufus weitergehen soll. Es steht die Überlegung im Raum, einen Platz in einer stationären Einrichtung zu suchen.

4.8.1 Grundbegriffe

977. Wie viele alte Menschen mit Schwerbehinderung leben in der Bundesrepublik Deutschland?

Gemäß dem statistischen Bundesamt leben zum Ende 2017 rund 7,8 Millionen schwerbehinderte Menschen in Deutschland. Davon sind 34 % über 75 Jahre und älter.

978. Welche Formen von Behinderungen kennen Sie? Nennen Sie fünf.

Formen der Behinderung:
- Geistige Behinderungen
- Epilepsien
- Körperliche Behinderungen
- Sprachbehinderungen
- Verhaltensstörungen
- Seh- und Hörbehinderungen

979. Auf welchen vier Ebenen kann sich eine Behinderung ausdrücken?

Auswirkungen einer Behinderung:
- Körperliche Einschränkungen
- Psychische Einschränkungen
- Soziale Einschränkungen
- Ökonomische Einschränkungen

980. Welche körperlichen Beeinträchtigungen treten im Zusammenhang mit geistigen Behinderungen häufig auf?

Körperliche Beeinträchtigungen, die im Zusammenhang mit geistigen Behinderungen häufig auftreten:
- Hirnschädigungen
- Anfallsleiden

981. Definieren Sie am Beispiel von Herrn Rufus die Begriffe Impairment, Disability und Handicap.

Definitionen (➤ Frage 14):
- Impairment = Down-Syndrom
- Disability = Funktionsausfälle, die durch das Down-Syndrom bedingt sind, z. B. Inkontinenz
- Handicap = Verlust der vertrauten Umgebung

982. Welche zwei Gruppen von Behinderungen im Alter kann man unterscheiden?

Formen von Behinderung im Alter:
- **Primärbehinderung:** Behinderungen, die bereits seit frühem Lebensalter bestehen (z. B. Down-Syndrom, Kinderlähmung). Der Anteil alter Menschen mit Primärbehinderung nimmt immer mehr zu, da auch Menschen mit Behinderung eine zunehmende Lebenserwartung haben.
- **Sekundärbehinderung:** Behinderungen, die durch Erkrankungen im höheren Lebensalter aufgetreten sind (z. B. Apoplex, Demenz, Parkinson).

Die Behinderung von Herrn Rufus lässt sich als Primärbehinderung definieren, weil sie bereits seit seiner Geburt besteht, sowie als geistige Behinderung.

983. Welcher Gruppe von Behinderungen würden Sie die Behinderung von Herrn Rufus zuordnen? Begründen Sie Ihre Antwort.

Tertiärbehinderung = soziale Ausgrenzung von Menschen aufgrund ihrer primären oder sekundären Behinderung.

984. Was versteht man unter dem Begriff Tertiärbehinderung?

Häufige Primärbehinderungen bei alten Menschen:
- Geistige Behinderungen
- Psychische und körperliche Behinderungen
- Epilepsien

985. Welche Primärbehinderungen findet man bei alten Menschen am häufigsten?

Gründe für den Anstieg der Primärbehinderungen im Alter:
- Auswirkung heilpädagogischer Förderprogramme
- Bessere und spezielle medizinische Versorgung
- Staatlicher Schutz: Das Recht auf Leben mit und ohne Behinderung ist im Grundgesetz verankert (Euthanasieprogramme zur Zeit des Nationalsozialismus haben eine Generation Behinderter ausgerottet)

986. Wie kann der Anstieg der primären Behinderungen im Alter erklärt werden?

- SGB IX (Teilhabe am Leben in der Gemeinschaft)
- SGB XI (Leistungen nach dem Pflegeversicherungsgesetz)
- SGB XII (Eingliederungshilfe)

987. Aus welchen Gesetzesgrundlagen können Leistungsansprüche für Hilfen für alte Menschen mit geistiger Behinderung abgeleitet werden?

4.8.2 Pflege

Folgen von Behinderungen:
- **Persönlich:** Abhängigkeit; Einschränkung in Berufstätigkeit, Freizeitgestaltung, sozialen Kontakten; psychische Belastung
- **Familiär:** Veränderungen für die ganze Familie, psychische Belastungen, finanzielle Belastungen, Pflegeleistungen, Änderung der Rollen
- **Gesellschaftlich:** soziale Integration Behinderter, Gestaltung von Lebensräumen für Menschen mit Behinderung, Finanzierung von Pflege- und Versorgungsleistungen

988. Welche persönlichen, familiären und gesellschaftlichen Folgen können Behinderungen nach sich ziehen? Nennen Sie zu jedem Stichpunkt jeweils drei konkrete Beispiele.

Auswirkungen der Behinderung von Herrn Rufus auf seine Familie:
- Pflegebedarf und Abhängigkeit
- Körperliche Belastung
- Psychische Belastung
- Finanzielle Einschränkung
- Verlust sozialer Kontakte

989. Wenn Sie an Herrn Rufus und seine Eltern denken: Welche Auswirkungen hat seine Behinderung auf die ganze Familie?

- Gesellschaftliche Stigmatisierung und Ausgrenzung
- Einschränkung von (Freizeit-)Aktivitäten und beruflichen Möglichkeiten
- Intensivere Auseinandersetzung mit Sinnfragen
- Intensivere Gestaltung von Beziehungen
- Positives Erleben: Freude über Fortschritte eines Kindes oder eines Menschen mit Behinderung haben oft eine intensivere Dimension; Zusammenhalt in der Familie, Mitgefühl, Wertschätzung und Sensitivität können wichtige Leitpunkte im Leben sein.

990. Was sind einschneidende Ereignisse für behinderte Menschen im höheren Lebensalter? Nennen Sie drei Beispiele.

4

Kritische Lebensereignisse alter Menschen mit Behinderung:

- Ausscheiden aus beschützenden Werkstätten und Tagesangeboten
- Auszug aus dem familiären Umfeld, wenn Pflege und Versorgung dort nicht mehr möglich sind
- Veränderungen sozialer Kontakte
- Nicht alle stationären Behinderteneinrichtungen bieten Wohnen und Versorgung auch im höheren Lebensalter an
- Tagesstrukturierende und Beschäftigungsangebote, die am alten Menschen orientiert sind, sind noch in zu geringem Umfang vorhanden

991. Diskutieren Sie die Vor- und Nachteile, welche die Übersiedlung von Herrn Rufus in ein Altenheim mit sich bringen würde (➤ Tab. 4.8).

Tab. 4.8 Vor- und Nachteile der Übersiedlung von Herrn Rufus in ein Altenheim

Vorteile	Nachteile
Herr Rufus ist mit sozialen Einrichtungen vertraut	Wenig geeignete Häuser für alte Menschen mit Primärbehinderungen vorhanden
Behindertengerechte Ausstattung der Heime	Fachkräfte der Altenpflege nicht ausreichend für die speziellen Anforderungen der Behinderung qualifiziert
Entlastung der Eltern	Probleme im Zusammenhang mit der Trennung von den Eltern und der gewohnten Umgebung
Eltern können den Übergang noch unterstützen	Integration innerhalb eines „normalen" Altenheims eventuell schwierig
Eltern können mit Herrn Rufus zusammen eine geeignete Einrichtung auswählen	Veränderung gewohnter sozialer Kontakte
Herr Rufus kann nicht immer zu Hause bleiben, ein früher Übergang ist eventuell günstig	Verlust vertrauter Umgebung und Tagesabläufe

992. Warum gibt es bisher noch wenige Konzepte für die Arbeit mit alten Menschen mit Primärbehinderungen?

Menschen mit Primärbehinderung haben früher in der Regel kein hohes Lebensalter erreicht. Das Phänomen behinderter Menschen im hohen Lebensalter ist neu. Es gibt daher kaum Angebote im Bereich der allgemeinen Altenhilfe.

Auch im Bereich der Behindertenhilfe sind viele Einrichtungen noch nicht auf dieses Klientel eingestellt, d.h., die Fachkräfte im Behindertenbereich sind derzeit noch nicht ausreichend altenpflegerisch qualifiziert.

993. Von welchen Konzepten der Altenpflege kann auch Herr Rufus profitieren?

Konzepte der Altenpflege, von denen Herr Rufus profitieren kann:
- Aktivierende Pflege
- Ressourcenunterstützung
- Individualitätsprinzip
- Normalitätsprinzip
- Biografiearbeit
- Spezielle Beschäftigungsangebote
- Basale Stimulation®

994. Wie kann die Integration behinderter Menschen gefördert werden? Nennen Sie drei Möglichkeiten.

Möglichkeiten zur Integration behinderter Menschen:
- Öffentlichkeitsarbeit
- Änderung von Vorurteilen und hinderlichen Einstellungen
- Unterstützung der Betroffenen
- Angebote für behinderte und nicht behinderte Menschen schaffen
- Kontaktmöglichkeiten schaffen
- Spezifische tagesstrukturierende Angebote und Beschäftigungsangebote schaffen

995. Nehmen Sie Stellung zu der These „Der Umgang mit behinderten Menschen im Alter unterscheidet sich nicht vom Umgang mit alten Menschen im Allgemeinen" **(➢ Tab. 4.9).**

Tab. 4.9 Ähnlichkeiten bei der Pflege behinderter und nicht behinderter alter Menschen

Ähnlichkeiten	Unterschiede
Biografiearbeit wichtig	Zusätzliche spezielle Kenntnisse über Behinderung notwendig
Kenntnis der Lebensgeschichte wichtig	Kontinuität der Umgebung und der Bezugspersonen noch wichtiger, weil Anpassungsfähigkeit an neue Gegebenheiten durch Behinderung zusätzlich beeinträchtigt sein kann
Beziehungsarbeit wichtig	Auf doppelte Benachteiligungen wegen Behinderung und Krankheit achten
Grundlegende Bedürfnisse unterscheiden sich nicht	Pflege alter Menschen mit Behinderung kann von der Familie oft nicht übernommen werden
	Behinderte oft schon mit sozialen Einrichtungen vertraut (z. B. Werkstatt, Wohnheim)

996. Was verstehen Sie unter dem Begriff Snoezelen?

Snoezelen = Maßnahmen zur Anregung der Sinneswahrnehmungen, z. B. durch Licht, Düfte, Geräusche, Geriüche, Geschmack.

997. Welche Vorteile bietet Snoezelen in der Arbeit mit behinderten alten Menschen?

Vorteile von Snoezelen:
- Anregung der Wahrnehmung auf verschiedenen Sinneskanälen
- Schaffen von Anreizen, Stimulation
- Anwendbarkeit auch bei Personen, die geistig oder sprachlich eingeschränkt sind
- Aktivierung vorhandener Ressourcen möglich

998. Warum wäre es günstig, bei Herrn Rufus Elemente des Snoezelens anzuwenden?

Snoezelen hat eine günstige Wirkung auf Herrn Rufus:
- Anwendung unabhängig von geistigen, körperlichen und sprachlichen Behinderungen möglich
- Aktivierung vorhandener Ressourcen
- Förderung der Sinneswahrnehmung
- Beitrag zur Lebensqualität

LITERATUR

Altenpflege heute. 3. A. München: Elsevier Urban & Fischer, 2017.

Brendebach C, Piontkowski U: Alte Patientinnen in der Hausarztpraxis: ein Beitrag zur gerontologischen Einstellungsforschung. Zeitschrift für Gerontologie und Geriatrie 1997; 30: 368–374.

Mai R et. al. Chancen erkennen und nutzen. Alternde Gesellschaften im internationalen Vergleich. Gutachten des Bundesinstituts für Bevölkerungsforschung im Auftrag des Bundesministeriums für Familie, Senioren, Frauen und Jugend. Aus: www.bmfsfj.de/blob/78964/e8ccc6bd13bdf1cbad217b64f38b41f0/chancen-erkennen-alternde-gesellschaft-internationaler-vergleich-data.pdf (letzter Zugriff: 9. Januar 2017).

www.destatis.de.

KAPITEL

5 Institutionelle und rechtliche Rahmenbedingungen beim altenpflegerischen Handeln berücksichtigen (Lernfeld 3.1)

5.1 Staatsbürgerkunde

5.1.1 Gewaltenteilung, Rechtsnormen, Altersstufen im Recht

In diesem Kapitel werden die Kenntnisse zu den Staatsprinzipien der Bundesrepublik Deutschland abgefragt. Damit zeigt die angehende Altenpflegefachkraft, dass sie das System der Gewaltenteilung und die Zusammenhänge von verschiedenen Rechtsnormen zur Grundlage ihres Rechtsverständnisses gemacht hat.

999. In der Bundesrepublik Deutschland herrscht der Grundsatz der Gewaltenteilung. Erklären Sie diesen Grundsatz.

Die gesetzgebende, die gesetzesausführende und die rechtsprechende Befugnis des Staats liegt in unterschiedlichen Händen. Diese drei sogenannten Gewalten sind voneinander getrennt und kontrollieren sich gegenseitig. Damit soll die Macht des Staats beschränkt und Machtmissbrauch durch den Staat verhindert werden. Die gesetzgebende Gewalt **(Legislative)** ist das Parlament (Bundesparlament oder Länderparlamente), die gesetzesausführende Gewalt **(Exekutive)** besteht aus den Ministerien sowie deren Verwaltungsbehörden, die rechtsprechende Gewalt **(Judikative)** wird durch die Gerichte ausgeübt.

1.000. Nennen Sie die grundsätzliche Aufgabe der Exekutive.

Die Exekutive führt die Bundes- und Landesgesetze aus. Sie wird gebildet von den Bundes- und Landesregierungen (Ministerien) und den öffentlichen Verwaltungen. Die zuständigen Ministerien führen die Gesetze aus, z. B. das AltPflG. In dieser Funktion sind sie u. a. auch zuständig für die fachliche Aufsicht über die Berufsfachschulen oder führen die Heimaufsicht mittels ihrer Behörden durch.

1.001. Welche „Arten" von Recht, sogenannte Rechtsquellen oder auch Rechtsnormen, gibt es und in welchem Verhältnis stehen sie zueinander? Geben Sie Beispiele.

Die Rechtsnormen stehen in einer Rangfolge. An oberster Stelle steht das Grundgesetz, gefolgt von den formellen Gesetzen (z. B. BGB, StGB, AltPflG), den Rechtsverordnungen (z. B. AVPfleWoqG), den Satzungen (z. B. der Krankenkassen, aber auch eines Sportvereins) und den individuellen Regelungen, Verträgen und Verwaltungsakten (konkretes Tätigwerden der Verwaltung gegenüber einem oder mehreren Bürgern).

Rangfolge bedeutet, dass die rangniedere Rechtsnorm nicht gegen die ranghöhere verstoßen darf.

FALLBEISPIEL (FRAGE 1.002)

In der Hausordnung eines privaten Alten- und Pflegeheims wird festgelegt, dass im Wohnbereich keine Kleintiere gehalten werden dürfen. Darüber hinaus besteht eine strenge Hausordnung, nach der es nur bis 18:00 Uhr erlaubt ist, Besuch zu empfangen.

Frau Schreiner, die sehr gerne wieder einen Wellensittich hätte, ist ganz verzweifelt wegen dieser Regelung. Auch kann ihr Sohn, der immer bis 20:00 Uhr arbeitet, sie während der Woche nicht besuchen kommen, da dann keine Besuchszeit mehr ist.

1.002. Kann Frau Schreiner geholfen werden?

Das Heim kann Frau Schreiner die Haltung eines Wellensittichs, sofern sie ihn alleine versorgen kann, nicht verbieten. Die Regelung in der Hausordnung stellt einen Grundrechtsverstoß dar und ist deshalb rechtswidrig.

Art. 6 GG garantiert den Schutz der Familie. Einengende Besuchszeiten, die es Berufstätigen unmöglich machen, ihre Angehörigen (oder auch Freunde) zu besuchen, verstoßen gegen dieses Grundrecht und sind daher auch rechtswidrig. Frau Schreiners Sohn muss die Möglichkeit gegeben werde, die Mutter auch nach 18:00 Uhr zu besuchen.

Natürlich sind Heimordnungen notwendig und wichtig, damit die Freiheit des einen nicht zur Last des anderen wird. Bei der Aufstellung einer Heimordnung ist aber darauf zu achten, dass die Grundrechte nicht in unzulässiger Weise eingeschränkt werden.

1.003. Welche Rechtsnormen dürfen von der Exekutive erlassen werden? Nennen Sie solche zur Altenpflege gehörenden Rechtsnormen. Erklären Sie Funktion und Inhalt dieser Rechtsnormen.

Die Ministerien sind befugt, aufgrund von Ermächtigungen im jeweiligen Gesetz (früher z. B. HeimG – Bund) Rechtsverordnungen zu erlassen. Dies waren im Altenpflegebereich die Heimpersonalverordnung (HeimPersV), die Heimmitwirkungsverordnung (HeimMitwV) und die Heimmindestbauverordnung (HeimMindBauV). Sie stellten Detailregelungen zum Heimgesetz dar, wie z. B. bezüglich der Fachkraftquote, der Qualifikationsanforderungen an die Mitarbeiter oder Heimleitung; der baulichen Voraussetzungen und der Mitwirkung durch den Heimbeirat.

Nachdem die Gesetzgebungskompetenz auf dem Gebiet des Heimrechts auf die Bundesländer übergegangen ist, gelten die landesrechtlichen Regelungen. Die einzelnen Bundesländer haben für ihre Gesetze unterschiedliche Bezeichnungen gewählt. So gilt in Bayern z. B. das bayrische Pflege- und Wohnqualitätsgesetz (PfleWoqG). Die auf Grundlage dieses Gesetzes (Art. 25 Abs. 1 und Abs. 2) erlassene Verordnung zur Ausführung des Pflege- und Wohnqualitätsgesetzes (AVPfleWoqG) vom 27.7.2011 gibt Detailregelungen zu z. B. baulichen Mindestanforderungen, personellen Mindestanforderungen, Mitwirkung und Weiterbildungsvoraussetzungen u. a. auch für die Praxisanleitungen.

FALLBEISPIEL (FRAGE 1.004)

Am 1. Januar 2020 wird das Altenpflegegesetz und das Krankenpflegegesetz vom Pflegereformgesetz abgelöst.

1.004. Beschreiben Sie die wesentliche Änderung zur bisherigen Altenpflegeausbildung.

Die bisherige Ausbildung wird durch eine dreijährige, generalistische Ausbildung mit dem Abschluss Pflegefachfrau/Pflegefachmann ersetzt.

1.005. In § 11 SGB XI ist vom „allgemein anerkannten Stand in Medizin und Pflege" die Rede. Auch andere Vorschriften enthalten bewusst unbestimmte Rechtsbegriffe. Erklären Sie den Grund für die Verwendung solcher Formulierungen. Von wem werden die Begriffe verbindlich ausgelegt?

Gesetze wären überfrachtet, wenn man sie mit genaueren Definitionen für alle denkbaren Fälle abfassen würde. Darüber hinaus muss man auch der gesellschaftlichen und in diesem Fall der medizinischen und pflegerischen Weiterentwicklung Rechnung tragen und Spielraum für Auslegungen lassen, deren Notwendigkeit man zum Zeitpunkt der Entstehung des Gesetzes noch gar nicht sehen konnte.

Ausgelegt werden die unbestimmten Rechtsbegriffe von der ständigen Rechtssprechung und von der Literatur, die durchaus auch unterschiedlicher Meinung sein können.

1.006. Wie nennt man die Dienstanweisungen, die innerhalb einer Verwaltungsbehörde (z. B. Sozialamt) ausgegeben werden können und nur dort gelten?

Dienstanweisungen innerhalb einer Verwaltungsbehörde nennt man **Verwaltungsvorschriften.**

5

1.007. Nennen Sie die Verwaltungsvorschrift, die großen Bezug zur Altenpflege hat.

Die **Begutachtungsrichtlinien** zum neuen Pflegebedürftigkeitsbegriff nach SGB XI, die am 1.1.2017 die Pflegebedürftigkeitsrichtlinien ersetzten (➤ 5.4.3).

1.008. Erklären Sie den Begriff Föderalismus.

Nach Art. 20 Abs. 1 GG ist die Bundesrepublik Deutschland ein Bundesstaat. Ein Bundesstaat ist eine Gemeinschaft mehrerer eigenständiger, gleichberechtigter Länder. Soweit nichts anderes bestimmt ist, ist gemäß Art. 30 GG „die Ausübung staatlicher Befugnisse und die Erfüllung staatlicher Aufgaben [...] Sache der Länder". Einen Teil ihrer Staatsgewalt haben die Länder an den Bund übertragen, insbesondere die Gesetzgebungskompetenz (Art. 70 GG). Im Grundgesetz ist festgelegt, wie diese Gesetzgebungskompetenzen zwischen Bund und Ländern aufgeteilt werden.

FALLBEISPIEL (FRAGE 1.009)

Das Bundesland XY will die Altenpflegeausbildung nach eigenen Vorstellungen gestalten und beabsichtigt, ein eigenes Gesetz dafür zu erlassen.

1.009. Ist es möglich, dass ein Bundesland vom Altenpflegegesetz abweicht?

Nein. Die Schaffung eines gesetzlichen Rahmens für die Altenpflegeausbildung und Prüfung liegt, wie das Bundesverfassungsgericht 2003 bestätigt hat, in der Gesetzgebungskompetenz des Bundes. Kein Bundesland kann davon abweichen.

FALLBEISPIEL (FRAGEN 1.010–1.020)

Frau Merz ist an Alzheimer-Demenz erkrankt und lebt in einem Seniorenheim. Mit Vorliebe bestellt sie bei einem Versandhaus immer wieder teure Fitnessgeräte, die sie nicht benutzen kann und deren Preis ihr Budget erheblich überschreitet. Darüber hinaus ist Frau Merz stark weglaufgefährdet, weshalb öfter ohne rechtliche Legitimation ihre Zimmertür vom Personal zugesperrt wird.

Die 17-jährige Altenpflegeschülerin Peggy wiederum stiehlt immer wieder kleinere Summen Bargeld aus den Geldbörsen der Bewohner.

1.010. Um im Alltag rechtliche Verantwortung übernehmen zu können und zu müssen, hat der Gesetzgeber Altersstufen festgelegt, ab denen jeder Mensch Inhaber von Rechten und Pflichten ist. Erklären Sie den Begriff Rechtsfähigkeit mit dem dazugehörigen Lebensalter.

Rechtsfähigkeit bedeutet Träger von Rechten und Pflichten zu sein. Nach § 1 BGB beginnt sie mit der Geburt und endet mit dem Tod.

1.011. Erläutern Sie die Bedeutung dieses Begriffs für die Pflege alter und kranker Menschen.

Auch Menschen, die demenziell erkrankt sind und nicht mehr über die notwendige Einsichtsfähigkeit verfügen, haben ein Recht auf körperliche Unversehrtheit und Freiheit (➤ 5.1.2).

1.012. Liegt im Fall einer Anzeige wegen der zugesperrten Zimmertür von Frau Merz überhaupt eine Rechtsgutverletzung vor? Das Pflegepersonal versucht ja nur, Frau Merz vor sich selbst zu schützen.

Jeder Mensch, auch derjenige, der an einer geistigen Erkrankung leidet, ist rechtsfähig. Insofern ist er auch Träger des Rechts auf Freiheit, das ihm nur auf rechtlich zulässige Weise (➤ Frage 1.147) entzogen werden kann.

1.013. Was versteht man unter dem Begriff Geschäftsfähigkeit?

Geschäftsfähigkeit ist die Fähigkeit, wirksam Rechtsgeschäfte eingehen zu können (§ 104 f. BGB).

1.014. An welche Altersgrenzen ist die Geschäftsfähigkeit gebunden?

Die volle, unbeschränkte Geschäftsfähigkeit erlangt man mit 18 Jahren. Die Abgabe verbindlicher Willenserklärungen im Rahmen des Taschengelds ist mit 7 Jahren möglich.

1.015. Unter welchen Umständen kann es zu Einschränkungen der Geschäftsfähigkeit eines Volljährigen kommen?

Zur Einschränkung der Geschäftsfähigkeit kann es kommen, wenn ein Erwachsener unter einer krankhaften Störung der Geistestätigkeit leidet, die seine freie Willensbestimmung ausschließt.

1.016. Muss Frau Merz die bestellte Ware behalten und bezahlen?

Sollte Frau Merz aufgrund ihrer Erkrankung nicht mehr geschäftsfähig sein, sind die Verträge, die sie abschließt, unwirksam. Das Versandhaus muss die Ware zurücknehmen, auch wenn die Widerspruchsfrist bereits abgelaufen ist. Frau Merz braucht die Rechnungen nicht zu bezahlen.

1.017. Definieren Sie Deliktsfähigkeit entsprechend den Altersstufen.

Deliktsfähigkeit bedeutet, für einen zugefügten Schaden verantwortlich zu sein, d. h., ihn ersetzen zu müssen (§ 827 BGB). Vor dem 7. Lebensjahr ist ein Mensch deliktsunfähig, zwischen 7 und 18 Jahren (entsprechend der erforderlichen Einsicht) ist er beschränkt deliktsfähig § 828 BGB.

1.018. Nehmen Sie Stellung zur Deliktsfähigkeit demenziell erkrankter Menschen.

Ein Mensch, dessen freie Willensbestimmung aufgrund einer krankhaften Störung der Geistestätigkeit ausgeschlossen ist, ist nicht für den Schaden, den er verursacht, verantwortlich. Auf einen demenziell erkrankten Bewohner in einem Heim bezogen heißt das z. B., dass er nicht für den Schaden haftet, den er durch Beschädigung von Eigentum anderer Mitbewohner oder des Heimes verursacht hat.

1.019. Ab welchem Alter können Jugendliche bestraft werden?

Junge Menschen können vor ihrem 14. Geburtstag nicht bestraft werden, da sie schuldunfähig sind (§ 19 StGB). Wer über 14, aber noch nicht 18 Jahre alt ist, unterliegt dem Jugendstrafrecht, bei mangelnder Reife auch bis zum 21. Lebensjahr.

1.020. Kann Altenpflegeschülerin Peggy wegen ihres Alters strafrechtlich zur Verantwortung gezogen werden?

Ja, denn Peggy ist mit 17 Jahren nach dem Jugendstrafrecht für eine eventuell begangene Straftat verantwortlich.

5.1.2 Grundrechte

Unverzichtbar ist das Wissen über die Grundrechte, wobei die Erinnerung an die „Unantastbarkeit der Würde des Menschen“ zu Beginn eines jeden Pflegetags stehen sollte.

1.021. Nennen Sie den Unterschied zwischen Menschenrechten und Bürgerrechten.

Im Grundgesetz finden sich die Grundrechte, die sich in Menschenrechte und Bürgerrechte einteilen lassen. **Menschenrechte** werden als von der Natur aus jedem Menschen gegeben angesehen. Allen voran die Würde des Menschen (Art. 1 GG), ferner die Freiheits-, Gleichheits- und Verfahrensrechte sowie institutionelle Rechte. **Bürgerrechte** hingegen gelten nur für deutsche Staatsbürger, wie z. B. das Wahlrecht und die Berufsfreiheit.

1.022. Zwischen wem gelten die Grundrechte?

Die Grundrechte gelten zwischen Bürger und Staat.

1.023. Nennen Sie die Funktion der Grundrechte.

Die Grundrechte sind in erster Linie Abwehrrechte des Bürgers gegen willkürliches Handeln des Staats. Sie sind aber auch sogenannte Teilhaberechte, die im Einzelfall einen Anspruch auf Gewährung einer staatlichen Leistung beinhalten. Neben dieser subjektiven Bedeutung stellen die Grundrechte auch objektives Recht dar, insoweit sich die staatlichen Gewalten bei ihrem Handeln an die Grundrechte halten müssen.

1.024. Gibt es Ausnahmen von dem Grundsatz, dass die Grundrechte nur zwischen Staat und Bürger gelten?

Durch die sogenannte Drittwirkung von Grundrechten gelten die Grundrechte im Altenheim mittelbar. Grund dafür ist, dass man von einer Abhängigkeit des Heimbewohners von der Einrichtung und den Pflegekräften ausgehen muss. Die Grundgesetze bewirken im Heimrecht, dass Heimverträge und Heimordnungen nicht gegen die Grundrechte verstoßen dürfen. Für Heime in staatlicher Trägerschaft (➤ 5.5) gelten die Grundrechte unmittelbar.

Auch im Arbeitsrecht gilt ein Grundrecht unmittelbar: Art. 3 GG schreibt die Gleichbehandlung vor, an die sich der Arbeitgeber z. B. bei der Bezahlung von weiblichen und männlichen Beschäftigten halten muss.

FALLBEISPIEL (FRAGE 1.025)

In dem Heimvertrag des Hauses XY gGmbH gibt es eine Klausel, mit der künftige Bewohner vorsorglich in freiheitsentziehende Maßnahmen zum eigenen Schutz einwilligen für den Fall, dass es notwendig werden sollte.
Der Heimvertrag eines Heims eines Wohlfahrtsverbands enthält die Klausel, wonach der Bewohner die pauschale Einwilligung zu eventuell nötig werdenden Fixierungsmaßnahmen gibt.

1.025. Sind diese Vertragsklauseln gültig?

Diese Vertragsklauseln sind nicht gültig. Der Wohlfahrtsverband ist zwar ein privater und kein staatlicher Träger. Aufgrund der „Drittwirkung der Grundrechte“ muss sich der Heimvertrag, der zwischen Heim und Bewohner geschlossen wird, aber an die Grundrechte halten. Die pauschalen Einwilligungserklärungen sind nichtig, da sie gegen das im Grundgesetz garantierte Freiheitsrecht des Bewohners verstoßen, in das nur aufgrund eines Gesetzes und durch richterlichen Beschluss eingegriffen werden darf (➤ Frage 1.088).

1.026. Aus unserer allgemeinen Lebenserfahrung heraus wissen wir, dass kein Grundrecht grenzenlos gewährt wird und gewährt werden kann. Das Recht kennt Grundrechtsschranken. Nennen Sie diese.

Grundrechtsschranken sind:

- Auslegung des Wortlauts
- Gesetzesvorbehalt
- Verwirkung
- Gemeinschaftsvorbehalt

FALLBEISPIEL (FRAGE 1.027)

In einer Großstadt läuft immer wieder ein Mann nackt durch die Straßen. Einige Anwohner fühlen sich dadurch in ihrem Schamgefühl beeinträchtigt, andere finden es lustig. Der Mann spricht mit niemandem und verhält sich ansonsten gänzlich unauffällig. Eine Dame verlangt von der Stadt, dass sie dem Mann verbietet, nackt durch die Straßen zu laufen.

1.027. Welche Grundrechtsschranke steht in diesem Fall zur Diskussion? Erklären Sie die Schranke.

Der Gemeinschaftsvorbehalt. Hier tritt eine Kollision zwischen dem Grundrecht (z. B. Handlungsfreiheit) des einen Menschen und dem Grundrecht des anderen (Recht auf Wahrung der Würde und des Persönlichkeitsrechts) auf. Dabei muss der Staat abwägen, wie groß der Eingriff in das Freiheitsrecht des Menschen (nackter Mann) sein muss, um den Schutz des Rechts des anderen möglich zu machen. Wenn der Staat diesen Verhältnismäßigkeitsgrundsatz einhält, greift eine Beschränkung des Grundrechts nicht in den Wesensgehalt des Grundrechts ein und ist rechtmäßig. Gleichzeitig muss aber auch das Recht auf Handlungsfreiheit im Kern gewährt werden.

5.2 Haftung

Das Grundgesetz (GG) legt die Grundwerte unserer Gesellschaft fest und schreibt vor, unter welchen engen Voraussetzungen in diese Grundrechte eingegriffen werden darf. Damit können ungerechtfertigte Eingriffe des Staats in die Grundrechte abgewehrt werden. Damit aber auch im Verhältnis der Bürger untereinander dieser Rechtsgüterschutz wirken kann, haben die Werte des GG Eingang in die allgemeinen Gesetze gefunden, die zwischen den Bürgern gelten.

Natürlich können alte Menschen in der Pflege zu Schaden zu kommen. Gerade durch den wachsenden Anteil hochbetagter, dementer und multimorbider Bewohner und Patienten wächst diese Gefahr, und ein vom Pflegepersonal und/oder der Einrichtung schuldhaft verursachter Schaden kann auch finanzielle Ersatzansprüche zur Folge haben. Träger und Pflegekräfte müssen aber wissen, was von ihnen bezüglich der Sicherheit eines Bewohners rechtlich gefordert wird, damit es nicht aufgrund von Unkenntnis zu übertriebenem Schutz vor Gefahren und damit verbunden zu einer Verletzung der Würde des Menschen kommt. Andererseits sollen die Beteiligten aber auch wissen, wann man sie mit Recht zur Verantwortung ziehen kann.

5.2.1 Rechtsfolgen pflegerischen Fehlverhaltens

1.028. Erklären Sie, was man unter Haftung versteht.

Haftung bedeutet, dass ein Mensch für die Folgen seines fehlerhaften Handelns eintreten muss (➤ Abb. 5.1).

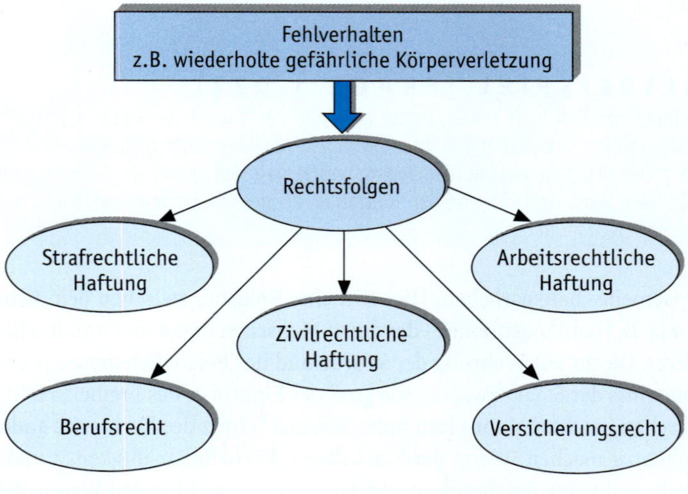

Abb. 5.1 Rechtsfolgen [L143]

5.2.2 Haftungsarten

1.029. Es gibt zwei Haftungsarten. Nennen Sie diese.

Es gibt eine strafrechtliche und eine zivilrechtliche Haftung.

1.030. Nennen Sie den Unterschied zwischen diesen beiden Haftungsarten.

Das Strafrecht ist ein Teil des öffentlichen Rechts und ist im Strafgesetzbuch (StGB) niedergelegt. Es regelt die Beziehungen zwischen Bürger und Staat. Bei der **strafrechtlichen Haftung** geht es um die Bestrafung getanen Unrechts durch den Staat. Hier hängt es nicht vom Opfer ab, ob die Staatsanwaltschaft ermittelt, vielmehr herrscht im Strafrecht der Amtsermittlungsgrundsatz. Das heißt, der Staatsanwalt muss, wenn er Kenntnis von einer möglicherweise strafbaren Tat erlangt, in dieser Sache ermitteln. Dieser Grundsatz gründet auf dem Gedanken, dass die Bürger eines Staats ein Recht auf Einhaltung der Gesetze haben und damit verbunden der Staat auch die Macht haben muss, die Einhaltung mittels Strafen durchzusetzen.

Im Zivilrecht, das zum Privatrecht gehört und hauptsächlich im Bürgerlichen Gesetzbuch (BGB) geregelt ist, geht es um die Wiedergutmachung des angerichteten Schadens in finanzieller Hinsicht. Hier bleibt es dem Opfer überlassen, ob es von dem Schadensverursacher Schadensersatz und Schmerzensgeld u. U. auch mithilfe eines Gerichts verlangt. Im Gegensatz zur strafrechtlichen Verfolgung durch die Polizei und die Staatsanwaltschaft muss der Geschädigte im Zivilrecht selbst die Geltendmachung seiner Ansprüche betreiben.

5

1.031. Drohen neben einer strafrechtlichen und zivilrechtlichen Haftung Pflegekräften auch arbeitsrechtliche Folgen?

Ja. Es ist oftmals nicht damit getan, dass z. B. der Schaden beim Bewohner ausgeglichen wird, sondern der Arbeitgeber kann seinerseits noch arbeitsrechtliche Konsequenzen aus dem Fehlverhalten der Pflegekraft ziehen, wenn er dieses Verhalten nicht hinnehmen will.

1.032. Muss nur die Pflegekraft für einen von ihr verursachten Schaden geradestehen? Kann Arbeitsüberlastung durch Personalmangel oder andere schlechte Arbeitsbedingungen außer Acht gelassen werden?

Nein. Es gibt auch Fälle, in denen das Heim unmittelbar wegen Organisationsverschulden haftet. Dies sind die Fälle von unzureichender Arbeitsorganisation, Unterversorgung mit qualifiziertem oder ausreichendem Personal und unzureichende Versorgung mit Arbeitsmaterial.

FALLBEISPIEL (FRAGEN 1.033–1.034)

Der Altenpfleger Tobias Zorg muss bei einer dementen Bewohnerin in der Nacht eine Inkontinenzversorgung durchführen. Dazu muss er den Bauchgurt lösen. Die Bewohnerin ist sehr unruhig, und Herr Zorg hat Schwierigkeiten, die Pflegemaßnahme durchzuführen. Schließlich verliert er die Nerven und schlägt der Bewohnerin mit der Faust ins Gesicht. Die Schwester der Bewohnerin sieht am nächsten Tag das Hämatom am Auge, schöpft Verdacht und erstattet Anzeige.

Der Betreuer der Bewohnerin ist empört über das Verhalten von Herrn Zorg, möchte ihm aber die Polizei ersparen, weil er in gewisser Weise seine Reaktion nachvollziehen kann. Nun ist es aber schon zu spät. Der Staatsanwalt hat bereits durch die Anzeige Kenntnis von der Tat erlangt.

1.033. Muss der Staatsanwalt ermitteln?

Ja. Im Strafrecht herrscht der Amtsermittlungsgrundsatz.

1.034. Welche Schuldform muss man Pfleger Zorg vorwerfen?

Vorsatz, da er mit Absicht der Bewohnerin ins Gesicht schlug. Sollte es ein Reflex auf ihre Aggression gewesen sein, so wäre seine Handlung nicht von seinem Willen gesteuert und somit keine strafbare Handlung. Dies kann im vorliegenden Fall aber ausgeschlossen werden.

FALLBEISPIEL (FRAGE 1.035)

In der beschützenden Abteilung eines Altenheims kommt es zu einer körperlichen Aggression zwischen zwei verwirrten Bewohnern, bei der einer der beiden Bewohner eine blutende Kopfwunde erleidet.

5

1.035. Hat sich der Verursacher strafbar gemacht?

Nein. Es ist davon auszugehen, dass er aufgrund seiner Erkrankung nicht schuldfähig ist (➤ Frage 1.018).

5.2.3 Strafrechtliche Haftung

1.036. Im deutschen Strafrecht gelten zwei Grundprinzipien. Welche?

„Keine Strafe ohne Gesetz" und „Rückwirkungsverbot". Das bedeutet, dass niemand für etwas bestraft werden kann, was nicht in einem Gesetz schriftlich als strafbar beschrieben wird. Darüber hinaus muss ein solches Gesetz schon zum Zeitpunkt der Tat bestanden haben.

1.037. Was prüft der Jurist in welcher Reihenfolge, wenn er feststellen will, ob sich ein Mensch mit seinem Verhalten strafbar gemacht hat?

Zuerst prüft er, ob der Tatbestand einer oder mehrerer bestimmter Rechtsnormen (z. B. des StGB) erfüllt wurde. Weil bei vorliegender Tatbestandserfüllung davon auszugehen ist, dass die Tat rechtswidrig ist, muss geprüft werden, ob Rechtfertigungsgründe vorliegen. Liegen diese nicht vor, wird geprüft, ob dem Täter diese rechtswidrige Tat persönlich vorgeworfen werden kann; es wird also die Schuld des Täters geprüft.

1.038. Erklären Sie, was man unter Tatbestandsmerkmalen und der sogenannten Subsumtion versteht.

Im Wortlaut eines Paragrafen finden sich Merkmale, mit denen die unter Strafe gestellte Tat beschrieben wird. Beispielsweise „misshandeln" oder „wegnehmen" als Tathandlungen, „einen anderen" oder „eine fremde bewegliche Sache" als Tatobjekte, „unter seiner Obhut befindet" als besonderes täterbezogenes Merkmal. Subsumieren (Subsumtion) heißt nun, den Lebenssachverhalt, also das, was tatsächlich passiert ist, einer möglicherweise passenden Strafnorm zuzuordnen (d. h. prüfen).

1.039. Kann ein Täter einen tatbestandsmäßigen „Erfolg" (z. B. eine Gesundheitsschädigung) auch durch Nichtstun herbeiführen?

Ja. Wenn der Täter eine Rechtspflicht zum Handeln hat (Garantenstellung), wird sein Nichteingreifen in ein schädigendes Ereignis so bewertet, als hätte er den strafbaren Erfolg (z. B. die Gesundheitsschädigung) durch aktives Tun herbeigeführt (§ 13 StGB: unechtes Unterlassungsdelikt, § 323c StGB: unterlassene Hilfeleistung).

1.040. Spielt es für den Täter überhaupt eine Rolle, ob er wegen unterlassener Hilfeleistung oder einem unechten Unterlassungsdelikt bestraft wird?

Ja, da die unterlassene Hilfeleistung nach § 323c StGB mit Geldstrafe oder einer Freiheitsstrafe von bis zu 1 Jahr geahndet wird, während z. B. eine schwere Körperverletzung durch Unterlassen nach §§ 226, 13 StGB mit einer Freiheitsstrafe von mindestens 1 und bis zu 10 Jahren bestraft wird.

FALLBEISPIEL (FRAGE 1.041)

Frau Anders leidet unter fortgeschrittener Demenz. Am Morgen wird sie vom Pflegepersonal in den Therapiestuhl gesetzt und mit einem Vorsatztisch fixiert. Diese Fixierungsmaßnahme ist vom Vormundschaftsrichter genehmigt. Da Frau Anders viel ruft und schreit, lässt das Pflegepersonal sie in ihrem Zimmer sitzen. In unregelmäßigen Abständen schaut jemand nach ihr. Ihr Zimmer liegt in südöstlicher Richtung.
An einem heißen Julitag setzt der examinierte Altenpfleger Peter Plotz um 9:00 Uhr Frau Anders wie gewohnt in den Therapiestuhl und fixiert sie. Er stellt ihr ein Glas Wasser auf den Vorsatztisch und verlässt den Raum. Frau Anders hat schon lange keine Notrufklingel mehr, da sie diese nicht zielgerichtet benutzen kann. Als um 11:30 Uhr eine andere Pflegekraft das jetzt sonnendurchflutete und heiße Zimmer betritt, ist Frau Anders bewusstlos. Sie hat einen Kreislaufzusammenbruch erlitten. Der Betreuer von Frau Anders zeigt das Heim und die verantwortliche Pflegekraft wegen Körperverletzung an.

1.041. Hat sich Peter Plotz strafbar gemacht?

Peter Plotz könnte eine fahrlässige Körperverletzung durch Unterlassen begangen haben, wenn der Kreislaufzusammenbruch aufgrund des Nichttätigwerdens bei bestehender Garantenpflicht erfolgt ist. Der Kreislaufzusammenbruch stellt eine Körperverletzung oder Gesundheitsschädigung im Sinne des § 229 StGB dar. Zur Lösung des Falls ist davon auszugehen, dass er durch die mangelnde Versorgung mit Flüssigkeit und andere Vernachlässigungen verursacht wurde. Der Altenpfleger Peter Plotz hat auch eine Garantenstellung, aufgrund derer er dazu verpflichtet ist, Schaden von den von ihm betreuten Bewohnern abzuwenden. Fraglich könnte sein, ob Peter Plotz Handlungen unterlassen hat, zu denen er verpflichtet gewesen wäre. Pflegekräfte sind nicht nur dazu verpflichtet, eine Fixierungsmaßnahme sorgfältig durchzuführen (z. B. Anlegen des Bauchgurts), sondern auch dafür zu sorgen, dass der Bewohner im fixierten Zustand keinen Schaden erleidet. Dazu gehört je nach Fixierungsart die Kontrolle der Fixierung, um Verletzungen vorzubeugen, die Versorgung mit ausreichend Flüssigkeit und Nahrung, Toilettengänge, Versorgung bei Wärme, Kälte und Zugluft, Dekubitusprävention, Kontrolle der Vitalfunktionen und des psychischen Zustands (Schock, Angstzustände) und je nach Einzelfall noch mehr.

Ob Peter Plotz die erforderlichen Kontrollen bei Frau Anders vorgenommen hat, muss aus der Dokumentation ersichtlich sein. In dieser sind neben anderen Kriterien auch der Verlauf und die Überwachung der Fixierung schriftlich festzuhalten. In diesem Fall ist davon auszugehen, dass Frau Anders nicht entsprechend versorgt wurde. Damit liegt ein Verstoß gegen die Sorgfaltspflichten vor, der Peter Plotz vorgeworfen werden kann. Von einem examinierten Altenpfleger kann man erwarten, dass er die Gefahren einer Fixierung erkennt und die Folgen vorhersehen und entsprechend vermeiden kann.

Peter Plotz hat eine fahrlässige Körperverletzung durch Unterlassen begangen. Er könnte auch eine strafbare Aussetzung nach § 221 StGB begangen haben. Aufgrund seines Arbeitsvertrags hat Peter Plotz in Verbindung mit dem Heimvertrag eine Obhutspflicht für Frau Anders, die er verletzt hat, indem er sie in einer hilflosen Lage im Stich ließ. Ein Bewohner ist in einer hilflosen Lage, wenn er sich nicht mehr selbst schützen kann oder sich helfen kann. Frau Anders befindet sich schon aufgrund ihrer Demenz in einer hilflosen Lage und erst recht durch die Fixierung im Therapiestuhl. Peter Plotz hat fahrlässig gehandelt.

FALLBEISPIEL (FRAGE 1.042)

Alternativer Verlauf zum vorhergehenden Fallbeispiel: Als Frau Anders gegen Mittag von ihrer Tochter besucht wird, befindet sie sich in einem bedrohlichen Zustand. Frau Anders ist von der Sitzfläche gerutscht, ihr Oberkörper ist zwischen Vorsatztisch und Stuhl eingeklemmt. Zum Glück kann durch das schnelle Eingreifen der Tochter Schlimmeres verhindert werden. Es lässt sich nachweisen, dass Peter Plotz sich mindestens 3 Stunden nicht um Frau Anders gekümmert hat.

1.042. Hat Peter Plotz auch in diesem Fall eine Aussetzung begangen, obwohl nichts passiert ist?

Ja. Wesentlich bei § 221 Abs. I StGB ist nicht, dass aufgrund des Imstichlassens etwas passiert, sondern es reicht aus, dass der Mensch in Todesgefahr gebracht wird oder der Gefahr einer schweren Gesundheitsschädigung ausgesetzt wird und sich die Gefahr nur durch Zufall nicht verwirklicht hat.

1.043. Können reflexartige Handlungen (z. B. eine Körperverletzung), die einen tatbestandsmäßigen Erfolg herbeiführen, als strafbar angesehen werden?

Nein, nur das vom Willen gesteuerte Handeln kann strafbar sein.

1.044. Nicht jedes strafwürdige Verhalten führt zu dem vom Täter beabsichtigten Erfolg (z. B. Diebstahl einer Sache oder Tötung eines Menschen). Bleibt der Versuch einer Straftat straflos?

Es kommt darauf an, ob es sich um den Versuch eines Verbrechens (Mindestfreiheitsstrafe von 1 Jahr, § 12 Abs. 1 u. 2 StGB) oder den Versuch eines Vergehens handelt. Der Versuch eines Verbrechens ist strafbar. Der Versuch eines Vergehens dann, wenn es ausdrücklich in dem infrage kommenden Paragrafen vorgesehen ist (§ 23 StGB).

1.045. Wann liegt ein Versuch vor?

Wenn der Täter nach seiner Vorstellung von der Tat unmittelbar zur Tat ansetzt (§ 22), diese aber misslingt oder abgebrochen wird.

1.046. Kann man von einem Versuch zurücktreten mit der Folge, nicht bestraft zu werden?

Ja, wenn der Täter freiwillig die weitere Ausführung der Tat aufgibt oder deren Vollendung aktiv verhindert (§ 24 StGB).

1.047. Hat der Irrtum Auswirkungen auf die Strafbarkeit einer Handlung?

Ja. Der Täter bleibt straffrei, wenn er sich bei einem nur vorsätzlich begehbaren Delikt über ein Tatbestandsmerkmal geirrt hat (z. B. wenn ein Täter einen MP3-Player irrtümlich für den eigenen hält und ihn mit nach Hause nimmt). Strafbar macht sich allerdings ein Täter, der sein Handeln irrtümlich nicht für strafbar hält, dem man aber vorwerfen kann, dass er diesen Irrtum hätte vermeiden können, es also besser hätte wissen müssen (§§ 16,17 StGB).

1.048. Definieren Sie den Begriff Täter.

Es gibt den **unmittelbaren Täter,** der die Tat selbst begeht. Es gibt den **mittelbaren Täter,** der die Tat durch einen anderen, der ahnungslos ist, begehen lässt (er benutzt ihn als Werkzeug), und es gibt mehrere **Mittäter,** die bewusst und gewollt bei einer Tat zusammenwirken (§ 25 StGB). Sie alle werden als Täter bestraft.

1.049. Strafbar können sich Täter und Teilnehmer einer Straftat machen. Wer wird als Teilnehmer bezeichnet und wie werden diese Personen bestraft?

Es handelt sich um den Anstifter und den Gehilfen (Beihilfe).

Der **Anstifter** will zwar die Tat, führt sie aber nicht selbst aus und ist somit **kein** Täter. Er stiftet jedoch den Täter vorsätzlich zu einer Tat an, die dieser auch vorsätzlich begeht – im Gegensatz zu dem ahnungslosen Werkzeug des mittelbaren Täters. Dafür wird er wie ein Täter bestraft (§ 26 StGB).

Der **Gehilfe** will die Tat nicht für sich selbst, hilft dem Täter aber bewusst bei dessen vorsätzlicher Tat (§ 27 StGB). Er bekommt eine mildere Strafe als der Täter.

5

1.050. Sollten die Tatbestandsvoraussetzungen vorliegen, so kann man mit der weiteren Prüfungsfolge fortfahren. Führen Sie den nächsten Prüfungspunkt aus.

Hat ein Mensch den Tatbestand einer Norm (z. B. § 223 StGB) erfüllt, so hat er sich nicht strafbar gemacht, wenn er dafür einen **Rechtfertigungsgrund** hat.

1.051. Nennen Sie die Rechtfertigungsgründe.

- Notwehr/Nothilfe
- Notstand
- Einwilligung

1.052. Zählen Sie die Voraussetzungen der einzelnen Rechtfertigungsgründe auf.

- **Notwehr/Nothilfe** liegt vor, wenn z. B. eine Körperverletzung bei der Abwehr eines rechtswidrigen, gegenwärtigen Angriffs auf sich selbst oder einen anderen in Verteidigungsabsicht und unter Beachtung der Verhältnismäßigkeit erfolgt.
- Beim **Notstand** handelt es sich um die Abwehr einer gegenwärtigen Gefahr. Der Eingriff in ein geschütztes Rechtsgut eines anderen, um diese Gefahr von ihm abzuwenden, bedarf der Rechtsgüterabwägung. So muss etwa die Frage gestellt werden, ob die drohende Gefahr (z. B. schwere Gesundheitsschädigung) als schwerwiegender anzusehen ist als die Einschränkung oder der Entzug der Freiheit (➤ Frage 1.087). Der Notstand kann nur eine vorübergehende Gefahrenlage betreffen. Bei regelmäßiger

oder wiederkehrender Gefahrenlage reicht der Notstand als Rechtfertigungsgrund nicht aus. Für diese Situation muss eine Rechtfertigung in Form eines richterlichen Beschlusses (➤ 5.3.1, ➤ Frage 1.088) eingeholt werden.

- Voraussetzungen einer wirksamen **Einwilligung** des Betroffenen in eine Rechtsgutverletzung sind: der einwilligungsfähige Betroffene muss die jederzeit widerrufbare Einwilligungserklärung (formfrei) selbst (➤ 5.3.1) vor der Maßnahme (Tat) geben. Eine pauschal für die Zukunft erteilte Einwilligung ist unwirksam. Die Einwilligung darf nicht unter Druck oder psychischem Zwang gegeben werden.

FALLBEISPIEL (FRAGE 1.053)

Pflegekraft Maria ist allein auf Station. Es ist 21:00 Uhr, und Herr Schulz hat noch Besuch von seinem Enkel Erik, einem Angst einflößenden Menschen. Beim Verlassen der Station sieht Erik Maria im Stationszimmer und fängt an, sie sexuell zu belästigen. Als er nicht von ihr ablässt, bekommt Maria eine volle Glasflasche zu greifen und schlägt sie ihm mit aller Kraft auf den Kopf. Erik wird so unglücklich getroffen, dass er einen Schädelbruch erleidet.

5

1.053. Hat sich Maria strafbar gemacht?

Maria hat in Notwehr gehandelt (§ 32 StGB). Sie hat den Tatbestand der Körperverletzung erfüllt, um einen gegenwärtigen, rechtswidrigen Angriff abzuwenden.

Allerdings darf die Notwehrhandlung nicht die Grenzen der Erforderlichkeit überschreiten, d. h., die Verteidigung muss verhältnismäßig sein. Sollte es in der Situation keine andere Möglichkeit für Maria gegeben haben, den Angriff des Enkels abzuwehren, so ist die Körperverletzung durch Notwehr gerechtfertigt.

FALLBEISPIEL (FRAGE 1.054)

Als Maria in Herrn Schulz' Zimmer kommt, sieht sie, wie der Enkel Herrn Schulz schüttelt und ihn am Hals packt. Um Herrn Schulz zu helfen, nimmt Maria eine Glasflasche und schlägt zu.

1.054. Hat sich Maria strafbar gemacht?

Nein. Die Voraussetzungen der Notwehr gelten auch für die Situationen, in denen man einen gegenwärtigen rechtswidrigen Angriff auf einen anderen abwehrt.

1.055. Erläutern Sie den dritten Punkt des Prüfungsschemas.

Hat der Täter keinen Rechtfertigungsgrund für seine Handlung, so hat er sich trotzdem nur dann strafbar gemacht, wenn ihm ein persönlicher **Schuldvorwurf** gemacht werden kann. Das heißt zunächst, dass er schuldfähig sein muss. Jugendliche sind bis zum Alter von 14 Jahren nicht schuldfähig. Von 14 bis 18 Jahren (u. U. auch bis 21 Jahren bei mangelnder Reife) werden sie bei begangener Straftat nach dem Jugendstrafrecht bestraft. Ab 21 Jahren ist man auf jeden Fall schuldfähig, es sei denn, die Person ist aufgrund einer schweren krankhaften seelischen Störung oder einer tief greifenden Bewusstseinsstörung nicht in der Lage, das Unrecht der Tat einzusehen (§§ 19, 20 StGB). Darüber hinaus muss die innere Haltung des Täters bei der Tat einer der beiden Schuldformen entsprechen.

1.056. Nennen Sie die beiden Schuldformen.

Vorsatz und Fahrlässigkeit.

1.057. Definieren Sie den Begriff Vorsatz.

Vorsatz bedeutet, dass der Täter mit Wissen und Wollen einen Tatbestand (z. B. die Gesundheitsschädigung) verwirklicht bzw. mindestens den Erfolg (die Gesundheitsschädigung) seiner Handlung billigend in Kauf nimmt.

1.058. Stellt der Gesetzgeber nur Vorsatztaten unter Strafe?

Grundsätzlich ja. Fahrlässigkeit wird nur bestraft, wenn das Gesetz auch die fahrlässige Begehungsweise vorsieht (z. B. fahrlässige Körperverletzung § 229 StGB oder fahrlässige Tötung § 222 StGB).

1.059. Beschreiben Sie, wann man einer Person fahrlässiges Handeln vorwerfen kann.

Der Täter hat nicht an die Folgen seines Handelns gedacht, oder, falls er doch daran gedacht hat, so hat er gehofft, dass diese ausbleiben. Vorwerfen kann man dem fahrlässig handelnden Täter, dass die Möglichkeit eines Erfolgs erkennbar war oder er bei Beachtung der im Verkehr erforderlichen Sorgfalt (z. B. im Umgang mit pflegebedürftigen Menschen) den Erfolg hätte vorhersehen und vermeiden können (z. B. den Sturz oder die Folgen einer falschen Medikamentengabe.)

1.060. Beschreiben Sie den Fahrlässigkeitsbegriff so, dass er einen speziellen Bezug zum Altenpflegeberuf und den unterschiedlichen Qualifikationen des Personals bekommt.

Fahrlässig handelt zunächst, wer den normalen Menschenverstand außer Acht lässt. Dies gilt für jede Pflegekraft. Mit zunehmender Verantwortung der Pflegekraft wachsen auch die Erwartungen an ihr Können und das Handeln nach aktuellen pflegewissenschaftlichen Erkenntnissen. Dazu gehört auch, dass die Pflegekraft über die Teilnahme an Fortbildungen ihre Kenntnisse und Fähigkeiten diesbezüglich erweitert. Grundsätzlich sind das Wissen und Können einer durchschnittlichen, gewissenhaften Pflegekraft mit vergleichbarer Qualifikation ausschlaggebend.

1.061. Kann man einer Pflegekraft nur eine fehlerhafte Durchführung einer Pflegetätigkeit vorwerfen?

Nein. Auch die Übernahme (Übernahmeverschulden) einer Pflegetätigkeit, der die Pflegekraft aus sachlichen, fachlichen oder persönlichen Gründen nicht gewachsen ist, kann ihr zum Vorwurf gemacht werden.

1.062. Es gibt den objektiven und den subjektiven Fahrlässigkeitsbegriff. Erklären Sie den Unterschied. Welcher gilt im Strafrecht?

Der objektive Fahrlässigkeitsbegriff berücksichtigt nur die Erwartungen, die man objektiv beschrieben an die Sorgfalt einer Person stellen kann ohne Berücksichtigung der persönlichen Umstände der Person im Einzelfall. Diese rein objektive Betrachtungsweise gilt im Zivilrecht. Anders im Strafrecht: hier gilt der subjektive Fahrlässigkeitsbegriff, der die konkrete Situation mit den individuellen Umständen des Täters berücksichtigt.

1.063. Sind die offiziellen Pflegestandards eine Art Rechtsnorm und ist der Verstoß gegen einen Pflegestandard zwangsläufig eine fahrlässige Sorgfaltspflichtverletzung?

Pflegestandards sind kein Gesetz. Sie setzen Maßstäbe, an denen sich der Jurist bei seiner Beurteilung von Pflegefehlern orientiert. Sollte in einem Einzelfall von einem Pflegestandard abgewichen werden, so muss das mit einer kompetenten Begründung bewohnerbezogen erfolgen und entsprechend in der Pflegeplanung dokumentiert sein.

1.064. Was versteht man unter dem subjektiven Tatbestand?

Die Frage nach der Schuldform „Vorsatz" kann man auch als subjektiven Teil des Tatbestands prüfen, wenn der Sachverhalt Anlass dazu gibt. Zum Beispiel wenn offensichtlich ist, dass der Täter bei einem vermeintlichen Diebstahl nicht die Absicht hatte, eine fremde Sache zu entwenden.

FALLBEISPIEL (FRAGE 1.065)

Während der abendlichen häuslichen Pflege nimmt Pflegerin Monika der Patientin die Armbanduhr ab. Um die Hände frei zu haben, steckt sie die Uhr schnell in ihre Kitteltasche. Als sie 20 Minuten später die Pflege beendet hat, vergisst Monika, die Uhr aus der Tasche zu nehmen, und verlässt die Wohnung der Patientin.

5

1.065. Hat Monika einen Diebstahl begangen?

Wer einem anderen eine fremde bewegliche Sache wegnimmt in der Absicht, sie sich rechtswidrig anzueignen, begeht einen Diebstahl (§ 242 StGB). Monika hatte nicht die Absicht, sich die Uhr anzueignen, sie hat sie aus Versehen mitgenommen. Insofern fehlte ihr der Vorsatz, also das subjektive Tatbestandsmerkmal des § 242 StGB; sie hat sich nicht strafbar gemacht.

1.066. Nachdem die Prüfungsfolge ergeben hat, dass eine Person eine strafbare Handlung begangen hat, stellt sich die Frage nach der Strafe. Welchen Sinn hat Strafe nach allgemeiner Ansicht überhaupt?

Mit der Strafe soll der Täter Buße tun, die Tat sühnen (Schuldausgleich). Gleichzeitig soll die Strafe auch helfen, den Täter zu resozialisieren, ihn von der Wiederholung der Straftat abzuhalten (Spezialprävention) oder die Allgemeinheit vor Straftaten abzuschrecken (Generalprävention).

1.067. Welche Sanktionsarten sieht das deutsche Strafrecht vor?

Für Jugendliche gilt das **Jugendstrafrecht** mit Erziehungsmaßregeln wie dem Erziehungsbeistand, den Zuchtmitteln wie Auflagen oder Jugendarrest und den Jugendstrafen.

Bei Erwachsenen kommen als Sanktionen Strafen (Freiheits- oder Geldstrafen) und Maßregeln der Besserung und Sicherung in Betracht.

1.068. Erklären Sie, warum es Maßregeln zur Besserung und Sicherung gibt, und nennen Sie Beispiele.

Ein Täter, der zum Zeitpunkt seiner Tat nicht schuldfähig war, kann nicht bestraft werden. Trotzdem kann es aber sein, dass er für die Allgemeinheit eine große Gefahr darstellt und diese vor ihm geschützt werden muss, z. B. durch Sicherheitsverwahrung. Auch will man Sorge dafür tragen, dass ein kranker Täter nach Möglichkeit geheilt wird, z. B. durch Unterbringung in einer psychiatrischen oder therapeutischen Klinik.

1.069. Muss man als Altenpflegekraft so viel von strafrechtlicher Haftung wissen, weil man mit „einem Bein im Gefängnis" steht?

Nein. Niemand will den Pflegekräften Angst vor strafrechtlicher Haftung machen. Tatsächlich kommt es nicht oft vor, dass Pflegekräfte, die durch fahrlässiges Handeln ein Rechtsgut des alten Menschen oder Patienten schuldhaft verletzen, strafrechtlich verfolgt werden. Allerdings muss eine professionelle Pflege auch (straf-)rechtlich korrekt sein.

1.070. Der Schutz des Lebens, das Recht auf körperliche Unversehrtheit und das Recht auf Freiheit sind verfassungsrechtliche Grundsätze und durch Art. 2 GG geschützt. Welche Straftaten, die sich gegen das Leben richten, treten in der beruflichen Altenpflege bedauerlicherweise auf?

Straftaten, die in der Altenpflege auftreten können:

- Totschlag (§ 212 StGB)
- Tötung auf Verlangen (§ 216 StGB)
- Fahrlässige Tötung (§ 222 StGB)
- Aussetzung (§ 221 StGB)

FALLBEISPIEL (FRAGEN 1.071–1.073)

Frau Karl ist nach einer Beckenringfraktion und einer Hüftoperation wieder in das Seniorenheim zurückgekommen, in dem sie seit 2 Jahren lebt. Noch kann sie nicht allein auf die Toilette gehen, sondern muss den Toilettenstuhl benutzen. Auch ihr Kreislauf ist sehr schwach, und sie hat große Schmerzen. Sie leidet seit einigen Tagen unter Obstipation und verspürt nach der Einnahme eines Abführmittels immer wieder einen Druck auf den Enddarm. Im Lauf des Vormittags hat sie bereits zweimal nach einer Pflegekraft geklingelt, um auf den Toilettenstuhl gehen zu können, leider hatte sie keinen Stuhlgang. Als sie nun das dritte Mal klingelt, ist die Pflegerin schon mürrisch, als sie ihr beim Transfer hilft. Diesmal hat Frau Karl Erfolg. Als sie fertig ist, klingelt sie nach der Pflegerin. Minuten vergehen. Niemand kommt. Die Pflegekraft hört das Klingeln, ist aber genervt von der Klingelei und meint, dass Frau Karl jetzt auch mal ein bisschen warten könne. Sie habe ja schließlich noch etwas anders zu tun. Nach 25 Minuten und erneutem Klingeln kommt sie endlich in Frau Karls Zimmer. Frau Karl steht aufgrund großer Schmerzen kurz vor dem Zusammenbruch.

1.071. Beurteilen Sie den Fall aus rechtlicher Sicht.

Die Pflegerin hat eine **Aussetzung** nach § 221 StGB begangen. Frau Karl wurde auf dem Toilettenstuhl von der Pflegerin, die ihr gegenüber eine Obhutspflicht hatte, in eine hilflose Lage gebracht und in dieser Lage im Stich gelassen, da sie nicht auf das Klingeln reagierte. Frau Karl konnte nur von der Pflegekraft Hilfe in ihrer Notlage erwarten. Es war nur dem Glück oder Zufall zu verdanken, dass Frau Karl in der Zwischenzeit nicht zusammengebrochen und vom Toilettenstuhl gefallen ist.

Die Pflegerin könnte sich der **Misshandlung von Schutzbefohlenen** im Sinne des § 225 StGB strafbar gemacht haben. Frau Karl, die unter der Obhut der Pflegerin steht, ist aufgrund ihrer Krankheit wehrlos, d. h., sie kann sich nicht selbst vom Toilettenstuhl wegbewegen. Die Tatsache, dass die Pflegerin Frau Karl dort bewusst lange sitzen ließ, kann man als rohe Misshandlung ansehen, wodurch sie das Leiden der Bewohnerin gefühllos missachtet. Da die Bewohnerin dadurch auch noch der schweren Gesundheitsschädigung oder vielleicht sogar der Gefahr des Todes durch Sturz vom Toilettenstuhl ausgesetzt war, kommt die Strafverschärfung des § 225 in Betracht.

Die Pflegerin macht sich darüber hinaus der **Körperverletzung durch Unterlassen** schuldig. Die Pflegerin hat eine Garantenpflicht gegenüber Frau Karl, weil sie für ihre Pflege zuständig ist und damit auch Schaden von ihr abwenden muss. Frau Karl hatte durch das lange Sitzen auf dem Toilettenstuhl aufgrund ihrer Verletzungen mehr Schmerzen, als sie bei einer kürzeren Verweildauer gehabt hätte. Das Zufügen von Schmerzen stellt eine Körperverletzung dar. Das Unterlassen einer Handlung, das ursächlich für (eine Steigerung von) Schmerzen ist, ist eine Körperverletzung.

Fraglich ist, ob die Pflegekraft **schuldhaft** diese Körperverletzung und die Misshandlung begangen hat. Schuldhaft handelt, wer vorsätzlich oder fahrlässig einen Tatbestandserfolg herbeiführt. Wenn die Pflegerin eine mögliche Körperverletzung durch ihr Handeln vorhergesehen und diese billigend in Kauf genommen hat, so kann man sogar von vorsätzlicher Körperverletzung und roher Misshandlung sprechen. Vorsätzliches Zufügen von Schmerzen und rohe Misshandlung kann man ihr sicher nicht vorwerfen, aber man kann ihr **fahrlässiges Handeln und Unterlassen** vorhalten. Auf jeden Fall hat sie nicht die Sorgfalt an den Tag gelegt, die nach den Umständen von einer gleichermaßen ausgebildeten und erfahrenen Pflegekraft erwartet werden kann. Sie wusste oder hätte wissen müssen, dass Frau Karl noch unter den Folgen der Frakturen leidet und dass ihr besonders das Sitzen Schwierigkeiten bereitet und sehr schmerzt. Auch die Gefahr, dass Frau Karl wegen ihrer Schwäche vom Toilettenstuhl stürzen könnte, hätte sie erkennen müssen.

Eine Pflichtenkollision ist in dem Fall nicht erkennbar. Nur weil sie noch etwas anderes zu tun hat, kann die Pflegerin nicht eine Bewohnerin in Gefahr bringen und an der Gesundheit schädigen.

1.072. Ist es wahrscheinlich, dass solch ein Fall vor den Strafrichter kommt?

Nein. Zunächst müsste jemand den Vorfall anzeigen und ein Staatsanwalt müsste ein Ermittlungsverfahren einleiten, was selten passiert oder bald eingestellt wird. Hier besteht kein Grund für Panik, die mit dem Spruch „man stehe mit einem Bein im Gefängnis“ verursacht wird.

1.073. Warum interessieren wir uns dann für eine strafrechtliche Verantwortung der Pflegekräfte?

Diese Situation ist ein Beispiel für subtile Gewalt (➤ 7.3). Wenn solch ein Verhalten theoretisch sogar strafrechtliche Folgen haben kann, dann kommt der berufsethischen Betrachtung dieses Verhaltens unter dem Aspekt „Gewalt in der Pflege“ erst recht eine große Bedeutung zu. Die Pflegekraft berücksichtigte nicht Frau Karls Schmerzen und befasste sich nicht mit dem Zustand, dem Frau Karl auf dem Toilettenstuhl sitzend ausgesetzt war. In dieser Situation mangelt es an der Erforschung der Bedürfnisse und Befindlichkeit der Bewohnerin (➤ 7.2).

1.074. Nennen Sie die Handlungsalternativen der Aussetzung (§ 221 StGB).

Wer einen Menschen in eine hilflose Lage versetzt oder in einer hilflosen Lage im Stich lässt, obwohl er ihn in seiner Obhut hat oder ihm beizustehen verpflichtet ist, macht sich strafbar, wenn er ihn dadurch der Gefahr des Todes oder einer schweren Gesundheitsschädigung aussetzt und es nur vom Zufall abhängt, ob das Opfer gerettet wird.

1.075. Wann liegt ein Totschlag bzw. eine fahrlässige Tötung im Sinne des Gesetzes vor?

Totschlag liegt vor, wenn jemand den Tod eines Menschen verursacht, ohne dass Mordmerkmale vorliegen. Der Tod des anderen Menschen muss beabsichtigt sein. Die **fahrlässige Tötung** beruht auf der fahrlässigen Herbeiführung des Todes.

1.076. Bei der Sterbehilfediskussion geht es auch immer wieder um die Tötung auf Verlangen in Abgrenzung zur Beihilfe oder Anstiftung zum Suizid. Ist die Selbsttötung strafbar und kann demnach die Beihilfe oder Anstiftung dazu strafbar sein?

Nein, die Selbsttötung ist in Deutschland nicht strafbar.

Da die Haupttat nicht strafbar ist, kann auch die Teilnahme daran nicht strafbar sein, vorausgesetzt, der Betroffene hat bis zuletzt die Herrschaft über seine Entscheidungen und Handlungen.

1.077. Wann muss die Pflegekraft den Suizid bei einem anderen Menschen verhindern?

Die oben genannte rechtliche Konstruktion, nach der eine Pflegekraft den Suizid eines Menschen nicht verhindern muss, greift allerdings nur in den Fällen, in denen der Betroffene bewusst und frei verantwortlich und im Besitz der natürlichen Einsichtsfähigkeit über die Tragweite seines Entschlusses die Suizidentscheidung trifft. Sollte sein Suizidverlangen Ausdruck oder Folge einer zugrunde liegenden psychischen Erkrankung sein, so mangelt es dem Menschen an der bewussten Selbsttötungsentscheidung; die Pflegekräfte müssen den Suizid verhindern und die Grunderkrankung muss behandelt werden. Ein Untätigbleiben oder gar eine Unterstützungshandlung würden in diesem Fall eine Bestrafung wegen Tötung durch Unterlassen (unechtes Unterlassungsdelikt), unterlassene Hilfeleistung (echtes Unterlassungsdelikt) oder Totschlag zur Folge haben.

1.078. Grenzen Sie die straflose Beihilfe zur Selbsttötung von der Tötung auf Verlangen ab.

Als unterstützende Handlung bleibt es nach dem StGB straflos, einem anderen Menschen z. B. ein tödliches Gift zu besorgen. Die tatsächliche Einnahme des Gifts erfolgt aber durch die Person selbst. Sie hat sozusagen die volle Tatherrschaft, d. h., sie kann es tun, wann sie will, oder auch davon Abstand nehmen. Diese Tatherrschaft geht aber in dem Moment auf die helfende Person über, wenn diese das Gift spritzt oder die Tablette verabreicht. Dann handelt es sich um eine strafbare Tötung auf Verlangen.

FALLBEISPIEL (FRAGE 1.079)

Die hochbetagte Bewohnerin Frau Spät schüttelt immer nur den Kopf und kneift die Lippen zusammen, wenn man ihr Essen und Trinken anbietet. Zu mehr als zu einem leichten Nicken und Kopfschütteln ist Frau Spät nicht mehr in der Lage. Man hat allerdings den Eindruck, dass sie noch versteht, was man sie fragt. Die Altenpflegerin Özlem kann es nicht mit ansehen, wie Frau Spät langsam verhungert oder verdurstet. Sie nimmt deshalb eine Spritze ohne Kanüle und spritzt ihr damit Flüssigkeit in die Wangentasche. Genauso macht sie es mit dünner Suppe.

1.079. Ist das Verhalten von Özlem durch ihre gute Absicht gerechtfertigt?

Nein. Wenn der Mensch zum Ausdruck bringt, dass es sein frei bestimmter Wille ist, nicht mehr essen und trinken zu wollen, so darf man ihn nicht zwangsernähren. In diesem Fall muss mit dem Team, den Angehörigen und dem behandelnden Arzt über die weitere Vorgehensweise gesprochen werden (➤ 5.3.3).

1.080. Viele Pflegehandlungen erfüllen rechtlich gesehen den Tatbestand der Körperverletzung. Nennen Sie die Tatbestandsvoraussetzungen einer Körperverletzung.

Eine Körperverletzung liegt vor, wenn jemand eine andere Person körperlich misshandelt oder deren Gesundheit schädigt. Dies bedeutet, dass das Opfer durch üble, unangemessene Behandlung in seinem körperlichen oder psychischen Wohlbefinden nicht unerheblich beeinträchtigt wird. Eine Gesundheitsschädigung liegt bei Hervorrufen oder Steigern eines krankhaften Zustands vor. Im rechtlichen Sinne stellt auch ein kunstgerechter Eingriff in den Körper eine Körperverletzung dar. Dabei ist das Empfinden von Schmerzen nicht erforderlich.

1.081. Geben Sie Beispiele für eine Körperverletzung aus der Pflege.

Injektionen, Infusionen, Blutentnahmen, Wundbehandlungen und Medikamentenverabreichung, wenn diese Nebenwirkungen haben können, welche die Gesundheit beeinträchtigen. Auch das Vorenthalten von verordneten Medikamenten (auch gegen Schmerzen) stellt eine Körperverletzung dar.

1.082. Nennen Sie die Straftaten gegen die körperliche Unversehrtheit und erklären Sie kurz den Inhalt der Vorschriften mit der Folge für den Täter.

Straftaten gegen die körperliche Unversehrtheit:

- Vorsätzliche, fahrlässige Körperverletzung (§§ 229, 223 StGB), Schuldform
- Gefährliche Körperverletzung (§ 224 StGB) → die Körperverletzung wird z. B. mittels eines gefährlichen Werkzeugs beigebracht
- Misshandlung von Schutzbefohlenen (§ 225 StGB) → rohes Misshandeln von Wehrlosen
- Schwere Körperverletzung (§ 226 StGB) → Körperverletzung mit besonders schweren Folgen für das Opfer
- Körperverletzung mit Todesfolge (§ 227 StGB) → Verursachung des Todes durch die Körperverletzung

Die unterschiedlichen Straftaten gegen die körperliche Unversehrtheit werden entsprechend ihrem Unrechtsgehalt und den Folgen für das Opfer unterschiedlich schwer bestraft.

FALLBEISPIEL (FRAGE 1.083)

Frau Berger weigert sich eines Tages, die tägliche Medikation einzunehmen, welche ihr die examinierte Altenpflegekraft Maria anreicht. Maria versucht sie von der Notwendigkeit der Medikamente zu überzeugen, aber Frau Berger bleibt bei ihrer Weigerung. Schließlich mischt Maria die Medikamente heimlich in einen Saft und reicht diesen Frau Berger. Maria meint, dies zu dürfen, da es ja für Frau Berger wichtig ist, die Medikamente zu nehmen.

1.083. Hat sich Maria strafbar gemacht?

Ja, Maria hat sich strafbar gemacht. Die Medikamentenverabreichung stellt einen Eingriff in den Körper dar und wird als Körperverletzung gewertet. Damit ist der Tatbestand der Norm erfüllt. In diese Körperverletzung hat Frau Berger nicht eingewilligt, was Ausdruck ihres Selbstbestimmungsrechts (➤ Frage 1.093) ist. Es liegt somit kein Rechtfertigungsgrund vor, der die Rechtswidrigkeit der Handlung entfallen ließe. Die heimliche Verabreichung stellt demnach eine vorsätzliche, strafbare gefährliche Körperverletzung dar.

Maria kann sich auch nicht darauf berufen, nicht gewusst zu haben, dass ihr Handeln strafbar ist. Es handelt sich hierbei um einen vermeidbaren Verbotsirrtum, der die Strafe lediglich mildern kann. Vermeidbar deshalb, weil man von einer examinierten Altenpflegerin erwarten kann, dass sie ausreichend rechtliche Kenntnisse besitzt.

1.084. Geben Sie die für die Altenpflege wesentlichen Tatbestandsmerkmale des § 225 StGB „Misshandlung von Schutzbefohlenen" wieder.

Eine Misshandlung von Schutzbefohlenen begeht, wer eine wegen Gebrechlichkeit oder Krankheit wehrlose Person, die unter seiner Fürsorge oder Obhut steht, quält oder roh misshandelt oder durch böswilliges Vernachlässigen der Sorgfaltspflichten an der Gesundheit schädigt. Strafverschärfend wirkt, wenn dadurch die schutzbefohlene Person der Gefahr des Todes oder einer schweren Gesundheitsschädigung ausgesetzt wird.

5

FALLBEISPIEL (FRAGE 1.085)

Altenpflegerin Susanne verliert immer wieder mal bei der Pflege die Nerven, weil sie glaubt, dass viele der pflegebedürftigen Menschen sich nur bedienen lassen wollen. Sie schreit Bewohner an, macht ihnen Angst und beschimpft sie, wenn sie zu oft Hilfe brauchen. Als eine Bewohnerin, die sie für wehleidig hält, starke Bauchschmerzen hat, holt sie trotz Bitten der Bewohnerin keinen Arzt.

1.085. Hat sich Altenpflegerin Susanne wegen Misshandlung von Schutzbefohlenen strafbar gemacht?

Ja. Mit der Verweigerung einen Arzt zu holen, hat sie den Tatbestand des § 225 StGB erfüllt, da sie damit ihre Sorgfaltspflicht böswillig vernachlässigt hat.

Auch das Anschreien, Beschimpfen und Verängstigen erfüllt den Tatbestand, da es ausreicht, wenn dem Schutzbefohlenen seelisches Leid zugefügt wird. Dies alles hat sie aus einer den pflegebedürftigen Menschen gegenüber gefühllosen Gesinnung heraus getan.

1.086. Auch Strafbarkeit von Zuwiderhandlungen gegen die verfassungsrechtlich garantierte Freiheit des Menschen findet ihre allgemeine gesetzliche Regelung im StGB. Welche beiden Straftatbestände sind diesbezüglich insbesondere relevant?

Freiheitsberaubung (§ 239 StGB) und Nötigung (§ 240 StGB).

1.087. Nennen Sie die beiden tatbestandlichen Handlungsalternativen der Freiheitsberaubung und geben Sie typische Beispiele aus der Praxis der Altenpflege.

Eine Freiheitsberaubung wird dadurch begangen, dass ein Mensch eingesperrt oder in anderer Weise seiner (potenziellen) Bewegungsfreiheit beraubt wird. Eingesperrt ist ein Mensch, wenn er z. B. geschlossen untergebracht ist.

In anderer Weise seiner Bewegungsfreiheit beraubt wird ein Mensch durch mechanische Fixierungsmaßnahmen aller Art, durch Drohungen, psychischen Zwang, Täuschungen über das Verschlossensein einer Tür oder Trickschlösser, wenn ihn diese Maßnahmen daran hindern, von seiner Bewegungsfreiheit Gebrauch zu machen. Auch die Verabreichung von Psychopharmaka mit dem Ziel, den Bewohner am Verlassen des Zimmers oder des Heims zu hindern, stellt eine Freiheitsberaubung dar. Sollte die Einschränkung des Bewegungsdrangs eine Nebenwirkung einer Psychopharmakabehandlung zu Heilzwecken sein, so liegt keine Freiheitsberaubung vor. Die Freiheitsberaubung in „anderer Weise" nennt man auch **unterbringungsähnliche Maßnahme** (z. B. Bettgitter, Bauchgurt).

Einem Menschen, der nicht mehr in der Lage ist, seine Bewegungen willentlich zu koordinieren, kann nach herrschender Meinung nicht die Freiheit entzogen werden.

5

1.088. Welche Gründe kann es für freiheitsentziehende Maßnahmen in der Altenpflege geben?

Gründe für freiheitsentziehende Maßnahmen:

- Vermeidung von Stürzen
- Gesundheitsgefahren
- Aggressionen gegen sich selbst oder andere
- Starke motorische Unruhe

FALLBEISPIEL (FRAGE 1.089)

Herr Schwab wohnt seit einigen Tagen im Heim. Die ganzen Veränderungen und die neue Umgebung haben dazu geführt, dass er sehr unruhig schläft. Zu seiner Sicherheit wünschte er, dass man das Bettgitter, das er nicht alleine lösen kann, nachts hochklappt. Nach einer Woche hat er sich an die neue Umgebung einigermaßen gewöhnt, schläft wieder ruhiger und möchte kein Bettgitter mehr, da er sich dahinter eingesperrt fühlt. Die Pflegefachkraft Maria hält das Bettgitter allerdings zur Sicherheit für notwendig und macht Herrn Schwab auf seine gegebene Einwilligung aufmerksam, die er nicht so einfach widerrufen könne.

1.089. Hat Maria recht?

Nein, Maria hat nicht recht. Eine Einwilligung ist jederzeit widerrufbar.

FALLBEISPIEL (FRAGE 1.090)

Herr Sturm, ein sehr mobiler, kräftiger Mann, zog wegen einer beginnenden Alzheimer-Demenz ins Heim. Mittlerweile hat sich sein Zustand verschlimmert. Er ist zunehmend verwirrt und sein Tag-und-Nacht-Rhythmus ist gestört. Als Maria Nachtdienst hat, kommt es zum ersten Mal dazu, dass Herr Sturm im Schlafanzug die Station und das Haus verlassen will. Immer wieder versucht er wegzulaufen. Maria hat Angst, dass er sich in der Nacht verirrt und zu Schaden kommt. Eine Fixierung hält sie bei einem solch mobilen Mann für nicht geeignet. Sie vereinbart mit dem Nachtdienst der im Haus befindlichen beschützenden Station, auf der gerade ein Bett frei ist, dass Herr Sturm dort die Nacht verbringt.

1.090. Ist diese Lösung rechtlich unbedenklich?

Auf einer beschützenden Station ist man im Sinne des Gesetzes eingesperrt, d. h., die Bewohner sind ihrer Bewegungsfreiheit beraubt. Dies erfüllt den Tatbestand der Freiheitsberaubung nach § 239 StGB und ist rechtswidrig, es sei denn, es gibt einen Rechtfertigungsgrund dafür.

Infrage kommt hier der **rechtfertigende Notstand.** Die Notstandslage besteht darin, dass der Drang wegzulaufen für Herrn Sturm eine erhebliche Gefahr für seine Gesundheit oder gar sein Leben darstellt, die in diesem Fall schwerer wiegt als das Recht auf Bewegungsfreiheit (Rechtsgüterabwägung). Diese Gefahr kann Maria nicht mit einer alternativen Maßnahme, die keine Freiheitsberaubung darstellen würde, abwenden, da sie allein auf Station ist. Die Unterbringung in der beschützenden Abteilung kann möglicherweise sogar eine mildere Maßnahme im Vergleich zur gewaltsamen Fixierung eines kräftigen Bewohners oder dem unbeaufsichtigten Einsperren in seinem Zimmer sein. Da es sich auch nur um eine vorübergehende Maßnahme handelt, hat Maria rechtlich korrekt gehandelt.

FALLBEISPIEL (FRAGE 1.091)

Weil die eben beschriebene Vorgehensweise so wirksam war, beschließt die Stationsleitung, Herrn Sturm vorsorglich weiterhin nachts auf die beschützende Station zu bringen.

5

1.091. Ist diese Lösung durch Notstand gerechtfertigt?

Nein, der Notstand kann zeitlich nur vorübergehend und zur Abwehr akuter Gefahren als Rechtfertigungsgrund dienen. Müssen die Pflegekräfte immer wieder (wenn auch nicht dauerhaft) freiheitsberaubende Maßnahmen anwenden oder meinen sie, den Bewohner vorsorglich vor erheblicher Selbstgefährdung schützen zu müssen, so brauchen sie dafür die richterliche Erlaubnis.

Um Herrn Sturm also jede Nacht oder immer wieder nachts auf der beschützenden Station unterzubringen, muss das Heim einen richterlichen Beschluss beantragen.

1.092. Welches Verhalten eines Menschen wird als Nötigung angesehen?

Bei der Nötigung veranlasst der Täter einen Menschen mit Gewalt oder durch Drohung mit einem empfindlichen Übel zu einer Handlung, Duldung oder Unterlassung (§ 240 StGB).

1.093. Das Grundgesetz schützt auch durch Art. 1 und 2 das Recht auf informationelle Selbstbestimmung. Worin besteht der Sinn, den Schutz von Privatgeheimnissen gesetzlich vorzuschreiben?

Es soll das Vertrauensverhältnis zwischen der Pflegekraft und dem Betreuten geschützt werden. Nur die Gewissheit, dass die Pflegekraft die Privat- und Geheimnissphäre des Bewohners/Patienten wahrt, kann zur positiven, verlässlichen Gestaltung der Pflegebeziehung beitragen. Darüber hinaus hat auch die Allgemeinheit ein Interesse daran, sicherzustellen, dass die Angehörigen der Heilberufe zur Verschwiegenheit verpflichtet sind: Nur so kann sich der Patient/Bewohner dem Arzt oder der Pflegekraft rückhaltlos und gefahrlos anvertrauen und die Grundlagen für bessere Heilungschancen legen.

1.094. Durch eine Reihe von Geboten werden Heime sowie ambulante Pflegedienste und deren Pflegekräfte verpflichtet, Verschwiegenheit bezüglich der persönlichen und medizinischen Daten von Bewohnern und Patienten zu üben. Welche Vorschrift aus dem StGB garantiert dem Bewohner die Verschwiegenheit der ihn behandelnden und pflegenden Personen?

§ 203 StGB garantiert dem Bewohner die Verschwiegenheit der ihn behandelnden und pflegenden Personen.

1.095. Wer ist ein Geheimnisträger im Sinne des § 203 StGB?

Bestimmte Berufsgruppen, u. a. Ärzte, Apotheker, Pflegekräfte, Altenpflegeschüler, Gesundheits- und Krankenpflegeschüler, Aushilfen, Praktikanten.

1.096. Was ist ein Geheimnis? Nennen Sie Beispiele.

Geheimnisse sind Angelegenheiten, die nur einem Einzelnen oder einem geschlossenen Personenkreis bekannt sind und an deren Geheimhaltung der Betroffene aus verständlichen Gründen ein schutzwürdiges Interesse hat, z. B.:

- Biografische Daten
- Persönliche, familiäre, berufliche, wirtschaftliche Verhältnisse
- Alles, was mit der Erkrankung und der Pflegebedürftigkeit zu tun hat
- Mitteilungen über Dritte
- Die Tatsache, dass der Patient Kunde des Pflegedienstes ist oder Heimbewohner

1.097. Wann ist ein Geheimnis im „Rahmen der Berufstätigkeit" anvertraut oder bekannt geworden?

„Im Rahmen der Berufstätigkeit“ heißt, dass jemandem in der Funktion als Pflegekraft, also bei der Berufsausübung, ein Geheimnis „anvertraut“ wird. Der Bewohner/Patient teilt der Pflegekraft **willentlich** etwas mit (verbal oder visuell). „Bekannt geworden“ heißt, dass die Pflegekraft ohne willentliche Beteiligung des Bewohners/Patienten durch die Berufsausübung Kenntnis von dem Geheimnis erlangt (z. B. Lesen des ärztlichen Befunds).

1.098. Wann ist ein Geheimnis „unbefugt offenbart"?

- Wenn das Wissen einer anderen Person weitergegeben wird, die es noch nicht weiß, auch wenn sie selbst zum Schweigen verpflichtet ist.
- Wenn man Dritten die Möglichkeit zum Einblick z. B. in Patienten-/Bewohnerakten gibt.
- Wenn man Dritten ermöglicht, vertrauliche Informationen des Bewohners/Patienten mitzuhören.

FALLBEISPIEL (FRAGE 1.099)

Der Sozialamtsmitarbeiter Herr Rose ruft auf der Station B des Alten- und Pflegeheims an, in dem Frau Meyer lebt. Pflegerin Sarah nimmt den Anruf entgegen. Herr Rose möchte wissen, ob Frau Meyer noch in dem Heim wohnt, und will weitere Auskünfte über sie einholen.

Nein, die Schweigepflicht über persönliche Verhältnisse des Bewohners betrifft auch die Tatsache, dass jemand im Heim wohnt und gilt auch gegenüber Behörden.

1.099. Darf Maria Auskunft geben?

Rechtfertigungsgründe für die Offenbarung eines Geheimnisses:

- Einwilligung des Betroffenen (Schweigepflichtentbindung)
- Mutmaßliche Einwilligung
- Schlüssiges Verhalten
- Notstand
- Gesetzliche Anzeige- und Meldepflicht (Infektionsschutzgesetz, Personenstandsgesetz, § 138 StGB)
- Wahrung eigener Interessen in einem Prozess

1.100. Welche Rechtfertigungsgründe gibt es, die zur Offenbarung eines Geheimnisses befugen?

FALLBEISPIEL (FRAGE 1.101)

Herr Wiese ist 87 Jahre alt, nach einem Schlaganfall halbseitig gelähmt und lebt bei seiner Tochter. Er ist in Pflegegrad 4 eingestuft und erhält Pflegegeld und Sachleistungen. Ein Pflegedienst kommt einmal pro Werktag, um einige Grundpflegemaßnahmen durchzuführen. Die verbleibende Pflege wird von seiner Tochter übernommen.

Pfleger Hans, der für Herrn Wiese zuständig ist, muss feststellen, dass sich Herr Wiese in einem körperlich sehr ungepflegten Zustand befindet, verängstigt und vereinsamt erscheint. Als Hans Herrn Wiese nach einiger Zeit darauf anspricht, erzählt ihm dieser unter Tränen, dass er von der Tochter mit Essensentzug und Androhung von Gewalt bestraft werde, wenn er nicht „ruhig" sei. Das dürfe der Pfleger aber auf keinen Fall weitererzählen, da er, Herr Wiese, Angst vor seiner Tochter habe.

Grundsätzlich hat sich Pfleger Hans als Geheimnisträger an die Schweigepflicht zu halten, da Herr Wiese ihm ein Geheimnis im Sinne des § 203 StGB anvertraut hat.

1.101. Muss Pfleger Hans dieses Gespräch für sich behalten?

Eine Grenze der Schweigepflicht ist bei einem vorliegenden Notstand erreicht. Wenn der Zustand von Herrn Wiese z. B. durch Unterernährung infolge von Essensentzug ein akutes, lebensbedrohliches Ausmaß angenommen hat und bei Herrn Wiese keine Gefährdungseinsicht vorliegt, so sind die entsprechenden Behörden darüber zu informieren, da hier ein höherwertiges Rechtsgut (nämlich das Leben) in Gefahr ist. Pfleger Hans begeht dann keine strafbare Schweigepflichtverletzung.

FALLBEISPIEL (FRAGE 1.102)

Herr Wiese zieht auf Drängen von Pfleger Hans in ein Pflegeheim. Auch Hans arbeitet jetzt in diesem Heim und auf der Station von Herrn Wiese. Dieser bittet Hans, den Stationskollegen nichts von der Vorgeschichte zu erzählen, weil er sich für seine Tochter schämt.

Grundsätzlich gilt die Schweigepflicht auch den Kollegen gegenüber.

1.102. Muss sich Pfleger Hans an diese Schweigeverpflichtung im Kollegenkreis halten?

Ein Rechtfertigungsgrund könnte in einer mutmaßlichen Einwilligung des Patienten/Bewohners liegen, die an der Pflege beteiligten Kollegen im Interesse einer optimalen Pflege umfassend zu informieren. Da Herr Wiese aber ausdrücklich eine Weitergabe der Information untersagt hat, kommt dieser Rechtfertigungsgrund nicht in Betracht.

1.103. Erklären Sie, was man unter der vertraglichen arbeitsrechtlichen Verschwiegenheitspflicht versteht.

Die Verschwiegenheitspflicht geht über die strafrechtlich geschützte Schweigepflicht hinaus und umfasst dienstliche Belange, die nicht unbedingt zur geschützten Privatsphäre des Bewohners/Patienten gehören, an deren Geheimhaltung der Arbeitgeber aber ein geschütztes betriebliches Interesse hat.

FALLBEISPIEL (FRAGE 1.104)

Altenpflegerin Hanna hat in ihrem Heim mehrfach Missstände entdeckt, wie z. B. unkorrekte Dokumentationen. Sie will gleich Strafanzeige gegen ihren Arbeitgeber erstatten und informiert die Presse.

1.104 Handelt Hanna richtig?

Sie handelt nicht richtig und muss u. U. mit arbeitsrechtlichen Konsequenzen (ggf. Kündigung) rechnen. Sie hat gegen die Verschwiegenheitspflicht verstoßen, die sie gegenüber dem Arbeitgeber hat, wonach sie betriebliche Informationen nicht nach außen weitergeben darf. Man kann von ihr aufgrund der Treuepflicht erwarten, dass sie den innerbetrieblichen Beschwerdeweg einhält, d. h. Gespräche mit den Vorgesetzten, Leitung und Träger. Wenn diese nicht Abhilfe schaffen, können die Aufsichtsorgane Heimaufsicht und MDK eingeschaltet werden, und erst wenn auch dies zu keiner Änderung führt, kann die Staatsanwaltschaft eingeschaltet werden.

In der Öffentlichkeit bekommt der **Whistleblower** (Informant, der, der Missstände an die Öffentlichkeit bringt) große Zustimmung. Allerdings geht er derzeit noch ein u. U. großes arbeitsrechtliches Risiko ein. Auch wenn der Europäische Gerichtshof einer fristlos entlassenen deutschen Altenpflegerin Recht gegeben hat, indem es entschieden hat, dass der Arbeitgeber nicht das Recht auf Meinungsfreiheit der Mitarbeiterin berücksichtigt hat, so gibt es in Deutschland noch kein eigenes Gesetz, das Whistleblower generell schützt.

1.105. Auf das Thema Datenschutz trifft man im Zeitalter der Vernetzung und des elektronischen Datenflusses öfter denn je. Nennen Sie die Aufgabe der Datenschutzgesetze.

Das Bundesdatenschutzgesetz und die Datenschutzgesetze der Länder und kirchlichen Einrichtungen sollen den Bürger davor schützen, dass Informationen über seine persönlichen und sachlichen Verhältnisse missbräuchlich gespeichert, verarbeitet und weitergegeben werden. Dieses Recht soll nur ihm selbst vorbehalten bleiben bzw. von seiner Zustimmung abhängig sein.

1.106. Beziehen Sie den Datenschutz auf Heime und ambulante Pflegedienste. Erklären Sie dabei auch, was man unter einer Datei versteht.

Dateien dürfen geführt werden, soweit sie zur Aufgabenerfüllung öffentlicher und privater Stellen erforderlich sind. Damit sind kommunale, private oder kirchliche Heime sowie gleichartige ambulante Pflegedienste zur Führung einer Datei berechtigt, wenn dies zur Aufgabenerfüllung erforderlich ist.

Dateien in der Altenpflege sind:

- Computerdateien mit Bewohnerdaten
- Bewohner- und Barbetragskarteien
- Elektronisch geführte Pflegedokumentationen, wenn sie nach bestimmten Merkmalen aufgebaut sind und entsprechend bearbeitet werden können

Der Datenschutz bezieht sich in abgeschwächter Form auch auf Akten.

FALLBEISPIEL (FRAGE 1.107)

Herr Wiese wohnt jetzt in einem Doppelzimmer. Vieles ist zu regeln; die Pflege muss geplant werden, auch der Arzt macht seinen Besuch. Alle Gespräche mit Herrn Wiese finden in seinem Zimmer in Anwesenheit des Zimmernachbarn statt. Nach seinem Besuch spricht der Arzt auf dem Gang mit der zuständigen Pflegekraft unter Nennung des Namens von Herrn Wiese über Blutdruck und Blutwerte, Medikamente und Maßnahmen. Zur gleichen Zeit befinden sich auch Besucher und andere Bewohner auf dem Gang. Auf Anweisung des Arztes wird Herrn Wiese ein Katheter gelegt. Neben seinem Bett werden Dokumentationsblätter angebracht, um in den nächsten Tagen eine Flüssigkeitsbilanz erstellen zu können, gleichzeitig bleiben auch andere Herrn Wiese betreffende Unterlagen in dem Zimmer liegen.

1.107. Welche Probleme sehen Sie in diesem Fall?

Hier liegt in mehreren Handlungen eine **Verletzung der Schweigepflicht** vor. Natürlich gibt es eine ausdrückliche (z. B. im Heimvertrag erteilte) oder mutmaßliche Entbindung von der Schweigepflicht über Angelegenheiten, die die Pflege eines Bewohners betreffen, gegenüber allen an der Pflege Beteiligten. Darin eingeschlossen ist aber nicht die Möglichkeit, dass auch Dritte Kenntnis von zu schützenden Informationen bekommen dürfen.

Das heißt, die Gespräche müssen so geführt werden, dass kein Unbefugter zuhören kann. Die schriftlichen Unterlagen über die Pflege- und Heilmaßnahmen müssen so aufbewahrt werden, dass niemand unbefugt Einsicht nehmen kann. Bei den Arztgesprächen sollte Herrn Wiese die Möglichkeit angeboten werden, unter vier Augen mit dem Arzt zu sprechen. Will er dies nicht, so kann von der Entbindung der Schweigepflicht gegenüber dem Zimmernachbarn ausgegangen werden. Gleiches gilt für die Gespräche mit dem Pflegepersonal über die Pflege. Das Gespräch mit dem Pflegepersonal gehört in den geschützten Raum des Stationszimmers. Auch die Pflegekräfte sollten mit Herrn Wiese klären, ob betreffende Gespräche im Beisein des Zimmernachbarn geführt werden dürfen. Im Zimmer ausgehängte Dokumentationsblätter und liegen gelassene Akten verstoßen gegen die Schweigepflicht.

FALLBEISPIEL (FRAGE 1.108)

Die Apotheke XY bietet dem Pflegeheim Z einen Service an, mit dem das Heim viel Arbeitszeit einsparen könnte: Die Apotheke beliefert das Heim mit bewohnerbezogen wochenweise gestellten, verschweißten Medikamenten. Gleichzeitig werden in der Apotheke über ein Computerprogramm Allergierisiken, Wechselwirkungen und Unverträglichkeiten von jedem Bewohner festgestellt und kenntlich gemacht. Zu diesem Zweck braucht die Apotheke natürlich Bewohnerdateien und Dokumentationsblätter zur Archivierung. Das Pflegeheim Z ist ganz begeistert von dem Angebot.

1.108. Sehen Sie ein datenschutzrechtliches Problem in dem Angebot der Apotheke?

Ja. Solche Bewohnerdateien dürfen nur mit ausdrücklicher Genehmigung jedes einzelnen Bewohners weitergegeben werden.

1.109. Welche Rechte haben Bewohner und Patienten nach den Datenschutzvorschriften?

Rechte der Bewohner und Patienten nach den Datenschutzvorschriften:
- Auskunftsrecht
- Recht auf Akteneinsicht
- Recht auf Löschung unzulässig gespeicherter Daten
- Recht auf Sperrung oder Berichtigung unrichtiger Daten

1.110. Das Briefgeheimnis (§ 202 StGB) ist eine weitere Strafnorm zum Schutz der Privatsphäre. Wann macht man sich nach § 202 StGB strafbar?

Wenn man unbefugt einen verschlossenen Brief öffnet, der nicht für einen selbst bestimmt ist, oder einen geöffneten Brief z. B. aus der Schublade holt, wo er gegen unbefugtes Lesen geschützt war.

FALLBEISPIEL (FRAGE 1.111)

Herr Wiese möchte keinen Kontakt mehr zu seiner Tochter haben. Auch Briefe von ihr möchte er nicht mehr sehen. Alle Post, die von ihr kommt, wirft er ungeöffnet in den Papierkorb. Pfleger Hans möchte gern wissen, ob die Tochter ihren Vater weiterhin, wenn auch brieflich, unter Druck setzt. Zu diesem Zweck holt er die Briefe aus dem Papierkorb, öffnet sie und liest sie. Als er während des Lesens zu einem Bewohner gerufen wird, legt er den Brief offen auf den Tisch im Stationszimmer. Seine Kollegin Maria liest den Brief, ist entsetzt über den Inhalt und erzählt es den Kollegen weiter. Als Herr Wiese sich immer mehr über alle Briefe aufregt, hält die Stationsleitung die Post ganz von ihm fern, liest aber die Briefe von Behörden, Krankenkassen etc. zur Sicherheit.

1.111. Wie ist das Verhalten von Hans, Maria und der Stationsleitung rechtlich zu beurteilen?

- Hans verletzt das Briefgeheimnis, indem er die geschlossenen Briefe öffnet und liest. Keine Rolle spielt es dabei, dass Herr Wiese die Briefe weggeworfen hat, da Hans nicht Adressat der Briefe war. Gleichzeitig begeht er u. U. (sofern man davon ausgehen kann, dass der Inhalt als Geheimnis zu werten ist) eine Schweigepflichtverletzung, indem er den Brief offen liegen lässt und so den Inhalt unbefugt offenbart.
- Maria verletzt das Briefgeheimnis nicht. Sie hat den Brief nicht geöffnet oder ihn aus einem verschlossenen Behältnis genommen, bevor sie ihn gelesen hat. Sie hat aber dann, wenn es sich bei dem Inhalt um ein Geheimnis handelt, eine Schweigepflichtverletzung begangen, weil sie den Inhalt des Briefs an die Kollegen unbefugt weitergegeben hat.
- Die Stationsleitung mag aus guter Absicht gehandelt haben, aber dennoch rechtlich falsch. Für das Öffnen und Lesen der Briefe, welcher Art auch immer, braucht sie die Einwilligung von Herrn Wiese. Wenn sie diese nicht hat, darf sie die Post nicht öffnen. Sollte Herr Wiese weder diese Einwilligung geben noch seine offiziellen Briefe selber öffnen, muss geprüft werden, ob er diesbezüglich noch einsichtsfähig ist. Ist dies nicht der Fall, muss dafür gesorgt werden, dass ein Bevollmächtigter oder gesetzlicher Betreuer sich um den Briefverkehr kümmert und die daraus resultierenden Angelegenheiten erledigt.

1.112. Kann man sich durch Änderungen einer Pflegedokumentation strafbar machen?

Ja. Die Pflegedokumentation ist eine Urkunde im Sinne des StGB, die zu Beweiszwecken herangezogen werden kann. Wer diese Urkunde verfälscht, macht sich strafbar (§ 267 StGB). Wenn eine inhaltliche Veränderung in der

Dokumentation vorgenommen wird, ist der Tatbestand der Urkundenfälschung erfüllt, es sei denn, die Veränderung ist kenntlich gemacht worden.

FALLBEISPIEL (FRAGE 1.113)

In einem Heim verbreitet sich schnell die Nachricht: „Die Heimaufsicht ist in unserem Landkreis unterwegs!" Eifrig wird die Pflegedokumentation der letzten Monate überprüft und ergänzt.

1.113. Machen sich die Pflegekräfte strafbar, wenn sie nachträglich die Dokumentationen ergänzen?

Ja. Sie begehen eine **Urkundenfälschung.** Wenn eine Schicht beendet ist, ist sozusagen auch der Inhalt der Urkunde festgelegt und endgültig, denn das Personal hat seine Tätigkeiten und Beobachtungen eingetragen. Sollte am nächsten Tag gemerkt werden, dass man eine Eintragung vergessen hat, darf diese mit einem entsprechenden Vermerk nachträglich gemacht werden.

Nicht nur die nachträgliche Veränderung der Dokumentation ist eine Urkundenfälschung, sondern auch die Eintragung einer nicht erfolgten Pflegehandlung.

5

5.2.4 Zivilrechtliche Haftung

Immer größer wurde in der Praxis in den letzten Jahren die Angst vor Schadensersatzhaftung für Schäden, die im Rahmen der Pflege erfolgten. Die zunehmend leeren Kassen der Krankenversicherer führten zu Ersatzansprüchen gegen Altenheimträger und Pflegekräfte besonders bei Stürzen, die eine teure operative Heilbehandlung zur Folge hatten. Diese Angst vor Haftung führte und führt in nicht wenigen Heimen zur Beeinflussung der Pflegekultur: „Sicherheit" wird dann in diesen Einrichtungen über alles gestellt.

Immer mehr gilt aber inzwischen auch in der Pflege der Begriff des „professionellen Risikomanagements". Die angehende Altenpflegefachkraft soll im Folgenden zeigen, dass sie über das rechtliche Wissen verfügt, wie z. B. die körperliche Unversehrtheit zu schützen ist. Gleichzeitig soll sie aber auch die Fähigkeit unter Beweis stellen, verantwortungsvoll mit dem Recht auf Selbstbestimmung und Freiheit auf der einen und dem Recht auf Sicherheit sowie körperliche Unversehrtheit auf der anderen Seite umgehen zu können.

1.114. Wenn ein Heimbewohner oder in der ambulanten Pflege ein Patient durch die Pflege oder im Rahmen der Pflege einen Schaden erleidet, so stellt sich die Frage, ob und von wem er eine Wiedergutmachung verlangen kann. Erläutern Sie dazu folgende Grafik (➤ Abb. 5.2).

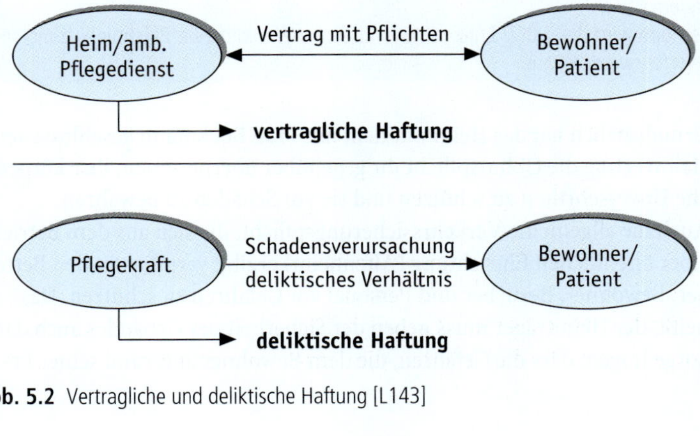

Abb. 5.2 Vertragliche und deliktische Haftung [L143]

Zwischen dem Geschädigten (Bewohner/Patient) und dem Heimträger (Pflegedienst) besteht ein Vertragsverhältnis. Wenn das Heim/der Pflegedienst eine Vertragspflicht schuldhaft verletzt hat und es dadurch zu einem Schaden gekommen ist, hat der Geschädigte einen vertraglichen Anspruch auf Schadensersatz (Anspruchsgrundlage) gegen seinen Vertragspartner (Anspruchsgegner).

Tatsächlich ist der Schadensverursacher aber oftmals nicht der Heimträger oder der Pflegedienst, sondern die einzelne Pflegekraft. Auch die Pflegekraft selbst kann Anspruchsgegnerin sein. Zwischen der Pflegekraft und dem Geschädigten besteht allerdings kein Vertrag und somit kein vertraglicher Wiedergutmachungsanspruch.

Eine Pflegekraft, die z. B. das Eigentum eines Bewohners beschädigt hat, hat allerdings eine unerlaubte Handlung begangen, durch die ein sogenanntes deliktisches Verhältnis zum Geschädigten entstanden ist (deliktische Haftung). Diese deliktische Haftung ist nach § 823 BGB bei einer schuldhaften Pflichtverletzung Anspruchsgrundlage für den Wiedergutmachungsanspruch des Geschädigten.

Während sich die vorangegangenen Fallbeispiele mit der strafrechtlichen Haftung befassten, geht es bei den ➤ Fragen 1.115–1.118 um die zivilrechtliche Haftung, also die Wiedergutmachung des Schadens in Geld.

FALLBEISPIEL (FRAGEN 1.115–1.118)

Frau Bockmann, 88 Jahre alt, lebt seit 1 Jahr im Pflegeheim. Durch den MDK wurde Pflegegrad 4 festgestellt. Bei einem Sturz in ihrem Zimmer zog sie sich eine Oberschenkelhalsfraktur zu. Frau Bockmann ist sehbehindert, zeitweise desorientiert und verwirrt und hatte vor dem Sturz einen unsicheren Gang. Das Tragen von Hüftprotektoren lehnte Frau Bockmann bisher konsequent ab, da diese im Liegen drücken würden und sie sich eingeengt fühle. Vor einigen Jahren, als sie noch nicht im Heim wohnte, hatte sich Frau Bockmann schon zweimal bei Stürzen verletzt.

Wie es zu dem Sturz gekommen ist, kann nicht mehr festgestellt werden. Um 13:00 Uhr hatte die Pflegekraft mit Frau Bockmann zum letzten Mal in ihrem Zimmer gesprochen. Als sie um 14:00 Uhr wieder ins Zimmer kam, lag Frau Bockmann regungslos am Boden vor dem Bett.

Die Krankenkasse von Frau Bockmann möchte nun aus übergegangenem Recht vom Pflegeheim die Heilungskosten in Höhe von 7.000 Euro ersetzt bekommen. Sie argumentiert, das Pflegeheim hätte die sehbehinderte, zeitweise desorientierte und verwirrte Bewohnerin (Pflegegrad 4) z. B. mit einem Bettgitter fixieren und sie zwingen müssen, Hüftprotektoren anzulegen, um die Verletzungsgefahr bei einem Sturz zu mindern.

Das Heim wird die 7.000 Euro zahlen müssen, wenn ihm eine Pflichtverletzung vorgeworfen werden kann.

1.115 Hat das Heim eine Pflichtverletzung begangen, weil es den Sturz hätte verhindern müssen?

- Grundsätzlich hat das Heim mit dem mit Frau Bockmann geschlossenen Heimvertrag die Obhutspflicht ihr gegenüber übernommen, ihre körperliche Unversehrtheit zu schützen und sie vor Schäden zu bewahren.
- Auch die allgemeine Verkehrssicherungspflicht, die sich aus dem Betrieb einer öffentlichen Einrichtung (Altenheim) ergibt, verpflichtet den Betreiber, Bewohner, Besucher und Personal vor Gefahren zu schützen. Das heißt, der Heimträger muss neben der Sicherheit des Gebäudes auch dafür Sorge tragen, dass die Gefahren, die dem Bewohner aufgrund seiner Er-

krankung oder sonstigen körperlichen oder geistigen Einschränkung drohen, vermieden oder zumindest minimiert werden.
- Diese Pflichten werden aber durch die in Pflegeheimen üblichen Maßnahmen begrenzt, die mit einem vernünftigen finanziellen und personellen Aufwand realisierbar sind.
- Maßstab ist das Erforderliche, d. h. das Vorhersehbare und Vermeidbare und für den Heimbewohner und die Pflegekräfte Zumutbare unter der besonderen Beachtung der Würde des Bewohners sowie der Förderung seiner Selbstständigkeit und Selbstbestimmung.
- Wie weit die Schutzpflichten im Einzelnen gehen, ist nur aufgrund sorgfältiger Abwägung sämtlicher Umstände des Einzelfalls zu beurteilen.
- Zu prüfen ist also, ob eine Fixierung von Frau Bockmann erforderlich und unter Wahrung ihrer Würde und ihres Selbstbestimmungsrechts zumutbar war.
- Der Sturz geschah in Abwesenheit des Pflegepersonals. Um von der Unschuld des Heims ausgehen zu können, müssen aus der Dokumentation Eintragungen über die Erkennung des Sturzrisikos und der Prophylaxemaßnahmen ersichtlich sein. Im vorliegenden Fall kann man wohl von einer Sturzgefährdung ausgehen. Wenn sich aus der Dokumentation ablesen lässt, dass das Personal unter Abwägung der Risiken freiheitsentziehender Maßnahmen zu dem Entschluss gekommen ist, dass eine Fixierung für Frau Bockmann nicht zumutbar ist, so liegt kein objektiver Pflichtenverstoß vor.
- Auch die Ablehnung der Hüftprotektoren durch Frau Bockmann muss dokumentiert sein. Solche Protektoren können der Bewohnerin nicht unter Zwang angezogen werden.
- Eine Bewachung eines Bewohners rund um die Uhr ist aus personellen und finanziellen Gründen für das Heim nicht zumutbar und kann auch bei realistischer Betrachtungsweise der Möglichkeiten als Sicherheitsstandard nicht erwartet werden.

1.116. Würde es im Ergebnis einen Unterschied machen, wenn der MDK in seinem Gutachten zur Einstufung von Frau Bockmann eine Fixierung wegen erhöhter Sturzgefahr angeregt hätte?

Unter Umständen ja. Allerdings hätte dann trotzdem die Prüfung von Alternativen und die Genehmigung durch den Vormundschaftsrichter erfolgen müssen, um eine legale Fixierung durchführen zu können.

1.117. Könnte man nicht der Einfachheit halber gleich vorsorglich bei der kleinsten Sturzgefahr einen Fixierungsbeschluss beantragen, damit man auf der sicheren Seite ist?

Die Pflegekräfte haben von allen Beteiligten den engsten Kontakt zu den Bewohnern, mit der Folge, dass sie über notwendige Informationen über die Bewohner verfügen und entsprechende Beobachtungen machen, um passende Alternativen zu einer Fixierung zu finden. Zur Überprüfung von Alternativen zur Fixierung sind sie im Übrigen auch dann verpflichtet, wenn ein richterlicher Fixierungsbeschluss vorliegt, da die Fixierung nur dann vorgenommen werden darf, wenn sie zum Wohl und Schutz des Bewohners unbedingt notwendig ist. Im Übrigen gehen die Betreuungsgerichte mehr und mehr den Weg, freiheitsentziehende Maßnahmen durch alternative pflegerische oder die Umgebung gestaltende Maßnahmen zu ersetzen. Ein Beispiel hierfür ist die neue Rolle des Verfahrenspflegers nach dem „Werdenfelser Weg".

1.118. Letztendlich gibt es aber doch genügend Fälle, in denen gegen den Willen des Betroffenen auf richterlichen Beschluss hin freiheitsentziehende Maßnahmen vorgenommen werden dürfen und müssen. Wie passt das zu der Lösung des vorliegenden Falls?

Schutzmaßnahmen (z. B. das Anbringen von Bettgittern) gegen den Willen von Frau Bockmann sind dann durchzuführen, wenn die akute Gefahr einer erheblichen Selbstgefährdung vorliegt (Notstandslage) oder ein richterlicher Beschluss eingeholt wird, da das Risiko einer schwerwiegenden Gefährdung sehr hoch ist (Vorhersehbarkeit), andere Prophylaxemaßnahmen abgelehnt wurden und der Bewohner nicht einsichtsfähig ist. Hier muss dem Bewohner eine Einschränkung seiner Freiheit zugemutet werden, da die Gefahren für Leib und Leben zu groß sind oder auch eine nicht hinzunehmende Fremdgefährdung droht.

FALLBEISPIEL (FRAGE 1.119)

Die Bewohnerin Frau Klein ist aufgrund ihrer Erkrankungen in ihrer Bewegungsfähigkeit stark eingeschränkt. Gehen kann sie nur mit Unterstützung einer Pflegekraft, normalerweise sitzt sie im Rollstuhl.
Während der Einnahme des Essens sitzt Frau Klein gewöhnlich auf einem normalen Stuhl am Esstisch im Speisezimmer. Eine Pflegekraft sitzt mit am Tisch. Eines Tages steht Frau Klein plötzlich auf, will vom Tisch weggehen und stürzt.

1.119. Hat sich das Heim haftbar gemacht?

Das Heim haftet, wenn die anwesende Pflegekraft fahrlässig gehandelt hat. Wesentliches Kriterium in diesem Fall ist dabei die Frage, ob der Sturz der Bewohnerin vorhersehbar war. Wenn ja, dann liegt eine fahrlässige Unterlassung vor. Wenn die Pflegekraft nicht mit dem plötzlichen Aufstehen von Frau Klein rechnen musste, dann liegt keine schuldhafte Pflichtverletzung vor.

FALLBEISPIEL (FRAGE 1.120)

Frau Blei ist nach einem Schlaganfall halbseitig gelähmt und bei der Fortbewegung auf ihren Rollstuhl angewiesen. Seit einigen Wochen wohnt sie im Pflegeheim in einem Einzelzimmer. Sie ist ein schwieriger Mensch und widersetzt sich bisher allen Versuchen des Pflegepersonals, eine Beziehung zu ihr aufzubauen. Sie will keine Hilfe annehmen und benutzt trotz Bitten des Personals nur im äußersten Notfall die Klingel.
Eines Tages wird Frau Blei von ihrer Tochter neben dem Bett liegend gefunden. Frau Blei sagt zu ihrer Tochter: „Da siehst du es, hier kümmert sich ja keiner um mich!" Frau Blei hat sich einen Wirbel angebrochen. Die Tochter geht zornig zur Stationsleitung und droht mit Konsequenzen.

1.120. Muss das Heim mit rechtlichen Konsequenzen rechnen?

Das Heim sollte folgende Checkliste durchgehen:

- Wurde das Sturzrisiko erkannt?
- Wurden geeignete Maßnahmen vorgeschlagen?
- Hat die Bewohnerin die Prophylaxemaßnahmen nicht angenommen?
- War der Sturz demnach nicht vermeidbar?
- Ist alles dokumentiert und die Pflegeplanung an die schwierige Pflegesituation angepasst worden?
- Wenn das Heim all diese Fragen mit Ja beantworten kann, braucht es keine rechtlichen Folgen zu fürchten.

FALLBEISPIEL (FRAGE 1.121)

Herr Müller ist unter bestimmten Umständen aggressiv und reizbar. Eines Nachts greift er einen Mitbewohner an und schlägt ihm ins Gesicht.
Am nächsten Tag kommt es zu einem Vorfall beim Essen. Unerwartet zerschlägt Herr Müller absichtlich ein Glas und verletzt sich an der Hand.

1.121. Unter welchen Voraussetzungen kann dem Heim ein Vorwurf wegen der Verletzung des Mitbewohners und der Selbstverletzung von Herrn Müller gemacht werden?

Wenn die Pflegekräfte fahrlässig ihre vertraglich bestehende Sorgfaltspflicht dem geschlagenen Bewohner gegenüber verletzt haben. Dies ist der Fall, wenn sie Umstände übersehen haben, die vorhersehbar zu dem aggressiven Verhalten von Herrn Müller geführt haben und vermeidbar gewesen wären. Wenn aus der Dokumentation nicht hervorgeht, dass das Personal das Krankheitsbild von Herrn Müller richtig erfasst und Maßnahmen zur Vermeidung der Aggressivität ergriffen hat, ist die Sorgfaltspflicht vernachlässigt worden. Nur wenn die konkrete Situation nicht vorhersehbar war, kann man dem Heim keinen Vorwurf machen.

Es kann auf jeden Fall nicht hingenommen werden, dass ein Mitbewohner geschlagen wird. Auch die Selbstverletzung von Herrn Müller ist dann von den Pflegekräften verschuldet, wenn die Situation vorhersehbar und vermeidbar war. Saß er z. B. mit anderen Bewohnern am Tisch und war bekannt, dass er unter diesen Umständen sehr leicht reizbar ist, oder saß er allein am Tisch und es war kein Auslöser für seine Aggression ersichtlich? Je nach Einzelfall liegt eine Sorgfaltspflichtverletzung vor oder nicht.

FALLBEISPIEL (FRAGE 1.122)

Der examinierte Altenpfleger Kurt soll einen schweren Bewohner baden. Zum Transfer vom Rollstuhl in die Badewanne soll er den elektrischen Hebelifter benutzen. Wie der Hebelifter zu bedienen ist, hat ihm eine Kollegin am Vortag kurz gezeigt. Kurt ist sehr aufgeregt und hat sich vorsichtshalber die Gebrauchsanweisung vorher durchgelesen. So gelingt ihm das Anlegen des Lifters mit all den Gurten, Bändern, Beinstützen, Hebeschlaufen und Bügeln. Um den Bewohner selbst kann er sich währenddessen nicht kümmern, weil er mit dem Einsatz des Lifters sehr beschäftigt ist. Auch als Kurt endlich mit dem Transfer beginnt, achtet er nicht auf den Bewohner, sondern schaut nur auf die Wanne, sodass er nicht bemerkt, dass der Bewohner immer unruhiger wird und Angst bekommt. Da Kurt den Lifter höher angehoben hat als notwendig, fängt der Bewohner an zu schaukeln, was seine Panik noch verstärkt.
Vor Beginn der ganzen Aktion hat Kurt bemerkt, dass an einer Stelle eine Naht schon sehr verschlissen ist. Er hat sich jedoch gedacht, dass sie schon halten werde, sonst hätte man den Lifter ja aus dem Verkehr gezogen.
Als der Bewohner endlich in der Badewanne liegt, bekommt er infolge der Aufregung einen Schwächeanfall. Seine Tochter, die ihn am selben Nachmittag besucht, erfährt von dem Vorfall und droht Konsequenzen an. Sie hält es für pures Glück, dass nichts Schlimmeres passiert ist.

1.122. Welche Fehler, die auch rechtliche Konsequenzen haben können, kann man wem in diesem Fall vorwerfen?

Hier liegen klare Verstöße gegen das Medizinproduktegesetz (MPG) und die Medizinproduktebetreiberverordnung (MPBetreibV) vor. Diese Normen sollen stationäre Bewohner, ambulante Patienten, Anwender und Dritte vor Gefahren schützen, die durch unsachgemäße Anwendung von Pflegehilfsmitteln verursacht werden. Zu diesem Zweck haben die gesetzlichen Vorschriften den Anwendern von Medizinprodukten große Verantwortung übertragen. So dürfen Medizinprodukte nur von Personen angewendet und instand gehalten werden, die dafür die erforderliche Ausbildung oder Kenntnis und Erfahrung besitzen.

Haftung der Pflegekraft

Kurt hat die Gesundheit des Bewohners beeinträchtigt und damit eine Körperverletzung begangen. Ihm muss ein sogenanntes Übernahmeverschulden vorgeworfen werden. Eine Pflegekraft haftet nicht nur für die sorgfältige Durchführung einer Pflegetätigkeit, sondern darf die Tätigkeit auch nur übernehmen, wenn sie die notwendige materielle Qualifikation zur Durchführung der Tätigkeit besitzt. Kurt hat ohne ausreichende Einweisung und Schulung die Anwendung des Hebelifters übernommen. Sich am Vortag die Anwendung zeigen zu lassen reicht nicht als Einführung und Schulung im Sinne des MPG aus. Diese Erkenntnis kann von einem examinierten Altenpfleger erwartet werden. Er hätte wissen müssen, dass er nicht qualifiziert genug ist, um dieses Gerät gefahrlos zu bedienen.

Darüber hinaus trifft Kurt die besondere Härte des MPG mit seinen eigenen Strafvorschriften, da er trotz des Schadens an einer Naht den Hebelifter in Betrieb genommen hat. Der Anwender muss sich vor jeder Inbetriebnahme von der Funktionstüchtigkeit überzeugen. Allein die Inbetriebnahme eines Medizinprodukts, das Mängel aufzeigt, durch die der Bewohner gefährdet werden könnte, löst die Strafvorschriften des MPG aus (§ 14 Satz 2 in Verbindung mit § 40 Abs. 1 Nr. 4).

Haftung der Führungskräfte

Auch der Leitung des Heims muss ein Vorwurf gemacht werden. Das Heim muss sich zum einen in der zivilrechtlichen Haftung das Verschulden des Erfüllungsgehilfen zurechnen lassen.

Es trägt aber auch eine eigene Verantwortung, die sogenannte Organisationsverantwortung. Dazu gehört auch die Verteilung von Zuständigkeiten. Es kann in diesem Fall nicht dem Zufall überlassen bleiben, wer von den Kollegen einen anderen in die Benutzung eines Hebelifters einweist. Dafür muss es einen Beauftragten geben, der neue Kollegen einweist und schult und dies auch dokumentiert.

FALLBEISPIEL (FRAGEN 1.123–1.124)

Bei der Anwendung von Patientenfixiersystemen sind nach Presseberichten mehrere Menschen zu Tode gekommen. Menschen, die nur mit einem Bauchgurt fixiert waren, hatten sich mittels verrutschter Gurte stranguliert. Ursache war entweder das Nichtvorhandensein stabilisierender Seitenriemen oder ihre unkorrekte Anwendung. Die Hersteller wurden aufgefordert, Fixiersysteme ohne Seitenriemen zurückzurufen und nachzurüsten. Die Heime wurden davon in Kenntnis gesetzt, dass Bauchgurte ohne Rückhaltevorrichtungen nicht angewendet werden dürfen.

Im Heim X hat man nur veraltete Bauchgurte, die gerade alle im Einsatz sind. Das Heim will aus Kostengründen für die Zeit, bis die Nachrüstung abgeschlossen ist, nicht mehrere neue Systeme kaufen, sondern schickt nur einen Teil des Bestands zum Hersteller zurück und verwendet die anderen weiter. Die Heimleitung ordnet an, Bewohner, die mit solchen Systemen fixiert sind, öfters zu kontrollieren.

1.123. Macht sich das Heim als Betreiber mit dieser Anweisung strafbar, auch wenn nichts passiert?

Ja. Es reicht die bloße Gefährdung der Bewohner aus, um die Strafvorschriften des MPG aufleben zu lassen. Eine häufigere Kontrolle reicht nicht aus, um die Gefahr zu beseitigen.

1.124. Was ist generell bei der Benutzung von funktionstüchtigen Bauchgurten zu beachten?

Bauchgurte dürfen nur in Kombination mit hochgestelltem, durchgehendem Bettgitter angewendet werden. Bauchgurte dürfen nur von geschulten Pflegekräften angelegt werden, die über das Produkt entsprechend informiert sind.

1.125. Wie kann es sein, dass das Heim/der Pflegedienst nicht nur für einen eigenen Fehler haften muss, sondern auch für einen Schaden, den die Pflegekraft schuldhaft verursacht hat? Setzen Sie den fehlenden Begriff in die nebenstehende Grafik (➤ Abb. 5.3) ein und erklären Sie sie.

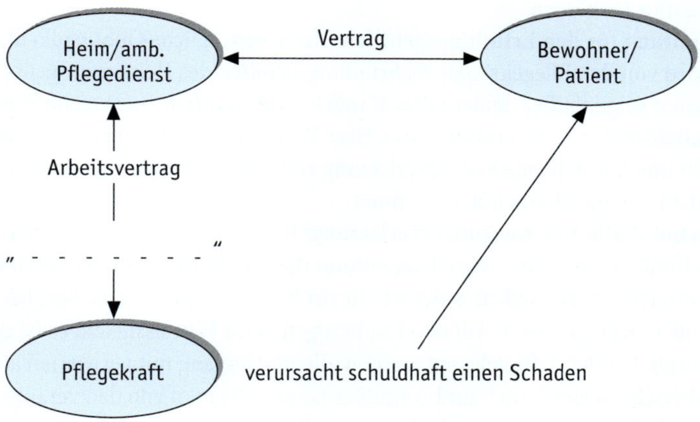

Abb. 5.3 Schaden durch Erfüllungsgehilfen [L143]

Der Heimträger/der Pflegedienst hat aus dem Vertrag mit dem Bewohner/Patienten bestimmte vertragliche Pflichten, zu deren Erfüllung er sich anderer Personen bedient. Diese sind seine Angestellten, mit denen er einen Arbeitsvertrag hat und die ihm helfen, seinen Vertrag zu erfüllen. Der Bewohner/Patient hat einen Anspruch darauf, dass die Vertragspflichten sorgfältig erfüllt werden, ganz gleich, wer sie erfüllt. Zum Beispiel kann er erwarten, dass eine Pflegefachkraft entsprechende Aufgaben bei seiner Pflege ausführt. Deshalb muss sich das Heim das Verschulden seines sogenannten **Erfüllungsgehilfen** zurechnen lassen.

FALLBEISPIEL (FRAGEN 1.126–1.127)

Am Bett von Herrn Wolter ist ständig das Bettgitter geschlossen. Nur zur Grundpflege wird es zeitweise heruntergelassen. Gepflegt wird Herr Wolter von Pflegefach- und -hilfskräften. Herr Wolter leidet unter einer fortgeschrittenen Alzheimer-Demenz, ist allerdings noch so kräftig und koordiniert, dass er sich auf allen vieren am Boden fortbewegen kann, was er auch tut, wenn er nicht daran gehindert wird. Allerdings läuft er dann Gefahr, sich schon beim Verlassen des Betts sowie an den Möbeln und an der Tür zu verletzen. Das Bettgitter wurde vor 1 Jahr beantragt und genehmigt, und die Befristung des Beschlusses läuft erst in einem weiteren Jahr aus.

Als die Pflegekraft um 2:00 Uhr nachts in das Zimmer von Herrn Wolter kommt, hängt er kopfüber über dem Gitter. Ein Bein und ein Arm sind in den Gitterstäben verklemmt. Wie sich später herausstellt, hat er sich komplizierte Brüche am Arm und am Bein zugezogen und muss operiert werden. Einige Tage nach der Operation verstirbt Herr Wolter. Die Krankenkasse fordert vom Heim den Ersatz der Heilungskosten mit der Begründung, die Pflegekräfte hätten den Sturz verhindern können und müssen. Der Sohn von Herrn Wolter hat das Heim wegen Körperverletzung mit Todesfolge angezeigt.

1.126. Wird die Krankenkasse ihren Schaden ersetzt bekommen? Wenn ja, von wem?

- **Schadensersatzpflicht des Heims wegen Vertragspflichtverletzung:** Das Heim macht sich schadensersatzpflichtig, wenn es eine Pflicht aus dem Heimvertrag zwischen dem Heim und Herrn Wolter schuldhaft verletzt hat. Eine vertragliche Pflicht ist die Obhutspflicht einem Bewohner gegenüber, d. h., ihn vor Schäden, die er z. B. durch seine Krankheit erleiden kann, zu schützen.
- **Haftung für den Erfüllungsgehilfen:** Diese vertragliche Obhutspflicht wird von den Pflegekräften als Erfüllungsgehilfen des Heimes ausgeübt, deren schuldhaftes, fehlerhaftes Handeln sich das Heim wie eigenes Verschulden zurechnen lassen muss. Herr Wolter ist über das Bettgitter gefallen und hat sich eine Körperverletzung zugezogen. Das Heim hat ihn also nicht vor Schäden schützen können.
- **Schuldhafte Vertragspflichtverletzung:** Diese Pflichtverletzung muss schuldhaft geschehen sein. Hier kommt die Schuldform Fahrlässigkeit in Betracht. Fahrlässigkeit bedeutet, die im Verkehr erforderliche Sorgfalt außer Acht zu lassen. Auf den Fall bezogen heißt Fahrlässigkeit, es ist die Sorgfalt außer Acht gelassen worden, die im Umgang mit verwirrten alten Menschen erforderlich und zumutbar ist und die man von den verantwortlichen Pflegekräften objektiv erwarten kann.

War also das Bettgitter erforderlich? Unstrittig dürfte sein, dass die Pflegekräfte Maßnahmen zum Schutz des Bewohners vor Körperschäden ergreifen mussten. Dazu sind sie auch vertraglich verpflichtet. Allerdings müssen zunächst geeignete Alternativen geprüft werden. Ob dies getan wurde, muss aus der Dokumentation hervorgehen.

Darüber hinaus muss die Art der Fixierung aber auch geeignet sein und es darf von ihr selbst nicht eine neue Gefahr ausgehen. Hier haben die Pflegekräfte einen Fehler begangen. Das Bettgitter ist für einen Dementen, der noch in der Lage ist, sich im Bett in den Vierfüßlerstand zu bringen, nicht die passende Schutzmaßnahme, sondern stellt eine neue Gefährdung dar. Spätestens bei der erforderlichen Überprüfung von Art und Umfang der Fixierungsmaßnahme hätte der Pflegefachkraft auffallen müssen, dass das Bettgitter nicht die geeignete Maßnahme ist. Was vor einem Jahr als Fixierungsmaßnahme richtig war, muss heute und in Zukunft nicht zwangsläufig auch richtig sein. Die verantwortliche Pflegefachkraft hat es entweder unterlassen, Art und Umfang der Fixierung regelmäßig zu überprüfen – und damit ist die Dokumentation lückenhaft –, oder sie hat ohne Überprüfung selbige als erfolgt quittiert, was nicht der Wahrheit entspricht. Eine weitere Möglichkeit besteht aber auch darin, dass die Pflegekraft die vorgeschriebene Überprüfung durchgeführt hat, aber die Situation falsch beurteilt und damit einen fahrlässigen

Pflegefehler begangen hat. Man kann von einer Pflegefachkraft, die verantwortlich für Fixierungsmaßnahmen ist, erwarten, dass sie erkennt, wann eine Maßnahme nicht notwendig, nicht ausreichend oder gar gefährlich ist.

- **Ergebnis für das Heim:** Die verantwortlichen Pflegekräfte haben fahrlässig die vertraglichen Obhutspflichten verletzt, was ursächlich für den entstandenen Schaden war. Dieses Verschulden muss sich das Heim zurechnen lassen, und es haftet der Krankenkasse gegenüber für die entstandenen Heilungskosten.
- **Schadensersatzpflicht der Pflegekräfte und Schmerzensgeldanspruch:** Neben dem Heim können aber auch die Pflegekräfte nach deliktischen Haftungsgrundsätzen zur Verantwortung gezogen werden. Wie oben festgestellt, kann man von einer durchschnittlichen Pflegefachkraft objektiv erwarten, dass sie die Gefahr, die von dem Bettgitter ausging, hätte erkennen können und müssen. Die handelnden beteiligten Fachkräfte haften also auch für den Schaden wegen unerlaubter Handlung. Diesbezüglich muss eine Pflegekraft immer sicherstellen, dass eine Berufshaftpflichtversicherung für sie abgeschlossen wurde.
- **Schadensersatzpflicht von weniger qualifizierten Hilfskräften:** Beachten muss man allerdings, dass nicht an alle Pflegekräfte die gleichen Erwartungen gestellt werden dürfen. Der Umfang ihrer Aufgaben entspricht ihrer formellen und materiellen Qualifikation, sodass bei einer sehr geringen Qualifikation wenig fachliche Fähigkeiten erwartet werden können, sondern eher der gesunde Menschenverstand das Mindestkriterium darstellt. Insofern scheiden unerfahrene Hilfskräfte, die die Fixierungsmaßnahmen auf Anordnung vornehmen, zumindest in diesem Fall als Anspruchsgegner aus.

1.127. Liegt hier auch eine strafbare Handlung vor?

Mit der Wahl der falschen Sicherungsmaßnahme und der damit verursachten Körperverletzung mit Todesfolge hat sich die verantwortliche Pflegefachkraft strafbar gemacht. Die Freiheitsberaubung war durch richterlichen Beschluss gerechtfertigt, die Durchführung der Maßnahme selbst hat allerdings zu einem Körperverletzungsdelikt geführt, das, wie auch bei der Schadensersatzhaftung (➤ Frage 1.126) schon festgestellt, fahrlässig begangen wurde.

Sollte die Tat der Pflegekraft wirklich bis zur Verhängung einer Strafe verfolgt werden, müsste sie eine (Geld-)Strafe selbst tragen.

1.128. Nennen Sie die Voraussetzungen für einen vertraglichen und einen deliktischen Schadensersatzanspruch (➤ Tab. 5.1)

Tab. 5.1 Voraussetzungen für Schadensersatzansprüche

Vertragliche Haftung	Deliktische Haftung
Schuldhafte (vorsätzliche oder fahrlässige) Vertragspflichtverletzung	Schuldhafte Rechtsgutverletzung (§ 823 StGB z.B. Leben, Gesundheit)
Die Ursache für den Schaden ist	Die Ursache für den Schaden ist
ein Rechtfertigungsgrund liegt nicht vor	ein Rechtfertigungsgrund liegt nicht vor

1.129. Die vertragliche Haftung der Einrichtung richtet sich also nach dem mit dem Bewohner oder dem Patienten geschlossenen Vertrag. Nennen Sie die wesentlichen Vertragspflichten, die sich aus einem Heimvertrag oder dem Vertrag mit dem ambulanten Pflegedienst ergeben.

- Aus dem **Heimvertrag** ergeben sich Pflichten hinsichtlich:
  - Wohnung
  - Verpflegung
  - Hauswirtschaftlicher Leistungen
  - Professioneller Pflege- und Betreuungsleistungen
  - Des Schutzes vor Gefährdungen, die vom Betrieb des Hauses ausgehen
- Die sich aus dem **Vertrag mit dem ambulanten Pflegedienst** ergebenden Pflichten bestehen je nach Einzelfall aus der pflegerischen Betreuung und hauswirtschaftlichen Leistungen.

Egal, ob Heim oder ambulanter Pflegedienst: Der zu pflegende Mensch hat Anspruch darauf, dass die Pflegemaßnahmen, die an ihm vorgenommen werden, dem allgemein anerkannten Stand der Wissenschaft und Forschung entsprechen und zu keinen Schäden führen, und dass Schäden, die vom Haus bzw. ambulanten Pflegedienst ausgehen, von ihm abgewendet werden oder zumindest das Schadensrisiko minimiert wird.

5

FALLBEISPIEL (FRAGEN 1.130–1.132)

Herr Fritsch leidet zeitweise unter Schwindel, ist schwerhörig und kurzsichtig. Je nach Tagesform ist er auch mehr oder weniger unkonzentriert und starrsinnig. Trotzdem geht Herr Fritsch jeden Tag spazieren, weil er ein großes Bewegungsbedürfnis verspürt. Eines Tages verursacht er einen Verkehrsunfall, bei dem er selbst eine Oberschenkelhalsfraktur erleidet und an einem Pkw ein Sachschaden entsteht.
Der Anwalt des geschädigten Autofahrers verlangt vom Heim Schadensersatz, die Krankenkasse will ihre Heilungskosten ersetzt bekommen. Beide werfen dem Heim vor, die Aufsichtspflicht verletzt zu haben.

1.130. Nehmen Sie Stellung zu dem Begriff Aufsichtspflicht im Altenheim.

Der Begriff Aufsichtspflicht kann in der Altenpflege missverstanden werden, versteht man im Allgemeinen doch darunter die Pflicht der Eltern, für die Schäden zu haften, die ihre schuldunfähigen Kinder Dritten zugefügt haben.

Gegenüber einem Heimbewohner hat das Heim grundsätzlich keine Aufsichtspflicht, die zu einer Haftung für Drittschäden führen würde. Vielmehr hat das Heim aus Vertrag und Verkehrssicherung eine Sorgfaltspflicht dem Bewohner gegenüber in dem Sinne, dass ihm kein Schaden zustößt.

1.131. Beziehen Sie Ihre Stellungnahme auf den Anspruch der Krankenkasse.

Herr Fritsch hat einen Körperschaden erlitten hat, für dessen Heilungskosten die Krankenkasse aufgekommen ist. Dieser Schaden könnte auf einer fahrlässigen Sorgfaltspflichtverletzung des Heims beruhen. Wieder stellen sich die Fragen nach Vorhersehbarkeit (➤ Frage 1.118) und Vermeidbarkeit (➤ Frage 1.120) des Unfalls.

Dass ein Sturz oder Unfall im Rahmen des Möglichen liegt, muss das Heim erkannt haben. Allerdings gehört es zum allgemeinen Lebensrisiko im Alter, dass sich die Sturzgefahr erhöht.

Wurden notwendige und geeignete Maßnahmen zur Vermeidung eines Unfalls ergriffen, wie

- Brille,
- Hörgerät,
- feste Schuhe,

- gesteigerte Aufmerksamkeit an Tagen, an denen Herr Fritsch sehr unkonzentriert ist, mit der Möglichkeit, ihn vom Spaziergang abzulenken und anderweitig körperlich zu beschäftigen?

Wenn diese Punkte alle positiv beantwortet werden können, dokumentiert wurden und das Heim eine sach- und fachgerechte Risikoabwägung vorgenommen hat, haftet das Heim nicht für die Heilungskosten.

Da Herr Fritsch selbstbestimmt ist, durfte er auch nicht mit Zwang am Verlassen des Heims gehindert werden, es sei denn, die Gefahren der Selbst- und Fremdschädigung ohne Gefährdungseinsicht würden derart überwiegen, dass eine Unterbringung in einer beschützenden Abteilung beim Vormundschaftsgericht angeregt werden müsste. Der Sachverhalt gibt aber keinen Anlass, dies anzunehmen.

1.132. Muss das Heim mit Schadensersatzforderungen des Autobesitzers rechnen?

Da die Fürsorgepflicht nur dem Bewohner und seiner Unversehrtheit gegenüber gilt, haftet das Heim nicht für Schäden, die ein Bewohner einem Dritten zufügt. Wenn der Bewohner selbst deliktsfähig ist und er schuldhaft einen Schaden verursacht hat, so haftet er u. U. selbst.

FALLBEISPIEL (FRAGE 1.133)

Herr Cohn leidet unter Diabetes mellitus Typ II und demenziellen Störungen mit Orientierungsstörungen. Er lebt auf keiner speziellen Demenzstation. Er wandert viel auf dem Gang hin und her und hat Schwierigkeiten, sein Zimmer wiederzufinden. Er geht daher schon mal in fremde Zimmer und zieht dort Kleidung von anderen Bewohnern an, trinkt deren Getränke oder isst deren Kekse.

Die Tochter eines Bewohners verlangt vom Heim, dass es Herrn Cohn am Betreten des Zimmers ihres Vaters hindert. Der Arzt von Herrn Cohn macht den Pflegekräften große Vorwürfe, weil der Diabetes bei Nichteinhaltung der Diätvorschriften nicht einzustellen sei.

1.133. Beurteilen Sie die Äußerungen der Tochter und des Arztes hinsichtlich etwaiger Pflichtverletzungen des Heims.

Respektierung fremder Privatsphäre und fremden Eigentums

Heimbewohner haben für die Sicherung ihres Eigentums grundsätzlich selber zu sorgen. Das Heim muss ihnen allerdings die Möglichkeiten geben, dies auch sicher tun zu können. So sollten Schließfächer, verschließbare Zimmer- und Schranktüren zur Verfügung stehen. Natürlich stellt dies im gewissen Maß eine Beeinträchtigung der Lebensqualität des geistig gesunden Bewohners dar, die aber in einer stationären Einrichtung neben anderen Beeinträchtigungen hingenommen werden muss. Die Alternative wären freiheitsentziehende Maßnahmen für Herrn Cohn, die nicht durch die Rechtsgutverletzung gerechtfertigt und unzumutbar wären.

Der Bewohner kann seine Privatsphäre nur dadurch schützen, dass er sein Zimmer abschließt. Die Pflegekräfte müssen nur dann eingreifen, wenn sie beobachten, dass Herr Cohn fremdes Eigentum an sich nimmt.

Einhaltung der Diätvorschriften

In der Betreuung geistig erkrankter Menschen ist es seit Langem gesicherte Rechtsprechung, dass den Betroffenen so viel Lebensqualität wie möglich zu erhalten ist. Dazu muss das Selbstbestimmungsrecht gerade des nicht mehr einsichtsfähigen Menschen so weit respektiert werden, dass er ein Leben führen kann, das dem eines normalen Menschen nahekommt. Verwirklichen sich aufgrund der Lebensführung Risiken, so kann dies den Pflegekräften rechtlich nicht vorgeworfen werden. Pflegekräfte dürfen nicht grundsätzlich therapeutische und pflegerische Maßnahmen gegen den Willen des geistig kranken Menschen durchsetzen.

Grenze des Selbstbestimmungsrechts ist die erhebliche Selbstgefährdung für Gesundheit und Leben. Wenn diese Gefahr droht, muss auch kurzzeitig im Fall der Nichteinhaltung der Diätvorschriften zu Zwangsmaßnahmen gegriffen werden, da die Pflegekräfte aufgrund ihrer vertraglichen Garantenstellung Schaden abwenden müssen. Ansonsten sind hier der Einfallsreichtum und die Kompetenz der Pflegekräfte gefragt, um den Süßigkeitenkonsum von Herrn Cohn und die unkontrollierte Nahrungsaufnahme gesundheitsverträglicher zu gestalten.

Die getroffenen Überlegungen zur Lebensgestaltung demenziell erkrankter Menschen muss das Pflegepersonal auch dem Arzt mitteilen.

FALLBEISPIEL (FRAGE 1.134)

Frau Bartsch leidet unter einer fortgeschrittenen Alzheimer-Demenz. Zu ihrem eigenen Schutz muss sie mit einem Bauchgurt fixiert werden. Ordnungsgemäß wird gleichzeitig ein durchgehendes Bettgitter hochgestellt. Doch sehr bald entsteht der erste Dekubitus am Rücken und an den Fersen. Daraufhin wird Frau Bartschs Pflegebett mit einer Wechseldruckmatratze ausgestattet.

1.134. Halten Sie diese Maßnahme für richtig?

Diese Maßnahme ist nur dann eine sinnvolle Prophylaxe, wenn gewährleistet ist, dass die Wechseldruckmatratze in Verbindung mit dem Bauchgurt zu keiner zusätzlichen Gefährdung von Frau Bartsch führt. Sofern die Gefahr besteht, wie in der Praxis vorgekommen, dass Frau Bartsch mit dem Kopf zwischen Bettgitter und Matratze geraten könnte, handelt eine Pflegekraft fahrlässig, wenn sie diese Gefährdung nicht erkennt oder darüber hinwegsieht.

1.135. Sollte es in einem Haftungsfall zu einem Schadensersatzprozess kommen, wer hat im Zivilrecht die Beweislast?

Im Schadensersatzprozess trägt der Kläger die Beweislast.

1.136. Was versteht man unter Beweislastumkehr?

Beweislastumkehr bedeutet, dass nicht der Kläger den Pflegefehler beweisen muss, sondern das Heim und/oder die Pflegekräfte nachweisen müssen, dass sie keinen Fehler begangen haben.

1.137. Welches Mittel ist unverzichtbar bei der Entlastung des Heims?

Bei der Entlastung eines Heims ist die lückenlose und fehlerfreie Dokumentation ein unverzichtbares Mittel.

Die Sender werden auf jeden Fall dann als genehmigungsbedürftige freiheitsentziehende Maßnahmen gewertet, wenn der Bewohner nach dem Warnsignal am Verlassen der Einrichtung gehindert wird. Letztendlich ist dies wie ein Einsperren zu sehen. Werden die Signale nur benutzt, um die Kontrolle über den Verbleib des Bewohners zu haben, kann dies wie die Videoüberwachung als Verstoß gegen die Menschenwürde und das Persönlichkeitsrecht gesehen werden.

1.138. Manche Heime gehen dazu über, ihre verwirrten Bewohner mit elektronischen Sendern auszustatten, die ein akustisches Signal auslösen, wenn ein Bewohner das Haus verlassen will. Eigentlich eine gute Idee, bleibt dem Bewohner doch wenigstens ein gewisses Maß an Bewegungsfreiheit. Wie sind diese elektronischen Sender rechtlich zu beurteilen?

FALLBEISPIEL (FRAGEN 1.139–1.142)

Variante 1

Pflegekraft Margit geht wie jeden Morgen zu Bewohnerin Katharina Paulus, um sie beim Gang zur Toilette zu begleiten und ihr beim Waschen und Anziehen zu helfen. Frau Paulus wiegt 90 kg und hat einen unsicheren Gang. An diesem Morgen klagt Frau Paulus wie so oft darüber, dass sie schlecht geschlafen habe und es ihr gar nicht gut gehe. Margit nimmt das nicht sehr ernst, weil die Bewohner das allgemein sehr oft sagen und es mit ein bisschen Aufmunterung doch wieder geht. Deshalb geht sie wie gewohnt allein mit Frau Paulus in Richtung Badezimmer. Plötzlich schwankt Frau Paulus und stürzt. Dabei schlägt sie mit dem Kopf unglücklich gegen den Türrahmen und verletzt sich schwer. Die Krankenkasse verklagt das Heim auf Ersatz der Heilungskosten mit der Begründung, die Pflegekraft habe ihre Obhutspflicht verletzt, weil sie auf die Mitteilung der Bewohnerin, es gehe ihr schlecht, nicht angemessen reagiert habe. Die Bewohnerin verlangt Schmerzensgeld von der Pflegekraft.

Variante 2

Bei einem Transfer vom Bett in den Rollstuhl stürzt ein 60-jähriger Bewohner und bricht sich einen Halswirbel. Infolge des Sturzes ist er querschnittsgelähmt. Auf das Heim kommen immense Forderungen aus den Heilungskosten und dem erhöhten Pflegeaufwand zu. Ein Prozess steht ins Haus. Die Pflegerin, die den Transfer durchgeführt hat, sagt, sie habe alles richtig gemacht.

Variante 3

Eine 90-jährige Bewohnerin wird mit einem hochgradigen Dekubitus am Gesäß ins Krankenhaus eingeliefert. Sie muss operiert werden. Die Krankenkasse verlangt Ersatz der Heilungskosten, weil ein Dekubitus dieses Ausmaßes immer auf einem groben Pflegefehler basiere. Im Prozess stellt sich heraus, dass der Dokumentation zur Prophylaxe und der Behandlung des Dekubitus keine genauen Angaben zu entnehmen sind.

Grundsätzlich müssten das Krankenhaus und die Bewohnerin der Pflegekraft beweisen, dass sie die Obhutspflicht verletzt hat, indem sie nicht auf die Klagen der Bewohnerin reagiert und keine entsprechenden Maßnahmen (z. B. Blutdruckkontrolle) durchgeführt hat. Hier tritt aber eine von der Rechtsprechung entwickelte Beweislastumkehr ein, da der Sturz im „voll beherrschbaren Risikobereich des Heims“ erfolgt ist. Ein Sturz im voll beherrschbaren Risikobereich liegt dann vor, wenn er in Anwesenheit der Pflegekraft, also im weitesten Sinne während einer Pflegehandlung am Bewohner, erfolgt ist. Hier hat die Pflegekraft die Herrschaft über das Geschehen, und man kann

1.139. Wer trägt bei Variante 1 die Beweislast?

zunächst davon ausgehen, dass keine Schäden auftreten, wenn die Pflegekraft alles richtig macht. Sollte es doch zu einem Schaden wie hier durch den Sturz kommen, so kann es nicht zulasten des Geschädigten gehen, der Pflegekraft einen Fehler nachzuweisen. Das Heim und die Pflegekraft, also die Beklagten, müssen sich entlasten, indem sie den Vorwurf des Pflichtenverstoßes entkräften, was ihnen im Fall von Variante 1 schwerfallen dürfte.

1.140. Welche Folgen haben die Beweislastregeln in Variante 2 und welches einzig sichere Beweismittel steht zur Verfügung?

Die Folgen sind die gleichen wie in Variante 1: Beweislastumkehr.

Das einzig sichere Beweismittel, mit dem sich die Beklagten entlasten können, ist die Dokumentation. Da Gerichtsverhandlungen u. U. erst nach einem Jahr oder noch später stattfinden, ist die Erinnerung an Einzelheiten eines Falls oft sehr ungenau. Dem kann nur mit einer vollständigen Dokumentation und bei einem Sturz mit einem zusätzlichen Sturzprotokoll abgeholfen werden. Nur damit ist es dem Heim und der Pflegekraft wirklich möglich darzulegen, dass kein Pflegefehler begangen wurde.

1.141. Warum muss im Haftungsprozess um den Sturz von Frau Bockmann aus ➤ Frage 1.115, der auch im Heim geschah, bei der normalen Beweislastregel der Kläger die Pflichtverletzung beweisen?

Die Tatsache, dass ein Sturz im Gebäude oder auf dem Gelände des Heims geschieht, begründet noch nicht den voll beherrschbaren Risikobereich des Heims, der zur Beweislastumkehr führt. Dieser Sachverhalt allein lässt es nicht zu, von einer schuldhaften Pflichtverletzung des Pflegepersonals auszugehen. Erst die Anwesenheit der Pflegekraft, d.h. die Beschäftigung der Pflegekraft mit dem Bewohner begründet den Herrschaftsbereich mit dem Anspruch an die umfassende Verantwortung für das Wohlergehen des Bewohners in dieser Zeit.

1.142. Nehmen Sie Stellung zu Variante 3.

Die Entstehung eines erheblichen Dekubitus wird in der Regel als grober Pflegefehler angesehen. Wenn der entstandene Schaden an sich für einen Pflegefehler spricht, kommt es zu einer Beweislastumkehr, wie im Fall des Sturzes im Risikobereich des Heims. Ein weiterer Grund für die Umkehr liegt in einer lückenhaften Dokumentation.

Aus der Dokumentation muss hervorgehen, dass

- beim Bewohner ein Dekubitusrisiko geprüft wurde,
- bei festgestelltem Risiko entsprechende Prophylaxen durchgeführt wurden,
- entsprechende Pflegemaßnahmen zur Behandlung ergriffen wurden.

Wenn dies aus der Dokumentation nicht ersichtlich ist, so gilt der Grundsatz: „Was nicht dokumentiert ist, ist nicht gemacht", und das Heim und die Pflegekräfte müssen auf anderem Wege versuchen, den Entlastungsbeweis zu führen, was ihnen schwerfallen dürfte.

1.143. Nach welchen Bewohnereigenschaften muss die Dokumentation freiheitsentziehender Maßnahmen differenziert werden?

Differenzierung der Bewohnereigenschaften in Verbindung mit freiheitsentziehenden Maßnahmen:

- Einwilligungsfähiger Bewohner
- Nicht einwilligungsfähiger, aber bewegungsfähiger Bewohner
- Nicht einwilligungsfähiger und bewegungsunfähiger Bewohner

Für die nicht einwilligungsfähigen, aber bewegungsfähigen Bewohner.

1.144. Für welche der genannten Gruppen benötigt man einen richterlichen Fixierungsbeschluss?

FALLBEISPIEL (FRAGE 1.145)

Herr Morgenstern kommt nach einem Krankenhausaufenthalt zurück ins Heim. Sein Zustand ist sehr schlecht, und er ist nicht mehr ansprechbar. Herr Morgenstern verfügt aber noch über eine kräftige Muskulatur. Um das Herausfallen aus dem Bett bei unkontrollierten Bewegungen zu verhindern, stellen die Pflegekräfte nach jeder Pflegehandlung das Bettgitter hoch.

Als die Heimaufsicht bei einer Nachschau feststellt, dass das Bettgitter weder richterlich genehmigt noch dokumentiert ist, wird dies sehr bemängelt. Die zuständige Heimaufsicht fordert für alle Bettgitter einen richterlichen Beschluss.

1.145. Wenn die Heimaufsicht recht hat, ist das nicht richterlich genehmigte Bettgitter eine rechtswidrige Freiheitsberaubung, weil es nicht in einer Notstandslage angebracht wurde. Hat die Heimaufsicht in diesem Fall recht?

Was die Genehmigungspflicht des Bettgitters betrifft, hat die Heimaufsicht in diesem Fall nicht recht, da Herr Morgenstern zu willensgesteuerten Bewegungen (er will aus dem Bett aufstehen) nicht mehr in der Lage ist. Die Feststellung, ob er bewegungsunfähig ist, liegt aber nicht im Ermessen der Pflegekräfte, sondern muss von einem Arzt attestiert werden. Diese ärztliche Bestätigung muss im Dokumentationsblatt vermerkt werden. Schon deshalb muss auch die Fixierungsmaßnahme eines nicht einsichtsfähigen und nicht bewegungsfähigen Bewohners, auch wenn sie keine Freiheitsberaubung darstellt, ordnungsgemäß dokumentiert werden, was hier von den Pflegekräften nicht getan wurde. Die Dokumentation ist auch dann wichtig, wenn im Fall eines Sturzes aus dem Bett nachgewiesen werden kann, dass von der Einrichtung ausreichende Schutzmaßnahmen getroffen wurden und dass man in diesem Fall nach geeigneten Alternativen gesucht hat.

Zusammenfassend kann festgestellt werden, dass die Heimaufsicht keine Genehmigung für das Anbringen der Bettgitter verlangen kann, wenn es sich um einen bewegungsunfähigen Bewohner handelt. Allerdings ist es richtig, die fehlende Dokumentation zu bemängeln, da aus ihr u. a. die ärztliche Bestätigung der Bewegungsunfähigkeit hervorgeht.

FALLBEISPIEL (FRAGE 1.146)

Frau Kerner ist 86 Jahre alt. Sie wirkt sehr oft unkonzentriert und uneinsichtig. Die Pflegekräfte halten ein Bettgitter für Frau Kerner für dringend erforderlich und geeignet, da sie nachts trotz eindringlicher Bitten nicht die Klingel benutzt, wenn sie aufstehen möchte. Stattdessen tastet sich Frau Kerner im Dunkeln zum Badezimmer und hat sich dabei bei Stürzen schon oft blaue Flecken geholt. Manchmal lässt sie sich von der Sicherheit, die ein Bettgitter bietet, überzeugen, kurze Zeit später widerruft sie dann aber ihre Einwilligung wieder.

Nach einem ausführlichen Gespräch zwischen der Stationsleiterin und Frau Kerners Sohn regt dieser bei Gericht einen Bettgitterbeschluss verbunden mit einer Betreuung für seine Mutter an (➤ 5.3.1). Das Vormundschaftsgericht kommt allerdings zu dem Ergebnis, dass die Bestellung eines Betreuers und ein Bettgitter nicht erforderlich sind. Von diesem Zeitpunkt an beschäftigt sich die Stationsleiterin nicht mehr mit der Einwilligungsfähigkeit von Frau Kerner. Nach einem halben Jahr fällt Frau Kerner nachts aus dem Bett und verletzt sich schwer. Das Bettgitter war auf eigenen Wunsch entfernt worden.

In einem anschließenden Schadensersatzprozess hält der Kläger der Stationsleiterin vor, dass sie es versäumt habe, weiterhin die Einwilligungsfähigkeit von Frau Kerner zu beobachten. Hätte sie das getan, wäre ihr die beginnende Altersdemenz mit schwindender Einsichtsfähigkeit aufgefallen und sie hätte entsprechende Initiativen zur erneuten Beantragung eines Bettgitterbeschlusses ergreifen können.

1.146. Ist dieser Vorwurf berechtigt?

Der Richter war aufgrund eines psychiatrischen Gutachtens zu dem Schluss gekommen, dass Frau Kerner einsichtsfähig ist. Das war für alle Pflegekräfte zunächst einmal eine bindende Feststellung und alle freiheitsentziehenden Maßnahmen bedurften der Einwilligung durch Frau Kerner. Die Entwicklung einer Krankheit ist allerdings ein dynamischer Prozess, und so entbindet eine einmal getroffene Entscheidung eines Richters die Pflegekräfte nicht von der Pflicht, weiterhin diesen Aspekt im Auge zu behalten und auf Veränderungen zu reagieren. Dies betrifft sowohl Veränderungen zum Besseren (keine Fixierungsmaßnahmen mehr nötig) als auch zum Schlechteren (mehr oder andere Fixierungmaßnahmen nötig). Deshalb hätte die Stationsleiterin die Einsichtsfähigkeit von Frau Kerner weiterhin regelmäßig überprüfen müssen und eine fachärztliche Bestätigung nach 3 Monaten aktualisieren lassen müssen. Der Vorwurf des Klägers war berechtigt.

5

1.147. Entwerfen Sie Dokumentationsblätter, in denen entsprechend den genannten Differenzierungen die Voraussetzungen einer rechtmäßigen Fixierung enthalten sind (➤ Tab. 5.2, ➤ Tab. 5.3, ➤ Tab. 5.4).

Tab. 5.2 Rechtmäßige Fixierung – Dokumentationsblatt für einwilligungsfähige Bewohner

Der einwilligungsfähige Bewohner			
Name		Datum	
Erforderliche Maßnahme und zeitlicher Umfang			
Grund der Fixierung			
Nennung geprüfter Alternativen			
Geplanter Zeitraum			
Einwilligung/Unterschrift/Handzeichen der Pflegekraft			
Widerruf der Einwilligung/Unterschrift/Handzeichen der Pflegekraft			
Zweifel an der Einwilligungsfähigkeit, weil …			
Ergebnis der ärztlichen Untersuchung/Handzeichen			
Veränderungen			

Tab. 5.3 Rechtmäßige Fixierung – Dokumentationsblatt für nicht einwilligungsfähige, aber bewegungsfähige Bewohner

Der nicht einwilligungsfähige, aber bewegungsfähige Bewohner			
Name		Datum	
Fixierungsbeschluss		von	befristet bis
Vorläufiger Fixierungsbeschluss		von	befristet bis
Erforderliche Maßnahme und zeitlicher Umfang			
Grund der Fixierung			
Nennung geprüfter Alternativen			

Tab. 5.3 Rechtmäßige Fixierung – Dokumentationsblatt für nicht einwilligungsfähige, aber bewegungsfähige Bewohner

Der nicht einwilligungsfähige, aber bewegungsfähige Bewohner		
Exakter Zeitraum der vorgenommenen Fixierung	von	bis
Regelmäßige fachliche Überprüfung der Erforderlichkeit und der Art der Fixierung		
Zustimmung des Betreuers oder Bevollmächtigten zur beschriebenen Maßnahme		

Tab. 5.4 Rechtmäßige Fixierung – Dokumentationsblatt für nicht einwilligungsfähige und nicht bewegungsfähige Bewohner

Der nicht einwilligungsfähige und nicht bewegungsfähige Bewohner			
Name		Datum	
Erforderliche Maßnahme und zeitlicher Umfang			
Grund der Fixierung			
Nennung geprüfter Alternativen			
Ärztliche Bestätigung der Bewegungsunfähigkeit und der Unfähigkeit der Willensäußerung			

FALLBEISPIEL (FRAGE 1.148)

Frau Anders wirkt nach einer Lungenentzündung nicht mehr so orientiert wie zuvor. Ihr ganzes Verhalten hat sich verändert. Im Rahmen dieser Veränderung weigert sie sich eines Tages, ihre Medikamente einzunehmen. Pflegekraft Tamara ist sich nicht sicher, ob Frau Anders noch versteht, weshalb die Tabletten notwendig sind.

1.148. Was muss Tamara tun?

Tamara muss jetzt Zweifel an der natürlichen Einsichtsfähigkeit von Frau Anders haben. Diese Einsichtsfähigkeit ist Voraussetzung einer wirksamen Einwilligung und demnach auch einer wirksamen Verweigerung. Tamara darf nicht selbst entscheiden, ob Frau Anders noch einsichtsfähig ist, sondern muss diesbezüglich den Arzt fragen, der entscheidet, ob Frau Anders noch einsichtsfähig ist.

FALLBEISPIEL (FRAGE 1.149)

Der Arzt stellt fest, dass Frau Anders die Konsequenzen ihres Handelns nicht mehr einsehen kann.

1.149. Darf Tamara die Medikamente jetzt heimlich verabreichen?

Nein. Die Medikamentenverabreichung erfüllt auch unabhängig vom geistigen Zustand des Patienten den Tatbestand der Körperverletzung. Frau Anders kann nicht mehr selbst einwilligen, also braucht sie jemanden, der dies an ihrer Stelle tut. Dies muss ein Bevollmächtigter oder Betreuer sein (➤ 5.3.1). Wenn ein Bevollmächtigter oder ein Betreuer erstens in die Medikamenteneinnahme überhaupt und zweitens in die heimliche Verabreichung einwilligt, dann macht Tamara sich nicht strafbar, wenn sie die Medikamente heimlich verabreicht.

5

5

5.2.5 Delegation ärztlicher Maßnahmen

In der stationären und ambulanten Altenpflege ist die Mitwirkung der Pflegekraft bei ärztlicher Diagnostik und Therapie fester Bestandteil des Pflegealltags. Die Verabreichung von Medikamenten und die Durchführung anderer Behandlungsmaßnahmen, die eigentlich zum ärztlichen Aufgabenbereich gehören, sind Teil des alltäglichen Geschehens. Diese Übertragungsmöglichkeit ärztlicher Aufgaben auf nicht ärztliches Personal ist notwendig, juristisch unumstritten und aus dem arztfernen Pflegebereich nicht wegzudenken. Es gibt zudem auch Bestrebungen, die Liste der delegationsfähigen, behandlungspflegerischen Maßnahmen zu erweitern. Trotzdem bestehen gerade beim Thema Delegation sehr viele Unklarheiten.

1.150. Wenn man vom ärztlichen und pflegerischen Aufgabenbereich spricht, muss zunächst festgestellt werden, welche Zuständigkeiten aus der Heilkunde grundsätzlich zu beiden Bereichen gehören. Nennen Sie diese.

Allein der Arzt ist zur Ausübung der Heilkunde befugt. Er ist zuständig für die Diagnose- und Therapieentscheidungen, da er das notwendige Fachwissen dafür besitzt.

Die Pflege(fach)kräfte sind zuständig für die Grund- und Behandlungspflege, die sie selbstverantwortlich unter der Gesamtverantwortung des Arztes durchführen.

1.151. Gibt es gesetzliche Vorschriften, die zum Delegationsrecht eindeutige Aussagen treffen?

Nein. In Gesetzen sind Hinweise darauf zu finden, dass der Arzt zur Behandlung von Krankheiten auch Hilfspersonen einsetzen darf (§ 28 SGB V), aber der Umfang der Delegation ärztlicher Aufgaben ist nicht gesetzlich geregelt.

Das einzige Gesetz, das Aussagen darüber macht, was examinierte Altenpflegekräfte können müssen, ist das Altenpflegegesetz mit der dazugehörigen Ausbildungs- und Prüfungsverordnung. Dabei handelt es sich jedoch nur um Minimalanforderungen.

FALLBEISPIEL (FRAGE 1.152)

Der Bewohner Herr Fuchs leidet unter fortgeschrittener Demenz mit starker Unruhe. Er erhält unterschiedliche Medikamente, darunter auch verschiedene Psychopharmaka. Zusätzlich besteht eine Bedarfsmedikation von 10–20 Tropfen eines Neuroleptikums.

Als die Pflegekraft Maria Nachtdienst hat, kommt Herr Fuchs nicht zur Ruhe. Sie sieht keine andere Möglichkeit, als zur Bedarfsmedikation zu greifen, und gibt ihm zuerst 10 Tropfen und 1 Stunde später noch einmal 10 Tropfen.

1.152. Beurteilen Sie Marias Handeln.

Die Bedarfsmedikation ist einerseits sehr umstritten, andererseits aber aus der stationären Altenpflege aufgrund der Arztferne nicht wegzudenken. Hier ist allerdings ein sehr sorgfältiger Umgang erforderlich, um sich nicht der fahrlässigen oder gar vorsätzlichen Körperverletzung schuldig zu machen.

Wie in ➤ Frage 1.149 festgestellt, ist die Medikamentengabe eine Körperverletzung, in die der Bewohner oder sein Betreuer oder Bevollmächtigter einwilligen muss. Der Arzt oder die Pflegekräfte müssen auch für eine Bedarfsmedikation vorab die Einwilligung des Betreuers oder Bevollmächtigten von

Herrn Fuchs einholen. Eine Einwilligung in eine Körperverletzung, egal ob es sich um durch eine Injektion, das Haareschneiden oder eine Medikamentenverabreichung handelt, wird vom Betroffenen oder seinem gesetzlichen Vertreter nur für die sorgfältige und fehlerfreie Durchführung des Eingriffs erteilt.

Die alleinige Verordnungsverantwortung und -befugnis von medizinischen Heilmaßnahmen und Medikamenten liegt beim Arzt. Eine Pflegekraft darf niemals eigenmächtig Medikamente verordnen, da die Verordnung von Medikamenten die Diagnose der Krankheit und umfassende pharmakologische Kenntnisse erfordert. Diese ärztliche Aufgabe ist auch nicht delegierbar. Deshalb müssen folgende Kriterien beachtet werden:

- Die Formulierungen der Verordnung „nach Bedarf" muss eine schriftlich festgehaltene hinreichende Beschreibung des Zustands enthalten, bei dem die Bedarfsmedikation verabreicht werden soll. Nur „bei Unruhe" ist zu ungenau und kann von jeder Pflegekraft anders interpretiert werden.
- Die Einzeldosis, die Intervalle und die Gesamtdosis in 24 Stunden sind auch unter Berücksichtigung der als Regelmedikation verabreichten Medikamente schriftlich vom Arzt festzulegen.
- Die Verabreichung darf nur durch eine Fachkraft erfolgen, die die Verabreichung mit Anlass, Uhrzeit, Dosierung und Wirkungsweise dokumentiert und abzeichnet.
- Nach Möglichkeit sollte die Verabreichung der Bedarfmedikation nach Rücksprache mit dem Arzt erfolgen.
- Auf gar keinen Fall darf die Bedarfsmedikation zur Erleichterung des Stationsalltags verabreicht werden. Wenn Maria sich an all diese Bedingungen gehalten hat, ist die Verabreichung der Tropfen eine gerechtfertigte Körperverletzung. Wenn die Voraussetzungen nicht vorliegen, entfällt der Rechtfertigungsgrund der Einwilligung. Maria hat sich dann strafbar gemacht.

1.153. Kennen Sie andere Empfehlungen, die wenigstens eine Orientierung für die Grenzziehung zwischen erlaubten und nicht erlaubten Tätigkeiten im Behandlungsbereich geben können?

Die Berufsverbände, die Bundesärztekammer, die Krankenkassen und die kassenärztliche Bundesvereinigung haben Empfehlungen, Erklärungen und Stellungnahmen zur persönlichen Leistungserbringungspflicht des Arztes bzw. zu delegationsfähigen Maßnahmen herausgegeben, die aber keinen Gesetzescharakter haben.

1.154. Wann ist die Übertragung ärztlicher Aufgaben auf Pflegekräfte zulässig?

Die Übertragung ärztlicher Aufgaben auf Pflegekräfte ist zulässig, wenn

- der Bewohner/Patient mit der eigentlichen Behandlungsmaßnahme einverstanden ist,
- er damit einverstanden ist, dass die Pflegekraft sie durchführt,
- die Maßnahme vom Arzt präzise verordnet worden ist,
- die theoretische und praktische Gefährdung des Bewohners/Patienten durch das Medikament oder die Technik der Maßnahme gering ist (keine besondere Komplikationsgefahr),
- der akute, individuelle Zustand des Bewohners/Patienten nicht das persönliche Erscheinen des Arztes erfordert,
- die ausführende Pflegekraft ausreichend qualifiziert ist,

- die ausführende Pflegekraft zu der Übernahme bereit ist (z. B. keine Verweigerung aus ethischen Gründen vorliegt) und der Arbeitsvertrag nichts anderes bestimmt (> Abb. 5.4).

Darüber hinaus können Fort- und Weiterbildungsmaßnahmen zur einer Erweiterung der Kompetenzen hinsichtlich der Delegation an Pflegekräfte führen.

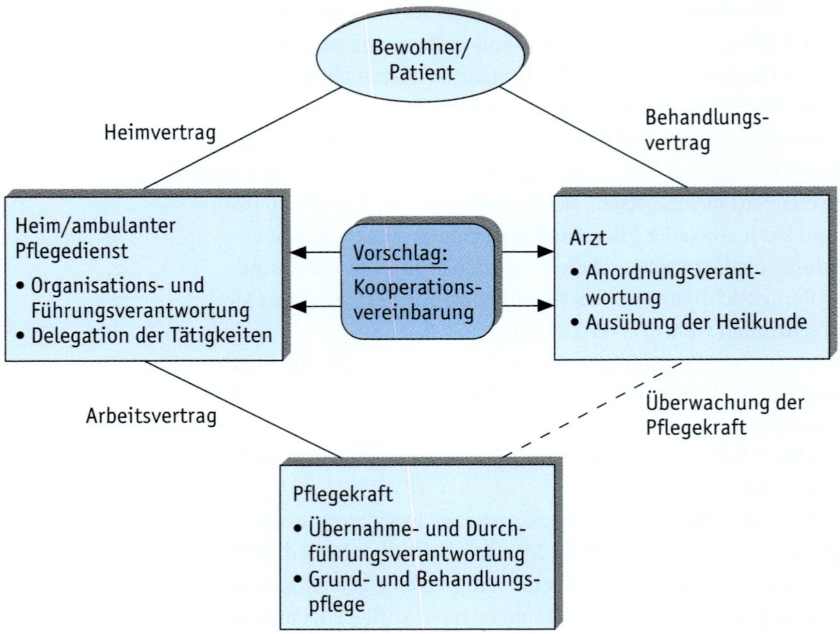

Abb. 5.4 Vertragsverhältnisse und Verantwortungsebenen [L143]

FALLBEISPIEL (FRAGE 1.155)

Frau Aust lebte bisher mit der Unterstützung durch einen Pflegedienst zu Hause. Sie musste aufgrund anderer Krankheiten zahlreiche Medikamente einnehmen, die ihre Tochter mit einem Rezept vom Arzt in der Apotheke besorgte. Durch zunehmende Arthrose wurde Frau Aust gebrechlicher und entschloss sich schweren Herzens, in ein Heim umzuziehen.

Beim Aufnahmegespräch im Altenheim erzählt Frau Aust beiläufig, dass sie in der letzten Zeit auch mal vergessen habe, ihre Medikamente einzunehmen. Als sich Frau Aust im Heim einrichtet, kommt die Stationsleitung und bittet Frau Aust, ihr die Tabletten auszuhändigen. In Zukunft würden diese auf Station ordnungsgemäß aufbewahrt und vom Personal gestellt.

Schon am zweiten Tag ihres Heimaufenthalts kommt der Hausarzt von Frau Aust zum ersten Hausbesuch. Er verschreibt anstelle des bisherigen ein anderes Medikament, informiert aber nicht die Patientin, sondern gibt die Verordnung nur an die Pflegekraft im Stationszimmer weiter. Der Hausarzt murrt, als die Pflegekraft ihn bittet, die Änderung der Verordnung im Medikamentenblatt abzuzeichnen.

Am nächsten Morgen fällt Frau Aust auf, dass eine Tablette anders aussieht. Daraufhin verweigert sie die Einnahme, weil sie glaubt, die Pflegekräfte hätten einen Fehler gemacht.

1.155. Nehmen Sie aus rechtlicher Sicht Stellung zu der Situation.

Das Stellen und Verabreichen von Medikamenten ist eine ärztliche Maßnahme, die auf die Pflegekräfte delegiert werden darf und in Heimen regelmäßig delegiert wird. Trotz der Routine wird in diesem Fall deutlich, wie sich auch ohne entstehenden Schaden ein Fehler bei der Delegation auf das Pflegeergebnis auswirken kann: Frau Aust verweigert die Medikamenteneinnahme.

Der Arzt und die Pflegekräfte haben es versäumt, Frau Aust über den Medikamentenwechsel aufzuklären und die Einwilligung zur Übernahme der Medikamentenverwaltung sowie zur Einnahme überhaupt einzuholen.

Ein nicht ganz unstrittiges Problem ist die Frage, ob der Arzt verpflichtet ist, die Verordnung im Dokumentationssystem abzuzeichnen. Da aber selbst die Vertreter der Ärzteschaft ihre Kollegen zur schriftlichen Abzeichnung auffordern und auch der MDK dies fordert, sollten die Pflegekräfte auf der Unterschrift des Arztes bestehen und bei Streitigkeiten das Problem an die Pflegedienstleitung weitergeben. In der Regel haftet der Arzt für die richtige Übermittlung der Verordnung.

FALLBEISPIEL (FRAGE 1.156)

Frau Konrad, 84 Jahre alt und untergewichtig, ist sehr unruhig. Da sich ihr Zustand nicht bessert, ruft die diensthabende Fachkraft beim Arzt an. Dieser lässt sich den Zustand von Frau Konrad schildern und verordnet dann am Telefon 5–10 Tropfen eines Beruhigungsmittels. Die Pflegekraft hat sich verhört und verabreicht 15 statt zunächst einmal 5 Tropfen. Es kommt zu einem bedrohlichen Blutdruckabfall, und Frau Konrad zeigt Verwirrtheitszustände. Bis der Notarzt kommt, vergeht Zeit, in der es Frau Konrad zunehmend schlechter geht.

1.156. Liegt eine ordnungsgemäße Delegation vor?

Nein. Die telefonischen Verordnungen mit Ferndiagnosen sind ein häufiges Problem in der stationären Altenpflege. Grundsätzlich sind sie nur in absoluten Notsituationen erlaubt, in denen die Pflegekraft allerdings verpflichtet ist, die verordnete Behandlung durchzuführen. Das Risiko eines Übermittlungsfehlers oder der ungenauen Beschreibung des Patientenzustands wird in dem vorliegenden Fall offensichtlich.

Pflegekräfte sollten bei telefonischen Verordnungen dem Arzt gegenüber generell ihre Bedenken äußern, besonders dann, wenn die Gesamtsituation das persönliche Erscheinen des Arztes ihrer Meinung nach erforderlich macht.

Sollte es dennoch bei der telefonischen Verordnung bleiben, sollten sich die Pflegekräfte folgendermaßen verhalten:

- Wiederholung der Verordnung Vermerk in der Pflegedokumentation
- Verordnung möglicherweise per Fax bestätigen lassen
- Verordnung zeitnah nachträglich vom Arzt abzeichnen lassen

1.157. Natürlich stellt sich bei der Ausführung ärztlicher Tätigkeiten durch das Pflegepersonal immer die Frage der Haftung, wenn etwas passiert. Nennen Sie die verschiedenen Verantwortungsebenen.

Der Arzt trägt die Verordnungsverantwortung und die Gesamtverantwortung für die Behandlung. Er muss grundsätzlich auch die Pflegekraft auswählen und sie überwachen, was aber an das Heim oder die Pflegedienstleitung des ambulanten Dienstes delegiert werden kann und häufig auch delegiert wird. Es gibt aber keinen arztfreien Raum in der Heilbehandlung. Die Pflegekraft hat die Übernahme- und Durchführungsverantwortung (➤ Abb. 5.4).

1.158. Welche Rechtsfolgen kann eine unrechtmäßige Delegation haben?

Rechtsfolgen einer unrechtmäßigen Delegation:
- Zivilrechtliche und strafrechtliche Haftung
- Arbeitsrechtliche Folgen für die Pflegekraft

1.159. Bei der Lösung rechtlicher Probleme im Zusammenhang mit der Delegation tritt die Frage des „Könnens/Dürfens" auf der einen und nach dem „Müssen" auf der anderen Seite auf. Was versteckt sich hinter dieser Unterscheidung?

- **„Können/Dürfen":** Dies ist die Frage nach der Qualifikation der Pflegekraft und der Delegationsfähigkeit der Maßnahme.
- **„Müssen":** Dabei handelt es sich um eine arbeitsrechtliche Frage. Im Einzelfall können durch den Arbeitsvertrag die Grenzen des Weisungsrechts des Arbeitgebers dahingehend festgelegt sein, dass die Durchführung bestimmter ärztlicher Behandlungstätigkeiten ausgeschlossen oder extra als Inhalt des Vertrags benannt wurde. Dann bleibt für ein „Mehr" oder „Weniger" an Delegation kein Raum mehr. Auch das Berufsbild (➤ 6.4), das ja Vertragsgegenstand ist, stellt eine Grenze des „Müssens" dar.

1.160. Man unterscheidet im Recht zwischen der formellen und der materiellen Qualifikation der Pflegekraft. Erklären Sie diese Begriffe.

- **Formelle Qualifikation:** Hierbei handelt es sich um den formalen Ausbildungsabschluss, den eine Pflegekraft besitzt. Die Delegierenden können sich bei examinierten Altenpflegekräften darauf verlassen, dass sie das beherrschen, was in der Ausbildungs- und Prüfungsordnung an Ausbildungsinhalten gefordert wird. Umstritten ist in der Literatur, ob die verantwortlichen Führungskräfte sich trotzdem bei diesen Aufgaben noch von dem tatsächlichen Können und Wissen der Pflegefachkraft überzeugen müssen.
- **Materielle Qualifikation:** Darunter versteht man die tatsächlichen Fähigkeiten und Fertigkeiten der Pflegefachkraft und das zur Tätigkeit gehörende Begleitwissen.

FALLBEISPIEL (FRAGE 1.161)

Herr Hart war einige Tage zur Untersuchung im Krankenhaus. Wieder zurück im Heim soll er auf Anweisung des behandelnden Klinikarztes täglich ein Medikament i. m. injiziert bekommen. Nachdem sich die zuständige Pflegefachkraft über die Wirkungsweise des Medikaments informiert hat, ruft sie den Arzt an und teilt ihre Bedenken wegen der Komplikationshäufigkeit bei der Verabreichung dieses Medikaments mit. Sie lehnt die Delegation ab, da sie sich dafür nicht qualifiziert sieht. Der Arzt zeigt kein Verständnis für sie und meint, sie habe wohl ihren Beruf verfehlt, i. m. Injektionen gehörten schließlich zum Handwerk einer Altenpflegerin.

1.161. Hat sich die Fachkraft richtig verhalten?

Ja. Bei der materiellen Qualifikation kommt es hier nur zum Teil auf das technische Beherrschen einer Handlung an, genauso wichtig ist das Beherrschen der Komplikationen, wenn es sich um eine „gefahrgeneigte Behandlung" handelt.

Hätte die Pflegekraft in Kenntnis der mangelnden Qualifikation die Injektion vorgenommen, läge ein Übernahmeverschulden ihrerseits vor, auch wenn alles gut gegangen wäre.

1.162. Formelle und materielle Qualifikation: Welche der beiden Qualifikationen ist im Haftungsrecht vorrangig?

Die materielle Qualifikation ist im Haftungsrecht vorrangig.

1.163. Im stationären Bereich wird oft von der Stationsleitung bestimmt, welche Pflegekraft für welche Aufgaben eingeteilt wird. Damit übernimmt die Stationsleitung einen Verantwortungsbereich des Arztes, nämlich die Auswahl und Überwachung der Pflegekraft, an die eine ärztliche Heilmaßnahme delegiert wurde. Ist das zulässig?

Ja. Im Bereich von Tätigkeiten mit geringer Gefährdungsdichte kann zum Zweck der Arbeitsteilung eine mittelbare Delegation durch die Pflegedienstleitung oder Stationsleitung erfolgen. Die Gesamtverantwortung bleibt allerdings beim Arzt.

5

FALLBEISPIEL (FRAGE 1.164)

Peter, examinierter Altenpfleger, ist seit einigen Tagen in der ambulanten Pflege beschäftigt. Vorher hat er 3 Jahre lang in einem Altenheim gearbeitet. Unter den Patienten, die ihm von der Pflegedienstleitung zugeteilt wurden, ist Frau Zorg, die eine s. c. Injektion bekommt. Peter hat das in den vergangenen 3 Jahren nicht mehr gemacht, weil er immer zu anderen Aufgaben eingeteilt worden war und seine Kollegen wussten, dass er nicht so gerne Spritzen gibt. Er traut sich nicht, dies seiner neuen Chefin zu sagen, und spritzt einfach.

1.164. Ist hier gegen die Regeln der rechtmäßigen Delegation verstoßen worden?

Ja. Wird ein Patient von einem professionellen Pflegedienst versorgt, so kann er davon ausgehen, dass die ihn pflegende Kraft qualifiziert ist, und nur unter solchen Bedingungen willigt er in die Übernahme einer eigentlich ärztlichen Tätigkeit ein. Hätte Frau Zorg gewusst, dass Peter nur wenig Erfahrung mit s. c. Injektionen hat und in den vergangenen 3 Jahren überhaupt keine Injektionen mehr verabreicht hatte, hätte sie wahrscheinlich die Behandlung durch ihn abgelehnt. Es mangelt also an der Einwilligung der Patientin in die Delegation.

Häufig wird zwar von Angehörigen Insulin verabreicht, bei denen auch niemand nach der materiellen Qualifikation fragt. Doch im privaten Bereich weiß der Patient, dass er sich von einer nicht qualifizierten Person das Insulin spritzen lässt.

Peter hätte die Aufgabe nicht übernehmen dürfen, da er in den letzten Jahren keine Injektion mehr vorgenommen hatte (Übernahmeverantwortung).

Aber auch die Pflegedienstleitung könnte gegen Delegationsregeln verstoßen haben, indem sie sich nicht davon überzeugt hat, dass Peter spritzen kann. Sie hat sich nur auf die formelle Qualifikation verlassen, nämlich darauf, dass Peter examinierter Altenpfleger ist. Der Arzt oder die Führungskraft in der Pflege sind für die Auswahl und Überwachung der ausführenden Pflegekraft verantwortlich. Bei Tätigkeiten, die keine hohe Komplikationshäufigkeit hat (so bei s. c. Injektionen), reicht im Allgemeinen der Blick auf die formelle Qualifikation aus. Die Pflegedienstleitung hat also nicht gegen Regeln verstoßen.

FALLBEISPIEL (FRAGE 1.165)

Pflegehilfskraft Sofia arbeitet schon seit 15 Jahren im Pflegeheim. Sie beherrscht die ganze Palette der Pflegetätigkeiten. Vor 5 Jahren hat sie bei einer Fortbildung im Haus einen Spritzenschein für s. c. und i. m. Injektionen durch einen Arzt erworben und stellt auch Medikamente.

1.165. Wie wäre es rechtlich zu werten, wenn Sofia delegationsfähige Aufgaben übernehmen würde?

Grundsätzlich ist es erlaubt, dass auch Pflegehilfskräfte delegationsfähige Tätigkeiten ausüben, da es keine gesetzlichen Regelungen für die Delegation gibt. Haftungsrechtlich kommt es lediglich auf das tatsächliche Können an, sodass eine zuverlässige, mit den entsprechenden intellektuellen Fähigkeiten ausgestattete Hilfskraft nach gründlicher und umfassender Anleitung auch z. B. Medikamente stellen kann. Sehr hohe Anforderungen werden bei solchen Pflegekräften dann aber an die Überwachung gestellt.

Gleiches gilt auch für die Injektionen. Die Pflegekräfte sollten allerdings beachten, dass der Spritzenschein ihnen selbst keinen haftungsrechtlichen Vorteil bringt. Er entbindet sie nicht von der sorgfältigen Durchführung der Maßnahme und auch nicht davon, die Übernahmeverantwortung im Einzelfall zu reflektieren. Der Spritzenschein ist lediglich ein Nachweis für die Einrichtung, dass die Pflegekraft ausgebildet wurde.

Trotz der rechtlichen Legalität muss aber in der Praxis klar gesehen werden, dass sowohl derjenige, der delegiert, als auch der Delegationsempfänger ein Risiko eingehen, wenn Hilfskräfte ärztliche Anordnungen ausführen. Der Anspruch an die Anleitung und die ständige Kontrolle sowie die Übernahmeverantwortung sind sehr hoch und Anleitung und Kontrolle sollten vom Heim oder der ambulanten Einrichtung sehr gründlich organisiert werden. Zu beachten ist allerdings, dass in diesem Fall die Übertragung der Aufgaben auf Hilfskräfte u. U. unwirtschaftlich ist.

5.2.6 Arbeitsrechtliche Haftung

1.166. Hat der Arbeitgeber infolge der Haftung für den Erfüllungsgehilfen den Schaden bei dem Bewohner/Patienten beglichen, so kann er innerbetrieblich bei der Pflegekraft, die den Schaden verursacht hat, Schadensausgleich fordern. Gibt es dabei Einschränkungen?

Der Schadensausgleich (Regress) richtet sich nach dem Grad des Verschuldens und dem Verhältnis zum Schadensrisiko, welches sich wiederum der Arbeitgeber anrechnen lassen muss, da er das Betriebsrisiko trägt:

- Bei **Vorsatz** haftet der Arbeitnehmer zu 100 %.
- Bei **grober Fahrlässigkeit** haftet der Arbeitnehmer ggf. auch zu 100 %.
- Bei **mittlerer Fahrlässigkeit** wird die Haftung zwischen Arbeitgeber und Arbeitnehmer geteilt.
- Bei **leichter Fahrlässigkeit** haftet der Arbeitnehmer gar nicht.

Ja. Bei der Einteilung nach dem Grad der Fahrlässigkeit (➤ Frage 1.166) ist noch nicht ein etwaiges Mitverschulden des Arbeitgebers mit einbezogen. „Mitverschulden“ deshalb, weil der Arbeitgeber sein Betriebsrisiko in gewis-

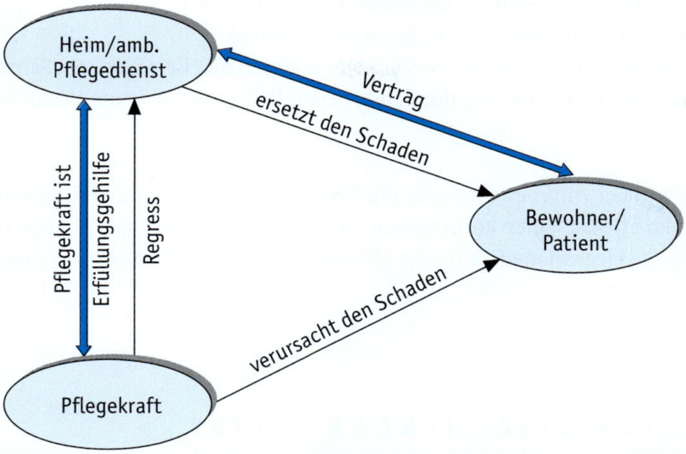

Abb. 5.5 Arbeitsrechtliche Haftung: Regress [L143]

1.167. Wird beim Regress (➤ Abb. 5.5) berücksichtigt, dass die Pflege von alten und kranken Menschen mit Gefährdungen verbunden ist, die der Mitarbeiter nicht immer vermeiden kann?

sem Maß selbst tragen muss. Dieses Betriebsrisiko liegt in der Natur der Pflege alter Menschen. Hier kommen die Grundsätze der „gefahrgeneigten Arbeit" zum Tragen, die der Arbeitgeber durch eine Versicherung absichern kann und einkalkulieren muss.

Eine weitere Einschränkung ist die Zumutbarkeit des Schadensausgleichs für den Arbeitnehmer, die im Verhältnis zu seinem Gehalt stehen muss.

Die Quotelung bei grober und mittlerer Fahrlässigkeit ergibt sich also aus dem Verhältnis des Schadensrisikos der konkreten Tätigkeit zum Grad des Verschuldens und zum Verdienst des Arbeitnehmers.

5.3 Vorsorgeverfügungen/Erbrecht/Sterbehilfe

5.3.1 Betreuungsrecht

Im folgenden Kapitel soll die angehende Altenpflegefachkraft ihr Wissen über das Betreuungsrecht in seinen Grundzügen wiedergeben können, um mit den rechtlichen Betreuungssituationen in der ambulanten und stationären Pflege richtig umgehen zu können. Dazu sind Kenntnisse über die Voraussetzungen der gesetzlichen Betreuung, über das Verfahren und über Besonderheiten bezogen auf die Altenpflege erforderlich.

Mit dem Betreuungsrecht soll die Ermöglichung eines der Würde des Menschen entsprechend selbstbestimmten Lebens unter Beachtung der Grundrechte gesichert werden, dazu gehören:

- Abschaffung der diskriminierenden Bezeichnung „Vormund"
- Abschaffung des automatischen Verlusts der vollen Geschäftsfähigkeit
- Erhaltung des Rechts zu wählen, Testamente zu verfassen und zu heiraten

1.168. Das Betreuungsrecht löste 1992 das aus dem 19. Jahrhundert stammende Vormundschaftsrecht ab. Welche Ziele verband der Gesetzgeber damals mit dem neuen Betreuungsrecht?

- Persönliche Inaugenscheinnahme durch den Richter
- Individuell angepasster Ausgleich von Defiziten
- Abschaffung der anonymen Verwaltung durch den Betreuer vom Schreibtisch aus und Ersetzung durch den persönlichen Kontakt zum Betroffenen

1.169. Diese Ziele versucht der Gesetzgeber mit den §§ 1896 ff. BGB zu verwirklichen. § 1896 BGB regelt die Bestellung eines Betreuers. Welche Voraussetzungen schreibt das Gesetz für die Bestellung eines Betreuers vor?

Ein Betreuer wird bestellt, wenn ein Volljähriger aufgrund einer psychischen Krankheit oder einer körperlichen, geistigen oder seelischen Behinderung seine Angelegenheiten ganz oder teilweise nicht mehr selbst besorgen kann.

FALLBEISPIEL (FRAGE 1.170)

Frau Schwab, 85 Jahre alt, lebt allein in ihrem Haus. Sie ist leicht verwirrt und kann sich nur schlecht selbst versorgen. Weil sie nicht regelmäßig isst, wird sie immer dünner. Aufgrund von verschiedenen Erkrankungen ist sie in Pflegegrad 3 eingestuft. Zweimal täglich kommt ein Pflegedienst zur Grundpflege. Dieser steht manchmal vor verschlossenen Türen und weiß dann nicht, ob Frau Schwab vergessen hat, dass der Pflegedienst kommt, und spazieren gegangen ist, ob sie die Klingel nicht hört oder ob sie gestürzt ist und irgendwo hilflos im Haus liegt. Wenn die Pflegekraft dann die Haustür aufschließt, obwohl Frau Schwab zu Hause ist, gibt es jedes Mal Ärger mit ihr, und sie hat schon mehrfach angedroht, den Pflegedienst zu wechseln, wenn das noch einmal passieren würde. Frau Schwab sieht nicht ein, dass sich die Beschäftigten des Pflegedienstes um sie sorgen. Nach dem letzten Streit gaben die Pflegekräfte den Schlüssel an Frau Schwab zurück und dokumentierten, dass die Pflegekräfte auf Wunsch der Patientin das Haus nicht mehr betreten werden, wenn Frau Schwab auf das Klingeln hin die Wohnung nicht öffnen sollte.

Ein weiteres Problem stellt die Unordnung in der Wohnung dar. Frau Schwab droht zu verwahrlosen. Ihr Neffe, der nun den Schlüssel hat und sie hin und wieder besucht, ist der Meinung, seine Tante sollte ins Altersheim umziehen, weil sie verwahrlost und unterernährt ist. Das lehnt Frau Schwab kategorisch ab. Sie will zu Hause bleiben. Der Neffe bemerkt auch, dass die Tante unzählige Zeitungsabonnements hat und viele Versandhauspakete im Haus stehen, die z. T. noch nicht einmal geöffnet sind. Er informiert den zuständigen Vormundschaftsrichter und bittet, seine Tante zwangsweise in einem Altenheim unterzubringen.

1.170. Wird der Wunsch des Neffen erfüllt werden?

Der Vormundschaftsrichter wird entsprechend den gesetzlichen Vorschriften prüfen, ob eine Betreuung für Frau Schwab eingerichtet wird mit dem Inhalt, dass der Betreuer bestimmen darf, dass sie in einem Altenheim leben muss. Sollte sie nicht freiwillig in dem Heim bleiben, wäre eine geschlossene Unterbringung wegen erheblicher Selbstgefährdung zu prüfen. Darüber hinaus käme wegen Gefährdung des eigenen Vermögens ein Einwilligungsvorbehalt in Betracht, der die Käufe und andere Verträge, die Frau Schwab abschließt, nur dann wirksam werden lässt, wenn der Betreuer der Willenserklärung zustimmt.

Bis es dazu kommt, muss der Richter prüfen, ob sich Frau Schwab aufgrund einer geistigen Krankheit selbst erheblich gefährdet, indem sie ihren

Alltag nicht mehr bewältigen kann. Sie ist leicht verwirrt. Die zunehmende Verwahrlosung und Unterernährung sind Gefahren für ihre Gesundheit, auf die sie bis zu einem gewissen Grad ein Recht hat. Überspitzt gesagt: Jeder Mensch hat ein „Recht auf Verwirrtheit" und das Recht, so zu leben, wie es ihm gefällt, auch dann, wenn er sich zugrunde richtet. Entscheidend dabei ist, wie viel von seiner natürlichen Einsichtsfähigkeit übrig geblieben ist und ob er wirklich bewusst die Selbstgefährdung erkennt und in Kauf nimmt. Von dieser Situation wird sich der Richter einen persönlichen Eindruck verschaffen und ggf. dann eine ärztliche Untersuchung anordnen, wenn er zu dem Schluss kommt, dass hier die Grenze der hinzunehmenden Gefährdung aufgrund einer Krankheit überschritten ist.

Fraglich wäre dann aber immer noch, ob die Situation von Frau Schwab nicht durch andere Hilfen verbessert werden könnte (Essen auf Rädern, Haushaltshilfen, Vollmacht für den Neffen für finanzielle Belange). Sollten die Zeitungsabonnements und andere unsinnige Käufe auf einer krankhaften Störung beruhen und ihr Vermögen in erheblicher Weise gefährden, wäre allerdings nur der Einwilligungsvorbehalt ein wirksames Mittel zum Schutz des Vermögens.

Eine Zwangseinweisung von Frau Schwab in ein Altenheim ist nach dem vorliegenden Sachverhalt nicht möglich.

1.171. Wie ist das Wort Angelegenheiten in § 1896 zu verstehen?

Das Gesetz berücksichtigt, dass Leben und Alltag des Menschen verschiedene Facetten haben und für die Bewältigung der darin erforderlichen Aufgaben entsprechende Kompetenzen notwendig sind. Das Leben wird sozusagen in Aufgabenkreise eingeteilt. Stellt ein Richter fest, dass ein Mensch aufgrund einer psychischen Krankheit eine Betreuung benötigt, so muss er dieses Bedürfnis für jeden einzelnen Aufgabenkreis überprüfen.

1.172. Zählen Sie mögliche Aufgabenkreise auf.

Zu den möglichen Aufgabenkreisen zählen:
- Sorge für die Gesundheit
- Sorge für das Vermögen
- Entgegennahme und Öffnen von Postsendungen
- Wohnungsfürsorge
- Regelung von Aufenthaltsangelegenheiten
- Vertretung gegenüber Dritten, insbesondere Behörden, Krankenkassen, Heimen und ähnlichen Einrichtungen
- Unterbringung einschließlich unterbringungsähnlicher Maßnahmen vorbehaltlich der vormundschaftlichen Genehmigung

Abgesehen von diesen großen Aufgabenkreisen können auch Betreuungen nur für die Erledigung von einzelnen Aufgaben bestellt werden, wie z. B. Beantragung der Rente oder Sorge für eine psychiatrische Behandlung.

FALLBEISPIEL (FRAGE 1.173)

Frau Ott lebt seit einem Jahr in einem Alten- und Pflegeheim. Sie ist zunehmend verwirrt. Immer wieder verlässt sie abends unbemerkt das Heim. Da sie immer Geld bei sich hat, kann es auch vorkommen, dass sie sich mit einem Taxi weit von dem Ort entfernt, in dem das Altenheim liegt, und dann nicht mehr zurückfindet. In letzter Zeit ist es häufiger vorgekommen, dass sie von der Polizei gesucht werden musste. Die Pflegekräfte können, wenn sie es bemerken, Frau Ott nur mit Zwang von ihren Ausflügen abhalten, was nicht erlaubt ist. Die Pflegedienstleitung hat mehrere Gespräche mit dem Sohn über dieses Problem geführt und eine Betreuung und beschützende Unterbringung für seine Mutter dringend angeraten. Der Sohn lehnt das ab, er will seine Mutter nicht einsperren.

1.173. Muss das Heim von sich aus den Vormundschaftsrichter informieren?

Fraglich ist, woraus sich die Rechtspflicht für das Heim ergeben könnte, das Vormundschaftsgericht einzuschalten. Dies könnte sich aus dem Heimvertrag ergeben. Nach vorherrschender Meinung ergibt sich diese Pflicht jedoch nicht aus dem Heimvertrag, trotzdem sollte das Heim, um Schaden abzuwenden, von sich aus tätig werden.

1.174. Ein Betreuer darf nur für Aufgabenkreise bestellt werden, in denen die Betreuung erforderlich ist. Wann ist eine Betreuung nicht erforderlich?

Wenn die Angelegenheiten durch einen Bevollmächtigten oder durch andere Hilfen, bei denen kein gesetzlicher Vertreter bestellt wird, ebenso gut wie durch einen Betreuer besorgt werden können (§ 1896 Abs. 2).

1.175. Verliert ein Betreuter durch die Bestellung eines Betreuers automatisch seine Geschäftsfähigkeit?

Nein. Zur Abwendung einer erheblichen Gefahr für die Person oder das Vermögen des Betreuten kann das Betreuungsgericht anordnen, dass der Betreute ohne die Einwilligung des Betreuers keine wirksamen Willenserklärungen abgeben kann (Einwilligungsvorbehalt).

1.176. Kann ein Mensch, der unter Betreuung steht, noch sein Testament machen?

Ja, grundsätzlich bleibt er testierfähig (➤ 5.3.4).

1.177. Wen kann das Gericht zum Betreuer bestellen?

Betreuer können sein:

- Natürliche Personen
- Betreuungsvereine
- Betreuungsbehörden

1.178. Kann der Betroffene eine Person selbst vorschlagen, die sein Betreuer sein soll, oder anordnen, wer es nicht sein soll?

Ja. Der Richter muss sich an diesen Vorschlag halten, wenn die Person geeignet ist und es dem Wohl des Betroffenen nicht zuwiderläuft. Genauso muss sich der Richter an den Wunsch halten, wer nicht Betreuer sein soll (➤ 5.3.2).

1.179. Können auch Altenpflegekräfte aus dem Heim, in dem der Betroffene wohnt, Betreuer werden?

Nein, wegen der eventuell auftretenden Interessenskonflikte.

1.180. Wer kann Betreuer werden, wenn dem Richter kein Betreuungsvorschlag vorliegt, und gibt es Prioritäten, die der Richter bei der Auswahl eines Betreuers einzuhalten hat?

Liegt keine Betreuungsverfügung vor, so wird zunächst eine natürliche Person als Betreuer gewählt, bevor Vertreter von Betreuungsvereinen und Behörden in Betracht gezogen werden. Als **natürliche Person** kommt als Erstes eine Person aus der Familie infrage, die nur dann die Betreuung ablehnen kann, wenn sie sich für nicht geeignet hält oder die Übernahme aus familiären, beruflichen oder sonstigen Gründen nicht zumutbar ist.

Wenn kein oder kein geeigneter Angehöriger oder kein ehrenamtlicher Betreuer zur Verfügung steht, wird ein Berufsbetreuer bestellt. Dies kann auch in anderen schwierigen Betreuungssituationen der Fall sein. Je nach Art der Angelegenheiten, die zu regeln sind, können auch Rechtsanwälte, Steuerberater und Sozialarbeiter Berufsbetreuungen übernehmen.

1.181. Können auch mehrere Betreuer bestellt werden?

Ja. Das Gericht bestimmt dann, ggf. auch entsprechend einer Betreuungsverfügung des Betroffenen, welcher Betreuer welchen Aufgabenkreis vertritt. Das Gericht kann auch einen Ersatzbetreuer bestimmen, der nur bei Verhinderung die Angelegenheiten besorgt.

1.182. Nach welchen Grundsätzen hat der Betreuer die Angelegenheiten des Betreuten zu besorgen?

Er hat die Angelegenheiten so zu besorgen, wie es dem Wohl des Betreuten entspricht. Dazu gehört auch dem Betreuten die Möglichkeit zu geben, im Rahmen seiner Fähigkeiten sein Leben nach seinen eigenen Wünschen und Vorstellungen zu gestalten, d.h., ein selbstbestimmtes Leben führen zu können (§ 1901 BGB).

FALLBEISPIEL (FRAGEN 1.183–1.186)

Herr Lortzing lebt in einem Pflegeheim. Sein Betreuer verwaltet sein Taschengeld und teilt ihm wöchentlich einen Mindestbetrag zu. Der Betreuer will, dass Herr Lortzing nicht zu viel raucht, sondern sein Geld für wichtigere Dinge anspart.

1.183. Darf der Betreuer sich so verhalten?

Nein. Herr Lortzing hat ein Recht auf eine Lebensführung, die der eines Menschen ohne Betreuer nahekommt. So gebietet es auch die Achtung vor der Würde des Menschen, ihm Geld zur freien Verfügung zu lassen, sofern er sich nicht erheblich selbst schädigt. Mit dem Rauchen schädigt er sich zwar selbst, aber das tun geistig gesunde Menschen auch und niemand nimmt ihnen deshalb Geld weg oder enthält es ihnen vor.

1.184. Reicht es aus, dass der Betreuer aus persönlicher oder allgemeiner Erfahrung weiß, welche Wünsche der Betreute hat oder was seinem Wohl dient, oder muss er dies zusätzlich auf andere Weise versuchen herauszufinden?

Der Betreuer hat eine Erörterungspflicht, d. h., er muss vor der Erledigung wichtiger Angelegenheiten mit dem Betroffenen, soweit es möglich ist, sprechen und seinen Willen erforschen, sofern der Betreute zu einer bewussten Willensbildung in der Lage ist.

1.185. Bis zu welcher Grenze hat der Betreuer die Wünsche des Betroffenen zu respektieren?

Bis zur Grenze der erheblichen Selbstschädigung.

1.186. Welches Ziel muss der Betreuer innerhalb der Gesundheitsfürsorge für den Betroffenen aktiv verfolgen?

Er muss dazu beitragen, dass die Möglichkeiten genutzt werden,

- die Krankheit oder Behinderung des Betreuten zu beseitigen,
- ihre Verschlimmerung zu verhüten oder
- ihre Folgen zu mildern.

1.187. Kann ein Betreuer in alle ärztlichen Maßnahmen, die den Betreuten betreffen, einwilligen?

Nein. Er muss geplante Untersuchungen, Heilbehandlungen und ärztliche Eingriffe, bei denen die begründete Gefahr besteht, dass der Patient stirbt oder einen schweren und länger andauernden gesundheitlichen Schaden erleidet, vom Vormundschaftsgericht genehmigen lassen.

1.188. Gibt es in der Altenpflege weitere Besorgungen, für die der Betreuer die richterliche Genehmigung braucht?

Ja. Für die Unterbringung in beschützenden Abteilungen und für unterbringungsähnliche Maßnahmen (freiheitsentziehende Maßnahmen, FeM).

Auch um eine Mietwohnung des Betreuten kündigen zu können, bedarf der Betreuer der Zustimmung des Vormundschaftsgerichts, um vorschnelle Entscheidungen bezüglich des Wohnorts des Betroffenen zu verhindern.

1.189. Kann ein Betreuer vom Richter entlassen werden?

Ja, wenn seine Eignung nicht mehr gewährleistet ist oder ein anderer wichtiger Grund vorliegt, z. B. wenn der Betreuer eine erforderliche Abrechnung vorsätzlich falsch erstellt hat.

1.190. Angenommen, die Angehörigen eines Bewohners/Patienten regen beim Vormundschaftsgericht eine Betreuung zusammen mit einem Fixierungsbeschluss an. Wie sieht der weitere Ablauf aus?

Ablauf im Falle eines Fixierungsbeschlusses:

- Persönliche Anhörung des betroffenen Menschen durch den zuständigen Richter, soweit nicht gesundheitliche Nachteile für den Betroffenen durch die Befragung zu erwarten sind
- Soweit erforderlich Bestellung eines Verfahrenspflegers (dieser unterstützt den Betroffenen während des Betreuungsverfahrens)
- Sachverständigengutachten oder mit Zustimmung der Betroffenen bereits erstelltes Gutachten des MDK (2. BtÄndG)
- Gelegenheit zur Äußerung Dritter (Angehörige, Pflegekräfte), soweit sachdienlich

- Bekanntgabe der Entscheidung

1.191. Gibt es einen schnelleren Weg, zu einer benötigten Betreuung zu kommen, da dieses Verfahren vermutlich einige Zeit in Anspruch nimmt, der Betroffene aber u. U. sofort einen Betreuer braucht oder eine unterbringungsähnliche Maßnahme erforderlich ist?

Wenn nötig, wird der Richter aufgrund eines ärztlichen Attests und der Schilderung der Situation einen vorläufigen Beschluss erlassen.

1.192. Werden Betreuungs- oder Fixierungsbeschlüsse einmal ausgesprochen und dann nicht mehr vom Gericht überprüft?

Betreuungen, Unterbringungen und unterbringungsähnliche Maßnahmen (Fixierungsbeschlüsse) werden nur befristet ausgesprochen.

1.193. Wann endet eine Betreuung?

Wenn sie nicht mehr oder nicht mehr in einem bestimmten Umfang nötig ist, hebt der Richter die Betreuung auf. Die Betreuung endet auch mit dem Tod des Betreuten.

1.194. Werden die Patientenverfügung, die Betreuungsverfügung und die Vorsorgevollmacht und deren Verbindlichkeit im Gesetz erwähnt?

Ja. Der Betreuer hat dann, wenn ein einwilligungsfähiger Volljähriger eine Patientenverfügung erstellt hat, zu prüfen, ob die Festlegungen auf die aktuelle Lebens- und Behandlungssituation zutreffen. Ist dies der Fall, hat er dafür zu sorgen, dass dem Willen des Patienten Geltung verschafft wird (§ 1901a BGB). Der behandelnde Arzt und der Betreuer besprechen die notwendigen ärztlichen Maßnahmen unter der Berücksichtigung des Patientenwillens (§ 1901b BGB). Wer eine Betreuungsverfügung oder eine Vollmacht in Händen hat, hat das Betreuungsgericht von diesen Schriftstücken zu unterrichten (§ 1901c BGB).

5.3.2 Vorsorgevollmacht, Betreuungsverfügung und Patientenverfügung

Nicht nur alte, sondern auch junge Menschen können aufgrund von Krankheiten oder Unfällen in die Lage kommen, nicht mehr selbst Entscheidungen für sich treffen zu können. Dann ist es gut, für diesen Fall Vorsorge getroffen zu haben.

Mit dem 2. Betreuungsrechtsänderungsgesetz (BtÄndG) wird die Bedeutung der Vorsorgevollmacht in Beziehung zu einer selbstbestimmten Gestaltung des Lebens bei Krankheit hervorgehoben.

Dem Betroffenen stehen **drei Möglichkeiten** zur Verfügungen, rechtliche Vorsorge zu treffen: **Vorsorgevollmacht, Betreuungsverfügung** und **Patientenverfügung** (➤ Abb. 5.6). Damit können diese Situationen in geistig gesunden Zeiten vorab nach den eigenen Wünschen geregelt werden. Ausdruck der Privatautonomie sind sowohl die Bestimmung der gesetzlichen Vertretung und des Betreuers als auch die Gestaltung des medizinisch-pflegerischen Bereichs.

Zukünftige examinierte Altenpflegekräfte haben die Aufgabe, im Rahmen ihrer Berufstätigkeit alte Menschen in ihrer Lebensgestaltung zu beraten und zu unterstützen. Dazu gehören auch Informationen über die Möglichkeiten der Voraberklärungen.

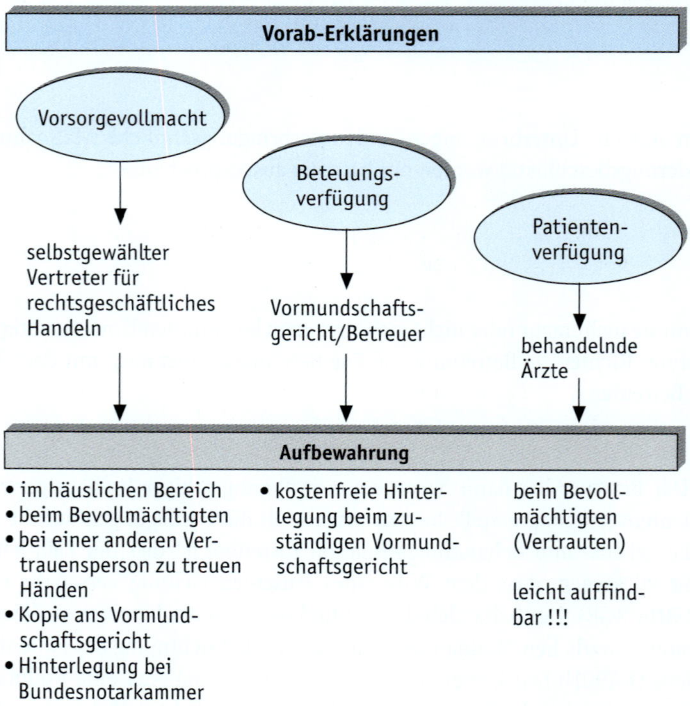

Abb. 5.6 Vorsorgevollmacht, Betreuungsverfügung, Patientenverfügung [L143]

1.195. In welcher Beziehung hat das Betreuungsgesetz Bedeutung für Vorsorgevollmachten und Betreuungsverfügungen?

Bedeutung des Betreuungsgesetzes für Vorsorgevollmachten und Betreuungsverfügungen:

- Das Selbstbestimmungsrecht der Betroffenen soll durch die gesetzliche Erwähnung von Vorsorgevollmacht und Betreuungsverfügung, über deren Existenz das Vormundschaftsgericht informiert werden muss, gestärkt werden.
- Für die Hinterlegung der Vorsorgevollmachten gibt es ein zentrales Vorsorgeregister bei der Bundesnotarkammer.

Die anerkannten Betreuungsvereine können im Einzelfall Personen bei der Errichtung einer Vorsorgevollmacht beraten.

FALLBEISPIEL (FRAGEN 1.196–1.200)

Altenpflegerin Linda spricht mit einer Patientin, Frau Quorz, über das Fortschreiten der Krankheit. Die Patientin weiß, dass sie u. U. in absehbarer Zeit nicht mehr in der Lage sein wird, ihre Angelegenheiten selbst zu erledigen. Sie hat im Fernsehen gehört, dass man eine Vollmacht ausstellen kann, aber sie weiß nicht, wie das geht. Sie glaubt, man müsse damit zu einem Rechtsanwalt oder Notar gehen. Außerdem hat sie bei der Fernsehsendung mitbekommen, dass die Vollmacht ganz ausführlich sein muss, wenn hinterher wirklich alles geregelt sein soll. Wo man ein solches Schriftstück denn am besten aufbewahrt, will sie auch noch wissen. Die schwierigste Frage ist allerdings, wen sie zum Bevollmächtigten machen soll. Ihr Mann ist schon seit Jahren tot. Sie hat eine Nichte und einen Neffen, denen sie vertraut. Aber, wie sie sagt, „man weiß ja nie"! Außerdem kann der Neffe nicht mit Geld umgehen und die Nichte ist manchmal sehr herrschsüchtig. Sie befürchtet, dass eine einmal gegebene Vollmacht nicht mehr rückgängig gemacht werden kann. Auf jeden Fall will Frau Quorz so lange, wie sie noch dazu in der Lage ist, alles selbst erledigen.

1.196. Wo kann man Beratung beim Abfassen einer Vorsorgevollmacht bekommen?

Beratung bei der Abfassung der Vorsorgevollmacht und der Betreuungsverfügung kann man bei Rechtsanwälten und bei den Betreuungsvereinen bekommen. Umfasst die Vollmacht allerdings Immobilienangelegenheiten, so muss sie notariell verfasst werden.

5

1.197. Wo kann die Patientin das Schriftstück aufbewahren?

Ein Bevollmächtigter ist nur dann in der Lage, verbindlich zu handeln, wenn er oder sie das Original der Vollmachtsurkunde vorweisen kann. Die Patientin kann das Schriftstück also an einem sicheren Ort, den der Bevollmächtigte kennt, bei sich zu Hause aufbewahren, oder sie kann es gleich dem Bevollmächtigten zur Aufbewahrung mit dem Hinweis geben, dass er oder sie davon nur im Ernstfall Gebrauch machen darf. Es besteht auch noch die Möglichkeit, einer dritten Vertrauensperson die Urkunde zu übergeben, die im Bedarfsfall dem Bevollmächtigten die Urkunde aushändigt. Eine allerdings gebührenpflichtige Aufbewahrungsmöglichkeit bietet die Bundesnotarkammer an (Registrierung der Vollmacht im Zentralen Vorsorgeregister der Bundesnotarkammer). So ist auch gleich sichergestellt, dass im Ernstfall das Gericht Kenntnis von der Vorsorgevollmacht erhält und keinen Betreuer bestellen muss.

1.198. Von welchem Zeitpunkt an ist eine Vorsorgevollmacht gültig?

Eine Vollmacht gilt gegenüber Dritten (Außenverhältnis) ab dem Ausstellungsdatum. Das heißt, wenn der Bevollmächtigte die Vollmachtsurkunde in den Händen hat, kann er schon rechtlich verbindlich für Frau Quorz handeln. Deshalb muss Frau Quorz am besten schriftlich festhalten, ab wann der Bevollmächtigte von der Vollmacht Gebrauch machen darf, oder ihm die Urkunde erst aushändigen (lassen), wenn der Bedarfsfall eingetreten ist.

1.199. Stimmt es, dass eine Vorsorgevollmacht möglichst genau und umfassend sein muss, damit man das erreicht, was man erreichen möchte?

Ja. Möchte Frau Quorz, dass der Bevollmächtigte sie nur in Vermögensangelegenheiten vertritt, so nimmt sie nur diesen Bereich auf. Möchte sie, dass er auch über einen Umzug ins Pflegeheim und Behandlungsmaßnahmen entscheidet, muss sie jeden dieser Punkte ausdrücklich in dem Schriftstück erwähnen. Der Begriff „Generalvollmacht" reicht in Wirklichkeit nicht so weit, wie man landläufig denkt, und deckt nicht alle Angelegenheiten ab.

1.200. Wie kann Linda Frau Quorz bei der Entscheidung, wen sie zum Vertreter berufen soll, unterstützen?

Linda kann Frau Quorz folgende Fragen vorschlagen, die zur Entscheidungsfindung beitragen können:

- Wer kennt Sie und Ihre Wünsche am besten und bei wem können Sie sich darauf verlassen, dass er diese auch später berücksichtigt?
- Wem können Sie es zumuten, Entscheidungen über eine Behandlung oder einen Heimeinzug zu treffen?
- Wer kann Ihr Vermögen gut verwalten?

Sie kann auch vorschlagen, zwei verschiedene Vollmachten auszustellen und die Aufgaben zwischen den Bevollmächtigten aufzuteilen.

1.201. Was kann durch die Errichtung einer Vorsorgevollmacht im Bedarfsfall verhindert werden und welche Regelungsbereiche sollte eine Vollmacht enthalten?

Wenn eine Vorsorgevollmacht vorliegt, wonach der Bevollmächtigte eine möglichst umfassende Vertretungsbefugnis hat, kann die Einschaltung eines Richters zwecks Bestellung eines notwendigen Betreuers verhindert werden, weil der Bevollmächtigte für den Betroffenen tätig werden kann. Deshalb sollte sich der Vollmachtgeber mit dem Vollmachtnehmer beraten, welche Bereiche in welchem Sinne vom Bevollmächtigten im Ernstfall geregelt werden sollen. Die Aufgabenbereiche eines gesetzlichen Betreuers sind insoweit ein Anhaltspunkt. Anregungen kann man sich auch aus Formularen und Vorschlägen holen, die dann aber individuell an die eigene Person angepasst werden sollten.

FALLBEISPIEL (FRAGE 1.202)

Nehmen Sie an, Sie sind in der ambulanten Pflege beschäftigt. Zu Ihren Patienten gehört auch Herr Georg, der nach einem Schlaganfall pflegebedürftig ist. Herr Georg ist geistig noch fit. Da Sie über die Monate, in denen Sie Herrn Georg gepflegt haben, eine gute Beziehung zu ihm und seiner Frau aufgebaut haben, fragen Sie ihn, ob er denn etwas für den Notfall geregelt hat. Erst versteht er gar nicht, was Sie wollen, und deshalb werden Sie direkter und fragen ihn, ob er eine Vorsorgevollmacht vorbereitet hat. Er meint, das sei nicht nötig, weil ja seine Frau wisse, was er wolle und nicht wolle. Sie werde das schon richtig machen, dafür brauche er kein Papier.

1.202. Hat Herr Georg bezüglich der Vorsorgevollmacht recht?

Nein, Herr Georg hat nicht ganz recht. Natürlich wird seine Frau alles in seinem Sinne regeln, die Frage ist aber, ob sie rechtlich verbindlich ihren Mann in allen Angelegenheiten vertreten und bindende Erklärungen für ihn abgeben darf. Das ist nur der Fall, wenn sie entweder eine rechtsgeschäftliche Vollmacht von ihm besitzt oder wenn sie seine gesetzliche Betreuerin ist. Die erste Schwierigkeit könnte schon z. B. bei einem Klinikaufenthalt auftreten, wenn man ihr ohne Vollmacht keine Auskunft über den Gesundheitszustand ihres Mannes geben würde. Tatsächlich hat Herr Georg seiner Frau mündlich für alles eine Vollmacht erteilt, mit der Frau Georg aber möglicherweise wegen der fehlenden Beweiswirkung, die ein Schriftstück hätte, nicht viel anfangen kann. Zu empfehlen ist, die Vollmacht zur Klarheit und Beweismöglichkeit schriftlich abzufassen. Dafür gibt es Formulare, man kann sie aber auch mit der Hand, der Schreibmaschine oder am Computer verfassen oder jemandem diktieren. Wichtig ist, dass sie mit Datum und Unterschrift versehen ist.

Ein anderer sehr wichtiger Grund für eine Vorsorgevollmacht besteht darin, dass ggf. bei einer Krankheit, infolge derer Herr Georg nicht mehr seine Angelegenheiten selbst besorgen kann, von der Einschaltung des Richters abgesehen werden kann. Es braucht dann kein gesetzlicher Betreuer vom Vormundschaftsgericht bestellt zu werden. Voraussetzung ist allerdings, dass die Vollmacht alle Bereiche umfasst, für die ein Regelungsbedarf entstehen könnte.

1.203. Wie lange gilt eine Vorsorgevollmacht?

Sie gilt so lange, bis man die Vollmachtsurkunde vom Bevollmächtigten zurückverlangt oder, wenn man sie noch nicht ausgehändigt hat, vernichtet oder aus der Verwahrung zurückholt.

Im Übrigen führt der Tod zum Erlöschen der Vollmacht. Man kann sie aber durch entsprechende Erklärung auch über den Tod hinaus wirken lassen (ratsam bei Bankvollmachten).

FALLBEISPIEL (FRAGEN 1.204–1.205)

Frau Quorz hat auch von einer sogenannten Betreuungsverfügung gehört. Sie fragt, wo denn der Unterschied zu einer Vorsorgevollmacht liege.

1.204. Beantworten Sie Frau Quorz' Frage.

Die gesetzliche Betreuung erfordert ein gerichtliches Verfahren und eine psychiatrische Untersuchung, wenn auch nach dem 2. BtÄndG das MDK-Gutachten ausreichen kann. Das Verfahren kann für den Betroffenen und die Angehörigen u. U. psychisch sehr belastend sein.

Solange eine geeignete Person über eine wirksame Vollmacht verfügt, darf in den betreffenden Aufgabenkreisen keine Betreuung angeordnet werden, da sie nicht erforderlich ist.

1.205. Welche Bestimmungen können in einer Betreuungsverfügung getroffen werden?

Bestimmungen in der Betreuungsverfügung:

- Bestimmung der Person, die im Fall, dass eine Betreuung notwendig wird, Betreuer sein soll, oder auch der Person, die auf keinen Fall Betreuer sein soll
- Wünsche über persönliche Angelegenheiten, Vermögensangelegenheiten, Wohnungsangelegenheiten und Heimaufnahme
- Hinweis auf eine eventuell vorhandene Patientenverfügung, in der die eigenen Wertvorstellungen festgehalten sind

1.206. Wozu dient eine Patientenverfügung?

Eine Patientenverfügung bringt zunächst das Selbstbestimmungsrecht des Ausstellers zum Ausdruck, aber auch die Selbstverantwortung für die Folgen bei Umsetzung des geäußerten Willens.

1.207. Empfehlen Sie den Aufbau einer schriftlichen Patientenverfügung.

Aufbau einer schriftlichen Patientenverfügung:

- Persönliche Daten
- Situationen, in denen die Patientenverfügung gelten soll

- Erklärungen zu ärztlichen, pflegerischen und lebensverlängernden Maßnahmen
- Aussagen zur Verbindlichkeit der Verfügung
- Hinweis auf Vorsorgevollmacht und/oder Betreuungsverfügung
- Eventuell Einwilligung in Organspende
- Schlussformel (Ausdruck des Selbstbestimmungsrechts)

5.3.3 Sterbehilfe und lebensverlängernde Maßnahmen

1.208. Im allgemeinen Sprachgebrauch wird oft von der aktiven und der passiven Sterbehilfe gesprochen. Diese Unterteilung ist nicht genau. Welche Unterscheidung ist zielführender?

Strafbare und nicht strafbare Sterbehilfe.

1.209. Welche Sterbehilfe ist strafbar?

- Tötung auf Verlangen
- Unterlassung oder Abbruch lebensverlängernder Maßnahme **ohne** den Willen des Patienten
- Verabreichung eines hoch dosierten Schmerzmittels mit der Absicht der Lebensverkürzung (= Totschlag oder eventuell Tötung auf Verlangen)

1.210. Was fällt unter die straffreie Sterbhilfe?

Zur straffreien (passiven) Sterbehilfe zählen:

- Hilfe beim Sterben durch pflegerische Maßnahmen in körperlicher und psychischer Hinsicht sowie seelsorgerische Betreuung
- Unterlassen von lebensverlängernden Maßnahmen nach dem schriftlichen oder mutmaßlichen Willen des Patienten
- Abbruch von lebensverlängernden Maßnahmen nach dem schriftlichen oder mutmaßlichen Willen des Patienten
- Verabreichung eines hoch dosierten Schmerzmittels im Rahmen einer Palliativversorgung zum Zweck der Schmerzlinderung, auch wenn die Lebensverkürzung damit in Kauf genommen wird, aber nicht gewollt ist (➤ Frage 1.370)

Strafrechtliche Haftung ➤ 5.2.3

FALLBEISPIEL (FRAGEN 1.211–1.212)

Altenpfleger Hans versorgt in der ambulanten Pflege Frau Liebig. Diese hat eine Freundin, die seit 3 Jahren mit einer PEG-Sonde im Altenheim liegt und nur noch ein „entsetzliches Siechtum" erleidet, wie Frau Liebig sagt. Sie will nicht so sterben. Deshalb hat sich Frau Liebig ein Formular für eine Patientenverfügung schicken lassen. Da sie die kleine Schrift in dem Formular nicht lesen kann, bittet sie Hans, ihr bei dem Ausfüllen des Formulars zu helfen, am besten gleich. Sie will das schnell hinter sich bringen.

1.211. Wie soll Hans reagieren?

Hans sollte nicht unreflektiert den Wunsch von Frau Liebig erfüllen. Ein Mensch, der eine Patientenverfügung verfasst, sollte sich vorher mit den Fragen von Krankheit, Leiden und Tod auseinandergesetzt haben. Hans weiß nicht, ob sich Frau Liebig aus einer spontanen Reaktion heraus zu der Verfügung entschlossen hat oder ob dem Entschluss ein bewusster Entscheidungsprozess zugrunde liegt. Er sollte daher versuchen, mit Frau Liebig darüber zu sprechen, wenn seine Beziehung zu ihr das zulässt. Auf jeden Fall ist es auch für eine spätere Glaubhaftigkeit und Verbindlichkeit der Patientenverfügung ratsam, die medizinischen Fragen und Situationen mit einem Arzt zu beraten und dies auch in der Patientenverfügung zu vermerken. Frau Liebig sollte also mit ihrem Arzt über die Verfügung sprechen.

1.212. Welche Entscheidungshilfen könnte Hans Frau Liebig geben?

Frau Liebig könnte exemplarisch anhand folgender Fragen ihre eigenen Wertvorstellungen niederlegen:

- Welche Erfahrungen habe ich in meinem bisherigen Leben gemacht? Welche Wünsche und Aufgaben habe ich in dem noch vor mir liegenden Lebensabschnitt?
- Wie habe ich Leid und Schicksalsschläge in der Vergangenheit bewältigt?
- Welche Ängste habe ich vor der Zukunft?
- Kann ich mir vorstellen, völlig abhängig von fremder Hilfe zu sein?
- Welche Rolle spielt die Religion in meinem Leben?

5

FALLBEISPIEL (FRAGE 1.213)

Herr Dorsch, 90 Jahre, wohnt seit 5 Jahren im Pflegeheim. Er hat viele Krankheiten, wirkte aber trotzdem immer zufrieden. Eines Nachts ging es ihm plötzlich sehr schlecht, die zuständige Pflegekraft rief den Notarzt. Herr Dorsch kam ins Krankenhaus, wurde wiederbelebt, liegt aber seitdem im Koma und muss künstlich ernährt werden. Einige Pflegekräfte finden das nicht richtig. Als Herr Dorsch noch sprechen konnte, hatte er aufgrund von Erfahrungen immer gesagt, dass er nicht an Schläuchen hängen wolle. Er habe ein Alter erreicht, wo das Leben zu Ende gehe. Davon wusste die Pflegekraft des Nachtdienstes, die den Notarzt rief, allerdings nichts. Außerdem sagt sie: „Wie hätte ich mich denn verhalten sollen, auch wenn ich es gewusst hätte? Es gibt ja nicht einmal etwas Schriftliches!"

1.213. Äußern Sie sich zu dieser Situation.

Schriftformerfordernis der Patientenverfügung

Eine Patientenverfügung muss nicht schriftlich sein. Die schriftliche Festlegung ist aber ratsam, da sonst besonders bei Ärzten, aber auch bei Pflegekräften, Betreuern oder Angehörigen Unsicherheiten über den wirklichen Willen des Betroffenen bestehen könnten, die dazu führen, dass lebensverlängernde Maßnahmen auch gegen seinen mündlich geäußerten Willen vorgenommen werden.

Grundsätzlich muss aber eine Patientenverfügung nicht schriftlich sein, sodass der den Pflegekräften gegenüber mündlich geäußerte Wunsch, so nicht leben zu wollen, eine verbindliche Erklärung ist.

Verbindlichkeit von Patientenverfügungen

Wenn ein Arzt einen körperlichen Eingriff (Operation, Wiederbelebung, Legen der PEG-Sonde) vornimmt, handelt es sich um eine Körperverletzung, für die er die Einwilligung des Patienten braucht. Sollte der ansprechbare Patient seine Einwilligung verweigern, darf der Arzt die Operation, auch wenn sie lebensnotwendig wäre, nicht vornehmen. Ist der Patient nicht bei Bewusstsein, so kann der Arzt nur den Willen des Patienten vermuten: „Was würde der Patient wollen, wenn er jetzt bei Bewusstsein wäre?" Diesen sogenannten **mutmaßlichen Willen** kann der Arzt nur mithilfe von Indizien erforschen. **Indizien sind:**

- Patientenverfügung
- Aussagen von Angehörigen
- Schwere der Krankheit, Prognosen, Überlebenschancen und verbleibende Lebensqualität

Aufgrund dieser Indizien und der eigenen ethischen Verantwortung entscheidet der Arzt in Notfällen, ob er eine lebensrettende lebensverlängernde Maßnahme ergreift.

Bezüglich einer vorhandenen Patientenverfügung stellt sich in Notfällen natürlich immer die Frage: Wie bekommt der Arzt Kenntnis von der Patientenverfügung? Dies ist ein Problem der Aufbewahrung der Verfügung und der Information der Menschen, die wahrscheinlich im Notfall in der Nähe des Patienten sein werden. Weiterhin ist meist ausschlaggebend, ob der Arzt, der zum Notfall gerufen wird, der Hausarzt ist, der die Wünsche seines Patienten kennt, oder ein zufällig diensthabender Notarzt, der den Bewohner in eine große Klinik einweist, wo nichts über ihn bekannt ist.

In Fällen, in denen der Eingriff in gewisser Weise planbar ist, also Zeit zur Verfügung steht, wird der Arzt versuchen, eine wirksame Einwilligung für den lebensrettenden Eingriff zu erlangen. Liegt eine Patientenverfügung vor, ist der darin ausgedrückte Wille des Patienten verbindlich. Gibt es eine Vorsorgevollmacht, die die Einwilligung in lebensverlängernde und lebensrettende Maßnahmen einschließt, so muss er sich an die Entscheidung des Bevollmächtigten halten. Liegt keine entsprechende Vollmacht vor, wird der Arzt beim Vormundschaftsgericht eine vorläufige Betreuung für die Einwilligung zum besagten Eingriff anregen. Hier ist dann wiederum eine Betreuungsverfügung von Vorteil.

Konkretes Vorgehen im stationären und ambulanten Pflegebereich

Die Entscheidung, wie man mit Situationen umgeht, in denen alte, schwer kranke Menschen z. B. nicht mehr essen und trinken wollen, oder die Frage, ob man bei einer Notlage einen Arzt rufen muss, kann niemals von den Pflegekräften allein entschieden werden. Hier ist die Zusammenarbeit mit dem Hausarzt, den Angehörigen und dem ganzen Team auf Grundlage des mutmaßlichen oder schriftlich niedergelegten Willens des Bewohners/Patienten notwendig, damit ein solcher Fall wie der von Herrn Dorsch vermieden werden kann.

FALLBEISPIEL (FRAGE 1.214)

Einer todkranken Bewohnerin, die unter großen Schmerzen leidet, wird vom Arzt zur Schmerzlinderung eine sehr hohe Dosis Morphium verordnet. Altenpflegefachkraft Tamara hat Bedenken bei der Dosierung, da die Nebenwirkungen das Leben der Bewohnerin verkürzen könnten.

1.214. Sind Tamaras Bedenken begründet?

Nein. Der Arzt darf zur Schmerzlinderung bei Patienten mit einer zum Tode führenden Diagnose hoch dosierte Schmerzmittel verabreichen, auch wenn sie zu einer Lebensverkürzung führen.

FALLBEISPIEL (FRAGE 1.215)

Eine Bewohnerin lebt mit einer PEG-Sonde seit 4 Jahren im Heim. Sie ist nicht ansprechbar. Ihr Ernährungszustand ist ideal, aber sie leidet an schwersten Kontrakturen, Dekubitus und Entzündungen der Schleimhäute. Ihre Betreuerin und die behandelnde Hausärztin möchten die künstliche Ernährung einstellen, weil die Betreuerin versichert, dass ihre Freundin so nicht hätte leben wollen. Auch die Ärztin sieht anhand der Diagnose und der Lebensqualität der Patientin einen dahingehenden mutmaßlichen Willen.
Das Heim will von der Einstellung der Ernährung nichts wissen, da man verpflichtet sei, Leben zu erhalten und professionell zu pflegen, und daher keinen Menschen verhungern und verdursten lassen könne.

1.215. Wie ist die Argumentation des Heims rechtlich zu beurteilen?

Es ist die vertragliche Verpflichtung des Heims, so zu pflegen, wie es dem Selbstbestimmungsrecht des Bewohners entspricht. Wäre der Bewohner bei Bewusstsein, wäre es sogar eine strafbare Handlung, ihm mit Gewalt Essen und Trinken einzugeben. Dies gilt erst recht dann, wenn der Bewohner nicht mehr in der Lage ist, sich selbst zu äußern. In jedem Fall muss die Verpflichtung gelten, das Selbstbestimmungsrecht zu schützen und danach zu handeln.

5

FALLBEISPIEL (FRAGE 1.216)

In einem anderen Fall beschließt der Arzt in Absprache mit den Pflegekräften und den Kindern einer Patientin, dass deren Willen entsprechend die künstliche Ernährung eingestellt wird. Allerdings stimmt der Ehemann, der gesetzlicher Betreuer ist, der Entscheidung nicht zu. Er will seine Frau, egal wie, am Leben erhalten.

1.216. Welche Möglichkeit gibt es theoretisch, wenn sich die Beteiligten (Arzt, Heim, Angehörige oder Betreuer) über die Einstellung lebensverlängernder Maßnahmen nicht einig sind?

Man kann das Vormundschaftsgericht zur Klärung der Frage einschalten, ob der Abbruch einer lebensverlängernden Maßnahme zulässig ist oder nicht. Damit legt man die Verantwortung für die letztendliche Entscheidung auf eine weitere Schulter.

5.3.4 Erbrecht

Zukünftige Altenpflegekräfte werden auch mit Fragen des letzten Willens konfrontiert werden. Auch wenn bei der Abfassung eines Testaments oder bei der Klärung von Erbschaftsangelegenheiten die Beratung durch einen Juristen anzuraten ist, muss die Pflegefachkraft einen Überblick über die Grundzüge des deutschen Erbrechts haben, um dem alten Menschen mögliche Wege aufzeigen zu können.

1.217. Das deutsche Erbrecht basiert auf zwei Grundsätzen. Nennen Sie diese.

Testierfreiheit und „das Erbe geht durch das Blut“.

1.218. Es gibt zwei Möglichkeiten, wie die Erbmasse eines Verstorbenen auf die Erben übergeht. Stellen Sie diese beiden Wege dar.

- **Gesetzliche Erbfolge:** Wenn der Verstorbene kein Testament gemacht hat, dann tritt die gesetzliche Erbfolge ein. Diese richtet sich nach Ordnungen. Ordnungen sind die Verwandtschaftsgrade. Es gibt Erben der 1. Ordnung, das sind die Kinder und deren Abkömmlinge (deren Kinder).

Sofern es Vertreter dieser 1. Ordnung gibt, werden diese Erben. Die Vertreter der 2. Ordnung, das sind die Eltern des Verstorbenen und deren Abkömmlinge, also die Geschwister des Verstorbenen, erben nur dann, wenn keine Kinder oder Kindeskinder vorhanden sind. Die Großeltern des Verstorbenen stellen die 3. Ordnung dar. Sie und auch wieder deren Abkömmlinge, also die Cousinen und Cousins des Verstorbenen, erben, wenn es weder Vertreter der 1. noch der 2. Ordnung gibt.
Ehepartner haben ein Erbrecht neben den Verwandten. Sie erben in gesetzlichem Güterstand (ohne Gütertrennung):
- ½ des Erbes neben den Erben der 1. Ordnung (Kinder, Enkel)
- ¾ des Erbes neben den Erben der 2. Ordnung (Eltern und deren Kinder)
- ¾ des Erbes neben den Erben der 3. Ordnung (Großeltern und deren Kinder)

Wurde in einem Ehevertrag eine Gütertrennung festgelegt, so erbt der überlebende Ehepartner:
- ¼ des Erbes neben den Erben der 1. Ordnung,
- ½ des Erbes neben den Erben der 2. Ordnung,
- ½ des Erbes neben den Erben der 3. Ordnung.

5

- **Testamentarische Erbfolge:** Die zweite Möglichkeit, die Erbfolge zu regeln, ist die Errichtung eines Testaments.

1.219. Was kann man in einem Testament regeln?

Mit einem Testament kann man
- bestimmen, wer Erbe sein soll,
- bestimmen, wie das Erbe geteilt werden soll, wenn man es aufteilen will,
- einen Ersatzerben bestimmen,
- Vor- oder Nacherben bestimmen,
- Vermächtnisse bestimmen,
- Personen enterben bzw. ihren Erbanteil auf den Pflichtteilsanspruch beschränken.

1.220. Wie hoch ist der Pflichtteilsanspruch?

Der Pflichtteilsanspruch eines durch das Testament Enterbten beträgt die Hälfte des gesetzlichen Erbanspruchs.

1.221. Welche unterschiedlichen Arten von Testamenten gibt es?

Man unterscheidet folgende Testamentsarten:
- Handschriftliches Testament
- Notarielles Testament
- Gemeinschaftliches Testament von Ehegatten
- Nottestament

FALLBEISPIEL (FRAGE 1.222)

Als die Altenpflegerin Theresia zur Pflege bei ihrer Patientin Frau Jölsch ist, sieht sie auf dem Tisch viele lose Zettel liegen, die teilweise handschriftlich und z. T. mit Schreibmaschine geschrieben sind. Interessiert fragt sie Frau Jölsch, was sie denn gerade schreibe. Daraufhin antwortet diese, dass sie dabei sei, ihr Testament zu verfassen.

1.222. Beurteilen Sie die „Zettelwirtschaft" der Patientin bezüglich eines formgültigen Testaments.

- Es könnte sich hier um ein handschriftliches (eigenhändiges) Testament handeln.
- Ein handschriftliches Testament muss von Anfang bis Ende vom Erblasser selbst handschriftlich verfasst werden. Es darf keine andere Handschrift oder maschinelle Schrift darin enthalten sein.
- Das Testament muss als Testament erkennbar sein, am besten man tituliert es als solches.
- Das Testament muss unterschrieben und mit Datum versehen sein.

Die „Zettelwirtschaft" von Frau Jölsch ist kein gültiges Testament. Weder ist es ausschließlich handschriftlich erstellt, noch ist es ein zusammenhängendes Schriftstück, bei dem jeder Zettel als Testament erkennbar ist. Auch ist nicht erkennbar, ob jeder Zettel zum gleichen Testament gehört, da er nicht mit Datum versehen ist. Frau Jölsch sollte ein neues Testament schreiben.

Ein notarielles Testament sollte, bzw. muss man erstellen lassen, wenn man

- unsicher bei den Folgen seiner Entscheidungen ist und sich beraten lassen will,
- sichergehen will, dass niemand die Echtheit des Testaments anzweifeln kann,
- erblindet ist oder nicht mehr schreiben kann.

1.223. Wie kann man ein Testament widerrufen?

Man kann ein handschriftliches Testament widerrufen, indem man es vernichtet, verändert oder ein neues schreibt. Testamente, die in amtlicher Verwahrung sind (notarielle Testamente), werden durch Rücknahme aus der Verwahrung widerrufen.

1.224. In der Altenpflege ist es naheliegend, danach zu fragen, wann ein Mensch noch testierfähig ist. Wann liegt Testierfähigkeit vor?

Ein Mensch ist testierfähig, wenn er in der Lage ist, seinen letzten Willen unabhängig von der Beeinflussung durch andere zu äußern, und wenn er die Folgen seiner Bestimmungen versteht.

5.4 Systeme der sozialen Sicherung

Die Bundesrepublik Deutschland ist ein sozialer Rechtsstaat, der zur Sicherung der menschlichen Existenz und zur Herstellung der sozialen Gerechtigkeit verpflichtet ist. Im folgenden Kapitel zeigt die angehende Altenpflegefachkraft, dass sie einen Überblick über das Sozialrecht in Deutschland hat.

1.225. Nennen Sie die sogenannten fünf Säulen, die zur Absicherung von Lebensrisiken dienen, die der Bürger nicht mehr selber bewältigen kann.

Zu den fünf Säulen der Lebensrisikoabsicherung gehören:

- Arbeitslosenversicherung
- Krankenversicherung
- Pflegeversicherung
- Rentenversicherung
- Berufliche Unfallversicherung

1.226. Nennen Sie die einzelnen Regelungsgegenstände der Sozialgesetzbücher I bis XII (➤ Tab. 5.5).

Tab. 5.5 Regelungsgegenstände der Sozialgesetzbücher

Sozialgesetzbuch	Regelungsgegenstand
SGB I	Allgemeiner Teil
SGB II	Grundsicherung für Arbeitssuchende (z. B. Arbeitslosengeld II, Sozialgeld)
SGB III	Arbeitslosenförderung (z. B. Arbeitslosengeld I)
SGB V	Gesetzliche Krankenversicherung
SGB VI	Gesetzliche Rentenversicherung
SGB VII	Gesetzliche Unfallversicherung
SGB IX	Rehabilitation und Teilnahme behinderter Menschen und Schwerbehindertenrecht
SGB XI	Soziale Pflegeversicherung
SGB XII	Sozialhilfe

5.4.1 Krankenversicherung

1.227. Es gibt zwei verschiedene Arten von Krankenversicherungen. Welche sind dies?

Es gibt die gesetzlichen Krankenversicherungen und die privaten Krankenversicherungen.

1.228. Nennen Sie die zwei Arten der Mitgliedschaft in einer gesetzlichen Krankenversicherung.

Es gibt pflichtversicherte und freiwillig versicherte Mitglieder.

1.229. Ergänzen Sie folgende Sätze zur Krankenversicherung:

Pflichtversichern sind …

Freiwillig versichern können sich …

- Pflichtversichert sind Personen, deren regelmäßiges Jahreseinkommen die Beitragsbemessungsgrenze nicht übersteigt, sowie Arbeitslose, Rentner im gewissen Umfang und Studenten.
- Freiwillig versichern können sich z. B. Personen, deren Einkommen über der Beitragsbemessungsgrenze liegt.

1.230. In Deutschland gibt es sehr viele Träger der gesetzlichen Krankenversicherung. Einige wenige beherrschen den Markt. Nennen Sie verschiedene Arten von gesetzlichen Krankenkassen.

Zu den größten Krankenkassen gehören:
- Allgemeine Ortskrankenkassen (AOK)
- Betriebskrankenkassen
- Innungskrankenkassen
- Ersatzkrankenkassen
- Knappschaft Bahn-See
- Landwirtschaftliche Krankenkassen für selbstständige Landwirte

1.231. Alle gesetzlichen Krankenkassen haben die gleichen Aufgaben. Nennen Sie diese.

Aufgabe der gesetzlichen Krankenkassen:
- Vorsorge und Förderung der Gesundheit
- Heilung und Behandlung von Krankheiten
- Wiederherstellung der Gesundheit und Gesundheitssicherung

FALLBEISPIEL (FRAGE 1.232)

Herr Vogt, 67 Jahre alt, war sein Leben lang starker Raucher. Jetzt wurde bei einer Untersuchung ein Lungenkarzinom festgestellt.

1.232. Bezahlt die gesetzliche Krankenversicherung von Herrn Vogt die Behandlung, obwohl Herr Vogt sein Leiden wahrscheinlich selbst verschuldet hat?

Ja. Die gesetzliche Krankenversicherung bezahlt auch bei selbst verschuldeten Krankheiten alle notwendigen Maßnahmen. Auch bei häufigen oder schweren Erkrankungen übernimmt sie entsprechend ihrem Leistungskatalog die Heilungskosten.

FALLBEISPIEL (FRAGEN 1.233–1.234)

Frau Hack, Bewohnerin eines Pflegeheims ist stark gehbehindert. Mit einem Rollstuhl wäre es ihr möglich, von den Pflegekräften zur Einnahme der Mahlzeiten und zur Teilnahme an geselligen Veranstaltungen schneller in den Gemeinschaftsraum gebracht zu werden. Der Sohn von Frau Hack beantragt bei der Krankenkasse die Finanzierung des Rollstuhls. Die Krankenkasse lehnt diesen Antrag mit der Begründung ab, es würde sich bei dem Rollstuhl nicht um ein medizinisches Hilfsmittel handeln, sondern um ein pflegerisches.

1.233. Was versteht man unter einem pflegerischen bzw. einem medizinischen Hilfsmittel?

- Zu den **medizinischen Hilfsmitteln** zählen z. B. Prothesen, Rollatoren, Brillen oder Hörgeräte, mit denen eine Behinderung ausgeglichen werden kann. Wenn der Rollstuhl benutzt wird, um trotz der Behinderung am sozialen Leben außerhalb des Heims teilnehmen zu können, also die Behinderung auszugleichen, so wird er als medizinisches Hilfsmittel angesehen.
- Ein **pflegerisches Hilfsmittel** hilft dagegen, die Qualität der Pflege sicherzustellen.

1.234. Wird die Pflegeversicherung den Rollstuhl bezahlen, wenn schon die Krankenversicherung die Übernahme der Kosten ablehnt?

Die Pflegeversicherung wird wahrscheinlich nicht die Kosten übernehmen, da der Rollstuhl zur Erleichterung der Pflege dient, wie z. B. das Pflegebett, und deshalb die Kosten in den Pflegesätzen bereits enthalten sind.

5.4.2 Gesetzliche Unfallversicherung

1.235. Muss ein Arbeitnehmer selbst eine berufliche Unfallversicherung abschließen?

Nein. Jeder Arbeitgeber muss für seine Arbeitnehmer eine berufliche Unfallversicherung abschließen, deren Kosten er zu 100 % selbst trägt.

1.236. Unter welchen Umständen stehen einem Arbeitnehmer oder seinen Angehörigen Leistungen aus der Unfallversicherung zu? Beschreiben Sie jede Möglichkeit kurz.

Die Unfallversicherungen zahlen dann, wenn der Arbeitnehmer einen Arbeits- oder Wegeunfall hatte oder unter einer Berufskrankheit leidet.

- Ein **Arbeitsunfall** ist ein Unfall, der sich im Betrieb ereignet. Insbesondere muss dieser Unfall auch betrieblich bedingt sein, er darf also nicht durch ein Fehlverhalten des Arbeitnehmers verursacht worden sein.
- Von einem **Wegeunfall** spricht man, wenn der Arbeitnehmer auf direktem Wege zur oder von der Arbeitsstätte verunglückt. Umwege, die aus privaten Gründen gemacht werden, stehen nicht unter diesem Versicherungsschutz.

- Eine **Berufskrankheit** liegt vor, wenn der Arbeitnehmer unter einer Krankheit leidet, die von der beruflichen Tätigkeit verursacht wurde oder die für den entsprechenden Beruf als Berufskrankheit anerkannt ist.

5.4.3 Gesetzliche Pflegeversicherung

1.237. Seit 1995 gibt es die gesetzliche Pflegeversicherung, in die jeder Erwerbstätige zwangsweise monatlich einen Betrag einzahlen muss. Nennen Sie die sechs Bereiche, nach denen die Bestimmung des Pflegegrads vorgenommen wird.

Die seit 2015 laufende Pflegereform mündete am 1.1.2017 in die Neudefinition des Pflegebedürftigkeitsbegriffs und die Abschaffung der Pflegestufen. An deren Stelle traten fünf Pflegegrade. Damit soll den Beeinträchtigungen durch z.B. demenzielle Erkrankungen Rechnung getragen werden. Für die Bestimmung der Pflegegrade sind sechs Module relevant:

- Mobilität
- Geistige und kommunikative Fähigkeiten
- Verhaltensweisen und psychische Probleme
- Selbstversorgung
- Umgang mit Erkrankungen und Belastungen
- Soziale Kontakte und Gestaltung des Alltagslebens

5

1.238. Voraussetzung für die Gewährung von Leistungen der Pflegeversicherung sind die Begutachtungsrichtlinien. Nennen Sie die neuen Pflegegrade und ordnen Sie diesen die alten Pflegestufen zu (➤ Tab. 5.6).

Tab. 5.6 Pflegegrade und entsprechende Pflegestufen

Pflegegrad (ab 1.1.2017)	Pflegestufe (bis 31.12.2016)
1	
2	0 und I
3	I mit eingeschränkter Alltagskompetenz und II
4	II mit eingeschränkter Alltagskompetenz und III
5	III mit eingeschränkter Alltagskompetenz und Härtefall

Die fünf Pflegegrade sollen zu einer individuelleren Einstufung führen. Die „Minutenregel", nach der der Zeitaufwand für Pflegeleistungen bemessen wurde, wurde abgeschafft.

FALLBEISPIEL (FRAGE 1.239)

Ein Freund von Ihnen befürchtet, dass sein Vater sich nach einem Schlaganfall nicht mehr allein zu Hause versorgen kann und in ein Pflegeheim ziehen muss. Er fragt sich, wie sein Vater von seiner Rente die hohen Heimkosten bezahlen soll, und möchte von Ihnen wissen, wie viel Geld er von der Pflegeversicherung zu erwarten hat.

1.239. Erklären Sie Ihrem Freund, wie das Verfahren zur Einstufung in die Pflegegrade abläuft und welche Geldleistungen er zu erwarten hat.

Schon im Krankenhaus kann für den Patienten der Antrag bei der Pflegekasse seiner Krankenkasse auf Feststellung eines Pflegegrads gestellt werden. Nach einiger Zeit wird der Vater von einem Mitarbeiter des MDK begutachtet, der nach den sechs neuen Kriterien (➤ Frage 1.237) den Pflegegrad feststellt. Für die stationäre Pflege kann der Vater

bei Pflegegrad 1	125 Euro
bei Pflegegrad 2	770 Euro
bei Pflegegrad 3	1.262 Euro
bei Pflegegrad 4	1.775 Euro
bei Pflegegrad 5	2.005 Euro

bekommen.

- Bei der **Pflegesachleistung** muss der Pflegebedürftige von einem ambulanten Pflegedienst versorgt werden, der seinerseits mit der Pflegekasse die Sachleistungen abrechnet.
- **Pflegegeld** bedeutet, dass der Pflegebedürftige nicht durch einen professionellen Pflegedienst gepflegt wird, sondern entsprechend seines Pflegegrads Geld von der Pflegekasse bekommt, das er dann einer Pflegeperson (z. B. einem Angehörigen) für entsprechende Aufwendungen zahlt.

Der Pflegebedürftige kann zwischen Pflegesachleistung und Pflegegeld wählen; er kann sich aber auch für eine Kombination aus privater und professioneller Pflege entscheiden und erhält so anteilig Pflegesachleistung und Pflegegeld.

1.240. Die Pflegeversicherung erbringt ihre Leistungen nicht nur im stationären, sondern auch im ambulanten Pflegebereich. Was versteht man unter Pflegesachleistung und Pflegegeld?

5

5.4.4 Sozialhilfe im Alter

Die grundsätzliche Aufgabe der Sozialhilfe ist in § 1 Satz 1 SGB XI beschrieben: Die Sozialhilfe soll den Leistungsberechtigten die Führung eines Lebens ermöglichen, das der Würde des Menschen entspricht. Die Sozialhilfe schützt somit als letztes Netz vor Armut, sozialer Ausgrenzung und besonderen Belastungen.

1.241. Die Sozialhilfe schützt dann, wenn andere Hilfen nicht zur Abdeckung der Notlage ausreichen. Worin liegt die grundsätzliche Aufgabe der Sozialhilfe?

- **Nachrangigkeit (auch Subsidiarität genannt):** Der Antragsteller muss erst alle anderen Hilfen einschließlich seines Vermögens, der Rente und Unterhaltsansprüche gegen Dritte ausgeschöpft haben, bevor er eine Leistung der Sozialhilfe bekommen kann.
- **Individualität:** Der konkrete Einzelfall wird begutachtet und entsprechend den eventuellen Besonderheiten entschieden.
- **Mitwirkung und Zusammenarbeit:** Einerseits muss der Antragsteller von sich aus sein ganzes Vermögen offenlegen. Andererseits hat er aber z. B. bei der Entscheidung, in welches Seniorenheim er einzieht, ein Wahlrecht.

1.242. Sozialhilfe wird nach drei Grundsätzen gewährt. Nennen Sie diese und erklären Sie die Bedeutung der jeweiligen Grundsätze.

Beispiele für Sozialhilfeleistungen in der Altenhilfe:

- Geldleistungen, z. B. Pflegegeld oder Kostenübernahme des Heimentgelts
- Sachleistungen, z. B. Pflegehilfsmittel
- Persönliche Hilfen, z. B. Beratung und Information

1.243. In welcher Form wird Sozialhilfe gewährt? Geben Sie jeweils ein Beispiel aus der Altenhilfe.

FALLBEISPIEL (FRAGEN 1.244–1.246)

Herr Trost, 75 Jahre alt, hat eine kleine Rente und keine Kinder. Er lebt zu Hause und hat sich bisher immer selbst versorgt. Nach einem Sturz geht es ihm nicht so gut. Er konnte nach dem Krankenhausaufenthalt zwar wieder zurück in seine Wohnung, aber ohne Hilfe kommt er nicht zurecht. Eine ehrenamtliche Helferin aus seiner Kirchengemeinde rät ihm, einen Antrag bei der Pflegeversicherung auf Feststellung eines Pflegegrads zu stellen, damit er einen ambulanten Pflegedienst beauftragen kann. Leider erreicht Herr Trost nur Pflegegrad 1, der keine Geld- oder Sachleistung in der ambulanten Pflege vorsieht.

1.244. Hat Herr Trost eine Chance, vom Sozialamt Geld für die Beauftragung eines Pflegedienstes zu bekommen?

Herr Trost kann vom Sozialamt eine Unterstützung erwarten, wenn sein Vermögen einschließlich seiner Rente einen bestimmten Betrag nicht überschreitet.

1.245. Könnte Herr Trost mit Unterstützung des Sozialamts auch in eine stationäre Einrichtung einziehen?

Grundsätzlich geht ambulante Pflege vor stationärer Pflege. Solange also eine ambulante Versorgung von Herrn Trost möglich ist, wird das Sozialamt diesem Grundsatz folgen, zumal die Pflegeversicherung noch keinen ersatzfähigen Hilfsbedarf errechnet hat.

1.246. Angenommen, auch mit einer Pflegesachleistung reicht die Rente von Herrn Trost nicht aus, um ein menschenwürdiges Leben zu führen. Kann Herr Trost vom Sozialamt Unterstützung erwarten?

Wenn, wie oben schon erwähnt, das Einkommen von Herrn Trost (Rente) eine bestimmte Grenze unterschreitet, hat er nach dem SGB XII einen Anspruch auf Grundsicherung im Alter.

5.5 Träger, Dienste und Einrichtungen der Altenhilfe

Die Dienstleistung Altenpflege wird von vielen verschiedenen Trägern angeboten. Mit den folgenden Fragen soll die angehende Altenpflegefachkraft ihre Kompetenz in Verbindung mit den Themen Träger, Dienste und Einrichtungen der Altenhilfe zeigen. Das beinhaltet die Kenntnis über die Unterschiede der Träger und die bedürfnisorientierte Beratung in der Wahl der richtigen Einrichtung oder des richtigen Dienstes.

5.5.1 Träger der Altenhilfe

1.247. Die Altenhilfe wird von unterschiedlich strukturierten und orientierten Trägern angeboten. Nennen Sie die drei Trägerarten.

Träger der Altenhilfe:
- Wohlfahrtsverbände
- Öffentliche Träger
- Private Träger

Zur Beantwortung von Fragen, welche die soziale Sicherheit und Versorgung in Deutschland betreffen, muss das Grundgesetz mit Art. 20 zurate gezogen werden. In Art. 20 GG wird das Sozialstaatsprinzip vorgeschrieben, d. h., der Staat ist der Hauptverantwortliche für die Sicherstellung des Sozialwesens.

Subsidiarität bedeutet, dass der Staat erst dann ein Angebot in der Altenhilfe machen kann, wenn Wohlfahrtsverbände und private Anbieter dies nicht tun. Diese Deutung ist eine Weiterführung des Subsidiaritätsbegriffs aus dem Sozialhilferecht, nach dem der Bürger erst alle anderen Hilfsmöglichkeiten ausgeschöpft haben muss, bevor er staatliche Hilfen in Anspruch nehmen kann (Nachrang der Sozialhilfe).

1.248. Erklären Sie den Begriff Subsidiarität der staatlichen Hilfen in Bezug auf Wohlfahrtsverbände und private Träger.

Der alte Mensch, der Altenhilfe in Anspruch nehmen will oder muss, soll nicht gezwungen sein, nur staatliche Anbieter auf dem Markt vorzufinden. Er soll die Möglichkeit haben, entsprechend seinen ideellen Bedürfnissen z. B. eine stationäre Einrichtung auszuwählen.

1.249. Welchen Hintergrund hat die Subsidiarität?

5

FALLBEISPIEL (FRAGEN 1.250–1.252)

Die Mutter einer Freundin musste nach einem Sturz stationär mit anschließender Reha behandelt werden. Wie sich herausstellt, kann sie sich jedoch zu Hause nicht ohne Hilfe versorgen. Ihre Freundin möchte von Ihnen, einer examinierten Altenpflegekraft, Rat bei den anstehenden Entscheidungen bekommen. Sie werden zu der Mutter nach Hause eingeladen und bekommen sehr viel Informationsmaterial präsentiert, das ihre Freundin für die Mutter besorgt hat.

Pflegedienste und Heime, Seniorenwohnparks und Altenresidenzen – die Mutter kennt sich nicht mehr aus und weiß gar nicht, was sie braucht.

Themen eines Beratungsgesprächs:

- Ambulante oder stationäre Versorgung
- Weitere Hilfsangebote (Essen auf Rädern, Hilfe im Haushalt)
- Finanzierungsmöglichkeiten
- Unterschiede der Träger, Leitbilder der Dienste und Einrichtungen
- Persönliche Ansprüche an die Wertvorstellungen der Einrichtung oder des Dienstes
- Örtliche Gegebenheiten, Wohnortnähe

1.250. Führen Sie ein Beratungsgespräch mit der Mutter. Welche Punkte sprechen Sie an?

In Deutschland gibt es folgende Wohlfahrtsverbände:

- AWO (Arbeiterwohlfahrt)
- Caritas (Deutscher Caritasverband)
- Der Paritätische/DPWV (Deutscher Paritätischer Wohlfahrtsverband)
- DRK (Deutsches Rotes Kreuz)
- Diakonie (Diakonisches Werk der Evangelischen Kirche in Deutschland)
- ZWST (Zentralwohlfahrtsstelle der Juden in Deutschland)

1.251. In Deutschland stellen die freien Wohlfahrtsverbände die größte Trägergruppe der Altenhilfe mit den meisten Beschäftigten dar. Nennen Sie die verschiedenen Spitzenverbände der freien Wohlfahrtsverbände.

1.252. Geben Sie einen kurzen Überblick über die Leitbilder und Aufgabenschwerpunkte der einzelnen Wohlfahrtsverbände.

Leitbilder und Aufgabenschwerpunkte der Wohlfahrtsverbände:

- **Arbeiterwohlfahrt (AWO):** Überkonfessionell, unparteiisch, steht aber politisch dem freiheitlichen und demokratischen Sozialismus nah, deshalb nicht nur karitatives, sondern auch sozial- und gesellschaftspolitisches Engagement; Angebote in nahezu allen sozialen Gebieten
- **Caritas:** Wohlfahrtsverband der katholischen Kirche, sozial-karitatives Engagement auf der Grundlage des Evangeliums; Schwerpunkt in der Altenhilfe, Mitgestaltung der Sozialpolitik durch gesetzliche Rahmenbedingungen
- **Der Paritätische:** Dachverband für ca. 10.000 eigenständige Organisationen (Mitglieder sind z. B. VdK, Arbeiter-Samariter-Bund, Frauenhäuser und andere Selbsthilfeorganisationen); berät und unterstützt seine Mitglieder
- **Deutsches Rotes Kreuz (DRK):** Überkonfessionell und überparteilich; neben dem Engagement im Sanitätsdienst in Kriegs- und Krisengebieten breites Angebot im Sozialwesen
- **Diakonie:** Soziales Werk der evangelischen Kirche; Engagement auf allen Sektoren und internationale Spendenaktionen
- **Zentralwohlfahrtsstelle der Juden in Deutschland (ZWST):** Gegründet als Dachverband für jüdische Organisation und Wohlfahrtseinrichtungen, vertritt heute u. a. jüdische Gemeinden und Landesverbände und engagiert sich auf dem Gebiet Freizeiten, Erholungsmaßnahmen, Fort- und Weiterbildungen

5

1.253. In welcher Organisation haben sich diese sechs Spitzenverbände der freien Wohlfahrtspflege zusammengeschlossen?

Der Zusammenschluss ist die Bundesarbeitsgemeinschaft der Freien Wohlfahrtspflege (BAGFW).

1.254. Was versteht man unter Wohlfahrtspflege?

Unter Wohlfahrtspflege versteht man alle sozialen Hilfen, die auf freigemeinnütziger Grundlage und in organisierter Form in Deutschland geleistet werden.

1.255. Nennen Sie die Gemeinsamkeiten der Wohlfahrtsverbände.

Sämtliche Wohlfahrtsverbände beziehen sich auf die Hilfsbereitschaft und Solidarität der Bevölkerung.

1.256. Geben Sie zwei Beispiele für diese Hilfsbereitschaft und Solidarität.

Spendenaktionen, ehrenamtliche Tätigkeiten.

1.257. Erklären Sie, warum es unterschiedliche Wohlfahrtsverbände gibt.

Aus der Entstehung und den damit verbundenen Leitbildern der Wohlfahrtsverbände erklären sich deren unterschiedliche weltanschauliche, religiöse und gesellschaftspolitische Ausrichtungen.

1.258. Wie finanzieren sich die Wohlfahrtsverbände?

Die Finanzierung der Wohlfahrtsverbände erfolgt durch:

- Eigenmittel (Spenden, ehrenamtliche Mitarbeiter, Erbschaften, Schenkungen, Kirchensteuer bei Caritas und Diakonie, Wohlfahrtsmarken, Lotterieeinnahmen)
- Aufwendungsersatz durch den Staat für übernommene staatliche Pflichtaufgaben (z. B. bei Kindergärten)
- Kostenerstattung (z. B. Leistungen aus der Pflegeversicherung, private Abrechnungen, Leistungen des Sozialhilfeträgers)
- Förderung durch öffentliche Zuschüsse, Darlehen oder Beratungen

1.259. Wie fügen sich die privat-gewerblichen Träger in das System der freien Wohlfahrtspflege ein und wo sehen Sie Unterschiede zu den Wohlfahrtsverbänden?

Besonders in der ambulanten Pflege sind seit Inkrafttreten der Pflegeversicherung viele private Leistungsanbieter auf den Pflegemarkt gekommen. Aber auch in der stationären Altenpflege gibt es vermehrt Einzelpersonen oder Firmen (GmbH, KG), die ein Altenheim betreiben. Nach den Heimgesetzen und dem Pflegeversicherungsgesetz unterliegen sie den gleichen Anforderungen wie die Einrichtungen der Wohlfahrtsverbände.

Die privaten Anbieter können je nach juristischer Gesellschaftsform Gewinne erwirtschaften. Sie verfolgen allgemein das Ziel, Lücken in der regionalen Versorgung zu schließen. Auch private Anbieter können einem bestimmten religiösen oder weltanschaulichen Leitbild folgen, arbeiten aber in der Regel nach allgemeingültigen ethisch-moralischen Leitbildern und Zielen ohne Anknüpfung an Religion oder Gesellschaftspolitik.

5

FALLBEISPIEL (FRAGE 1.260)

Claudia erbt von ihrer Großmutter eine große alte Villa am Starnberger See. Da Claudia examinierte Altenpflegerin ist, beschließt sie, dort ein Altenheim zu eröffnen. Sie möchte ihre Tante pflegen, aber auch fünf Pflegeplätze öffentlich anbieten.

1.260. An welches Gesetz muss sich Claudia halten? Oder ist solch ein kleines Heim keine stationäre Einrichtung?

Claudia muss sich an das bayerische PfleWohqG halten (in einem anderen Bundesland wäre es das entsprechende Landesgesetz) und unterliegt auch der Heimaufsichtsbehörde. Würde Claudia nur ihre Tante und vielleicht auch noch andere Verwandte pflegen, würde es sich nicht um ein Heim handeln. Da sie aber auch Pflegeplätze schaffen will, die auf dem freien Markt, unabhängig von der Person des Interessenten, angeboten und belegt werden sollen, betreibt sie eine stationäre Einrichtung.

1.261. Die öffentlichen Anbieter in der Altenhilfe findet man überwiegend auf kommunaler Ebene. Können Sie Beispiele dafür aus der Umgebung Ihres Wohnorts finden?

Anbieter der Altenhilfe auf kommunaler Ebene
- Nachbarschaftshilfe
- Altenwohnzentren von Gemeinden

5.5.2 Einrichtungen, Dienste und Leitbilder

1.262. Welche Unterteilung kann man bezüglich der Dienste und Einrichtungen in der Altenhilfe vornehmen?

Unterteilung der Dienste und Einrichtungen in der Altenhilfe:
- Stationäre Altenhilfe
- Teilstationäre Altenhilfe
- Offene Altenhilfe
- Ambulante Altenhilfe

1.263. Die Bezeichnungen der stationären Einrichtungen haben sich im Lauf der Jahre geändert. Welche Begriffe wurden ausgetauscht und durch welche neuen Begriffe ersetzt?

Aus „Altenheim“ wurde „Seniorenheim“, aus „Heim“ wurde „Wohnpark“, „Residenz“ oder „Anlage“.

1.264. Ist dadurch das Leistungsangebot für den Verbraucher klarer geworden?

Nein. Die früheren Unterscheidungen zwischen Wohnheim, Heim und Pflegeheim deuteten zumindest an, welche Wohnform und welche Versorgung die Einrichtung bot.

1.265. Stellen Sie sich vor, Sie sind in nächster Zeit bei einer Qualitätsüberprüfung Ihres Hauses durch den MDK dabei. Es ist möglich, dass Sie nach dem Leitbild Ihrer Einrichtung gefragt werden. Informieren Sie sich über das Leitbild Ihrer konkreten Einrichtung.

Das Leitbild gibt die Ziele der Einrichtung vor und die dahinterliegenden Wertvorstellungen. Es ist das Idealbild, nach dessen Verwirklichung eine Altenpflegeeinrichtung in ihrer Arbeit strebt.
Ein Leitbild macht Aussagen zu:
- Menschenbild
- Pflegeverständnis
- Sichtweise der menschlichen Bedürfnisse
- Achtung der Mitarbeiter
- Pflegequalität
- Gestaltung der Pflege (Umsetzung des Leitbilds durch Pflegeangebote)

1.266. Was soll eine Einrichtung oder ein Pflegedienst mit dem erarbeiteten Leitbild tun? Auf Hochglanzpapier drucken und verteilen?

Sicher ist das Publizieren des Leitbilds wichtig, damit aktuelle und zukünftige Kunden sich ein Bild von der Einrichtung machen können. Darüber hinaus muss ein Leitbild aber auch
- in realistischem Ausmaß verwirklichbar sein und verwirklicht werden,
- in verständlicher Sprache abgefasst sein,
- den Mitarbeitern bekannt sein.

5.6 Arbeitsrecht

5.6.1 Entstehen eines Arbeitsverhältnisses

1.267. Wer fällt unter die Regelungen des Arbeitsrechts?

Das Arbeitsrecht ist das Recht des unselbstständig Tätigen, der in einen fremden Betrieb eingegliedert und weisungsabhängig ist.

1.268. Nennen Sie einige Rechtsquellen, die zur Beantwortung arbeitsrechtlicher Fragen herangezogen werden.

Rechtsquellen bei arbeitsrechtlichen Fragen:
- Europäisches Recht
- Grundgesetz
- BGB
- Arbeitsschutzgesetze
- Tarifvertrag und die Betriebsvereinbarungen
- Arbeitsvertrag

1.269. Erklären Sie in diesem Zusammenhang das Günstigkeitsprinzip im Arbeitsrecht und erläutern Sie, inwiefern der Tarifvertrag eine Ausnahme bildet.

Normalerweise gilt die Rangfolge der Rechtsnormen, d. h., die höherrangige geht der niedrigeren Norm vor. Im Arbeitsrecht gibt es die Ausnahme des Günstigkeitsprinzips, nach dem z. B. der Inhalt eines Arbeitsvertrags, der für den Arbeitnehmer günstiger ist, auch dann gilt, wenn das höherrangige Gesetz eine andere Regelung vorsieht.

Andererseits darf ausnahmsweise der Tarifvertrag den Arbeitnehmer auch schlechter stellen, als der Gesetzgeber es tut, da die Arbeitnehmerseite an der Erstellung des Tarifvertrags beteiligt ist und damit ihre Rechte geltend gemacht hat.

1.270. Wodurch entsteht ein Arbeitsverhältnis?

Arbeitnehmer und Arbeitgeber schließen einen Arbeitsvertrag, in dem sich der Arbeitnehmer verpflichtet, dem Arbeitgeber seine Arbeitskraft zur Verfügung zu stellen, und der Arbeitgeber sich verpflichtet, dem Arbeitnehmer Vergütung und Sozialleistungen zu zahlen.

1.271. Muss ein Arbeitsvertrag schriftlich abgeschlossen werden?

Nein. Der Arbeitsvertrag hat auch ohne Schriftform Gültigkeit. Dabei ist allerdings das Nachweisgesetz zu beachten, das den Arbeitgeber dazu verpflichtet, dem Arbeitnehmer spätestens nach 1 Monat einen schriftlichen Nachweis über die wesentlichen Bedingungen des Arbeitsvertrags auszuhändigen.

1.272. Bevor es zu einem Arbeitsvertrag kommt, findet ein Einstellungsgespräch statt. In diesem Einstellungsgespräch werden dem Bewerber schriftlich oder mündlich Fragen zu seiner Person, seinem Werdegang und seinen persönlichen Verhältnissen gestellt. Muss der Bewerber jede Frage wahrheitsgemäß beantworten?

Nein. Man unterscheidet zwischen zulässigen, unzulässigen und bedingt zulässigen Fragen:
- Zu den **zulässigen Fragen** gehören solche nach dem beruflichen Werdegang, Berufskrankheiten oder chronischen Krankheiten. Hier überwiegt das Interesse des Arbeitgebers an notwendigen Informationen, die Aufschluss über die Eignung des Bewerbers geben. Dies muss stärker gewichtet werden als der Schutz der Persönlichkeitssphäre des Arbeitnehmers.

- Zu den **unzulässigen Fragen** gehören solche nach Schwangerschaft, Gewerkschaftszugehörigkeit, vorherigem Verdienst, Vorstrafen, Familienplanung und z. B. danach, ob der Bewerber geschieden ist.
- Unter **bedingt zulässigen Fragen** befinden sich solche, wie z. B. die nach der Schwangerschaft und Vorstrafen, die eigentlich unzulässig sind, aber aufgrund des speziellen Arbeitsplatzes wesentliche Bedeutung haben und deshalb zulässig sind.

Auf zulässige und bedingt zulässige Fragen muss der Bewerber wahrheitsgemäß antworten. Sollte der Arbeitsvertrag zustande kommen und stellt sich nach einiger Zeit heraus, dass der Bewerber gelogen hat, kann der Arbeitgeber den Arbeitsvertrag wegen arglistiger Täuschung anfechten. Werden dem Bewerber unzulässige Fragen gestellt, kann er unbesorgt schweigen oder auch die Unwahrheit sagen.

1.273. Grundsätzlich werden Arbeitsverträge unbefristet abgeschlossen. Trotzdem werden Verträge häufig auch befristet. Legen Sie dar, wann Arbeitsverträge befristet werden dürfen.

Die Befristung ist zulässig, wenn sie durch einen sachlichen Grund gerechtfertigt ist. Solch ein sachlicher Grund liegt in der Regel bei Schwangerschafts- und Krankheitsvertretungen vor.

Aber auch eine Befristung ohne sachlichen Grund ist bis zu einer Dauer von 2 Jahren möglich. Innerhalb dieser 2 Jahre darf der Vertrag höchstens dreimal verlängert werden. Dies ist nicht möglich, wenn der Arbeitnehmer bereits vorher bei demselben Arbeitgeber gearbeitet hat.

1.274. Nennen Sie eine Befristung, die in der Regel jedes Arbeitsverhältnis zu Beginn hat.

Zu Beginn eines jeden Arbeitsverhältnisses steht in der Regel eine sechsmonatige Probezeit, während derer ohne Angabe von Gründen das Arbeitsverhältnis von beiden Seiten kurzfristig gekündigt werden kann.

1.275. Der Arbeitsvertrag unterliegt, wie andere Vertragsarten auch, grundsätzlich der Vertragsfreiheit. Diese Vertragsfreiheit findet beim Arbeitsvertrag aber ihre Grenzen in den Gesetzen. Nennen Sie einige wesentliche Schutz- und andere Gesetze zum Arbeitsrecht.

Schutzgesetze:
- Arbeitsschutzgesetz
- Mutterschutzgesetz
- Arbeitszeitgesetz
- Bundesurlaubsgesetz
- Entgeltfortzahlungsgesetz
- Jugendarbeitsschutzgesetz
- SGB IX

1.276. In der Altenpflege gibt es sehr viele Einrichtungen, die an einen Tarifvertrag gebunden sind oder ihn freiwillig zum Bestandteil ihrer Arbeitsverträge machen. Wie heißt der Tarifvertrag, der für öffentliche Altenhilfeträger gilt?

Tarifvertrag des öffentlichen Dienstes (TVöD).

1.277. Auch die kirchlichen Träger und andere karitative Wohlfahrtsverbände haben bislang einen eigenen Tarifvertrag. Wie heißt dieser? Nennen Sie die strukturellen Unterschiede zu den tariflichen Regelungen des öffentlichen Diensts.

Es handelt sich um AVR (Arbeitsvertragsrichtlinien). Während die Tarifverträge, so wie auch der TVöD, von Tarifvertragsparteien (Arbeitgeberverbände und Gewerkschaften) u. U. auch begleitet von einem Arbeitskampf ausgehandelt werden, gibt es beim AVR eine arbeitsrechtliche Kommission, die die Arbeitsvertragsrichtlinien aushandelt. Die arbeitsrechtliche Kommission ist paritätisch mit Vertretern der Dienstgeber und der Dienstnehmer besetzt.

FALLBEISPIEL (FRAGEN 1.278–1.280)

Altenpflegerin Patrizia arbeitet seit 5 Jahren auf einer Pflegestation. Seit ihr Kind, das sie allein erzieht, zur Schule geht, wird sie auf ihren Wunsch nur noch im Nachtdienst eingesetzt. Das ist nun schon seit 2 Jahren der Fall. Einige Mitarbeiter, die auch gern einmal die Vorteile des Nachtdienstes in Anspruch nehmen möchten, beschweren sich bei der Stationsleitung, dass immer nur Patrizia zum Nachtdienst eingeteilt wird. Im nächsten Dienstplan hat auch Patrizia normale Wechselschicht. Sie ist ärgerlich und meint, dass sie ein Recht auf Dauernachtwachen habe, weil sie dies schon so lange mache, eine allein erziehende Mutter sei und weil im Übrigen der Nachtdienst eine ganz andere Arbeit sei, an die sie sich gewöhnt habe. Sie könne im Tagdienst gar nicht mehr arbeiten.

1.278. Liegt es im Rahmen des Weisungsrechts des Arbeitgebers, Patrizias Arbeitszeiten einseitig zu ändern?

Ja. Aufgrund des Arbeitsvertrags hat der Arbeitgeber das Recht, Art, Ort und Zeit der zu erbringenden Arbeitsleistung zu bestimmen. Diese Befugnis nennt man Weisungsrecht oder auch Dienstanweisungsrecht. Die Stationsleitung ist zwar selber auch Arbeitnehmer, aber gegenüber ihren Untergebenen übt sie mittelbar die Befugnisse des Arbeitgebers aus. Mit der Erstellung des Dienstplans macht sie Gebrauch vom Weisungsrecht des Arbeitgebers, die Lage der Arbeitszeit zu bestimmen.

1.279. Kann dieses Weisungsrecht grenzenlos ausgeübt werden? Wenn nein, welche Grenzen gibt es überhaupt? Geben Sie ein kurzes Beispiel für jede Grenze.

Das Weisungsrecht des Arbeitgebers kann nicht grenzenlos ausgeübt werden. Fraglich ist, ob mit der Umsetzung in den Schichtdienst eine Schranke überschritten wurde.

Die Grenzen des Weisungsrechts sind überschritten, wenn

- die Dienstanweisung gegen Gesetze verstößt, d. h., die Handlung, die angewiesen wird, rechtswidrig wäre (z. B. heimliche Medikamentenvergabe ohne Einwilligung des Bewohners, des Bevollmächtigten oder des Betreuers),
- die Dienstanweisung gegen einen im Arbeitsverhältnis geltenden Tarifvertrag oder eine Betriebsvereinbarung verstoßen würde (z. B. Unterschreitung der tarifrechtlich vorgeschriebenen Ruhezeiten zwischen zwei Schichten),
- mit der Dienstanweisung gegen die Rechte des Betriebsrats (Mitarbeitervertretung, Personalrat) verstoßen würde (z. B. gegen das Beteiligungsrecht des Betriebsrats bei Versetzungen),
- die Dienstanweisung gegen den individuellen Arbeitsvertrag verstößt (z. B. wenn im ambulanten Dienst plötzlich ein anderes Wohngebiet zugewiesen wird als im Vertrag vereinbart),
- der Arbeitgeber bei Ausübung seines Weisungsrechts gegen das billige Ermessen verstößt (z. B. bei Schikanen im Dienstplan oder Ungerechtigkeiten bei der Arbeitszuteilung).

1.280. Welche Grenzen könnten in Patrizias Fall überschritten sein?

In Patrizias Fall müsste zuerst der Inhalt des Arbeitsvertrags geprüft werden. Im Arbeitsvertrag einer stationären Pflegekraft wird in der Regel eine Aussage über die Lage der Arbeitszeit gemacht sein. Sollte keine Aussage enthalten sein, was sehr ungewöhnlich wäre, kann der Arbeitgeber völlig frei bestimmen, wann gearbeitet wird; er müsste sich nur an die Regeln des Arbeitszeitgesetzes halten. In obigem Fall ist anzunehmen, dass in dem zwischen Patrizia und dem Heim geschlossenen Arbeitsvertrag ein Wechselschichtdienst vereinbart wurde. Das hat zur Folge, dass Patrizia nach dem Arbeitsvertrag kein Recht hat, auf Dauernachtwachen zu bestehen, die Einteilung in die Tagschichten also nicht gegen den Arbeitsvertrag verstößt.

Möglicherweise könnte aber die Arbeit auf einer Pflegestation in der Nacht so unterschiedlich zu der am Tage sein, dass dadurch eine Veränderung des Berufsbilds eingetreten ist, die eine Versetzung in den Tagdienst nicht mehr möglich macht. Diese Sichtweise wird von der Rechtsprechung abgelehnt. Die Aufgaben der Pflege in der Nacht mögen andere Schwerpunkte haben, sind aber als Teil der Pflege (auch der Pflegeplanung) genauso eingebettet in das Gesamtbild der Pflege wie die Pflege am Tag.

Somit muss der Arbeitgeber bei der Ausübung des Weisungsrechts nach „billigem Ermessen" vorgehen. Das betrifft einmal die soziale Komponente der Weisung. Er hat die persönlichen Umstände bei seiner Entscheidung zu berücksichtigen. Danach dürfte er Patrizia aus Rücksicht auf die Versorgung ihres Kindes nicht in den Tagdienst setzen. Demgegenüber stehen aber die Rechte der Kollegen, die mit Recht eine Gleichbehandlung fordern. Hier muss der Arbeitgeber zwischen den Interessen abwägen, und wenn ihm bei dieser Abwägung kein Ermessensfehler unterläuft, ist die Weisung ermessensfehlerfrei getroffen worden. Ein Ermessensfehler könnte z. B. vorliegen, wenn er Patrizias persönliche Situation gar nicht berücksichtigt hätte.

Patrizia muss die Einteilung in die Wechselschicht unter den genannten Voraussetzungen hinnehmen.

5.6.2 Arbeitsschutzrecht

1.281. Nennen Sie die einschlägigen Arbeitsschutzgesetze, an die sich der Arbeitgeber und die Pflegekraft bei ihrer Arbeit halten müssen.

Relevante Gesetze bei pflegerischen Tätigkeiten:
- Arbeitsschutzgesetz
- SGB VII und Unfallverhütungsvorschriften der Berufsgenossenschaften
- Medizingeräteverordnung
- Arbeitszeitgesetz
- Mutterschutzgesetz
- SGB IX
- Jugendarbeitsschutzgesetz
- Arbeitsstättenverordnung

FALLBEISPIEL (FRAGEN 1.282–1.283)

Die Stationsleiterin gibt der Altenpflegerin Janine die Anweisung, mit dem Hebelifter sorgfältig umzugehen und ihn am Ende der Spätschicht auf mögliche Schäden zu kontrollieren. Janine ignoriert diese Anweisung genauso wie den Hinweis, dass sie auch an heißen Sommertagen während der Arbeit keine Flipflops tragen darf, sondern sicheres Schuhwerk tragen muss.

1.282. Janines Verhalten ist aufgrund von Verstößen gegen Arbeitsschutzgesetze zu rügen. Gegen welche Arbeitsschutzgesetze verstößt Janine?

Nach § 15 ArbSchG sind die Beschäftigten verpflichtet, Anweisungen des Arbeitgebers, die ihre Sicherheit und Gesundheit bei der Arbeit betreffen, zu befolgen. Das Arbeitsschutzgesetz legt nicht nur die Pflichten des Arbeitgebers bezüglich einer sicheren Arbeitsplatzgestaltung fest, sondern verpflichtet auch den Arbeitnehmer, die Arbeitsschutzanordnungen des Arbeitgebers zu befolgen. Zur Gewährleistung der Sicherheit der in der Pflege verwendeten Pflegehilfsmittel ist es unerlässlich, die Medizinprodukte zu überprüfen und zu warten.

Wenn Janine zu dieser Überprüfung fähig ist, muss sie der Dienstanweisung der Stationsleiterin Folge leisten. Sie ist auch dazu verpflichtet, Schäden, die an Pflegehilfsmitteln und anderen Geräten auftreten, unverzüglich der Stationsleiterin zu melden.

Das Arbeitsschutzgesetz befasst sich nicht mit Detailregelungen. Diese findet man in den allgemeinen und auf den Gesundheitsdienst bezogenen Unfallverhütungsvorschriften der Berufsgenossenschaften. Darin kann nachgelesen werden, dass zur Vermeidung von Unfällen sicheres Schuhwerk am Arbeitsplatz getragen werden muss.

1.283. Nennen Sie einige weitere Themen, die in den Unfallverhütungsvorschriften geregelt werden.

Regelungen der Unfallverhütungsvorschriften:

- Schutzkleidung
- Händedesinfektion
- Hygieneplan
- Entsorgung des Stationsabfalls
- Heben von Patienten

FALLBEISPIEL (FRAGEN 1.284–1.287)

Altenpflegerin Marianne geht ganz in ihrer Arbeit auf. Ihr Einsatz ist vorbildlich, wie ihre Vorgesetzten finden. Von Pausen hält sie nicht viel. Sie findet, dass man sowieso zwischendurch immer wieder mal verschnaufen könne und das reiche. Wenn die Kolleginnen ihre Pause nehmen, schaut sie vorwurfsvoll.

1.284. Beurteilen Sie Mariannes Verhalten.

Marianne verstößt gegen das Arbeitszeitgesetz, nach dem bei einer Arbeitszeit von 6 bis 9 Stunden mindestens 30 Minuten Pause erforderlich sind. Bei einer Arbeitszeit von mehr als 9 Stunden dauert eine Pause 45 Minuten.

1.285. Marianne macht ja zwischendurch Pausen. Welche Anforderungen stellt die Rechtsprechung an eine Pause im Sinne des Arbeitszeitgesetzes?

Eine Pause muss frei von Arbeit sein. Das heißt, der Arbeitnehmer muss die Möglichkeit haben, den Arbeitsplatz zu verlassen, um ganz abschalten zu können. Eine Pause im Stationszimmer erfüllt diese Anforderungen nicht. Darüber hinaus müssen die ersten 15 Minuten der Pause zusammenhängend gewährt werden. Auch im Nachtdienst ist die Pausenregelung einzuhalten.

1.286. Wenn Mariannes Kolleginnen Pause machen, ist es selbstverständlich, dass sie immer wieder durch Bewohner, Angehörige, Telefonate etc. gestört werden. Darf das so sein?

Nein. Da die Pause frei von Arbeit sein muss, darf sie nicht durch Angelegenheiten aus der Arbeit gestört werden. Notfälle sind natürlich ausgenommen.

1.287. Ist es nicht Mariannes Sache, ob sie auf ihre Pause verzichtet?

Nein. Die Pause ist zur Regenerierung der Arbeitskraft notwendig. Diese Regenerierung ist nicht nur zum Schutz der eigenen Gesundheit erforderlich, sondern auch der Bewohner hat ein Recht darauf, von einer Pflegekraft gepflegt zu werden, die nicht überarbeitet ist.

FALLBEISPIEL (FRAGEN 1.288–1.290)

Der neue Dienstplan lässt mal wieder auf sich warten. Die Pflegekräfte sind sauer, dass sie ihre Freizeit nicht planen können. Als der Dienstplan endlich kommt, stellt sich heraus, dass bei einer Mitarbeiterin die Ruhezeiten nicht eingehalten wurden. Eine andere Mitarbeiterin tauscht, ohne die Stationsleitung zu fragen, den Dienst mit einem Kollegen.

5

1.288. Wann muss ein Dienstplan bekannt gegeben werden?

Es gibt nur eine gesetzliche Regelung, aus der geschlossen werden kann, wann spätestens ein Dienstplan bekannt gegeben werden muss. Dies ist § 12 des Teilzeit- und Befristungsgesetzes. Danach ist der Arbeitnehmer nur zur Arbeitsleistung verpflichtet, wenn ihm die Lage seiner Arbeitszeit 4 Tage im Voraus mitgeteilt wird.

1.289. Was versteht man unter Ruhezeit? Erläutern Sie die Regelung zur Ruhezeit.

Unter Ruhezeit versteht man die Zeit, die zwischen Ende der einen Schicht und Beginn der nächsten Schicht eines Arbeitnehmers liegt.

Nach § 5 Arbeitszeitgesetz muss im Pflegebereich nach der Beendigung der täglichen Arbeitszeit eine ununterbrochene Ruhezeit von mindestens 10 Stunden eingehalten werden. Diese Regelung darf durch Tarifverträge wie TVöD und AVR für den Arbeitnehmer verschlechtert werden. Die Mindestruhezeit des eventuell geltenden Tarifvertrags darf der Arbeitgeber aber nicht unterschreiten.

1.290. Durfte der Tausch des Dienstes ohne die Beteiligung der Stationsleitung vorgenommen werden?

Nein. Der Dienstplan stellt eine Ausübung des Weisungsrechts dar und kann deshalb nur im Einverständnis mit der Stationsleitung, die ihn erstellt hat, abgeändert werden.

FALLBEISPIEL (FRAGEN 1.291–1.292)

Franz war im Dienstplan mit „frei" eingetragen. Er freute sich schon sehr auf seine freien Tage. Leider wurde er aber krank.

1.291. Können ihm diese freien Tage gutgeschrieben werden?

Nein. Was in der Freizeit eines Arbeitnehmers passiert, betrifft sein eigenes Risiko.

Ja. Nach § 9 Bundesurlaubsgesetz werden bei einer Krankheit, die während des Erholungsurlaubs auftritt und über die ein ärztliches Zeugnis vorliegt, die Krankheitstage nicht auf den Jahresurlaub angerechnet.

1.292. Angenommen, Franz wird im Urlaub krank. Würde dann etwas anderes gelten?

5.6.3 Beendigung des Arbeitsverhältnisses und Kündigungsschutz

1.293. Wodurch wird ein Arbeitsverhältnis beendet?

Ein Arbeitsverhältnis wird beendet durch:

- Erreichen des Rentenalters
- Kündigung (ordentlich/außerordentlich)
- Befristung
- Aufhebungsvertrag
- Anfechtung
- Tod des Arbeitnehmers

1.294. Was versteht man unter einer außerordentlichen bzw. ordentlichen Kündigung (➤ Tab. 5.7)?

Die außerordentliche Kündigung wird auch fristlose Kündigung genannt. Wie der Name schon sagt, wird das Arbeitsverhältnis bei dieser Kündigung ohne Einhalten einer Frist gelöst. Eine fristlose Kündigung durch den Arbeitgeber ist nur bei Vorliegen eines wichtigen Grunds möglich. Ein wichtiger Grund ist eine Tatsache, die auch zu einer fristgerechten (ordentlichen) Kündigung berechtigen würde. Fristlos darf dann gekündigt werden, wenn dieser Kündigungsgrund so gravierend ist, dass eine Fortsetzung des Arbeitsverhältnisses bis zum Ende der eigentlichen Kündigungsfrist dem Arbeitgeber nicht zuzumuten ist.

Tab. 5.7 Kündigungsmöglichkeiten im Arbeitsverhältnis

Kündigungsmöglichkeiten des Arbeitnehmers	Kündigungsmöglichkeiten des Arbeitgebers nach dem Kündigungsschutzgesetz
1. Fristgerecht (ordentlich) ohne Angabe von Gründen	Sowohl bei ordentlicher als auch bei außerordentlicher Kündigung **benötigt** der Arbeitgeber **einen Grund** für die Kündigung.
2. Fristlos (außerordentlich) aus wichtigem Grund (§ 626 BGB)	Vom Gesetz anerkannte Kündigungsgründe können • personenbedingt, • verhaltensbedingt, • betriebsbedingt sein.
Die Anwendbarkeit des Kündigungsschutzes setzt voraus: 1. Das Beschäftigungsverhältnis besteht länger als 6 Monate (§ 1 KSchG). 2. Der Arbeitgeber beschäftigt mehr als zehn Arbeitnehmer (§ 23 I KSchG).	

FALLBEISPIEL (FRAGEN 1.295–1.297)

Der Altenpfleger Klaus kommt immer wieder zu spät. Die Kollegen müssen deshalb seine Arbeit teilweise übernehmen. Immer wieder sagt die Stationsleitung, dass er pünktlich kommen müsse. Als alle Ermahnungen nichts nützen, wird ihm gekündigt.

5

1.295. Ist diese Kündigung sozial gerechtfertigt?

Eine Kündigung ist sozial gerechtfertigt, wenn ein entsprechender Kündigungsgrund vorliegt. In diesem Fall handelt es sich um einen verhaltensbedingten Kündigungsgrund, da der Vorwurf, der Klaus gemacht wird, in seinem Verhalten begründet ist.

Eine wirksame verhaltensbedingte Kündigung setzt voraus, dass dem Arbeitnehmer eine Gelegenheit gegeben wird, sein Verhalten zu ändern. Eine Ermahnung, wie sie die Stationsleitung Karl gegeben hat, reicht dazu nicht aus. Vielmehr bedarf es vor der verhaltensbedingten Kündigung einer ordnungsgemäßen Abmahnung.

1.296. Nennen Sie die Voraussetzungen einer wirksamen Abmahnung.

Eine wirksame Abmahnung muss nicht unbedingt schriftlich sein, aber sie muss folgenden Inhalt haben:

- Sie muss den zum Vorwurf gemachten Vorfall oder das Verhalten konkret beschreiben.
- Es muss festgehalten werden, dass das gerügte Verhalten gegen eine Pflicht des Arbeitsvertrags verstößt und nicht geduldet wird.
- Sie muss eine Androhung enthalten in der Art, dass bei Wiederholung des vorgeworfenen Verhaltens mit arbeitsrechtlichen Konsequenzen (z. B. Kündigung) zu rechnen ist.
- Eine Abmahnung ist bei einer fristlosen Kündigung entbehrlich. Sie ist auch bei einer fristgerechten Kündigung entbehrlich, wenn das Verhalten des Arbeitnehmers so gravierend das Vertrauensverhältnis stört, dass eine weitere Beschäftigung nicht möglich ist.

1.297. Welchen Rechtsschutz hat Klaus gegen die Kündigung?

Klaus kann nach § 4 Kündigungsschutzgesetz innerhalb von 3 Wochen nach Zugang der schriftlichen Kündigung Klage beim Arbeitsgericht erheben.

1.298. Sowohl Arbeitgeber als auch Arbeitnehmer können das Arbeitsverhältnis durch eine außerordentliche oder ordentliche Kündigung beenden. Gibt es hierbei unterschiedliche Voraussetzungen?

Ja. Kündigt ein Arbeitgeber einem Arbeitnehmer, der länger als 6 Monate in seinem Betrieb gearbeitet hat, der wiederum mehr als zehn Vollzeitmitarbeiter beschäftigt, muss diese Kündigung fristgerecht und sozial gerechtfertigt sein.

Die Arbeitnehmerkündigung muss ebenfalls fristgerecht sein, kann aber ohne Angabe von Gründen geschehen (➤ Tab. 5.7).

1.299. Wo finden sich Bestimmungen über die Kündigungsfristen?

Die Kündigungsfristen richten sich nach § 622 BGB oder dem TvöD oder den AVR.

1.300. Wann ist eine Kündigung sozial gerechtfertigt?

Eine Kündigung ist sozial gerechtfertigt, wenn sie durch

- das Verhalten des Arbeitnehmers,
- personenbedingte Gründe oder
- betriebsbedingte Gründe

bedingt ist.

- Eine typische personenbedingte Kündigung stellt die Kündigung wegen Krankheit dar. Eine Krankheit ist in der Person des Arbeitnehmers begründet.
- Ein verhaltensbedingter Kündigungsgrund ist nicht in den Eigenschaften und Fähigkeiten des Arbeitnehmers zu suchen, sondern in seinem Verhalten. Beispiele dafür sind Arbeitsverweigerung, häufiges Zuspätkommen und schlechte Leistungen.
- Bei der betriebsbedingten Kündigung fällt z. B. der Arbeitsplatz wegen Rationalisierung weg.

1.301. Geben Sie Beispiele für eine personenbedingte, eine verhaltensbedingte und eine betriebsbedingte Kündigung.

FALLBEISPIEL (FRAGE 1.302)

Altenpflegekraft Doris ist oft krank. In den letzten Jahren fehlte sie immer wieder wegen verschiedener Krankheiten mehrere Wochen. Da der Arbeitgeber die Fehlzeiten nicht mehr durch den Einsatz anderer Arbeitnehmer abdecken kann, kündigt er Doris fristgerecht. Doris erhebt gegen diese Kündigung fristgerecht Kündigungsschutzklage.

Krankheit ist ein personenbedingter Kündigungsgrundda sie zu den persönlichen Eigenschaften und Umständen des Arbeitnehmers gehört, die nicht von ihm beeinflusst werden können.

1.302. Wann ist eine krankheitsbedingte Kündigung rechtmäßig?

Der Arbeitgeber hat das Recht, dem Arbeitnehmer zu kündigen, wenn dieser dauerhaft nicht in der Lage ist, die versprochene Arbeitsleistung zu erbringen. Um dies annehmen zu können, müssen folgende Voraussetzungen erfüllt sein:

- Es müssen längere Fehlzeiten in der Vergangenheit (entweder durch lange Krankheit, oder häufige Kurzzeiterkrankungen) oder eine krankheitsbedingte Leistungsminderung aufgetreten sein.
- Es muss zum Zeitpunkt der Kündigung bezüglich der Wiederherstellung der Gesundheit eine negative Zukunftsprognose vorliegen.
- Die Fehlzeiten müssen zu unzumutbaren Beeinträchtigungen der betrieblichen Belange führen; das ist der Fall, wenn die Ausfallzeiten nicht länger durch Überstunden der Mitarbeiter abgedeckt werden können.

Je nachdem wie diese Fragen im vorliegenden Fall beantwortet werden können, wird Doris mit ihrer Klage Erfolg haben.

5.7 Betriebswirtschaftliche Rahmenbedingungen

5.7.1 Refinanzierte Leistungen

Wie in ➤ 5.4 über das System der sozialen Sicherung beschrieben, haben kranke und pflegebedürftige Menschen Ansprüche gegen die Krankenversicherung, die Pflegeversicherung und die Sozialhilfe. Die von diesen Sicherungssystemen erbrachten Geldleistungen werden zur Finanzierung von Grund- und Behandlungspflege investiert. Insofern wird der allgemeine Pfle-

1.303. Wie werden Leistungen der Altenhilfe refinanziert?

geaufwand einer Pflegeeinrichtung durch die Leistungen der Sozialversicherungen refinanziert.

1.304. Nach welchen Büchern des Sozialgesetzes können ambulante Dienste, die über eine dreijährig ausgebildete Pflegefachkraft verfügen, Leistungen abrechnen?

Die Leistungsabrechnung erfolgt nach SGB V (Krankenversicherung) und SGB XI (Pflegeversicherung).

5.7.2 Aufwendungen

1.305. Der Betrieb einer stationären Einrichtung oder eines ambulanten Pflegedienstes ist mit verschiedenen Kosten und Ausgaben verbunden. Nennen Sie die drei verschiedenen Aufwendungsarten.

Aufwendungen einer stationären Einrichtung oder eines ambulanten Pflegedienstes:
- Personalkosten
- Sachkosten
- Investitionskosten

FALLBEISPIEL (FRAGEN 1.306–1.307)

Nachdem Sie einige Zeit in einem Heim als neue Pflegefachkraft gearbeitet haben, steht ein Tag der offenen Tür bevor. Die einzelnen Stationen stellen sich auf Plakaten mit ihren Aktivitäten vor. Sie bekommen eine ganz besondere Aufgabe: Sie sollen auf Fragen der Besucher vorbereitet sein, die sich auf die hohen Heimkosten beziehen. Zu diesem Zweck bekommen Sie den Auftrag, ein Plakat zu erstellen, das über die Finanzierung der stationären Pflege und die Zusammensetzung der Heimkosten Auskunft gibt, und auf Nachfragen den Besuchern Rede und Antwort zu stehen.

1.306. Stellen Sie die Inhalte dieses Plakats zusammen und erläutern Sie die einzelnen Punkte.

Heimkosten: Das Heim kostet monatlich 3.000 Euro.
Dieser Betrag setzt sich zusammen aus:
- Hotelkosten, die vom Bewohner erbracht werden müssen
- Allgemeinem Pflegeaufwand, den bei Feststellung eines Pflegegrads (1.262 Euro bei Pflegegrad 3) die Pflegekasse übernimmt
- Investitionskosten und Gourmetkosten, die vom Bewohner getragen werden müssen

Auf das Heim kommen folgende Ausgaben zu: Personalkosten, Sachkosten und Investitionskosten.
- **Personalkosten:** Den größten Teil der Gesamtkosten machen die Personalkosten (80 %) aus. Bei diesem Posten fallen nicht nur die Kosten für das Pflegepersonal an, sondern es kommen auch Kosten für die gesamte Hauswirtschaft, den Reinigungsdienst, Verwaltungspersonal, Hausmeister, Auszubildende und weitere Ausgaben hinzu. Das Heim zahlt seinen angestellten Mitarbeitern die vereinbarte Vergütung, freiwillige Leistungen sowie den Arbeitgeberanteil an den Sozialabgaben und die Unfallversicherung, die sogenannten Lohnnebenkosten.
- **Sachkosten:** Den nächstgrößeren Teil der Aufwendungen stellen die Sachkosten dar. Dazu gehören:
  - Verbrauchsartikel wie Putzmittel und sonstige Verbrauchsgüter

- Energiekosten und Abfallkosten
- Erhaltung des Gebäudes wie Reparaturen und Wartung
- Haftpflichtversicherungen etc.
- Steuern
- Verwaltungsausgaben wie Telefon- und Internetkosten, Büromaterial
- Hygieneartikel, Pflegehilfsmittel
- Lebensmittel
- Aufwendung für die Bewohner bei geselligen und kulturellen Anlässen

• **Investitionskosten:** Der dritte Anteil besteht aus den Investitionskosten. Investitionsgüter sind höherwertige und langlebige Güter, deren Anschaffung über einen Betrag von 475,00 Euro hinausgeht. Dazu gehören z. B. Einrichtungsgegenstände, Waschmaschinen und sonstige Güter.

Da im ambulanten Dienst kein ganzes Haus mit Vollpension unterhalten werden muss, sondern lediglich ein Büro, sind hier vor allem die Ausgaben für den Fahrzeugpark und die Verwaltung von wesentlicher Bedeutung.

1.307. Wie unterscheiden sich der Sachkostenaufwand und der Aufwand für Investitionsgüter im ambulanten Dienst von dem in der stationären Pflege?

5.7.3 Arbeitsorganisation

Da ein großer Anteil der Heimkosten durch die hohen Personalkosten verursacht wird, ist ein wichtiges Element für die wirtschaftliche Planung von Personalkosten die Dienstplangestaltung.

Da in der Regel die einzige relevante Einnahmequelle einer stationären Einrichtung oder eines ambulanten Dienstes die Leistungserstattung ist, muss durch den Dienstplan eine maximale Ausnutzung der zu Verfügung stehenden Arbeitszeit erreicht werden, um nicht defizitär zu arbeiten.

1.308. Nennen Sie ein wichtiges Instrument, mit dem die hohen Personalkosten in Heimen reduziert werden sollen.

Von der vertraglich vereinbarten Arbeitszeit werden abgezogen:

- Urlaub
- Krankheit
- Fort- und Weiterbildungen
- Betreuung kranker Kinder
- Feiertage

1.309. Welche Zeiten sind von der vertraglich vereinbarten Arbeitszeit, z. B. 40 Stunden wöchentlich, abzuziehen?

Teilweise oder ganz freigestellte Mitarbeiter (z. B. Praxisanleiter, Qualitätsbeauftragte, Betriebsräte etc.) sind zu entlohnen, auch wenn sie nicht tatsächlich in der Pflege tätig sind.

1.310. Welche Mitarbeiter sind, ohne dass sie in der Pflege tatsächlich eingesetzt werden können, trotzdem zu entlohnen?

Wichtige Zeitfaktoren bei der Budgetierung sind:

- Gespräche aller Art, z. B. Übergabegespräche, Gespräche mit Angehörigen, Ärzten oder anderen an der Pflege beteiligten Berufsgruppen
- Zeiten für Dokumentation
- Wegezeiten, besonders im ambulanten Dienst

1.311. Nennen Sie weitere Zeitfaktoren, die bei der Budgetierung berücksichtigt werden müssen.

1.312. Nach den einschlägigen Gesetzen sind Pflegeeinrichtungen zur Wirtschaftlichkeit verpflichtet. Mit welchen Maßnahmen kann ein Heimleiter das Unternehmen in betriebswirtschaftlicher Hinsicht steuern?

Mit einem Wirtschaftsplan wird ein Heim in betriebswirtschaftlicher Hinsicht gesteuert. Dazu werden die Kosten des vorangegangenen Jahres mit denen des laufenden Jahres verglichen und ein Plan für das nächste Jahr aufgestellt.

KAPITEL

6 Berufliches Selbstverständnis entwickeln (Lernfeld 4.1)

6

Das Lernfeld „Berufliches Selbstverständnis entwickeln“ (entspricht Lernfeld 4.1 der AltPflAPrV) beschäftigt sich mit der beruflichen Identität. Die angehende Altenpflegefachkraft soll im Einzelnen die Berufsgeschichte, die Berufsgesetze, die Zusammenarbeit mit anderen Berufsgruppen und die Abgrenzung zu ihnen kennen, sowie die berufspolitischen Möglichkeiten aufzeigen können. Unverzichtbar ist die ethische Reflexion des Berufs, zu der eine angehende Altenpflegefachkraft in der Lage sein soll.

6.1 Geschichte der Pflegeberufe

1.313. Stellen Sie die Entwicklung des Altenpflegeberufs von den 1950er-Jahren bis zur Gegenwart dar.

- In der Nachkriegszeit und dem beginnenden Wirtschaftswunder konnten die „Alten- und Siechenheime“ den Bedarf an Versorgung alter und behinderter Menschen nicht mehr mit dem vorhandenen, nicht ausgebildeten Personal bewältigen. Auf die Krankenpflege konnte man mangels Angebot und Kosten nicht zurückgreifen, und so begannen die ersten konfessionellen Einrichtungen mit hausinternen Ausbildungen von einigen Wochen Dauer.
- In den 1960er-Jahren gelangte man zu der Ansicht, dass die „typisch weiblichen“ Qualifikationen und die Bereitschaft zum Helfen für die Altenpflege nicht mehr ausreichten. So wurde von den Vertretern des Staats, den Wohlfahrtsverbänden und Vertretern der sozialen Bereiche der Beruf der Altenpflegerin mit einem entsprechenden Ausbildungskonzept kreiert.
- Dies führte in den 1970er-Jahren zu einer zweijährigen Ausbildung und zur Gründung des Deutschen Berufsverbands für Altenpflege (DBVA); die Ausbildung unterlag der Gesetzgebungshoheit der Länder.
- In den 1980er-Jahren fasste der DBVA die Entwicklung des Altenpflegeberufs erstmals in einem Berufsbild für staatlich anerkannte Altenpfleger/-innen zusammen. Die ersten Bundesländer begannen Ende der 1980er-Jahre mit einer dreijährigen Ausbildung und die Altenpflegekräfte wurden wie die Krankenschwestern nach BAT vergütet. Mit einer Rahmenvereinbarung regelten die Bundesländer die gegenseitige Anerkennung der Ausbildung, wenn diese nach bestimmten Minimalstandards durchgeführt wurde.
- In den 1990er-Jahren wurden die Ausbildungs- und Prüfungsordnungen der Länder hin zur dreijährigen, dualen Ausbildung novelliert.
- Seit dem 1.8.2003 gilt das bundeseinheitlich geregelte Altenpflegegesetz, das eine dreijährige Ausbildung mit 2.100 Stunden Theorie und 2.500 Stunden praktischer Ausbildung vorsieht. Ab 2018 soll es eine einheitliche Ausbildung zur „Pflegefachfrau“ und zum „Pflegefachmann“ mit übergreifenden Qualifikationen geben (Pflegeberufsreformgesetz, PflBRefG). Das PflBRefG befindet sich derzeit noch in der parlamentarischen Beratung.

- In der Antike stand die Prävention von Krankheit und Alterung durch Sport und Lebensweise im Vordergrund. Wer alt und reich war, war angesehen und kam zu politischer Macht (Ältestenrat in Rom). Neben der Verherrlichung des Alters gab es aber auch die negative Seite, nämlich die Angst vor dem Verfall. Das Bild der alten Frau war in der Antike negativ besetzt, denn im Alter entsprach die Frau nicht mehr dem Schönheitsideal und hatte auch die Gebärfähigkeit nicht mehr als Attribut. Altenpflege kannte man nicht. Die Heilkunde wurde z. B. zunächst als Hausmedizin durch die Familienoberhäupter ausgeübt. Später gab es die ersten „Krankenhäuser" für verwundete Soldaten, wo neben der ärztlichen Versorgung auch gepflegt wurde (z. B. Wundversorgung).
- In der Frühzeit und im Mittelalter wurde das Alter nur negativ als Abbauprozess betrachtet. Der alte Mensch war nur noch eine Last. In dieser Zeit traten die pflanzen- und heilkundlich bewanderten „weisen Frauen" auf. Ihr spezielles Tätigkeitsgebiet war die Geburtshilfe. Im Mittelalter kam es dann zu den Klostergründungen der Benediktiner und Franziskaner. Die Ordensfrauen widmeten sich der Pflege der Kranken und Armen. Gleichzeitig fand die Hospizgründung statt. Hospize waren von ihrem Ursprung her Gasthäuser für Durchreisende, nahmen sich aber auch der Armen, Kranken und Gebrechlichen an.

1.314. Geben Sie einen kurzen Abriss der Geschichte der Pflege von der Antike bis zum Nationalsozialismus unter Beachtung des sich wandelnden Altersbilds (➤ Abb. 6.1).

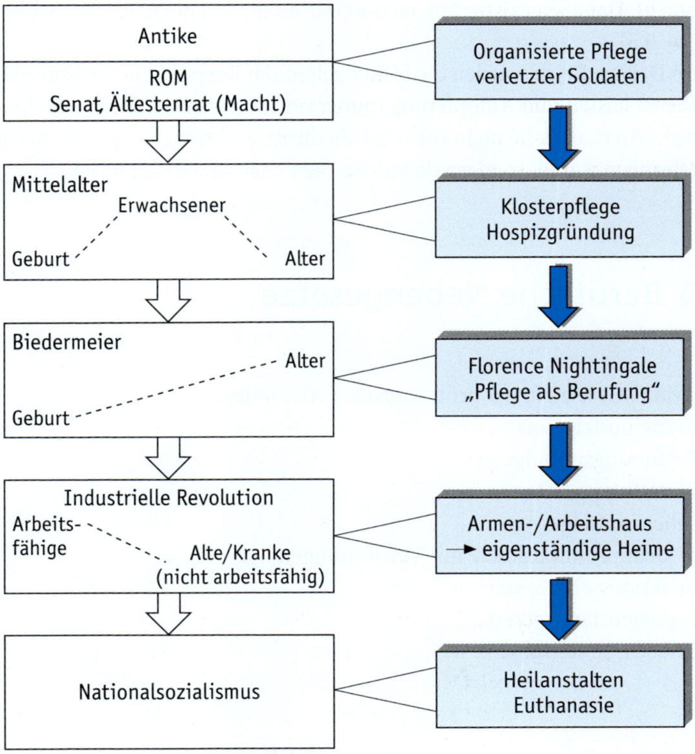

Abb. 6.1 Auszug aus der Geschichte der Pflege [L143]

6

- Erst in der Biedermeierzeit (Ende des 18. und zu Beginn des 19. Jahrhunderts) erfuhr das Alter eine Aufwertung. Die Alten (vorwiegend Männer) wurden als würdig und sittlich hochwertig angesehen und gaben ihr über die Lebenszeit hin erworbenes Wissen, ihre Moral und Werte an die Jugend weiter. Die Großfamilie war die erstrebenswerte Lebensform.
- Florence Nightingale (1820–1910) gilt als Begründerin der Krankenpflege und eine der ersten Pflegetheoretikerinnen mit einem umfassenden theoretischen Wissen und praktischen Pflegemethoden. Pflege sollte aus religiöser und humanitärer Motivation heraus als Berufung betrieben werden.
- Ende des 19. Jahrhunderts, während der industriellen Revolution, wandelte sich das Altersbild wieder zum Negativen. Die Sorge für alte und kranke Familienmitglieder konnte aufgrund von schlechten Wohnverhältnissen und geringem Verdienst nicht mehr von der Familie erbracht werden. Der alte Mensch wurde zum „alten Eisen", weil er nicht mehr arbeiten konnte. Wegen der neuen, maschinellen Produktion von Gütern in Fabriken waren auch seine Erfahrungen nicht mehr gefragt.
- Aufgrund der Verelendung und schlechten Versorgung alter und kranker Menschen wurde die eigenständige Altenhilfe erstmals auch als staatliche Aufgabe begriffen. Alte Menschen wurden nicht mehr in den Armen- und Arbeitshäusern versorgt, sondern in eigenständigen Heimen untergebracht. Daneben existierten auch weiterhin die kirchlichen Altenheime (➤ 5.5).
- Im Dritten Reich wurden die bisher geltenden Begriffe von Selbstlosigkeit, Dienst leisten und Aufopferung immer noch verwendet, aber in der Weise pervertiert, dass sie nicht mehr hilfsbedürftigen Menschen gegenüber zu erbringen waren, sondern dem deutschen Volk und dem Führer.

6.2 Berufliche Nebengesetze

1.315. In der Pflege sind viele Gesetze zu beachten. Bei den rechtlichen Rahmenbedingungen haben Sie Ihre Kenntnisse über das Grundgesetz, das Strafrecht und das Zivilrecht gezeigt. Ihre Ausbildung haben Sie im Rahmen des Altenpflegegesetzes absolviert. Die Sozialgesetzgebung finden Sie in den Sozialgesetzbüchern und den dazugehörigen Verordnungen. Welche weiteren Gesetze gibt es, die Sie bei Ihrer Arbeit berücksichtigen müssen?

Relevante Gesetze in der professionellen Altenpflege:
- Arzneimittelgesetz
- Betäubungsmittelgesetz
- Bestattungsgesetz
- Lebensmittelgesetz
- Medizinproduktegesetz mit Verordnungen
- Infektionsschutzgesetz
- Personenstandsgesetz
- Unterbringungsgesetze

FALLBEISPIEL (FRAGE 1.316)

Ein Tag im Seniorenheim:
Die Pflegekraft im Nachtdienst hat einer Bewohnerin mit schweren Schmerzzuständen auf Anordnung des Arztes ein morphinhaltiges Medikament verabreicht. In der Nacht ist eine andere Bewohnerin verstorben. Sie hat den Pflegekräften immer gesagt, sie wolle am liebsten in ihrem Garten beerdigt werden. Ein weiterer Bewohner, der selbstständig seine Medikamente verwaltet und einnimmt, bittet gleich am Morgen, man möge ihm eine neue Schachtel Aspirin besorgen. Eine erst kürzlich eingezogene Bewohnerin hat einen beginnenden Dekubitus und bekommt heute eine ganz neue Wechseldruckmatratze. Außerdem reden alle über den Brand in einem Altenheim, der von einer elektrischen Heizdecke ausgelöst wurde. Vor einigen Tagen bekamen ungewöhnlich viele Bewohner Durchfall und hatten erhöhte Temperatur. Zur Sicherheit wurden Stuhlproben entnommen und ins Labor geschickt. Mit Spannung wartet das Haus auf die Ergebnisse.

1.316. Welche Nebengesetze finden Sie in diesem Fallbeispiel? Erklären Sie kurz deren Inhalte (➤ Tab. 6.1).

Tab. 6.1 Beispiele für die Relevanz von Nebengesetzen

Sachverhalt	Relevantes Nebengesetz
Morphinhaltiges Medikament	**Betäubungsmittelgesetz:** Es regelt den Begriff, die besondere Verschreibung, die Aufbewahrung und den Umgang mit den Betäubungsmitteln
Aspirin	**Arzneimittelgesetz:** Es regelt die Qualität, die Zulassung und die Abgabe von Arzneimitteln
Tod eines Bewohners	**Bestattungsgesetz:** Es regelt die Leichenschau, die Bestattungspflicht, die Art und den möglichen Ort der Bestattung und den Bestattungszeitpunkt **Personenstandsgesetz:** Der Tod muss spätestens am folgenden Werktag dem Standesamt gemeldet werden
Wechseldruckmatratze, elektrische Heizdecke und batteriebetriebenes digitales Fieberthermometer	**Medizinproduktegesetz:** Es dient dem Schutz von Bewohnern, Pflegekräften und Dritten (Angehörigen) und regelt u. a. den Einsatz, das Betreiben und die Anwendung von Medizinprodukten
Durchfallerkrankungen der Bewohner	**Infektionsschutzgesetz:** Zweck des Gesetzes ist die Vorbeugung, die frühzeitige Erkennung und die Verhinderung von Ansteckung und Weiterverbreitung von gefährlichen Infektionskrankheiten mit genauen Definitionen und Aufzählungen

6.3 Professionalisierung der Altenpflege

1.317. Aus der länger zurückliegenden Geschichte der Pflege kennen wir die Pflege aus christlicher Nächstenliebe heraus als Berufung. Erklären Sie, was man unter Professionalisierung versteht und was dieser Begriff für die Pflege bedeutet.

In den 1960er-Jahren wurde aus der Berufung ein Beruf, d. h., die Tätigkeit erfordert seitdem eine bestimmte Qualifikation, die in einer Ausbildung vermittelt wird und der Existenzsicherung dient.

Die Professionalisierung ist eine Weiterentwicklung des Berufs hin zu einem ranghöheren Beruf mit höherem Prestige. Dies kann z. B. durch Akademisierung der Ausbildung (Ausbildung an Hochschulen mit Bachelor- und Masterabschluss) geschehen und durch die Weiterentwicklung der Altenpflege zum selbstständigen und selbstverantwortlichen Beruf mit eigenen

Aufgabengebieten. Professionell heißt auch, dass die Pflegekraft ihr Handeln hinterfragen und an der Pflegewissenschaft orientieren muss (➤ Abb. 6.2). Eine weitere Entwicklung des Berufs ist durch das PflBRefG zu erwarten.

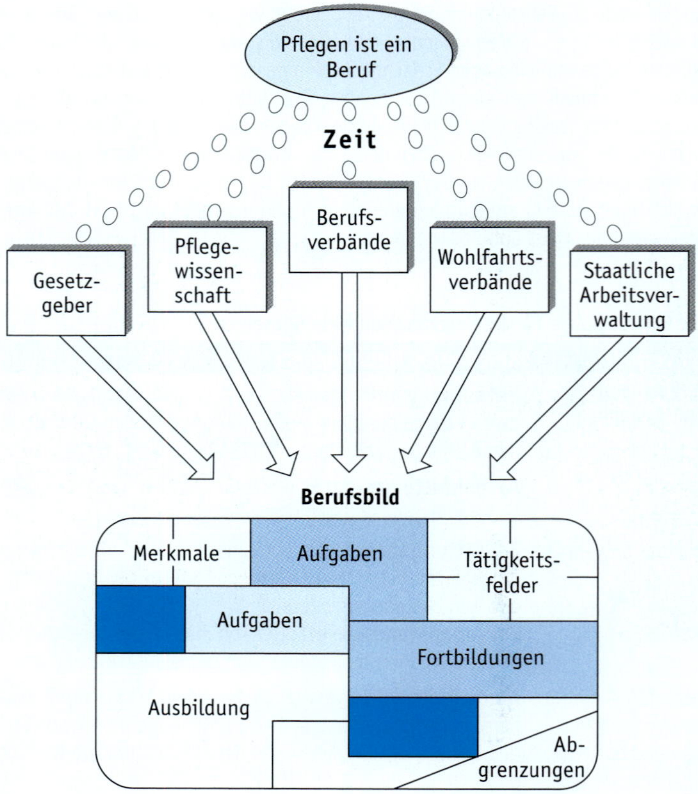

Abb. 6.2 Professionalisierung der Pflege [L143]

1.318. Mit entsprechenden weiteren Qualifikationen kann das Tätigkeitsfeld von Altenpflegefachkräften noch erweitert werden. Nennen Sie weitere Aufgabenfelder.

Weitere Aufgabenfelder sind z. B. die Gerontopsychiatrie und geriatrische Krankenhäuser sowie Tätigkeiten bei Heimaufsicht und MDK.

1.319. „Man lernt nie aus." Welche Bedeutung hat diese Redensart im Bereich des Altenpflegeberufs?

Die Pflegewissenschaft entwickelt sich immer weiter und stellt immer neue Anforderungen an die Pflege. Weder die Inhalte der Ausbildung noch die Berufserfahrung reichen deshalb auf Dauer aus, um professionell zu arbeiten. Dies gehört aber zur Qualität, und somit ist Fortbildung unverzichtbar. Auch in den Gesetzen wird Fort- und Weiterbildung gefordert.

Bei der **Fortbildung** werden berufsspezifische Kenntnisse und Fähigkeiten überprüft, auf den neuesten Stand gebracht, vertieft und erweitert.

Eine mehr personenbezogene Bildung ist die **Weiterbildung.** Hier qualifiziert sich die Pflegekraft für eine neue Aufgabe (Stationsleitung, Pflegedienstleitung im ambulanten Dienst etc.). Neue Studiengänge an Universitäten und Fachhochschulen im Bereich Pflegemanagement und Pflegepädagogik erfordern spezielle Zugangsvoraussetzungen.

1.320. Der Fachkraft- und der Pflege(fach)kraftbegriff werden in den einschlägigen Gesetzen immer wieder mit anderen Adjektiven versehen. In welchen Gesetzen tauchen diese Begriffe mit welchem Bezug auf?

Der Fachkraft- und der Pflege(fach)kraftbegriff tauchen in folgenden Gesetzen auf (➤ Tab. 6.2):

Tab. 6.2 Fachkraft – Pflegekraft – Pflegefachkraft: Begriffsverwendung in Gesetzestexten

Gesetz	Gegenstand
§ 1 AltPflG	Führen der Berufsbezeichnung
§ 6 HeimPersV	Definition des Fachkraftbegriffs im Sinne der HeimPersV
§ 37 SGB V	Geeignete Pflegekraft für die häusliche Krankenpflege
§ 18 SGB XI	Gutachterliche Tätigkeit für den MDK (Einstufung in Pflegegrade)
§ 19 SGB XI	Als Abgrenzung zur Pflegeperson
§ 71 SGB	Ausgebildete Pflegefachkraft, unter deren Verantwortung eine ambulante oder stationäre Einrichtung steht
§ 77 SGB	Geeignete Einzelpflegekraft in der häuslichen Krankenpflege
§ 80 SGB XI	In den Grundsatz- und Maßstabvereinbarungen nach § 80 SGB XI, weil die Fachkraft als geeignete Pflegekraft zur Durchführung der qualitätsgesicherten Pflege gilt

6

6.4 Berufsbild und Arbeitsfelder

1.321. Was versteht man unter dem Begriff Berufsbild?

Ein Berufsbild ist dazu da, den Beruf mit seinen spezifischen Merkmalen darzustellen. Dazu gehören auch die Ausbildung, die Anforderungen an den Einzelnen und die Stellung im sozialen Kontext sowie die Abgrenzung zu anderen Berufen.

1.322. Wer ist an der Entstehung eines Berufsbilds beteiligt?

An der Entstehung eines Berufsbilds in der Pflege sind beteiligt:
- Gesetzgeber
- Pflegewissenschaft
- Berufsverbände
- Wohlfahrtsverbände
- Staatliche Arbeitsverwaltung

1.323. Beschreiben Sie in knappen Worten das Berufsbild der Altenpflege.

Die Altenpflege ist ein eigenständiger, nicht ärztlicher Heilberuf im Bereich der medizinisch-pflegerischen und sozialen Dienstleistung mit sozialpflegerischem Profil, der sich auf die gesamte Situation alter Menschen bezieht. Personenbezogen kümmert sich die Altenpflege um die geistig und körperlich aktivierende Pflege, die präventive Pflege und die rehabilitative Pflege, die nach Pflegeplanung zu erfolgen hat und schriftlich dokumentiert werden muss.

FALLBEISPIEL (FRAGEN 1.324–1.327)

Im Folgenden geht es nur z. T. um den Transfer von deklaratorischem Wissen. Gefragt ist vielmehr die persönliche Reflexion Ihrer Motivation, der Erfahrungen, des Anspruchs und der Realität.

Zu Ihrem Freundeskreis gehören Marla und Paula, die gerade die mittlere Reife bestanden haben. Marla stammt aus einer Arztfamilie und wollte schon immer Ärztin werden. Nun sucht sie einen Beruf, der sie in die Nähe ihres Traumberufs bringt. Ihre Freundin Paula kümmert sich viel um ihre kleinen Geschwister, versorgte neben der Schule den Haushalt und besucht gerne ihre gebrechliche Großmutter. Paula möchte einfach nur helfen und dies zum Beruf machen. Es ist bekannt, dass Sie gerade die Altenpflegeausbildung erfolgreich bestanden haben.

1.324. Ihre Freundinnen wollen nun von Ihnen wissen, warum Sie diesen Beruf gewählt haben.

Persönliche Stellungnahme.

6

1.325. Ihre Freundinnen interessiert, ob die Erwartungen, die Sie zu Beginn hatten, mit dem Berufsbild übereinstimmen und ob Ihre ursprüngliche Motivation sich im Lauf der Ausbildung abgenutzt hat.

Verknüpfen Sie die persönliche Reflexion mit dem vorgegebenen Berufsbild (➤ Frage 1.323*).*

1.326. Erklären Sie Ihren Freundinnen, wie Sie mit Diskrepanzen zwischen Anspruch und Wirklichkeit der Pflege umgegangen sind bzw. im Berufsalltag vorhaben umzugehen.

Neben Ihren individuellen Erfahrungen und Vorschlägen sollten folgende Lösungsmöglichkeiten in Ihrer Antwort berücksichtigt werden:

- Bewältigungsstrategien im persönlichen Bereich (Gespräche, Reflexion der Ursachen, Entwicklung der eigenen Fachlichkeit und Kompetenz)
- Bewältigungsstrategien im beruflichen Bereich (Verbesserungsvorschläge, Anregungen zum Zeitmanagement, Teamgespräche …)
- Hilfe von außen (Beratungsgespräche mit Heimaufsicht und MDK, Zertifizierungen, fachliche Fortbildungen …)

1.327. Schauen Sie sich das Kurzprofil der beiden Frauen im obigen Fall an. Welche Motive erkennen Sie bei ihnen, den Altenpflegeberuf zu ergreifen, und welche Erklärungen zu diesem Beruf würden Sie Marla und Paula geben?

Sie sollten Marla darauf aufmerksam machen, dass der Pflegeberuf kein medizinischer Hilfsberuf ist, sondern eine eigene Profession darstellt. Neben dem medizinisch-pflegerischen Aspekt hat er auch sozialpflegerische Komponenten und ist immer personenbezogen ganzheitlich zu sehen. Die Pflegekraft soll den alten Menschen in seiner Lebensgestaltung in den verschiedensten Gebieten des Lebens unterstützen. Insofern sollte Marla ihre Motive zur Berufswahl überprüfen und mit den Aufgaben einer Altenpflegerin vergleichen.

Paula sollte sich überlegen, ob hinter dem Bedürfnis, helfen zu wollen, entsprechend ihrer Biografie vielleicht ein Bedürfnis nach Anerkennung und Wertschätzung steckt. Der Berufsalltag bringt zwar Dankbarkeit und Anerkennung der alten Menschen dem Personal gegenüber, aber zugleich muss man mit Situationen rechnen, in denen der alte Mensch die Hilfe und Fürsorge der Pflegekraft ablehnt oder negativ reagiert. Damit muss die Pflegekraft umgehen können (➤ Frage 1.396). Darüber hinaus muss Paula wissen, dass moderne Pflege ein hohes Maß an Theorie und Wissenschaft beinhaltet, das von einer examinierten Altenpflegerin erlernt werden muss.

1.328. Was verstehen Sie unter professionellem Arbeiten und Akademisierung?

Es gibt inzwischen verschiedene Pflegestudiengänge an Hochschulen. Aber auch ohne Hochschulausbildung muss die Pflegekraft wissenschaftsorientiert arbeiten. Das heißt, dass nach wissenschaftlich erprobten Lehrmethoden gearbeitet werden muss. Als Pflegekraft muss man sich beim Handeln fragen, warum man etwas tut oder nicht tut, und sein theoretisches Wissen und seine Fertigkeiten immer wieder aktualisieren.

1.329. Halten Sie die Forderung nach mehr medizinischen Kompetenzen für Altenpflegekräfte für richtig? Wägen Sie Pro und Kontra dieser Forderungen ab (➤ Tab. 6.3).

Tab. 6.3 Mehr medizinische Kompetenzen – pro und kontra

Pro	Kontra
Aufwertung	Pflege ist eine eigene Profession
Vertrauen	Eine Pflegekraft ist kein Hilfsarzt
Schnelles Handeln in Notfällen	Der Schwerpunkt der Pflege sollte nicht noch mehr auf die Medizin gelegt werden und dadurch die Aspekte der Lebensgestaltung zurückdrängen
	Noch mehr Arbeit bei gleichem Gehalt
	Noch mehr Verantwortung
	Längere Ausbildung
	Wirtschaftliche Rahmenbedingungen

1.330. Welche Entwicklung hat das Berufsbild der Altenpflege seit dem Krieg bis zur Gegenwart erfahren?

Das Berufsbild unterliegt einer ständigen Weiterentwicklung durch Veränderungen der Ausbildungsinhalte im weitesten Sinne, durch die sich ändernden Anforderungen der Gesellschaft und durch berufsständiges Engagement.

Während man nach dem Zweiten Weltkrieg ein Anforderungsprofil für Pflegekräfte vorfand, das dem damals vorherrschenden Frauenbild entsprach („typisch weibliche" Fähigkeiten), entwickelte sich mit der Zeit ein eigenständiges, professionelles und an der Wissenschaft orientiertes Berufsbild.

1.331. Welchen Einfluss hat die konkrete gesellschaftliche Entwicklung auf das Berufsbild?

Die zunehmende Anzahl an alten Menschen in der Bevölkerungspyramide (➤ Frage 850) beeinflusst schon quantitativ die Bedürfnisse an die zukünftige Pflege. Die hohe Lebenserwartung mit multimorbiden Erkrankungen und die Einführung des Fallpauschalensystems (diagnosebezogene Fallgruppen, DRG) im Krankenhaus machten eine modifizierte Ausbildung mit erweitertem medizinischem Schwerpunkt notwendig.

1.332. Ziele der Ausbildung und damit Aufgaben der Altenpflege sind in § 3 AltPflG formuliert. Nennen Sie die Aufgaben einer staatlich anerkannten Altenpflegekraft.

Aufgabe der staatlich anerkannten Altenpflegekraft ist es, den alten Menschen in seiner Lebensgestaltung zu unterstützen. Dies geschieht über selbstständige und eigenverantwortliche Pflege insbesondere durch Beratung, Begleitung und Betreuung. Dabei sind seine Würde und sein Selbstbestimmungsrecht zu achten sowie die Selbstständigkeit entsprechend seinen Bedürfnissen zu fördern.

1.333. Um welche Kompetenzen handelt es sich dabei im Einzelnen?

Es handelt sich um Kenntnisse, Fähigkeiten und Fertigkeiten
- in der professionellen, wissenschaftsbezogenen Pflege,
- in der Behandlungspflege,
- zur Mitwirkung bei der Qualitätssicherung,
- in der Prävention von Krankheiten,
- bei der Verlustbegleitung und Sterbegleitung,
- bezüglich der Verantwortung für Pflegehilfskräfte und der Ausbildung von Altenpflegekräften,
- in der Betreuung und Beratung alter Menschen in persönlichen und sozialen Angelegenheiten,
- bei der Unterstützung und Förderung alter Menschen in ihrer eigenständigen Lebensführung einschließlich der sozialen Kontakte,
- bezüglich der Zusammenarbeit mit anderen an der Pflege beteiligten Gruppen sowie Beratung und Begleitung von pflegenden Angehörigen.

1.334. Im Bereich der Altenhilfe gibt es ganz unterschiedliche Betätigungsfelder und es kommen immer wieder neue hinzu. Nennen Sie drei Oberbegriffe für Tätigkeitsfelder mit Beispielen, sofern diese sich nicht aus dem Oberbegriff ergeben.

Tätigkeitsfelder der Altenhilfe:
- Stationäre Altenhilfe
- Teilstationäre Altenhilfe (Tages-, Nacht- und Kurzzeitpflege)
- Offene Altenhilfe und ambulante Dienste/Sozialstationen

6.5 Reflexion der beruflichen Rolle und des eigenen Handelns

1.335. Immer noch sind die Verweildauern im Altenpflegeberuf relativ kurz. Eine Ursache dafür könnte einerseits in den Erwartungen liegen, die von verschiedenen Seiten an eine Pflegekraft gestellt werden und diese nicht selten überfordern, und andererseits in den Erwartungen, die diese an sich selbst stellt. Überlegen Sie, wer üblicherweise Erwartungen an die Pflegekraft an ihrem Arbeitsplatz stellt.

Erwartungen an eine Pflegekraft stellen u. a.:
- Heimleitung
- Pflegedienstleitung
- Unmittelbare Vorgesetzte
- Kollegen
- Mitarbeiter anderer Berufsgruppen
- Bewohner und deren Angehörige

1.336. Verschiedene Personen haben also Erwartungen an die Pflegekraft, die sie an ihrem Arbeitsplatz beeinflussen. Die Summe dieser Erwartungen nennt man Rolle (➤ Abb. 6.3). Diese Rolle enthält Normen (Regeln). Sind alle Normen gleich wichtig?

Nein. Manche Normen sind zwingend, da z. B. ein Verstoß dagegen zu schwerwiegenden Sanktionen führen kann, wie z. B. bei einer Arbeitsverweigerung oder einer Schlechtleistung.

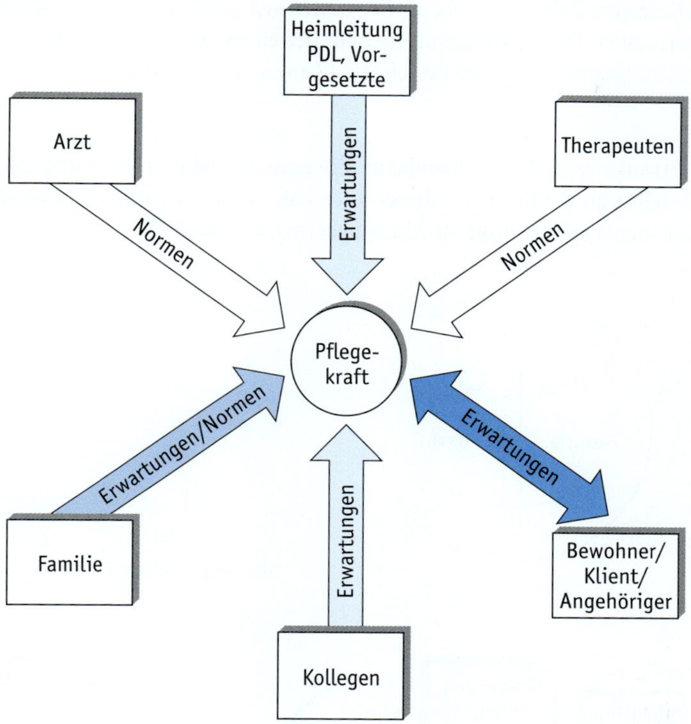

Abb. 6.3 Berufliche Rolle der Pflegekraft [L143]

1.337. Kann man sagen, dass alle Beteiligten die gleichen Erwartungen an die Pflegekraft haben?

Nein. In einer Pflegeeinrichtung kommt es oft vor, dass die Erwartungen unterschiedlich sind und sich manchmal nicht miteinander vereinbaren lassen oder dass sie sich sogar widersprechen oder mit der inneren Einstellung der Pflegekraft kollidieren (➤ Abb. 6.4).

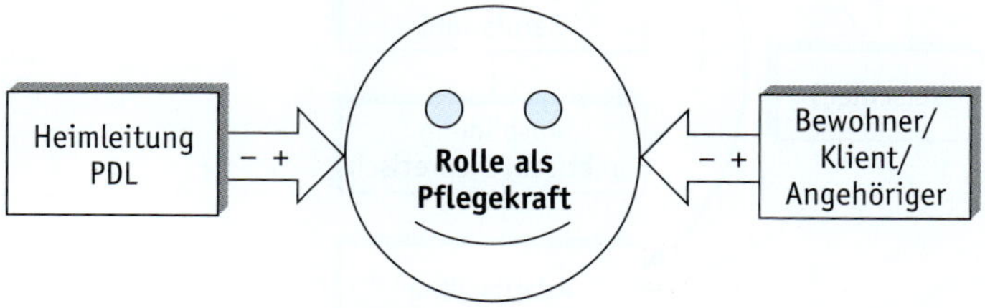

Abb. 6.4 Erwartungen an die Pflegekraft [L143]

1.338. Nennen Sie einen typischen Konflikt innerhalb der Berufsrolle.

Immer wieder sagen Pflegekräfte, dass sie es für wichtig halten (eigene Erwartung an die Qualität der Arbeit), auf den Bewohner bei den Pflegehandlungen einzugehen, sich seiner Befindlichkeit, seinem Tempo anzupassen und sich ihm im Gespräch zuwenden zu können. Leider würden sie aber unter ständigem Zeitdruck stehen. Hier treffen sich gegenseitig ausschließende Erwartungen des Heims (Zeitdruck) auf der einen Seite und der Pflegekraft (Beziehungsarbeit) und des Bewohners (Zuwendung) auf der anderen Seite.

1.339. Welchen Konflikt zwischen verschiedenen Rollen kann man sich besonders in einem Beruf, der immer noch überwiegend von Frauen ausgeübt wird, vorstellen?

Die Erwartungen, die die Familie an die Frau und Mutter stellt und die sie auch selbst an die Erfüllung dieser Rolle hat, und die fremden und eigenen Erwartungen an ihre Rolle als Altenpflegerin (➤ Abb. 6.5).

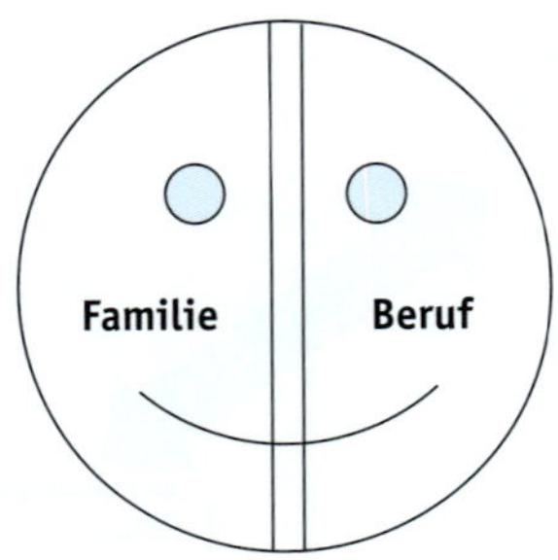

Abb. 6.5 Konflikte [L143]

1.340. Erklären Sie anhand der nachfolgenden Grafik (➤ Abb. 6.6) den Zusammenhang zwischen Motiven, Motivation, Ausbildung und Berufsleben.

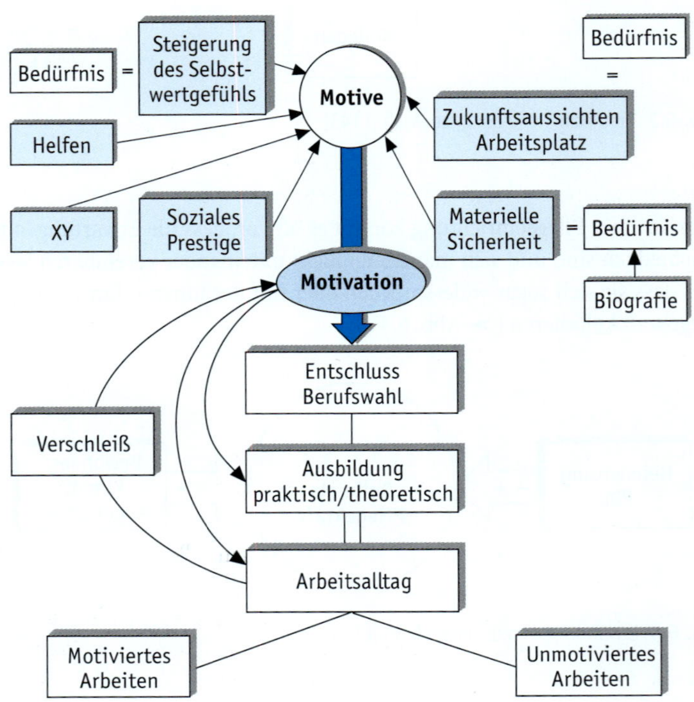

Abb. 6.6 Motivation [L143]

Den Beweggrund, etwas zu tun, nennt man **Motiv.** Hinter den Motiven liegen manchmal offensichtlich, manchmal aber auch unentdeckt Bedürfnisse, z. B. nach Anerkennung, Selbstverwirklichung, Erwartungen der Familie, Prägung durch die Erziehung oder Erlebnisse.

Viele Motive zusammen ergeben die **Motivation,** z. B. einen bestimmten Beruf zu ergreifen. Diese Motivation kann sich im Lauf der Ausbildung bestätigen, verändern, kann durch Vermehrung von Wissen und Fähigkeiten ergänzt werden, oder man kommt zu der Erkenntnis, dass die Motivation für diesen Beruf dem Alltag nicht standhält. Sieht man die niedrige Verweildauer im Beruf selbst, so kann man vermuten, dass eine verloren gegangene Motivation eine Ursache dafür ist. So kann es geschehen, dass die Pflege unmotiviert ausgeführt wird, was zu Problemen in der Pflegebeziehung führt.

Es gilt also, immer wieder zu überprüfen, was von der Motivation übrig geblieben ist, und eine Korrektur seiner eigenen Berufsethik und Berufsmoral vorzunehmen.

FALLBEISPIEL (FRAGE 1.341)

Hans ist als examinierter Altenpfleger bei einem ambulanten Pflegedienst beschäftigt. Die Arbeit macht ihm Spaß, weil er während der Tour sein eigener Herr ist und immer wieder in die persönlichen Lebensumstände der Patienten einbezogen wird. Immer wieder nimmt er sich Zeit, den Patienten zuzuhören, neue Fotos von Enkelkindern anzuschauen, er hilft auch mal dabei, ein Formular auszufüllen, oder versucht, Sturzfallen in der Wohnung von Patienten zu „entschärfen", und räumt mit dem Einverständnis der Patienten die Wohnung um. Er übernimmt bei Bedarf auch schnell hauswirtschaftliche Verrichtungen, obwohl diese nicht vertraglich vereinbart sind. In letzter Zeit häufen sich die Klagen der Pflegedienstleitung, dass er zu lange für seine Tour braucht und dadurch Überstunden entstehen, die man ab sofort nicht mehr bezahlen werde. Er solle in der vorgegebenen Zeit seine Tour erledigen, andere könnten das auch. Zeit ist Geld.

Vom Standpunkt der Pflegedienstleitung eine verständliche und wirtschaftlich begründbare Forderung, aus Sicht von Hans eine frustrierende Situation, die ihm manchmal alle Motivation raubt. Zudem hält er die neuen Zeiten für so knapp bemessen, dass die Pflegemaßnahmen nicht mit dem notwendigen Maß an Sorgfalt ausgeführt werden können.

1.341. Hans steckt in einem offensichtlichen Rollenkonflikt. Machen Sie einen Vorschlag, wie er damit konstruktiv umgehen könnte.

Mögliche Vorschläge:

- Hans sollte zunächst die unterschiedlichen Erwartungen differenziert betrachten. Ist alles, was er als seine Aufgabe im Rahmen einer ganzheitlichen Pflege betrachtet, auch tatsächlich seine Aufgabe oder gäbe es eine andere Berufsgruppe, die er zur Erfüllung dieser Aufgaben einschalten könnte? Dies kann bedeuten, dass er bei einem seiner Ansicht nach höheren Pflegebedarf eine neue Einstufung durch den MDK anregt oder Beratung und Unterstützung in tatkräftiger oder finanzieller Art von anderen Institutionen initiiert.
- Darüber hinaus muss er sich seine eigene Stimmungslagen und seine Unmotiviertheit klarmachen und seine eigenen Erwartungen in gewisser Weise an die Rahmenbedingungen anpassen, da sonst ständige Frustration den Blick auf die vorhandenen Möglichkeiten verhindert. In gewisser Weise könnte man banal sagen, er sollte das Beste aus der Situation ma-

chen. Die sorgfältige Durchführung der medizinisch-pflegerischen Maßnahmen verbunden mit einem Mindestmaß an Aufmerksamkeit für den Patienten muss allerdings gewährleistet sein.
- Die Pflegedienstleitung hat das Weisungsrecht in Bezug auf die zeitliche und örtliche Ausgestaltung der zu erbringenden Arbeitsleistung. Trotzdem muss Hans in der nächsten Dienstbesprechung mit der Pflegedienstleitung über die zu enge Tourenplanung sprechen. Die Pflegedienstleitung muss über seine zeitaufwendigen Pflegesituationen informiert werden, und es ist ratsam, dies schriftlich festzuhalten, sodass vielleicht eine andere Einteilung Gewinn für den Einzelnen bringt.
- Gerade der Zeitdruck ist aus Sicht der Pflegekräfte wahrscheinlich das größte Problem in der Pflege. Einerseits darf man sich dem Druck nicht grenzenlos aussetzen (➤ 7.1, ➤ 7.3), andererseits darf diese Tatsache aber nicht Generalentschuldigung für Verantwortungslosigkeit und Gleichgültigkeit sein.

Vielleicht haben Sie noch andere Vorschläge für Hans?

6.6 Berufsverbände

1.342. Nennen Sie einige wichtige Aufgaben der Berufsverbände.

Übergeordnete Aufgabe ist die Sicherstellung der pflegerischen Versorgung der Bevölkerung, die nur durch zumindest zufriedenstellende Bedingungen im Beruf gewährleistet werden kann. Um dieser Aufgabe gerecht zu werden, vertreten die Berufsverbände in Politik und Gesellschaft die berufspolitischen Interessen der Pflegeberufe und deren Mitarbeiter. Berufspolitik bedeutet das Engagement für verbesserte Rahmenbedingungen des Berufs, was nicht ohne die betriebene Sozialpolitik in Deutschland gesehen werden kann. Dazu gehören z. B. die Mitwirkung bei der Gesetzgebung, die Qualitätssicherung von Pflegeleistungen und das Bemühen um bessere Arbeitsbedingungen. ➤ Abb. 6.7 zeigt, wie über die Berufsverbände Einfluss auf die Sozialpolitik genommen werden kann.

1.343. Welche Leistungen werden von den Berufsverbänden angeboten?

Leistungsangebot durch Berufsverbände:
- Vermittlung von Berufshaftpflichtversicherungen und Berufsrechtsschutzversicherungen
- Beratung in beruflichen Angelegenheiten
- Zeitschriften mit aktuellen Informationen und Fachbeiträgen
- Angebot der Mitarbeit in Arbeitsgruppen zu bestimmten Tätigkeitsfeldern
- Angebot an Fort- und Weiterbildungen

1.344. Nennen Sie die für die Altenpflege einschlägigen Berufsverbände, die Gewerkschaft und eine weitere Organisation.

Berufsverbände, Gewerkschaft und Organisationen in der Altenpflege:
- Deutscher Berufsverband für Pflegeberufe (DBfK)
- Deutscher Pflegeverband (DPV)
- Katholischer Berufverband für Pflegeberufe

- Deutscher Berufsverband für Altenpflege (DBVA)
- Vereinte Dienstleistungsgewerkschaft (ver.di)
- Kuratorium Deutsche Altenhilfe (KDA)

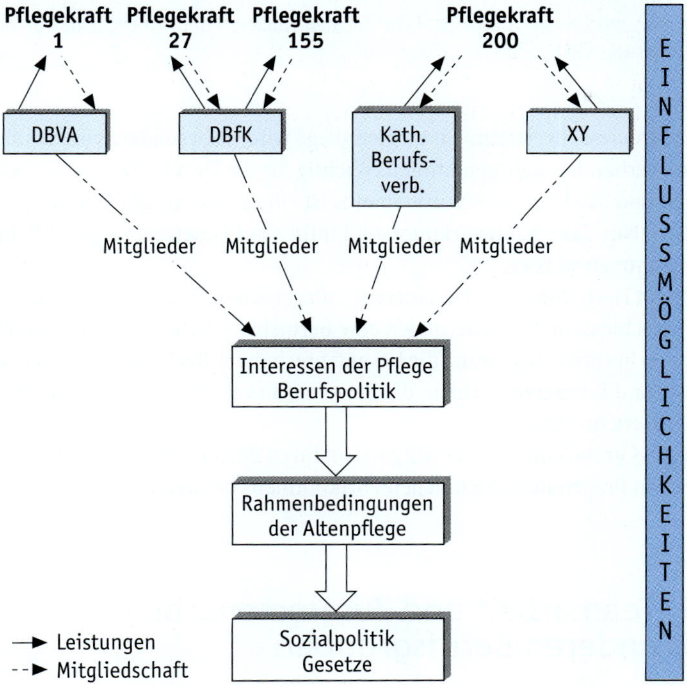

Abb. 6.7 Einflussmöglichkeiten [L143]

1.345. „Gemeinsam sind wir stark!" Äußern Sie sich zu diesem Ausspruch in Bezug auf die Stärke von Berufsverbänden.

Starke Gemeinschaft setzt zunächst einmal voraus, dass die Gemeinschaft viele Mitglieder hat. Dies ist bei den Berufsverbänden nicht der Fall. Nur etwa 10 % der Beschäftigten in der Pflege sind in Gewerkschaften oder Verbänden organisiert. Dazu machen sich die einzelnen Verbände teilweise gegenseitig Konkurrenz und schwächen damit ihre Durchschlagskraft. Abhilfe schafft hier der Deutsche Pflegerat. In dieses Gremium entsenden die Berufsverbände Delegierte, die wiederum Ansprechpartner für die Politik sind.

1.346. Gibt es auch einen internationalen Berufsverband?

Ja. Dies ist der ICN (International Council of Nurses), die älteste und größte berufsständische Organisation im Gesundheitswesen.

FALLBEISPIEL (FRAGE 1.347)

Beim Gespräch mit Kollegen wird mal wieder über die Situation auf der Station geklagt: „zu wenig Zeit für die Bewohner". Und manche Kollegen hätten so viele Überstunden, dass sie diese niemals abbauen könnten. Die Medien seien voll von Berichten über einen Ärztestreik an den Krankenhäusern, aber keiner außer der Skandalpresse spreche von den Arbeitsbedingungen in der stationären Altenpflege und tue etwas für deren Verbesserung. Die Kollegen fühlen sich machtlos und haben das Gefühl, niemand verträte ihre Interessen. Stimmt das?

6

Aufgrund der Arbeitsüberlastung kann eine Pflegekraft nachlässig werden, und so ist es dem Kollegen Herbert passiert, dass eine Bewohnerin beim Transfer aus dem Bett in den Rollstuhl stürzte und ins Krankenhaus musste. Jetzt ist guter Rat teuer. Die examinierte Altenpflegerin Carola will weiterkommen. Ihr genügt die übliche Arbeit auf Station nicht, und sie will ihre Karriere planen. Bevor sie sich endgültig entschieden hat, möchte sie allerdings nicht mit den Kollegen und Vorgesetzten darüber sprechen. An wen kann sie sich wenden?

1.347. Nehmen Sie Stellung zu den Fragen der Kollegen. Sagen Sie, wie Herbert vorgehen und an wen Carola sich wenden kann.

- Die Interessenvertretung der Altenpflege wird insbesondere von den Berufsverbänden wahrgenommen. Wichtig für die Durchsetzungsmöglichkeit und Stärke eines Berufsverbands ist eine große Anzahl von Mitgliedern. Nur dann kann wirkungsvoll Einfluss auf Gesetzgebung und Politik genommen werden.
- Wenn Herbert Mitglied in einem Berufsverband ist, so hat er über dort abgeschlossene Versicherungen eine Berufshaftpflichtversicherung und einen Berufsrechtsschutz, die bei entsprechender Rechtslage Schadensersatz und Schmerzensgeld an die Bewohnerin zahlen oder ihn im Streitfall vor Gericht vertreten.
- Auch Carola kann sich als Mitglied an ihren Berufsverband wenden, um sich in Fragen ihres beruflichen Fortkommens beraten zu lassen.

6.7 Teamarbeit und Zusammenarbeit mit anderen Berufsgruppen

1.348. Altenpflegekräfte arbeiten in der stationären Pflege mit verschiedenen anderen Berufsgruppen zusammen. Zählen Sie diese auf.

Altenpflegekräfte arbeiten mit folgenden Berufsgruppen zusammen und bilden mit ihnen zusammen ein interdisziplinäres Team (➤ Abb. 6.8):

- Haus- und Fachärzte
- Pflegedienstleitung
- Heimleitung
- Therapeuten (Physio-, Ergo-, Beschäftigungs-, Psychotherapeuten, Logopäden)
- Seelsorger
- Hauswirtschaft
- Diätassistenten
- Pflegehilfskräfte

1.349. Wer steht im Mittelpunkt dieser interdisziplinären Arbeit?

Der Bewohner und seine Angehörigen. Das heißt, wenn es der Zustand des Bewohners ermöglicht, sollte nicht über ihn, sondern mit ihm und seinen Angehörigen gesprochen werden.

1.350. Erklären Sie den Begriff therapeutisches Team.

Unter einem therapeutischen Team versteht man die Zusammenarbeit aller an der Pflege des alten Menschen beteiligten Berufsgruppen.

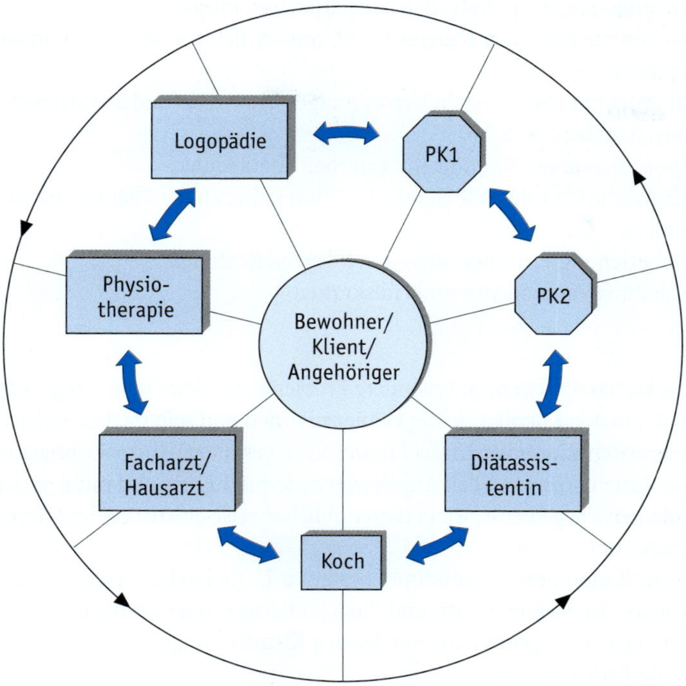

Abb. 6.8 Interdisziplinäres Team [L143]

Um eine aktivierende, möglichst umfassende Pflege leisten zu können, die die Ressourcen des Bewohners erhält und fördert, ist die Aufgabenteilung unter Fachleuten notwendig. Zur Sicherung des Pflegeergebnisses ist es unverzichtbar, Informationen untereinander auszutauschen.

1.351. Welche Bedeutung hat das therapeutische Team für den Pflegeprozess und was ist unverzichtbar bei dieser Teamarbeit?

Bezugsgruppen, -personen oder Institutionen bei der Pflege alter Menschen:

- Sozialstationen und andere ambulante Dienste
- Selbsthilfegruppen
- Apotheke und Sanitätshäuser
- Seelsorger
- Hospizverein
- Ehrenamtliche Helfer
- Angehörige
- Nachbarschaft
- Weiteres soziales Umfeld
- Sozialamt
- Krankenkassen, Pflegekassen, Versicherungen
- Beratungsstellen

1.352. Nennen Sie weitere Bezugsgruppen oder -personen und Institutionen, die bei der Pflege alter Menschen je nach Einzelfall und Situation beteiligt sein können.

1.353. Wählen Sie einige typische Beziehungen zu anderen Berufsgruppen oder Personen aus und beschreiben Sie, welche Aufgaben sich daraus für die Pflegekraft in der stationären Pflege ergeben können.

Beziehungsspezifische Aufgaben der stationären Pflege:

- Kommunikation über Durchführung von ärztlich verordneten Heilmaßnahmen
- Umgang mit telefonischen Verordnungen des Arztes und unzulässiger Ferndiagnose (➤ 5.2.5)
- Koordination der Termine mit externen Therapeuten
- Absprache über die Beteiligung der Pflegekräfte an der Therapie im Pflegealltag
- Einbeziehung von Angehörigen in Pflegemaßnahmen
- Anleitung von Schülern und Hilfskräften

1.354. Nennen Sie Besonderheiten der Teamarbeit in der teilstationären Altenpflege.

- Die Kurzzeitpflege birgt besondere Probleme. Es bleibt in der Regel kaum Zeit, um den Klienten richtig kennenzulernen und sein medizinisches, pflegerisches, soziales Umfeld fördernd zu gestalten. Umso wichtiger ist die Vorbereitung mit den Angehörigen, dem Hausarzt und mit dem ambulanten Pflegedienst, wenn dieser üblicherweise einen Teil der Pflege übernimmt.
- In der Tagespflege (Tagesklinik) besteht u. U. (bei Reha-Tageskliniken) Kontakt zu diagnostischen und therapeutischen Einrichtungen oder Abteilungen. Hier geht es um eine für den Klienten möglichst wenig belastende Terminplanung.

6

1.355. Gibt es Besonderheiten der Teamarbeit in der ambulanten Pflege?

Für die Pflegekraft in der ambulanten Pflege sind die pflegenden Angehörigen die Hauptansprechpartner. Für den Kontakt mit dem Arzt gilt das Gleiche wie für die stationäre Pflege, ebenso für die Zusammenarbeit mit Therapeuten.

FALLBEISPIEL (FRAGEN 1.356–1.362)

8:00 Uhr Die Krankmeldung einer examinierten Mitarbeiterin trifft ein. Ein Bewohner hat schon seit 12 Stunden Durchfall, ein anderer seit den Morgenstunden. Ersterer ist schon relativ geschwächt, sodass die Schichtleiterin vorsichtshalber den Arzt anruft. Als sie ihn um 9:00 Uhr erreicht, verspricht dieser nach der Abendsprechstunde vorbeizuschauen. In der Zwischenzeit soll die Pflegekraft dem Bewohner genug zu trinken geben, den Krankheitsverlauf beobachten und dem Patienten, wenn nötig, Tropfen zur Stärkung des Kreislaufs und ein durchfallhemmendes Medikament geben. Leider vergisst die Schichtleiterin, den Arzt zu fragen, wie sie jetzt mit der regelmäßigen Medikamentierung verfahren soll.

9:00 Uhr Eine neue Altenpflegehilfepraktikantin tritt ihren Dienst an. Die Schichtleitung weiß im Moment nicht, was sie mit ihr anfangen soll, und schickt sie mit einer anderen Hilfskraft zum Waschen der Bewohner. Der Altenpflegeschüler aus dem dritten Ausbildungsjahr braucht dringend von der Praxisanleiterin eine Beurteilung zur Vorlage bei der Schule.

11:30 Uhr Der Psychiater kommt, um Herrn Groß, für den eine Betreuung angeregt wurde, zu untersuchen. Wegen des bevorstehenden Mittagessens kann niemand von den Pflegekräften für Fragen zur Verfügung stehen.

11:35 Uhr Aus dem Zimmer von Frau Huber kommt ihr Arzt, drückt im Stationszimmer einer Pflegekraft ein neues Rezept in die Hand und verlässt in Eile die Station. Wieder hatte die Schichtleitung keine Gelegenheit, mit ihm über die verordneten

Psychopharmaka und die zunehmende Verwirrtheit und Unruhe der Bewohnerin zu sprechen. Außerdem ist sie der Meinung, dass Frau Huber dringend in eine geriatrische Klinik eingewiesen werden müsse.
11:40 Uhr Ohne Vorgespräch kommt die Diätassistentin der Krankenkasse, möchte einen Vortrag über Diabetes halten und mit einzelnen diabeteskranken Bewohnern Beratungsgespräche führen. Niemand hat die Bewohner auf diese Aktion vorbereitet. Diese fühlen sich überrumpelt, und einige verweigern sogar die Teilnahme an diesem Vortrag und Gespräch.
12:00 Uhr Die Beschäftigungstherapeutin bringt zwei Bewohner zurück auf Station, die an ihrem täglichen, im Haus stattfindenden Beschäftigungsprogramm teilgenommen haben.
14:00 Uhr Eine ehrenamtliche Helferin stellt sich vor. Sie bietet an, an zwei Nachmittagen in der Woche mit Bewohnern spazieren zu gehen, vorzulesen oder sonst irgendwie behilflich zu sein.
14:00 Uhr Der Schichtwechsel mit Übergabe findet statt.
14:15 Uhr Der Heimbeirat macht mobil wegen zahlreicher Beschwerden der Bewohner über das Essen, das in der hauseigenen Küche gekocht wird. Keiner nimmt sich ernsthaft dieses Problems an.
14:30 Uhr Der MDK kommt zur Begutachtung der Pflegebedürftigkeit von Herrn Baumann.
16:00 Uhr Die Tochter eines Bewohners ist ärgerlich, dass ihr Vater wieder nicht an der Beschäftigungstherapie teilnehmen durfte. Schließlich habe er auch Anspruch darauf. Die diensthabende Pflegekraft kann dazu nichts sagen.
16:00 Uhr Die Logopädin kommt zu Frau Klein. Frau Klein muss nach einem Schlaganfall wieder sprechen lernen. Am Vormittag geht es Frau Klein immer ganz gut, am Nachmittag ist sie aber müde und möchte ihre Ruhe haben.
16:30 Uhr Das Ehepaar Alt bewohnt ein Doppelzimmer. Herr Alt liegt im Sterben. Der katholische Pfarrer aus der Heimatgemeinde der Eheleute hat auf deren Wunsch seinen Besuch angesagt. Auch die Kinder sind auf dem Weg. Frau Alt ist ganz verzweifelt und will ohne ihren Mann nicht mehr weiterleben. Die Altenpflegehilfepraktikantin erlebt gleich an ihrem ersten Tag auf Station das Sterben eines Bewohners und ist davon sehr betroffen.

1.356. Welche Berufsgruppen und andere Beteiligte begegnen Ihnen in diesem Beispiel?

Pflegefachkräfte, Hilfskräfte, Schüler, Praktikanten, ehrenamtlich Tätige, Haus- und Fachärzte, Therapeuten, Koch, Prüfer des MDK, Seelsorger und Angehörige.

1.357. Welches Ziel müssen alle Beteiligte erreichen wollen?

Unterstützung der Lebensgestaltung des Bewohners, d. h. auch Verbesserung der Lebensqualität.

1.358. Können Sie Probleme in der konkreten Situation zwischen den Ärzten und den Pflegekräften sehen? Zeigen Sie auch die Abgrenzung der beiden Berufsbilder bezogen auf die Situationen auf.

- Zum Berufsbild der Pflegekraft gehört natürlich die Krankenbeobachtung. Das heißt, dass die Kontrolle der Durchfallerkrankungen der beiden Bewohner in den Aufgabenbereich der Pflege fällt. Als Ausdruck der eigenständigen und selbstverantwortlichen Pflege könnte man nun annehmen, dass die Pflegekräfte auch selbstständig gewisse Medikamente verabreichen können, besonders dann, wenn kein Arzt anwesend ist (Arztferne im Altenheim). Solange es noch keine neuen Regelungen dazu gibt, ist diese Ansicht ist falsch. Medikamente gehören zur Heilbehandlung, über deren

Verordnung der Arzt in seiner medizinischen Gesamtverantwortung entscheidet.
- Auch die Entscheidung, ob Frau Klein in fachärztliche Behandlung oder eine Spezialklinik gebracht wird, gehört zu den Kompetenzen des Arztes. Allerdings kann der Arzt bestimmte ärztliche Heilmaßnahmen an nicht ärztliches Personal übertragen, wenn die Voraussetzungen dazu gegeben sind (➤ 5.2.5). Im Fall der Durchfallerkrankungen und der entsprechenden telefonischen Anordnung kann man im geschilderten Fall nicht von einer hinreichenden Bestimmtheit und Nachvollziehbarkeit der telefonisch übermittelten Bedarfsmedikation sprechen (➤ Frage 1.152, ➤ Frage 1.156), sodass die Pflegekräfte eine Diagnose stellen müssten. Dies gehört aber nicht in ihr Aufgabengebiet und ist unzulässig.
- Zum Wohl des Bewohners ist es notwendig, dass die Pflegekräfte dem Arzt Rückmeldung über die angeordneten und durchgeführten Maßnahmen geben und weitere Maßnahmen mit ihm planen. Im Fall von Frau Huber konnte das mangels Gelegenheit nicht erfolgen.
- Auch der Besuch des Psychiaters zeigt Mängel. Gerade bei der Beurteilung der Einsichts- oder Geschäftsfähigkeit kommt es auch auf die Informationen der Pflegekräfte an. Auf einen Arztbesuch dieser Art muss das Pflegepersonal vorbereitet sein.

1.359. Beurteilen Sie die übrigen Situationen bezüglich der Kooperation im interdisziplinären Team.

- Die Zusammenarbeit mit der Logopädin muss verbessert werden, da sonst der Behandlungserfolg gefährdet ist. Es besteht überhaupt keine Kommunikation zwischen den Berufsgruppen über Vorgeschichte, körperliche Verfassung und Therapiemaßnahme. Vielleicht könnte die Logopädin den Pflegekräften auch Hinweise geben, mit welchen Übungen sie die Therapie unterstützen können. Mit der Logopädin ist demnach ein Planungsgespräch notwendig, in dem auch der Zeitraum der Rückmeldung und Überprüfung der Maßnahme vereinbart und schriftlich festgehalten wird.
- Leider wird man es nicht schaffen, alle Mitarbeiter des therapeutischen Teams zur gleichen Zeit auf der Station zu versammeln, um Informationen über den Stand der Pflege und Therapie zu bekommen sowie Veränderungen zu besprechen. Umso wichtiger sind mündliche Informationen bei der Übergabe und die entsprechende schriftliche Dokumentation zum Nachlesen.
- Auch zwischen der Beschäftigungstherapeutin und den Pflegekräften besteht eine mangelhafte Kommunikation und Kooperation. Die Pflegekräfte sollten die Auswahlkriterien, wer Teilnehmer an der Beschäftigung sein soll, kennen und entsprechend den Bedürfnissen der Bewohner auch an der Auswahl beteiligt sein. In diese Entscheidung sollten der Bewohner und seine Angehörigen einbezogen werden.
- Zu den Aufgaben der Altenpflege gehört die Behandlungspflege, aber auch die Prophylaxe. Es ist wichtig, dass die Pflege sich diesbezüglich fachliche Unterstützung von Spezialisten holt. Deshalb ist der Besuch der Diätassistentin auf der Station sehr zu begrüßen. Leider sind die Bewohner in diese

Maßnahme nicht einbezogen worden, und die Verantwortlichen erhalten die Quittung dafür.

- Die Mahlzeiten in einer stationären Einrichtung sind für manche Bewohner Höhepunkt des Tages und Inbegriff der verbliebenen Lebensqualität. Demnach kommt der Qualität des Essens eine große Bedeutung im Pflegeauftrag zu, dem die Verantwortlichen (Heimleitung, Pflegedienstleitung) in entsprechender Zusammenarbeit mit der Küche nachkommen müssen.

1.360. Ist der MDK auch als Berufsgruppe anzusehen, mit der eine konstruktive Zusammenarbeit zu erzielen ist?

Unbedingt. Der Besuch des MDK zur Einstufung von Herrn Baumann wurde sicherlich vorher terminlich angekündigt. Auch hier kann es zum Nachteil des Bewohners führen (z. B. Ablehnung einer Höherstufung und damit weniger Pflegezeit), wenn das Pflegepersonal sich nicht auf den Besuch vorbereitet hat. Abgesehen davon ist es Aufgabe des MDK, stationäre Einrichtungen zu beraten und zu unterstützen.

1.361. Kann man von Pflegekräften verlangen, dass sie sich trotz ohnehin schon starker Belastung auch noch um die Anleitung von Altenpflegeschülern kümmern müssen?

Die Anleitung von nicht ausgebildeten Pflegekräften und auch solchen, die zu Ausbildungszwecken auf Station sind, gehört zum Berufsbild der Altenpflege. Ebenso die Unterstützung und in obigem Fall die sinnvolle Einteilung der ehrenamtlichen Helferin.

1.362. Welche Aufgaben kommen dem Seelsorger in der Altenpflege zu, die denen der Altenpflegekräfte entsprechen? Kann das therapeutische Team von der Arbeit des Seelsorgers profitieren?

Eine der vielen Aufgaben der Altenpflege besteht in der Begleitung bei Verlusten und der eigentlichen Sterbebegleitung. Es kann der Wunsch des Betroffenen sein, in solchen Situationen den Beistand und die Begleitung eines Seelsorgers oder Priesters zu bekommen. Auch hier ist die Zusammenarbeit mit den Berufsgruppen gefordert, um z. B. Frau Alts Verzweiflung begegnen zu können. Auch die Praktikantin kann u. U. durch den Seelsorger Unterstützung bei der Bewältigung dieser existenziellen Erfahrung erhalten.

6.8 Ethische Herausforderungen der Altenpflege

1.363. Die Ethik (griech.: Sittenlehre) befasst sich mit dem menschlichen Handeln. Dem menschlichen Handeln wiederum liegt ein bestimmtes Menschenbild zugrunde. Welches Menschenbild liegt dem heutigen pflegerischen Handeln zugrunde?

Früher wurde der Mensch von der Pflege hauptsächlich aus dem naturwissenschaftlichen Blickwinkel betrachtet. Mittlerweile hat sich die Sichtweise geändert. Körper, Geist und Seele sind nicht mehr getrennt voneinander zu behandeln; der Mensch ist dementsprechend möglichst umfassend zu pflegen.

1.364. Im Grundgesetz spiegelt sich in den Grundrechten auch ein umfassendes Menschenbild wider. Welche Bedeutung haben die Grundrechte für den Beruf der Altenpflege?

Bedeutung der Grundrechte für die Altenpflege:

- Art. 1 GG: **„Die Würde des Menschen ist unantastbar."** Dies bedeutet für die Art und Weise der durchzuführenden Pflege eine klare Norm. Niemals darf die Würde, die Ehre, das Schamgefühl eines Bewohners/Klienten beim Pflegen verletzt werden.
- Art. 2 GG schützt das **Recht auf Leben** und **körperliche Unversehrtheit** sowie die **Freiheit des Menschen** und die **freie Entfaltung seiner Persönlichkeit.** Aufgrund dieser Garantien ist jede gegen den Willen des Bewohners/Klienten durchgeführte Behandlung und Pflegemaßnahme nicht nur rechtswidrig, sondern verstößt auch gegen die Berufsethik. Dies bedeutet, die Wünsche nach Selbstverwirklichung des Bewohners zu respektieren und seinen Lebensstil so weit, wie es in einem Heim möglich ist, zu unterstützen (Art. 11 GG gibt darüber hinaus ein freies Aufenthaltsbestimmungsrecht).
- Art. 3 GG: **Gleichbehandlungsgrundsatz.** Unabhängig von gesellschaftlicher und beruflicher Stellung und Geschlecht müssen alle Bewohner die gleiche Fürsorge und Aufmerksamkeit bekommen.
- Art. 4 GG: **Religionsfreiheit.** Die Religionsausübung muss im Heim ermöglicht werden. In Zukunft wird es mehr Bewohner muslimischen Glaubens in der stationären Altenpflege geben, was eine Entwicklung der interkulturellen Pflege erfordert.
- Art. 5 GG: **Meinungsfreiheit.** Sie findet Bedeutung für die Pflegekräfte selbst: Niemand darf sie wegen ihrer Meinungsäußerungen, die nicht die Rechte anderer verletzen, benachteiligen oder unter Druck setzen.

FALLBEISPIEL (FRAGEN 1.365–1.367)

Während einer praktischen Altenpflegeprüfung im Heim X hat Altenpflegeschülerin Sabrina die Aufgabe, einen gehunfähigen Bewohner zu baden. Sie zieht ihn in seinem Zimmer aus, setzt ihn in einen Rollstuhl, legt ihm die frische Wäsche auf den Schoß und fährt den unbekleideten Bewohner ins Stationsbadezimmer.

Schülerin Mia muss im Rahmen der Prüfung die Waschung bei einer Bewohnerin im Bett vornehmen. Sie achtet darauf, dass die Körperteile, die nicht gewaschen werden, immer abgedeckt sind, und bittet die Prüfer, während der Intimwäsche weit genug vom Pflegebett zurückzutreten.

Frau Baum wohnt im Wohnbereich. Sie führt ein selbstständiges Leben und kommt und geht, wann sie will. Sie bringt auch immer wieder einen älteren Herrn mit, mit dem sie in ihrem Zimmer Kaffee trinkt. Der Stationsleitung passt diese ungezwungene Art nicht, weil sie das Gerede der anderen Bewohner fürchtet, und möchte für Frau Baum „Ausgehzeiten" aufstellen und den Besuch nur in den Gemeinschaftsräumen erlauben.

1.365. Auch wenn man Sabrina die Aufregung der Prüfungssituation zugutehält: Kann man ihr Verhalten ungerügt lassen?

Nein, das Verhalten der Schülerin muss bemängelt werden. Einen Bewohner bei der Körperpflege komplett auszuziehen ist nur richtig, soweit es beim Baden oder Duschen nötig ist. Es zeugt nicht von Achtung dem Bewohner gegenüber, wenn man ihn nahezu nackt über den Flur schiebt.

1.366. Übertreibt Mia bei der Körperpflege?

Nein. Sie achtet die Würde und die Scham der Bewohnerin.

Nein. Solange Frau Baum die Gefühle und Empfindungen anderer Bewohner nicht ernsthaft verletzt, muss ihr die Freiheit gewährt werden, ihr Leben so zu gestalten, wie sie es möchte, und ihre Privatsphäre muss geachtet werden. Dazu gehört auch, dass sie ungehindert Kontakt mit einem Mann pflegen kann.

1.367. Muss Frau Baum solche Einschränkungen ihres Lebens befürchten?

FALLBEISPIEL (FRAGE 1.368)

Im Haus YZ herrscht ein großes Sicherheitsbedürfnis. Die Angst vor Haftung infolge von Stürzen ist sehr groß. Aus diesem Grund wird die Bewegungsfreiheit auch nur leicht sturzgefährdeter Bewohner sehr schnell beschränkt. Es werden vorsorglich Fixierungsbeschlüsse beantragt, aber auch die Pflegekräfte sind dringend angewiesen, den Aktionsradius der Bewohner möglichst klein zu halten. Stationsleiterin Isabell befolgt die Anweisung mit Inbrunst, weil sie nicht will, dass jemand stürzt. So fährt sie Herrn Paul heftig an, als dieser vom Bettrand aufstehen und schon mal ohne ihre Begleitung zur Toilette gehen will. Er solle sich gefälligst hinlegen und warten, bis sie Zeit für ihn hat.

Pfleger Horst fühlt sich bei diesem Umgangston nicht wohl. Darüber hinaus ist Herr Paul zwar 90 Jahre alt, aber bisher noch nie gestürzt. Herr Paul nimmt immer seinen Stock, wenn er langsam über den Stationsflur geht. Er kommt aber nicht weit, da er immer gleich von einer Pflegekraft aufgehalten wird. Natürlich ist Herr Paul manchmal etwas wackelig auf den Beinen, aber er ist auch so vernünftig, sich dann am Handlauf festzuhalten.

Horst ist der Meinung, das übertriebene Sicherheitsbedürfnis beeinträchtige die ohnehin eingeschränkte Mobilität der Bewohner und deren Lebensqualität. Er kann das für sich nicht verantworten und lässt Herrn Paul ungehindert auf Station herumlaufen. Als Isabell das sieht, wirft sie ihm einen Verstoß gegen seine arbeitsrechtlichen Pflichten vor und droht ihm mit einer Abmahnung, wenn er sich in Zukunft nicht an die Anweisungen hält. Horst sieht sich nun einem persönlichen Konflikt ausgesetzt, da er seine Haltung nicht aufgeben will. Zum Glück gibt es seit Kurzem Kollegen, die seiner Meinung sind.

Horst hat richtig erkannt, dass die im Haus herrschende übertriebene Sicherheitsideologie die Würde des Menschen und sein Selbstbestimmungsrecht verletzt (zur Haftung bei Stürzen ➤ 5.2). Das Selbstbestimmungsrecht beinhaltet auch das Recht auf ein bestimmtes (Sturz-)Risiko, das jeder willensgesteuerte Mensch einzugehen berechtigt ist. Insofern stellt die Hausanweisung einen Grundrechtsverstoß dar. Die Pflegekräfte haben sogar die Pflicht, sich diesen Anweisungen zu widersetzen. Horsts Konflikt löst sich demnach schon nach einer rechtlichen Betrachtungsweise. Horst sollte mit seinen Kollegen und den Vorgesetzten diese Sicherheitsideologie thematisieren.

1.368. Beurteilen Sie Horsts Verhalten aus ethischer Sicht und berücksichtigen Sie dabei den durch die Androhung von Stationsleiterin Isabell entstandenen Konflikt.

Schwierige ethische Situationen in der Pflege:
- Nahrungsverweigerung
- Zwangsernährung durch Magensonde
- Beendigung lebensverlängernder Maßnahmen
- Sterbebegleitung

1.369. Nennen Sie schwierige ethische Situationen in der Pflege.

FALLBEISPIEL (FRAGE 1.370)

Im Seniorenheim X gibt es eine Station, auf der Wachkomapatienten versorgt werden können. Dort liegt seit einigen Jahren ein Mann nach einem Hirninfarkt im Wachkoma ohne Aussicht auf Besserung. Er wird pflegerisch bestens versorgt. Seine Ehefrau hat mit dem behandelnden Arzt beschlossen, den schriftlich festgelegten Wunsch ihres Mannes zu erfüllen und die PEG-Sondenernährung einzustellen. Bei Pflegedienstleitung und Pflegekräften ist dadurch eine heftige Diskussion darüber entbrannt, ob es die Aufgabe der Pflege sei, jemanden verhungern zu lassen, und ob dies auch berufsethisch zu vertreten sei.

1.370. Nehmen Sie zu dem Streit Stellung.

Zunächst kann festgehalten werden, dass eine Einstellung der künstlichen Ernährung im geschilderten Fall keine Straftat darstellen würde. Insofern wird das ethische Handeln nicht durch Vermeidung von Haftung bestimmt, denn Haftungsrecht ist immer zugleich auch Ausdruck der Ethik. Bleibt also die Frage nach der berufsethischen Vertretbarkeit dieser Handlung. Ein Grundwert unserer Gesellschaft ist der Schutz des Lebens. Andererseits ist es aber auch Ausdruck des Selbstbestimmungsrechts des Menschen, sein Leben, wenn es in seinen Augen keine Würde mehr besitzt, zu beenden. Wäre der Betroffene zu Willensäußerungen in der Lage, gäbe es keine Möglichkeit, die Verweigerung der Behandlung (künstliche Ernährung) zu ignorieren. Wenn man den Menschen mit seinen Bedürfnissen in das Zentrum der Pflege stellt, so muss das auch heißen, dass sein Wille Maxime des pflegerischen Handelns ist, erst recht, wenn er diesen Willen nicht mehr selbst äußern kann (➤ 5.3.3).

1.371. Welche Faktoren beeinflussen die persönliche Entscheidung in Konfliktsituationen?

Persönliche Entscheidungen werden in Konfliktsituationen beeinflusst von
- eigenen Bedürfnissen,
- Bedürfnissen des zu Pflegenden,
- äußeren Einflüssen,
- persönlichen Faktoren.

1.372. Fassen Sie die Elemente des ICN-Ethikkodex (➤ Frage 185) für Pflegende zusammen.

Präambel:
- Bindung an die in unserem Grundgesetz festgelegten Werte

Pflegende und ihre Mitmenschen:
- Grundlegende berufliche Verantwortung für den pflegebedürftigen Menschen unter Beachtung der Menschenrechte und seiner Gewohnheiten
- Umfassende Aufklärung
- Einwilligung in alle Pflegehandlungen
- Vertraulichkeit der persönlichen Informationen
- Soziale Verantwortung gemeinsam mit der Gesellschaft zur Solidarität mit den Zielgruppen
- Umweltschutz

Pflegende und ihre Berufsausübung:
- Persönliche Verantwortung für die Ausübung der Pflege und Pflicht zur Fortbildung
- Pflege der eigenen Gesundheit
- Übernahme und Delegationsverantwortung
- Förderung des Images der Pflege

- Einsatz von Technologie unter Wahrung der Würde des Menschen und der Sicherheit

Pflegende und die Profession:

- Zentrale Person für Umsetzung von Standards, Pflegepraxis, Pflegemanagement, Pflegeforschung und -bildung
- Bindung an die Pflegewissenschaft
- Engagement in Berufsverbänden

Pflegende und ihre Kollegen:

- Zusammenarbeit im Team und mit anderen Berufsgruppen
- Schutz des zu Pflegenden vor Gefährdung durch Kollegen

In weiteren Resolutionen des ICN wird festgehalten, dass Pflegekräfte ein Recht auf Sicherheit am Arbeitsplatz haben. Damit ist neben der arbeitsschutzrechtlichen Sicherheit auch eine zu bewältigende Arbeitsbelastung gemeint.

FALLBEISPIEL (FRAGE 1.373)

Auf Station X des Hauses Y wohnen 25 Bewohner. Der Tag beginnt mit dem üblichen Wecken. Pfleger Manfred betritt forschen Schritts das Zimmer des an Demenz erkrankten Herrn Braun, zieht die Gardinen auf und sagt, da Herr Braun schwerhörig ist, sehr laut: „Guten Morgen, die Nacht ist vorbei. Dann wollen wir mal wieder!" Herr Braun sitzt schon an der Bettkante und ohne Umschweife fängt Manfred an, ihm das Schlafanzugoberteil auszuziehen. Er fasst Herrn Braun unter den Arm und führt ihn ins Bad zur Morgenwäsche. Herr Braun sträubt sich ein wenig, aber zu größerem Widerstand reicht seine Kraft nicht.

1.373. Gerade in der Pflege dementer alter Menschen machen sich Pflegekräfte oft keine Gedanken über ihre Umgangsformen mit den Bewohnern und lassen es an Achtung fehlen. An welchen Stellen der Pflege hat Manfred gegen die einfachsten Regeln der Ethik verstoßen? Wie wäre es richtig gewesen?

Manfred hätte Herrn Braun nicht mit lautem Sprechen wecken sollen, sondern vielleicht je nach Bedürfnis von Herrn Braun über eine Berührung mit ihm Kontakt aufnehmen sollen und ihn mit seinem Namen ansprechen müssen. Auch wenn es je nach Grad der Erkrankung eines dementen Menschen schwierig sein kann, ihn in die Entscheidung, ob und was jetzt getan werden sollte, einzubeziehen, so muss man sich doch darum bemühen. In jedem Fall hat man auf diesem Weg Kontakt zu dem zu Pflegenden aufgenommen. Man muss Zeit und Geduld aufbringen, seine Reaktion abzuwarten.

FALLBEISPIEL (FRAGE 1.374)

Der ambulante Pflegedienst hat einen neuen Klienten. Es handelt sich um Herrn Ott, der unter einer schweren Erbkrankheit leidet, die nur bei männlichen Nachkommen ausbrechen kann, aber von Frauen weitervererbt wird. Er hat eine 20-jährige Tochter, die nicht mehr im Haus lebt. Sowohl Herr als auch Frau Ott haben die klare Anweisung an den Pflegedienst gegeben, absolute Schweigepflicht über die Krankheit auch der Tochter gegenüber zu wahren, da sie es ihr erst erzählen wollen, wenn sie einmal schwanger ist.

Sie sind bei diesem Pflegedienst als Fachkraft angestellt und tragen schwer an dieser Weisung. Sie halten es für unverantwortlich, die junge Frau nicht über diese Krankheit und die Wahrscheinlichkeit der Vererbung zu informieren. Sie erst zum Zeitpunkt einer möglichen Schwangerschaft aufzuklären, verursacht u. U. eine noch größere seelische Belastung, als wenn sie es vorher erfahren würde.

1.374. Sind Sie an die Schweigepflicht gebunden?

In diesem Fall ist es rechtlich nicht so eindeutig, ob eine Befugnis vorliegt, das Geheimnis von Herrn Ott zu offenbaren, da dieser noch einmal besonders auf die Geheimhaltung hingewiesen hat. Bei engster Auslegung wäre es also eine strafbare Handlung und ein arbeitsrechtlicher Verstoß gegen die Verschwiegenheitspflicht, wenn Sie die Tochter informieren würden. Hier müssen Sie für sich eine ethische Entscheidung fällen zwischen der geschützten Vertrauensbeziehung von Herrn Ott zum Pflegedienst (ICN-Ethikkodex, ➤ Frage 1.372) auf der einen und dem Persönlichkeitsrecht der Tochter, der körperlichen Unversehrtheit und dem Recht auf Leben des noch nicht gezeugten Kindes auf der anderen Seite. Dabei müssen Sie auch u. U. mit arbeitsrechtlichen Konsequenzen rechnen.

KAPITEL

7 Mit Krisen und schwierigen Situationen umgehen (Lernfeld 4.3)

Die in ➤ 6 (entspricht Lernfeld 4.1 der AltPflAPrV) abgefragten Situationen zeigen immer wieder Schwierigkeiten in Pflegesituationen auf. Das folgende Lernfeld „Mit Krisen und schwierigen sozialen Situationen umgehen“ (entspricht Lernfeld 4.3 der AltPflAPrV) hat die Reflexion schwieriger Erfahrungen und Konfrontationen zum Schwerpunkt. In den Lehrplänen wird es in der Regel unterteilt in „Berufstypische Konflikte und Befindlichkeiten“, „Spannungen in der Pflegebeziehung“ und „Gewalt in der Pflege“ (➤ Abb. 7.1).

Immer wieder tauchen Überschneidungen dieser Unterthemen auf. Insbesondere bei den Fallbeispielen werden die Verknüpfungen und in Gewaltsituationen die Abhängigkeit von der Pflegebeziehung und die darin typischerweise auftretenden Spannungen deutlich. Bei der Analyse von Gewalt besonders gegen demente Menschen und bei einem hohen Grad der Pflegebedürftigkeit steht die Pflegebeziehung wiederum im Mittelpunkt.

Ebenso in dieses Geflecht von Ursache und Wirkung verwoben sind die psychischen Gefährdungen der Pflegekraft selbst (z. B. Burn-out).

Aus diesem Grund sind die Fragen und die Fallbeispiele dieses Lernfelds nicht nach Themen getrennt zu betrachten, sondern hängen in gewisser Weise eng zusammen, wobei auch der Bezug zur Ethik und die Verknüpfung mit der rechtlichen Haftungsthematik hergestellt werden müssen.

7.1 Berufstypische Konflikte und Befindlichkeiten

Das Pflegepersonal wird mit anspruchsvollen, belastenden Situationen im Beruf konfrontiert. Schwer kranke, verwirrte und sterbende Menschen stellen extreme Anforderungen an die Psyche und die Fachkompetenz der Pflegekraft, an ihre Fähigkeit zur Zusammenarbeit mit anderen Berufsgruppen (➤ 6.7), aber auch an die Bewältigung der schwierigen zwischenmenschlichen Beziehungen, die im Mittelpunkt dieser Extremsituationen stehen. Nicht selten bleiben diese Konflikte und Belastungen unbewältigt und führen zu Krankheiten, familiären Problemen, Berufsausstieg oder gar Gewalt (➤ 7.3).

In diesem Kapitel geht es um die Fähigkeit der angehenden Altenpflegefachkraft, zunächst einmal berufliche Konflikte und Befindlichkeiten zu erkennen, sie zu analysieren und Vermeidungs- und Lösungsstrategien vorschlagen zu können, um psychische Gefährdungen der eigenen Person verhindern zu helfen.

1.375. Es gibt kaum einen Menschen, der sich nicht irgendwann einmal von der Familie, vom Beruf oder von Freunden gestresst fühlt. Wann spricht man im Allgemeinen von Stress und wer erzeugt diesen?

Wenn ein Mensch unter (Zeit-)Druck steht oder Forderungen an ihn gestellt werden, die er nicht erfüllen will oder kann, entsteht Stress.

Normalerweise sind andere Personen Ursache von Stress. Stress kann aber auch selbstbedingt sein, indem man sich selbst Druck macht. Aussprüche wie folgende bringen das zum Ausdruck: „Mach dir doch kein Stress!“ oder: „Du machst so einen Stress!“ Das heißt, jeder kann auch Auslöser für den Stress des anderen sein.

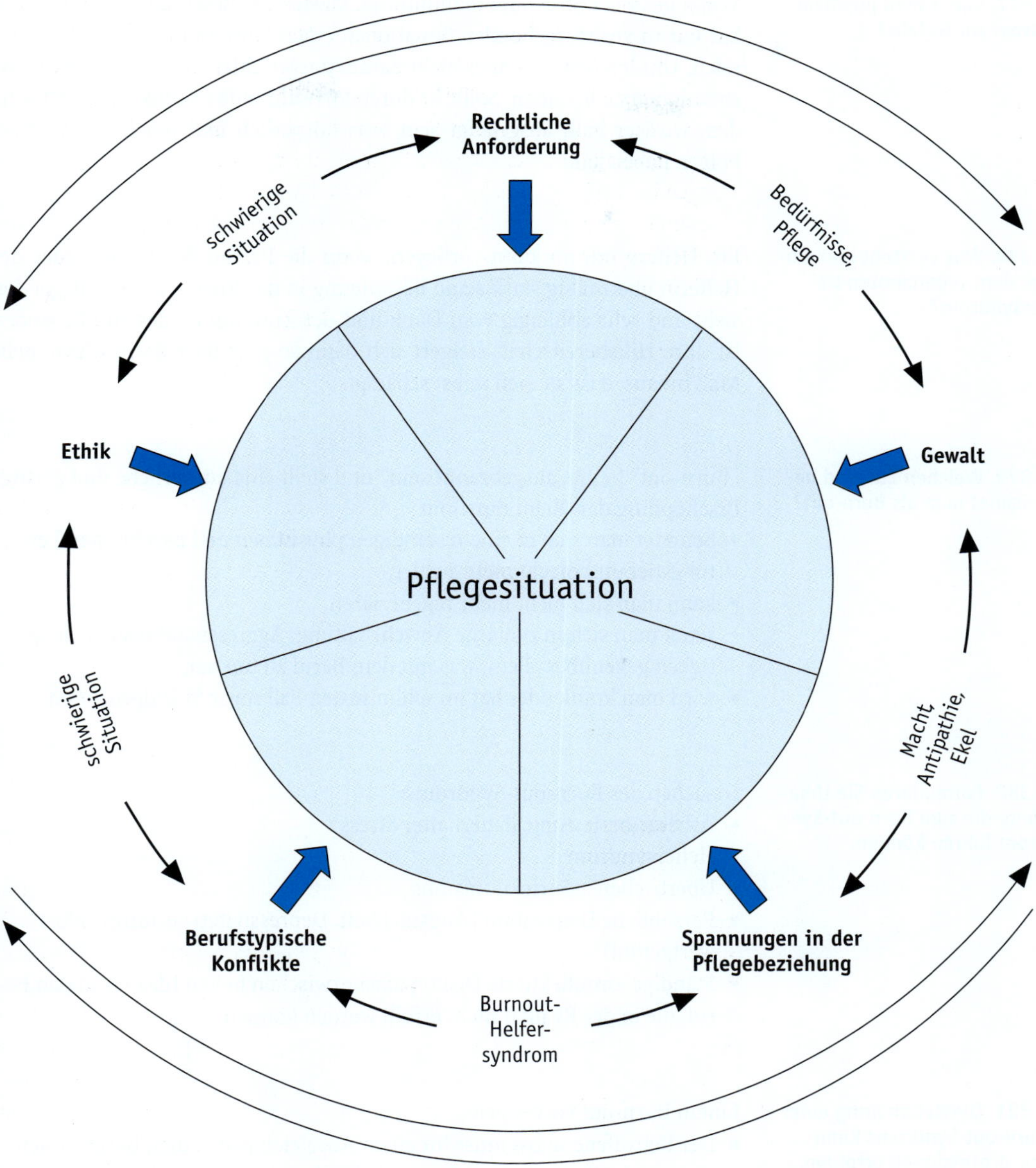

Abb. 7.1 Schwierigkeiten in Pflegesituationen [L143]

1.376. Gibt es nur negativen Stress oder auch positiven? Wenn ja, welche Wirkung hat letzterer?

Ja, positiver Stress kann den Menschen in seiner Arbeit beflügeln, er mobilisiert Kraftreserven und erzeugt eine hohe Konzentrationsfähigkeit. Stressreaktionen sind ein Mittel im Kampf ums Überleben. Manch einer sagt: „Ich brauche den Stress." Dies wird auch in Prüfungssituationen deutlich.

7

1.377. Wann wird positiver Stress zur Gefahr?

Wenn positiver Stress überhandnimmt. Die letzten Reserven zu mobilisieren hat nur in vorübergehenden Situationen einen Sinn und ist dann auch hilfreich. Unser Körper ist aber nicht darauf ausgerichtet, sich immer in Stresssituationen zu befinden. Sollte er durch fortwährende Konflikte belastet werden, wird er bald ausgelaugt sein, was körperlich und psychisch negative Folgen haben kann.

1.378. Was versteht man unter dem sogenannten Helfersyndrom?

Ein Helfersyndrom kann vorliegen, wenn die Person des Helfers oder der Helferin übermäßig stark seine Bestätigung in der Rolle z. B. des Pflegenden sieht und sehr abhängig vom Dank und der Zuwendung des zu Pflegenden ist. Ihre Hilfsbereitschaft steigert sich dann so sehr über das professionelle Maß hinaus, dass sie sich selbst schädigt.

1.379. Welchen Zustand bezeichnet man als Burn-out?

„Burn-out" heißt „ausgebrannt sein" und stellt eine körperliche und geistige Erschöpfung dar. Beim Burn-out

- befindet man sich in einem ständigen physischen und psychischen Leistungstief und macht mehr Fehler,
- kann man sich nicht mehr regenerieren,
- rettet man sich in zynische Abwehrhaltung, Aggressivität oder Gleichgültigkeit gegenüber allem, was mit dem Beruf zu tun hat,
- wird man krank oder hat im schlimmsten Fall sogar Suizidgedanken.

1.380. Formulieren Sie Ursachen, die zum Burn-out-Syndrom führen können.

Ursachen des Burn-out-Syndroms:

- Arbeitsüberlastung, dauerhafter Stress
- Helfersyndrom
- Übertriebener Perfektionismus
- Persönliche Disposition (Ängstlichkeit, Depressivität, gestörtes Selbstwertgefühl)
- Ständige, unreflektierte Diskrepanzen zwischen hohen Idealen an den Beruf, die in der Realität nicht erfüllt werden können

1.381. Die Behandlung eines Burn-out-Syndroms kann nur professionell erfolgen. Wie kann man aber diesem Syndrom vorbeugen?

Einem Burn-out vorbeugen:

- Der Betroffene selbst muss für einen Ausgleich neben dem Beruf sorgen (Sport, Musik, Faulenzen, Yoga, Meditation o. Ä.), um sich zu erholen und auch die notwendige Distanz zum Beruf zu erhalten oder wieder zu bekommen.
- Das Team kann durch den gegenseitigen Austausch über Gefühle und Erfahrungen jeden Einzelnen stärken. Auch eine mitarbeiterbezogenere Aufgabenverteilung kann das überflüssige Verbrennen kostbarer Energie verhindern.
- Berufsverbände, Wohlfahrtsverbände und andere Organisationen bieten Kurse zur Vorbeugung an.

FALLBEISPIEL (FRAGE 1.382–1.383)

Eine Pflegekraft erzählt einer Freundin, die ebenfalls in der Altenpflege tätig ist, von ihrem Kollegen Martin, um den sie sich Sorgen macht. Es könnte sein, dass er ein Helfersyndrom hat. Bei der ehemaligen Kollegin Mathilda habe es so ähnlich angefangen, und die sei schon seit einem halben Jahr wegen eines Burn-out-Syndroms krankgeschrieben.

1.382. Auf Nachfragen erzählt die Pflegekraft, woran sie zu erkennen glaubt, dass Martin eine falsche Auffassung vom Helfen hat.

Der Kollege hat mit sehr viel übertriebenem Einsatz daran gearbeitet, dass einige Bewohner am liebsten nur von ihm gepflegt werden wollen und andere Pflegekräfte nur widerwillig akzeptieren. Auch in seiner Freizeit kommt er „zu Besuch" auf die Station und kümmert sich um seine „Lieblinge". Der Erfolg sind natürlich Tränen der Rührung bei den Bewohnern und tiefe Dankbarkeit.

Im Gespräch wurde er einmal gefragt, warum er auch seine Freizeit im Heim verbringe, worauf er antwortete, dass nur so das Leben für ihn einen Sinn mache und er sich dann gut fühle, wenn die Bewohner sich gut fühlten. Dass Martin seine Familie vernachlässigt und selbst gar keine andere Freizeitgestaltung mehr hat, nimmt er als Opfer für seine Schützlinge gerne hin.

Allerdings hat seine überversorgende Pflege auch eine Schattenseite für die Bewohner. Statt einer fördernden Pflege liest er ihnen am liebsten jeden Wunsch von den Lippen ab und bevormundet sie mit seiner übertriebenen Fürsorge.

1.383. Die Freundin will auch wissen, welche Auffälligkeiten Mathilda damals gezeigt hat.

Der Beruf war auch für Mathilda ihr einziger Lebensinhalt. Da sie schon während der Schulzeit ihre schwer kranke Oma gepflegt hatte, war es klar, dass sie Altenpflegerin werden wollte. Es war ihr Traumberuf, anderen zu helfen, und sie wollte dafür sorgen, das schlechte Image der Altenpflege zu verbessern. Ihr Engagement war herausragend. Dass auch sie an zeitliche Grenzen stieß, die durch die wirtschaftlichen Rahmenbedingungen gegeben waren, ignorierte sie. Manche Bewohner wollten auch schon von ihr in Ruhe gelassen werden, weil sie Mathilda für hektisch hielten und die notwendige Sicherheit vermissten.

Mathilda machte mehr und mehr Fehler. Zunächst gab sie anderen die Schuld, dann wurde sie immer stiller und zog sich zurück. Manchmal sagte sie, sie könne nicht mehr, das habe sowieso alles keinen Sinn. Im Gegensatz zu früher wirkte sie nachlässig und lustlos. Sie klagte oft über Schlaflosigkeit und Magenschmerzen und fehlte dann immer häufiger wegen Krankheit.

7

1.384. Eine weitere Form der Krisen im Beruf stellt das Mobbing dar. Wann spricht man von Mobbing?

Mobbing ist ein Verhalten eines oder mehrerer Mitarbeiter mit dem Ziel, einem anderen ernsthaft zu schaden und ihn sogar zu vergraulen. Es handelt sich um einen Prozess, der mit einem ungelösten Konflikt beginnt und dann bei ungünstigen Bedingungen eskalieren kann.

1.385. Für wen kann Mobbing welche Folgen haben?

Mobbing kann für den Einzelnen, aber auch für den Betrieb zu Schäden führen: Das Mobbingopfer gerät unter zunehmenden Stress, der wiederum zu psychosomatischen Störungen führen kann. Der Betrieb erleidet durch Krankschreibungen erhebliche finanzielle Einbußen und hat einen organisatorischen Mehraufwand.

1.386. Mit wem steht und fällt Verhinderung und Bewältigung von Mobbingsituationen?

Mit der Führungskraft.

1.387. Strukturelle Faktoren können in vielen Fällen Mobbing auslösen. Nennen Sie einige.

Strukturelle Auslöser für Mobbing:
- Ungerechter Dienstplan und ungleiche Arbeitsverteilung
- Kompetenz- und Zuständigkeitsprobleme
- Arbeitsorganisation allgemein
- Arbeitsgestaltung

FALLBEISPIEL (FRAGE 1.388–1.391)

Angelina, 25, examinierte Altenpflegerin, ist unglücklich mit der Stimmung auf ihrer Station. Eigentlich war sie immer der Meinung, man könne aus allem das Beste machen und Probleme gebe es überall, aber jetzt ist bei ihr eigentlich die Grenze erreicht. Zum Glück hat ihre Freundin endlich mal Zeit für sie, und so kann sie ihrem Herzen Luft machen. „Weißt du", sagt sie, „früher war die Stimmung auf der Station eigentlich ganz gut. Wenn man geschimpft hat, dann alle gemeinsam über die viele Arbeit. Jetzt ist alles anders. Einige finden das Klima zwar ganz toll und meinen, dass wir ja so ein gutes Team wären, dabei merken die gar nicht, wie schlecht sich andere Kollegen fühlen, und besonders der Karl, der eigentlich gern den Stationsleiterkurs machen wollte, wird schikaniert. Er wäre wirklich an der Reihe gewesen, die freie Stationsleitungsstelle zu übernehmen, aber jetzt, mit der neuen Kollegin, die die Freundin der PDL ist, wird das wohl nichts. Katharina, die neue Kollegin, ist Krankenschwester und weiß alles besser als wir, die wir, bloß' Altenpfleger sind. Dem Karl wirft sie oft Fehler in der Behandlungspflege vor, und er fühlt sich halt schnell angegriffen und ist beleidigt, was Katharina dann wieder ausnutzt und sagt, er sei nicht belastbar, aggressiv und könne keine Kritik vertragen.
Katharina hat auch ziemlich bald eine Gruppe um sich geschart, die immer über alles informiert ist und natürlich auch zusammen Dienst hat; frag mal, wer jetzt zusammen mit der PDL kommissarisch den Dienstplan macht?
Wenn Dienstbesprechung ist oder Übergabe, dann hören alle Katharina aufmerksam zu, selbst wenn sie aus einer Mücke einen Elefanten macht. Wenn Karl oder jemand anderes über einen Bewohner sprechen möchte, fällt Katharina ihm bald ins Wort und hat wieder selbst was zu sagen. Das Schlimme ist, dass wir uns eigentlich nicht trauen, dagegen etwas zu unternehmen, weil Katharina von ihrem Clan unterstützt wird. Und wer will es sich schon mit denen verderben?
Eigentlich sollten ja auch Katharinas ‚Freundinnen' merken, was los ist. Aber die hoffen natürlich, dass Katharina Stationsleiterin wird und sie dann gute Karten haben. Es ist sowieso schon auffällig, dass immer Leute aus Katharinas Dunstkreis auf Fortbildung gehen dürfen und Karl oder wir seit einiger Zeit übergangen werden. Karl ist jetzt öfter im Krankenstand. Als ich ihn angerufen habe, um ihn zu fragen, wie es ihm gehe, hat er gesagt, er könne nicht mehr."
Angelinas Freundin, die auch auf einer Pflegestation arbeitet, ist schockiert über das, was Angelina erzählt. Sie findet, dass man etwas unternehmen muss.

7

1.388. Wenn Sie Angelinas Freundin wären, was würde Ihnen an der Situation auffallen und wie würden Sie die Situation analysieren?

- Die geschilderte Situation beinhaltet einen Konflikt, der wahrscheinlich sogar schon Mobbingcharakter hat, wenn man davon ausgeht, dass Katharina in Karl einen Konkurrenten um den Posten der Stationsleitung sieht, den sie aus dem Weg schaffen will. Auch wenn wir nur einige Schilderungen von den Attacken gegen Karl gehört haben, so wirken sie doch sehr zielgerichtet und scheinen darauf abzuzielen, ihm zu schaden. Der ungerechtfertigte Vorwurf fachlicher Fehler und mangelnder Belastbarkeit greift das berufliche Selbstwertgefühl an und stellt seine Qualifikation infrage.
- Mit seiner emotionalen Reaktion liefert er praktisch den Grund und die Bestätigung für die Angriffe. Die Angriffe von Katharina erscheinen so in den Augen der anderen als berechtigt. Das Nicht-ausreden-Lassen und damit auch Ignorieren ist ein Angriff auf die Möglichkeit, sich mitzuteilen. Zurückhalten von Informationen ist ein übliches Mittel, um die Position der Konkurrenten zu verschlechtern und die eigene zu verbessern.
- Katharina schart eine Gruppe um sich, ohne die sie gar nicht so agieren könnte. Die Gruppe steht ihr treu zur Seite, weil sie sich zum einen Vorteile erhofft, die sie ja auch schon bekommt (günstige Diensteinteilung, Fortbildungen), zum anderen haben die Gruppenmitglieder aber vielleicht auch Angst, selber Außenseiter oder Opfer zu werden, wenn sie sich gegen Katharina stellen.

1.389. Wo sind die Ursachen für diesen Konflikt zu sehen?

Die Ursache für den Konflikt liegt eindeutig in der mangelnden Führung. Es scheint gar keinen unmittelbaren Vorgesetzten zu geben, der die Vorgänge erkennen und eingreifen könnte. Die Pflegedienstleitung ist die nächste greifbare Vorgesetztenebene, die aber wohl durch die private Beziehung zu Katharina keinen objektiven Blick auf die Verhältnisse auf der Station hat und auch nicht oft genug anwesend sein kann.

Die unbesetzte Stationsleitungsstelle bedeutet, dass keine klare Führungsstruktur vorhanden ist, verbunden mit der mangelnden Personalführungsqualität der PDL und dem moralischen Niveau der Teammitglieder; dies sind die Ursachen für das Mobbing Karl gegenüber.

7

1.390. Karl hat gesagt, er könne nicht mehr. Deuten Sie diesen Warnhinweis zusammen mit seinen häufigen Erkrankungen.

Mobbing ist eine Ursache für Burn-out.

1.391. Welchen Rat würden Sie Ihrer Freundin geben?

Angelina sollte offen mit Karl sprechen und diesen ermutigen, trotz allem das Gespräch mit der Pflegedienstleitung zu suchen, oder, wenn das nicht sinnvoll erscheint, die Heimleitung einzuschalten. Eine naheliegende Stelle, an die man sich wenden kann ist auch der Betriebsrat (Personalrat oder Mitarbeitervertreter), falls vorhanden. Außerhalb des Hauses gibt es Beratungsstellungen für Mobbingopfer.

Vielleicht ist es bei Karl dafür schon zu spät, aber hilfreich kann auch das Führen eines Mobbingtagebuchs sein. In diesem Tagebuch wird die Situation mit Datum, Uhrzeit, Inhalt und Beteiligten festgehalten. Auch Arztbesuche und körperliche Reaktion können vorfallbezogen festgehalten werden. Mit solch einem Mobbingtagebuch kann man bei einem Gespräch, z. B. mit dem Vorgesetzten und dem Täter, die Vorwürfe dokumentieren und sachlich vortragen. Dieses Tagebuch hilft aber auch dem Opfer, sich selbst Klarheit über seine Empfindungen zu verschaffen und den Verlauf des Konflikts und eventuell auch seine eigenen Fehlreaktionen zu reflektieren.

1.392. Nennen Sie Maßnahmen des Betriebs zur Vorbeugung und mögliche Sanktionen bei Mobbing.

Im Betrieb muss es einen Plan für die innerbetriebliche Gesundheitsförderung geben. In diesem Plan müssen Strategien für die Vermeidung von Konflikten enthalten und eine Vorgehensweise bei eingetretenem Mobbing festgelegt sein. Dazu gehören Schulungen der Mitarbeiter und Anlaufstellen für Beratung.

Als Sanktionen stehen dem Betrieb als Arbeitgeber alle Möglichkeiten des Arbeitsrechts zur Verfügung. Er kann den Verursacher

- umsetzen,
- versetzen,
- rügen,
- abmahnen oder
- kündigen.

7

1.393. Welche Haltung kann man von einem guten Vorgesetzten in Konfliktsituationen erwarten?

Der beste Maßnahmenplan des Betriebs nützt nichts, wenn die einzelnen Vorgesetzten (Stationsleitungen, Pflegedienstleitung) nicht auf die Umsetzung achten. Konkret haben sie folgende Aufgaben:

- Für klare Zuständigkeiten im Team sorgen
- Das Prinzip des Respekts voreinander und des Vertrauens glaubhaft vorleben und von den Mitarbeitern einfordern
- Gruppendynamische Abläufe im Team beobachten und sofort handeln, wenn ein Konflikt aufritt, der nicht mehr von der Gruppe allein gelöst werden kann
- Offene, faire Gesprächs- und Kritikkultur fördern

1.394. Wie können Mitarbeiter dem Mobbing vorbeugen?

Kollegen, die entsprechende Warnsignale erkennen, sollen keine Gegenpartei bilden, sondern offen ihre Beobachtungen im Team ansprechen. Sie können dann von einem sensibilisierten und kompetenten Vorgesetzten erwarten, dass er entsprechend reagiert. In der Regel kommt es in einem offen kommunizierenden Team nicht zu heftigen, folgenschweren Konflikten.

1.395. Gibt es auch haftungsrechtliche Aspekte des Mobbings?

Ja. Der Arbeitgeber hat aufgrund des Arbeitsvertrags gegenüber dem Arbeitnehmer die Pflicht, Schäden von ihm abzuwenden, die von dem Arbeitsplatz und der Umgebung ausgehen. Fürsorgepflicht bedeutet auch, dass der Betrieb Eingriffe in das Persönlichkeitsrecht der Pflegekraft unterbinden muss.

Geschieht dies nicht, so kann der Arbeitnehmer u. U. Schadensersatz und Schmerzensgeld vom Betrieb verlangen.

LITERATUR

Schmidbauer W. Hilflose Helfer. Reinbek: Rowohlt, 1994.

7.2 Spannungen in der Pflegebeziehung

Im folgenden Kapitel soll die angehende Altenpflegefachkraft zeigen, wie sie mit wahrgenommenen Spannungen in der Pflegebeziehung umgehen kann. Dazu müssen allerdings zunächst einige Aussagen über die Art der Pflegebeziehung und die dazu notwendigen sozialen Kompetenzen der Pflegefachkraft gemacht werden.

1.396. Welche sozialen Kompetenzen zur pflegerischen Beziehungsgestaltung kennen Sie?

Soziale Kompetenzen zur pflegerischen Beziehungsgestaltung (Bundesministerium für Familie, Senioren Frauen und Jugend 2004):

- Autonomie fördern (z. B. Einbeziehung in den Entscheidungsprozess)
- Vertrauen aufbauen (z. B. auch das Wissen des zu Pflegenden einbeziehen)
- Unterstützen (in gewisser Weise auch Partner des zu Pflegenden sein)
- Fürsprechen (den Betreffenden bei eigenen Entscheidungen unterstützen)
- Befähigen (Ressourcen zur Wiederherstellung der Selbstständigkeit fördern)
- Sicherheit vermitteln (Strategien ergeben sich aus den bereits genannten Kategorien)
- Partizipieren (jede Unterstützung geht vom Selbstbestimmungsrecht und der Würde des Menschen aus)

FALLBEISPIEL (FRAGE 1.397)

Frau Schirmer, die von einem ambulanten Pflegedienst gepflegt wird, hat Besuch von ihrer Freundin. Die Freundin fragt, ob sie mit der Pflege der Sozialstation zufrieden sei. Frau Schirmer ist im Großen und Ganzen zufrieden, aber trotzdem erzählt sie, dass es darauf ankomme, wer zu ihr zum Pflegen komme. „Weißt du, die eine, die vermittelt mir immer den Eindruck, dass ihr die Arbeit eigentlich zu viel ist und ich ihr auf die Nerven gehe. Man kann aber auch nicht sagen, dass sie unfreundlich wäre, aber ich sage schon gar nichts mehr, wenn mir etwas nicht gut tut oder ich Schmerzen habe. Und wenn die Ältere kommt, die tut zwar immer sehr aufmerksam, aber von meinen Schmerzen will sie auch nichts wissen. Wenn ich davon erzähle, sagt sie nur, das solle ich dem Doktor sagen."

1.397. Gibt es im Gespräch zwischen Frau Schirmer und ihrer Freundin Hinweise auf die Bedeutung der Pflegebeziehung?

Ja. Für viele kranke und hilfsbedürftige Menschen ist die Art der Gestaltung der Pflegebeziehung das Wichtigste, also, wie die Pflegekraft mit ihnen umgeht. Krankenschwestern haben in der Bevölkerung laut Untersuchungen eine höhere Vertrauensstellung als Ärzte und stehen den Patienten näher als diese. Dies stellt hohe Anforderungen an die Pflegekraft. In unserem Fall sieht man, wie Frau Schirmer ihre Bedürfnisse nach Kommunikation aufgibt, sie sich nicht ernst genommen fühlt und für die Pflege wichtige Informationen vorenthält. Diese Pflegebeziehungen sind nicht so, wie sie sein sollten.

1.398. Worauf muss bei der Beziehungsgestaltung in der ambulanten Pflege geachtet werden?

Hier handelt es sich in der Regel nicht nur um eine Beziehung zwischen Pflegekraft und Klienten, sondern es kommt noch die Beziehung zu den Angehörigen hinzu.

1.399. Nennen Sie Faktoren, die bei fehlender Professionalität die Qualität von Pflege beeinflussen können.

Faktoren, die die Pflegequalität beeinflussen:

- Sympathie und Antipathie
- Macht der Pflegekraft über den zu Pflegenden
- Ohnmacht der Pflegekraft gegenüber der Situation
- Ekel und Scham

FALLBEISPIEL (FRAGEN 1.400–1.402)

Pflegekraft Sonja gibt es ehrlich zu: Manche Bewohner und Bewohnerinnen hat sie richtig gern, andere kann sie nicht leiden. Zu Herrn Liebler geht sie besonders gern. Der ist immer freundlich, versucht nach einer Hüftoperation mit aller Kraft, wieder das Gehen zu erlernen, möchte dafür auch gelobt werden und ist dankbar für jede Hilfe und Zuwendung. Beim morgendlichen Wecken begrüßt Sonja Herrn Liebler mit den Worten: „Na, wie hat unser fleißiger Herr Liebler geschlafen? Wenn ich an Sie denke, komme ich gerne zur Arbeit. Wollen Sie denn schon aufstehen, oder soll ich später noch einmal vorbeischauen?" Dann freut sich Herr Liebler über die Anerkennung und genießt noch eine Schlummerrunde.
Mit Frau Fischer hat Sonja allerdings große Probleme. Frau Fischer ist eher eine verbitterte Frau, die mit ihrem Schicksal hadert. Das Gefühl, nur noch für alle eine Last zu sein, macht sie unnahbar und ruppig. Weil ihr ihre Hilfsbedürftigkeit peinlich ist, wäre es ihr am liebsten, man würde sie in Ruhe lassen. Immer wieder hat sich Sonja Mühe mit ihr gegeben, aber nie kam ein Dank zurück.
Frau Fischer arbeitete 40 Jahre in ihrer eigenen Gaststätte und schlief daher morgens länger. Es fällt ihr auch nach all der Zeit, die sie im Heim wohnt, immer noch schwer, morgens früh munter zu sein. Sie bewohnt ein Doppelzimmer. Ziel der Pflege ist, dass sie nach einem Schlaganfall wieder lernt, sich selbst im Rollstuhl sitzend vor dem Waschbecken zu waschen und allein das entsprechend vorbereitete Essen einzunehmen. Die Pflegekräfte sind natürlich an diesen Plan gebunden.
Sonja und ihre Kollegin gehen zusammen zu Frau Fischer. Nach dem üblichen Gruß und dem Aufziehen der Gardinen beschäftigt sich die Kollegin mit der bettlägerigen Mitbewohnerin, während Sonja der sehr trägen Frau Fischer in den Rollstuhl hilft. Im Bad lässt Frau Fischer ungeschickt den Waschlappen fallen und meckert über das zu kalte Wasser. Sonja rollt bloß mit den Augen und möchte Frau Fischer am liebsten anschreien, dass sie sich nicht so anstellen solle. Stattdessen sagt sie zu ihr recht barsch: „Strengen Sie sich mal ein bisschen an!", und redet dann mit ihrer Kollegin über die Unwilligkeit und Ungeschicklichkeit von Frau Fischer.

1.400. Warum ist es gelungen, die Kooperation von Herrn Liebler bei der Aktivierung zu erreichen?

Herr Liebler ist deshalb kooperativ, weil Sonja eine positive Beziehung zu ihm hat.

Die medizinisch-pflegerischen Bedürfnisse des Bewohners lassen sich je nach Sichtweise anhand der verbliebenen Fähigkeiten oder seiner Defizite erkennen. Die Motivation zur Mitarbeit des Bewohners an der Rehabilitation kann allerdings manchmal schwierig sein. Hat ein jüngerer Mensch nach einem Unfall von allein den Wunsch, schnell wieder auf die Beine zu kommen, so fehlt dem alten Menschen oft diese Motivation. Um ihn zur Kooperation zu motivieren, muss eine Beziehung auf der Gefühlsebene aufgebaut werden. Dazu muss die Pflegekraft seine Bedürfnisse erkennen und wissen, wie er fühlt.

Herr Liebler hat das Bedürfnis nach Lob und Anerkennung. Sonja hat dies erkannt und gibt ihm das erwünschte Lob. Damit hat sie seine Kooperation gesichert, was in diesem Fall die Voraussetzung einer erfolgreichen Arbeit ist, und hat auch selbst durch seine Dankbarkeit Anerkennung auf der Gefühlsebene bekommen. Dies wiederum hat zur Folge, dass Sonja eher bereit ist, ihm den Wunsch nach einer Schlummerzeit zu erfüllen.

1.401. Analysieren Sie die Beziehung zwischen Frau Fischer und Sonja. Gibt es hier auch einen Rollenkonflikt?

In Bezug auf Frau Fischer hat Sonja deren Bedürfnisse und Gefühle nicht erkannt und vermutlich gar nicht versucht zu erkennen. Folge ist, dass Frau Fischer in den Augen der Pflegekraft nicht kooperativ ist und auch der Wunsch nach späterem Aufstehen von Sonja ignoriert wird.

Sonja selbst steht hier in einem Rollenkonflikt. Einerseits hat sie die Erwartung des Heims zu erfüllen, die Bewohnerin entsprechend der Pflegeplanung zu pflegen und zu aktivieren. Andererseits erwartet Frau Fischer nichts mehr vom Leben und will von niemandem Hilfe annehmen. Dies müsste Sonja erkennen und nachforschen, warum das so ist, dann würde sie auf die Gefühle der Bewohnerin stoßen. Diese Beziehungsarbeit gehört zum Berufsbild der Altenpflegerin und damit zu ihren Aufgaben.

Anders liegt es mit den eigenen Bedürfnissen und Gefühlen von Sonja. Die Pflegekraft kann nicht erwarten, dass diese von den Bewohnern erkannt und erfüllt werden. Sie muss ihre Arbeit unabhängig davon gestalten.

1.402. Wird bei Frau Fischer und Herrn Liebler die gleiche Pflegequalität erreicht?

Nein. Pflegekraft Sonja arbeitet nicht nach einem vorher erarbeiteten Konzept oder Standard, sondern die Art der Pflege der beiden Bewohner wird bei ihr von Sympathie und Antipathie gesteuert.

FALLBEISPIEL (FRAGE 1.403)

2 Jahre nach Ihrem Examen werden Sie Praxisanleiterin in Ihrer Einrichtung. Es macht Ihnen schon sehr viel Spaß, an andere Kollegen Ihre neusten Kenntnisse und Fähigkeiten aus der Ausbildung weiterzugeben, und jetzt dürfen Sie auch Schüler anleiten. Gleich bei der ersten Schülerin gibt es allerdings ein Problem. Nach dem ersten Tag auf Station wirkt diese sehr bedrückt. Auf eindringliches Nachfragen rückt sie damit raus: Sie hat gleich zu Dienstbeginn Pflegekraft Lilo begleitet, die einen Bewohner, der sich mit Kot beschmutzt hatte, waschen, umkleiden und dessen Bett neu beziehen musste. Er hatte sein Inkontinenzmaterial während der Nacht entfernt und mit den Händen den Kot im Bett und an seinem Körper verschmiert. Als Lilo versuchte, ihn auszuziehen, fasste er sie mit den verschmutzten Händen an. Daraufhin holte Lilo eine zweite Pflegekraft zur Hilfe. Die Schülerin selbst stand daneben und schaute entsetzt zu. Sie habe Lilo gefragt, ob sie sich denn nicht davor ekle. Lilo antwortete, dass das schließlich zu diesem Beruf dazugehöre und daran müsse sie sich gewöhnen.

Jetzt ist die Schülerin völlig frustriert. Sie glaubt, sie kann diesen Beruf nicht weiter erlernen, da sie sich besonders vor dem Stuhl der Bewohner ekelt, was den Kollegen nichts ausmacht. Sie schämt sich auch, weil sie so zimperlich ist, wo sie doch so gerne Altenpflegerin werden möchte.

1.403. Lassen Sie die Schülerin einfach gehen, weil Sie auch finden, dass der Beruf nichts für sie ist, oder wie wäre Ihre Reaktion?

Sie regen an, dass das Thema Ekel offen im Team angesprochen wird. Altgediente Pflegekräfte haben sich vielleicht daran gewöhnt, aber auch für diese ist es immer wieder wichtig, dieses manchmal sehr starke Gefühl zu reflektieren, zumal sich Pflegesituationen fortwährend ändern können. Auch die Pflegeplanungen können und müssen an solche Probleme angepasst werden, z. B. wie verhindert man das Öffnen des Inkontinenzmaterials, wie ist die Reinigung durchzuführen? Zudem sind Vorschläge für die Beziehungsarbeit zu unterbreiten.

Sie schicken die Schülerin also nicht mit einem Achselzucken weg, sondern machen ihr deutlich, dass Ekel ernst zu nehmen ist, und sie sich nicht dafür zu schämen braucht. Ekel darf in der Pflege nicht tabuisiert werden und muss auch bei Ihnen auf Station (wieder) thematisiert werden.

1.404. Haben Ekel und Scham und die notwendigen Überschreitungen, abgesehen von den Folgen für die Pflegekraft, auch Folgen für die Pflege des Bewohners?

Ja, indem dieses heftige Gefühl der Pflegekraft sich auf die Pflegebeziehung zum Bewohner auswirkt. Die Pflegekraft schämt sich ihres Ekelgefühls und wegen des Eindringens in die Intimsphäre des Bewohners und hat vielleicht auch Schuldgefühle. Wenn diese Gefühle nicht reflektiert werden, folgt automatisch eine innere Distanzierung zum Bewohner, um diese Gefühle nicht an sich heranzulassen. Diese innere Distanzierung spürt der Bewohner nicht nur auf emotionaler Ebene, sondern auch bei der Durchführung der Pflegemaßnahme (schnelles Arbeiten, Körpersprache).

7

LITERATUR

Bundesministerium für Familie, Senioren, Frauen und Jugend (Hrsg.). Vierter Altenbericht zur Lage der älteren Generation in der Bundesrepublik Deutschland: Risiken, Lebensqualität und Versorgung Hochaltriger – unter besonderer Berücksichtigung dementieller Erkrankungen. 2004. Aus: www.bmfsfj.de/blob/94662/d8c1e4c0346766071983fa3c5334fef5/prm-21788-4--altenbericht-teil-iii-data.pdf (letzter Zugriff: 27. November 2016).

7.3 Gewalt in der Pflege

1.405. Wann kann man in der Pflege von Gewalt sprechen?

Gewalt lässt sich objektiv beurteilen, hat aber auch eine individuelle, subjektive Komponente, d. h., es kommt darauf an, wie der Empfänger die Handlung empfindet. Ob z. B. Aggression schon Gewalt ist oder nicht, kann dahingestellt bleiben, da auf jeden Fall eine Situation, in der die Würde des Menschen missachtet wird, nicht hingenommen werden darf. Immer dann, wenn auf den Pflegebedürftigen Zwang ausgeübt wird, er also nicht aus freiem Willen etwas tut oder an sich tun lässt, oder wenn ein Bedürfnis missachtet wird, muss man von Gewalt sprechen. Auch das Erzeugen von Angst ist Gewalt.

1.406. Erklären Sie die nachfolgende Grafik (➤ Abb. 7.2).

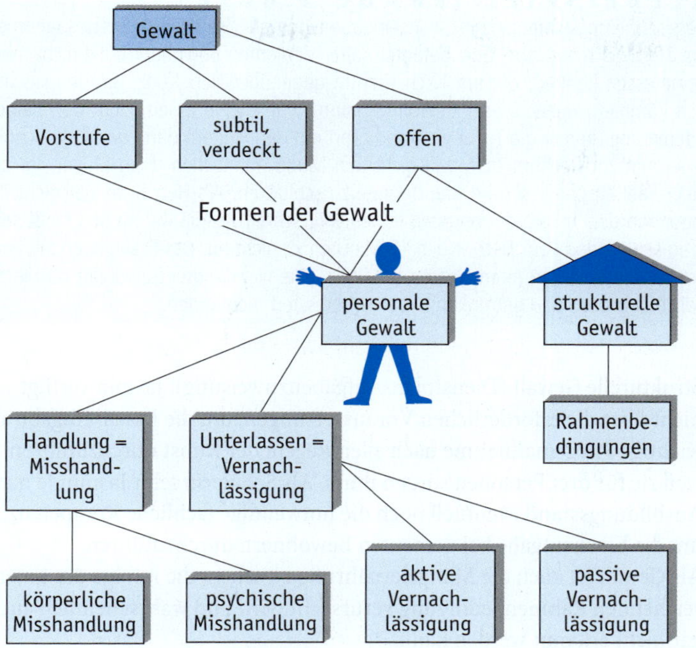

Abb. 7.2 Formen der Gewalt [L143]

Gewalt tritt in **offener** und **verdeckter (subtiler) Form** auf. Aber bevor die Gewalt als solche erkennbar ist, kündigt sie sich meistens durch bestimmte Verhaltensweisen an (Sprache, Isolation).

In der professionellen Pflege gibt es **personale Gewalt** (ausgeführt durch eine handelnde Person) und **strukturelle Gewalt** (ungünstige Rahmenbedingungen, Heimstruktur).

Die personale Gewalt kann durch körperliche und psychische Misshandlungen oder aktive und passive Vernachlässigung erfolgen, was z. B. ein Körperverletzungsdelikt darstellen kann. Die aktive Vernachlässigung geschieht bewusst, z. B. ein bewusstes Nichtwaschen eines stuhlinkontinenten Bewohners oder in Form einer auch strafrechtlichen relevanten unterlassenen Hilfeleistung. Bei der passiven Vernachlässigung wird ein Bedarf des Bewohners nicht erkannt, was unter bestimmten Voraussetzungen ebenfalls als strafbare Handlung gewertet werden kann. Aber die menschenunwürdige Gewalt beschränkt sich nicht auf die strafbaren Handlungen durch offene Gewalt, sondern ist auch schon bei der subtilen Gewalt im nicht strafbaren Bereich verwerflich.

FALLBEISPIEL (FRAGE 1.407)

Pflegeschülerin Jasmin ist zur Essenseingabe eingeteilt. Sie sitzt im Speisesaal an einem Tisch zwischen zwei hochbetagten, altersdementen Bewohnern, die nicht mehr alleine essen können. Mit am Tisch sitzt ihr gegenüber Herr Kunz, um den sie sich auch kümmern muss. Dieser Bewohner kann zwar alleine essen, zieht den beiden anderen aber immer die Teller weg und rührt mit den Fingern darin um. Frau Scholz, die Jasmin zur Rechten sitzt, will nicht den Mund aufmachen, Frau Müller, ihr zur Linken, behält das Essen im Mund, ohne zu schlucken. Als Herr Kunz gar nicht die Finger von den Tellern der anderen lassen will, schreit Jasmin ihn an und stößt sehr heftig seine Hand vom Tisch. Nach 15 Minuten ist nicht nur das Essen beendet, sondern Jasmin auch mit ihren Nerven am Ende. Wie viel die drei Bewohner nun letztendlich gegessen und getrunken haben, interessiert niemanden.

1.407. Nehmen Sie Stellung zu dieser Situation.

- Strukturelle Gewalt (Dienstplan/Aufgabenzuweisung): Jasmin verfügt nicht über die erforderlichen Voraussetzungen, um die Essenseingabe als wichtige Pflegemaßnahme nach allen Regeln der Kunst durchzuführen, weil sie für drei Personen sorgen muss. Als Schülerin fehlt Jasmin je nach Ausbildungsstand eventuell noch die notwendige fachliche Kompetenz, um die Esseneingabe bei dementen Bewohnern durchzuführen.
- Als Gewalt ist auch die Mangelernährung zu sehen, die infolge der unzureichenden Rahmenbedingung verursacht wird und wahrscheinlich auch gar nicht erkannt werden kann.
- Die personale Gewalt, die von Jasmin an Herrn Kunz begangen wird, ist aus der überfordernden Arbeitssituation entstanden.

FALLBEISPIEL (FRAGE 1.408)

Auf der Station X des Hauses Y herrscht immer Personalmangel. Um wenigstens einigermaßen mit der Grundpflege fertig zu werden, wird bei den Bewohnern, die keinen oder nur selten Besuch von ihren Angehörigen bekommen, die Bettwäsche oder schmutzige Kleidung nicht gewechselt. Beschweren sich die Bewohner, so sagt man, dass man doch erst gestern die Wäsche gewechselt habe und sie nicht so rumkleckern sollten.

Einige Bewohner schlafen in ihrer Tageskleidung, Frauen tragen stets Jogginghosen. Besonders Frau Hauser, die immer sehr viel Wert auf ihre adrette Kleidung gelegt hat, scheint sich in diesen Jogginghosen nicht wohlzufühlen. Sie leidet allerdings unter Alzheimer und ist inkontinent.

Frau Hauser hat keinen Fixierungsbeschluss, sie läuft den ganzen Tag auf der Station herum und will immer in der Nähe einer Pflegerin sein. Das hindert den Ablauf des Stationsalltags, und so wird Frau Hauser nach dem Frühstück im Aufenthaltsraum, wo immer der Fernseher läuft, an den Tisch gesetzt und der Stuhl wird eng an den Tisch geschoben. Frau Hauser ist zu schwach, um sich aus dieser Situation zu befreien, und so kann sie nicht mehr im Weg stehen.

Herr Schmitt leidet unter einem hirnorganischen Psychosyndrom. Er kann aus eigenen Stücken keine Tagesstruktur einhalten und lässt sich eigentlich nur mit autoritärem Auftreten davon überzeugen, dass er sich duschen muss. Nach dem Duschen muss er mit Körperlotion eingecremt werden, da er zu sehr trockener Haut und Ekzemen neigt. Das Haus stellt eine Körperlotion, die der Bewohner nicht bezahlen muss. Herr Schmitt mag diese „Schmiere", wie er sagt, nicht, und am meisten stört ihn der „Weibergeruch".

1.408. Reflektieren Sie die einzelnen Situationen im Hinblick auf Gewalt.

- Das Nichtwechseln von schmutziger Bettwäsche gehört zu einer subtilen Form von Gewalt. Wenn dabei auch noch der Umstand ausgenutzt wird, dass der Bewohner es scheinbar nicht wahrnimmt oder es aufgrund mangelnder zeitlicher Orientierung nicht richtig einordnen kann, so nimmt die Sache einen höheren Grad an Verwerflichkeit ein. Hier wird in ethisch verantwortungsloser Weise das Bedürfnis des Menschen nach Sauberkeit nicht nur vernachlässigt, sondern er wird auch noch bewusst betrogen. Gleiches gilt für das Schlafen in Tageskleidung.
- Nicht zu verwechseln sind diese Situationen mit dem inzwischen nicht mehr höchsten Ziel der Pflege: „satt, sauber, trocken". Natürlich gibt es Pflegesituationen, in denen man lieber eine fleckige Bluse in Kauf nimmt, als die Bewohnerin mit Umziehen zu stressen oder mit Lätzchen zu entwürdigen. Auch ist es besser, die Pflegekraft benutzt die Zeit, die ihr für das Esseneingeben zur Verfügung steht, bewusst, um die Beziehung zum Bewohner zu pflegen und seine Fähigkeiten zu fördern, als dass sie noch mehrmals am Tag Kleidung wechseln muss. Dies bedarf immer wieder der situationsbedingten Abwägung.
- Frau Hauser gibt zu erkennen, dass ihr Bedürfnis nach angemessener Kleidung durchaus noch vorhanden ist bzw. dass sie sich in den Jogginghosen nicht wohlfühlt. Auch hierbei handelt es sich um Gewalt, wenn die Pflegekräfte trotz Inkontinenz und Praktikabilität nicht nach einer Lösung suchen, sondern Frau Hausers Bedürfnis ignorieren.
- Frau Hauser mit einem Stuhl festzuklemmen, um sie am Aufstehen zu hindern, stellt eine Freiheitsberaubung dar (ebenso wie das Zurückkippen eines Sessels o. Ä.). Da sie keinen Fixierungsbeschluss hat und keine Notstandslage vorliegt, ist dies rechtswidrig. Einen besonderen Grad an ethischer Verwerflichkeit erhält die Handlung dadurch, dass es sich um eine äußerst subtile Art von bewusster Gewalt handelt: Kein Außenstehender erkennt sie. Rechtmäßige Fixierungen bedürfen einer verantwortungsvollen Abwägung von Alternativen, sie dürfen nur mittels eines sicherheitsgeprüften Fixierungsmittels vorgenommen werden, es besteht eine erhöhte Sorgfaltspflicht bei und während der Fixierung, und eine sorgfältige Dokumentation ist vorgeschrieben (➤ Frage 1.147). Diese Kriterien werden im beschriebenen Fall aufs Gröbste missachtet.
- Die unreflektierte Dauerberieselung durch Fernseher und Radio ist eine Art von Gewalt, die vielen nicht mehr bewusst ist, gegen die sich ein hilfloser Mensch aber nicht mehr wehren kann, wenn er nicht gefragt wird, ob er fernsehen oder Musik hören will. Umgekehrt ist es auch eine Missachtung des Bewohnerwillens, wenn man ungefragt nach Betreten seines Zimmers erst mal das Radio oder den Fernseher ausschaltet, bevor man mit ihm kommuniziert.
- Herr Schmitt vergisst aufgrund seiner Lage, ob er sich gewaschen hat, gegessen hat u. Ä. Die Pflege bei diesen oder ähnlichen Krankheitsbildern ist sehr oft mit Zwang verbunden. Die Gratwanderung für die Pflegekräfte liegt darin, Bedürfnisse zu erkennen, gleichzeitig Gefährdungen (hier hygienischer, gesundheitlicher Art) zu verhindern und dabei das Selbstbestimmungsrecht auch des psychisch oder geistig kranken Menschen zu re-

spektieren. Wo die Grenze zur Selbstgefährdung (oder auch Fremdgefährdung) überschritten ist, wird u. U. Zwang in angemessener und legaler Form notwendig.

- Das Eincremen der Haut ist eine notwendige Maßnahme. Wie alle anderen Pflegemaßnahmen bedarf auch sie der Einwilligung des Betroffenen. Wir gehen davon aus, dass ein Betreuer in diesem Aufgabenkreis für Herrn Schmitt die Einwilligung gegeben hat. Vielleicht konnte Herr Schmitt aber auch selbst noch die Notwendigkeit des Eincremens erkennen. Zu respektieren ist aber in jedem Fall die Abneigung gegen den Duft der Körperlotion, sie erfordert eine entsprechende Reaktion (Anregung an den Betreuer, eine eigene, passende Creme zu kaufen, oder Anbieten einer Auswahl an Körperpflegemitteln).

1.409. Welche Gewaltebenen gibt es in der stationären Pflege?

Gewaltebenen in der stationären Pflege:
- Gewalt, die von der Pflegekraft dem Bewohner gegenüber ausgeübt wird
- Gewalt, die vom Bewohner ausgehend gegen die Pflegekraft gerichtet ist
- Gewalt, die unter Bewohnern ausgeübt wird
- Gewalt, die von Angehörigen nicht nur in der häuslichen, sondern auch in der stationären Pflege ausgeübt wird
- Gewalt, die unter Kollegen herrscht
- Gewalt, die vom Arbeitgeber gegenüber den Arbeitnehmern ausgeübt wird

7

FALLBEISPIEL (FRAGE 1.410)

Frau Klages ist schwerhörig und stark gehbehindert. Sie kann nicht ohne fremde Hilfe auf die Toilette gehen. Sie bewohnt mit einer anderen bettlägerigen verwirrten Dame ein Doppelzimmer. Sie hat geklingelt, weil sie zur Toilette gehen muss. Das Bett von Frau Klages steht am Fenster. Sie hat sich schon auf die Bettkante gesetzt mit dem Gesicht zum Fenster und der Zimmertür im Rücken. Nach geraumer Zeit kommt eine Pflegekraft und fragt in der offenen Tür stehend, den Türgriff noch in der Hand: „Was ist los?" Frau Klages hat nicht bemerkt, dass die Pflegekraft gekommen ist, und hört auch die Frage nicht. Auch nicht das nochmalige, jetzt schon genervte Nachfragen, was denn los sei. Schließlich macht die Pflegekraft die Tür zu und geht. Frau Klages, deren Harndrang immer größer wird, klingelt noch einmal. Jetzt reagiert die Pflegekraft erst mal gar nicht. Sie denkt, es handelt sich um Klingelterror. Frau Klages wartet vergeblich auf Hilfe. Schließlich kann sie den Harndrang nicht mehr halten. Als die Pflegekraft dann endlich kommt, kümmert sie sich zornig um Frau Klages, die inzwischen eingenässt hat.

1.410. Sehen Sie hier Gewaltsituationen?

Ja. Frau Klages wird von der Pflegekraft vernachlässigt, da diese nicht ihr Bedürfnis erkennt (und dadurch grob fahrlässig handelt). Weiterhin ist das Ignorieren der Klingel Gewalt, die sogar als Aussetzung strafbar ist (zur Aussetzung siehe ➤ Frage 1.041, ➤ Frage 1.071, ➤ Frage 1.074). Zu guter Letzt lassen auch die Sprache und die Körperhaltung der Pflegekraft zu wünschen übrig, wenn sie Frau Klages „anspricht".

Strukturelle Gewalt:
- Einengende Hausordnungen bezüglich Besuchszeiten und Ausgehzeiten
- Unflexible Essenszeiten
- Starre zeitliche Vorgaben für das Zubettgehen und Wecken
- Badetage
- Architektonische Gegebenheiten (Sturzrisiken, schlechter Behindertenausbau, der die Bewegungsfreiheit erheblich einschränkt)
- Personalmangel
- Fehlende Hilfsmittel (z. B. Rollstühle)

Personale Gewalt:
- Duzen, respektlose Sprache, Kindersprache, Beschimpfen, Redeverbot, Entzug von Zuwendung, Tadeln bei Inkontinenz oder Verschmutzung, Wegnahme von Brillen und Hörgeräten
- Fixierungsmaßnahmen mit üblichen Fixierungsmitteln, aber auch indirekte Fixierung durch geschickte Positionierung von Tischen, Stühlen oder Sesseln, Wegnahme von Kleidung

1.411. Zählen Sie weitere Gewaltbeispiele aus den Bereichen der strukturellen und personalen Gewalt auf. Beachten Sie dabei die ABEDL.

Um die Folgen von Gewalt deutlich machen zu können, muss man sie aus der Sicht des **Pflegenden,** des **Gepflegten** und der **Angehörigen** betrachten.

1.412. Bitte füllen Sie die Lücken in folgendem Satz aus: Um die Folgen von Gewalt deutlich machen zu können, muss man sie aus der Sicht des ......, des ...... und der ...... betrachten.

FALLBEISPIEL (FRAGEN 1.413–1.414)

Herr Kodak, 78 Jahre alt, ist vor einem Jahr plötzlich Witwer geworden. Das Rollenverhältnis in der Ehe war klassisch: Er hatte das Geld verdient, seine Frau den Haushalt versorgt. Nachdem die Frau gestorben war, vereinsamte Herr Kodak und konnte sich nur sehr dürftig selbst versorgen. Zum Glück hatte er wenigstens noch seinen Stammtisch und besuchte auch ein paar Kumpels zwischendurch.

Vor 6 Wochen erlitt Herr Kodak einen Schlaganfall. Dank der Reha kann er zwar wieder gehen, aber nach Ansicht des Arztes und seiner Kinder ist nicht daran zu denken, dass er allein mit ambulanter Hilfe weiter zu Hause leben kann. Er ist depressiv und vergisst sehr viel seit dem Schlaganfall.

Die Kinder wählen für Herrn Kodak ein Heim in einer anderen Stadt, 500 km von seinem Heimatort entfernt, aber in ihrer Nähe, damit sie ihn regelmäßig besuchen können. Bei sich in der Wohnung können sie ihn nicht aufnehmen. Herr Kodak versteht sich ganz gut mit seinen Kindern.

Im Heim ist leider nur ein Platz im Doppelzimmer frei. Sobald ein Einzelzimmer frei wird, kann er dieses bekommen. Herr Kodak wird im Heim freundlich begrüßt, es wird ihm alles gezeigt, er wird nach seinen Wünschen gefragt und man heißt ihn herzlich in seinem neuen Zuhause willkommen. Die nächsten Tage steht Kerr Kodak zwar unter dem Eindruck des Neuen, aber eigentlich sieht er diesen Einzug nicht als endgültig an. Seine Wohnung in seinem Heimatort ist ja auch noch nicht verkauft, da will er erst noch mal abwarten.

Wochen vergehen und die Aussicht, dass der Heimaufenthalt nur vorübergehend ist, schwindet. Auch ein Einzelzimmer ist noch nicht frei; es ist noch kein Mitbewohner gestorben. Herr Kodak wird mürrischer, verweigert sich allen Angeboten, wirkt undankbar und schaut nur noch in den Fernseher. Auch seinen Kindern gegenüber, die ihn regelmäßig besuchen kommen, verhält er sich abweisend. Seine Depressionen verschlimmern sich.

1.413. Erkennen Sie in diesem Beispiel Gewalt? Berücksichtigen Sie die Sicht von Herrn Kodak, der Pflegekräfte und der Kinder.

Sicht von Herrn Kodak: Der Einzug in das Heim ist, wie in den meisten Fällen, nicht wirklich freiwillig geschehen. Aus Vernunftsgründen hat er eingesehen, dass es aufgrund von Sachzwängen sein muss. Nach unserem Definitionsversuch von Gewalt liegt mit dem Einzug in das Heim, der auch den Verlust seiner sozialen Kontakte bedeutet, schon die erste gewaltsame Situation vor.

Die nächste liegt darin, dass er sich trotz geäußerter Wünsche an einen ihm fremden Tagesablauf halten muss und seine Freiheit notgedrungen aufgeben musste. Nicht einmal in ein Einzelzimmer kann er sich zurückziehen und dort für sich sein. In seinem Zweibettzimmer muss er auch noch zwangsläufig Einbußen in seiner Intimsphäre hinnehmen. Der Gedanke, dass erst jemand sterben muss, damit es ihm besser geht (Einzelzimmer), trägt wohl auch zur Frustration bei.

Sicht der Pflegekräfte: Sie haben sich viel Mühe beim Einzug von Herrn Kodak gegeben, ohne Erfolg. Herr Kodak will sich gar nicht wohlfühlen. Er signalisiert nur Ablehnung und Verweigerung der Mitarbeit. Hier gestaltet sich eine schwierige Pflegebeziehung, die mit sehr viel Reflexion begleitet werden muss, da sie ein gewisses Gewaltpotenzial enthält.

Sicht der Kinder: Auch die Kinder fühlen sich schuldig, haben ein schlechtes Gewissen und meinen, ihr Vater bringe mit seinem Verhalten Vorwürfe zum Ausdruck. Man kann vielleicht sogar sagen, sie erleiden einen Liebesentzug und empfinden dies als Gewalt.

1.414. Ziehen Sie ein Fazit aus Ihren Überlegungen.

Gewalt

- ist etwas sehr Komplexes,
- ist aus den Blickwinkeln aller Beteiligten zu betrachten,
- kann Ursachen in allen Lebensbereichen haben,
- hat immer etwas mit Beziehungen zu tun.

7

1.415. Zeigen Sie kurz den Prozess auf, der zu Gewalt führt.

Der Prozess, der zu Gewalt führt, beruht in den seltensten Fällen auf einer pathologischen Persönlichkeitsstörung der Pflegekraft. Das Zusammentreffen von mehreren schwierigen Faktoren (F) kann Gewalt auslösen (➤ Abb. 7.3).

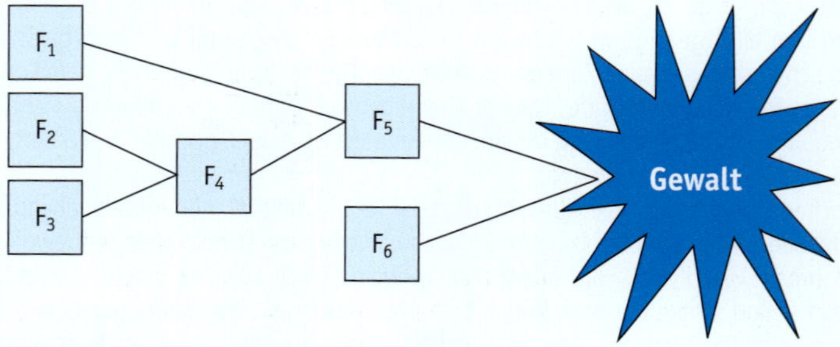

Abb. 7.3 Prozess, der zu Gewalt führt [L143]

FALLBEISPIEL (FRAGEN 1.416–1.421)

Altenpflegerin Herta macht Dauernachtwachen auf einer Station mit schwerstpflegebedürftigen und dementen Bewohnern. Zwölf von ihnen müssen regelmäßig gelagert werden, oder es muss bei ihnen eine Inkontinenzversorgung vorgenommen werden. Herr Schulz hat einen gestörten Tag-Nacht-Rhythmus, läuft die ganze Nacht auf der Station umher und findet aufgrund von Orientierungsstörungen sein Zimmer nicht mehr. Manchmal landet er auch in einem fremden Zimmer und will sich dort ins Bett legen.

Herta scheint eine perfekte Pflegekraft zu sein. Nie klagt sie über die Arbeit, wo doch andere Nachtdienstpflegekräfte immer wieder von schwierigen Vorfällen und Problemen berichten. Sie vermeidet allerdings auch jeglichen „überflüssigen" Kontakt zu ihren Kolleginnen und hält sich bei der Übergabe vom „Stationstratsch", wie sie es nennt, fern. Die Dokumentationen der Nächte lassen keine Ungenauigkeiten oder Lücken erkennen.

Seit einiger Zeit bemerken die Kollegen des Frühdienstes, dass Herr Schulz blaue Flecken an den Handballen und Unterarmen hat und am Morgen nach den Nachtdiensten von Herta verstörter ist als sonst und keine Pflegekraft an sich heranlassen will. Genauso hat Frau Brauer, eine zu aggressiven Reaktionen neigende Alzheimer-Patientin, plötzlich einen blauen Fleck unter dem Auge. Herta muss bei ihr nachts die Einlagen wechseln und vermerkt in der Dokumentation, dass Frau Brauer sich bei der Inkontinenzversorgung stark gewehrt habe und mit der Wange an ihren Ellenbogen gestoßen sei.

Man spricht untereinander von diesen Auffälligkeiten, geht dem Verdacht, dass in der Nacht irgendetwas passiert, aber nicht nach. Man will erst mal abwarten.

Was die Kolleginnen nicht wissen: Herta bedroht Herrn Schulz bei seinen nächtlichen Spaziergängen und sperrt ihn, wenn die Einschüchterungen nicht mehr wirken, in seinem Zimmer ein, wo er verzweifelt mit den Fäusten an seine Zimmertür schlägt, bis er vor Erschöpfung auf den Boden sinkt. Frau Brauer hat sich nicht an Herta gestoßen, sondern Herta hat Frau Brauer ins Gesicht geschlagen, als diese bei der Pflegehandlung um sich schlug und Herta ins Gesicht kniff. Bewohner, mit denen eigentlich vor dem Einschlafen ein Kontinenztraining durchgeführt werden sollte, bekommen stattdessen Einlagen für die Nacht. Die Frühschicht bemerkt das natürlich, kümmert sich aber weiter nicht darum.

Im Übrigen wartet man immer noch ab.

1.416. Beurteilen Sie die Situation.

- Herta sperrt Herrn Schulz ein, übt damit Gewalt gegen ihn aus und begeht eine strafbare Freiheitsberaubung (➤ Frage 1.086, ➤ Frage 1.087).
- Schon die vorangegangenen Einschüchterungsversuche, egal ob durch Angstmachen, Drohen oder bloßes Anschreien, stellen Gewalt dar.
- Herta muss die Schläge gegen die Tür gehört haben, sodass ihr Nichtreagieren hier eine strafbare Unterlassung von notwendigen Maßnahmen darstellt und eine Körperverletzung an den Händen verursacht hat, dieses Unterlassen ist als Gewalt zu werten.
- Frau Brauer ist von Herta geschlagen worden mit der Folge einer Körperverletzung, die eine strafbare Gewalthandlung ist. Unerheblich ist insofern, dass Frau Brauer ihrerseits aggressiv gegen Herta war, es sei denn, Herta könnte eine nicht bewusste Affekthandlung zur Entschuldigung anführen. Auch eine Notwehrhandlung scheidet aus (➤ Frage 1.052).
- Das Anlegen von Einlagen statt Toilettentraining ist Gewalt und ein Verstoß gegen die Berufsethik, da die Pflege die Förderung der Ressourcen zum Erhalt und Wiedergewinnung der Selbstständigkeit zum Ziel hat.

7

1.417. Nennen Sie Faktoren, die gewaltfördernd wirken.

Gewaltfördernde Faktoren:

- Chronische Arbeitsüberlastung aufgrund eines schlechten Personalschlüssels und hoher Krankenstände
- Missverhältnis zwischen Anspruch an die Pflege und vorhandenen Ressourcen
- Keine systematische Pflege nach überprüfbaren Pflegemethoden
- Nicht genügend in gerontopsychiatrischen Krankheiten qualifiziertes Personal
- Aggressivität des psychisch kranken Bewohners
- Aufgrund fehlender Kenntnisse des Krankheitsbilds kein Verständnis für die Situation des Bewohners
- Hohe Personalfluktuation
- Tabuisieren des Gewaltthemas in stationären Einrichtungen
- Schlechtes Betriebsklima
- Keine ausreichende Kontrolle
- Spannungen in der Pflegebeziehung
- Macht und Ohnmacht
- Machtgefälle zwischen Pflegebedürftigen und Pflegenden
- Gedankenlosigkeit
- Unachtsamkeit
- Ignoranz
- Ekel
- Antipathie
- Eigene Gewalterfahrung
- Persönliche Probleme aus dem privaten Bereich
- Persönliche Probleme aus dem beruflichen Bereich (z. B. Burn-out, Mobbing)
- Gesundheitliche Probleme (z. B. Helfersyndrom)

Gewalt gegen alte Menschen in Pflegeeinrichtungen kann demnach überwiegend, aber nicht ausschließlich als strukturelles Problem gesehen werden. Die strukturellen Mängel begünstigen ihrerseits die personalen Ursachen.

1.418. Welche Ursachen sehen Sie im geschilderten Fall?

Ursachen von Gewalt:

- Zu wenig Personal in der Nacht für die besonderen Anforderungen dieser Station
- Ethische Defizite
- Übertriebener Anspruch der Pflegekraft an ihre eigene Leistungsfähigkeit, der zu den pflegeintensiven Fällen auf Station in keinem Verhältnis steht (nie klagt sie, alles läuft prima)
- Probleme in der Pflegebeziehung
- Mangelnde Fachkompetenz in der Pflege dementer Menschen
- Überforderung mit Dauernachtwachen und mangelnde Einbindung ins Team

1.419. Welche Auslöser können im Allgemeinen und hier im speziellen Fallbeispiel zum Ausbruch der Gewalt führen?

Auslöser für Gewalt:
- Erreichen der individuellen Belastbarkeitsgrenze verbunden mit Desillusionierung und innerer Distanzierung
- Momentaner Wegfall der Hemmschwelle
- Häufung verschiedener Ursachenfaktoren

Auf jeden Fall sind bei Herta mehrere Ursachen zusammengekommen, die bei der Versorgung von Frau Brauer zu einem momentanen Wegfall der Hemmschwelle geführt haben.

In Bezug auf Herrn Schulz kann nicht mehr von einmaliger, momentaner Gewalt gesprochen werden, sondern von fortgesetztem Tun. Hier hat das Erreichen der eigenen Belastbarkeitsgrenze zur Abstumpfung der eigenen Gefühle und einer Verrohung geführt, die mit zunehmenden Wiederholungen wohl auch das Unrechtsbewusstsein verdrängt hat. Es scheinen keine ethischen Bedenken mehr vorhanden zu sein: Herta missbraucht ihre Macht gegenüber den von ihr abhängigen Pflegebedürftigen.

1.420. Wie kann man sich die Aggression, die von Frau Brauer ausgeht, erklären und wie kann man sie verhindern?

Ursachen von Aggressionen und Gewalt, die vom Bewohner ausgehen, können sein:
- Symptom der Krankheit und Kontrollverlust
- Medikamente
- Gefühl des Ausgeliefertseins, Panik, Verzweiflung, Hadern mit dem Schicksal
- Freiheitsentzug durch Fixierung
- Reizüberflutung
- Individuelle Aggressionsbereitschaft und Gewalterfahrung
- Abneigung
- Ungünstiges Milieu

Ausgelöst werden die Aggressionen z. B. durch:
- Missverständnisse
- Vernachlässigung
- Gewalt

Frau Brauer wurde bei der Inkontinenzversorgung aggressiv. Diese Handlung stellt einen, wenn auch notwendigen, massiven Eingriff in die Intimsphäre dar. Auch die Pflegekraft in der Nacht muss die notwendigen Beziehungen zu Bewohnern aufbauen, mit ihnen kommunizieren, sie behutsam wecken, wenn sie schlafen, und genau die gleichen Kompetenzen in der Pflege dementer Bewohner haben wie die Pflegekräfte im Tagdienst.

1.421. Kann das Verhalten der Kollegen als Mitursache für Hertas Gewaltbereitschaft und Gewalthandlungen gesehen werden?

Ja. Unentschlossenheit der Kollegen, wie sie mit einem Verdacht umgehen sollen, kann zur Duldung der Gewalt führen und sie damit auch stillschweigend als unausweichlich rechtfertigen oder entschuldigen.

Eine klarer Standard zum Umgang mit Auffälligkeiten, die auf Gewalt schließen lassen, kann zur Vermeidung von Gewalt hilfreich sein. So braucht kein Mitarbeiter Angst zu haben, als „Nestbeschmutzer" beschimpft zu werden oder gar Repressalien von Kollegen und/oder Vorgesetzten ausgesetzt zu sein. Wichtig ist also eine offene Gesprächskultur über Aggressionen und Gewalt und keine Tabuisierung des Themas.

FALLBEISPIEL (FRAGEN 1.422–1.423)

Frau Schröder, 90 Jahre alt und multimorbid (Pflegegrad 4), lebt in der Familie ihres Sohnes. Sie wird von der Schwiegertochter mit Unterstützung eines ambulanten Pflegedienstes gepflegt. Frau Schröder liegt meist im Bett, aber nach dem Frühstück soll der Pflegedienst Frau Schröder ans Fenster setzen, damit sie hinausschauen kann. In Ermangelung eines Roll- oder Therapiestuhls wird sie auf den Nachtstuhl gesetzt, mit dem sie ins Badezimmer gefahren wird und auf dem sie auch gewaschen wird. Frau Schröder kann sich im Sitzen nicht mehr sicher aufrecht halten und so passierte es, dass sie einmal vom Nachtstuhl rutschte. Auf dem Boden liegend wurde sie von dem Sohn gefunden. Zum Glück erlitt Frau Schröder keine Verletzungen.

Damit so etwas nicht noch einmal passieren würde, schlug der Pflegedienst dem Sohn vor, einen Rollstuhl zu besorgen. Da die Pflegekasse schon den Nachtstuhl bezahlt hatte, gab es Schwierigkeiten mit der Begründung für einen Rollstuhl, da Frau Schröder eigentlich bettlägerig ist. Eine Anschaffung aus eigenen Mitteln lehnte er ab. Daraufhin wurde Frau Schröder zunächst mit einer elastischen Binde an der Rückenlehne des Nachtstuhls festgebunden und, als dies das Herunterrutschen nicht verhindern konnte, wurde zudem die gepolsterte Sitzfläche des Nachtstuhls abgenommen und sie direkt auf die Toilettenbrille gesetzt. Die Pflegekraft, die dies auf Anweisung des Sohnes, der auch Betreuer seiner Mutter war, jeden Morgen macht, entdeckte bald, dass der Toilettenring Druckstellen an den Oberschenkeln verursacht. Der Sohn ist allerdings an einer pflegerisch vertretbaren Lösung nicht interessiert.

1.422. Liegt im vorliegenden Fall Gewalt vor?

7

Ja. Der Nachtstuhl hat die Funktion, als Toilettenersatz zu dienen. Niemand würde normalerweise auf die Idee kommen, sich auf der Toilette sitzend zu waschen oder sie gar als Stuhl zu benutzen. In der Pflege wird das regelmäßige Waschen auf dem Toilettenstuhl als entwürdigend angesehen, erst recht aber das regelmäßige Benutzen als Stuhl. Im geschilderten Fall kommt es aber noch härter: Frau Schröder wird unsachgemäß und gefährlich auf dem Stuhl fixiert. Abgesehen von nicht genehmigungsbedürftigen Fixierungen, die von Angehörigen in der häuslichen Pflege vorgenommen werden, gilt für die professionelle Pflegekraft im ambulanten Dienst dieselbe Genehmigungspflicht von geeigneten Fixierungsmaßnahmen, die sie selbst vornimmt, wie in der stationären Pflege. Die Krönung des „Ideenreichtums" stellt die Sicherung durch den Toilettenring dar.

In diesem Fall finden wir mehrere Handlungen, die die Würde von Frau Schröder verletzen und auch die Tatbestände der Freiheitsberaubung und Körperverletzung erfüllen.

1.423. Nehmen Sie Stellung zu dem Verhalten des Pflegedienstes in Bezug auf die Gewalt, die von Angehörigen ausgeht.

Die Pflegekraft müsste diese Fixierungshandlung schon allein aus rechtlichen Gründen verweigern, und erst recht aus pflegerischen. Etwaige Anweisungen diesbezüglich durch die Pflegedienstleitung des Pflegedienstes wären rechtswidrig, da sie gegen das Gesetz verstoßen würden. Wirtschaftliche Beweggründe des Pflegedienstes dürfen bei solch einer entwürdigenden und gefährlichen Pflegesituation keine Rolle spielen.

Gewalt, die von Angehörigen gegen den zu Pflegenden ausgeht, ist bekannt und hat grundsätzlich ähnliche Ursachen und Auslöser wie die Gewalt, die von professionellen Pflegekräften ausgeht. Schnittstellen gibt es dann, wenn Pflegende von dieser Gewalt Kenntnis erlangen oder auch nur einen gewissen Verdacht haben.

Stoßen Pflegekräfte in der ambulanten Pflege auf Gewalt von Angehörigen, so müssen sie eingreifen, da sie sonst quasi zu Mittätern durch Unterlassen und Duldung werden. Mögliche Hilfsangebote:

- Gespräch über die Pflegesituation
- Schulungen für pflegende Angehörige
- Inanspruchnahme von Haushaltshilfen
- Antrag auf Höhereinstufung bei der Pflegekasse
- Einschalten des Arztes
- Selbsthilfegruppen

Sollte keine Verbesserung für den Patienten eintreten, so muss das Pflegepersonal über den Pflegedienst seine begründeten Beobachtungen dem MDK melden oder u. U. im Ernstfall auch das Vormundschaftsgericht einschalten.

Nicht vergessen werden darf allerdings die Schweigepflicht, unter die diese Beobachtungen fallen, wenn der Patient die Weitergabe an Behörden oder andere Personen untersagt.

1.424. Nennen Sie mögliche vorbeugende Maßnahmen.

Vorbeugende Maßnahmen gegen Gewalt:

- Minimierung des strukturellen Risikopotenzials durch verbesserte Rahmenbedingungen
- Fortbildungen
- Supervision
- Unterstützung durch Arbeitsgruppen (Berufsverbände)
- Personalanpassung (Umsetzung, Versetzung)
- Bewusstmachung und Selbstwahrnehmung mit rechtzeitigem Gegensteuern
- Entwicklung persönlicher Entlastungsstrategien

1.425. Schlagen Sie Maßnahmen zur Beendigung von Gewalt vor.

Um Gewalt zu beenden, muss sie erst einmal aufgedeckt werden. Ist dies geschehen, ist das konsequente Handeln von Vorgesetzten, Kollegen und Angehörigen notwendig.

1.426. Wie kann man Gewalt diagnostizieren und warum bleibt es immer wieder anonymen Anzeigen von Pflegekräften, heimlichen Videoaufnahmen und der Skandalpresse überlassen, Gewalt aufzudecken?

Offene aktive Gewalt ist relativ leicht zu diagnostizieren. Sie lässt sich an Wunden, blauen Flecken etc. festmachen. Auch die subtile Gewalt wird von den Kollegen in der Regel am Verhalten des Bewohners oder durch andere Beobachtungen entdeckt. Falsch verstandener Teamgeist, Angst vor Repressalien und Rufschädigung führt u. U. zum Leugnen von Gewaltanzeichen nach dem Motto: „Was nicht sein kann, das nicht sein darf." Die Aufdeckung darf nicht anonymen Anzeigen und der Skandalpresse überlassen werden.

KAPITEL

8 Exemplarische Abschlussprüfung

8.1 Fragen

8.1.1 Tag 1

Prüfungsfach:	Grundlagen der Pflege
Bearbeitungszeit:	120 Minuten
Zugelassene Hilfsmittel:	keine

Teil A (30 Punkte)

1. Die Expertenstandards werden vom Deutschen Netzwerk für Qualitätsentwicklung in der Pflege entwickelt. Erläutern Sie vier Ziele von Expertenstandards und zählen Sie vier derzeit gültige Expertenstandards auf. (8 P)
2. Führen Sie drei Gründe für die Notwendigkeit einer Pflegedokumentation auf. (3 P)
3. Um die Pflegequalität zu sichern, werden Pflegestandards eingesetzt. Benennen Sie vier Anforderungen, die Pflegestandards erfüllen müssen. (4 P)
4. Definieren Sie die Begriffe „Gesundheit" und „Krankheit". (4 P)
5. Geriatrische Rehabilitation hat zum Ziel, die Autonomie und Alltagskompetenz älterer Menschen zu fördern.
   a. Führen Sie drei Voraussetzungen auf, die für die Bewilligung einer geriatrischen Rehabilitation erfüllt sein müssen. (3 P)
   b. Zählen Sie drei zentrale Aufgaben von Pflegekräften auf, die in der geriatrischen Rehabilitation tätig sind. (3 P)
6. Zählen Sie vier Prinzipien der Pflegeethik auf. (4 P)
7. Definieren Sie den Begriff „Compliance" im Rahmen eines Pflegeprozesses. (1 P)

30 P

Teil B (70 Punkte)

8

FALLBEISPIEL

Frau Winkler ist 88 Jahre alt und hat sich entschieden in die Seniorenresidenz „Wallberg" einzuziehen. Zu diesem Schritt entschloss sie sich, da ihr das Gehen zunehmend schwerfällt. Sie ist innerhalb der letzten 4 Monate dreimal gestürzt, hat aber glücklicherweise keine schwereren Verletzungen davongetragen. Nur die Angst von erneuten Stürzen ist groß.
Frau Winkler leidet seit vielen Jahren an einem insulinpflichtigen Diabetes mellitus Typ II. Aufgrund der Schwere der Erkrankung macht ihr eine Polyneuropathie zunehmend große Schwierigkeiten, was sich vor allem auf das Gangbild auswirkt. Frau Winkler nimmt dann einen Gehstock zu Hilfe und bewegt sich mit gebücktem Oberkörper fort. Teilweise klagt sie über starke Schmerzen in den Beinen, vorwiegend beim Gehen, sodass sie sich nur noch mit dem Rollstuhl fortbewegen kann. Einen Rollator lehnt sie bisher ab, ohne Gründe zu nennen.
Frau Winkler lebte 40 Jahre in einer schönen Fünfzimmerwohnung mitten in der Stadt. Vor 5 Jahren starb ihr Mann, den sie in seinen letzten beiden Lebensjahren gepflegt hatte. Seitdem zieht sie sich immer mehr zurück. Ihre Ehe blieb kinderlos, und darüber ist Frau Winkler sehr traurig. Sie sagt: „Nun habe ich niemanden, mit dem ich vertraute Dinge austauschen kann. Niemand ist da, der mir hilft, meinen Alltag zu bewältigen." Sie verließ ihre Wohnung nur noch einmal in der Woche, um einzukaufen. Sie erzählt Ihnen im Rahmen des Aufnahmegesprächs auch, wie einsam sie zu Hause war und dass sie sich sehr auf den Kontakt mit den Mitbewohnern freut. Als gelernte Handarbeitslehrerin liebt sie Stricken und Basteln. Leider lässt aufgrund einer beginnenden Makuladegeneration auch ihr Augenlicht nach. Sie kompensiert dies mit einer Lupenlampe.

Derzeit verordnete Medikation:

Actraphane 30 nach BZ-Schema
Novalgin gtt 40–40–40–40

Fragestellungen zum Fallbeispiel:

1. Sie sind die zukünftige Bezugspflegekraft von Frau Winkler. Am Anfang des pflegerischen Auftrags möchten Sie gerne so viele Informationen wie möglich über Frau Winkler einholen und dokumentieren. Benennen Sie drei mögliche Quellen, die pflegerelevant sind. (3 P)
2. Dem Fallbeispiel können „subjektive Daten" und „objektive Daten" entnommen werden. Definieren und erklären Sie die Begriffe und geben Sie jeweils drei Beispiele aus dem Fallbeispiel an. (8 P)
3. Zählen Sie zwei Expertenstandards auf, die für die Situation von Frau Winkler in Betracht kommen, und begründen Sie Ihre Auswahl. (2 P)
4. Erläutern Sie zu den zwei benannten Expertenstandards je eine Ressource und eine Einschränkung von Frau Winkler. (4 P)
5. Frau Winkler leidet aufgrund der Polyneuropathie teilweise unter starken Schmerzen. Neben dem medikamentösen Schmerzmanagement gibt es zahlreiche pflegerische Maßnahmen, die zur Schmerzlinderung beitragen. Benennen Sie drei pflegerische Maßnahmen zur Schmerzlinderung und begründen Sie Ihre Entscheidung. (9 P)
6. Sie sind die Bezugspflegekraft von Frau Winkler und damit beauftragt, für Frau Winkler eine Pflegeplanung zu schreiben.
   a. Erläutern Sie die Definition des PESR-Schemas. (4 P)
   b. Erstellen Sie eine Beschreibung einer pflegerelevanten, aktuellen Situation von Frau Winkler nach dem PESR-Schema. (4 P)
7. Benennen Sie drei für Frau Winkler relevante ABDEL und schreiben Sie dazu je ein Pflegeproblem, eine Ressource, ein Ziel und eine Maßnahme auf. (15 P)
8. Frau Winkler ist heute in Ihrem Wohnbereich eingetroffen. Eine Bekannte begleitet sie. Schildern Sie Ihr Vorgehen, wie Sie das Ankommen und die Eingewöhnung von Frau Winkler positiv beeinflussen können. (8 P)
9. Um die Situation von Frau Winkler richtig einschätzen zu können, helfen Assessments. Zeigen Sie zwei Assessmentinstrumente auf, die für Frau Winkler relevant sein können. (2 P)
10. Im Pflege- und Betreuungsprozess nehmen ethische Aspekte einen hohen Stellenwert ein. Zählen Sie vier Aspekte für einen taktvollen, achtsamen und würdevollen Umgang mit dem Klienten auf. (4 P)
11. Die Betreuungsassistentin Frau Mehlrati kommt auf Sie zu und bittet Sie um Anregungen für die Gestaltung einer Aktivierung von Frau Winkler. Zählen Sie drei Anregungen auf. (3 P)
12. Sie leiten die Auszubildende Michaela Loy zu einer wertschätzenden Grundhaltung für die Kommunikation mit Frau Winkler an. Führen Sie vier wichtige Grundhaltungen einer gelingenden Kommunikation auf. (4 P)

8.1.2 Tag 2

Prüfungsfach: Altenpflege und Altenkrankenpflege (Theorie)
Bearbeitungszeit: 120 Minuten
Zugelassene Hilfsmittel: keine

Teil A (30 Punkte)

1. Nennen Sie vier Symptome einer Rechtsherzinsuffizienz. (4 P)
2. Nennen Sie zwei nichtmedikamentöse Therapien, die bei Diabetes mellitus eingesetzt werden können. Erläutern Sie ausführlich beide Formen. (4 P)
3. Die Alzheimer-Demenz und die vaskuläre Demenz unterscheiden sich hinsichtlich der Ursachen und des Verlaufs der Erkrankung. Beschreiben Sie detailliert diese Unterschiede. (8 P)
4. Geben Sie zwei Indikationen für das Anlegen einer PEG und zwei Kontraindikationen für diese Maßnahme an. (4 P)
5. Zählen Sie fünf Symptome auf, die auf einen Apoplex hinweisen können. (5 P)
6. Bei einem akuten Asthmaanfall leiten Sie Sofortmaßnahmen ein. Führen Sie die vier wichtigsten auf. (4 P)
7. Nennen Sie die gefürchtetste Komplikation einer Beinvenenthrombose. (1 P)

30 P

Teil B (70 Punkte)

FALLBEISPIEL

Seit einem halben Jahr lebt die 84-jährige Frau Meier in Ihrem Wohnbereich des Pflegeheims „St. Irmingard". Frau Meier entschloss sich nach dem plötzlichen Tod ihres Mannes, der sich bis zum Schluss um ihre Pflege gekümmert hatte, ins Heim zu ziehen. Keines ihrer Kinder lebt in der näheren Umgebung, um die Pflege übernehmen zu können, jedoch pflegt sie einen guten Kontakt zu ihnen. Täglich telefoniert sie mit ihren Kindern und monatlich erhält sie auch Besuch von ihnen. Über den Verlust ihres Ehegatten ist sie bis heute nicht hinweg.

Frau Meier war eine lebenslustige Frau, die mit Leidenschaft ihrem Beruf als Köchin in einer Gaststätte nachging und auch zu Hause die Familie mit allerlei Schmankerln und köstlichen Kuchen verwöhnte. Ihrer Figur sah man an, dass sie gerne aß. Auch heute noch ist sie übergewichtig und wiegt bei einer Größe von 160 cm 85 kg. Sie nascht eben mit Vorliebe Süßes.

Vor 8 Jahren wurde bei Frau Meier Diabetes mellitus Typ 2 diagnostiziert. Als Therapie bekommt sie abends ein Langzeitinsulin und dreimal täglich ein orales Antidiabetikum. Da sie sich jedoch nicht an Ernährungsvorschriften hält, schwanken die Blutzuckerwerte erheblich. Zunehmend verschlechterte sich ihr Sehvermögen, sodass sie fast blind und auf Hilfe angewiesen ist. Ebenso klagt sie darüber, ihr „Fingerspitzengefühl" verloren zu haben und dass ihre Füße sich anfühlten, als würden Ameisen darüberlaufen, außerdem seien sie ständig kalt.

Bewegte sie sich früher noch gern, so wurde sie zunehmend passiver, sitzt viel in ihrem Zimmer und zeigt keine Motivation zu Bewegung. Seit einiger Zeit klagt sie immer öfter über Rücken- und Gelenkschmerzen. Nach langem Liegen und Sitzen fühlt sie sich steif. Alles geht langsamer, und auch beim Essen verschluckt sie sich häufiger. Sie schwitzt viel, besonders nachts, und auch die Haut im Gesicht ist fettiger.

Die Vorstellung beim Neurologen ergab die Diagnose Morbus Parkinson. Der Arzt verordnet Frau Meier 1 Tablette L-Dopa 100 3 × tgl.

8

Fragestellungen zum Fallbeispiel:

1. Nennen und erläutern Sie vier Symptome, die Frau Meier zeigt und dessen Ursache der Morbus Parkinson sein könnte. (12 P)
2. Durch die zunehmenden Beschwerden aufgrund des Morbus Parkinson werden verschiedene Prophylaxen bei Frau Meier nötig. Zählen Sie vier Prophylaxen auf und begründen Sie Ihre Auswahl. (8 P)
3. Das Medikament L-Dopa ist für Frau Meier neu, deshalb erklären Sie ihr die Wirkweise dieses Arzneimittels. (2 P)
4. Weiterhin erläutern Sie Frau Meier, was sie bei der Einnahme von L-Dopa zu beachten hat. Begründen Sie vier Hinweise. (8 P)
5. Frau Meier zeigt durch ihre jahrelange Diabetes-mellitus-Erkrankung Symptome, die möglicherweise auf Spätfolgen einer schlechten Blutzuckereinstellung hindeuten können. Beschreiben Sie drei Symptome detailliert. (6 P)
6. Durch die zunehmende Dysphagie isst und trinkt Frau Meier weniger. Sie achten auf die Symptomatik einer Hypoglykämie. Nennen Sie vier mögliche Symptome der Hypoglykämie. (4 P)
7. Bei Frau Meier lassen sich Ressourcen erkennen, die bei der Planung von Pflegemaßnahmen hilfreich sein können. Nennen Sie drei Ressourcen von Meier und begründen Sie Ihre Auswahl. (6 P)
8. Leiten Sie im Hinblick auf eine mögliche Verschlechterung des Diabetes mellitus und der Parkinsonerkrankung von Frau Meier zu folgenden ABEDLs je drei Pflegemaßnahmen ab: „essen und trinken können", „für Sicherheit sorgen"; „sich bewegen können", „sich pflegen können". (12 P)
9. Frau Meier äußert ihre Angst vor der zunehmenden Pflegebedürftigkeit, da sie immer ein sehr selbstbestimmtes Leben geführt hat. Zeigen Sie drei Möglichkeiten der Angstreduzierung auf und begründen Sie Ihre Auswahl. (6 P)
10. Interdiziplinäres Arbeiten ist eine Aufgabe der Pflegefachkraft. Mit welchen Berufsgruppen ist es sinnvoll, für eine optimale Pflege von Frau Meier zusammenzuarbeiten? Geben Sie drei Möglichkeiten an und schildern Sie, welche Probleme damit angegangen werden können. (6 P)

8.1.3 Tag 3

Prüfungsfach:	Lebensgestaltung
Bearbeitungszeit:	120 Minuten
Zugelassene Hilfsmittel:	keine

Teil A (30 Punkte)

1. Erläutern Sie fünf mögliche Verhaltensweisen, die Menschen im Trauerprozess durchleben können. (5 P)
2. Als Pflegeperson können Sie Trauernde unterstützen. Führen Sie acht wichtige Aspekte auf, die Sie als Pflegeperson im Gespräch mit den trauernden Angehörigen beachten sollten. (8 P)
3. Definieren Sie den Begriff „Selbstkonzept" des Menschen und benennen Sie die Dimensionen dieses Selbstkonzepts. Geben Sie dazu je ein Beispiel an. (8 P)
4. Benennen Sie vier Faktoren, die die pflegerische Betreuung von Migranten erschweren können. (4 P)
5. Viele ältere Migranten haben traumatische Erfahrungen (Verfolgung, Krieg, Katastrophen) durchleben müssen. Pflegende sollten daher besonders aufmerksam werden, wenn sie bestimmte Verhaltensmuster beobachten. Benennen Sie sechs Verhaltensmuster, die auf eine Traumatisierung hinweisen können. (5 P)

30 P

Teil B (70 Punkte)

FALLBEISPIEL

Marita Lehner ist 80 Jahre alt und lebt seit 50 Jahren mit ihrem 10 Jahre jüngeren Ehemann Walter in einem schönen, selbst gebauten Haus in einer kleinen Stadt. Sie führt den Haushalt und war bis vor 10 Jahren auch noch zuständig für die Koordination und Buchführung des Handwerksbetriebs ihres Mannes, der als selbstständiger Schreiner tätig war. Seit 10 Jahren sind Frau Lehner und ihr Mann im Ruhestand. Die Ehe ist kinderlos. Mit den Nachbarn ist das Ehepaar Lehner seit Jahrzenten miteinander befreundet, sie besuchen sich oft gegenseitig.

Frau Lehner leidet seit 20 Jahren unter Herzinsuffizienz mit Dyspnoe und kann nur noch kurze Strecken zurücklegen. Auch für die täglichen Verrichtungen benötigt Frau Lehner eine längere Zeitspanne. Ihr Mann unterstützt sie so gut er kann, sie haben ein harmonisches Verhältnis.

Im gemeinsamen Haus ist es Frau Lehner seit 1 Jahr nicht mehr möglich, die Treppen zu steigen, um ins Schlafzimmer im Obergeschoss zu kommen. So wurde das gemeinsame Schlafzimmer ins Erdgeschoss verlegt. Für Frau Lehner, die früher so gern mit ihrem Mann und ihren Freundinnen in die Innenstadt zum Kaffeetrinken oder für Operettenbesuche gefahren ist, sind die häufigen Stimmungsschwankungen besonders belastend. Ihr fällt es sehr schwer, sich damit abzufinden, dass solche Unternehmungen nur noch mit einem hohen Aufwand und einer guten Tagesform möglich sind. Oft fühlt sie sich nutzlos und abhängig, da sie so viele Aufgaben früher alleine und selbstständig bewältigen konnte. Das bewusste Erleben von Ohnmacht und Hilflosigkeit sowie die Abhängigkeit von ihrem Ehemann lässt ihr Selbstwertgefühl immer wieder ins Wanken kommen.

Vor 6 Monaten erlitt ihr Ehemann Walter Lehner einen Apoplex mit einer vollständigen Hemiplegie links. Nach einem langen Krankenhaus- und Reha-Aufenthalt soll Herr Lehner nun in ein Seniorenheim in der Nähe verlegt werden. Frau Walter überlegt nun, auch in das Seniorenheim zu ihrem Mann zu ziehen. Zunächst steht ihr Entschluss umzuziehen fest, doch hat sie die letzten Tage vermehrte Zweifel, diesen Schritt zu wagen. Sie sagt, sie wolle wegen ihrer häufigen Stimmungsschwankungen ihrem Mann nicht zur Belastung werden.

Fragestellungen zum Fallbeispiel:

1. Frau Lehner zieht in Erwägung, ins Seniorenheim zu ihrem Ehemann zu ziehen. Nennen Sie je drei mögliche Vor- und Nachteile für den Umzug ins Heim von Frau Lehner. (6 P)
2. Das soziale Netzwerk von Frau Lehner umfasst verschiedene Personen. Definieren Sie den Begriff „soziales Netzwerk". (2 P)
3. Sollte sich Frau Lehner entschließen, ins Seniorenheim umzuziehen, entstehen sowohl Elemente eines gewachsenen als auch eines professionellen sozialen Netzwerks, in dessen Mittelpunkt Frau Lehner steht. Erläutern Sie die Elemente des gewachsenen und des professionellen Netzwerks. (6 P)
4. Nennen und beschreiben Sie die existenziellen Erfahrungen, die das Leben von Frau Lehner in den letzten 20 Jahren geprägt haben. (12 P)
5. Erklären Sie am Beispiel von Frau Lehner vier verschiedene Altersbegriffe. (8 P)
6. Erläutern Sie drei klassische Alterstheorien und geben Sie dazu ein Beispiel aus Frau Lehners Sichtweise. (9 P)
7. Auch unsichtbare Leistungseinschränkungen, wie etwa die Herzinsuffizienz bei Frau Lehner, können als massive Körperkränkungen und Körperbildstörungen erlebt werden.
   a. Benennen Sie fünf Ursachen von Körperbildstörungen und geben Sie jeweils drei Beispiele an. (15 P)
   b. Oft fühlen sich Menschen mit einer Körperbildstörung wertgemindert. Auch bei Frau Lehner ist das der Fall. Erläutern Sie sieben allgemeine Anzeichen und Folgen, die Sie bei Betroffenen beobachten können. (7 P)
   c. Zählen Sie fünf Maßnahmen auf, die die Betroffenen in ihrem Selbstwertgefühl und ihrer Körperbildwahrnehmung unterstützen können. (5 P)

8

8.2 Lösungshorizont

8.2.1 Tag 1

Notenschlüssel:

Punkte	Note
100–92	1 (sehr gut)
91–81	2 (gut)
80–67	3 (befriedigend)
66–50	4 (ausreichend)
49–30	5 (mangelhaft)
29–0	6 (ungenügend)

Teil A (30 Punkte)

1. Die Expertenstandards werden vom Deutschen Netzwerk für Qualitätsentwicklung in der Pflege entwickelt. Erläutern Sie vier Ziele von Expertenstandards und zählen Sie vier derzeit gültige Expertenstandards auf. (8 P)
   Zum Beispiel:
   Ziele:
   - *Definition des beruflichen Aufgaben- und Verantwortungsgebiets*
   - *Förderung einer evidenzbasierten Berufspraxis*
   - *Förderung der beruflichen Identität*
   - *Förderung eines konstruktiven Dialogs über Qualitätsfragen mit anderen Gesundheitsberufsgruppen*

   Expertenstandards:
   - *Förderung der Harnkontinenz in der Pflege*
   - *Sturzprophylaxe in der Pflege*
   - *Dekubitusprophylaxe in der Pflege*
   - *Pflege von Menschen mit chronischen Wunden*

2. Führen Sie drei Gründe für die Notwendigkeit einer Pflegedokumentation auf. (3 P)
   Zum Beispiel:
   - *Sie erleichtert die Übersicht und Strukturierung der anfallenden Arbeiten.*
   - *Sie fördert die Nachvollziehbarkeit und Transparenz von Situationen.*
   - *Sie unterstützt einen reibungslosen und lückenlosen Informationsaustausch zwischen den einzelnen Schichtwechseln.*

3. Um die Pflegequalität zu sichern, werden Pflegestandards eingesetzt. Benennen Sie vier Anforderungen, die Pflegestandards erfüllen müssen. (4 P)
   Zum Beispiel:
   - *Pflegestandards müssen schriftlich dokumentiert werden.*
   - *Pflegestandards müssen einheitlich strukturiert und aufgebaut sein.*
   - *Pflegestandards sind für das gesamte Pflegepersonal verbindlich und müssen daher für diese zugänglich sein.*
   - *Pflegestandards müssen dem aktuellen Wissen einer professionellen Pflege entsprechen.*

4. Definieren Sie die Begriffe „Gesundheit" und „Krankheit". (4 P)
   Zum Beispiel:
   Gesundheit:
   Gesundheit ist ein positives Konzept, in dem die Bedeutung der individuellen und sozialen Ressourcen neben den körperlichen Fähigkeiten betont wird. (Ottawa-Charta 1986)
   oder
   Gesundheit ist die Abwesenheit körperlicher Erkrankungen; das sinnvolle Funktionieren unterschiedlicher biologischer Systeme; ein Zustand des körperlichen, seelischen und sozialen Wohlbefindens. (WHO 1948)
   Krankheit:
   (WHO)
   Krankheit ist die Störung der Funktion eines Organs, der Psyche oder des gesamten Organismus.
   oder
   Krankheit ist ein Zustand des körperlichen, geistigen oder seelischen Missempfindens.

5. Geriatrische Rehabilitation hat zum Ziel, die Autonomie und Alltagskompetenz älterer Menschen zu fördern.
   a. Führen Sie drei Voraussetzungen auf, die für die Bewilligung einer geriatrischen Rehabilitation erfüllt sein müssen. (3 P)
   Zum Beispiel:
   Rehabilitationsfähigkeit, Rehabilitationsbedürftigkeit, Rehabilitationsziel

   b. Zählen Sie drei zentrale Aufgaben von Pflegekräften auf, die in der geriatrischen Rehabilitation tätig sind. (3 P)
      - *Koordination aller am Rehabilitationsprozess beteiligten Berufsgruppen*
      - *Betreuung und Begleitung älterer Menschen mit dem Ziel der Förderung der Autonomie*
      - *Motivierende, aktivierende und unterstützende Gestaltung des individuellen Pflegeprozesses*

6. Zählen Sie vier Prinzipien der Pflegeethik auf. (4 P)
   Zum Beispiel:
   - *Autonomie*
   - *Fürsorge*
   - *Nicht schaden*
   - *Gerechtigkeit*

7. Definieren Sie den Begriff „Compliance" im Rahmen eines Pflegeprozesses. (1 P)
   Kooperatives Verhalten des Klienten im Rahmen eines Pflegeprozesses

Teil B (70 Punkte)

Fragestellungen zum Fallbeispiel:

1. Sie sind die zukünftige Bezugspflegekraft von Frau Winkler. Am Anfang des pflegerischen Auftrags möchten Sie gerne so viele Informationen wie möglich über Frau Winkler einholen und dokumentieren. Benennen Sie drei mögliche Quellen, die pflegerelevant sind. (3 P)
   - *Informationen von Frau Winkler durch Befragen*
   - *Informationen von der Bekannten von Frau Winkler durch Befragen*
   - *Informationen vom behandelnden Hausarzt durch Telefonate*
   - *Informationen aus der Auswertung von Arztbriefen*

2. Dem Fallbeispiel können „subjektive Daten" und „objektive Daten" entnommen werden. Definieren und erklären Sie die Begriffe und geben Sie jeweils drei Beispiele aus dem Fallbeispiel an. (8 P)
   Zum Beispiel:
   Subjektive Daten:
   Sind nicht messbar
   - *Der Klient äußert situativ die individuelle, eigene, subjektive Perspektive.*
   - *Der Klient äußert seine eigene Perspektive aus einer Schlussfolgerung von erlebten Erfahrungen.*

   Beispiele:
   - *Frau Winkler äußert Angst vor weiteren Stürzen.*
   - *Frau Winkler betont, dass sie sehr traurig sei, keine eigenen Kinder zu haben.*
   - *Frau Winkler berichtet, dass sie sich schon sehr auf den Kontakt zu Mitbewohnern freue, da sie sich in ihrer Wohnung oft einsam gefühlt habe.*

   Objektive Daten:
   Sind messbar und beobachtbar
   Beispiele:
   - *Frau Winkler leidet unter Diabetes mellitus Typ II und unter einer fortgeschrittenen Polyneuropathie.*
   - *Frau Winkler ist seit 5 Jahren verwitwet.*
   - *Frau Winkler hat als Handarbeitslehrerin gearbeitet.*

3. Zählen Sie zwei Expertenstandards auf, die für die Situation von Frau Winkler in Betracht kommen, und begründen Sie Ihre Auswahl. (2 P)
   Zum Beispiel:
   - *Expertenstandard Sturzprophylaxe in der Pflege*
   - *Expertenstandard Dekubitusprophylaxe in der Pflege*

   Begründung:
   - *Sturzgefahr: Frau Winkler erzählt, sie sei in den letzten 4 Monaten dreimal gestürzt. Frau Winkler sieht durch eine beginnende Makuladegeneration schlecht, sie geht sehr unsicher und ohne Rollator.*
   - *Dekubitusgefahr: Frau Winkler bewegt sich zeitweise mit dem Rollstuhl fort. Auch sitzt sie überwiegend z. B. bei ihrer Lieblingstätigkeit Stricken und Basteln.*

4. Erläutern Sie zu den zwei benannten Expertenstandards je eine Ressource und eine Einschränkung von Frau Winkler. (4 P)
   Zum Beispiel:
   Expertenstandard Sturzprophylaxe in der Pflege:
   - *Ressource: Sie nimmt den Rollstuhl zu Hilfe, um die Sturzgefahr zu minimieren.*
   - *Einschränkung: Sie leidet aufgrund ihrer Polyneuropathie und ihrer Seheinschränkung unter einem instabilen Gangbild.*

   Expertenstandard Dekubitusprophylaxe in der Pflege:
   - *Ressource: Sie führt Eigenbewegungen durch und kann mit Unterstützung der Pflegekraft und eventuell eines Rollators aufstehen und gehen.*
   - *Einschränkung: Sie sitzt tagsüber vorwiegend, da sie ein unsicheres Gangbild hat.*

5. Frau Winkler leidet aufgrund der Polyneuropathie teilweise unter starken Schmerzen. Neben dem medikamentösen Schmerzmanagement gibt es zahlreiche pflegerische Maßnahmen, die zur Schmerzlinderung beitragen. Benennen Sie drei pflegerische Maßnahmen zur Schmerzlinderung und begründen Sie Ihre Entscheidung. (9 P)
   Zum Beispiel:
   - *Bei Frau Winkler treten die Schmerzen vorwiegend beim Gehen auf. Deshalb frühzeitige Pausen anbieten, ggf. zusammen mit Bewohnern Sitzmöglichkeiten auf den Wegstrecken, die sie zurücklegt, ausfindig machen. Da sich Frau Winkler noch nicht so gut auskennt, ist hier Unterstützung notwendig.*

- *Nach Rücksprache mit dem Arzt kann Frau Winkler lokale Wärme oder ggf. Kälte angeboten werden. Lokale Wärme oder ggf. Kälte kann Schmerzen lindern.*
- *Nach Rücksprache mit dem Arzt können die betreffenden Areale der Beine sanft massiert werden, ggf. mit Arnikaöl, da Massage die oberflächige Durchblutung fördert und Öle aus der Naturheilkunde schmerzlindernd wirken können.*

6. Sie sind die Bezugspflegekraft von Frau Winkler und damit beauftragt, für Frau Winkler eine Pflegeplanung zu schreiben.
   a. Erläutern Sie die Definition des PESR-Schemas. (4 P)
      - *Problem = Beschreibung der aktuellen Einschränkung eines Aspekts der Alltagskompetenz*
      - *Einflussfaktoren = Herkunft des Problems*
      - *Symptom = Wie zeigt sich die Einschränkung im Alltag?*
      - *Ressource = Welche Fähigkeiten/Restfähigkeiten hat der Klient neben der beschriebenen Alltagseinschränkung?*

   b. Erstellen Sie eine Beschreibung einer pflegerelevanten, aktuellen Situation von Frau Winkler nach dem PESR-Schema. (4 P)
      - *Problem: Bei Frau Winkler besteht eine hohe Sturz- und Verletzungsgefahr.*
      - *Einflussfaktoren: Aufgrund der fortgeschrittenen Polyneurophathie und der beginnenden Makuladegeneration.*
      - *Symptom: Dies zeigt sich bei Frau Winkler durch eine starke Gangunsicherheit und eine vornübergebeugte Haltung beim Gehen. Sie äußert nach einer kurzen Gehstrecke, dass sie starke Schmerzen im Bereich der Beine habe.*
      - *Ressource: Frau Winkler benutzt einen Gehstock und für längere Gehstrecken den Rollstuhl.*

7. Benennen Sie drei für Frau Winkler relevante ABDEL und schreiben Sie dazu je ein Pflegeproblem, eine Ressource, ein Ziel und eine Maßnahme auf. (15 P)
   Zum Beispiel:
   - *ABDEL „sich bewegen können"*
   - *ABDEL „für Sicherheit sorgen können"*
   - *ABDEL „sich beschäftigen, lernen, sich entwickeln können"*

   ABDEL „sich bewegen können":
   - *Problem: Gefahr von Immobilität im Raum und Ortsfixierung, da Frau Winkler durch die Polyneuropathie beim Gehen starke Schmerzen hat, ein instabiles Gangbild aufweist und bereits drei Stürze erlitt.*
     Ressource: Frau Winkler benutzt zur Fortbewegung einen Gehstock und für längere Strecken einen Rollstuhl.
   - *Ziel: Die derzeitige Mobilität von Frau Winkler erhalten.*
   - *Maßnahme: Die Pflegekraft führt ein Beratungsgespräch über den Einsatz eines Rollators durch und zeigt Frau Winkler auf sie abgestimmte Kraft- und Balanceübungen, die sie auch allein durchführen kann.*

   ABDEL „für Sicherheit sorgen können":
   - *Problem: Durch das unsichere Gangbild aufgrund der Polyneuropathie bei Diabetes mellitus Typ II und die vorangegangenen Stürze ist Frau Winkler erheblich sturz- und verletzungsgefährdet.*
   - *Ressource: Frau Winkler kann ihre derzeitige Situation einschätzen und ihre Entscheidungen reflektieren. Sie nutzt für längere Strecken einen Rollstuhl.*
   - *Ziel: Sturz- und Verletzungsgefahr ist minimiert.*
   - *Maßnahme: Die Pflegekraft führt mit Frau Winkler mindestens zweimal pro Tag Gehübungen mit dem Gehstock und mit dem Rollator durch (wenn Frau Winkler diesen akzeptiert).*
   - *Die Pflegekraft führt mit Frau Winkler in den kommenden 3 Monaten alle 4 Wochen ein Beratungsgespräch zur Sturzprophylaxe.*

8

ABDEL „sich beschäftigen, lernen, sich entwickeln können":

- *Problem: Aufgrund der beginnenden Makuladegeneration und der damit verbundenen Seheinschränkung kann Frau Winkler ihre Hobbys Stricken und Basteln nicht mehr uneingeschränkt ausüben.*
- *Ressource: Sie nutzt Hilfsmittel (Lupenlicht) zur Kompensation der Seheinschränkung.*
- *Ziel: Frau Winkler kann sich im Rahmen ihrer Einschränkungen und Ressourcen weiterhin selbst beschäftigen.*
- *Maßnahme: Die Pflegekraft findet zusammen mit Frau Winkler weitere Beschäftigungsmöglichkeiten im Haus, die aus Sicht von Frau Winkler infrage kommen.*
  Die Pflegekraft kontaktiert den Blinden- und Sehbehindertenbund, um weitere Möglichkeiten für Frau Winkler zu recherchieren, z. B. Beratungsgespräch mit Frau Winkler und dem Vertreter des Blinden- und Sehbehindertenbunds.

8. Frau Winkler ist heute in Ihrem Wohnbereich eingetroffen. Eine Bekannte begleitet sie. Schildern Sie Ihr Vorgehen, wie Sie das Ankommen und die Eingewöhnung von Frau Winkler positiv beeinflussen können. (8 P)
   Zum Beispiel:
   - *Ein Schild an die Tür ihres Zimmers mit „Herzlich willkommen" anbringen. Im Zimmer (gut gelüftet) ein Getränk, eine Begrüßungskarte und eventuell Blumen aufstellen*
   - *Sich Frau Winkler mit Namen vorstellen und ins Zimmer begleiten*
   - *In ruhiger Atmosphäre ein Aufnahmegespräch führen, Informationsmappe für Klienten, die neu einziehen, bereithalten und gemeinsam durchblättern*
   - *Frau Winkler angemessen Zeit für Rückfragen geben, freundlich und ruhig antworten*
   - *Für die gemeinsamen Mahlzeiten im Wohnbereich Frau Winkler im Zimmer abholen und den Mitbewohnern vorstellen*
   - *Besuch der Betreuungsassistenz koordinieren, damit die Aktivitäten zusammen mit Frau Winkler geplant werden können*
   - *Auf Wunsch eine Hausführung machen und ggf. wiederholen*
   - *Frau Winkler im Bezugspflegesystem betreuen, damit sie Vertrauen und eine Beziehung zu den Pflegekräften aufbauen kann*

9. Um die Situation von Frau Winkler richtig einschätzen zu können, helfen Assessments. Zeigen Sie zwei Assessmentinstrumente auf, die für Frau Winkler relevant sein können. (2 P)
   Zum Beispiel:
   - *Numerische Schmerzskala: Frau Winkler leidet zeitweise unter starken Schmerzen aufgrund der Polyneuropathie. Um die Schmerzen einzuschätzen und die relevanten Maßnahmen einzuleiten, kann die Schmerzintensität mithilfe der numerischen Ratingskala eingeschätzt werden.*
   - *Mobilitätstest und Sturzrisiko-Erkennung nach Tinetti: Derzeit besteht ein hohes Sturzrisiko für Frau Winkler. Der Mobilitätstest und die Sturzrisiko-Erkennung nach Tinetti können dabei behilflich sein, individuelle und gezielte Maßnahmen einzuleiten.*

10. Im Pflege- und Betreuungsprozess nehmen ethische Aspekte einen hohen Stellenwert ein. Zählen Sie vier Aspekte für einen taktvollen, achtsamen und würdevollen Umgang mit dem Klienten auf. (4 P)
    Zum Beispiel:
    - *Autonomie des Klienten/Selbstbestimmung*
    - *Respekt und Achtung vor dem Klienten*
    - *Vertraulichkeit und Wertschätzung*
    - *Akzeptanz und Wahrung der Privatsphäre*

11. Die Betreuungsassistentin Frau Mehlrati kommt auf Sie zu und bittet Sie um Anregungen zur Gestaltung einer Aktivierung von Frau Winkler. Zählen Sie drei Anregungen auf. (3 P)
    Zum Beispiel:
    Je nach Tagesform
    - ***Frau Winkler die Teilnahme an der Gruppenaktivität „Kraft- und Balancetraining" empfehlen,***
    - ***Frau Winkler in der Kreativgruppe ihre Lieblingshandarbeit vorstellen lassen,***
    - ***Frau Winkler aktiv in die Auswahl des Werkstücks beim gemeinsamen Anfertigen von Handarbeiten miteinbeziehen.***

12. Sie leiten die Auszubildende Michaela Loy zu einer wertschätzenden Grundhaltung für die Kommunikation mit Frau Winkler an. Führen Sie vier wichtige Grundhaltungen einer gelingenden Kommunikation auf. (4 P)
    Zum Beispiel:
    - *Empathie*
    - *Wertschätzung*
    - *Echtheit/Authentizität*
    - *Akzeptanz*

8.2.2 Tag 2

Notenschlüssel

Punkte	Note
100–92	1 (sehr gut)
91–81	2 (gut)
80–67	3 (befriedigend)
66–50	4 (ausreichend)
49–30	5 (mangelhaft)
29–0	6 (ungenügend)

Teil A (30 Punkte)

1. Nennen Sie vier Symptome einer Rechtsherzinsuffizienz. (4 P)
   Zum Beispiel:
   - *Atemnot*
   - *Stauungsgastritis (mit Bauchschmerzen, Übelkeit, Inappetenz)*
   - *Knöchelödeme*
   - *Gestaute Halsvene*
   - *Aszites*
   - *Nykturie*

2. Nennen Sie zwei nichtmedikamentöse Therapien, die bei Diabetes mellitus eingesetzt werden können. Erläutern Sie ausführlich beide Formen. (4 P)
   Zum Beispiel:
   - ***Die Blutzuckerwerte können sich durch Gewichtsreduktion bzw. Gewichtsnormalisierung und einer angepassten Diät normalisieren.***

- *Ausreichend Bewegung und erhöhte körperliche Aktivität, Sport wirkt der Insulinresistenz entgegen, Blutzucker wird gesenkt.*

3. Die Alzheimer-Demenz und die vaskuläre Demenz unterscheiden sich hinsichtlich der Ursachen und des Verlaufs der Erkrankung. Beschreiben Sie detailliert diese Unterschiede. (8 P)
   Zum Beispiel:
   - *Alzheimer-Demenz: Eine primär degenerative zerebrale Erkrankung, beginnt in der Regel schleichend und entwickelt sich langsam, aber stetig über Jahre. Amyloide Plaques. Beginn oft im mittleren Erwachsenenalter, Inzidenz im späteren Lebensalter höher (Alzheimer-Krankheit mit senilem Beginn) und Verlauf langsamer. Bei frühem Beginn oft raschere Entwicklung der Symptome, häufig können familiär ähnliche Fälle beobachtet werden.*
   - *Vaskuläre Demenz: Absterben von Nervenzellen durch Mikroembolien in den kleinen Gehirngefäßen. Öfters gehen transitorische ischämische Attacken voraus mit kurzen Bewusstseinsstörungen und flüchtigen Paresen oder Visusverlust. Meist im höheren Lebensalter, oft auch Folge arteriosklerotischer Veränderungen. Beeinträchtigung von Gedächtnis und Denken, bei relativ lange gut erhaltender Persönlichkeit. Teilweise plötzlicher Beginn und schrittweise Verschlechterung, ebenso ist die Symptomatik je nach Durchblutungszustand des Gehirns mal ausgeprägter, mal schwächer in den Anfängen.*

4. Geben Sie zwei Indikationen für das Anlegen einer PEG und zwei Kontraindikationen für diese Maßnahme an. (4 P)
   Zum Beispiel:
   - *Indikation: Maligne Tumoren im Hals-, Kopf- oder Ösophagusbereich, längerfristige enterale Ernährung nötig, z. B. wegen Dysphagie, apallischen Syndroms*
   - *Kontraindikation: Ileus, massive Adipositas, ausgeprägter Aszites, Peritonitis*

5. Zählen Sie fünf Symptome auf, die auf einen Apoplex hinweisen können. (5 P)
   Zum Beispiel:
   - *Herabhängender Mundwinkel, herabhängendes Augenlid*
   - *Sprachstörungen*
   - *Verwaschene Sprache*
   - *Halbseitige Lähmungs- oder Schwächeerscheinungen*
   - *Schwindel/Drehschwindel*
   - *Einseitiges Taubheitsgefühl in den Extremitäten oder im Gesichtsbereich*

6. Bei einem akuten Asthmaanfall leiten Sie Sofortmaßnahmen ein. Führen Sie die vier wichtigsten auf. (4 P)
   Zum Beispiel:
   - *Oberkörper erhöht positionieren*
   - *Ruhe und Sicherheit vermitteln*
   - *Beengende Kleidung öffnen*
   - *Für Frischluftzufuhr sorgen, Sauerstoffgabe nach Arztanordnung*
   - *Notarzt anrufen, wenn bisher noch kein Asthma bekannt war und auch keine Notfallmedikamente zur Verfügung stehen*

7. Nennen Sie die gefürchtetste Komplikation einer Beinvenenthrombose. (1 P)
   Lungenembolie

Teil B (70 Punkte)

Fragestellungen zum Fallbeispiel:

1. Nennen und erläutern Sie ausführlich vier Symptome, die Frau Meier zeigt und dessen Ursache der Morbus Parkinson sein könnte. (12 P)
   Zum Beispiel:
   - *Rigor: „Fühlt sich steif"; der Muskeltonus ist in jeder Bewegungsphase erhöht, und es kommt zu keiner Entspannung in Ruhe, Zahnradphänomen, typische Körperhaltung mit nach vorne gebeugtem Oberkörper.*
   - *Akinese: „Alles geht langsamer"; Bewegungsverarmung (eigentlich Hypokinese) mit Merkmalen wie fehlender Mimik, beim Gehen nicht mitschwingenden Armen, unsicherem Gangbild, verwaschener Sprache.*
   - *Vegetative Symptome: „Nächtliches Schwitzen, fettiges Gesicht"; alle Drüsen arbeiten vermehrt, auch vermehrte Speichelbildung.*
   - *Dysphagie: „Verschluckt sich häufiger"; verminderte Beweglichkeit der Schluckmuskulatur, erhöhte Speichelbildung und -ansammlung bei verminderter Schluckhäufigkeit.*

2. Durch die zunehmenden Beschwerden aufgrund des Morbus Parkinson werden verschiedene Prophylaxen bei Frau Meier nötig. Zählen Sie vier Prophylaxen auf und begründen Sie Ihre Auswahl.
   Zum Beispiel:
   - *Sturzprophylaxe: Frau Meier sieht schon sehr schlecht, aber durch die Balance- und Haltungsstörungen ist das Sturzrisiko um ein Vielfaches erhöht.*
   - *Dekubitusprophylaxe: Frau Meier sitzt viel, und durch Steifigkeit und Hypokinese werden Aktivität und Mobilität noch weiter eingeschränkt.*
   - *Dehydratationsprophylaxe: Die vermehrte Drüsenproduktion (Schweiß, Speichel) und die Dysphagie, verstärkt bei Getränken auftretend, führen schnell zur Austrocknung. Begünstigt wird die Dehydratation bei Frau Meier noch durch ihren schlecht eingestellten Blutzucker, wenn die Nierenschwelle erreicht wird und es zur Ausscheidung von Glukose über den Urin kommt.*
   - *Kontrakturprophylaxe: Die Gelenkbeweglichkeit wird durch den erhöhten Muskeltonus und der daraus folgenden Bewegungseinschränkung vermindert.*

3. Das Medikament L-Dopa ist für Frau Meier neu, deshalb erklären Sie ihr die Wirkweise dieses Arzneimittels. (2P)
   Zum Beispiel:
   - *L-Dopa ist eine Vorstufe des Dopamins, welches bei Parkinson-Patienten nicht ausreichend vorhanden ist. Das Medikament kann die Bluthirnschranke überwinden und wird dort in Dopamin umgewandelt.*
   - *Dopamin ist der „Weichmacher" und wirkt dem erhöhten Muskeltonus und der Bewegungsverlangsamung entgegen.*

4. Weiterhin erläutern Sie Frau Meier, was sie bei der Einnahme des L-Dopa zu beachten hat. Begründen Sie vier Hinweise. (8 P)
   Die Einnahme des Medikaments sollte z. B. …
   - *… nicht mit eiweißhaltigen Lebensmitteln verabreicht werden (Eiweiß reduziert die Aufnahme des Medikaments),*
   - *… mindestens eine halbe Stunde vor dem Essen eingenommen werden, am besten mit Wasser (bessere Aufnahme des Wirkstoffs),*
   - *… regelmäßig genommen werden (gleichmäßiger Wirkspiegel wird erreicht),*
   - *… 1 Stunde vor der Körperpflege verabreicht werden (Rigor und Hypokinese sind verbessert).*

5. Frau Meier zeigt durch ihre jahrelange Diabetes-mellitus-Erkrankung Symptome, die möglicherweise auf Spätfolgen einer schlechten Blutzuckereinstellung hindeuten können. Beschreiben Sie drei Symptome detailliert. (6 P)
   Zum Beispiel:
   - *„Verschlechtertes Sehvermögen" – Mikroangiopathie, Verschluss der kleinsten Gefäße aufgrund des hohen Blutzuckerspiegels*
   - *„Ameisenlaufen an den Füßen" – Polyneuropathie, Sensibilitätsstörung an den Füßen*
   - *„Kalte Füße" – Folge von Mikro- und Makroangiopathie, Verschluss peripherer Arterien in den Beinen*

6. Durch die zunehmende Dysphagie isst und trinkt Frau Meier weniger. Sie achten auf die Symptomatik einer Hypoglykämie. Nennen Sie vier mögliche Symptome der Hypoglykämie. (4 P)
   Zum Beispiel:
   - *Schweißausbrüche, kaltschweißig und blass*
   - *Zunehmende Verwirrtheit und Bewusstseinseintrübung*
   - *Heißhunger*
   - *Muskelkrämpfe*
   - *Übelkeit und Erbrechen*

7. Bei Frau Meier lassen sich Ressourcen erkennen, die bei der Planung von Pflegemaßnahmen hilfreich sein können. Nennen Sie drei Ressourcen von Meier und begründen Sie Ihre Auswahl. (6 P)
   Zum Beispiel:
   - *Frau Meier hat keine das Verständnis beeinträchtigende Erkrankung, z. B. Demenz – Möglichkeit der Beratung ist gegeben.*
   - *Frau Meier war gerne Köchin, isst gerne – sie kann bei der Zubereitung kleiner Mahlzeiten mithelfen, kann bei Appetitlosigkeit besser motiviert werden.*
   - *Frau Meier hat guten Kontakt zu ihren Kindern – diese können bei Problemen herangezogen werden, sie hat Ansprechpartner.*

8. Leiten Sie im Hinblick auf eine mögliche Verschlechterung des Diabetes mellitus und der Parkinsonerkrankung von Frau Meier zu folgenden ABEDLs je drei Pflegemaßnahmen ab. „essen und trinken können", „für Sicherheit sorgen"; „sich bewegen können", „sich pflegen können". (12 P)
   Zum Beispiel:
   - *„Essen und trinken können":*
     - *Ausreichend Zeit zum Essen geben, nachschlucken lassen*
     - *Trinkmenge errechnen und Trinkprotokoll führen*
     - *Eventuell Flüssigkeit andicken*
   - *„Für Sicherheit sorgen":*
     - *Auf Symptome von Über- und Unterzuckerung achten, Frau Meier schulen*
     - *Nachtlicht, Stolperfallen beseitigen, evtl. Hüftprotektorhose*
     - *Zur Benutzung von Handläufen anleiten, Einweisung in Notrufanlage – Armband*
   - *„Sich bewegen können":*
     - *Regelmäßige Positionsveränderung bei zunehmender Immobilität*
     - *Impulse setzen und Kommandos beim Gehen geben*
     - *Gehtraining und Balanceübungen*
   - *„Sich pflegen können":*
     - *Tägliche Pflege und Kontrolle der Füße auf Verletzungen*
     - *Aktivierende Pflege zur Erhaltung der Beweglichkeit*
     - *Elektrische Zahnbürste anbieten wegen der Hypokinese*

9. Frau Meier äußert ihre Angst vor der zunehmenden Pflegebedürftigkeit, da sie immer ein sehr selbstbestimmtes Leben geführt hat. Zeigen Sie drei Möglichkeiten der Angstreduzierung auf und begründen Sie Ihre Auswahl. (6 P)
   Zum Beispiel:
   - *Aktivierende und ressourcenorientierte Pflege, da dies die Autonomie stärkt und Frau Meier zeigt, was sie noch alles selbst kann.*
   - *Die Ängste ansprechen und Gesprächsbereitschaft signalisieren – Frau Meier kann ihre Sorgen loswerden und fühlt sich ernst genommen, das schafft Vertrauen.*
   - *Aufklärung über die therapeutischen und pflegerischen Maßnahmen – gibt Sicherheit und Zuversicht.*

10. Interdisziplinäres Arbeiten ist eine Aufgabe der Pflegefachkraft. Mit welchen Berufsgruppen ist es sinnvoll, für eine optimale Pflege von Frau Meier zusammenzuarbeiten? Geben Sie drei Möglichkeiten an und schildern Sie, welche Probleme damit angegangen werden können.
    Zum Beispiel:
    - *Logopäde – Entwicklung und Durchführung von Maßnahmen bezüglich der Dysphagie*
    - *Physiotherapeut – vorbeugende Maßnahmen und Übungen, um Kontrakturen zu vermeiden, Erhaltung der Beweglichkeit, Balanceübungen, Gehtraining*
    - *Ernährungsberatung – Erarbeitung eines auf den Diabetes mellitus und den erhöhten Kalorien- und Flüssigkeitsbedarf durch den Morbus Parkinson abgestimmten Ernährungsplan*

8.2.3 Tag 3

Notenschlüssel

Punkte	Note
100–92	1 (sehr gut)
91–81	2 (gut)
80–67	3 (befriedigend)
66–50	4 (ausreichend)
49–30	5 (mangelhaft)
29–0	6 (ungenügend)

Teil A (30 Punkte)

1. Erläutern Sie fünf mögliche Verhaltensweisen, die Menschen im Trauerprozess durchleben können. (5 P)
   Zum Beispiel:
   - *Betäubung: Der Mensch fühlt sich wie gelähmt/betäubt.*
   - *Schmerz: Der Mensch empfindet starken Verlustschmerz.*
   - *Wut und Ohnmacht: Der Mensch empfindet ein Gefühlsdurcheinander zwischen Wut und Ohnmacht.*
   - *Sehnsucht und Suche nach dem Verstorbenen: Der Mensch sucht Orte auf, die ihn an den Verstorbenen erinnern.*
   - *Verleugnung: Der Mensch deckt z. B. noch für den Verstorbenen den Tisch.*
   - *Verzweiflung und Desorganisation: Das Weiterleben erscheint für den Menschen sinnlos.*

2. Als Pflegeperson können Sie Trauernde unterstützen. Führen Sie acht wichtige Aspekte auf, die Sie als Pflegeperson im Gespräch mit den trauernden Angehörigen beachten sollten. (8 P)
   Zum Beispiel:
   - *Widerstreitende Gefühle und Schmerz zulassen*
   - *Raum lassen und Verständnis zeigen für Wut, Schreien und Aggressionen*
   - *Selbstzerstörerischem Verhalten mit Geduld und Zuwendung begegnen*
   - *Keine Rezepte und fertigen Antworten anbieten*
   - *Stimmungen und Gefühle aushalten, von abblockenden, vorschnellen Äußerungen Abstand nehmen*
   - *Authentizität bei der Trauerarbeit zeigen (eventuell mit den Hinterbliebenen weinen)*
   - *Anregungen für die Trauerarbeit geben: z. B. über den Verstorbenen sprechen, Bilder ansehen, Erinnerungsstücke aufbewahren und ehren*
   - *Wenn es der Situation angemessen ist, auf Adressen von Selbsthilfegruppen und seelsorgerische Angebote aufmerksam machen*

3. Definieren Sie den Begriff „Selbstkonzept" des Menschen und benennen Sie die Dimensionen dieses Selbstkonzepts. Geben Sie dazu je ein Beispiel an. (8 P)
   Zum Beispiel:
   - *Dem Begriff Selbstkonzept des Menschen wird häufig der Begriff Selbstachtung gleichgestellt. Darunter werden die gesamte Meinung, Überzeugung und Gefühle eines Menschen über sich selbst verstanden.*
   - *Das Selbstkonzept des Menschen ist individuell; es kann in drei Dimensionen unterteilt werden:*
     - *Soziale Dimension: Rollenbild, Rollenwahrnehmung, Rollenbewusstsein*
     - *Psychische Dimension: Selbstbewusstsein, eigenes Selbstbild*
     - *Körperliche Dimension: Körperbild, Körperwahrnehmung, Körperbewusstsein*

4. Benennen Sie vier Faktoren, die die pflegerische Betreuung von Migranten erschweren können. (4 P)
   Zum Beispiel:
   - *Sprachbarrieren*
   - *Anderes Werteverständnis*
   - *Anderes Verständnis von Krankheit, Gesundheit und Schmerzen*
   - *Anderes Rollenverständnis*
   - *Traumatisierung*

5. Viele ältere Migranten haben traumatische Erfahrungen (Verfolgung, Krieg, Katastrophen) durchleben müssen. Pflegende sollten daher besonders aufmerksam werden, wenn sie bestimmte Verhaltensmuster beobachten. Benennen Sie sechs Verhaltensmuster, die auf eine Traumatisierung hinweisen können. (5 P)
   Zum Beispiel:
   - *Große Angst vor dem Duschen*
   - *Heftiges Erschrecken, wenn plötzlich jemand im Zimmer steht oder bei überraschenden Berührungen*
   - *Diffuse Ängste (z. B. wenn Mitbewohner weinen oder rufen)*
   - *Panik bei Knallgeräuschen (z. B. bei nahe gelegener Baustelle)*
   - *Schlafstörungen oder Albträume (mit der Entwicklung von Gegenstrategien verbunden: Schlafen nur bei hellem Licht, in einem Sessel etc.)*
   - *Lebensmittel verstecken (Hungererfahrung)*

Teil B (70 Punkte)

Fragestellungen zum Fallbeispiel:

1. Frau Lehner zieht in Erwägung, ins Seniorenheim zu ihrem Ehemann zu ziehen. Nennen Sie je drei mögliche Vor- und Nachteile für den Umzug ins Heim von Frau Lehner. (6 P)
   - *Vorteile:*
     - *Durch die eigene Erkrankung benötigt Frau Lehner professionelle Unterstützung im Alltag, dies ist in einem Seniorenheim gegeben.*
     - *Durch den Einzug ins Seniorenheim könnte sie mit ihrem Ehemann in einem Zimmer oder in einer Wohnung leben.*
     - *Im Seniorenheim erhält sie professionelle Unterstützung zur Gestaltung ihres Tages.*
   - *Nachteile:*
     - *Sie könnte sich selbst überfordern, wenn sie zu ihrem Ehemann ins Seniorenheim zieht, da ihr Ehemann jetzt ständig Hilfe benötigt. Möglicherweise fällt es ihr schwer, die Pflegekräfte zur Unterstützung hinzuzuziehen.*
     - *Im Seniorenheim muss sie sich ein Stück weit an die Strukturen dort anpassen (Essenszeiten, Auswahl der Speisen etc.).*
     - *Sie verlässt ihre gewohnte Umgebung, eventuell entstehen dadurch Abbrüche von sozialen Kontakten.*

2. Das soziale Netzwerk von Frau Lehner umfasst verschiedene Personen. Definieren Sie den Begriff „soziales Netzwerk". (2 P)

   Unter dem Begriff „soziales Netzwerk" versteht man ein Beziehungsgeflecht zwischen Menschen. Die Kontakte und Beziehungen werden oft gewinnbringend genutzt.

3. Sollte sich Frau Lehner entschließen, ins Seniorenheim umzuziehen, entstehen sowohl Elemente eines gewachsenen als auch eines professionellen sozialen Netzwerks, in dessen Mittelpunkt Frau Lehner steht. Erläutern Sie die Elemente des gewachsenen und des professionellen Netzwerks. (6 P)
   - *Der gewachsene Teil des sozialen Netzwerks besteht aus der Verwandtschaft, Freundinnen und den Nachbarn.*
   - *Der professionelle Teil des sozialen Netzwerks umfasst die Angestellten des Heims, den behandelnden Arzt und die Ehrenamtlichen.*

8

4. Nennen und beschreiben Sie die existenziellen Erfahrungen, die das Leben von Frau Lehner in den letzten 20 Jahren geprägt haben. (12 P)
   - *Die immer ausgeprägte werdende Abhängigkeit von ihrem Ehemann.*
   - *Der plötzliche Verlust der Hilfe durch ihren Ehemann, der vor einem halben Jahr schwer erkrankte.*
   - *Die immer weiter abnehmende Immobilität, die zur Folge hat, dass Frau Lehner ihren Hobbys nicht mehr wie früher nachgehen kann.*
   - *Der Verlust der Hauptaufgabe in ihrem Leben durch den Ruhestand des Ehemannes.*
   - *Die bevorstehende weitreichende Entscheidung, ob Frau Lehner ins Pflegeheim einzieht oder nicht.*
   - *Die häufigen Stimmungsschwankungen, die ihr die Krankheitsbewältigung erschweren.*

5. Erklären Sie am Beispiel von Frau Lehner vier verschiedene Altersbegriffe. (8 P)
   - *Das kalendarische Alter ist am Geburtsdatum abzulesen: Frau Lehner ist 80 Jahre alt.*
   - *Das soziale Alter ist die gesellschaftliche Zuordnung des Begriffs „alt". Frau Lehner ist im Ruhestand.*
   - *Das subjektive Alter wird dadurch bestimmt, wie Frau Lehner ihr Alter empfindet. Sie hat den Wunsch nach Leistungsfähigkeit, die durch die Krankheit weitgehend verloren gegangen ist. Sie fühlt sich abhängig und hilflos.*
   - *Das psychologische Alter ist anhand der geistigen und emotionalen Leistungsfähigkeit einzuschätzen: Frau Lehner fühlt sich durch die Krankheit in ihrer Tages- und Lebensgestaltung abhängig und eingeschränkt.*

6. Erläutern Sie drei klassische Alterstheorien und geben Sie dazu ein Beispiel aus Frau Lehners Sichtweise. (9 P)
   - *Aktivitätstheorie: Bei dieser Theorie wird ein Zusammenhang zwischen Aktivität und Lebenszufriedenheit hergestellt. Im Mittelpunkt stehen die Nähe und die Stärke sozialer Kontakte. Grundannahme hier ist, dass Menschen, die in der Lage sind, etwas aktiv zu leisten, glücklich und zufrieden sind. Dabei haben sie das Gefühl, gebraucht zu werden.*
     Bei Frau Lehner kann das an der Tatsache deutlich gemacht werden, dass sie aktiv im Betrieb ihres Ehemannes eine verantwortungsvolle und anspruchsvolle Aufgabe innehatte.
   - *Die Kontinuitätstheorie geht davon aus, dass das Beibehalten seines gewohnten Lebensstils eine Voraussetzung dafür ist, zufrieden zu altern. Beispiel: Ein geselliger Mensch möchte auch im Alter gesellig bleiben, ein Mensch, der sich gerne zurückzieht, möchte auch im Alter zurückgezogen leben.*
     Im Fall von Frau Lehner ist deutlich erkennbar, dass sie gerne Geselligkeit hätte, was sich in ihrer jetzigen Lage zunehmend schwieriger gestaltet.
   - *Die Disengagementtheorie spricht von Rollen- und Kontaktverlusten älterer Menschen, die von ihnen selbst ausgehen und individuell gesteuert sind. Die abnehmende Leistungsfähigkeit älterer Menschen, veranlasst sie dazu, sich zunehmend zurückzuziehen. Gemäß dieser Theorie wäre der Rückzug eine Voraussetzung für ein zufriedenes positives Altern.*
     Für Frau Lehner allerdings bedeutet der Rückzug, ausgelöst durch die abnehmende Leistungsfähigkeit, einen unerwünschten Effekt. Für sie steht eher im Vordergrund, Positives im Rahmen des vertrauten sozialen Gefüges zu erleben.

7. Auch unsichtbare Leistungseinschränkungen, wie etwa die Herzinsuffizienz bei Frau Lehner, können als massive Körperkränkungen und Körperbildstörungen erlebt werden.
   a. Benennen Sie fünf Ursachen von Körperbildstörungen und geben Sie jeweils drei Beispiele an. (15 P)
   - *Altersbedingte Ursachen:*
     - *Das Aussehen verändert sich im Alter (z. B. Hautfalten).*
     - *Die körperliche und die geistige Leistungsfähigkeit verändern sich.*
     - *Die Sinnesfunktionen wie Schmecken, Hören, Riechen, Sehen und Tasten verändern sich und lassen nach.*
     - *Seelische Ursachen:*
     - *Gefühle des Verlusts von Attraktivität und Sexualität*
     - *Reduzierte oder fehlende Bestätigung des Lebenspartners oder der Kontaktpersonen*
     - *Erkrankungen wie Depressionen*
   - *Geistige Ursachen:*
     - *Orientierungsstörungen*
     - *Störungen der Merkfähigkeit*
     - *Demenz und Verwirrtheit*
   - *Körperliche Ursachen:*
     - *Einschränkungen in den Gelenken*
     - *Schmerzen*
     - *Inkontinenz*
     - *Veränderungen des Körpergewichts*
     - *Behinderungen, die vorübergehend oder dauerhaft eintreten*
   - *Soziale Ursachen:*
     - *Einschränkungen werden nur unzureichend akzeptiert: z. B. beim Einkaufen, wenn das Bezahlen länger dauert, als die Toleranzgrenze es zulässt*
     - *Fehlende Unterstützung bei Einschränkungen, z. B. durch Hilfsmittel*
     - *Abwertende Blicke oder Bemerkungen*
     - *Negatives Bild vom Alter, vermittelt z. B. durch die Werbung*

b. Oft fühlen sich Menschen mit einer Körperbildstörung wertgemindert. Auch bei Frau Lehner ist das der Fall. Erläutern Sie sieben allgemeine Anzeichen und Folgen, die Sie bei Betroffenen beobachten können. (7 P)
   - *Die Betroffenen machen abwertende Bemerkungen über ihren Körper und deren Leistungsfähigkeit.*
   - *Betroffene missachten oft Körperteile (z. B. gelähmter Arm bleibt beim Spazierenfahren im Rollstuhl unter der Decke).*
   - *Äußerung des Bedenkens, aufgrund z. B. eines Buckels oder tiefer Falten im Gesicht von anderen Menschen nicht angenommen zu werden.*
   - *Der veränderte Körperteil wird nicht berührt oder betrachtet (z. B. Ablehnung, ein Enterostoma selbst zu versorgen).*
   - *Bewusster Rückzug aus dem sozialen Umfeld durch Schamgefühle oder Wut über sich selbst.*
   - *Selbstverletzendes Verhalten, wie etwa sich selbst schlagen.*
   - *Das Gefühl für ein betroffenes Körperteil fehlt völlig (z. B. Empfindungslosigkeit gegenüber Schmerz oder Temperaturveränderungen).*
   - *Die Empfindung der Lage im Raum oder im Bett ist gestört (z. B. Pusher-Syndrom).*

c. Zählen Sie fünf Maßnahmen auf, die die Betroffenen in ihrem Selbstwertgefühl und ihrer Körperbildwahrnehmung unterstützen können. (5 P)
   - *Den Betroffenen in einer einfühlsamen, taktvollen und wertschätzenden Haltung stets verbal und nonverbal vermitteln, Veränderungen anzunehmen.*
   - *Die Betroffenen behutsam ermuntern, ihre veränderte Körper anzusehen und sie zu berühren.*
   - *Während der pflegerischen Versorgung immer wieder schrittweise zur Partizipation anleiten und Fortschritte/ Eigenleistungen positiv bestärken.*
   - *Angehörige und Bezugspersonen in einem Beratungsgespräch behutsam zu einer wertschätzenden, positiven Haltung führen, die die Betroffenen unterstützen. Über-, Unterforderung oder Abwertung vermeiden.*
   - *Stets mit den Betroffenen in Beziehung treten; jegliches Entscheiden über ihren Kopf hinweg unterbinden.*

Register

Q

T

U